“十三五”国家重点图书出版规划项目

国家科学技术学术著作出版基金资助出版

中医名词考证与规范

第二卷

诊断、治法

主编

张华敏　郭凤鹏　崔利宏　刘寨华　蔡永敏

副主编

杜　松　贺亚静　高宏杰　何　娟　佟　琳

石景洋　侯酉娟

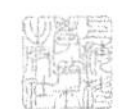

上海科学技术出版社

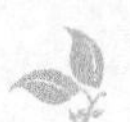

图书在版编目（CIP）数据

诊断、治法 / 朱建平总主编 ; 张华敏等主编. -- 上海 : 上海科学技术出版社, 2020.12
（中医名词考证与规范 ; 第二卷）
ISBN 978-7-5478-5136-4

Ⅰ. ①诊… Ⅱ. ①朱… ②张… Ⅲ. ①中医诊断学②中医治疗法 Ⅳ. ①R24

中国版本图书馆CIP数据核字(2020)第240852号

内 容 提 要

“中医名词考证与规范”是科技部科技基础性工作专项重点项目“中医药基础学科名词术语规范研究”核心研究成果之一。中医药历史悠久，因其名词术语的历史性、人文性，以及定性描述和抽象概念用具体名词表述等特点，使得规范工作历来较为艰难。本书分为603篇专论，对1 200余条中医重点、疑难名词术语进行深入考证研究，从溯源考证、科学内涵诠释等方面提出规范的正名。每篇专论以主要名词为标题，依次分为规范名、定名依据、同义词、源流考释、文献辑录、参考文献等内容。“中医名词考证与规范”不仅对中医名词术语中英文进行了统一与规范，还追本溯源，对每个名词的定名依据进行了系统的文献梳理与翔实的考证，是中医药学科建设中一项十分重要的基础性工作。

本卷为《诊断、治法》分册，考证规范名词130篇，其中诊断51篇，治法79篇，所收名词诊断部分包括中医的四诊、八纲、辨证等方面的基本名词，治法部分包括中医的基本治则以及常用的具体治疗方法等方面的名词，由中国中医科学院等单位参加考证。本卷可供从事中医学及相关学科教学、科研和医疗工作者参考使用，亦可作为中医药院校师生的参考书目。

中医名词考证与规范　第二卷　诊断、治法

主　编　张华敏　郭凤鹏　崔利宏　刘寨华　蔡永敏

上海世纪出版(集团)有限公司
上 海 科 学 技 术 出 版 社　出版、发行
(上海钦州南路71号　邮政编码200235　www.sstp.cn)
当纳利（上海）信息技术有限公司印刷
开本889×1194　1/16　印张40.75
字数950千字
2020年12月第1版　2020年12月第1次印刷
ISBN 978-7-5478-5136-4/R·2208
定价：428.00元

《第二卷　诊断、治法》

编委会

主　编

张华敏　郭凤鹏　崔利宏　刘寨华　蔡永敏

副主编

杜　松　贺亚静　高宏杰　何　娟　佟　琳　石景洋　侯西娟

编　委

（按姓氏拼音排序）

安　欢　蔡永敏　陈雪梅　崔利宏　杜　松　范逸品　高宏杰　郭凤鹏　何　娟
贺亚静　侯西娟　郎　朗　李　龙　李金霞　刘寨华　刘思鸿　刘先利　卢红蓉
栾依含　申　力　石景洋　佟　琳　王梦婷　许继文　袁颖超　张白雪　张华敏
赵凯维　宗文静

撰稿人

（按姓氏拼音排序）

安　欢　白红霞　蔡永敏　陈雪梅　陈玉飞　崔利宏　丁吉善　杜　松　范逸品
高宏杰　高　丽　郭凤鹏　郭文静　何　娟　贺亚静　侯西娟　贾润霞　焦河玲
金芳芳　郎　朗　李　龙　李金霞　李琳珂　刘寨华　刘思鸿　刘先利　卢红蓉
栾依含　秦彩英　申　力　石景洋　唐学敏　佟　琳　王梦婷　王莹莹　许继文
杨　莉　杨金生　尹笑丹　袁颖超　臧文华　张白雪　张华敏　张慧珍　赵凯维
宗文静

丛书编委会

前言

中医药学是中国古代科学中唯一全面系统流传至今而且充满活力的一门传统科学。日前，中医病证名词术语首次纳入世界卫生组织《国际疾病分类》(ICD-11)，充分表明中医药学已得到世界医学共同体的一致认可。中医药学正式进入世界医学学科门类系统，必将造福于更多国家和地区人民的大卫生大健康事业。

人类健康需要中医药。为满足人类不断增长的健康需求，中医药需要现代化、产业化、国际化，中医药现代化、产业化、国际化需要标准化，而中医药标准化的基础是中医药名词规范化。由此可见，规范的中医药名词术语是中医药学术发展和学术交流的需要，是中医药现代化、产业化和国际化的需要，是中医基础研究的基础，它关系到全学科、全行业的发展。尤其是2001年我国加入世界贸易组织以后，这项工作显得尤为迫切。

为了适应中医药名词规范的需要，2000年8月国家成立了全国科学技术名词审定委员会中医药学名词审定委员会，挂靠中国中医研究院(中国中医科学院前身)。全国科学技术名词审定委员会是经国务院授权，代表国家进行科技名词审定、公布和管理的权威性机构。因而，经中医药学名词审定委员会所审定的中医药学名词术语将对中医药学科及行业具有权威性和约束力，全国各科研、教学、生产、经营，以及新闻出版单位都要遵照使用。

中医药名词的规范化是一项十分严肃的工作，既关系到中医药行业的发展，又关系到对外交流及其国际学术影响力。因此，中医药名词的规范化既要考虑到传统的应用习惯，又要考虑到名词的科学性、语言文字的规范性，以及名词的简明性和国际性的发展趋势，须有一定的前瞻性。这就需要对中医药名词进行深入的考证、广泛的论证，对每一个名词的确定都要做到有理有据。

由于中医学科具有科学和人文的双重属性以及历史等原因，中医药名词术语长期以来一直存在一义多词、多义一词等现象，其中一药多名，或同名异药等问题，不仅给学术发展和学术交流带来不良影响，而且也给中医临床、中药司药和科研工作带来诸多不便，有时造成混乱，甚至出现医疗事故。特别是随着药物资源不断开发，中药品种不断增多，中药名称繁乱、彼此混称、张冠李戴、名实混淆现象越来越严重，因此在2000年我们承担国家科技部科技基础性工作专项资金“中医药基本名词术语规范化研究”项目，完成中医药基本名词5 283条规范、审定的同时，就组织力量，对500余条常用中药名进行考证，主要内容包括定名依据、源流考释、附录、文献通考、参考文献等5部分，共425万字，名为《中药名考证与规范》，在国家科学技术学术著作出版基金的资助下，2006年集结由中医古籍出版社出版。该书与同类著作比较具有考证系统性、定名规范性、编排条理性、文献实用性等特点。该书出版后，受到专家、学者的好评，2010年获得中华中医药学会学术著作二等奖。这既是对我们工作的肯定，也是激励。

按照全国科学技术名词审定委员会中医药学名词审定委员会的审定计划，我们继2000年后，又于2004、2008年先后承担国家科技部项目"中医内妇儿科名词术语规范与审定""中医外科、肛肠科、皮肤科、骨伤科、眼科、耳鼻喉科术语规范审定"，在第一个项目基础上扩大临床各科名词收词量，进行规范研究。三个项目核心成果，先后由全国科学技术名词审定委员会审定、公布，科学出版社相继出版《中医药学名词》(2005)、《中医药学名词：内科学、妇科学、儿科学》(2011)、《中医药学名词：外科学、皮肤科学、肛肠科学、眼科学、耳鼻喉科学、骨伤科学》(2014)，供社会各界使用。

一路下来，可谓连续精心运作名词规范、推广诸事，无暇顾及对中药名之外其他中医名词进行集中系统的考证研究，直到2012年我们承担国家科技部科技基础性工作专项重点项目"中医药基础学科名词术语规范研究"。该项目在第一个项目基础上，扩大除临床学科之外的其他学科名词术语收词量，对中医学科、理论、诊断、治疗、中药、方剂、针灸、推拿、养生、康复、医史文献学科名词术语的中文名及拼音、英文名、注释进行规范、审定。同时，建立中英文名词数据库、同义词数据库，对重点中医名词(包括中药学术语而不包括单味中药名)进行溯源考证，给出科学的内涵诠释，提出规范的正名，为名词术语规范工作提供坚实的支撑。

本次中医名词考证，旨在总结以往中药名考证经验的基础上，针对全国科学技术名词审定委员会公布的三本《中医药学名词》，提出意见并加以改进、完善。因此，本项目组制订了"《中医名词考证与规范》撰写通则(附样稿)"，组织中国中医科学院、河南中医药大学、安徽中医药大学、南阳理工学院、贵州中医药大学、北京中医药大学、南京中医药大学、成都中医药大学等21个单位100多人参加考证、撰写，查阅大量而广泛的古今文献，多次讨论、审稿，历尽辛劳，认真细致深入探析，最终完成603篇1 200余条名词的考证文章，包括基础、临床各科16部分，结集出版，名为《中医名词考证与规范》。这些文章以主要名词为标题，相关名词随文给出，内容依次为规范名、定名依据、同义词、源流考释、文献辑录、参考文献。

环顾当今，本书是中医药名词术语数量最多、规模最大、涉及学科最广的考证巨著，具有名词考证的科学性、规范依据的充分性、文章编排的条理性、参考文献的可靠性等特点。

1. *名词考证的科学性* 本书溯源寻根，以中医名词内涵为准则，从近千种中医药文献中找到最早出现的同名词或异名词；对历史上出现的与此名词相关的同名异义、异名同义及其内涵演变的过程，分析甄别研究；603篇专论对1 200多个中医名词进行如此大规模系统全面的文献考证，尚属首次。其中60多篇相关中医名词考证论文在《中华中医药杂志》及其"术语研究"专栏、《中国科技术语》及其"中医药术语"专栏、《中国针灸》《中华医史杂志》等核心期刊上发表。经过考证，提出建议修订规范中文名外，还提出修订规范名定义性注释，建议《中医药学名词》修改其注释的有13条，如“砭石，古代利用楔状石器医疗的工具”，建议修改为“又称‘砭针’。一种石制医疗工具，由锥形或楔形的石块制成，用于割刺、温熨、按摩体表以治疗病痛，或作排脓放血之用”。多数考证结果支持原有的规范中文名及定义性注释，还有部分考证为新规范的名词提供学术支撑。

2. *规范依据的充分性* 中医药名词术语规范工作遵循全国科学技术名词审定委员会制订科技名词定名原则与规范化要求，既坚持协调一致的原则，又要遵从科学性、系统性、简明性、国际性和约定俗成的原则，同时还要符合我国语言文字的特点以及规范文字的要求。经过考证，从该名词的概念内涵、最早的文献记载，引征古今代表性著作讨论该名词出现及其内涵演变的历史，引用国家标准、行业标准、药典、全国科学技术名词审定委员会审定公布的科技名词，《中国大百科全书》《中国医学百科全书》《主题词表》《中医大辞典》《中药大辞典》等工具书，高校规划教材，以及有说服力的论著等其他文献，反映现代学术界的认识以至共识，提出中医药名词规范的充分依据，使中医药名词的规范建立在充分的考证依据之上，建议对已公布的《中医药学名词》提出修订规范的中文名有11个，如“肥疮”修改为“黄癞痢”，“妊娠禁忌[药]”修改为“妊娠药忌”，“补气养血”修改为“补益气血”等。

3. *文章编排的条理性* 以《〈中医名词考证与规范〉撰写通则》为依据，按规范名、定名依据、同义词、源流考释、文献辑录、参考文献顺序排列，各项定位明确，条理清晰。

4. *参考文献的可靠性* 通过对古今有关文献的全面整理，为今后中医名词术语及其相关研究提供可靠的文献依据。本次中医名词考证及规范，遵从所言必有依据，其依据必有文献出处，出处必须可靠的原则，以翔实的文献支撑考证，以严谨的考证提出充分的依据，从而为名词的规范奠定科学的基础。所以，本书每篇考证文章所及名词必有文献依据(文献辑录)，所有文献必有详细出处(每篇均详列参考文献)，近千种古今相关文献，包括医经、基础理论、伤寒金匮、诊法、针灸按摩、本草(中药)、方书、临床各科、养生康复、医史、综合性医书等古医籍，又有古代经典、史书、类书、诗集、文字、训诂等非医药类著作，以及现代国际标准、国家标准、行业标准、药典、全国科学技术名词审定委员会审定公布的科技名词，《中国大百科全书》《中国医学百科全书》《主题词表》《中医大辞典》《中药大辞典》等工具书，高校规划教材，代表性论著等，从而为今后研究中医及其中医名词工作提供翔实的文献依据，增强了本书的文献价值、实用价值及资料的可靠性。书末附中医名词汉语拼音索引，方便查寻。

本书是中医药名词术语规范化的主要文献依据，对促进中医学的发展、中医药学术交流以及中医药的现代化、产业化和国际化均有重要意义；同时由于考证全面，资料翔实，对中医药学的科研、教学、临床以及管理、贸易，都有很高的学术及实用价值。本书不仅可供中医中药医史文献的科研、教学人员参阅，而且可供中医临床及中医药管理、产业贸易从业者参考使用。

本书是在全国科学技术名词审定委员会中医药学名词审定委员会指导下完成的。中国工程院院士、全国科学技术名词审定委员会中医药学名词审定委员会主任委员、中国中医科学院名誉院长王永炎，国务院古籍整理出版规划小组成员、全国名中医、全国中医药学名词审定委员会顾问、中国中医科学院资深研究员余瀛鳌，中国工程院院士、全国科学技术名词审定委员会常委、天津中医药大学校长张伯礼担任本书主审。除了本项目各学科专家交叉审稿、统稿之外，陕西中医药大学图书馆馆长、杂志社社长邢玉瑞等参加统稿。本书为“十三五”国家重点图书出版规划项目，2019年获得国家科学技术学术著作出版基金的资助，2020年获得上海市促进文化创意产业发展财政扶持资金资助。上海科学技术出版社本书编辑团队较早跟踪本研究工作，并在早期就介入，参与讨论、审稿等。在此，对有关部门和专家的大力支持深表感谢。

中国中医科学院 [signature]

2020年5月于北京

凡 例

本书603篇专论对1 200余条中医重点、疑难名词术语进行深入考证研究，从溯源考证、科学内涵诠释等方面提出规范的正名。每篇专论以主要名词为标题，依次分为规范名、定名依据、同义词、源流考释、文献辑录、参考文献等内容，其他相关名词随文给出。全书5卷，第一卷总论、中医基础理论卷，第二卷诊断、治法卷，第三卷中药、方剂卷，第四卷内科、妇科、儿科、外科、皮肤科、肛肠科、五官科、骨伤科卷，第五卷针灸、推拿养生康复卷，共16个部分，每个部分的条目按照笔画顺序排列。每卷末附有本卷中医名词汉语拼音索引，第5卷末附有全书5卷总索引，方便读者查询。

一、规范名

内容包括"汉文名""英文名""注释"，以全国科学技术名词审定委员会审定公布的《中医药学名词》《中医药学名词：内科学、妇科学、儿科学》《中医药学名词：外科学、皮肤科学、肛肠科学、眼科学、耳鼻喉科学、骨伤科学》为准，一般不改动；经过考证，确认已公布的中文名、英文名、注释有错误，且有充分依据的，可以修订，供全国科学技术名词审定委员会修订时参考。

二、定名依据

(1) 该名词的概念内涵，指出最早或较早记载的文献。

(2) 该名词出现及其内涵演变的历史，引征古今代表性著作。

(3) 引用国家标准、行业标准、药典、全国科学技术名词审定委员会审定公布的科技名词，参考《中国大百科全书》《中国医学百科全书》《主题词表》《中医大辞典》《中药大辞典》等工具书，中医药高等院校规划教材，以及有说服力的论著等其他文献。

(4) 根据定名原则(中文规定性、单义性、科学性、系统性、简明性、民族性、约定俗成、协调性等)用自述方式分条列出，一般表述为："××"一词或该概念最早见于×代《××××》，一般不引用文献原文。个别文献不能确定"最早"时，表述为"见于"或其他类似表述。

三、同义词

简称：与规范名等值的同义词，以全国科学技术名词审定委员会审定公布的为准。

全称：与规范名等值的同义词，以全国科学技术名词审定委员会审定公布的为准。

又称：目前允许使用的非规范同义词，以全国科学技术名词审定委员会审定公布的为准。

俗称：非学术用语，现被废弃的同义词。

曾称：古今曾有的旧名，现被废弃的同义词。

以上某一小项如无，则可以或缺。如 5 项均缺，则在“三、同义词”项下写“未见”。

个别[同义词]下列的[下位词]是指该名词下位词的同义词。

四、源流考释

(1) 溯源寻根，以内涵为准，找到最早出现的同名词或异名词。

(2) 历史上出现的与此名词相关的同名异义、同义异名及其内涵演变的过程，并分析甄别研究。大致按时代顺序叙述。

(3) “源流考释”正文中引用的文献标注文献角码，角码格式例为“[1]78”（“1”为该文献在“参考文献”中的序码，“78”为所引用内容在该文献所在的页码），且上标，即“[1]78”。

“源流考释”角码顺次以文献在文中出现的先后编排，同一书名使用相同角码。

五、文献辑录

(1) 引征“源流考释”中所涉及的主要文献原文，以反映该名词的完整语境。辑录文献大体按朝代时间顺序排列，不加串解。

(2) 辑录的文献加角码，角码序号与“源流考释”中相应文献角码保持一致。辑录同一种文献但引用其多处内容时，使用相同的角码。

六、参考文献

(1) 提供文中所引用的原文的准确出处。

(2) 参考文献以“[1]、[2]、[3]……”序号排列。

(3) 参考文献序号与“源流考释”角码保持一致。

(4) 在同一专科/专题中，一般要求同一文献只采用同一种版本。但由于作者分布全国各地，又遭 2020 年新冠疫情影响，故未强求版本的统一。

总目录

目录

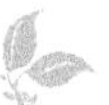

诊断

治法

诊　断

2 · 001

八纲辨证

bā gāng biàn zhèng

一、规范名

【汉文名】八纲辨证。

【英文名】 syndrome differentiation of eight principles。

【注释】运用表、里、寒、热、虚、实、阴、阳八纲对疾病的病位外内、病势浅深、虚实属性，以及致病因素与人体抗病能力的强弱对比状态等进行分析辨别的辨证方法。

二、定名依据

“八纲辨证”的有关内容早见于战国时期的《内经》。汉代《伤寒杂病论》以降，历经唐代《千金要方》、宋代《小儿药证直诀》《类证活人书》《伤寒百证歌》《伤寒发微论》《本草衍义》的演变，直到明代医书《伤寒六书》《古今医统大全》《景岳全书》将阴阳、表里、寒热、虚实八字一并提出，清代《笔花医镜》《医学心悟》，沿袭其说，或言八法，或云八要，有两纲六变之说，已具“八纲辨证”的基本内涵。

“八纲辨证”一词最早见于1962年北京中医学校主编的《辨证施治纲要》一书。该书定义“八纲辨证”为利用阴、阳、表、里、寒、热、虚、实，把所有证候分为八类，每一纲都有它的典型的证候为代表，用以确定疾病是属于八纲中的哪一纲。八纲则是概括机体病变的性质、程度和人体自身恢复的能力，是临床辨证施治的主要依据。“八纲辨证”从20世纪60年代出现，后被学术界认可、阐释，沿用至今。

同时，“八纲分证”一词也存在于中医辨证领域。如1961年南京中医学院主编的《中医学概要》中，就有“八纲分证”一词。但不如“八纲辨证”常用。

“八纲辨症”一词大约在1972—1974年第三版中医高等教育统编教材中出现。这一时期中医学界普遍用“症”字代替“证”字，故而“八纲辨证”被写作“八纲辨症”。

随着中医高等教育教材编写的日益完善，“八纲辨证”一词的概念也得以完善。1978年第四版统编《中医学基础》教材将“八纲辨证”定义为：通过对四诊所取得的材料，进行综合分析，进而用阴、阳、表、里、寒、热、虚、实这八类证候归纳说明病变的部位、性质以及病变过程中正邪双方力量对比等情况的辨证方法。从1995年前后出版的第六版统编教材开始，“八纲辨证”被系统纳入以后各版《中医诊断学》教材中，并作为中医特有的辨证方法分章节加以论述。同年，被《中医大辞典》(第一版)收录，并被定义为中医基本的辨证方法，通过对病证的分析和归纳，为施治提供依据。我国2005年出版的全国科学技术名词审定委员会审定公布的《中医药学名词》已以“八纲辨证”作为规范名。

三、同义词

【曾称】“八纲分证”(《中医学概要》)；八纲辨症(《中医学基础》)。

四、源流考释

《内经》已经用“八纲”对疾病的病位、病性、病情进行描述，并用“八纲”诊查疾病，对疾病进行辨证。书中已有了较为全面的阐述，虽然没有明确出现“八纲”辨证之名，但已经出现了命名之雏形。如《黄帝内经素问 · 阴阳应象大论》篇中明确记载：“阴阳者，天地之道也，万物之纲纪，变化之父母，生杀之本始，神明之府也，治病必求于本。”[1]31 以及“善诊者，察色按脉，先别阴阳”。[1]46 这里所谓的“本”正是阴阳，是诊查疾病的纲纪所在。在以阴阳为纲纪诊查疾病的过程中，对于疾病阴阳、寒热、虚实属性的论述则分别散见于《内经》各篇中。总之，《内经》中关于“八纲辨证”的思想已相当完备，为后世“八纲辨证”理论的发展奠定了坚实的基础。

汉代医家张仲景在其著作《伤寒杂病论》中不仅涵盖阴阳、表里、寒热、虚实八纲的概念，更将八纲辨证精神贯穿于六经辨证和脏腑辨证之中。有学者统计，《伤寒杂病论》中明确提到虚、实、寒、热、表、里、内、外、阴、阳、有余、不足等八纲具体名称的条文达 116 条之多，《金匮要略》中也有 105 条。[2]485-487 比如有关阴阳的论述：“病有发热恶寒者，发于阳也；无热恶寒者，发于阴也。”[3]49 关于表里的论述：“脉浮者，病在表。”[3]82“病发热头痛。脉反沉，若不差，身体疼痛，当救其里。”[3]97 有关寒热的论述：“自利不渴者，属太阴，以其脏有寒故也，当温之，宜四逆辈。”[3]175“下利欲饮水者，以有热故也，白头翁汤主之。”[3]206 有关虚实的论述：“发汗后，恶寒者，虚故也；不恶寒，但热者，实也。”[3]89“夫实则谵语，虚则郑声。”[3]155 可见，在《伤寒杂病论》全书中自始至终贯穿着“八纲辨证”的内容，虽然八纲的名称并不统一规范，但是八纲辨证的思想已经广泛被应用于临床辨证，甚至有相当多的学者认为八纲辨证是仲景六经辨证的基础。

汉代以后，临床许多医家应用“八纲辨证”对疾病进行辨证论治。唐代孙思邈著撰的《备急千金要方》卷十一至卷二十在论述五脏六腑病证时，开篇在论脉的基础上均以虚实为纲对脏腑病证加以论述，并列出相关的治疗方药。以肝脏为例，《肝虚实》篇明确指出“左手关上脉阴实者，足厥阴经也，病苦心下坚满，常两胁痛，息忿忿如怒状，名曰肝实热也”[4]165，并列出一系列治疗肝实热的方药，如竹沥泄热汤、前胡汤、防风煮散、远志煮散等；论述肝虚寒也是先指出“左手关上脉阴虚者，足厥阴经也，病苦邪下坚，寒热，腹满不欲饮食，腹胀，悒悒不乐，妇人月经不利，腰腹痛，名曰肝虚寒也。”[4]166 并详列补肝汤、补肝散、补肝酒等治疗肝虚寒的方药。可以看出唐代不仅利用八纲进行辨证，更利用八纲对病证命名，在临床中对于“八纲辨证”的应用有了更进一步的发展。

宋代以后，医家在临床上运用“八纲辨证”思想更为普遍。钱乙的《小儿药证直诀》论治各脏病证时不乏从虚实寒热的角度论述小儿疾病，虽然没有明确的八纲辨证理论，但临床中已经体现了八纲辨证的思想。随着《伤寒杂病论》的重刊和国家层面的推行，大批医家开始专门从事《伤寒论》的研究，在这一过程中对贯穿《伤寒论》始终的八纲辨证思想也有了更加明晰的认识。北宋医家朱肱在其著作《类证活人书》卷三中有明确的问表证、里证，问阴证、阳证的篇节，强调“治伤寒须辨表里，表里不分，汗下差误。”“伤寒有表证，有里证。”[5]30“治伤寒须识阴阳二证。”“阳候多语，阴证无声，阳病则旦静，阴病则夜宁，阳虚则暮乱，阴虚则夜争。”[5]37 可以看到，朱肱已对八纲中表里、阴阳四纲作了明确的辨证和归类。

此后，南宋著名的《伤寒论》研究大家许叔微在其著作《伤寒百证歌》和《伤寒发微论·论表里虚实》中更加明确了“八纲辨证”对于伤寒辨证的重要作用。他在《伤寒百证歌·伤寒脉证总论歌》中，开篇先对脉象阴阳加以归纳，指出“脉大、浮、数、动、滑，此名阳也。脉沉、涩、弱、弦、微，此名阴也。”[6]5 指出确定了脉象的阴阳，还需分辨证候的表里虚实。“伤寒先要辨表里虚实，此四者为急。”[6]5 并分别在表证歌、里证歌、表里寒热歌、表里虚实歌中阐述了表里、虚实、寒热混杂时的辨证。在其另一部著作《伤寒发微论·论表里虚实》中，许叔微进一步明确，“伤寒治法，先要明表里虚实，能明此四字，则仲景三百九十七法克坐而定也”[7]47。并将表里虚实不同辨证以方药加以归纳总结，认为“麻黄汤类为表实而设也，桂枝汤类为表虚而设也，里实则承气之类，里虚则四逆理中之类是也。"[7]47 在临床上有很强的实用性。此外，南宋本草学家寇宗奭在其著作《本草衍义·序例上》中指出须治病审辨八要，"其一曰虚：五虚是也。二曰实：五实是也。三曰冷：脏腑受其积冷是也。四曰热：脏腑受其积热是也。五曰邪：非脏腑正病也。六曰正：非外邪所中也。七曰内：病不在外也。八曰外：病不在内也。既先审此八要，参加六脉，审度所起之源，继以望闻问切加诸病者，于有不可治之疾也"。[8]7,8 寇宗奭所说的八要囊括了八纲辨证中的表里虚实寒热六纲，并且是直接从诊断角度进行论述，可以看做是宋代八纲辨证方法从伤寒向各科疾病的延伸，体现了宋代八纲辨证的概念已经从理论层面开始逐渐形成。

明代医家首次将阴阳、表里、寒热、虚实一并提出，并指出这八者在疾病辨证中有着执简驭繁的作用。如明初医家陶节庵在其著作《伤寒六书·看伤寒识证须知》中提出"大抵伤寒先须识证，察得阴阳表里、虚实寒热亲切，复审汗、吐、下、温、和解之法治之，庶无差误。"[9]174 明代徐春圃在《古今医统大全·伤寒门》中更是明确提出"表里、虚实、阴阳、寒热八字为伤寒之纲领"。[10]628 明代张三锡也在《医学六要·六要说》序中指出："锡，家世业医，致志三十余年，仅得古人治病大法有八，曰阴、曰阳、曰表、曰里、曰寒、曰热、曰虚、曰实，而气血痰火尽该于中。"[11]1 明代张景岳可以看作是最早的系统论述八纲辨证思想的第一人。《景岳全书·明理篇》开篇即明确指出"万事不能外乎理，而医之于理为尤切……阴阳既明，则表与里对，虚与实对，寒与热对，明此六变，明此阴阳，则天下之病固不能出此八者。"[12]3 说明八纲是辨证的关键。紧接着在《阴阳篇》中指出："凡诊病施治，必须先审阴阳，乃为医道之纲领。阴阳无谬，治焉有差？医道虽繁，而可以一言蔽之者，曰阴阳而已。"[12]4 已经将审查阴阳，上升到纲领的地位。随后在《景岳全书·六变辨》篇总述"六变者，表里寒热虚实也。是即医中之关键。明此六者，万病皆指诸掌矣。"[12]6 并分《表证篇》《里证篇》《虚实篇》《寒热篇》进行详细论述。这种分证论述的模式与现代中医诊断学教材八纲辨证章节的篇目设置模式有其相似之处，可以看作现代中医诊断学八纲辨证论述的雏形。

清代医家继承并发扬明代医学家对"八纲辨证"的认识及观点。最典型的有清代名医江笔花在《笔花医镜·表里虚实寒热辨》中的论述："凡人之病，不外乎阴阳。而阴阳之分，总不离表、里、虚、实、寒、热六字尽之。夫里为阴，表为阳；虚为阴，实为阳；寒为阴，热为阳。良医之救人，不过辨此阴阳而已；庸医之杀人，不过错认此阴阳而已。"[13]3 可以看到江氏观点几乎是完全承袭明代医家张景岳等人，不仅将阴阳、表里、寒热、虚实上升到辨证论治的纲领高度，并提出八纲中阴阳的独特地位。此外，清代程仲龄《医学心悟·医有彻始彻终之理》中也指出"或问曰：医道至繁，何以得其要领，而执简以驭繁也？余曰：病不在人身之外，而在人身之中……至于变证百端，不过寒、热、虚、实、表、里、阴、阳八字尽之，则变而不变矣。"[14]7,8 至此可以看出，明清时期虽然诊断学中八纲之名尚未形成，但阴阳、表里、寒热、虚实这八个概念作为辨证论治的八个要素已被医家有意识的整合在一起，被冠以八法、八要之名，且更进一步指出这八个要素之间的层次关系，提出两纲、六变的说法，认为阴阳、表里、虚实、寒热八者在辨证论治中，当以阴阳为总纲，这种观点也被沿用至今。

近现代，随着中医诊断学理论认识的发展，"八纲"及"八纲辨证"的概念逐渐得以明晰。中华人民共和国成立初期，由祝味菊讲述，陆渊雷整理的《伤寒质难》一书中首次出现"八纲"二字。祝味菊在论述杂病时认为，虽然杂病种类繁多，但不出八纲的范畴，只要明了八纲，则万病无所遁形。并明确指出八纲就是阴阳、表里、寒热、虚实。[15]66,67 可谓八纲概念的确立。八纲概念确立后的很长一段时间，各种教材及中医著作中都将“八纲”和“八纲辨证”作为一个概念加以论述。直至1961年，北京中医学校主编的《辨证施治纲要》一书才分别给出了两个不同的定义。书中认为“八纲”是“概括机体病变的性质、程度和人体自身恢复的能力，是临床辨证施治的主要依据”。“八纲辨证”则是“利用阴、阳、表、里、寒、热、虚、实，把所有证候分为八类，每一纲都有它的典型的证候为代表，用以确定疾病是属于八纲中的哪一纲，为辨证过程中的初步工作”。[16]43《辨证施治纲要》首次从概念上将“八纲”与“八纲辨证”加以明确区分，故而可以看作是“八纲辨证”现代定义的雏形。

此后，随着中医高等教育教材编写的日益完善，“八纲辨证”一词的概念也逐渐形成，1978年第四版统编《中医学基础》教材中，“八纲辨证”的定义已趋于成熟，即通过对四诊所取得的材料，进行综合分析，进而用阴、阳、表、里、寒、热、虚、实这八类证候归纳说明病变的部位、性质以及病变过程中正邪双方力量对比等情况的辨证方法，就是八纲辨证。[17]97 从1995年出版的第六版统编教材开始，“八纲辨证”被系统纳入以后各版《中医诊断学》教材中，并作为中医特有的辨证方法分章节加以详细论述。同年，“八纲辨证”被《中医大辞典》(第一版)收录，并被定义为中医基本的辨证方法，通过对病证的分析和归纳，为施治提供依据。[18]32 2005年全国科学技术名词审定委员会审定公布《中医药学名词》，对历年来各种中医诊断学教材、工具书及学术界的主流观点，加以总结归纳，提出八纲辨证是“运用表、里、寒、热、虚、实、阴、阳八纲对疾病的病位外内、病势浅深、虚实属性，以及致病因素与人体抗病能力的强弱对比状态等进行分析辨别的辨证方法”，并将“八纲辨证”作为规范名沿用至今。[19]81

五、文献辑录

《黄帝内经素问·阴阳应象大论》：“阴阳者，天地之道也，万物之纲纪，变化之父母，生杀之本始，神明之府也，治病必求于本。”[1]31 “善诊者，察色按脉，先别阴阳。”[1]46

《伤寒论·辨太阳病脉证并治上》：“病有发热恶寒者，发于阳也；无热恶寒者，发于阴也。”[2]49

“辨太阳病脉证并治中”：“脉浮者，病在表，可发汗，宜麻黄汤。”[3]82 “病发热头痛，脉反沉，若不差，身体疼痛，当救其里。”[3]97

“辨阳明病脉证并治”：“夫实则谵语，虚则郑声。”[3]155

“辨太阴病脉证并治”：“自利不渴者，属太阴，以其脏有寒故也，当温之，宜服四逆辈”。[3]175

“辨厥阴病脉证并治”：“下利欲饮水者，以有热故也，白头翁汤主之”。[3]206

《备急千金要方·肝虚实》：“左手关上脉阴实者，足厥阴经也，病苦心下坚满，常两胁痛，息忿忿如怒状，名曰肝实热也。”[4]165

“肝虚寒”：“左手关上脉阴虚者，足厥阴经也，病苦邪下坚，寒热，腹满不欲饮食，腹胀，悒悒不乐，妇人月经不利，腰腹痛，名曰肝虚寒也。”[4]166

《类证活人书》卷三：“治伤寒须辨表里，表里不分，汗下差误。”[5]30 “伤寒有表证，有里证，有半在表半在里，有表里两证俱见，有无表里证。”“发热恶寒，身体痛而脉浮者，表证也。”[5]30 “治伤寒须识阴阳二证。”“阳候多语，阴证无声，阳病则旦静，阴病则夜宁，阳虚则暮乱，阴虚则夜争。”[5]37

《伤寒百证歌·伤寒脉证总论歌》：“脉大、浮、数、动、滑，此名阳也。脉沉、涩、弱、弦、微，此名阴也。”[6]5 “伤寒先要辨表里虚实，此四者为急。”[6]5

《伤寒发微论·论表里虚实》：“伤寒治法，先要明表里虚实，能明此四字，则仲景三百九十七法克坐而定也。”[7]47 “麻黄汤类为表实而设也，桂枝汤类为表虚而设也，里实则承气之类，里虚则四逆理中之类是也。”[7]47

《本草衍义·序例上》：“其一曰虚：五虚是也。二曰实：五实是也。三曰冷：脏腑受其积冷是也。四曰热：脏腑受其积热是也。五曰邪：

非脏腑正病也。六曰正：非外邪所中也。七曰内：病不在外也。八曰外：病不在内也。既先审此八要，参加六脉，审度所起之源，继以望闻问切加诸病者，于有不可治之疾也。”[8]7,8

《伤寒六书·看伤寒识证须知》：“大抵伤寒先须识证，察得阴阳表里、虚实寒热亲切，复审汗、吐、下、温、和解之法治之，庶无差误。”[9]174

《古今医统大全·伤寒门》：“表里、虚实、阴阳、寒热八字为伤寒之纲领。”[10]628

《医学六要·六要说》：“锡，家世业医，致志三十余年，仅得古人治病大法有八，曰阴、曰阳、曰表、曰里、曰寒、曰热、曰虚、曰实，而气血痰火尽该于中。”[11]1

《景岳全书·明理篇》：“万事不能外乎理，而医之于理为尤切……阴阳既明，则表与里对，虚与实对，寒与热对，明此六变，明此阴阳，则天下之病固不能出此八者。”[12]3

“阴阳篇”：“凡诊病施治，必须先审阴阳，乃为医道之纲领。阴阳无谬，治焉有差？医道虽繁，而可以一言蔽之者，曰阴阳而已。”[12]4

“六变辨”：“六变者，表里寒热虚实也。是即医中之关键。明此六者，万病皆指诸掌矣。以里言之，则七情、劳欲、饮食伤于内者是也。寒者阴之类也，或为内寒，或为外寒，寒者多虚。热者阳之类也，或为内热，或为外热，热者多实。虚者，正气不足也，内出之病多不足。实者，邪气有余也，外入之病多有余。”[12]6

《笔花医镜·表里虚实寒热辨》：“凡人之病，不外乎阴阳。而阴阳之分，总不离表、里、虚、实、寒、热六字尽之。夫里为阴，表为阳；虚为阴，实为阳；寒为阴，热为阳。良医之救人，不过辨此阴阳而已；庸医之杀人，不过错认此阴阳而已。”[13]3

《医学心悟·医有彻始彻终之理》：“或问曰：医道至繁，何以得其要领，而执简以驭繁也？余曰：病不在人身之外，而在人身之中……至于变证百端，不过寒、热、虚、实、表、里、阴、阳八字尽之，则变而不变矣。”[14]7,8

《伤寒质难》：“师曰：杂病种类繁多，古人以为不出八纲范畴，明八纲则万病无遁形矣。所谓八纲者，阴阳、表里、寒热、虚实是也。古昔医工，观察各种疾病之征候，就其性能之同，归纳于八种纲要，执简御繁，以应无穷之变。夫征候者，疾病发展时所显之各种症状也；八纲者，古人管理疾病之一种定律也。在繁复之征候中，欲求一简明之系统，虽未免近抽象，然巧工不废规矩，八纲之概念，实有助于后学之探讨。”[15]66,67

《辨证施治纲要》：“八纲辨证，就是利用阴、阳、表、里、寒、热、虚、实，把所有证候分为八类，每一纲都有它的典型的证候为代表，用以确定疾病是属于八纲中的哪一纲，为辨证过程中的初步工作。”“八纲：可以概括机体病变的性质、程度和人体自身恢复的能力，是临床辨证施治的主要依据。”“阴阳：八纲中的总纲，它包括着表、里、寒、热、虚、实。表、热、实为阳；里、寒、虚为阴。”“表里：指人体的病变部位。”“寒热：指疾病的性质。”“虚实：指人体正邪的消长盛衰（虚指正气虚，实指邪气实）。”[16]43

《中医学基础》：“八纲，即指阴、阳、表、里、寒、热、虚、实八类证候。通过对四诊所取得的材料，进行综合分析，进而用阴、阳、表、里、寒、热、虚、实这八类证候归纳说明病变的部位、性质以及病变过程中正邪双方力量对比等情况的辨证方法，就是八纲辨证。由于八纲是从各种辨证方法中概括出来的，因而它又是各种辨证的总纲，在诊断疾病过程中，有执简御繁、提纲挈领的作用。”[17]97

《中医大辞典》：“（八纲辨证）辨证的基本方法之一。运用阴阳、表里、寒热、虚实八纲，对病证进行分析、归纳，为施治提供依据。表里辨病位的浅深；寒热辨病证的性质；虚实辨邪正的盛衰；阴阳则是统摄其他六纲的总纲。表、热、实属阳，里、寒、虚属阴。八纲的四对矛盾，是相对的，互相联系，互相转化的。临床上错综复杂的证候都可以用它作分析归纳的基本方法。”[18]32

《中医药学名词》：“运用表、里、寒、热、虚、实、阴、阳八纲对疾病的病位外内、病势浅深、虚实属性，以及致病因素与人体抗病能力的强弱对比状态等进行分析辨别的辨证方法。”[19]81

参考文献

［1］ 未著撰人. 黄帝内经素问［M］. 北京：人民卫生出版社，1963：31，46.

［2］ 胡欣. 八纲辨证源流论［J］. 陕西中医杂志. 1986，(11)：485－487.

［3］ ［汉］张仲景. 伤寒论校注［M］. 刘渡舟主编. 北京：人民卫生出版社，1991：49，82，89，97，155，175，206.

［4］ ［唐］孙思邈. 千金方［M］. 刘更生，张瑞贤点校. 北京：华夏出版社，1993：165，166.

［5］ ［宋］朱肱. 类证活人书［M］. 唐迎雪，张成博，欧阳兵点校. 天津：天津科学技术出版社，2003：5，30，37.

［6］ ［宋］许叔微. 伤寒百证歌［M］//刘景超. 许叔微医学全书. 北京：中国中医药出版社，2006：5.

［7］ ［宋］许叔微. 伤寒发微论［M］//刘景超. 许叔微医学全书. 北京：中国中医药出版社，2006：47.

［8］ ［宋］寇宗奭. 本草衍义［M］. 颜正华，常章富，黄幼群点校. 北京：人民卫生出版社，1990：7，8.

［9］ ［明］陶节庵. 伤寒六书［M］. 黄瑾明，傅锡钦点校. 北京：人民卫生出版社，1990：174.

［10］ ［明］徐春甫. 古今医统大全：上. 崔仲平，王耀廷主校. 北京：人民卫生出版社，1991：628.

［11］ ［明］张三锡. 医学六要［M］. 王大妹，陈守鹏点校. 上海：上海科学技术出版社，2005：1.

［12］ ［明］张景岳. 景岳全书［M］. 赵立勋主校. 北京：人民卫生出版社，1991：3，4，6.

［13］ ［清］江涵暾. 笔花医镜［M］. 郭瑞华点校. 天津：天津科学技术出版社，1999：3.

［14］ ［清］程国彭. 医学心悟［M］. 田代华，朱世杰，王长民点校. 天津：天津科学技术出版社，1999：7，8.

［15］ 祝味菊. 伤寒质难［M］. 陆渊雷校正. 大众书店，1953：66，67.

［16］ 北京市中医学校. 辨证施治纲要［M］. 北京：人民卫生出版社，1962：43.

［17］ 北京中医学院. 中医学基础［M］. 上海：上海科学技术出版社，1978：97.

［18］ 李经纬，邓铁涛，等. 中医大辞典［M］. 北京：人民卫生出版社，1995：32.

［19］ 中医药学名词审定委员会. 中医药学名词［M］. 北京：科学出版社，2005：81.

（侯酉娟）

2・002

三部九候

sān bù jiǔ hòu

一、规范名

【汉文名】三部九候。

【英文名】three body parts and nine pulse taking sites。

【注释】① 寸口诊脉法术语，在寸口的寸、关、尺三部分别进行浮、中、沉三种不同指力的脉诊，合为三部九候。② 古代遍身诊脉法术语，把人体分成头、上肢、下肢三部，每部各有上、中、下动脉，合为三部九候，现不常用。

二、定名依据

三部九候是描述诊脉法的专门术语，今可见文献最早可追溯至春秋战国时期的《黄帝内经素问》三部九候论篇，用来表述候全身动脉变化的切脉方法。三部九候用于作为遍诊法名词术语形成于《内经》时期，但是早在《周礼》中就已经有了三部九候遍诊法的雏形。《天官冢宰篇》有疾医诊病参考五官九窍、九脏脉象的变动的记载。这里所谓的“九藏之动”虽没有明确具体的部位，但察九脏的观点与三部九候遍诊法有其一致之处。

在《黄帝内经素问》明确将三部九候作为遍诊法专有名词以后，随着医学的发展，三部九候作为全身遍诊法渐不常用，在寸口脉诊法日益成为脉法主流的发展过程中，三部九候也逐渐演绎为寸口脉诊法的专有名词。最早将三部九候作为寸口脉诊法名词术语的著作是战国时期的《难经》。其“第十八难”篇释义三部九候这一名词为三部即指探查寸口脉像可分寸、关、尺三部，九候则是指浮、中、沉三种取脉的力度和手法分别对应于寸、关、尺三部从而得到的九种脉象。

魏晋时期，王叔和整理的《脉经》中已然完全不见三部九候遍诊法这一涵义的论述，而是更进一步明确《难经》中关于寸口三部九候脉诊法的内涵，认为所谓三部即寸、关、尺，九候即三部中每一部可分为天、地、人三候，合而成为三部九候。不仅详述上、中、下三部所主之不同身体部位，提出各部所候之疾病，并对寸、关、尺三关部位进行了明确的划分，进一步提出两手三部六脉所主脏腑，较之《内经》《难经》有了更实质的变化，成为为后世脉法的圭臬。此后历代脉诊专著关于三部九候的论述，都是对《黄帝内经素问》《难经》和《脉经》三部九候名词涵义的进一步阐释和演绎，故而可以说三部九候这一脉诊专有名词，到了魏晋时期其内涵已基本形成并确立。

中华人民共和国成立后，随着中医高等教育的发展，诊断学教材不断的修改编订，“三部九候”一词的含义也逐渐被规范下来。1984 年，由邓铁涛主编的第五版《中医诊断学》教材中明确提出三部九候这一名词有遍诊法和寸口诊法两种含义，此后的第六、第七版教材则在明确三部九候两种含义的基础上又补充了三部九候遍诊法所属动脉的解剖学位置等新内容。而在各类工具书及标准类书籍中，“三部九候”被较早加以规范和收录。早在 1961 年版的《辞海(试行本)》中即确定“三部九候”为中医诊断学名词，并指出其为诊脉的部位及方法。此后，在两次再版的《中医大辞典》中，“三部九候”一词也作为古代脉诊专有名词加以收录，囊括其遍身诊法和寸口诊法两种含义。2005 年出版的全国科学技术名词审定委员会审定公布的《中医药学名词》已以“三部九候”作为规范名。

三、同义词

未见。

四、源流考释

“三部九候”作为遍诊法的规范名词术语，始见于《黄帝内经素问》。《黄帝内经素问·三部九候论》篇认为“人有三部，部有三候，以决死生，以处百病，以调虚实，而除邪疾。”[1]130 所谓“三部九候”，即“有下部，有中部，有上部，部各有三候，三候者，有天有地有人也，必指而导之，乃以为真。上部天，两额之动脉；上部地，两颊之动脉；上部人，耳前之动脉。中部天，手太阴也；中部地，手阳明也；中部人，手少阴也。下部天，足厥阴也；下部地，足少阴也；下部人，足太阴也。故下部之天以候肝，地以候肾，人以候脾胃之气。帝曰：中部之候奈何？岐伯曰：亦有天，亦有地，亦有人。天以候肺，地以候胸中之气，人以候心。帝曰：上部以何候之？岐伯曰：亦有天，亦有地，亦有人。天以候头角之气，地以候口齿之气，人以候耳目之气。”[1]130,131 这是“三部九候”作为遍诊法的规范名词术语最早的定义。

“三部九候”作为寸口脉诊法的规范名词术语始见于《难经》。《难经·八十难》载：“脉有三部九候，各何主之？然：三部者，寸、关、尺也，九候者，浮、中、沉也。上部法天，主胸以上至头之有疾也；中部法人，主鬲以下至齐之有疾也；下部法地，主齐以下至足之有疾也。审而刺之者也。”[2]38 东晋王叔和《脉经》继承并总结《难经》对三部九候的论述，认为：“所谓三部者，寸关尺也。九候者，每部中有天地人也。上部主候从胸以上至头，中部主候从膈以下至气街，下部主候从气街以下至足。”[3]100-109 其中三部即寸、关、尺，九候为每部中的天、地、人。上部主候与《难经》相同，为从胸以上至头，中部、下部主候变成从膈以下至气街，从气街以下至足，与《难经》略异。本篇中还有关于上中下三部出现不同脉象所对应病症的记载，是《脉经》独有的内容。可以看到当时寸口三部九候脉诊法在临床病证诊断中已有了一定的应用。

隋唐以后，三部九候遍诊法作为一种失传的古脉法，在临床中已不常用，但是对其内涵的阐释和探索，则在对《黄帝内经素问》的编次、次注中得到了不断的丰富，且通过隋唐诸家对《黄帝内经素问》的注解，三部九候遍诊法已对应到具体的经脉和穴位。到了北宋，刘元宾在其著作《通真子补注王叔和脉诀》中，通过以经释诀的方式，明确“三部九候”这一规范名词术语两种含义的不同。[4]15,16

金元四大家朱震亨在《脉诀指掌病式图说》中首次以图解形式说明寸口三部九候的位置分布，并指出“上候浮，即初下指与皮毛相得者，为肺之部，中候中即轻按之与血脉相得者，为胃之部，下候沉即重按之与筋骨相得者，为肾之部”[5]6。明代医家李中梓在《诊家正眼》中指出“扁鹊之三部九候大非经旨明矣”[6]6。认为《难经》中三部九候相对《黄帝内经素问》三部九候而言，虽然是比较便捷的方法，但是有悖《内经》的原意。认为三部九候应当通过头部脉动来诊察头部，包括口齿耳目的气血虚实，寸口脉则用以诊察脏腑的阴阳气血，胸以下至足部的病变也可通过寸口脉来诊察。因为足之四经，肾主骨，肝主筋，脾主四肢，胃主宗筋，与肾相连，并筋骨主之，是则手候脏腑之属，并及脐以下至足，以诸脉皆系于手足，诸经足之脉亦连于手。[6]8 从而将遍诊法三部九候和寸口三部九候有机地结合在一起。

清代医家则是对《难经》寸口三部九候的继承与发扬，如清代医家周学霆在其著作《三指禅·九候解》篇中认为：“寸、关、尺为三部，一部各有浮、中、沉三候。轻手得之称为举，用以候浮脉，重手取之称为按，用以候沉脉，不轻不重，委屈求之称为寻，候用以中脉。浮以候表，主头面皮毛外感之病，沉以候里，主脏腑骨髓内伤之病，中以候中，非表非里，至数从容，无病可议，代表胃气居中，以应生化之机。”[7]34 周学海在《脉义简摩》中则认为：“寸关尺三部，每部有浮中沉三候，三而三之，故曰九候。《脉诀刊误集解》曰：浮以候腑，沉以候脏，中以候胃气。又有谓浮候经，中候腑，沉候脏者，皆不必拘。大概寸关尺，候身之上中下；浮中沉，候经络脏腑之表里；而上下去来，候阴阳血气之升降嘘吸者也。”[8]414 是对寸口三部九候脉诊法内涵的进一步衍生和拓展。

清末民国初期廖平在《三部九候篇》和《仲景三部九候诊法》中提出三部九候遍诊法所谓三部为胃、肺、少阴三部，在三部之外，别取九脏即为九候，包括心、心主、肝、脾、三焦、胆、大肠、小肠、膀胱。三大九小，合为十二经。上部天以候三焦经所过（手少阳），上部地以候胆经所过（足少阳），上部人以候膀胱经（足少阳），中部天以候脾（足太阴），地以候大肠（手阳明），人以候心（手少阴），下部之天以候肝（足厥阴），地以候小肠经（手太阳），人以候心包（手厥阴）。从而将三部九候遍诊法与十二经脉有机地结合起来。[9]382,388,389 同时廖平认为《难经》为伪书，尤其是十八难中，关于寸口三部九候的记载，缩三部于两手，作三部为寸、关、尺，为浅人所致，缩九脏于两寸，并以九候为脉象，使得昔日古法全绝，为《难经》一书之大罪。[9]1191 显然是对寸口三部九候诊法的严正批评。在《仲景三部九候诊法》一书中，廖平认为，张仲景三部诊法，即诊人迎（趺阳）、寸口和少阴，九候则以九脏为九目，并以太阳病脉证论述仲景九候诊法。[9]1401,1402,1437

中华人民共和国成立后，各类中医书籍承袭历代对三部九候的认识，特别是随着中医高等教育的发展，诊断学教材不断的修改编订，“三部九候”一词的含义也逐渐被规范下来。早在1958年编辑出版的《中医学概论》教材下编《内经》概述篇中，三部九候遍诊法即以白话文的解释出现在中医基础类教材中。[10]444 在第四版《中医学基础》教材中，明确提出寸、关、尺三部，每部有浮、中、沉三候，合称“三部九候”。[11]87,88 1984年，由邓铁涛主编的第五版《中医诊断学》教材中明确提出三部九候遍诊法和

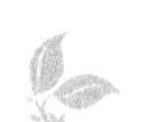

寸口三部九候两种含义，详细划分三部九候遍诊法上中下三部的具体诊脉部位，涉及的相关穴位和所候气血虚实之部位，并指出《素问》三部九候遍身诊法后世已少采用，并认为只有在只在危急的病证及两手无脉时，才诊察人迎、趺阳、太溪，以确定胃肾之气的存绝，晋以来普遍选用寸口脉诊法。[12]62 至此，三部九候一词的两种含义在诊断学教材中得到明晰。此后的第六、第七版教材则在明确三部九候两种含义的基础上又补充了三部九候遍诊法所属动脉的解剖学位置等新内容。[13]80 而在各类工具书及标准类书籍中，"三部九候"被较早加以规范和收录。早在1961年版的《辞海(试行本)》中即确定"三部九候"为中医诊断学名词，并指出其为诊脉的部位及方法。[14]147 同时肯定三部九候遍诊法和寸口脉诊法两种含义及出处。在1981年试用、1995年初版、2004年再版的《中医大辞典》中，"三部九候"都被作为古代脉诊方法加以收录，囊括其遍身诊法和寸口诊法两种含义。[15]66 直到2005年出版的全国科学技术名词审定委员会审定公布的《中医药学名词》采纳中医诊断学教材、工具书及学术界的主流观点，保留三部九候遍诊法和寸口诊法两种含义，并将其作为规范名沿用至今。[16]78

总之，"三部九候"一词最早见于先秦两汉时期《黄帝内经素问》中，是一种将人体分为上、中、下三部，每部分为天、地、人三候的遍身诊脉法。到了《难经》时期，随着寸口诊脉法逐渐为人们所认可，三部九候发展为诊两手寸、关、尺三部，每部浮、中、沉三候的寸口三部九候法。两种含义此后一直并存至今，并被当代教材、工具书及标准类书籍所收录。

五、文献辑录

《黄帝内经素问·三部九候论》："人有三部，部有三候，以决死生，以处百病，以调虚实，而除邪疾。"[1]130"帝曰：何谓三部？岐伯曰：有下部，有中部，有上部，部各有三候，三候者，有天有地有人也，必指而导之，乃以为真。上部天，两额之动脉；上部地，两颊之动脉；上部人，耳前之动脉。中部天，手太阴也；中部地，手阳明也；中部人，手少阴也。下部天，足厥阴也；下部地，足少阴也；下部人，足太阴也。故下部之天以候肝，地以候肾，人以候脾胃之气。帝曰：中部之候奈何？岐伯曰：亦有天，亦有地，亦有人。天以候肺，地以候胸中之气，人以候心。帝曰：上部以何候之？岐伯曰：亦有天，亦有地，亦有人。天以候头角之气，地以候口齿之气，人以候耳目之气。"[1]130,131

《难经·第十八难》："脉有三部九候，各何主之？然：三部者，寸、关、尺也，九候者，浮、中、沉也。上部法天，主胸以上至头之有疾也；中部法人，主鬲以下至齐之有疾也；下部法地，主齐以下至足之有疾也。审而刺之者也。"[2]38

《脉经·辨三部九候脉证》："经言：所谓三部者，寸关尺也。九候者，每部中有天地人也。上部主候从胸以上至头，中部主候从膈以下至气街，下部主候从气街以下至足。"[3]100

《通真子补注王叔和脉诀》："《经曰》脉有三部九候，各以何主之……三部九候之说，两经不同，故备录之。"[4]15,16

《脉诀指掌病式图说》："初下指与皮毛相得者，为肺之部，中候中即轻按之与血脉相得者，为胃之部，下候沉即重按之与筋骨相得者，为肾之部。"[5]6图注

《诊家正眼》卷一："三部，上、中、下也。三候，天、地、人也。上古诊脉，不独寸口，于诸经之动脉皆诊之。此云三部九候也。可见扁鹊之三部九候，大非经旨明矣。扁鹊之三部九候大非经旨明矣。"[6]6"三部以头候头之属，以手候脏腑之属，不及脐以下至足者，以足之四经，肾主骨，肝主筋，脾主四肢，胃主宗筋，与肾相连，并筋骨主之矣。"[6]8

《三指禅·九候解》："寸、关、尺为三部，一部各有浮、中、沉三候。轻手得之曰举，候浮脉也；重手取之曰按，候沉脉也；不轻不重，委屈求

之曰寻，候中脉也。三而三之为九也。浮以候表，头面皮毛外感之病也；沉以候里，脏腑骨髓内伤之病也；中以候中。中者，无过不及，非表非里，至数从容，无病可议。古帝王传心之要，所为以一中括天地之道而立斯人身心性命之宗者，此也。古人以之为心传，吾人亦以之征心得。盖中与和通，谓其和缓而不邻于躁也；中与庸近，谓其平庸而不涉于偏也。其见诸脉，胃气居中，则生机之应也。定之以中，而浮沉朗若观火，三部九候无不了然。"[7]34

《脉义简摩》卷一："寸关尺三部，每部有浮中沉三候，三而三之，故曰九候。《脉诀刊误集解》曰：浮以候腑，沉以候脏，中以候胃气。又有谓浮候经，中候腑，沉候脏者，皆不必拘。大概寸关尺，候身之上中下；浮中沉，候经络脏腑之表里；而上下去来，候阴阳血气之升降嘘吸者也。"[8]414

《廖平医书合集·三部九候篇》："按旧说，于十二经中，择取九藏为九候，请家各取舍，各不相同。今定胃、肺、少阴为三部，用《动输篇》之义，于三部之外别取九藏，以为九候。今订为神藏四：心，心主，肝，脾；府藏五：三焦，大肠，小肠，膀胱，外肾。三大九小，合为十二经，如三公九卿、三科九旨。以大统小，则十二经皆有诊候。不似旧说之必取销三藏也。少阴本属冲任，心督则为脑髓，火南水北。上炎下流。肺合心为气海，肝合胆为血海。"[9]382"上部（一部）天，两额之动脉也；（胆位在中，为上中。）上部地，两颊之动脉也；（足太阳膀胱位在下，为上下。）上部人，耳前之动脉也。（杨注：上部之天，两额足少阳、阳明二脉之动，候头角气；上部之地。两颊足阳明在大迎中动，候口齿气；上部之人，目后耳前，手太阳、手少阳、足少阳三脉在和穿中动，候耳目之气也。三焦位在上，为上上。）中部天，手（手当为足太阴也）；（《热病论》：四日太阴受之，太阴脉布胃中，络于嗌，故腹满而嗌干。《外台》云：伤寒四日，太阴受病。太阴者，脾之经也，为三阴之首。是知三日以前，阳受病讫，传之于阴，而太阴受痛焉。其脉络于脾，主于喉嗌，故得病四日，则腹满而嗌干，其病胸膈也，故可吐而愈。脾胃在中，为中上也。）中部地，手阳明也；（合谷大肠位在下，为中下。）中部人，手少阴（心）也。（杨注：中部之天，手太阴脉动在中府、天府、侠白、尺泽四处，以候肺气；中部之地，手阳明脉检经无动处以为候者，候大肠气；中部之人，手少阴动在极泉、少海二处，以候心气也。神明少阴在中，为中中。）下部（四经下附下）天，足厥阴（肝）也；（《热病论》：六日厥阴受之。厥阴脉循阴器而络于肝，故烦满囊缩。《外台》：伤寒六日，厥阴受病。厥阴者，肝之经也。其脉循阴器络于肝，故得病六日，烦满而囊缩之。此则阴阳俱受病，毒气在胸，故可下而愈。肝在上。为下上。）下部地，足少阴、手太阳（肾当为手太阳）也；（位居下，为下下。）下部人，足太（手厥）阴（当为手厥阴）也。（杨注：下部之天，足厥阴脉动在曲骨、行间、冲门三处，以候肝气；下部之地，足少阴脉动在大溪一处，以候肾气；下部之人，足太阴脉动在中府、箕门、五里、阴广、冲门、云门六处，以候脾气。十二经脉，手心主无别心藏。不入九候。手太阳、手少阳、足太阳、足少阳、足阳明，此五皆是五藏表经，候藏知表，故不入越于九候也：包络位在中，为中下。）"[9]388,389

"难经经释补正"："脉有三部九候，各何所主之？（《内经》大明，何必发问）然三部者，寸关尺也。（缩三部于两手。《千金》首九论，第四论诊候本，全引《内经》之原文。今本作三部者，寸关尺为浅人所改，下九候则犹是《内经》原文。乃戴同父《脉诀刊误》云，今考黄帝无此，思邈假托耳，岂不误哉。）九候者，浮中沉也。（缩九脏于两寸，以下同《经》文，但既用《经》之三部，乃易以寸关尺，用《经》之九候，而以为脉象。昔之古法全绝，专诊两手，此书大罪也。）"[9]1191

"仲景三部九候诊法"："《伤寒·序》云：按寸（专于手。）不及尺，（上不至头，尺当作人，人迎也。）（《叙例》六见尺寸，当与此同，）握手不及足，（上不及人，下不及足，是专诊两手之法，为仲景之大戒。与《内经》同，戒人专诊两手。）人

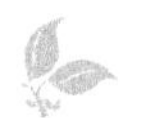

迎(书中无人迎，惟《序》中一见，)(《叙例》六见尺寸，则为人寸之误。)趺阳，(即人迎别名。千金人迎趺阳并，见知为一)三部(上人迎，中寸口，下少阴。)(三部三见。)不参，(专诊寸口，不以上下三部参之之。)(此《内经》三部诊法。)动数发息，(脉度运行，由息计数。)不满五十。(五十营则一日矣。此谓呼吸之五十数也。)(此戒诊时呼吸数不满五十者。)短期未知，(真脏见以定短期，此察色法。)(此讥不察色，以决生死。)决诊(五决五诊皆古法。)九候，(三部为三纲九候，即《周礼》九脏为九目，三部外别自为卷。)曾无仿佛。(以两手分配十二经。)(此讥不分诊本经九候。)明堂阙庭，(视色面部法。)尽不见察，(不用经察色法。)(讥不望色。)所谓管窥而已。(古法全失。)”[9]1401,1402

《中医学概论》：由于人和自然环境是一个统一的整体，因此，本篇在讨论切脉的部位时，也根据这些道理，把人体分为上、中、下三部，每一部分成天、地、人三候，叫做三部九候。并指出三部九候的脉必须相应，才是无病之人。

所说上部三候，就是面部的三处动脉，用以诊断头面五官方面的疾病；中部三候，就是腕关节附近的三处动脉，用以诊断胸部心肺的疾患；下部三候，就是下肢部的三处动脉，用以诊断肝、肾、脾、胃的疾病。[10]444

《辞海(试行本)》：三部九候……中医诊断学名词。指诊脉的部位和方法。古代取人体头、手、足等处动脉进行诊脉，分为上、中、下三部，每部各分天、地、人三处，称为“三部九候”。见《素问·三部九候论》。独取腕后寸口动脉，分为寸、关、尺三部，每部各有浮、中、沉三候，亦称“三部九候”。见《难经·十八难》。参见“寸口”。[14]147

《中医学基础》：“关于脉诊的部位，《素问》中曾记载有包括头、手、足的‘遍诊法’，汉代张仲景在《伤寒论》中提出包括人迎(颈外动脉)、寸口(桡动脉)、趺阳(足背动脉)的三部诊法，但后世均少采用。”[11]87“切脉时常运用三种不同的指力以体察脉象，轻用力按在皮肤上为浮取曰‘举’；重用力按至筋骨为沉取，名曰‘按’；不轻不重，中等度用力按到肌肉，为中取，名曰‘寻’。寸、关、尺三部，每部有浮、中、沉三候，合称‘三部九候’。”[11]88

《中医诊断学》(邓铁涛)：“三部九候……遍诊法：(即《素问》三部九候法)。切脉的部位有头、手、足三部，每部又各分天地人，三而三之，合而为九，故称为三部九候法……三部诊法：见于汉代张仲景《伤寒论》。即人迎、寸口、趺阳三脉。其中以寸口候十二经，以人迎，趺阳分候胃气。也有加上足少阴(太溪穴)，以候肾的。以上两种诊脉的部位，后世已少采用(只在危急的病证及两手无脉时，才诊察人迎，趺阳，太溪，以确定胃肾之气的存绝)，自晋以来普遍选用的切脉部位都是寸口。”[12]62

《中医诊断学》(朱文锋)：“寸关尺三部可分浮中沉三候，这是寸口诊法的三部九候。《难经·十八难》说：‘三部者，寸、关、尺也；九候者，浮、中、沉也’，这就和遍诊法的三部九候名同而实异。”[13]63

《中医大辞典》：“三部九候……古代脉诊方法之一。① 全身遍诊法。把人体头部、上肢、下肢分成三部，每部各有上、中、下动脉，在这些部位诊脉，如果那部的脉出现独大、独小、独迟、独数，即表示该经的脏气有寒热虚实的变化。头部：上，两额动脉(太阳)，候头部病变；中，两侧耳前动脉(耳门)，候耳目病变；下，两颊动脉(巨髎)，候口齿病变。上肢：上，手太阴肺经动脉(寸口)，候肺；中，手少阴心经动脉(神门)，候心；下，手阳明大肠经动脉(合谷)，候胸中。下肢：上，足厥阴肝经动脉(五里或太冲)，候肝；中，足太阴脾经动脉(箕门)，候脾，候胃气配足阳明胃经动脉(冲阳)；下，足少阴肾经动脉(太溪)，候肾(《素问·三部九候论》)。② 寸口诊法。寸口脉分寸、关、尺三部，每部以轻、中、重指力按，分浮、中、沉(《难经·十八难》)。”[15]66

《中医药学名词》：“三部九候……① 寸口诊脉法术语，在寸口的寸、关、尺三部分别进行浮、中、沉三种不同指力的脉诊，合为三部九候。② 古代遍身诊脉法术语，把人体分成头、上肢、下肢三部，每部各有上、中、下动脉，合为三部九候，现不常用。”[16]78

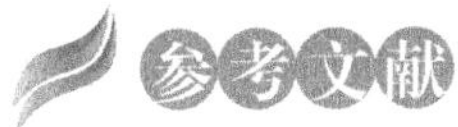

参考文献

[1] 未著撰人. 黄帝内经素问[M]. 北京：人民卫生出版社，1963：130，131.

[2] 凌耀星. 难经校注[M]. 北京：人民卫生出版社，1991：38.

[3] [晋] 王叔和. 脉经[M]. 沈炎南主编. 北京：人民卫生出版社，1991：100－109.

[4] 佚名. 通真子补注王叔和脉诀[M]. 郑金生主编. 海外回归中医善本古籍丛书. 第1册[M]. 北京：人民卫生出版社，2002：15，16.

[5] [元] 朱震亨. 脉诀指掌病式图说[M]. 上海：上海科学技术出版社，2000：6.

[6] [明] 李中梓. 诊家正眼[M]. 陈子德点校. 南京：江苏科学技术出版社. 1984：6，8.

[7] [清] 周学霆. 三指禅[M]. 北京：人民卫生出版社，1956：34.

[8] [清] 周学海. 周学海医学全书[M]. 郑洪新，李敬林主编. 北京：中国中医药出版社，1999：414.

[9] 廖平. 廖平医书合集[M]. 天津：天津科学技术出版社，2010：382，388，389，1191，1401，1402，1437.

[10] 南京中医学院. 中医学概论[M]. 北京：人民卫生出版社，1958：444.

[11] 北京中医学院. 中医学基础[M]. 上海：上海科学技术出版社，1978：87，88.

[12] 邓铁涛. 中医诊断学[M]. 上海：上海科学技术出版社，1984：62－63.

[13] 朱文锋. 中医诊断学[M]. 上海：上海科学技术出版社，1995：63.

[14] 中华书局辞海编辑所修订. 辞海试行本(第15分册)医药卫生[M]. 北京：中华书局辞海编辑所，1961：147.

[15] 李经纬，余瀛鳌，蔡景峰，等. 中医大辞典[M]. 北京：人民卫生出版社，2005：66.

[16] 中医药学名词审定委员会. 中医药学名词[M]. 北京：科学出版社，2005：78.

（侯酉娟）

2·003

三焦辨证

sān jiāo biàn zhèng

一、规范名

【汉文名】三焦辨证。

【英文名】syndrome differentiation of sanjiao theory。

【注释】以三焦所属部位，将外感温热病，尤其是湿温病的病理变化归纳为上、中、下三焦证候，用以阐明其病变先后、病位深浅、邪正盛衰及传变规律的辨证方法。

二、定名依据

“三焦辨证”为清代温病学家吴鞠通所确立，追其理论渊源可以上溯到《内经》《难经》。虽然历代对三焦的认识不尽相同，但大多以上、中、下三焦划分人体上、中、下三个部分，即胸部为上焦，包括心、肺两脏；脘腹部为中焦，内居脾胃；脐以下为下焦，包括小肠、大肠、肝肾和膀胱等。上焦病证主要包括肺和心包的病变，中焦的病证主要包括脾与胃的病变，下焦病证则包括肝与肾的病变。三焦病变的传变规律，一般是自上而下的，即由上焦开始，传入中焦，终于下焦，这种情况称之为“顺传”，表明病情由浅入深，由轻入重的病理进程。

汉代张仲景在《伤寒论》《金匮要略》中即论述过三焦病证，其后历代医家有所发挥，但尚未构成完整的体系。至清代吴鞠通著《温病条辨》，三焦辨证得以确立。他根据《内经》有关三焦部位的概念，结合温病发生、发展变化的一般规律，及病变累及三焦所属脏腑的不同表现，以上焦、中焦、下焦为纲，以温病病名为目，将六经、脏腑及卫气营血辨证理论贯穿其中，重点论述三焦脏腑在温病过程中的病机变化，并以此概括证候类型，按脏腑进行定位、诊断和治疗，创立了三焦辨证这一温病辨证纲领。

1958年江苏省中医学校诊断教研组编著《中医诊断学》、1960年广州中医学院诊断教研组出版的中医学院试用教材《中医诊断学讲义》、1964年由广州中医学院主编、上海科学技术出版社出版的中医学院试用教材重订本《中医诊断学讲义》以及1972年广东中医学院主编《中医诊断学》均只在证候分类中提出了“三焦分证”的表述，但均没有明确“三焦辨证”的概念。1984年，由邓铁涛主编的《中医诊断学》明确提出了“三焦辨证”的名称及概念。而后的普通高等教育中医药类国家级规划教材《中医诊断学》中均以“三焦辨证”作为规范名。

2005年出版的全国科学技术名词审定委员会审定公布的《中医药学名词》和普通高等教育中医药类国家级规划教材《中医诊断学》（朱文锋）、《中医诊断学》（王忆勤）等以及辞书类著作《中医大辞典》《中国医学百科全书·中医学》等均以“三焦辨证”作为规范名。已经广泛应用于中医药学文献的标引和检索的《中国中医药学主题词表》也以“三焦辨证”作为正式主题词。说明“三焦辨证”作为中医辨证的规范名已成为共识。

三、同义词

【曾称】“三焦分证”（江苏省中医学校诊断教研组《中医诊断学》）。

四、源流考释

三焦辨证理论发源于《内经》《难经》，以《内经》《难经》中关于三焦的气化、行水等生理功能为基础。但《内经》《难经》中对于三焦的论述多涉及脏腑功能，如《黄帝内经素问·灵兰秘典论》曰：“三焦者，决渎之官，水道出焉。”[1]17 决是疏通之意；渎，水也，亦指沟渠，意指三焦是水液升降出入的通道。《难经·三十八难》曰：“所以腑有六者，谓三焦也，有原气之别焉，主持诸气，有名而无形，其经属手少阳，此外腑也，故言腑有六焉。”[2]22 指出三焦在生理方面，为原气之别使，有主持诸气的功能。《内经》中亦有关于三焦病证的一些名称，如“三焦胀”“三焦病”“三焦约”“三焦咳”等，但没有关于辨证用药的总结。

汉代对三焦的论述主要见于《中藏经》、张仲景《伤寒杂病论》。《中藏经》认为三焦为“人之三元之气”，并命名三焦为“上则曰三管，中则名霍乱，下则曰走哺”。对后世有一定影响，但没有关于三焦之临床辨证方面的应用。[3]35 东汉张仲景的《伤寒杂病论》在阐述六经辨证体系的过程中，有多处体现三焦辨证分治的论述。如《伤寒论·辨太阳病脉证并治中》：“太阳病六七日，表证仍在，脉微而沉，反不结胸，其人发狂者，以热在下焦，少腹满，小便自利者，下血乃愈。”[4]39《伤寒论·辨阳明病脉证并治》：“食谷欲呕，属阳明也，吴茱萸汤主之。得汤反剧者，属上焦也。”[4]90 同时，张仲景在临证中应用三焦辨证思想，他侧重于上、中、下三焦各自病理变化的阐发，且作为临床辨证的依据之一。又将三焦辨证与病邪辨证相结合，论述三焦受邪后所出现的病证。如《金匮要略·五脏风寒积聚病脉证并治》有“热在上焦者，因咳为肺痿；热在中焦者，则为坚；热在下焦者，则尿血，亦令淋秘不通”等说法，系统揭示了热邪侵犯上、中、下三焦后所见的病证。[5]43 张仲景明确提出了“上焦得通”“理中焦”“利在下焦”的三焦治疗思想。仲景对三焦的认识较《内经》要深刻得多，最早将《内经》三焦理论运用于外感热病的辨证论治，对后世三焦辨证论治理论体系的形成与发展，具有启迪意义。

隋代巢元方《诸病源候论》认为，三焦即上焦、中焦、下焦，其病有寒热虚实之分，蕴含了三焦虚实寒热的辨证思想。《诸病源候论·三焦病候》论述道：“三焦气盛为有余，则胀气满于皮肤内，轻轻然而不牢，或小便涩，或大便难，是为三焦之实也，则宜泻之。三焦气不足，则寒气客之，病遗尿，或泄利，或胸满，或食不消，是三焦之气虚也，则宜补之。”从不同的证候论三焦寒热不同及虚实不同之病理。[6]185

唐代孙思邈则在临证应用的基础上进行了总结，使三焦寒热辨证有了系统的理论论述。孙思邈在《备急千金要方》中分别论述了三焦的概念，三焦病、三焦胀等证候表现，明确了三焦的部位，并提出了三焦寒热虚实的治法与方剂，体现了三焦辨证的思想。《千金要方·三焦虚实第五》说：“夫上焦如雾……主手少阳心肺之病，若实则上绝于心，若虚则引起于肺也。”[7]334“中焦如沤……其气起于胃中脘……若虚则补于胃，实则泻于脾，调其中和其源，万不遗一也。”[7]334“下焦如渎……主肝肾病候也……所以热则泻于肝，寒则补于肾也。”[7]335

唐代王焘《外台秘要》已经将三焦作为判断病位、病势及病情演变规律乃至用以指导临证用药的理论依据，其在“消渴门”和“霍乱门”中采用了三焦辨证施治的思路。[8]169

宋代论述三焦理论的著作较多，如陈言的《三因极一病证方论》[9]143 等，但对于三焦辨证临床应用的总结则以《圣济总录》最为全面。《圣济总录》因其总结三焦辨证之理法方药较之其他医籍更为全面，堪称宋代论述三焦辨证的代表作。《圣济总录》以三焦为纲辨治寒热虚实的思想，为后世三焦辨证理论体系的形成奠定了理论基础。[10]991

金元医家在宋代三焦辨证学说的影响下，各陈已见，对三焦辨证的运用各有特色。刘河间突出三焦辨治寒热中辨治热病一节，通过上、中、下三焦不同的病理，将热病病程大体划分为早、中、晚三期，使医家对于热病的证治有了系统的整体上的认识，这一观点在后世明清医家的进一步补充和完善下，形成了系统的温病三焦辨证学说。易水医家如李东垣、王好古、罗天益等人则在继承宋代三焦理论的基础上，又有新的发挥。王好古秉承张元素的脏腑辨证理论，并加以发挥，将三焦证治从“脏腑标本寒热虚实用药式”的构架模式中分立出来，创造性的采用“三焦寒三焦热用药大例”的体例，对三焦证治进行专门阐述。王氏还运用三焦理论进行辨证，如将渴分为“上焦渴、中焦渴、下焦渴”，分别提出了治疗方剂。[11]157 这一三焦分证的观点极大启发了后世医家，吴鞠通在此基础上加以衍化，从而建立了温病学三焦辨证的理论体系。

罗天益则在临证时，着重于三焦气机变乱的分析，在其《卫生宝鉴》中“邪热门”及“除寒门”中体现了辨证三焦寒热的思想，同时在三焦寒热证治的基础上突出脾胃学说，使三焦辨证有了新的发展。[12]57

明清时期温病学派诸位医家，在宋代三焦寒热虚实分证的理论基础之上，以刘河间热病三焦辨治为先导，突出了三焦辨证在热证辨治过程中的作用，并使之逐渐完善，使温病学三焦辨证体系渐至成熟。

清代喻嘉言则将三焦分证运用于温疫辨治上，他在《尚论篇·详论温疫以破大惑》中说：“温疫之邪，则直行中道，流布三焦。上焦为清阳，故清邪从之上入；下焦为浊阴，故浊邪从之下入；中焦为阴阳交界，凡清浊之邪必从此区分，甚者三焦相溷。”[13]36 并指出了温疫三焦分治的原则：“未病前预饮芳香正气药，则邪不能入，此为上也。邪既入，则以逐秽为第一义。上焦如雾，升而逐之，兼以解毒；中焦如沤，疏而逐之，兼以解毒；下焦如渎，决而逐之，兼以解毒。”[13]36

清代叶天士在前人研究的基础上，尤其是在河间热病三焦分证的启迪下，根据江南地理气候结合临床实践，对温病三焦分证作了较为全面的发挥，发展了前人三焦分证理论。叶氏提出：“仲景伤寒，先分六经，河间温热，须究三焦”。温病的传变是由“口鼻均入之邪，先上继中”。治疗上“须辨表里上中下，何者为急施治”，并提出了三焦分证用药原则：“上焦药用辛凉，中焦药用苦寒，下焦药用咸寒。”“上焦宜通宜降，中焦宜守宜行，下焦宜潜宜固。”叶天士创造性地把三焦辨证与卫气营血辨证有机结合起

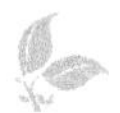

来，运用于温热病辨治中，如《温热论》讨论了“气病有不传血分，而邪留三焦”的辨治原则与方法[14]25。《叶案存真》中指出温病“不但分三焦，更须明在气在血”，强调卫气营血与三焦辨证结合的重要性。

清代吴鞠通取法于河间，提出温病辨证必究脏腑病位，在继承《内经》按五脏辨治热病的基础上，著《温病条辨》，提出辨治温病必以三焦为纲，以三焦概五脏作为证治体系和主线，来辨析温病的病位、病性、病势，确立治则治法和相应方药。吴氏以三焦辨病变的部位和脏腑，即在上焦属心肺，在中焦属脾胃，在下焦属肝肾。以三焦辨证候性质，在上焦为表热证或表湿热证；在中焦为里热证、里实证或里湿热证；在下焦为里虚证。总之，吴氏所创三焦辨证，强调脏腑定位，不但在指导临床方面，而且在发展辨证论治方面都是很有意义的。三焦辨证的本质主要是脏腑辨证，反映出温病传变的动态规律，并体现了治疗方面的主要法则。吴氏对温病的脉、证、治，均按三焦详加辨析，并提出“治上焦如羽，非轻不举；治中焦如衡，非平不安；治下焦如权，非重不沉”的著名原则。经过吴氏阐发，从而使河间热病分证发展成为温病三焦辨证，成为辨明病情、分析病机、归纳证候、指导治疗的一大辨证纲领。在吴鞠通提出温病三焦辨证理论后，可以认为温病学的理论体系已趋于完善，也是温病学走向成熟的表现。[15]174

近现代，随着中医诊断学理论认识的发展，三焦辨证的名称及概念逐渐得以明晰。1958年，江苏省中医学校诊断教研组编著的《中医诊断学》，出现了“三焦分证”的名称，在阐述“三焦分证”的简表里首见温病“三焦辨证”一词，但是没有解释其概念含义。[16]11

1960年广州中医学院诊断教研组出版的中医学院试用教材《中医诊断学讲义》中明确提出“三焦辨证”一词，论述为“温病三焦辨证的方法，以吴鞠通为最详细，故三焦辨证以吴氏为代表。”对其概念含义没有做出具体的阐述。[17]101 1964年由广州中医学院主编上海科学技术出版社出版的中医学院试用教材重订本《中医诊断学讲义》以及1972年广东中医学院主编《中医诊断学》均只在证候分类中提出了“三焦分证”的表述，论述了上焦病证、中焦病证、下焦病证的特点，认为温病“三焦”病机及其辨证的理论以吴鞠通最为详细，但均没有明确“三焦辨证”的概念。

1984年，由邓铁涛主编的《中医诊断学》明确提出了“三焦辨证”的名称及概念，指出三焦辨证是在阐述上、中、下三焦所属脏腑病理变化及其证候的基础上，同时也说明了温病初、中、末三个不同阶段。就其证候来看，上焦包括手太阴肺经和手厥阴心包经络的证候；中焦包括足阳明胃经和足太阴脾经的证候；下焦包括足少阴肾经和足厥阴肝经的证候。[18]139

近现代有关著作均以“三焦辨证”作为规范名。我国2005年出版的全国科学技术名词审定委员会审定公布的《中医药学名词》[19]82 和普通高等教育中医药类国家级规划教材《中医诊断学》[20]216（朱文锋）、《中医诊断学》[21]192（王忆勤）等以及辞书类著作《辞海》[22]1431《中医大辞典》[23]60 等均以“三焦辨证”作为规范名。已经广泛应用于中医药学文献的标引和检索的《中国中医药学主题词表》[24]734 也以“三焦辨证”作为正式主题词。认为“三焦辨证”属辨证方法，是以上焦、中焦、下焦为温病的辨证纲领对热病的传变规律进行辨证的方法之一。

五、文献辑录

《黄帝内经素问·灵兰秘典论》：“三焦者，决渎之官，水道出焉。膀胱者，州都之官，津液藏焉，气化则能出矣。”[1]7

《难经·三十八难》：“所以腑有六者，谓三焦也，有原气之别焉，主持诸气，有名而无形，其经属手少阳，此外腑也，故言腑有六焉。”[2]22

《中藏经》卷中：“三焦者，人之三元之气也，号曰中清之腑，总领五脏六腑、荣卫经络、内外左右上下之气也。三焦通则内外左右上下皆通也。其于周身灌体，和内调外，荣左养右，导上宣下，莫大于此者也。又名玉海、水道，上则曰三管，中则名霍乱，下则曰走哺，名虽三而归一，有其名而无形者也，亦号曰孤独之腑。”[3]35

《伤寒论·辨太阳病脉证并治》：“太阳病六七日，表证仍在，脉微而沉，反不结胸，其人发狂者，以热在下焦，少腹满，小便自利者，下血乃愈。”[4]39“食谷欲呕，属阳明也，吴茱萸汤主之。得汤反剧者，属上焦也。”[4]90

《金匮要略·五脏风寒积聚病脉证并治》：“三焦竭部，上焦竭善噫，何谓也？师曰：上焦受中焦气未和，不能消谷，故能噫耳；下焦竭，即遗溺失便，其气不和，不能自禁制，不须治，久则愈……热在上焦者，因咳为肺痿；热在中焦者，则为坚；热在下焦者，则尿血，亦令淋秘不通。大肠有寒者，多鹜溏；有热者，便肠垢。小肠有寒者，其人下重便血；有热者，必痔。”[5]43

《诸病源候论·五脏六腑病诸候》：“三焦者，上焦、中焦、下焦是也。”“三焦气盛为有余，则胀气满于皮肤内，轻轻然而不牢，或小便涩，或大便难，是为三焦之实也，则宜泻之。三焦气不足，则寒气客之，病遗尿，或泄利，或胸满，或食不消，是三焦之气虚也，则宜补之。”[6]185

《备急千金要方》卷二十：“夫上焦如雾（雾者霏霏起上也），其气起于胃上脘，并咽以上贯膈，布胸中，走腋，循足太阴之分而行，还注于手阳明，上至舌下注足阳明，常与营卫俱，行于阳二十五度，行于阴亦二十五度，为一周，日夜五十周身，周而复始，大会于手太阴也。主乎少阳心肺之病内而不出……治上焦，饮食下胃，胃气未定，汗出面背，身中皆热，名曰漏气，通脉泻热，泽泻汤方……治上焦热，腹满不欲饮食，或食先吐而后下，肘挛痛，麦门冬理中汤方。”[7]334“中焦如沤（沤者，在胃中如沤也），其气起于胃中脘，在上焦之后。此受气者，主化水谷之味，秘糟粕，蒸津液，化为精微，上注于肺，脉乃化而为血，奉以生身，莫贵乎此，故独行于经隧，名曰营气。主足阳明，阳明之别号曰丰隆，在外踝上，去踝八寸，别走太阴络诸经之脉，上下络太仓，主腐熟五谷，不吐不下。实则生热，热则闭塞不通，上下隔绝。”[7]334“下焦如渎（渎者如沟，水决泄也），其气起胃下脘，别回肠，注于膀胱而渗入焉。故水谷者，常并居于胃中成糟粕，而俱下于大肠，主足太阳，灌渗津液，合膀胱，主出不主入，别于清浊，主肝肾之病候也。若实则大小便不通利，气逆不续，呕吐不禁，故曰走哺。若虚则大小便不止，津液气绝。人饮酒入胃，谷未熟而小便独先下者何？盖酒者，熟谷之液也。其气悍以滑，故后谷入而先谷出也，所以热则泻于肝，寒则补于肾也。”[7]335

《外台秘要》卷六：“夫三焦者，一名三关也，上焦名三管，反射中焦名霍乱。下焦名走哺，合而为一，有名无形，主五脏六腑往还神道，周身贯体，可闻不可见，和利精气决通水道息气脾胃之间，不可不知也，凡上焦三管反射者，通三焦名中清之腑也，别号玉海水道出属膀胱合者虽合而不同，上中下三焦同号为孤之腑也，而营出中焦，卫出上焦。”[8]169

《三因极一病证方论·三焦精腑辨证》：“三焦者，有脂膜如手大，正与膀胱相对，有二白脉自中出夹脊而上贯于脑。所以《经》云：丈夫藏精，女子系胞。以理推之，三焦当如上说，有形可见为是……其所谓三焦者何也？上焦在膻中内应心；中焦在中脘内应脾；下焦在脐下，即肾间动气，分布人身，有上中下之异。方人湛寂，欲想不兴，则精气散在三焦，荣华百脉；及其想念一起，欲火炽然，翕撮三焦精气流溢，并命门输泻而去，故号此腑为三焦耳。”[9]143

《圣济总录·三焦门》：“论曰三焦有名无形，主持诸气，以象三才之用，故呼吸升降，水谷往来，皆待此以通达，是以上焦在心下，主内而不出，中焦在胃脘，主腐熟水谷，下焦在脐下，主分别清浊。出而不内，统而论之……故曰气会三焦，手少阳脉通于膻中，膻中臣使之官。为气之海，审此则知三焦者，冲和之本。”[10]991

《此事难知·大头痛论》："上焦渴，小便自利（白虎汤）；中焦渴，大小便不利（调胃承气汤）；下焦渴，小便赤涩，大便不利。（大承气汤）。"[11]157

《卫生宝鉴·名方类集》："上焦热，凉膈散：治大人小儿积热烦躁，多渴，面热唇焦，咽燥舌肿，喉闭，目赤，鼻衄，颔颊结硬，口舌生疮，谵语狂妄，肠胃燥涩，便溺闭结，睡卧不安，一切风壅，皆治之……中焦热，调胃承气汤：治胃中实热而不满……下焦热，大承气汤：治痞满燥实，地道不通。"[12]57

《尚论篇·详论温疫以破大惑》："温疫之邪，则直行中道，流布三焦，上焦为清阳，故清邪从之上入，下焦为浊阴，故浊邪从之下入，中焦为阴阳交界，凡清浊之邪，必从此区分，甚者三焦相溷，上行极而下，下行极而上，故声嗢、咽塞、口烂、食断者，亦复下血加豚肝，非定中上不及下，中下不及上也……治法，未病前，预饮芳香正气药，则邪不能入，此为上也。邪既入，急以逐秽为第一义。上焦如雾，升而逐之，兼以解毒，中焦如沤，疏而逐之，兼以解毒；下焦如渎，决而逐之，兼以解毒；营卫既通，乘势追拔，勿使潜滋。详订诸方，载春温方后。"[13]36,37

《温热论·附温证论治》："再论气病有不传血分，而邪留三焦，犹之伤寒中少阳病也。彼则和解表里之半；此则分消上下之势。随证变法：如近时杏、朴、苓等类；或如温胆汤之走泄。因其仍在气分，犹有战汗之门户，转疟之机括也。大凡看法，卫之后方言气，营之后方言血。"[14]25

"杂说"："治外感如将（兵贵神速，机圆法活，去邪务尽，善后务细，盖早平一日，则人少受一日之害）；治内伤如相（坐镇从容，神机默运，无功可言，无德可见，而人登寿域）。治上焦如羽（非轻不举）；治中焦如衡（非平不安）；治下焦如权（非重不沉）。"[15]174

《中医诊断学》（江苏省中医学校诊断教研组）：三焦即上焦、中焦、下焦之总称，是分别证候的又一种方法。前人根据疾病发生和发展的一般规律，将人体躯干划分为上、中、下三区，而定名为"三焦"。上焦概括胸中，所以胸中之病责之上焦；中焦概括脘腹，所以脘腹之病，责之中焦；下焦概括小腹与二阴，所以小腹部及二便之病责之下焦。同时三焦又代表着疾病的发展过程和病情的轻重。如外感初起，大多始于上焦，病轻而浅；渐次发展，入于中焦，就比较严重；再继续发展，由邪盛而致正伤，由实证转为虚证，这时病入下焦，病情也就更加严重了。这种以三焦分证的方法，与六经的意义和作用相同，不过，六经是从外至内，三焦是由上而下，虽纵横不同，而辨证的目的并无二致。在临证中，三焦多用于杂病，对于温病的辨证，应用尤多。[16]11

《中医诊断学讲义》：三焦：温病三焦辨证的方法，以吴鞠通为最详细，故三焦辨证以吴氏为代表。吴氏"温病条辨"说："伤寒论中分营分卫，言阴言阳，以外感初起必由卫而营，由阳而阴，足太阳如人家之大门，由外以统内，主营卫阴阳；手太阴为华盖，三才之天，由上以统下，亦由外以包内，亦主营卫阴阳，故大略相同也。"吴氏三焦说是在三阴三阳与营卫气血的基础上参以临床经验而总结出来的。[17]101

《中医诊断学》（邓铁涛）：三焦辨证是在阐述上、中、下三焦所属脏腑病理变化及其证候的基础上，同时也说明了温病初、中、末三个不同阶段。就其证候来看，上焦包括手太阴肺经和手厥阴心包经络的证候；中焦包括足阳明胃经和足太阴脾经的证候；下焦包括足少阴肾经和足厥阴肝经的证候。[18]139

《中医药学名词》："以三焦所属部位，将外感温热病，尤其是湿温病的病理变化归纳为上、中、下三焦证候，用以阐明其病变先后、病位深浅、邪正盛衰及传变规律的辨证方法。"[19]82

《中医诊断学》（朱文锋）："三焦辨证，是清代吴鞠通在《温病条辨》中，对外感温热病进行辨证归纳的一种方法。三焦辨证是依据《内经》关于三焦所届部位的概念，在《伤寒论》六经辨证及叶天士卫气营血辨证的基础上，外感温热病的证候归纳为上焦病证、中焦病证、下焦病证，用以阐明三焦历届脏腑在温热病发展过程中不同阶段的病理变化、证候表现及其传变规律。"[20]216

《中医诊断学》(王忆勤)："三焦辨证方法，是清代吴鞠通在叶天士治疗温热病经验的基础上，依据《内经》对三焦部位的论说，并结合他自己的实践体会所创立的。将外感温热病发生、发展过程中的一般证治规律，概括为上、中、下三焦病证，用以阐明三焦所属脏腑在温热病过程中的病理变化、证候表现及其传变规律，并指导治疗。"[21]192

《辞海》："三焦辨证，中医学温病辨证方法之一。见清吴鞠通《温病条辨》。上焦温病在心肺，有发热、头痛、微恶寒及咳嗽等肺经病变；邪入心包则见高热烦躁、神昏谵语、舌謇舌绛等症。中焦温病在脾胃，见身热不恶寒、汗出口渴、脉洪大，或发斑疹，称'阳明温病'；若身热稽留、头胀身重、胸闷呕恶、苔黄腻，称'太阴温病'。下焦温病在肝肾，肾阴亏耗则热久不退、口干舌燥、甚则齿黑唇裂，手足心热；肝风内动则见手指蠕动、四肢抽搐、舌强耳聋等症。参见'三焦'。"[22]1431

《中医大辞典》："三焦辨证，温病辨证方法之一。是清代吴鞠通根据前人经验，按温热病传变情况，划分为上焦、中焦、下焦自上而下的三个阶段，并作为辨证施治的提纲。初期属上焦肺、心包病变。手太阴肺病有发热恶寒、头痛、汗出而咳等。手厥阴心包病有神昏谵语或舌謇肢厥、舌质红绛。高热极期属中焦脾胃病变。足阳明胃经有发热不恶寒、汗出口渴、脉大。足太阴脾病有发热不扬、体痛且重、胸闷呕恶、苔腻脉缓等。末期属下焦肝肾病变。足少阴肾病有身热面赤、手足心热、心烦不寐、唇裂舌燥。足厥阴肝病有热深厥深、心中憺憺大动、手足蠕动、抽搐等。"[23]60

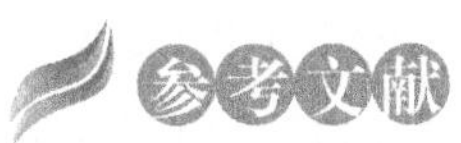

[1] 未著撰人. 黄帝内经素问[M]. 北京：人民卫生出版社，2005：17.

[2] [战国] 秦越人. 难经[M]. 科学技术文献出版社，1996：22.

[3] [旧题][汉] 华佗. 中藏经[M]. 北京：人民卫生出版社，2007：35.

[4] [汉] 张仲景. 伤寒论[M]. 北京：学苑出版社，2007：39，90.

[5] [汉] 张仲景. 金匮要略[M]. 北京：人民卫生出版社，2005：43.

[6] [隋] 巢元方. 诸病源候论[M]. 北京：人民军医出版社，2006：185.

[7] [唐] 孙思邈. 千金方[M]. 北京：中国中医药出版社，1998：334，335.

[8] [唐] 王焘. 外台秘要方[M]张登本. 王焘医学全书. 北京：中国中医药出版社，2006：169.

[9] [宋] 陈言. 三因极一病证方论[M]. 北京：人民卫生出版社，2007：143.

[10] [宋] 赵佶. 圣济总录[M]. 北京：人民卫生出版社，1962：991.

[11] [元] 王好古. 此事难知[M]. 盛增秀. 王好古医学全书. 北京：中国中医药出版社，2004：157.

[12] [元] 罗天益. 卫生宝鉴[M]. 许敬生. 罗天益医学全书. 北京：中国中医药出版社，2006：57.

[13] [清] 喻嘉言. 尚论篇[M]. 张海鹏，陈润花校注. 北京：学苑出版社，2009：36，37.

[14] [清] 叶桂. 温热论[M]. 北京：人民卫生出版社，2007：25.

[15] [清] 吴瑭. 温病条辨[M]. 北京：人民卫生出版社，2005：174.

[16] 江苏省中医学校诊断教研组. 中医诊断学[M]. 上海：上海卫生出版社，1958：11.

[17] 广州中医学院诊断教研组. 中医诊断学讲义[M]. 北京：人民卫生出版社，1960：101.

[18] 邓铁涛. 中医诊断学[M]. 上海：上海科学技术出版社，1984：139.

[19] 中医药学名词审定委员会. 中医药学名词[M]. 北京：科学出版社，2005：82.

[20] 朱文锋. 中医诊断学[M]. 北京：中国中医药出版社，2002：216.

[21] 王忆勤. 中医诊断学[M]. 北京：中国中医药出版社，2004：192.

[22] 辞海编辑委员会. 辞海[M]. 上海：上海辞书出版社，1999：1431.

[23] 李经纬，邓铁涛，等. 中医大辞典[M]. 北京：人民卫生出版社，1995：60.

[24] 吴兰成. 中国中医药学主题词表[M]. 北京：中医古籍出版社，1996：734.

（刘寨华）

寸口

cùn kǒu

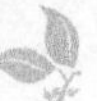

一、规范名

【汉文名】寸口。

【英文名】wrist pulse。

【注释】中医诊法名词。指切脉的部位。在掌后桡动脉搏动处，长约一寸，故名寸口。

二、定名依据

“寸口”的概念始见于《内经》中，该书虽未明确提出“寸口”一名，但书中提出了“气口”之名和“气口成寸”的说法。这一方面说明气口部的脉搏大小有一寸左右，另一方面指出了“气口”与“寸口”通用的特定联系。此前或同时代书中，如《史记·扁鹊仓公列传》中，也有相关术语“右口”“太阴之口”“左口”等，但概念与本术语“寸口”不完全相同。

“寸口”作为中医脉诊专有名词，始见于东汉《周礼·郑玄注》。郑注认为，诊察脉象的重要变化，关键在于阳明和寸口。但是郑玄没有指明寸口的具体部位，没有对“寸口”这一术语的概念和内涵进行详细的阐释。

在《内经》提出的“寸口”概念理论基础上，《难经》首先确立了“独取寸口”的诊脉理论。东晋王叔和编著的《脉经》，沿袭《难经》之说，对寸口脉的寸、关、尺三部分法较《难经》更为明确。首次提出腕后高骨为“关”，关前为寸，关后为尺的寸口三部定位法，并将《难经》所规定“寸口”一寸九分进行划分。至此，基本明确了“寸口”这一规范名的概念和内涵。

后世医著《黄帝内经太素》《千金要方》《难经集注》《太平圣惠方》《类经》《伤寒悬解》等中虽然对“寸口”长度划分有不同见解，但将“寸口”作为切脉的部位，独取寸口，三指诊脉的方法历代基本统一。

现代相关著作，如《中国医学百科全书·中医学》《中医大辞典》《中医药常用名词术语辞典》、普通高等教育中医药类国家级规划教材《中医诊断学》(朱文锋)、《中医诊断学》(王忆勤)等在论述诊脉部位时均以“寸口”作为通用名词，这些均说明“寸口”作为脉诊诊法名词已成为共识。

我国2005年出版的全国科学技术名词审定委员会审定公布的《中医药学名词》已以“寸口”作为规范名，现代代表性《中医诊断学》规划教材也都以“寸口”为规范名，说明“寸口”作为这一诊法部位的规范名已成为共识。

三、同义词

【曾称】“气口”(《黄帝内经素问·五藏别论》);“脉口”(史记·扁鹊仓公列传)。

四、源流考释

马王堆医书中，虽然尚无“寸口”之名，但已存在“寸口脉法”的思想苗头。《史记·扁鹊仓公列传》中也有了切“寸口”脉诊病的记载，如:“仓公诊齐郎中令循诊籍曰:‘切其脉时，右口气急，脉无五脏气，右口脉大而数’”[1]2799“肾气有时间浊，在太阴脉口而希，是水气也”[1]2800“切其太阴之口，湿然风气也”[1]2801“肝脉弦，出左口”[1]2808,2809 等。

《内经》首先明确提出了“气口”的概念以及“寸口独为五脏主”的理论，并阐明其机理。如《黄帝内经素问·五藏别论》所载:“气口何以独为五藏主？岐伯曰：胃者，水谷之海，六府之大源也。五味入口，藏于胃以养五藏气，气口亦太阴也。是以五藏六府之气味，皆出于胃，变见于气口。”[2]78 说明单诊手太阴“寸口”可以了解五脏气血盛衰。《黄帝内经素问·经脉别论》曰：

"食气入胃，浊气归心，淫精于脉，脉气流经，经气归于肺，肺朝百脉，输精于皮毛，毛脉合精，行气于府，府精神明，留于四脏，气归于权衡，权衡以平，气口成寸，以决死生。"[2]139 说明寸口脉对诊病和判断疾病预后的重要意义。《黄帝内经素问·脉要精微论》中记载了寸口脉与各脏腑具体相配情况，如："尺外以候肾，尺里以候腹中。附上，左外以候肝，内以候鬲；右外以候胃，内以候脾。上附上，右外以候肺，内以候胸中，左外以候心，内以候膻中。左以候前，后以候后。上竟上者，胸喉中事也；下竟下者，少腹腰股膝胫足中事也。"[2]106,107 这种脉法把两手寸口脉分为上、中、下三部，相当于后世寸、关、尺，并引申出"上竟上"(即寸脉以上)和"下竟下"(即尺脉以下)，使"寸口"分三部并配属相应的脏腑具备了雏形。直到东汉末年，郑玄为《周礼》作注时提出："脉之大候，要在阳明寸口，能专是者，其为秦乎"。[3]28 至此，"寸口"这一脉诊名词作为切脉的重要部位，被首次提出。

《难经》在《内经》的基础上，首先确立了"独取寸口"的诊脉理论，对"独取寸口"以诊五脏六腑之死生的原理作了更明确的阐释，并明确提出了"寸、关、尺"三部的位置和长度。如《难经·一难》曰："十二经中皆有动脉，独取寸口，以决五藏六府死生吉凶之法，何谓也？然：寸口者，脉之大会，手太阴之脉动也。"又曰："寸口者，五藏六府之所终始，故法取于寸口也。"[4]1《难经·二难》曰："脉有尺寸，何谓也？然：尺寸者，脉之大要会也。从关至尺是尺内，阴之所治也。从关至鱼际是寸口内，阳之所治也，故分寸为尺，分尺为寸。故阴得尺内一寸，阳得寸内九分。尺寸终始，一寸九分，故曰尺寸也。"[4]10 又如《难经·十八难》曰："脉有三部九候，各何所主之？然：三部者，寸、关、尺也。九候者，浮、中、沉也。上部法天，主胸以上至头之有疾也；中部法人，主膈以下至齐之有疾也；下部法地，主脐以下至足之有疾也。"[4]96《难经》虽然没有正式提出寸关尺分主脏腑，但已经明确了三部九候分候脏腑的总体方向，成为《脉经》完善寸关尺分候脏腑的理论依据。

《伤寒论》和《金匮要略》继承了《难经》的理论，以"独取寸口"脉法为主，创立了脉证结合、脉证合参的诊脉辨证基本原则。如《伤寒论·平脉法》曰："荣卫气血，在人体躬。呼吸出入，上下于中，因息游布，津液流通……出入升降，漏刻周旋，水下百刻，一周循环。当复寸口，虚实见焉。"[5]8,9《辨太阳病脉证并治》云："按之痛，寸脉浮，关脉沉，名曰结胸也。"[5]55《伤寒论·辨脉法》："寸口脉浮为在表，沉为在里，数为在腑，迟为在脏。"[5]5《金匮要略·胸痹心痛短气病脉证治》言："胸痹之病……寸口脉沉而迟，关上小紧数。"[6]31《金匮要略·五脏风寒积聚病脉证并治》："诸积大法，脉来细而附骨者，乃积也。寸口，积在胸中；微出寸口，积在喉中；关上，积在脐旁，上关上，积在心下；微下关，积在少腹；尺中，积在气冲。脉出左，积在左；脉出右，积在右；脉两出，积在中央，各以其部处之。"[6]43 可见"寸口"已经成为一种常规性的脉法普遍使用。

《中藏经》较早提出了脉部分主脏腑的观点，其观点接近现代中医学"寸口"分部的通行理论。如《中藏经·论脏腑虚实寒热生死逆从脉证之法》："肝中热……其脉左关阴实者是也。"[7]12"胆者……其脉诊在左手关上。"[7]12"心者……夏心王，左手寸口脉，洪浮大而散曰平。"[7]13"小肠者……左手寸口阳绝者，无小肠脉也。"[7]15"胃者腑也……左关上脉浮而大者虚也。"[7]17

《脉经》中关于"寸口"三关划分的位置沿袭《难经》之说，对寸口脉的寸、关、尺三部分法较《难经》更为明确。首次提出腕后高骨为"关"，关前为寸，关后为尺的寸口三部定位法，并将《难经》所规定"寸口"一寸九分进行划分。如《脉经·分别三关境界脉候所主》中曰："从鱼际至高骨，却行一寸，其中名曰寸口。从寸至尺，名曰尺泽，故曰尺寸。寸后尺前名曰关，阳出阴入，以关为界。阳出三分，阴入三分，故曰三阴三阳。阳生于尺动于寸，阴生于寸动于尺。"[8]1 这就明确规定了寸口脉分寸关尺，寸口脉共长

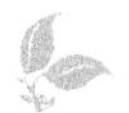

一寸九分，掌后高骨，为尺寸之界，亦即关部，前九分为寸，后一寸为尺，关部各从其中得三分。“关”部六分，“寸”部六分，“尺”部七分，解决了“关”部的区域问题，三指诊脉有了可操作性。此外，《脉经》在《难经》和《中藏经》的“寸口”分主脏腑的思想基础上，王叔和最终完善了“寸口”三部分主脏腑的理论。如《脉经·分别三关境界脉候所主》中指出：“寸主射上焦，出头及皮毛竟手；关主射中焦，腹及腰；尺主射下焦，少腹至足。”[8]1《脉经·两手六脉所主五脏六腑阴阳逆顺》曰：“肝心出左，脾肺出右，肾与命门俱出尺部。”[8]2“心部在左手关前寸口是也……以小肠合为府……肝部在左手关上是也……以胆合为府……肾部在左手关后尺中是也……以膀胱合为府……肺部在右手关前寸口是也……以大肠合为府……脾部在右手关上是也……以胃合为府……肾部在右手关后尺中是也……以膀胱合为府。”[8]2 至此，寸口脉法已完全成熟，并成为几千年来沿用至今的诊脉方法。

隋代杨上善认为“关”无长度，其在《黄帝内经太素》卷三中曰：“依秦越人，寸口为阳，得地九分，尺部为阴，得地一寸，尺寸始终一寸九分，亦无关地。”[9]33 唐代孙思邈则认为关长为六分，其在《备急千金要方》卷二十八中指出：“从肘腕中横纹至掌鱼际后纹，却而十分之而入取九分，是为尺；从鱼际后纹却还度取十分之一，则是寸；寸十分之而入取九分之中，则寸口也，此处其骨自高……从寸口入却行六分为关分，从关分又入行六分为尺分。”[10]391

宋代《难经集注》中，丁德用则认为寸关尺各距一寸，其曰：“尺寸之法，旧经有注言诸家所传撰不同，执引三寸，辄相去一寸，以备三寸。”[11]5《太平圣惠方》亦有“平寸口脉法”等篇。

明代张景岳在《类经》中讨论了关于“寸口”的相关问题，如“人身动脉虽多，惟此气口三部，独长一寸九分，故总曰寸口”[12]112“气口寸口脉口之义，乃统两手而言，非独指右手为气口也……而王叔和未详经旨，突谓左为人迎，右为气口，左手寸口人迎以前、右手寸口气口以前等说，自晋及今，以讹传讹，莫可解救；甚至以左候表，以右候里，无稽之言，其谬为甚”[12]54 等。

清代黄元御在《伤寒悬解·脉法上篇》中言：“脏病则取之于寸口，腑病则取之于冲阳。寸口在手，冲阳在足，手足之动脉气原于经络，而神通于脏腑。”[13]23

近现代有关著作多以“寸口”作为规范名，特指寸口诊法中切脉的部位。如《中医药学名词》[14]78（全国科学技术名词审定委员会）和大部分中医诊断学教材，如高等医药院校教材《中医诊断学》（邓铁涛）、普通高等教育“十五”国家级规划教材《中医诊断学》[15]103（朱文锋）等，以及《中医大辞典》[16]110,111《中医药常用名词术语辞典》[17]20 等权威著作均以“寸口”作为规范名。

总之，《内经》论述“寸口”脉诊法较多，并将其上升到理论高度，后经过《难经》《伤寒论》《金匮要略》《脉经》的补充而逐渐完善，后世医家虽然对寸口长度划分有不同见解，但独取寸口，三指诊脉法基本统一。至今这种寸口诊脉法仍在沿用，“寸口”作为约定俗成和公认的规范名也一直沿用至今。

五、文献辑录

《史记·扁鹊仓公列传》：“仓公诊齐郎中令循诊籍曰：‘切其脉时，右口气急，脉无五脏气，右口脉大而数。’”[1]2799“肾气有时间浊，在太阴脉口而希，是水气也。”[1]2800“切其太阴之口，湿然风气也。”[1]2801“肝脉弦，出左口。”[1]2808,2809

《黄帝内经素问·五藏别论》：“是以五藏六府之气味，皆出于胃，变见于气口。”[2]78

“经脉别论”：“食气入胃，浊气归心，淫精于脉，脉气流经，经气归于肺，肺朝百脉，输精于皮毛，毛脉合精，行气于府，府精神明，留于四脏，气归于权衡，权衡以平，气口成寸，以决死生。”[2]139

“脉要精微论”：“尺外以候肾，尺里以候腹中。附上，左外以候肝，内以候鬲；右外以候胃，内以候脾。上附上，右外以候肺，内以候胸中，左外以候心，内以候膻中。左以候前，后以候后。上竟上者，胸喉中事也；下竟下者，少腹腰股膝胫足中事也。”[2]106,107

《周礼·注》：“脉之大候，要在阳明寸口，能专是者，其为秦乎。”[3]28

《难经·一难》：“十二经中皆有动脉，独取寸口，以决五藏六府死生吉凶之法，何谓也？然：寸口者，脉之大会，手太阴之脉动也。”又曰：“寸口者，五藏六府之所终始，故法取于寸口也。”[4]1

“二难”：“脉有尺寸，何谓也？然：尺寸者，脉之大要会也。从关至尺是尺内，阴之所治也。从关至鱼际是寸口内，阳之所治也，故分寸为尺，分尺为寸。故阴得尺内一寸，阳得寸内九分。尺寸终始，一寸九分，故曰尺寸也。”[4]10

“十八难”：“脉有三部九候，各何所主之？然：三部者，寸、关、尺也。九候者，浮、中、沉也。上部法天，主胸以上至头之有疾也；中部法人，主膈以下至齐之有疾也；下部法地，主脐以下至足之有疾也。”[4]96

《伤寒论·辨脉法》：“寸口脉，浮为在表，迟为在里，数为在腑，迟为在脏。”[5]5

“平脉篇”：“荣卫气血，在人体躬，呼吸出入上下于中，因息游布，津液流通……出入升降，漏刻周旋，水下百刻，一周循环，当复寸口，虚实见焉。”[5]8,9

“平脉法”：“寸口诸微亡阳，诸濡亡血，诸弱发热，诸紧为寒。”[5]14

“辨太阳病脉证并治”：“按之痛，寸脉浮，关脉沉，名曰结胸也。”[5]55

《金匮要略·胸痹心痛短气病脉证治》：“胸痹之为病……寸口脉沉而迟，关上小紧数。”[6]31

“五脏风寒积聚病脉证并治”：“诸积大法，脉来细而附骨者，乃积也。寸口积在胸中，微出寸口，积在喉中；关上积在脐旁，上关上，积在心下；微下关，积在少腹。尺中，积在气冲，脉出左，积在左；脉出右，积在右；脉两出，积在中央，各以其部处之。”[6]43

《中藏经·论肝脏虚实寒热生死逆从脉证之法》：“肝中热……其脉左关阴实者是也。”[7]12

“论胆虚实寒热生死逆从脉证之法”：“胆者……其脉诊在左关上。”[7]12

“论心脏虚实寒热生死逆从脉证之法”：“心者……夏心王，左寸脉浮洪大而散日平。”[7]13

“论小肠虚实寒热生死逆从脉证之法”：“小肠者……左手寸口阳绝，则无小肠。”[7]15

“论胃虚实寒热生死逆从脉证之法”：“胃者腑也……关上脉浮大者虚也。”[7]17

《脉经·分别三关境界脉候所主》：“从鱼际至高骨，却行一寸，其中名曰寸口。从寸至尺，名曰尺泽，故曰尺寸。寸后尺前名曰关，阳出阴入，以关为界。阳出三分，阴入三分，故曰三阴三阳。阳生于尺动于寸，阴生于寸动于尺。”[8]1

“两手六脉所主五脏六腑阴阳逆顺”：“肝心出左，脾肺出右，肾与命门俱出尺部。”“心部在左手关前寸口是也……以小肠合为府……肝部在左手关上是也……以胆合为府……肾部在左手关后尺中是也……以膀胱合为府……肺部在右手关前寸口是也……以大肠合为府……脾部在右手关上是也……以胃合为府……肾部在右手关后尺中是也……以膀胱合为府。”[8]2

《黄帝内经太素》卷三：“依秦越人，寸口为阳，得地九分，尺部为阴，得地一寸，尺寸始终一寸九分，亦无关地。”[9]33

《备急千金要方》卷二十八：“从肘腕中横纹至掌鱼际后纹，却而十分之而入取九分，是为尺；从鱼际后纹却还度取十分之一，则是寸；寸十分之而入取九分之中，则寸口也，此处其骨自高……从寸口入却行六分为关分，从关分又入行六分为尺分。”[10]391

《难经集注》卷一：“尺寸之法，旧经有注言诸家所传撰不同，执引三寸，车取相去一寸，以备三寸。”[11]5

《类经》卷五：“人身动脉虽多，惟此气口三部，独长一寸九分，故总曰寸口。”[12]112

卷三：“气口寸口脉口之义，乃统两手而言，非独指右手为气口也……而王叔和未详经旨，突谓左为人迎，右为气口，左手寸口人迎以前、右手寸口气口以前等说，自晋及今，以讹传讹，莫可解救；甚至以左候表，以右候里，无稽之言，其谬为甚。”[12]54

《伤寒悬解·脉法上篇》：“脏病则取之于寸口，腑病则取之于冲阳。寸口在手，冲阳在足，手足之动脉气原于经络，而神通于脏腑。”[13]23

《中医大辞典》：“寸口……又名气口、脉口。两手桡骨头内侧桡动脉的诊脉部位。属太阴肺经。”[16]110,111

《中医药常用名词术语辞典》：“诊脉部位。出《素问·经脉别论》。又名气口、脉口。位于两手桡骨头内侧桡动脉处。属于手太阴肺经。《素问·经脉别论》：‘寸口者，脉之大会，手太阴之动脉也……五脏六腑之终始，故法取于寸口也’。”[17]20

《中医诊断学》：“寸口又称气口或脉口。是指单独切按桡骨茎突内侧一段桡动脉的搏动，根据其脉动形象，以推测人体生理、病理状况的一种诊察方法。”[15]103

《中医药学名词》：“两手腕部腕横纹下方、校骨茎灾内侧，挠动脉搏动明显之处，是进行脉诊的部位，包括寸、关、尺三部。”[14]78

[1] [汉] 司马迁. 史记[M]. 北京：中华书局，1959：2799，2800，2801，2808，2809.

[2] 未著撰人. 黄帝内经素问[M]. 北京：人民卫生出版社，1963：78，106，107，139.

[3] [汉] 郑玄注. 周礼郑氏注[M]. 北京：中华书局，1985：28.

[4] 牛兵占译注. 难经译注[M]. 北京：中医古籍出版社，2004：1，10，96.

[5] [汉] 张仲景. 伤寒论[M]. 钱超尘，郝万山整理. 北京：人民卫生出版社，2005：5，8，9，55.

[6] [汉] 张仲景. 金匮要略[M]. 何任，何若苹整理. 北京：人民卫生出版社，2005：31，43.

[7] [旧题] [汉] 华佗. 华氏中藏经[M]. [清] 孙星衍校. 北京：人民卫生出版社，1963：12，13，15，17.

[8] [晋] 王叔和. 脉经[M]. 北京：人民卫生出版社，1956：1，2.

[9] [隋] 杨上善. 黄帝内经太素[M]. 北京：人民卫生出版社，1965：33.

[10] [唐] 孙思邈. 千金方[M]. 北京：华夏出版社，1993：391.

[11] [宋] 王惟一. 难经集注[M]. [明] 王九思，等辑. 北京：人民卫生出版社，1956：5.

[12] [明] 张景岳. 类经[M]. 北京：人民卫生出版社，1965：54，112.

[13] [清] 黄元御. 黄元御医书十一种. 麻瑞亭，等点校. 北京：人民卫生出版社，1990：23.

[14] 中医药学名词审定委员会. 中医药学名词[M]. 北京：科学出版社. 2005：78.

[15] 朱文锋. 中医诊断学[M]. 北京：中国中医药出版社，2002：103.

[16] 李经纬，余瀛鳌，蔡景峰，等. 中医大辞典[M]. 北京：人民卫生出版社，2004：110，111.

[17] 李振吉. 中医药常用名词术语辞典[M]. 北京：中国中医药出版社，2001：20.

（高宏杰）

2·005

寸关尺

cùn guān chǐ

一、规范名

【汉文名】寸关尺。

【英文名】cun，guan，chi；inch，bar and cubit。

【注释】寸口脉诊法中三个诊脉部位：桡骨茎突内侧处为关；关之前（腕端）为寸；关之后（肘端）为尺。三部的脉搏，分别称寸脉、关脉、尺脉。

二、定名依据

《难经》首次提出了独取寸口和“寸关尺”切

脉部位，曰“从关至尺是尺内，阴之所治也；从关至鱼际是寸口内，阳之所治也”。汉代王叔和《脉经》“从鱼际至高骨，却行一寸，其中名曰寸口。从寸至尺，名曰尺泽。”则更具体地指出，以腕后拇指侧高骨处为关，关前为寸，关后为尺，为诸家所公认，沿用至今。

新中国成立之后组织出版的一版国家规划教材《中医诊断学讲义》中，即沿用了“寸关尺”，但其定义已经明确指出：“寸关尺三个部位，其意义在《脉经》中说得很清楚。”在之后陆续出版的国家规划教材中，名称和含义基本没有变化过。

我国最新出版的全国科学技术名词审定委员会审定公布的《中医药学名词》和辞书类著作《辞海》《中医大辞典》《中国医学百科全书·中医学》等均以“寸关尺”作为规范名。已经广泛应用于中医药学文献的标引和检索的《中国中医药学主题词表》也以“寸关尺”作为正式主题词。说明“寸关尺”作为这一规范名已成为共识。

三、同义词

【曾称】“三部”（《难经》）；“三关”（《脉经》）。

四、源流考释

“寸关尺”是指寸口脉诊法中的三个诊脉部位。《内经》提出了寸口诊法、三部九候诊法、人迎与寸口相参诊法等多种诊法，虽然它没有关于寸关尺的名称和定位，但对于气口切脉以及所候脏腑已有所记载。《黄帝内经素问·脉要精微论》云：“尺内两旁则季胁也，尺外以候肾，尺里以候腹中。附上左外以候肝，内以候鬲，右外以候胃，内以候脾。上附上右外以候肺，内以候胸中，左外以候心，内以候膻中。前以候前，后以候后。上竟上者，胸喉中事也。下竟下者，少腹腰股膝胫足中事也。”[1]33《医宗金鉴·四诊心法要诀》“附：订正《素问·脉要精微论》一则备考”中谓：“前以候前，谓关之前寸也；后以候后，谓关之后尺也。”[2]908 这段话说明虽然《内经》对寸口脉的长度及寸口脉的分位语焉未详，但已经包含了寸口分候脏腑的意思。

寸口脉寸关尺三部的划分始于《难经》。《难经·二难》：“脉有尺寸，何谓也？然。尺寸者，脉之大要会也。从关至尺是尺内，阴之所治也；从关至鱼际是寸口内，阳之所治也。故分寸为尺，分尺为寸。故阴得尺内一寸，阳得寸内九分，尺寸终始一寸九分，故曰尺寸也。”[3]10 其中《难经·十八难》又指出：“脉有三部九候，各何主之？然：三部者，寸关尺也。九候者，浮中沉也。上部法天，主胸以上至头之有疾也；中部法人，主膈以下至脐之有疾也；下部法地，主脐以下至足之有疾也。”[3]96 不同于《内经》的多种诊法，《难经》以独取寸口为主，明确寸口脉寸、关、尺定位，赋予三部九候新的定义。

在《伤寒论·平脉法》中，也明确提出了“脉有三部，尺寸及关”[4]6，其中《金匮要略·五藏风寒积聚病脉证并治第十一》：“寸口，积在胸中；微出寸口，积在喉中；关上，积在脐旁；上关上，积在心下；微下关，积在少腹；尺中，积在气冲。”[5]43 对寸关尺的运用作了较为详细的记载。

关于“寸”，东汉《说文解字》卷三：“寸，十分也。人手却一寸动脉谓之寸口，从又一。”[6]67 清段玉裁《说文解字注》云：“度别于分，忖于寸。禾部曰：十发为程，一程为分，十分为寸……却犹退也，距手十分动脉之处谓之寸口，故字从又一，会意也。”[7]121 这是认为“寸”即“寸口”，也就是从人手至寸口的距离为一寸（十分）。“尺”《说文解字》曰：“尺，十寸也。人手却十分动脉为寸口，十寸为尺。尺，所以指尺规矩事也。周制寸、尺、咫、寻、常、仞诸度量皆以人之体为法。”[6]175“寸，十分也”，“尺，十寸也”，寸、尺皆应当是古代度量长度的单位，并且是“皆以人之体为法”。“关”《说文解字》曰：“关，以木横持门户也。”[6]249 段玉裁注：“周礼注曰：关，畍上之门。又引申之，凡曰关闭，曰机关，曰关白，曰关藏皆

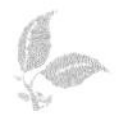

是。凡立乎此而交彼曰关。”[7]590

对寸关尺这一问题记载最详细的是王叔和的《脉经》。《脉经》卷一“分别三关境界脉候所主”中云:“从鱼际至高骨,却行一寸,其中名曰寸口。从寸至尺,名曰尺泽,故曰尺寸。寸后尺前名曰关,阳出阴入,以关为界。阳出三分,阴入三分,故曰三阴三阳。阳生于尺动于寸,阴生于寸动于尺。寸主射上焦,出头及皮毛竟手。关主射中焦,腹及腰。尺主射下焦,少腹至足。”[8]4 王叔和更具体地指出,以腕后拇指侧高骨处为关,关前为寸,关后为尺,这一定位方法更为简便,故为临床所习用,沿用至今。

虽然《难经》已说明正常的寸关尺长度为一寸九分。但后世医家对此多有探讨,也多有分歧,如唐代杨玄操在《难经》注中说:“寸关尺之位,诸家所撰,多不能同。”[9]3 孙思邈《备急千金要方》《千金翼方》中也多处描述寸关尺,如:“何谓三部,寸关尺也。凡人修短不同,其形各异,有尺寸分三关之法,从肘腕中横文至掌鱼际后文,却而十分之,而入取九分,是为尺;从鱼际后文却还度取十分之,则是寸;寸十分之而入取九分之,则寸口也。此处其骨自高,故云阴得尺内一寸,阳得寸内九分,从寸口入却行六分为关分,从关分又入六分为尺分。”[10]8 但其中也对寸部长度和关部分解说的不甚清楚。

六朝高阳生托名王叔和,以七言歌诀形式编著《脉诀》,流传甚广。《脉诀》首为诊脉入式歌中有:“掌后高骨号为关,骨下关脉形宛然;次第推排名尺泽,三部还须仔细看。关前为阳名寸口,关后为阴直下取。”[11]30“三部之位,辄相去一寸,合为三寸。”[9]3《脉诀》多为后世所引用、发挥。北宋医家刘元宾为注释《脉诀》第一人,注释指出《脉诀》在区分三部,确定关位方面“三部阔狭,诸家论义多不能同,惟叔和用掌后三寸为三部,谓寸、关、尺各得三寸,备三才之义,此最为得。”[12]15 他的评价对后世一直沿用掌后高骨作为关位的骨度标记的诊脉定关方法,具有很大的影响。

宋代朱肱《类证活人书》和陈言《三因极一病证方论》对于三部分位的论述也于前人基本一致。《类证活人书・问三部之位》:“左右手去鱼一寸名曰寸口,去泽一尺名曰尺部。两境之间,名为关位。关位六分,阳部出三分,阴部入三分,关前为阳,关后为阴,为阴阳之关津。”[13]26《三因极一病证方论・三部分位》:“三部从鱼际至高骨得一寸,名曰寸口;从寸口至尺,名曰尺泽,故曰尺中;寸后尺前名曰关,阳出阴入,以关为界。又云:阴得尺内一寸,阳得寸内九分,从寸口入六分为关分,从关分又入六分为尺分,故三部共得一寸九分。”[14]3 宋代王贶《全生指迷方》更指出用“密排三指”法来定寸关尺:“于腕上侧有骨稍高曰高骨,先以中指按骨谓之关,前指为寸部,后指为尺部。”[15]15

明清时期是脉学进入总结阶段。李中梓的《新著四言脉诀》和之前的脉学歌诀《崔氏脉诀》大同小异。《新著四言脉诀》:“诊人之脉,令仰其掌,掌后高骨,是名关上。关前为阳,关后为阴,阳寸阴尺,先后推寻。”[16]32《崔氏脉诀》:“初持脉时,令仰其掌。掌后高骨,是谓关上。关前为阳,关后为阴。阳寸阴尺,先后推寻。寸关与尺,两手各有。揣得高骨,上下左右。”[17]5 李中梓在《诊家正眼》卷一中更指出关者:“大指从鱼际穴至高骨,得一寸,故名为寸也。肘腕内廉尺泽穴至高骨得一尺,故名为尺也。正当高骨之上,乃尺与寸交界之际,故名为关也。”[18]5 李梴在《医学入门》对于寸关尺有更详细的定位:“掌后高骨号为关,傍骨关脉形宛然;次第推排寸关尺,配合天地人三元。昔岐伯取气口,象黄钟作脉法,故气口之数九分,阳数九也;尺内一寸,阴数十也。手腕高骨为关,从关至鱼际得同身之一寸,故名寸部。从关至尺泽得同身之一尺,故名尺部。阳出阴入,以关为界,故名关部。寸应天为上部,关应人为中部,尺应地为下部。一部之中又各有浮中沉三候,三三如九,故曰三部九候。凡诊脉初以中指揣按高骨关位,次下前后二指,人长则疏排其指,人短则密排其指。初轻按消息之，次不轻不重中按消息之，次重按消息之。鱼际者。寸上一分，掌骨后际，如鱼之颈际然。尺泽者，尺外余脉，如深泽然。”[19]160《四诊抉微》[20]73《医宗金鉴》[2]890《脉理求真》[21]1,2 等一系列著作对于寸关尺皆有描述。同时《医宗金鉴》和周学霆《三指禅・六部脉解》均指出：“六部之脉，候之寸、关、尺，出于《脉要精微篇》。”

中华人民共和国成立之后组织出版的一版国家规划教材《中医诊断学讲义》中，即沿用了“寸关尺”，其定义已经明确指出：“寸关尺三个部位，其意义在《脉经》中说得很清楚。”[22]67 在之后陆续出版的国家规划教材中，名称和含义基本没有变化过。如《中医大辞典》中的“寸关尺：寸口脉分三部的名称。桡骨茎突处为关，关之前（腕端）为寸，关之后（肘端）为尺。寸关尺三部的脉搏，分别称寸脉、关脉、尺脉”[23]98 等。

总之，寸关尺概念雏形始见于《内经》，《难经》则明确提出，推广于晋王叔和《脉经》，沿用至今，并无明显变化。

五、文献辑录

《黄帝内经素问・脉要精微论》：“尺内两旁则季胁也，尺外以候肾，尺里以候腹中。附上左外以候肝，内以候鬲，右外以候胃，内以候脾。上附上右外以候肺，内以候胸中，左外以候心，内以候膻中。前以候前，后以候后。上竟上者，胸喉中事也。下竟下者，少腹腰股膝胫足中事也。”[1]33

《难经・二难》：“曰：脉有尺寸，何谓也？然。尺寸者，脉之大要会也。从关至尺是尺内，阴之所治也；从关至鱼际是寸口内，阳之所治也。故分寸为尺，分尺为寸。故阴得尺内一寸，阳得寸内九分，尺寸终始一寸九分，故曰尺寸也。”[3]10

《难经・十八难》：“脉有三部九候，各何主之？然：三部者，寸关尺也。九候者，浮中沉也。上部法天，主胸以上至头之有疾也；中部法人，主膈以下至脐之有疾也；下部法地，主脐以下至足之有疾也。”[3]96

《伤寒论・平脉法》：“脉有三部，尺寸及关，荣卫流行，不失衡铨，肾沉心洪，肺浮肝弦，此自经常，不失铢分，出入升降，漏刻周旋，水下百刻，一周循环，当复寸口，虚实见焉。”[4]6

《金匮要略・五藏风寒积聚病脉证并治》：“诸积大法：脉来细而附骨者，乃积也。寸口，积在胸中；微出寸口，积在喉中；关上，积在脐旁；上关上，积在心下；微下关，积在少腹；尺中，积在气冲。脉出左，积在左；脉出右，积在右；脉两出，积在中央。各以其部处之。”[5]43

《脉经》卷一：“从鱼际至高骨，却行一寸，其中名曰寸口。从寸至尺，名曰尺泽，故曰尺寸。寸后尺前名曰关，阳出阴入，以关为界。阳出三分，阴入三分，故曰三阴三阳。阳生于尺动于寸，阴生于寸动于尺。寸主射上焦，出头及皮毛竞手；关主射中焦，腹及腰；尺主射下焦，少腹至足。”[8]4

《备急千金要方》卷一“诊候第四”：“何谓三部，寸关尺也。上部为天肺也，中部为人，脾也，下部为地，肾也。”[10]8

“平脉大法”：“问曰：何谓三部脉？答曰：寸关尺也。凡人修短不同，其形各异，有尺寸分三关之法，从肘腕中横文至掌鱼际后文，却而十分之，而入取九分，是为尺；从鱼际后文却还度取十分之，则是寸；寸十分之而入取九分之，则寸口也。此处其骨自高，故云阴得尺内一寸，阳得寸内九分，从寸口入却行六分为关分，从关分又入六分为尺分。”[10]860

《千金翼方》卷二十五：“脉有尺寸者，从关至尺是尺内，阴之所治，从关至鱼际是寸内，阳之所治。寸口位八分，关上位三分，尺中位八分，合三部一寸九分。寸口关上为阳，阳脉常浮而速，尺中为阴，阴脉常沉而迟。”[24]538

《脉诀》卷一：“掌后高骨号为关，骨下关脉形宛然；次第推排名尺泽，三部还须仔细看。关前为阳名寸口，关后为阴直下取。”[11]30

《类证活人书・问三部之位》：“左右手去鱼一寸名曰寸口，去泽一尺名曰尺部。两境之间，名为关位。关位六分，阳部出三分，阴部入三分，关前为阳，关后为阴，为阴阳之关津。寸脉下不至关为阳绝，尺脉上不至关为阴绝。阳得寸内九分，取阳奇之数。阴得尺内一寸，取阴耦之数。是名寸关尺也。"[13]26

《三因极一病证方论·三部分位》："三部从鱼际至高骨得一寸，名曰寸口；从寸口至尺，名曰尺泽，故曰尺中；寸后尺前名曰关，阳出阴入，以关为界。又云：阴得尺内一寸，阳得寸内九分，从寸口入六分为关分，从关分又入六分为尺分，故三部共得一寸九分。"[14]3

《全生指迷方》卷一："三部，谓寸关尺也。于腕上侧有骨稍高曰高骨，先以中指按骨谓之关，前指为寸部，后指为尺部。"[15]15

《崔氏脉诀》："初持脉时，令仰其掌。掌后高骨，是谓关上。关前为阳，关后为阴。阳寸阴尺，先后推寻。寸关与尺，两手各有。揣得高骨，上下左右。"[17]5

《濒湖脉学·四言举要》："初持脉时，令仰其掌。掌后高骨，是谓关上。关前为阳，关后为阴。阳寸阴尺，先后推寻。心肝居左，肺脾居右，肾与命门，居两尺部。魂魄谷神，皆见寸口。"[25]58

《诊家正眼·寸关尺之义》："《内经》曰：'从鱼际至高骨，却行一寸，名曰寸口。从寸至尺，名曰尺泽。故曰尺寸。寸后尺前，名曰关。'大指从鱼际穴至高骨，得一寸，故名为寸也。肘腕内廉尺泽穴至高骨得一尺，故名为尺也。"[18]5

"脉无根有两说"："以寸关尺三部言之，尺为根，关为干，寸为枝叶。若尺部无神，则无根矣。以浮中沉三候言之，沉候为根，中候为干，浮候为枝叶。若沉候不应，则无根矣。"[18]23

《医宗必读·新著四言脉诀》："诊人之脉，令仰其掌，掌后高骨，是名关上。关前为阳，关后为阴，阳寸阴尺，先后推寻。"[16]32

《景岳全书·脉神章》："左寸心部也，其候在心与心包络……右寸肺部也，其候在肺与膻中……左关肝部也，其候在肝胆……右关脾部也，其候在脾胃……左尺肾部也，其候在肾与膀胱，大肠……右尺三焦部也，其候在肾与三焦，命门，小肠。"[26]48

《三指禅·六部脉解》："六部之脉，候之寸、关、尺，出于《脉要精微篇》。左寸以候心，左关以候肝，左尺以候肾；右寸以候肺，右关以候脾，右尺以候命门，以明六部各有所属。"[27]3

《医学入门·内集》："掌后高骨号为关，傍骨关脉形宛然；次第推排寸关尺，配合天地人三元。昔岐伯取气口，象黄钟作脉法，故气口之数九分，阳数九也；尺内一寸，阴数十也。手腕高骨为关，从关至鱼际得同身之一寸，故名寸部。从关至尺泽得同身之一尺，故名尺部。阳出阴入，以关为界，故名关部。寸应天为上部，关应人为中部，尺应地为下部。一部之中又各有浮中沉三候，三三如九，故曰三部九候。凡诊脉初以中指揣按高骨关位，次下前后二指，人长则疏排其指，人短则密排其指。初轻按消息之，次不轻不重中按消息之，次重按消息之。鱼际者。寸上一分，掌骨后际，如鱼之颈际然。尺泽者，尺外余脉，如深泽然。"[19]160

《四诊抉微》卷四："《二难》曰：从关至尺，是尺内，阴之所治也。从关至鱼际，是寸口内，阳之所治也。然则关之前曰寸，关之后曰尺，而所谓关者，乃间于尺寸之间，而为阴阳之界限，正当掌后高骨处是也。滑伯仁曰：手太阴之脉，由中焦出行，一路直至两手大指之端，其鱼际后一寸九分，通谓之寸口；于一寸九分之中，曰寸，曰尺；而关在其中矣。其所以云尺寸者，以内外本末，对待为言，而分其名也。蔡氏云：自肘中至鱼际，得同身寸之一尺一寸。自肘前一尺，为阴之位，鱼际后一寸，为阳之位。太阴动脉，前不及鱼际横纹一分，后不及肘中横纹九寸，故古人于寸内，取九分为寸；尺内，取一寸为尺，以契阳九阴十之数。"[20]73

《医宗金鉴·四诊心法要诀》："脉为血府，百体贯通，寸口动脉，大会朝宗。诊人之脉，高骨上取，因何名关，界乎寸尺。至鱼一寸，至泽一尺，因此命名，阳寸阴尺。右寸肺胸，左寸心膻。右关脾胃，左肝膈胆。三部三焦，两尺两肾。左小膀胱，右大肠认。”[2]890

《脉理求真》卷一：“如左寸心部也，其候在心与膻中；右寸肺部也，其候在肺与胸中；左关肝部也，其候在肝胆，右关脾部也。其候在脾胃；左尺肾部也，其候在肾部膀胱小肠；右尺三焦部也，其候在肾与三焦命门大肠；寸上为鱼际，尺下为尺泽；故察两寸而知头面咽喉口齿头痛肩背之疾，察关而知胁肋腹背之疾，察尺而知腰腹阴道脚膝之疾，此皆就上以候上，中以候中，下以候下之谓也。”[21]1,2

《时氏诊断学》：“寸关尺：腕内廉上侧，有骨稍高，曰高骨。从鱼际至高骨，约有一寸，因名曰寸从尺泽至高骨，约有一尺，因名曰尺。高骨介于尺寸之间，因名曰关。先以中指按定高骨，是谓之关部，前指为寸部，后指为尺部，此寸关尺三部之诊法也。”[28]59

《中医入门》：“寸关尺：切脉采取两手寸口即掌后桡骨动脉的部位，用食指、中指和无名指轻按、重按、或单按、总按，以寻求脉象。每手分三部，以掌后高骨作标志，定名为‘关’，关之前名‘寸’，关之后名‘尺’，两手寸关尺共六部，称为左寸、左关、左尺，右寸、右关、右尺……这六部分都是候测内脏之气的。左寸候心和心包络，左关候肝和胆，左尺候肾和膀胱、小肠；右寸候肺，右关候脾和胃，右尺候肾和命门、大肠。”[29]66

《中医辞典·寸关尺》：“寸关尺：寸口脉分三部的名称。桡骨茎突处为关，关之前（腕端）为寸，关之后（肘端）为尺。寸关尺三部的脉搏，分别称寸脉、关脉、尺脉。《脉经》：‘从鱼际至高骨，却行一寸，其中名曰寸口，从寸至尺，名曰尺泽，故曰尺寸，寸后尺前名曰关。阳出阴入，以关为界’。”[30]34

《中医药学名词》：“寸关尺……寸口脉诊法中三个诊脉部位：桡骨茎突内侧处为关；关之前（腕端）为寸；关之后（肘端）为尺。三部的脉搏，分别称寸脉、关脉、尺脉。”[31]78

《中国中医药学主题词表》：“寸关尺：脉诊部位。”[32]567

《传统医学名词术语国际标准》：“寸关尺：寸口脉分三部：桡骨茎突内侧处为关（医生中指端所按），关之侧为寸（医者食指断所按），远侧为尺（医者无名指端所按）。”[33]101

《辞海》：“寸关尺：寸口脉的三个部位。以掌后高骨（桡骨茎突）为‘关’，关前为‘寸’，关后为‘尺’。切脉时一般先以中指指端按关部，然后用示指（食指）按寸部，环指（无名指）按尺部。”[34]0287

《中医大辞典》：“寸关尺：寸口脉分三部的名称。桡骨茎突处为关，关之前（腕端）为寸，关之后（肘端）为尺。寸关尺三部的脉搏，分别称寸脉、关脉、尺脉。《脉经》：‘从鱼际至高骨。却行一寸。其中名曰寸口。从寸至尺。名曰尺泽。故曰尺寸。寸后尺前。名曰关。阳出阴入。以关为界。’”[23]98

《中医药常用名词术语辞典》：“寸关尺：寸关尺分三部的名称。出《脉诊·平脉早晏法第二》。桡骨茎突内侧处为关，关之前（腕端）为寸，关之后（肘端）为尺。寸关尺三部的脉搏，分别称寸脉、关脉、尺脉。《脉经》：‘从鱼际至高骨。却行一寸。其中名曰寸口。从寸至尺。名曰尺泽。故曰尺寸。寸后尺前。名曰关。阳出阴入。以关为界。’”[35]20

参考文献

［1］ 未著撰人．黄帝内经素问［M］．田代华整理．北京：人民卫生出版社，2005：33．

［2］ ［清］吴谦，等．医宗金鉴［M］．北京：人民卫生出版社，1963：890，908．

［3］ 牛兵占．难经译注［M］．北京：中医古籍出版社，2004：10，96．

［4］ ［汉］张仲景．伤寒论［M］．厉畅，梁丽娟点校．北京：中医古籍出版社，1997：6．

［5］ ［汉］张仲景．金匮要略［M］．何任，何若苹整理．北京：人民卫生出版社，2005：43．

［6］ ［汉］许慎．说文解字［M］．宋徐铉校定．北京：中华书

局，1963：67，175，249.
[7] [清] 段玉裁. 说文解字注[M]. 上海：上海古籍出版社，1988：121，590.
[8] [晋] 王叔和. 脉经[M]. 沈炎南主编. 北京：人民卫生出版社，2013：4.
[9] [吴] 吕广等，难经集注[M]. [明] 王九思等辑. 沈阳：辽宁科学技术出版社，1997：3.
[10] [唐] 孙思邈. 备急千金要方校注[M]. 高文柱校注. 北京：学苑出版社，2016：8.
[11] [晋] 王叔和，校正图注王叔和脉诀[M]. [明] 张世贤注. 上海：上海鸿宝斋，1905：30.
[12] [宋] 刘元宾. 新刊通真子补注王叔和脉诀[M]//郑金生. 海外回归中医善本古籍丛书. 北京：人民卫生出版社，2002：15.
[13] [宋] 朱肱. 类证活人书[M]. 唐迎雪，张成博，欧阳兵点校. 天津：天津科学技术出版社，2003：26.
[14] [宋] 陈言. 三因极一病证方论[M]. 北京：人民卫生出版社，1957：3.
[15] [宋] 王贶，全生指迷方[M]. 李世懋、花金芳点校. 北京：人民卫生出版社，1986：15.
[16] [明] 李中梓. 医宗必读[M]. 王卫，等点校. 天津：天津科学技术出版社，1999：32.
[17] [元] 张道中. 脉学名著十二种：崔氏脉诀[M]. 郝恩恩等校注. 北京：中医古籍出版社，2005：5.
[18] [明] 李中梓. 诊家正眼[M]. 张丽君校注. 北京：中国医药科技出版社，2011：5.
[19] [明] 李梴. 医学入门[M]. 邓必隆，王鱼门，伍炳彩，等校注. 南昌：江西科学技术出版社，1995：160.
[20] [清] 林之瀚. 四诊抉微[M]. 北京：人民卫生出版社，1957：73.
[21] [清] 黄宫锈. 脉理求真[M]. 北京：人民卫生出版社，1959：1，2.
[22] 广州中医学院. 中医诊断学讲义[M]. 上海：上海科学技术出版社，1964：67.
[23] 李经纬，余瀛鳌，蔡景峰，等. 中医大辞典[M]. 北京：人民卫生出版社，2012：98.
[24] [唐] 孙思邈. 备急千金翼方校注[M]. 高文柱校注. 北京：学苑出版社，2016：538.
[25] [明] 李时珍. 濒湖脉学[M]. 赵艳，韩锋，于华云点校. 北京：学苑出版社，2013：58.
[26] [明] 张介宾. 景岳全书[M]. 李玉清主校. 北京：中国中医药出版社，2011：48.
[27] [清] 周学霆. 三指禅[M]. 周乐道，李家和，刘军校. 北京：中国中医药出版社，1992：3.
[28] [民国] 时逸人. 时氏诊断学[M]. 上海：千顷堂书局，1953：59.
[29] 秦伯未. 中医入门[M]. 北京：人民卫生出版社，1959：66.
[30] 黄三元. 中医辞典[M]. 北京：八德教育文化出版社，1987：34.
[31] 中医药学名词审定委员会. 中医药学名词[M]. 北京：科学出版社，2005：78.
[32] 吴兰成. 中国中医药学主题词表[M]. 北京：中医古籍出版社，2008：567.
[33] 世界卫生组织(西太平洋地区). 传统医学名词术语国际标准[M]. 北京：北京大学医学出版社，2009：101.
[34] 辞海编辑委员会. 辞海[M]. 上海：上海辞书出版社，2010：0287.
[35] 李振吉. 中医药常用名词术语辞典[M]. 北京：中国中医药出版社，2012：20.

（陈雪梅）

2·006

大肠湿热证

dà cháng shī rè zhèng

一、规范名

【汉文名】大肠湿热证。

【英文名】syndrome of dampness-heat of large intestine。

【注释】湿热内蕴，阻滞肠道，以腹胀腹痛，暴注下泻，或下痢脓血，里急后重，或腹泻不爽，粪质黏稠腥臭，肛门灼热，身热口渴，尿短黄，舌红苔黄腻，脉滑数等为常见症的证候。

二、定名依据

“大肠湿热证”作为中医临床诊疗术语证候名最早出现在1972年江苏新医学院编写的《中医学》一书中，但追溯其理论渊源可至秦汉时期。《内经》对于大肠生理、病理状态及与湿、热之间的关系进行了初步论述。隋代巢元方提出湿热邪气可以侵袭手阳明大肠经发为燕口疮。认为大肠湿热并不限于大肠本腑所病，还包括大肠经络循行部位的湿热病症，扩大了“大肠湿热”的内涵。

《华佗神方》首次使用“大肠湿热”一词。其后，一些著作沿用“大肠湿热”一词，如明代《保婴撮要》《校注妇人良方》，清代《神农本草经疏》《本草经解》《医宗金鉴》等。说明“大肠湿热”一词在这一时期已经成为医家共识。此外，不少历代医学著作虽然未直言“大肠湿热”，但却不同程度涉及大肠湿热证的病因、病机、症状等内涵，如金代《素问病机气宜保命集》，元代《金匮钩玄》，明代《症因脉治》《古今医统大全》《名医类案》，清代《冯氏锦囊秘录》《张聿青医案》等，为“大肠湿热证”的内涵的确立和丰富奠定了基础。

1996年出版的关于中医药学文献标引和检索的《中国中医药学主题词表》将“大肠湿热证”作为正式主题词，1997年出版的国标《中医临床诊疗术语·证候部分》将“肠道[大肠]湿热证”作为通用证名。2005年出版的全国科学技术名词审定委员会审定公布的《中医药学名词》将“大肠湿热证”作为规范名，说明“大肠湿热证”作为中医辨证的规范名已成为共识。

三、同义词

【曾称】“大肠湿热”(《华佗神方》)；“肠道湿热证”(《中医诊断学》)。

四、源流考释

秦汉时期《内经》对于大肠生理、病理状态及与湿、热之间的关系进行了初步论述。《黄帝内经素问·灵兰秘典论》：“大肠者，传道之官，变化出焉。”[1]17《黄帝内经灵枢·邪气藏府病形》：“大肠病者，肠中切痛而鸣濯濯，冬日重感于寒即泄，当脐而痛，不能久立。”[2]15《内经》对于湿热邪气导致的症状及疾病也进行了阐述。《黄帝内经素问·生气通天论》云：“湿热不攘，大筋软短，小筋弛长，软短为拘，弛长为萎。”[1]5《黄帝内经素问·六元正纪大论》云：“湿热相薄，民病黄瘅而为浮肿。”[1]163《黄帝内经灵枢·师传》云：“肠中热，则出黄如糜。”[2]73

隋代巢元方提出湿热邪气可以侵袭手阳明大肠经发为燕口疮。《诸病源候论》卷三十曰：“足太阴为脾之经，其气通于口，足阳明为胃之经，手阳明为大肠之经。此二经并夹于口，其腑脏虚，为风邪湿热所乘，气发于脉，与津液相搏，则生疮，常湿烂有汁，世谓之肥疮，亦名燕口疮。”[3]817《诸病源候论》论述对于后世医家产生了重要影响，他们认为大肠湿热并不限于大肠本腑所病，而且还包括大肠经络循行部位的湿热病症。《华佗神方》首次使用“大肠湿热”一词。《华佗神方》卷十八云：“是为大肠湿热所致，肛门间忽伸出一物，似蛇非蛇，出入自由，治宜内用消药，外用点药。”[4]289 书中描述症状是痔疮，病机属大肠湿热导致。

宋元时期，关于大肠湿热的论述较少，宋代《圣济总录卷》第一百一十七引用了《诸病源候论》的相关内容，未作更多引申。金代刘完素认为大肠湿热下注任脉可致白带。《素问病机气宜保命集·妇人胎产论》云：“赤者热入小肠，白者热入大肠。原其本，皆湿热结于脉，故津液涌溢，是为赤白带下。”[5]126 元代《金匮钩玄》卷二云：“阳明受湿热，传入大肠，恶寒发热，小腹连毛际，结核闷痛不可忍。”[6]51 提出大肠湿热可以导致疝气。

明清时期，“大肠湿热”在病因、病机及症状表现等方面较前代有了较大的拓展和丰富。

明清医家认为大肠湿热的病因不外内外两途。外因为暑夏时节，湿热当令，湿热客邪侵袭大肠导致大肠湿热。如《冯氏锦囊秘录·杂症大小合参》云：“夏月湿热太甚，客气盛而主气弱，渗入大肠，脂膜腐烂，痢疾之由，始于此矣。”[7]380《症因脉治》卷四也说：“夏秋暑湿热三气……伤阳明大肠。"[8]451 而内因则来自脾胃湿热和肝胆湿热下注大肠所致。如《古今医统大全》卷七十四云:"饱食、用力、房劳,脾胃湿热之气下迫,大肠至澼裂努出,其肉如樱桃、鸡心等状,赘于肛门而成痔。"[9]441《张聿青医案》卷十云:"营血素亏,肝火湿热蕴于大肠。大便坚燥。"[10]318 此外,也有内外因素共同作用之说。如清代冯楚瞻在《冯氏锦囊秘录·杂症大小合参》中认为先醉饱房劳过度,内伤肠胃,再恣啖生冷,外感湿邪,最终导致大肠湿热。"大肠何以病下血,邪以感之也。盖阴络不伤,肠胃不虚,虽有外邪,亦不能患,惟醉饱房劳,坐卧风湿,恣啖生冷,以致湿热阴络受伤"。[7]384

明清医家认为大肠湿热症状表现为本腑病证与经络循行部位病症两个方面。本腑病症由痔疮拓展到痢疾、肛门瘙痒、脱肛、便闭、肠风下血、霍乱泄泻、肠鸣、肠痈等。如秦景明认为湿热之邪侵袭阳明大肠,可以引发霍乱泄泻与赤白痢疾等证。《症因脉治》卷四云:"夏秋暑湿热三气……伤阳明大肠,轻者即发霍乱泄泻之症,重则伏而不发,炼煎熬,而发赤白痢下矣。"[8]451《保婴撮要》卷八云:"大肠湿热壅滞,或湿毒生虫,而蚀肛门。"[11]208 认为大肠湿热可致肛门瘙痒。《校注妇人良方》卷八云:"夫脱肛者,大肠之候也。大肠虚寒,其气下陷,则肛门翻出。或因产努力,其肛亦然也。愚按:前症若大肠湿热,用升阳除湿汤。"[12]198 明确提出大肠湿热可以导致脱肛。《神农本草经疏》卷二云:"肠风下血,属大肠湿热。"[13]47 认为大肠湿热可以导致便血。《本草经解》卷二云:"大肠者燥金之腑也,大肠湿热则鸣幽幽。"[14]67 提出大肠湿热可以表现为肠鸣。而《医宗金鉴·外科心法要诀》云:"此二证俱由湿热气滞,凝结而成。或努力瘀血,或产后败瘀蓄积,流注于大肠、小肠之中……大肠痈多大便坠肿,小肠痈多小水涩滞,脉俱迟紧,此时痈脓未成,宜大黄汤下之。"[15]816 强调大肠湿热可以导致肠痈。

明清时期大肠经络循行部位的湿热病症也有所丰富。如徐春甫认为湿热之邪循大肠经上攻可以发为牙龈肿痛,出血,牙齿动摇或脱落。《古今医统大全·齿候门》说:"牙床上下属胃与大肠二阳明经,犹木生于土也。肠胃日受美酒、甘肴、膏粱之味,致湿热上攻,则牙床不清而为肿为痛,或出血或生虫,故齿不安而动摇,臭黑,脱落。"[9]301 江瓘认为湿热邪气侵袭大肠经,循经上攻可以发为牙齿痛。如《名医类案》卷七云:"东垣治一妇人,年二十,齿痛甚,口吸凉风则暂止,闭口则复作,乃湿热也。足阳明(胃)贯于上齿,手阳明(大肠)贯于下齿,况阳明多血聚,加以膏粱之味,助其湿热,故为此病。"[16]293 吴谦等认为湿热邪气侵袭大肠经,循经上攻发为牙疔、丫叉毒、合谷疔。《医宗金鉴·外科心法要诀》云:"牙疔牙缝胃火成,大肠湿热亦可生。"[15]816"此证生于合谷穴,在手大指、次指岐骨间,属大肠经湿热凝结而成。一名丫叉毒,一名掰蟹毒。初起如豆,漫大色青,木痛坚硬,名虎口疽;若初起黄粟小,痒热痛,根深有红在线攻腋内,即名合谷疔。"[15]826

民国时期,中医文献中"大肠湿热"的概念没有超出明清医家范围,内涵未见明显变化。中华人民共和国成立后,中医界开始进行中医证候分类的研究。一些书籍和教材中出现中医证候分类的内容,如"某某证"的表述方式。1972 年江苏新医学院编写的《中医学》[17]75 一书中首次使用了"大肠湿热证"这一名词。对于症状与病因病机进行了阐述。大肠湿热证主要病症表现为发热,腹胀、腹痛,大便稀溏、深黄色或酱色,次数增多,肛门有灼热感;或大便中有赤白黏冻,里急后重。舌苔黄腻,脉象濡数或滑数。病因病理主要由于多食生冷、肥腻和不洁食物,以及外感暑湿热毒之邪,湿热蕴结大肠,以致气机阻滞,传导功能失常;或湿热郁蒸,气血凝滞,损伤肠道脂膜和血络,而使便下脓血。1987 年,由赵金铎等主编,人民卫生出版社出版的《中医证候鉴别诊断学》[18]191 中,"大肠湿热证"定义为"指湿热蕴结大肠,大肠气机壅滞,传导失常，而引起的一系列症状的总称。本证多由饮食不节，恣食厚味醇酒，或暑湿热毒侵犯肠道所致。主要临床表现为：下利黏液或便脓血，里急后重，或便物如酱，或便如黄水而肛门灼热，并见腹痛，发热汗出，午后热盛，胸脘满闷，肢体沉重，纳呆呕恶，舌苔黄腻，脉象滑数”。

随着中医证候规范化工作的持续推进，在其后的国家规划教材、国家标准中，“大肠湿热证”则一直沿用下来。如1996年出版的关于中医药学文献标引和检索的《中国中医药学主题词表》[19]45 将“大肠湿热证”作为正式主题词，1997年出版的国标《中医临床诊疗术语·证候部分》[20]26、普通高等教育中医药类国家级规划教材《中医诊断学》[21]201（朱文锋）将“大肠湿热证”作为标准证名。2005年出版的全国科学技术名词审定委员会审定公布的《中医药学名词》[22]92 将“大肠湿热证”作为规范名。说明“大肠湿热证”作为中医辨证的规范名已成为共识。

一些中医学规划教材和工具书认为“肠道湿热证”和“大肠湿热证”是同义词，如国标《中医临床诊疗术语·证候部分》[20]26 可见“肠道[大肠]湿热证”一词，《中医诊断学》[21]201 以“肠道湿热证”为主条目，释义中指出“又称‘大肠湿热证’”。不过“肠道湿热”是现代中医文献的提法，古代中医文献中并未见“肠道湿热”一词。1949年以来，“大肠湿热”的内涵有所分离，具体而言“大肠湿热”特指大肠腑的症状表现，如表现为泄泻和痢疾等病，而大肠经湿热相关内涵则分离于经络辨证中。如国标《中医临床诊疗术语·证候部分》[20]51 的“湿热阻络证”，注释为“湿热之邪阻滞经脉，以发热口不甚渴，肢体重痛、麻木，患处糜烂、瘙痒，苔黄腻，脉滑数等为常见症的证候”。其中隐含了大肠经湿热的相关内涵。

五、文献辑录

《黄帝内经素问·灵兰秘典论》：“大肠者，传道之官，变化出焉。”[1]17

“生气通天论”：“湿热不攘，大筋软短，小筋弛长，软短为拘，弛长为萎。”[1]5

“六元正纪大论”：“湿热相薄，民病黄瘅而为浮肿。”[1]163

《黄帝内经灵枢·邪气藏府病形》：“大肠病者，肠中切痛而鸣濯濯，冬日重感于寒即泄，当脐而痛，不能久立。”[2]15

“师传”：“肠中热，则出黄如糜。”[2]73

《诸病源候论》卷三十：“足太阴为脾之经，其气通于口，足阳明为胃之经，手阳明为大肠之经。此二经并夹于口，其腑脏虚，为风邪湿热所乘，气发于脉，与津液相搏，则生疮，常湿烂有汁，世谓之肥疮，亦名燕口疮。”[3]817

《华佗神方》卷十八：“是为大肠湿热所致，肛门间忽伸出一物，似蛇非蛇，出入自由，治宜内用消药，外用点药。”[4]289

《素问病机气宜保命集·妇人胎产论》云：“赤者热入小肠，白者热入大肠。原其本，皆湿热结于脉，故津液涌溢，是为赤白带下。”[5]126

《校注妇人良方》卷八：“夫脱肛者，大肠之候也。大肠虚寒，其气下陷，则肛门翻出。或因产努力，其肛亦然也。愚按：前症若大肠湿热，用升阳除湿汤。”[12]198

《金匮钩玄》卷二：“阳明受湿热，传入大肠，恶寒发热，小腹连毛际，结核闷痛不可忍。”[6]51

《古今医统大全·齿候门》：“牙床上下属胃与大肠二阳明经，犹木生于土也。肠胃日受美酒、甘肴、膏粱之味，致湿热上攻，则牙床不清而为肿为痛，或出血或生虫，故齿不安而动摇，臭黑，脱落。”[9]301

卷七十四：“饱食、用力、房劳，脾胃湿热之气下迫，大肠至澼裂努出，其肉如樱桃、鸡心等状，赘于肛门而成痔。”[9]441

《症因脉治》卷四：“夏秋暑湿热三气……伤阳明大肠，轻者即发霍乱泄泻之症，重则伏而不发，炼煎熬，而发赤白痢下矣。”[8]451

《保婴撮要》卷八：“大肠湿热壅滞，或湿毒生虫，而蚀肛门。”[11]208

《神农本草经疏》卷二："肠风下血，属大肠湿热。"[13]47

《冯氏锦囊秘录·杂症大小合参》："夏月湿热太甚，客气盛而主气弱，渗入大肠，脂膜腐烂，痢疾之由，始于此矣。"[7]380"大肠何以病下血，邪以感之也。盖阴络不伤，肠胃不虚，虽有外邪，亦不能患，惟醉饱房劳，坐卧风湿，恣啖生冷，以致湿热阴络受伤。"[7]384

《本草经解》卷二："大肠者燥金之腑也，大肠湿热则鸣幽幽。"[14]67

《张聿青医案》卷十："营血素亏，肝火湿热蕴于大肠，大便坚燥。"[10]318

《医宗金鉴·外科心法要诀》："此二证俱由湿热气滞，凝结而成。或努力瘀血，或产后败瘀蓄积，流注于大肠、小肠之中。初起发热恶风自汗，身皮甲错，关元、天枢二穴隐痛微肿，按之腹内急痛，大肠痈多大便坠肿，小肠痈多小水涩滞，脉俱迟紧，此时痈脓未成，宜大黄汤下之。"[15]816"牙疔牙缝胃火成，大肠湿热亦可生。"[15]816"此证生于合谷穴，在手大指、次指岐骨间，属大肠经湿热凝结而成。一名丫叉毒，一名掰蟹毒。初起如豆，漫大色青，木痛坚硬，名虎口疽；若初起黄粟小，痒热痛，根深有红在线攻腋内，即名合谷疔。"[15]826

《名医类案》卷七："东垣治一妇人，年二十，齿痛甚，口吸凉风则暂止，闭口则复作，乃湿热也。足阳明（胃）贯于上齿，手阳明（大肠）贯于下齿，况阳明多血聚，加以膏粱之味，助其湿热，故为此病。"[16]293

《中医学》："大肠湿热证。（主要病症）发热，腹胀，腹痛，大便稀溏，深黄色或酱色，次数增多，肛门有灼热感；或大便中有赤白黏冻，里急后重。舌苔黄腻，脉象濡数或滑数。急性肠炎、痢疾等可见此证。（病因病理）本证主要由于多食生冷、肥腻和不洁食物，以及外感暑湿热毒之邪，湿热蕴结大肠，以致气机阻滞，传导功能失常；或湿热郁蒸，气血凝滞，损伤肠道脂膜和血络，而使便下脓血。"[17]75

《中医证候鉴别诊断学》："大肠湿热证：指湿热蕴结大肠，大肠气机壅滞，传导失常，而引起的一系列症状的总称。本证多由饮食不节，恣食厚味醇酒，或暑湿热毒侵犯肠道所致。主要临床表现为：下利黏液或便脓血，里急后重，或便物如酱，或便如黄水而肛门灼热，并见腹痛，发热汗出，午后热盛，胸脘满闷，肢体沉重，纳呆呕恶，舌苔黄腻，脉象滑数。"[18]191

《中国中医药学主题词表》："大肠湿热 Large intestine damp-heat 大肠病病机……大肠湿热证。"[19]45

《中医临床诊疗术语·证候部分》："肠道[大肠]湿热证：湿热内蕴，阻滞肠道，以腹胀腹痛，暴注下泻，或下痢脓血，里急后重，或腹泻不爽，粪质黏稠腥臭，肛门灼热，身热口渴，尿短黄，舌红苔黄腻，脉滑数等为常见症的证候。"[20]26

《中医诊断学》："肠道湿热证：指湿热内蕴，阻滞肠道，以腹痛、暴泻如水、下痢脓血、大便黄稠秽厚及湿热症状为主要表现的证候。又名大肠湿热证。临床表现：身热口渴，腹痛腹胀，下痢脓血，里急后重，或暴泻如水，或腹泻不爽，粪质黄稠秽厚，肛门灼热，小便短黄，舌质红，苔黄腻，脉滑数。"[21]201

《中医药学名词》："大肠湿热证：湿热内蕴，阻滞肠道，以腹胀腹痛、暴注下泻、或下痢脓血、里急后重，或腹泻不爽，粪质黏稠腥臭，肛门灼热，身热口渴，尿短黄，舌红苔黄腻，脉滑数等为常见症的证候。"[22]92

《中医临床诊疗术语·证候部分》："湿热阻络证：湿热之邪阻滞经脉，以发热口不甚渴，肢体重痛、麻木，患处糜烂、瘙痒，苔黄腻，脉滑数等为常见症的证候。"[20]51

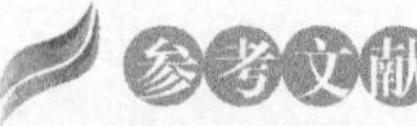

［1］ 未著撰人. 黄帝内经素问［M］. 北京：人民卫生出版社，2005. 5，17，163.

［2］ 未著撰人. 灵枢经［M］. 北京：人民卫生出版社，2005. 15，73.

[3] [隋]巢元方.诸病源候论：下[M].北京：人民卫生出版社，1980：817.

[4] [汉]华佗.华佗神医秘传[M].[唐]孙思邈编集.沈阳：辽宁科学技术出版社，1982：289.

[5] [金]刘完素.素问病机气宜保命集[M].北京：中国中医药出版社，2007：126.

[6] [元]朱震亨.[明]戴原礼.金匮钩玄[M].北京：人民卫生出版社，2006：51.

[7] [清]冯兆张.冯氏锦囊秘录[M].北京：人民卫生出版社，1998.380，384.

[8] [明]秦景明.[清]秦皇士.症因脉治[M].北京：人民卫生出版社，2008.451.

[9] [明]徐春甫.古今医统大全：下[M].北京：人民卫生出版社，1991：301，441.

[10] [清]张乃修.张聿青医案[M].北京：人民卫生出版社，2006：318.

[11] [明]薛已.保婴撮要[M]//薛氏医案：下.北京：人民卫生出版社，1983：208.

[12] [宋]陈自明.校注妇人良方[M].南昌：江西人民出版社，1983：198.

[13] [明]缪希雍.神农本草经疏[M].太原：山西科学技术出版社，2013：47.

[14] [清]叶天士.本草经解[M].张淼，伍悦校.北京：学苑出版社，2011：67.

[15] [清]吴谦等.御纂医宗金鉴[M].北京：人民卫生出版社，1998：816，826.

[16] [明]江瓘.名医类案[M].北京：人民卫生出版社，2005：293.

[17] 江苏新医学院.中医学[M].南京：江苏人民出版社，1972：75.

[18] 赵金铎.中医证候鉴别诊断学[M].北京：人民卫生出版社，1987：191.

[19] 吴兰成.中国中医药学主题词表[M].北京：中医古籍出版社，1996：45.

[20] 国家技术监督局.中医临床诊疗术语：证候部分[M].北京：中国标准出版社，1997：26，51.

[21] 朱文锋.中医诊断学[M].上海：上海科学技术出版社，2014：201.

[22] 中医药学名词审定委员会.中医药学名词[M].北京：科学出版社，2005：92.

（范逸品）

2·007

小儿指纹

xiǎo ér zhǐ wén

一、规范名

【中文名】小儿指纹。

【英文名】Infantile hand venule。

【注释】三岁以下小儿食指掌侧靠拇指侧浅表络脉的形与色，观察小儿指纹的变化可用来替代诊寸口脉诊察小儿病情。

二、定名依据

“小儿指纹”一词最早见于明佚名《幼科概论》，此后清代《幼幼集成》《慈幼便览》《幼科推拿秘书》等均有出现。此前，还有虎口纹、虎口三关脉纹、指脉、三关纹等称呼，其内涵大致相同。

在“小儿指纹”一词出现之前，小儿指纹诊法早有萌芽。这种诊法是由《灵枢》诊鱼际络脉法演变而来的，但正式起源于何时，学界争论颇多。据载，唐代王超《水镜图诀》于宋元明之时流传，书中最早记载了这一诊法，但此书于明末亡佚。现存古籍中，宋代许叔微的《普济本事方》以及《小儿卫生总微论方》《幼幼新书》等书中，均记录了小儿指纹诊法。由于学界对宋代许叔微的《普济本事方》成书年代看法不一，大部分学者认为该书成书于1132年，书中对小儿指纹的论述为最早，但也有学者认为该书成书于1150年，并非比《小儿卫生总微论方》(成书于1150年)及刘昉《幼幼新书》(成书于1150年)早18年。本次考证以薛清录《中国中医古籍总目》为依据，认为《普济本事方》成书于1132年，为现存最早记录小儿指纹诊法的书目。

“小儿指纹”一词出现后，诊察小儿病情的方法仍是虎口纹、虎口三关脉纹、指脉、三关纹、三关脉纹等称谓混用。中华人民共和国成立之后组织出版的一版国家规划教材《中医诊断学讲义》中，统一沿用了“小儿指纹”一词，在之后陆续出版的国家规划教材中，除五版教材提出“望小儿食指络脉”外，其他版本教材仍使用了“小儿指纹”一词，标志了该名词开始得到了规范使用。

我国2005年出版的全国科学技术名词审定委员会审定公布的《中医药学名词》以“小儿指纹”作为规范名。辞书类著作《中医大辞典》《中国医学百科全书·中医学》等均称“小儿指纹”。已经广泛应用于中医药学文献的标引和检索的《中国中医药学主题词表》也以“小儿指纹”作为正式主题词。说明“小儿指纹”作为中医诊法的规范名已成为共识。

三、同义词

【曾称】“虎口三关脉纹”(《证治准绳·幼科》)；“虎口纹”(《奇效良方》)；“指脉”(《古今医鉴》)；“虎口三关”(《四诊抉微》)；“三关纹”(《医方集宜》)；“审三关之脉”(《幼幼新书》)；“三关指纹”(《活幼口议》)；“看虎口脉次指”(《片玉心书》)；“审虎口三关”(《四诊抉微》)；“虎口三关部位脉纹形色”(《医宗金鉴·幼科杂病心法要诀》)。

四、源流考释

小儿指纹诊法是由《灵枢·经脉》诊鱼际络脉法演变而来。《灵枢·论疾诊尺》等篇论述了络脉诊法的原理，认为百病之始生，必先本于皮毛。由于络脉较浮浅，脏腑经脉气血的改变，常通过体表络脉反映出来。手鱼际之络，也是察络脉的常用部位。其中《黄帝内经素问·皮部论》[1]86《黄帝内经素问·经络论》[1]87 等篇都有观察络脉变化的记载，《灵枢·经脉》[2]122《灵枢·论疾诊尺篇》[2]135 中均有诊鱼际络脉的方法，但部位并未述及手指，也未把这种方法具体应用于小儿。

《难经》提出切脉部位为尺部至寸部，因此部位为十二经脉汇合之处，并明确了寸口脉的阴阳划分[3]1；西晋王叔和所撰《脉经》为首部脉学专著，《脉经·评小儿杂病证》中记载了小儿多种病证，且以寸口三部九按为主[4]85。

唐代鱼际脉络诊法得到了一定的发展。医家通过观察双手鱼际脉络的变化，将其应用于病情的诊断。如孙思邈的《备急千金要方·候痫法》已把鱼际脉黑作为惊痫发作的一种预兆来认识。[5]96 值得一提的是，唐代王超在《水镜图诀》中首提望小儿食指络脉诊病法，为解决小儿问诊切诊困难的局面，开辟了新的道路。其中所创立的风、气、命三关一直沿用至今，并有指纹形态“八段锦”的描述。书中系统介绍了小儿食指络脉诊法的内容。对于三岁以下小儿，通过诊察虎口三关纹络(食指掌侧拇指一侧的脉络)变化来诊察疾病。其中以第一节为风关，第二节为气关，第三节为命关，纹络出现在风关，提示邪浅病轻；纹透气关是邪气较深；纹达命关则病情尤为严重。若是指纹延伸至指端为“透关射甲”，则为病更重。正常指纹红黄相兼，隐现于风关之内。纹紫为热，淡红为虚，青色主痛，青兼紫黑是血络瘀阻，但该书已佚。

自宋始，临床医书中小儿指纹诊法的相关论述较多，使其逐渐形成完整的指纹诊法理论内容。宋代许叔微的《普济本事方·小儿病》中，对于小儿指纹诊法进行了记载：“凡婴儿未可脉辨者，俗医多看虎口中纹颜色，与四肢冷热验之，亦有可取。予亦以二歌记之。虎口色歌曰：紫热红伤寒，青惊白色疳。黑时因中恶，黄即困脾端。”[6]146 为现存最早记录小儿指纹诊法书目。宋代刘昉所著《幼幼新书》保存了南宋以前大量的有关文献，并对食指络脉诊法所载最详。[7]17-20 书中将小儿指纹称为“三关之脉”，并附有指纹脉形8种，且附有脉形图，分别主候不同的疾病。如“形如水字肺家惊，虚积相传面色青”“形如曲虫疳积深，肺家有病肾承心”。同时代的《小儿卫生总微论方》亦为现存论述指纹望诊法较早的古籍，对后世医家产生了积极的影响。元代的医籍中，对小儿食指络脉诊法的论述多有图形配以表述，如元代曾世荣的《活幼口议》，其中“三关指纹要诀”，进一步丰富了小儿指纹的描述。并将小儿指纹形态发展为13种，如“流珠形”“环珠形”“长珠形”“来蛇形”“去蛇形”“弓反里形”“弓反外形”“枪形”“鱼骨形”“水字形”“针形”“透关射指面”“透关射甲”，且附有脉形图，进一步扩大了小儿指纹的主病范围。[8]87-91 其后的《永类钤方》《全幼心鉴》《保婴撮要》《片玉心书》《幼科证治准绳》等书均沿袭了曾世荣的13种指纹形态及其所主病候。

明清两代广泛将络脉诊法应用于儿科。凡儿科著作几乎都有对于“指纹”的论述。明代的《幼科概论》一书中，最早出现了“小儿指纹”一词。书中提道：“假令小儿指纹见黄，不知此时应断为脾困乎？”[9]410 其他儿科著作也对小儿指纹诊法进行了详细的记载。明代万全在《片玉心书·辨虎口指脉纹诀》[10]16 中记述小儿指纹的内容较多，有歌诀多首。清代曹无极所撰《万育仙书·上卷》将小儿指纹形态发展为17种，且附有脉形图，同时亦附有看虎口三关纹色要诀。[11]62,63 清代诊断专著《四诊抉微》中也详细记载了审虎口三关法、三关脉纹主病歌和手指脉纹八段锦的图示。[12]51,52 清代吴谦等所编《医宗金鉴·幼科杂病心法要诀》[13]460 在总结前人的指纹形态的基础上，将小儿指纹的形态发展为20种，还用歌诀概括了小儿指纹的诊断方法，促进了小儿指纹诊法的发展。清代陈复正是小儿指纹诊法集大成者，其在《幼幼集成》[14]6,7 指出指纹诊法可弥补小儿四诊的不足，并将以往的指纹诊法删繁就简，总结小儿指纹望诊的纲领，首次将小儿指纹诊法归纳为“浮沉分表里，红紫辨寒热，淡滞定虚实”，陈复正的上述论述，准确的将指纹诊法的临床价值表达出来，对于小儿指纹诊法做到了执简御繁，并沿用至今。

中华人民共和国成立之后组织出版的一版规划教材《中医诊断学讲义》[15]40,41 中，即沿用了“小儿指纹”一词，此后二版教材、在肢体部望诊中有“小儿指纹”的论述；三版教材未见；四版提出“望小儿指纹”，对望指纹方法和望指纹内容分别加以论述；五版教材提出“望小儿食指络脉”；六版教材“望小儿指纹”。由此可见，除五版教材提出“望小儿食指络脉”外，其他版本教材仍沿用了“小儿指纹”一词。

同时，我国2005年出版的全国科学技术名词审定委员会审定公布的《中医药学名词》[16]64 以“小儿指纹”作为规范名。辞书类著作《中医大辞典》[17]151《中国医学百科全书·中医学》[18]17 等均称“小儿指纹”。已经广泛应用于中医药学文献的标引和检索的《中国中医药学主题词表》[19]1295 也以“小儿指纹”作为正式主题词。说明“小儿指纹”作为中医诊法的规范名已成为共识。

总之，小儿指纹诊法由《黄帝内经灵枢》诊鱼际络脉法演变而来，唐代王超的《水镜图诀》最早提出小儿指纹诊法，但此书已亡佚；宋代许叔微所著的《普济本事方》是我国现存记载小儿指纹诊法最早的文献。“小儿指纹”一词，最早见于明代的《幼科概论》中。自宋代以来，该名词多由虎口纹、虎口三关脉纹、指脉、三关纹、三关脉纹等称谓混用，至近代仍未完全统一，中华人民共和国成立之后被逐渐规范。

五、文献辑录

《灵枢·经脉》：“凡诊络脉，脉色青则寒且痛，赤则有热。胃中寒，手鱼之络多青矣；胃中有热，鱼际络赤；其暴黑者，留久痹也；其有赤有黑有青者，寒热气也。其青短者，少气也。”[2]122

“论疾诊尺”：“黄帝问于岐伯曰：余欲无视色持脉，独调其尺，以言其病，从外知内，为之奈何？岐伯曰：审其尺之缓急、大小、滑涩，肉之坚脆，而病形定矣。”[2]135

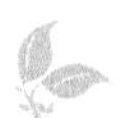

《黄帝内经素问·皮部论》:"皮者,脉之部也。邪客于皮,则腠理开,开则邪入客于络脉;络脉满则注于经脉,经脉满则入舍于府藏也。故皮者有分部,不与,而生大病也。"[1]86

"经络论":"阴络之色应其经,阳络之色变无常,随四时而行也。寒多则凝泣,凝泣则青黑,热多则淖泽,淖泽则黄赤,此皆常色,谓之无病。五色具见者,谓之寒热。"[1]87

《难经·二难》:"脉有尺寸,何谓也?然:尺寸者,脉之大要会也;从关至尺是尺内,阴之所治也;从关至鱼际是寸内,阳之所治也。"[3]1

《脉经·评小儿杂病证》:"小儿脉呼吸八至者平,九至者伤,十至者困。诊小儿脉多雀斗,要以三部脉为主。若紧为风痫,沉者乳不消,弦急着客忤气。"[4]85

《备急千金要方·少小婴孺方上》:"手白肉鱼际脉,黑者是痫候;鱼际脉赤者,热;脉大者寒;细者为平也。"[5]96

《普济本事方·小儿病》:"凡婴儿未可脉辨者,俗医多看虎口中纹颜色,与四肢冷热验之,亦有可取。予亦以二歌记之。虎口色歌曰:紫热红伤寒,青惊白色疳。黑时因中恶,黄即困脾端。"[6]169

《幼幼新书》卷二:"三关之脉,取类而歌;五脏之疾,穷太而脉,〈脉形论〉:'夫小儿手之第二指,指有三节,脉之形出其上也。近虎口之位,号曰风关,其次曰气关,在其指端曰命关。凡有疾,当视其三关上之脉形。察其病焉,可以三关断之。"[7]17

《诊家枢要·小儿脉法》:"小儿三岁已前,看虎口三关纹色……在风关为轻,气关渐重,命关不治。"[23]29

《活幼口议》卷六:"三关指纹要诀:末关命门,中关风候,初关气候。流珠形主鬲热,三焦不和,气不调顺,饮食欲吐,或泻作热,或肠鸣自利,烦躁啼哭……透关射指面主惊风痰热,四症皆聚停在胸膈,不能散其候,所受虽重症顺则可疗。透关射甲主惊风恶候,受惊传入经络,风热发生并入八候,虚痰不下,危急恶症难可疗治。"[8]87-91

《幼科概论·指纹晰义》:"既然云黄即困脾虚矣,是谓指纹黄色脾土受伤不足之证,又曰黄即是雷惊,似谓闻雷致惊有余之候。假令小儿指纹见黄,不知此时应断为脾困乎?即应断为雷惊乎?治之者,不知应治脾乎?应治其雷乎?或将合一为治乎?抑亦分析其方乎?"[9]410

《片玉心书·辨虎口指脉纹诀》:"气纹黄盛作红,红盛作紫,紫盛作青,青盛变黑,纯黑则难治矣。"[10]16

《证治准绳·幼科》:"虎口三关脉纹:流珠只一点红色,环珠差大,长珠圆长,以上非谓圈子,总皆红脉贯气之如此。来蛇即是长珠,散一头大,一头尖。去蛇亦如此,分上下朝,故曰来去。角弓反张,向里为顺,向外为逆。枪形,直上。鱼骨,分开。水字,即三脉并行。针形,即过关一二粒米许。射甲,命脉向外。透指,命脉曲里。虽然,余常治之亦有不专执其形脉而投剂者,盖但有是症,即服是药,而亦多验。"[20]1318,1319

《奇效良方》卷六十四:"辨虎口纹诀:夫小儿三岁以前,若有患,须看虎口脉,次指表节为命关,次气关,次风关。"[21]556

《古今医鉴·幼科》:"假如小儿三岁以下,有病须男左女右手,虎口三关,从第二指侧看,第一节名风关,第二节名气关,第三节名命关,辨其纹色,紫者属热,红者伤寒,青者惊风,白者疳病,黑着中恶,黄者脾之困也。若见于风关为轻,气关为重,过于命关则难治矣。"[22]379

《普济方·婴孩》:"凡看小儿初生至半晬之间。有病即与看额前。眉上发际下。以名中食三指。轻手满曲按之。儿头在左举右手。在右举左手。食指为上。中指为中。名指为下。若三指俱热。感受寒邪。鼻塞气粗。三指俱冷。脏寒吐泻。若食中热。上热下冷。若名中指热。夹惊之候。若食指热。胸堂不宽。若名指热。乳食不和。五指梢冷。主惊。中指热伤寒。中指独冷主痘。分男左女右看之。半晬以上。方可看虎口。周晬以上看虎口。兼一指脉。若五百七十四日。变蒸满足。只与看一指脉。以食指衮转。分取三部。此三部非寸关尺也。看面气色为一部。虎口纹脉二部。寸口一指脉三部。五脉者上按额前。下诊大冲。并前三部。谓之五脉。凡儿有患。不属恶候。即不可与诊大冲之脉。其脉定生死之要会也。其证危恶。故当诊之。"[24]14,15

《医方集宜》卷八:"虎口乱纹多,须知气不和。色青惊积聚,下乱泻如何。青黑慢惊发,入掌内吊多。三关急通过,此候必沉疴。"[25]225

《婴童类萃·看三关证经诀》:"小儿三岁以前,若有疾病,须看虎口三关脉纹,次辩何样以知病源,再看五色,以知深浅吉凶。红黄病浅,青紫病深,黑至重。男左女右察之。"[26]19

《万育仙书》上卷:"小儿血气未定,呼吸难数,无由以辨寸关尺脉之浮沉。必于男左女右,虎口三关所现之脉,辨其形色,方知病之的实。夫三关者,食指三节也……脉纹有黄、红、紫、青、黑五色。黄红有色无形,即安宁也。有形,即病,由其病甚,色能加变。黄甚作红,红甚作赤,赤甚作紫,紫甚作青,青甚作黑,黑甚则不治。大凡淡红者风热轻,赤色则风热盛矣。紫者惊热,青者惊积,青赤相半,惊风热积俱有矣。此急惊风,易治。若青而紫,伸缩去来,则成慢惊风矣。至于紫如红线,或黑丝隐隐相杂,似出不出,则成慢脾风矣。凡文势湾向里者顺,向外者逆。"[11]62,63

《四诊抉微·儿科望诊》:"审虎口三关法:小儿三岁以下有病,需看男左女右手虎口三关。从第二侧指看,第一节名风关,第二节名气关,第三节名命关。辨其纹色:紫色属热,红色属寒,青色惊风,白色疳病,黑色中恶,黄色脾之困也。若现于风关为轻,气关为重,过于命关则难治矣。三关脉纹主病歌:紫热红伤寒,青惊白是疳,黑时因中恶,黄即困脾端。又青色大小曲,人惊并四足。赤色大小曲,水火飞禽扑。紫色大小曲,伤米曲鱼肉。黑色大小曲,脾风微做搐。"[12]51,52"小儿三岁以下有病,须看男左女右手虎口三关。"[12]54

《医宗金鉴·幼科杂病心法要诀》:"初生小儿诊虎口,男从左手女右看,次指三节风气命,脉纹形色隐隐安。形见色变知有病,紫属内热红伤寒,黄主脾病黑中恶,青主惊风白是疳。风关病轻气关重,命关若见病多难,大小曲紫伤滞热,曲青人惊走兽占,赤色水火飞禽扑,黄色雷惊黑阴痫,长珠伤食流珠热,去蛇吐泻来蛇疳。弓里感冒外痰热,左斜伤风右斜寒,针形枪形主痰热,射指射甲命难全,纹见乙字为抽搐,二曲如钩伤冷传,三曲如虫伤硬物,水纹咳嗽吐泻环,积滞曲虫惊鱼骨,形似乱虫有蛔缠,脉纹形色如参合,医者留神仔细观。"[13]460,461

《幼幼集成·指纹析义》:"指纹之法起于宋人钱仲阳,以食指分为三关:寅曰风关,卯曰气关,辰曰命关。其诀谓风轻、气重、命危,虽未必言其悉验,而其义可取。盖位则自下而上,邪则自浅而深,证则自轻而重,人皆可信。盖此指纹,即太渊脉之旁支也,则纹之变易,亦即太渊之变易,不必另立异说,眩人心目,但当以浮沉分表里,红紫辨寒热,淡滞定虚实,则用之不尽矣。"[14]6"既云黄即困脾端矣,是谓指纹黄色,脾土受伤,不足之证,又曰黄即是雷惊,似谓闻雷致惊,有余之候。假令小儿指纹见黄,不知此时应断为脾困乎?抑应断为雷惊乎?治之者,不知应治脾乎?应治其雷乎?或将合一为治乎?抑亦分析其方乎?"[14]7

《幼科推拿秘书·赋歌论诀秘旨》:"小儿三关食指,男左女右先详。初风中气命三关,风关惊起小恙,侵气病可进退。命关逆候多亡,生叉珠点透三关,蒿里歌声恸唱。三关筋色纯黑,死期不日可伤,弓反里外更难当,恶候筋纹此样。食指筋纹五色,红寒紫热须详,伤食青紫气虚烦,青黑逆多惆怅。小儿指纹青色,多因胎气不全,深青夜卧不安然,腹病微青必见,黑气盘肠内吊,牵抽发搐连绵,黄兼面白泻来缠,紫色伤

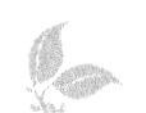

风不免，指筋若有红色，惊入脾窍分明，红微不痢腹中寒，吐泻脾虚食禁，三关深红筋见，身强发热常惊，纹弓余食膈中停，面黄脾经积病。三关纹生紫色。胎惊热毒熏蒸，惊时啼哭又呻吟，多因紫青筋甚，微紫筋因伤热，弓纹吐泻频频，紫青黑色常悬针，曲指风热为病，了悬针，主水泻，水川字，主痰涎轻症。”[27]10

《中医诊断学讲义》：“外络浮露于食指内侧面可见的，叫做指纹。小儿指纹诊法实践与唐代王超《水镜图诀》……小儿指纹分风、气、命三关……抱小儿向光，医师用左手撮小儿食指，以右手大拇指用力适中从命关向气关、风关直推，推数次，指纹愈推愈明显，便于观察。”[15]40,41

《中医药学名词》：“三岁以下小儿食指掌侧靠，拇指侧浅表络脉的形与色，贯彻小儿指纹的变化可用来替代诊寸口脉诊查小儿病情。”[16]64

《中医大辞典》：“小儿指纹，又名虎口纹、虎口三关脉纹。”[17]151

《中国医学百科全书·中医学》：“此外，唐代王超〈水镜图诀〉最早记述了小儿的指纹诊法，为后世儿科医家以‘虎口三关’脉纹形色辨别疾病的先声。”[18]17

《中国中医药学主题词表》：“指纹诊法系望小儿指纹，观察小儿食指掌侧前缘浅表络脉的形色变化来诊察病情的方法，适用于3岁以内的小儿。”[19]1295

参考文献

[1] 未著撰人.黄帝内经素问[M].南宁：广西科学技术出版社，2016：86，87.

[2] 未著撰人.灵枢[M].张新渝，马烈光主编，成都：四川科学技术出版社，2008：122，135.

[3] 未著撰人.难经[M].北京：科学技术文献出版社，1996：1.

[4] [晋]王叔和.脉经[M].北京：人民卫生出版社，1956：85.

[5] [唐]孙思邈.备急千金要方[M].北京：华夏出版社，2008：96.

[6] [宋]许叔微，普济本事方[M]，北京：中国中医药出版社，2007：169.

[7] [宋]刘昉.幼幼新书[M].北京：中医古籍出版社，1981：17-20.

[8] [元]曾世荣.活幼口议[M].北京：中医古籍出版社，1985：87-91.

[9] 陆拯.近代中医珍本集：儿科分册[M].杭州：浙江科学技术出版社，1993：410.

[10] [明]万全.片玉心书[M].武汉：湖北人民出版社，1981：16.

[11] [清]曹无极.万育仙书[M].北京：中医古籍出版社，1986：17，62，63.

[12] [清]林之瀚.四诊抉微[M].吴仕骥点校.天津：天津科学技术出版社，1993：51，52，54.

[13] [清]吴谦.医宗金鉴[M].沈阳：辽宁科学技术出版社，1997：460，461.

[14] [清]陈复正.幼幼集成[M].北京：人民卫生出版社，1988：6，7.

[15] 广州中医学院.中医诊断学讲义[M].上海：上海科学技术出版社，1964.40，41.

[16] 中医药学名词审定委员会.中医药学名词[M].北京：科学出版社，2005：64.

[17] 李经纬，余瀛鳌，蔡景峰，等.中医大辞典[M].北京：人民卫生出版社，2005：151.

[18] 《中医学》编辑委员会.中医学：上[M]//钱信忠.中国医学百科全书.上海：上海科学技术出版社，1997：17.

[19] 吴兰成.中国中医药学主题词表[M].北京：中医古籍出版社，2008：1295.

[20] [明]王肯堂，证治准绳[M]，北京：中国中医药出版社，1997：1318，1319.

[21] [明]董宿，奇效良方[M]，北京：中国中医药出版社，1995：556.

[22] [明]龚信纂辑，龚廷贤续编，王肯堂订补.古今医鉴[M].北京：商务印书社，1959：379.

[23] [元]滑寿.诊家枢要[M].上海：上海卫生出版社，1958：29.

[24] [明]朱橚.普济方[M].北京：人民卫生出版社，1982：14，15.

[25] [明]丁凤.医方集宜[M].上海：上海科学技术出版社，1988：225.

[26] [明]王大伦.婴童类萃[M].北京：人民卫生出版社，1983：19.

[27] [清]骆如龙.幼科推拿秘书[M].上海：上海卫生出版社，1957：10.

（申　力）

2 • 008

卫气营血辨证

wèi qì yíng xuè biàn zhèng

一、规范名

【汉文名】卫气营血辨证。

【英文名】syndrome differentiation of weifen, qifen, yingfen, and xuefen。

【注释】以外感温热病发展过程中卫分、气分、营分、血分四类不同病理阶段的理论，说明病位深浅、病情轻重和传变规律的辨证方法。

二、定名依据

卫气营血的概念源于《内经》《难经》。"卫气营血辨证"为清代医家叶天士所创，用以说明外感温热病的病位浅深、病性轻重及传变规律，并指导临床治疗。卫、气、营、血是构成人体的重要精微物质，在维持人体正常生理和抗御病邪侵袭上，起着重要的作用，在人体内遵循一定的规律运行，卫在脉外，行于阴二十五度，行于阳二十五度，营在脉中，注于肺脉而化以为血。虽然卫气、营气、血在人体内有不同的分布，但彼此间又有密切的联系，当其中一方受到外邪的影响而产生变化，人的身体也会相应发生变化，并有明显的表现。医家通过对这些现象进行观察总结，逐渐形成了理论，并以此阐述疾病的病因病机、病位浅深等，为卫气营血理论用于外感温热病的辨证治疗之基础，后世随着温病学理论的发展其与三焦辨证构成温病学重要的辨证体系。

汉代张仲景在《伤寒论》中即以卫气营血阐述外感病证的发病机理。隋代巢元方在《诸病源候论》中分析了多种外感疾病中出现衄血、吐血的病因病机。唐代孙思邈在《备急千金要方》中对外感疾病中汗与营卫的关系进行了阐述。元代罗天益在《卫生宝鉴》中使用不同的方剂治疗气分热、血分热。明代张景岳在《类经》中详细阐述了卫、气、营、血四者的关系。吴有性在《温疫论》中提出温病"气分""血分"的病理概念，营卫的病理变化。清代张璐在《张氏医通》中论述了外感病的不同表现与卫、气、营、血间的关系。

随着温病学理论的发展，清代叶天士在其著作《温热论》中谈到温热病的传变规律是病邪由卫分传入气分，由气分传入营分，由营分传入血分，但这种传变规律也不是一定的，故有"温邪上受，首先犯肺，逆传心包"，即是卫分病不经气分阶段，而直接传入营血，并以此概括温病的证候类型，进行定位、诊断和治疗。自此"卫气营血辨证"理论在温病学方面得到系统的应用。

现代可查到文献中，1965 年出版的《祖国医学知识》出现了完整的"卫气营血辨证"一词，认为其是温病的证候分类方法。全国科学技术名词审定委员会审定公布的《中医药学名词》和大部分中医诊断学教材，如高等医药院校教材《中医诊断学》(邓铁涛)、普通高等教育"十五"国家级规划教材/新世纪全国高等中医药院校七年制规划教材《中医诊断学》(王忆勤)等，以及《中医大辞典》《中国医学百科全书 • 中医学》《中医药常用名词术语辞典》均以"卫气营血辨证"作为规范名。已经广泛应用于中医药学文献的标引和检索的《中国中医药学主题词表》也以"卫气营血辨证"作为正式主题词。说明"卫气营血辨证"作为中医辨证的规范名已成为共识。

三、同义词

【曾称】"营卫气血辨证"(《中医诊断学》)。

四、源流考释

《内经》有关卫、气、营、血生理及病理的论述，为“卫气营血辨证”的产生奠定了理论基础。如《灵枢经·营卫生会》指出：“清者为营，浊者为卫，营在脉中，卫在脉外，营周不休，五十而复大会。”“营出于中焦，卫出于上焦。”“中焦亦并胃中，出上焦之后，此所受气者，泌糟粕，蒸津液，化其精微，上注于肺脉乃化而为血，以奉生身，莫贵于此，故独得行于经隧，命曰营气。”“营卫者精气也，血者神气也，故血之与气，异名同类焉。”[1]53-55 又如《灵枢经·本脏》言：“卫气者，所以温分肉，充皮肤，肥腠理，司开阖者也。”[1]96《灵枢经·邪客》云：“营气者，泌其津液，注之于脉，化以为血。”“卫气者，出其悍气之慓疾，而先行于四末分肉皮肤之间，而不休者也。”[1]135《黄帝内经素问·五脏生成》则指出“诸血者皆属于心，诸气者皆属于肺”[2]21，指出了气血与心肺间的联系。《黄帝内经素问·痹论》曰：“荣者，水谷之精气也，和调于五脏，洒陈于六腑，乃能入于脉也……卫者，水谷之悍气也，其气慓疾滑利，不能入于脉也……逆其气则病，从其气则愈。不与风寒湿气合，故不为痹”[2]86，论述了荣卫之气与痹证发生间的联系。

《难经》中更详细地论述了卫气营血与心肺的联系，为温病“首先犯肺，逆传心包”的理论依据。《难经校注·三十二难》中言：“心者血，肺者气，血为荣，气为卫，相随上下，谓之荣卫。”[3]61 认为卫气统于肺，营血统于心，将卫气营血，列属于心肺。

张仲景在临床实践中将卫气营血的病理变化应用于疾病的诊断治疗中。《伤寒论·辨太阳病脉证并治》云：“病常自汗出者，此为荣气和，荣气和者，外不谐，以卫气不共荣气谐和故尔。以荣行脉中，卫行脉外。复发其汗，荣卫和则愈。”“病人脏无他病，时发热，自汗出，而不愈者，此卫气不和也。”[4]39“太阳病，发热汗出者，此为荣弱卫强。”[4]46《金匮要略方论·肺痿肺痈咳嗽上气病脉证治》中指出肺痈“寸口脉微而数，微则为风，数则为热……风中于卫，呼气不入；热过于荣，吸而不出”[5]25。《金匮要略方论·水气病脉证并治》中指出：“经为血，血不利则为水，名曰血分。”“少阴脉沉而滑，沉则为在里，滑则为实，沉滑相搏，血结胞门，其藏不泻，经络不通，名曰血分。”“经水前断，后病水，名曰血分，此病难治。”[5]54“阴阳相得，其气乃行，大气一转，其气乃散；实则失气，虚则遗尿，名曰气分。”[5]57 从中我们可以看出卫气营血辨证的雏形。

隋代巢元方在《诸病源候论》中分析了伤寒、时气、热病、温病等多种外感疾病中出现衄血、吐血的病因病机，可见巢氏认为外感疾病初期应用汗法治疗，并认为治疗不及时而使“热毒”深入于心肺是导致出血的原因。如《诸病源候论·伤寒病诸候》：“伤寒病血衄者，此由五脏热结所为也。心主于血，肝藏于血，热邪伤于心肝，故衄血也。衄者，鼻血出也。肺主于气，而开窍于鼻，血随气行，所以从鼻出。”“热初在表，应发汗而汗不发，致使热毒入深，结于五脏，内有瘀积，故吐血。”[6]275,276《诸病源候论·时气病诸候》：“时气衄血者，五脏热结所为。心主于血，邪热中于手少阴之经，客于足阳明之络，故衄血也。衄者，血从鼻出也。”“不发其汗，热毒入深，结在五脏，内有瘀血积，故令吐血也。”[6]313,314 以及《诸病源候论·热病诸候》中热病衄血：“心脏伤热所为也。心主血，肺主气，开窍于鼻，邪热与血气并，故衄也。衄者，血从鼻。”[6]339《诸病源候论·温病诸候》中温病衄血：“由五脏热结所为。心主血，肺主气，而开窍于鼻，邪热伤于心，故衄。衄者，血从鼻出。”吐血：“热初在表，应发汗而不发，致热毒入深，结于五脏，内有瘀血积，故吐血也。”[6]351,352 并论述了因荣卫虚，感热邪后治疗失当导致虚羸的病机，如《诸病源候论·时气病诸候》：“夫人荣卫先虚，复为邪热所中，发汗、吐、下之后，经络损伤，阴阳竭绝，虚邪始散，真气尚少，五脏犹虚，谷神未复，无津液以荣养，故虚羸而生众病焉。”[6]323

唐代孙思邈在《备急千金要方》中论述了营卫的相关概念，并对外感疾病中汗与营卫的关系进行阐述。如《千金方·三焦脉论》言:"上中下三焦同号为孤腑,而荣出中焦,卫出上焦。荣者,络脉之气道也;卫者,经脉之气道也。"[7]286《千金方·三焦虚实》又曰:"夫上焦如雾……常与荣卫俱行于阳二十五度,行于阴二十五度,为一周,日夜五十周身,周而复始,大会于手太阴也。主乎少阳心肺之病,内而不出,人有热,则饮食下胃,其气未定,汗则出,或出于面,或出于背,身中皆热。""中焦如沤……此受气者,主化水谷之味,秘糟粕,蒸津液,化为精微,上注于肺脉,乃化而为血,奉以生身,莫贵乎此,故独行于经隧,名曰营气。""夫血与气异形而同类,卫气是精,血气是神,故血与气异名同类焉。"[7]286,287《千金方·伤寒方》指出:"夫伤寒病者,起自风寒入于腠理,与精气分争,荣卫否隔,周行不通。病一日至二日,气在孔窍、皮肤之间,故病者头痛恶寒,腰背强重,此邪气在表,发汗则愈。"[7]138而其记载的治疗温病阴阳毒之方,多重用石膏,并配以生地、玄参、大青叶、栀子、升麻、羚羊角、芒硝等,共奏清热解毒之功,为后世的温病学家运用清热解毒的治法打下了基础;又记载了治疗伤寒及温病,内蓄血或内余瘀血者用犀角地黄汤,后为叶天士所用治疗热入营血之证。

宋代庞安时在《伤寒总病论》中已经认识到伤寒与温病的区别,在治疗时不能一概而论。《伤寒总病论》卷六言:"四种温病……鲜有明然详辨者,故医家一例作伤寒行汗下……温病若作伤寒行汗下必死。"[8]132 元代罗天益在《卫生宝鉴·泻热门》中使用柴胡饮子、白虎汤治疗气分热,用桃仁承气汤、清凉四顺饮子治疗血分热,"气分热……柴胡饮子……解一切肌骨蒸热,积热作发,或寒热往来……白虎汤……治伤寒大汗出后,表证已解""血分热……桃仁承气汤……治热结膀胱。其人如狂,热在下焦,与血相搏,血下则热随出而愈……清凉四顺饮子……治一切丹毒,积热壅滞,咽喉肿痛"[9]50,51。说明气分证、血分证等概念的雏形已经产生了,并有相应的治疗方剂。

明清时期,随着温病学理论的发展,卫分证、气分证、营分证及血分证的临床表现及相应药物的应用、代表方剂得到系统的总结,应用卫气营血理论阐述外感温热病的病机、病性及传变规律形成了较完备的体系。卫气营血辨证得以确立,并广泛应用于临床对外感温热病的辨证治疗中。

明代张景岳在《类经》中详细阐述了卫、气、营、血四者的关系。如《类经》卷七言:"盖营气者,犹原泉之混混,循行地中,周流不息者也,故曰营行脉中。卫气者,犹雨雾之郁蒸,透彻上下,遍及万物者也,故曰卫行脉外。"[10]224,225《类经》卷八指出:"营属阴而主里,卫属阳而主表,故营行脉中,卫行脉外。"[10]266"卫主气而在外……营主血而在内。"[10]268 这些充分说明,营卫两者的关系,是营在内,卫在外;气血两者的关系,是气为卫外,血在脉中。卫和气同类,其作用在人体的浅层,营和血同类,其作用在人体的深层。吴有性《温疫论》中提出温病"气分""血分"的病理概念,营卫的病理变化,邪在气分、血分的论述,为叶天士创立卫气营血辨证有一定的启发性。如《温疫论·发斑战汗合论》曰:"凡疫邪留于气分,解以战汗;留于血分,解以发斑……气属阳而轻清,血属阴而重浊。是以邪在气分则易疏透,邪在血分恒多胶滞……所以从战汗者可使顿解,从发斑者当图渐愈。"[11]24《温疫论·辨明伤寒时疫》曰:"时疫之邪,始则匿于膜原,根深蒂固,发时与营卫交并,客邪经由之处,营卫未有不被其所伤者。"[11]23《温疫论·妄投寒凉药论》曰:"疫邪结于膜原,与卫气并固而昼夜发热。"[11]40 张璐在伤寒"阴阳传中"中论述了外感病的不同表现与卫、气、营、血间的关系。如《张氏医通》卷二:"有病发热头痛,自汗,脉浮缓者,风伤卫证也。以风为阳邪,故只伤于卫分……如见恶寒发热头疼,骨节痛,无汗而喘,脉浮紧者,寒伤营证也。以寒为阴邪,故直伤于营分。""盖寒伤营,营属血,而硬痛者为结胸;风伤卫,卫属气,而不痛者为

痞满。"[12]10,11

清代,叶天士根据自己的诊疗经验,将外感温热病的发病过程概括为卫、气、营、血四个阶段,创立了卫气营血的辨证方法。温病初起,"温邪上受,首先犯肺",表证不解又有"逆传入营"而见"心神不安,夜甚无寐,或斑点隐隐",或"流连气分"等变化。总结出在卫分气分证之后,可发展为营分血分诸证,将温病学的理论形成系统,其指出"大凡看法:卫之后方言气,营之后方言血。在卫汗之可也;到气才宜清气;乍入营分,犹可透热,仍转气分而解,如犀角、元参、羚羊等物是也;至入于血,则恐耗血动血,直须凉血散血,如生地、丹皮、阿胶、赤芍等物是也。"[13]16,17 后被总结为"在卫汗之可也""到气才可清气""入营犹可透热转气""入血直须凉血散血"的治疗原则,奠定了温病的治疗大法。卫气营血的辨证方法也被后世医家所沿袭应用,随着温病学的完善,卫气营血辨证也逐渐成熟。

现代有关著作多以"卫气营血辨证"作为规范名,指将外感温病由浅入深或由轻而重的病理过程分为卫分、气分、营分、血分四个阶段,用以说明病位浅深、病性轻重及传变规律,并指导临床治疗,与三焦辨证构成温病学重要的辨证体系。1958 年出版的《中医诊断学》中列有温病营卫气血辨证简表,曾称其为营卫气血辨证,书中认为"营卫气血之说,导源于内经,而随着后世伤寒、温病学说的发展,得到更多的阐发,因而在诊断上,也以此作为区别疾病浅深轻重的一种分证方法"[14]11。1965 年出版的《祖国医学知识》则使用了"卫气营血辨证"一词,认为"卫气营血的辨证是温病的证候分类方法。可以说是表示病变深浅的四个不同层次"[15]34。之后《中医药学名词》[16]82(全国科学技术名词审定委员会)和大部分中医诊断学教材,如高等医药院校教材《中医诊断学》[17]137(邓铁涛)、普通高等教育"十五"国家级规划教材/新世纪全国高等中医药院校七年制规划教材《中医诊断学》[18]189(王忆勤)等,以及《中医大辞典》[19]138《中国医学百科全书·中医学》[20]653《中医药常用名词术语辞典》[21]27 均以"卫气营血辨证"作为规范名。而广泛应用于中医药学文献标引和检索的《中国中医药学主题词表》[22]921 也以"卫气营血辨证"作为正式主题词。

综上,卫气营血的概念起源于《内经》,因其变化与疾病的发生发展间有密切联系,故被用来阐述疾病的病因病机、病位浅深等,后世随着温病学理论的发展,卫气营血的相关理论也被用于温病的临床诊疗中,使"卫气营血辨证"成为温病学重要的辨证方法之一。

五、文献辑录

《灵枢经·营卫生会》:"清者为营,浊者为卫,营在脉中,卫在脉外,营周不休,五十而复大会。卫气行于阴二十五度,行于阳二十五度,分为昼夜,故气至阳而起,至阴而止。"[1]53,54"营出于中焦,卫出于上焦。"[1]54"中焦亦并胃中,出上焦之后,此所受气者,泌糟粕,蒸津液,化其精微,上注于肺脉乃化而为血,以奉生身,莫贵于此,故独得行于经隧,命曰营气。"[1]54,55"营卫者精气也,血者神气也,故血之与气,异名同类焉。"[1]55

"本脏":"卫气者,所以温分肉,充皮肤,肥腠理,司开阖者也。"[1]96

"邪客":"营气者,泌其津液,注之于脉,化以为血。"[1]135"卫气者,出其悍气之慓疾,而先行于四末分肉皮肤之间,而不休者也。"[1]135

《黄帝内经素问·五脏生成》:"诸血者皆属于心,诸气者皆属于肺。"[2]21

"痹论":"荣者,水谷之精气也,和调于五脏,洒陈于六腑,乃能入于脉也……卫者,水谷之悍气也,其气慓疾滑利,不能入于脉也……逆其气则病,从其气则愈。不与风寒湿气合,故不为痹。"[2]86

《难经·三十二难》:"心者血,肺者气,血为荣,气为卫,相随上下,谓之荣卫。"[3]61

《伤寒论·辨太阳病脉证并治中》:"病常自

汗出者，此为荣气和，荣气和者，外不谐，以卫气不共荣气谐和故尔。以荣行脉中，卫行脉外。复发其汗，荣卫和则愈。”[4]39“病人脏无他病，时发热，自汗出，而不愈者，此卫气不和也。”[4]39“太阳病，发热汗出者，此为荣弱卫强。”[4]46

《金匮要略·肺痿肺痈咳嗽上气病脉证治》：“寸口脉微而数，微则为风，数则为热……风中于卫，呼气不入；热过于荣，吸而不出。”[5]25

“水气病脉证并治”：“经为血，血不利则为水，名曰血分。”[5]54“少阴脉沉而滑，沉则为在里，滑则为实，沉滑相搏，血结胞门，其藏不泻，经络不通，名曰血分。”[5]54“经水前断，后病水，名曰血分，此病难治。”[5]54“阴阳相得，其气乃行，大气一转，其气乃散；实则失气，虚则遗尿，名曰气分。”[5]57

《诸病源候论·伤寒病诸候》：“伤寒病血衄者，此由五脏热结所为也。心主于血，肝藏于血，热邪伤于心肝，故衄血也。衄者，鼻血出也。肺主于气，而开窍于鼻，血随气行，所以从鼻出。”[6]275“热初在表，应发汗而汗不发，致使热毒入深，结于五脏，内有瘀积，故吐血。”[6]276

“时气病诸候”：“时气衄血者，五脏热结所为。心主于血，邪热中于手少阴之经，客于足阳明之络，故衄血也。衄者，血从鼻出也。”[6]313“不发其汗，热毒入深，结在五脏，内有瘀血积，故令吐血也。”[6]314“夫人荣卫先虚，复为邪热所中，发汗、吐、下之后，经络损伤，阴阳竭绝，虚邪始散，真气尚少，五脏犹虚，谷神未复，无津液以荣养，故虚羸而生众病焉。”[6]323

“热病诸候”：“心脏伤热所为也。心主血，肺主气，开窍于鼻，邪热与血气并，故衄也。衄者，血从鼻。”[6]339

“温病诸候”：“由五脏热结所为。心主血，肺主气，而开窍于鼻，邪热伤于心，故衄。衄者，血从鼻出。”[6]351“热初在表，应发汗而不发，致热毒入深，结于五脏，内有瘀血积，故吐血也。”[6]352

《千金方·伤寒方》：“夫伤寒病者，起自风寒入于腠理，与精气分争，荣卫否隔，周行不通。病一日至二日，气在孔窍、皮肤之间，故病者头痛恶寒，腰背强重，此邪气在表，发汗则愈。”[7]138

“三焦脉论”：“上中下三焦同号为孤腑，而荣出中焦，卫出上焦。荣者，络脉之气道也；卫者，经脉之气道也。”[7]286

“三焦虚实”：“夫上焦如雾……常与荣卫俱行于阳二十五度，行于阴二十五度，为一周，日夜五十周身，周而复始，大会于手太阴也。主乎少阳心肺之病，内而不出，人有热，则饮食下胃，其气未定，汗则出，或出于面，或出于背，身中皆热。”[7]286“中焦如沤……此受气者，主化水谷之味，秘糟粕，蒸津液，化为精微，上注于肺脉，乃化而为血，奉以生身，莫贵乎此，故独行于经隧，名曰营气。”[7]287“夫血与气异形而同类，卫气是精，血气是神，故血与气异名同类焉。”[7]287

《伤寒总病论》卷六：“四种温病……鲜有明然详辨者，故医家一例作伤寒行汗下……温病若作伤寒行汗下必死。”[8]132

《卫生宝鉴·泻热门》：“气分热……柴胡饮子……解一切肌骨蒸热，积热作发，或寒热往来……白虎汤……治伤寒大汗出后，表证已解。”“血分热……桃仁承气汤……治热结膀胱。其人如狂，热在下焦，与血相搏，血下则热随出而愈……清凉四顺饮子……治一切丹毒，积热壅滞，咽喉肿痛。”[9]50,51

《类经》卷七：“盖营气者，犹原泉之混混，循行地中，周流不息者也，故曰营行脉中。卫气者，犹雨雾之郁蒸，透彻上下，遍及万物者也，故曰卫行脉外。”[10]224,225

卷八：“营属阴而主里，卫属阳而主表，故营行脉中，卫行脉外。”[10]266“卫主气而在外……营主血而在内。”[10]268

《温疫论·发斑战汗合论》：“凡疫邪留于气分，解以战汗；留于血分，解以发斑……气属阳而轻清，血属阴而重浊。是以邪在气分则易疏透，邪在血分恒多胶滞……所以从战汗者可使顿解，从发斑者当图渐愈。”[11]24

“辨明伤寒时疫”:“时疫之邪,始则匿于膜原,根深蒂固,发时与营卫交并,客邪经由之处,营卫未有不被其所伤者。”[11]23

“妄投寒凉药论”:“疫邪结于膜原,与卫气并固而昼夜发热。”[11]40

《张氏医通》卷二:“有病发热头痛,自汗,脉浮缓者,风伤卫证也。以风为阳邪,故只伤于卫分……如见恶寒发热头疼,骨节痛,无汗而喘,脉浮紧者,寒伤营证也。以寒为阴邪,故直伤于营分。”[12]10“盖寒伤营,营属血,而硬痛者为结胸;风伤卫,卫属气,而不痛者为痞满。”[12]11

《温热论》:“温邪上受,首先犯肺,逆传心包。”[13]15“大凡看法:卫之后方言气,营之后方言血。在卫汗之可也;到气才宜清气;乍入营分,犹可透热,仍转气分而解,如犀角、元参、羚羊等物是也;至入于血,则恐耗血动血,直须凉血散血,如生地、丹皮、阿胶、赤芍等物是也。”[13]16,17

《中医诊断学》:“营卫气血之说,导源于内经,而随着后世伤寒、温病学说的发展,得到更多的阐发,因而在诊断上,也以此作为区别疾病浅深轻重的一种分证方法。”[14]11

《祖国医学知识》:“卫气营血的辨证是温病的证候分类方法。可以说是表示病变深浅的四个不同层次。”[15]34

《中医诊断学》:“卫气营血辨证,是清代叶天士运用于外感温热病的一种辨证方法……卫、气、营、血,即卫分证、气分证、营分证、血分证这四类不同证候……卫气营血辨证,既是对温热病四类不同证候的概括,又表示着温热病病变发展过程中浅深轻重各异的四个阶段……温热病邪由卫入气,由气入营,由营入血,病邪步步深入,病情逐渐加重。就其病变部位来说,卫分证主表,病在肺与皮毛;气分证主里,病在胸膈、肺、胃、肠、胆等脏腑;营分证是邪热入于心营,病在心与包络;血分证则热已深入肝肾,重在动血、耗血。”[17]137

《中国医学百科全书·中医学》:“卫气营血辨证……清代叶天士所倡导的,用于外感温热病的一种辨证方法称为卫气营血辨证。它是在伤寒六经辨证的基础上发展起来的,又补充了六经辨证的不足,从而丰富了中医辨治外感病的内容。”[20]653

《中医药常用名词术语辞典》:“卫气营血辨证。出《温热经纬·叶香岩外感温热篇》。为清代叶天士所创立,他将外感温热病发展过程中的不同病理阶段,分为卫分证、气分证、营分证、血分证四类,以说明病位的深浅、病情的轻重和传变的规律,并依此辨证论治。”[21]27

《中医诊断学》:“卫气营血辨证,是清代叶天士论治外感温热病所创立的一种辨证方法。它是在仲景六经辨证基础上根据《内经》卫气营血方面的论述,结合自己的实践体会发展起来的,对温病的病理变化及其证候类型作了理论性的概括,从而丰富了外感病辨证的内容。卫气营血辨证将外感温热病发展过程中所反映的不同病理阶段,分为卫分证、气分证、营分证、血分证四类,用以说明病位的浅深、病情的轻重和传变的规律,并指导临床治疗。”[18]189

《中医大辞典》:“卫气营血辨证,清代叶天士所创的温病辨证方法。即将外感温病由浅入深或由轻而重的病理过程分为卫分、气分、营分、血分四个阶段,各有其相应的证候特点。卫分为表证阶段,应鉴别不同的病因;气分为热盛阶段,应区别热邪是否结聚,如属湿热,则应区分热和湿的轻重;病邪深陷营、血分为伤阴引致内闭或出血的阶段,并须明辨心、肝、肾等脏的病变。由此从病因、阶段、部位、传变及病变程度确立温病辨证的内容。”[19]138

《中医药学名词》:“以外感温热病发展过程中卫分、气分、营分、血分四类不同病理阶段的理论,说明病位深浅、病情轻重和传变规律的辨证方法。”[16]82

《中国中医药学主题词表》:“卫气营血辨证属辨证;具体疾病的辨证用本词加专指疾病词组配/诊断。”[22]921

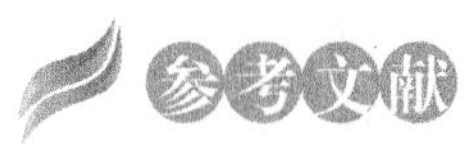

参考文献

[1] 未著撰人. 灵枢经[M]. 田代华,刘更生整理. 北京：人民卫生出版社,2005：53-55,96,135.
[2] 未著撰人. 黄帝内经素问[M]. 田代华整理. 北京：人民卫生出版社,2005：21,86.
[3] 凌耀星. 难经校注[M]. 北京：人民卫生出版社,1991：61.
[4] [汉] 张仲景. [晋] 王叔和撰次. 伤寒论[M]. 钱超尘,郝万山整理. 北京：人民卫生出版社,2005：39,46.
[5] [汉] 张仲景. 金匮要略[M]. 何任,何若苹整理. 北京：人民卫生出版社,2005：25,54,57.
[6] [隋] 巢元方. 诸病源候论校释：上[M]. 南京中医学院校释. 北京：人民卫生出版社,1982：275,276,313,314,323,339,351,352.
[7] [唐] 孙思邈. 千金方[M]. 北京：华夏出版社,1993：138,286,287.
[8] [宋] 庞安时. 伤寒总病论[M]. 北京：人民卫生出版社,2007：132.
[9] [元] 罗天益. 卫生宝鉴[M]. 北京：中国医药科技出版社,2011：50,51.
[10] [明] 张介宾. 类经[M]. 北京：人民卫生出版社,1965：224,225,266,268.
[11] [明] 吴有性. 温疫论[M]. 北京：人民卫生出版社,1990：23,24,40.
[12] [清] 张璐. 张氏医通[M]. 李静芳,建一校注. 北京：中国中医药出版社,1995：10,11.
[13] [清] 叶桂. 温热论[M]. 北京：人民卫生出版社,2007：15-17.
[14] 江苏省中医学校诊断教研组. 中医诊断学[M]. 上海：上海卫生出版社,1958：11.
[15] 上海第一医学院医学卫生普及全书编辑委员会. 祖国医学知识[M]. 上海：上海科学技术出版社,1965：34.
[16] 中医药学名词审定委员会. 中医药学名词[M]. 北京：科学出版社,2005：82.
[17] 邓铁涛. 中医诊断学[M]. 上海：上海科学技术出版社,1984：137.
[18] 王忆勤. 中医诊断学[M]. 北京：中国中医药出版社,2004：189.
[19] 李经纬,余瀛鳌,蔡景峰,等. 中医大辞典[M]. 北京：人民卫生出版社,2004：138.
[20] 《中医学》编辑委员会. 中医学：上[M]//钱信忠. 中国医学百科全书. 上海：上海科学技术出版社,1997：653.
[21] 李振吉. 中医药常用名词术语辞典[M]. 北京：中国中医药出版社,2001：27.
[22] 吴兰成. 中国中医药学主题词表[M]. 北京：中医古籍出版社,2008：921.

（郎　朗）

2·009

太息

tài xī

一、规范名

【汉文名】太息。

【英文名】sighing。

【注释】又称“叹气”。呼气为主的深呼吸,出声长叹的表现。

二、定名依据

“太息”一词,本为古人抒发情感,表达情绪的书面用语,与“叹气”“叹息”同义,如《庄子·秋水》中所云“公子牟隐机太息,仰天而笑。”而作为医学术语,则最早见《黄帝内经素问》中,其有两层含义,一为正常的生理现象,指的是呼气为主的深呼吸。二为一种病理状态,即为叹气。后世医家在引用该词时,其基本含义并没有变化,但“太息”及“善太息”此症的病因病机、治法治则等有所拓展,如《金匮要略》《针灸甲乙经》《诸病源候论》《圣济总录》《证治准绳》《古今医统大全》等著作中均有记载。

至现代,各类普通高等教育中医药类国家级规划教材《中医诊断学》(邓铁涛)、《中医诊断学》(朱文锋)等以及辞书类著作《中医大辞典》

《中医药常用名词术语辞典》等均以"太息"作为规范名。说明"太息"作为中医的规范名已成为共识。

我国2005年出版的全国科学技术名词审定委员会审定公布的《中医药学名词》已以"太息"作为规范名。全国科学技术名词审定委员会是经国务院授权，代表国家审定、公布科技名词的权威性机构，经全国自然科学名词审定委员会审定公布的名词具有权威性和约束力，所以"太息"作为规范名也符合术语定名的协调一致原则。

三、同义词

【曾称】"叹息"(《针灸资生经》)。

四、源流考释

"太息"本意为叹息、叹气，原为古人抒发情感时所使用的书面用语，常出现在各类文学作品中。早在春秋战国时期庄子的著作中《庄子·秋水》即有"公子牟隐机太息，仰天而笑。"同时期的著名诗人屈原的代表作《离骚》中也有"长太息以掩涕兮，哀民生之多艰"的诗文。

《内经》引入"太息"来描述医学现象，自此，"太息"开始作为一个医学术语。《内经》中描述了"太息"的两种含义，一是描述正常的生理现象。《黄帝内经素问·平人气象论》中记载："人一呼脉再动，一吸脉亦再动，呼吸定息脉五动，闰以太息，命曰平人。平人者，不病也。"[1]33 这里描述的是正常人的呼吸状态。平人，没有生病的人，即正常人。正常人的呼吸中，一呼一吸称为一息，一息脉动四次，三息之后有一次深呼吸，脉五动。二是各种病证的伴随症状，出声长叹以减轻其经络壅闭之痛苦，当治其所患之疾病，痛苦减则太息止。如《黄帝内经素问·至真要大论》："病生胠胁，气归于左，善太息。"[1]182《灵枢经·邪气藏府病形》："胆病者，善太息，口苦，呕宿汁，心下澹澹，恐人将捕之，嗌中吩吩然，数唾。"[2]16 此外，《内经》中还对"太息"病因病机提出了两种看法，一为情志所致，气机滞而不畅。如《灵枢经·口问》中："黄帝曰：人之太息者，何气使然？岐伯曰：忧思则心系急，心系急则气道约，约则不利，故太息以伸出之。补手少阴、心主、足少阳，留之也。"[2]71 二则是由于肝、胆等脏器功能失调或底下导致气机不畅，引起"善太息"的症状。如《黄帝内经灵枢·四时气》："长太息，心中憺憺，恐人将捕之，邪在胆，逆在胃。"[2]56

至东汉时期，认为"太息"多伴随肝病出现，如张仲景《金匮要略》中提道："肝中寒者，两臂不举，舌本燥，喜太息。"[3]41 表明肝有寒则肝气郁结，失其条达疏泄之性，故善太息以舒畅郁滞。

晋代时期，出现了第一本针灸学专著《针灸甲乙经》，其中对使用针灸治疗"太息"做了详细的描述。"厥心痛，色苍苍如死状，终日不得太息者，肝心痛也，取行间、太冲"[4]315"胸满善太息(《千金》作胸膂急)，胸中膨膨然，丘墟主之"[4]321。

隋唐时期，在以往对"太息"的认识基础上，强调了情志与"太息"的关系。隋代《诸病源候论》[5]59,80 中仍是认为"太息"多出现在肝胆病症中，可用针灸治疗。唐代孙思邈的《备急千金要方》中，在列举了治疗太息的主要穴位[6]867，同时还提出"忧思"可导致"太息"，如"心脉沉之小而紧，浮之不喘，苦心下聚气而痛，食不下，喜咽唾，时手足热烦满，时忘不乐，喜太息，得之忧思。"[6]377 同时期的《华佗神方》中也提出"思虑太过"可以导致"太息"，言"若心下气坚不下，喜咽唾，手热烦满，多忘太息，此得之思虑太过"[7]11。

宋元时期，尤其是北宋统治者非常重视医学，建立了较为完善的医疗卫生机构，组织编纂本草及方书，大量校勘医籍，因此出现了大量的官修方书，如《圣济总录》，该书采辑了宋以前历代医籍并征集当时大量的民间验方和医家献方，在此书中"太息"作为一个伴随症状，出现在"肝痹[8]473，肝疟[8]721，脾疟[8]724，气虚[8]782，肝经不足[8]790，胆虚[8]801，肺虚[8]905，肝心痛[8]1024”等多种病症中。而将“太息”独立出来，专门加以论述，则是在宋代王执中所著的《针灸资生经》中，其第四卷中将“叹息（太息）”单独列为一章，描述了治疗太息的各种穴位[9]164。

明清时期一方面出现了很多对经典进行注释的医书，对《内经》中“太息”一词做了进一步的解释，例如，明代张景岳在其著作《类经》中对“闰以太息”解释道：“闰，余也，犹闰月之谓。言平人常息之外，间有一息甚长者，是谓闰以太息。”[10]53 意为：闰，就是余，与闰月的道理相同，这说的是平人、身心健康的人在正常呼吸之外，间或有一次呼吸特别长些，这就叫做“闰以太息”，将“太息”理解为深呼吸之意。一方面明清时期出现了很多大型综合性的医书，对各种病症分类讨论。“太息”或“善太息”（“善”即频繁经常之意）作为一个独立的病症出现，很多书籍中都对其单独立章讨论，但基本上都是沿用《内经》中对“太息”的认识，认为“善太息”是因为“燥邪伤胆”和情志所致，同时对其针灸治法，方剂等做了详细的描述，如《证治准绳》第五册“善太息”[11]167,168，《赤水玄珠》卷六“怔忡惊悸门”[12]257，《古今医统大全》卷二十四“善太息”[13]920，《医学纲目》卷十三“肝胆部”[14]405，《灵素节注类编》卷八“太息”[15]359，《医碥》卷四“杂症”[16]426 等。

总之，考“太息”一词，本为古人抒发情感，表达情绪的书面用语，与“叹息”同义。《内经》引入“太息”来描述深呼吸的生理现象和各类疾病的伴随症状，历代医家对其描述深呼吸的生理现象之意引申并不多，更多是对另一层含义，即作为各类疾病的伴随症状，进行了拓展和应用。至现代，中医的各类统编诊断学教材中沿用“太息”，将其各类疾病的伴随症状，如第二版《中医诊断学讲义》[17]51 中讲到“太息时发长吁短叹的声舌，常由情志抑郁，胸怀不舒所致”，第五版《中医诊断学》[18]44 中“太息为情志病之声。在情绪抑郁时，因胸闷不畅，引一声长吁或短叹后，则自觉舒适。多由心有不平或性有所逆，愁闷之时而发出，为肝气郁结之象。”此后的诊断学教材中，虽描述不尽相同，内容类似认为太息是由情志不遂，肝气郁结所致，而现代出版的辞典类书籍中仍是描述了“太息”的两种含义，如《中医大辞典》[19]214,215 和《中医药学名词》[20]68 等。

五、文献辑录

《灵枢经·邪气藏府病形》：“胆病者，善太息，口苦，呕宿汁，心下澹澹，恐人将捕之，嗌中吤吤然，数唾。”[2]16

“四时气”：“善呕，呕有苦，长太息，心中憺憺，恐人将捕之，邪在胆，逆在胃，胆液泄则口苦，胃气逆则呕苦，故曰呕胆。”[2]56

“口问”：“黄帝曰：人之太息者，何气使然？岐伯曰：忧思则心系急，心系急则气道约，约则不利，故太息以伸出之。补手少阴、心主、足少阳，留之也。”[2]71

《黄帝内经素问·平人气象论》：“黄帝问曰：平人何如？岐伯对曰：人一呼脉再动，一吸脉亦再动，呼吸定息脉五动，闰以太息，命曰平人。平人者，不病也。”[1]33

“至真要大论”：“阳明之复，清气大举，森木苍干，毛虫乃厉，病生胠胁，气归于左，善太息，甚则心痛否满，腹胀而泄，呕苦咳哕，烦心，病在膈中，头痛，甚则入肝，惊骇筋挛。太冲绝，死不治。”[1]182

《金匮要略》卷中：“五藏风寒积聚病脉证并治第十一，肝中寒者，两臂不举，舌本燥，喜太息，胸中痛，不得转侧，食则吐而汗出也。”[3]41

《针灸甲乙经》卷九：“厥心痛，色苍苍如死状，终日不得太息者，肝心痛也，取行间、太冲……胸满善太息（《千金》作胸背急），胸中膨膨然，丘墟主之。”[4]315,321

《诸病源候论》卷十一：“疟病诸候……足太阴疟，令人不乐，好太息，不嗜食，多寒热汗出，病至则善呕，呕已乃衰，即取之。肝疟，令人色苍苍然，太息，其状若死者，刺足厥阴见血。”[5]59

卷十五："五脏六腑病诸候……胆气不足，其气上溢而口苦，善太息，呕宿汁，心下澹澹，如人将捕之，嗌中介介，数唾，是为胆气之虚也，则宜补之。"[5]80

《备急千金要方》卷十三："心脏方心脏脉论第一，心脉沉之小而紧，浮之不喘，苦心下聚气而痛，食不下，喜咽唾，时手足热烦满，时忘不乐，喜太息，得之忧思……针灸，大敦主目不欲视，太息。鸠尾主心寒胀满，不得食，息贲唾血厥，心痛善哕，心疝太息。商丘，主心下有寒痛。又主脾虚，令人病不乐，好太息。少冲主太息烦满，少气主心痛数惊，心悲不乐。凡好太息，不嗜食，多寒热，汗出，病至则喜呕，呕已乃衰，即取公孙及井俞。中封主色苍苍然，太息振寒。"[6]377,867

《华佗神方》卷一："论心脏虚实寒热生死逆顺脉证之法 若心下气坚不下，喜咽唾，手热烦满，多忘太息，此得之思虑太过。"[7]11

《圣济总录》卷一十九："诸痹门肝痹……治肝痹两胁下满，筋急不得太息，疝瘕四逆，抢心腹痛，目不明。补肝汤方。"[8]473

卷三十六："足厥阴肝疟……论曰内经谓足厥阴肝疟，在经则令人腰痛少腹满，小便不利如癃状，非癃也，数便，意恐惧，气不足，腹中悒悒。在脏则令人色苍苍然太息……足太阴脾疟，脾经之疟，令人不乐，好太息，不嗜食，多寒热汗出，病至则呕，呕已乃寒，寒则腹中痛，热则肠中鸣，鸣已汗出，故谓足太阴疟，又名脾疟。"[8]721,724

卷四十一："气虚，则为血不足，故目昏两胁拘急筋挛，不得太息，爪甲枯，面青善悲恐，如人将捕之，皆肝虚之证也。[8]782

卷四十一：肝脏门肝着……治肝经不足，风寒乘之，气留胸中，筑塞不通，胁满筋急，不得太息。"[8]790

卷四十二："胆门胆虚……虚则生寒，寒则其病恐畏，不能独卧，口苦善太息，呕宿汁，心下淡淡，如人将捕之。治胆虚生寒，气溢胸膈，头眩口苦，常喜太息，多呕宿水。治足少阳经不足，目眩痿厥，口苦太息，呕水多唾。"[8]801

卷四十八："肺脏门肺虚……治肺气虚冷，胸中气微，不能太息，形体怯寒，鼻多清涕"[8]905

卷五十五："心痛门肝心痛……论曰肝心痛者，色苍苍如死灰状，不得太息是也，盖肝在色为苍，足厥阴之脉。贯膈布胁肋，今肝虚受邪，传为心痛，故色苍苍而不泽，拘挛不得太息也。治肝心痛，色苍苍不得太息，四肢厥逆。不得太息。治肝心痛、色苍苍然如死灰状，经时一太息。"[8]1024

《针灸资生经·第四》："叹息(太息)少冲、主太息烦满。少气悲惊。(千)行间、主不得太息。(见心痛。)凡好太息，不嗜食，多寒热，汗出，病至则喜呕，呕已乃衰，即取公孙及井俞。实则肠中切痛，厥，头面肿起，烦心，狂，多饮，不嗜卧；虚则鼓胀，腹中气满热痛，不嗜食，霍乱，公孙主之。商丘、(见肠鸣。)日月、治太息善悲。(铜见悲愁。)行间、治太息。(见口㖞。)丘虚、疗胸胁痛。善太息。胸满膨膨。(明下)"[9]164

《类经》卷五："脉色类，出气曰呼，入气曰吸，一呼一吸，总名一息。动，至也。再动，两至也。常人之脉，一呼两至，一吸亦两至。呼吸定息，谓一息既尽而换息未起之际也，脉又一至，故曰五动。闰，余也，犹闰月之谓。言平人常息之外，间有一息甚长者，是为闰以太息，而又不止五至也。此即平人不病之常度。然则总计定息、太息之数，大约一息脉当六至，故五十营篇曰：呼吸定息，脉行六寸。乃合一至一寸也。呼吸脉行丈尺，见经络类二十六。"[10]53

《证治准绳》第五册："运气善太息，皆属燥邪伤胆。经云：阳明在泉，燥淫所胜，病善太息。又云：阳明之胜，太息呕苦。又云：少阴司天，地乃燥清，凄怆数至，胁痛，善太息是也。《内经》灸刺善太息，皆取心胆二经。经云：黄帝曰人之太息者，何气使然？岐伯曰：思忧则心系急，心系急则气道约，约则不利，故太息以出之，补手少阴心主，足少阳留之也。又曰：胆病者，善太息，口苦，呕宿汁，视足少阳脉之陷下者灸之。又云：胆足少阳之脉，是动则病口苦，善太息，视盛、虚、实、

寒、热、陷下取之是也。”[11]167,168

《赤水玄珠》卷六:“善太息运气:善太息,皆属燥邪伤胆。经云:阳明在泉,燥淫所胜,病善太息。又云:阳明之胜,太息呕苦。又云:少阴司天,地乃燥,凄怆数至,胁痛善太息是也。《内经》善太息,皆取心胆二经。岐伯曰:思忧则心系急,心系急则气道约,约则不利,故太息以出之。又曰:胆病者善太息,口苦,呕宿汁,视足少阳脉之陷下者,灸之。”[12]257

《古今医统大全》卷二十四:“善太息(即长舒气而有声也。汉贾谊谓太息者是也,俗谓之叹息。)病机《内经》帝曰:人之太息者何气使然?岐伯曰:忧思则心系急,心系急则气道约,约则不利,故太息以伸出之,补手少阴、心主,足少阳留之也。又曰:胆病者善太息,口苦呕宿汁,视足少阳脉之陷下者灸之……《甲乙经》云:色苍苍然太息,如将死状,振寒溲白,大便难,中封主之。脾虚令人病寒,不乐好太息,商丘主之。凡好太息,不嗜多食,寒热汗出,病至则善呕,呕已乃衰,取公孙及井。实则肠中切痛厥,头面肿起,烦心狂饮,多不嗜卧;虚则胀,腹中气满,热痛不食霍乱,公孙主之。(本集)补心通气散治忧思郁结长太息。人参、石菖蒲、橘红、米曲、当归、姜栀子、茯苓(各一钱),甘草(五分),香附(八分),水盏半,姜三片,煎七分服。(和剂)温胆汤治惊想得之而太息者。(方见惊悸门。)”[13]920

《医学纲目》卷十三:“善太息,运气善太息皆属燥邪伤胆。经云:阳明在泉,燥淫所胜,病善太息。又云:阳明之胜,太息呕苦。又云:少阴司天,地乃燥,凄怆数至,胁痛善太息是也。”[14]405

《灵素节注类编》卷八:“太息……帝曰:人之太息者,何气使然?岐伯曰:忧思则心系急,心系急则气道约,约则不利,故太息以伸出之。补手少阴、心主、足少阳留之也。各脏皆有系通心,故各脏之气随心所使。心系急而气道约者,则中气郁而不舒,太息以伸之也。故宜补心经、心包、胆经之气,以和之也。”[15]359

《医碥》卷四:“杂症……太息《经》曰:忧思则心系急,急则气道约,(约,结而不行也。忧思郁结则气不行,志为气帅,自然而然,何必推说到心系急乎?此真形骸之论,后人之伪说耳。故太息以出之。舒之也。)气盛而郁则为怒,气不盛而郁则为太息。观《经》谓胆病者,(气不得升故为胆病。)善太息,口苦呕汁可知。太息之与怒,同属于郁矣。”[16]426

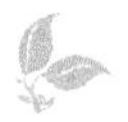

《中医诊断学讲义》:“太息时发长吁短叹的声舌,常由情志抑郁,胸怀不舒所致。”[17]51

《中医诊断学》:“太息为情志病之声。在情绪抑郁时,因胸闷不畅,引一声长吁或短叹后,则自觉舒适。多由心有不平或性有所逆,愁闷之时而发出,为肝气郁结之象。”[18]44

《中医大辞典》:“太息即叹气。以呼气为主的深呼吸。正常人的呼吸中,一呼一吸称为一息,一息脉动四次,三息之后有一次深呼吸,脉五动,脉诊上称为‘闰以太息’。病理情况下,若患者频频叹气,称为善太息,是一个症状,可由肝胆郁结,肺气不宣引起。”[19]214,215

《中医药学名词》:“又称‘叹气’。呼气为主的深呼吸、出声长叹的表现。”[20]68

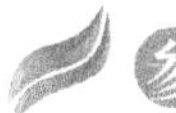

参考文献

[1] 未著撰人.黄帝内经素问[M].田代华整理.北京:人民卫生出版社,2005:33,182.

[2] 未著撰人.灵枢经[M].田代华整理.北京:人民卫生出版社,2005:16,56,71.

[3] [汉]张仲景.金匮要略[M].北京:人民卫生出版社,2005:41.

[4] [晋]皇甫谧.针灸甲乙经[M].上海:第二军医大学出版社,2008:315,321.

[5] [隋]巢元方.诸病源候论[M].黄作阵点校.沈阳:辽宁科学技术出版社,1997:59,80.

[6] [唐]孙思邈.备急千金要方[M].太原:山西科学技术出版社,2010:377,867.

[7] [汉]华佗.[唐]孙思邈编.华佗神方[M].中外出版社,1979:11.

[8] [宋]赵佶.圣济总录200卷[M].北京:人民卫生出版社,1962:473,721,724,782,790,801,905,1024.

[9] [宋]王执中,[元]杜思敬.针灸资生经[M].北京:人民卫生出版社,2007:164.

[10] [明] 张介宾. 类经[M]. 郭洪耀，吴少祯校注. 北京：中国中医药出版社，1997：53.

[11] [明] 王肯堂. 证治准绳[M]. 吴唯，刘敏，侯亚芬，等校注. 北京：中国中医药出版社，1997：167，168.

[12] [明] 孙一奎. 赤水玄珠全集[M]. 凌天翼点校. 北京：人民卫生出版社，1936：257.

[13] [明] 徐春甫. 古今医统大全[M]. 崔仲平，王耀廷主校. 北京：人民卫生出版社，1991：920.

[14] [明] 楼英. 医学纲目[M]. 北京：人民出版社，1987：405.

[15] [清] 章楠. 医门棒喝三集 灵素节注类编[M]. 方春阳，孙芝斋点校. 杭州：浙江科学技术出版社，1986：359.

[16] [清] 何梦瑶. 医碥[M]. 邓铁涛，刘纪莎点校. 北京：人民卫生出版社，1994：426.

[17] 广州中医学院，中医学院试用教材重订本中医诊断学讲义，上海科学技术出版社，1964：51.

[18] 邓铁涛. 中医诊断学[M]. 上海：上海科学技术出版社，1984：44.

[19] 李经纬，邓铁涛. 中医大辞典[M]. 北京：人民卫生出版社，1995：214，215.

[20] 中医药学名词审定委员会. 中医药学名词[M]. 北京：科学出版社，2005：68.

（刘思鸿）

2・010

气陷证

qì xiàn zhèng

一、规范名

【汉文名】气陷证。

【英文名】syndrome of qi sinking。

【注释】气虚升举无力，应升反降，以头晕眼花，少气倦怠，脘腹坠胀，脱肛，胃、肾、子宫等内脏下垂，舌淡苔白，脉细弱等为常见症的证候。

二、定名依据

"气陷证"一词首见于程莘农主编的《中国针灸学》(1964)。此前与之最对应的为"气陷"一词，首载于明代张介宾所著的《类经》中，具有病机与证候两方面含义，内涵与现在基本相似。

"气陷证"属气虚类证之一，多由气虚发展而来。气陷相关概念出现较早，早在《内经》中即多有论述。由于中医学中"气"的含义非常广博，因此，"气陷"所指病证范围较大。历代医家为了准确描述病证，通常将"气陷证"的含义作进一步细化，"气陷证"多以"气虚下陷""中气下陷""阳虚下陷"等名称出现。"气虚下陷"指出了气由虚而陷的病机；"中气下陷"强调中气降下太过的证候；"阳虚下陷"则是因阳气不足而致气机沉降太过、升发不及。其他诸如"气陷血崩""气陷泄泻"等不一而足。为了避繁就简，名词规范类工具书和国家级规划教材通常以"气陷证"作为规范名。

1987年赵金铎等主编的《中医证候鉴别诊断学》使用了"气陷证"一词。1995年由李经纬等主编的《中医大辞典》中以"气虚下陷"作为规范名，并将之等同于中气下陷，与之相近的有"气陷血崩"和"气陷泄泻"两个词条。1997年出版的《中医临床诊疗术语・证候部分》中，用"气陷证"为规范名，其定义为：气虚无力升举，应升反降，以头晕眼花，少气倦怠，脘腹坠胀，脱肛，内脏、子宫下垂，舌淡苔白，脉弱等为常见症的证候。普通高等教育中医药类国家级规划教材《中医诊断学》(朱文锋)、我国2005年出版的全国科学技术名词审定委员会审定公布的《中医药学名词》均以"气陷证"作为规范名，标志着这一名词被规范使用。

三、同义词

【曾称】"脾气下陷证""脾虚下陷证""中气下陷证""气虚下陷证""气陷下证""元气下陷

证”（《中医证候规范》）；“脾气下陷证”（《中国医学百科全书·中医学》）。

四、源流考释

“陷”，《说文解字》解释说：“陷，高下也。”[1]305 段玉裁注曰：“高下者，高与下有悬绝之势也。高下之形曰陷。故自高入于下亦曰陷。”[2]732 由此观之，“气陷证”中“陷”应取“自高入于下”之义。“气”在中医学中含义非常广泛，若按生理以人身上、中、下部位来区分，大体分为宗气、中气和元气，此三种气的下陷对应于五脏分别为肺气下陷、脾虚气陷、肾气下陷。此外，肝主疏泄，肝属木应春而寓阳气升发之义，因此，也有“肝弱气陷”的情况，不可不察。

有关气陷的概念在《内经》中即有萌芽。《黄帝内经素问·六微旨大论》说：“出入废则神机化灭，升降息则气力孤危……是以升降出入，无器不有。”[3]399 其中明确提出了升降出入是气的运动形式，且是人体生机健旺的必要条件。若气下陷太过或上升不及即是气陷，通常是由气虚发展而来。《内经》中有关气不足以及气机失常的论述是后世气陷理论的源头。如《灵枢·口问》中具体论述了“上气不足”“中气不足”“下气不足”[4]69 引起的诸多症状和经络补泻、针刺取穴等方法。《黄帝内经素问·阴阳应象大论》中“清气在下，则生飧泻”[3]32 是后世医家“中气下陷”的立论萌芽。张锡纯据《灵枢·五味》[4]105 中有关“大气”的论述，在前人认识的基础上，明确提出大气即胸中之气，亦即宗气，同时总结了完整的“大气下陷”诊治理论。另外，《黄帝内经素问·举痛论》认为“百病生于气”“恐则气下”，因“恐则精却，却则上焦闭，闭则气还，还则下焦胀，故气下行矣”[3]221。对此，姚止庵注曰：“上闭下胀，抑而不伸，气故下而不上也。”[5]152 详述了情志因素所造成的气下陷的症状以及病机。

东汉张仲景继承《内经》中的大气理论，在《金匮要略》中，举例论述了水气病、胸痹心痛、短气的大气病机并提出了相应的治则和方药，认为病机是寒饮之邪久积胸中不散，伤其氤氲之气，并遮蔽胸中大气，大气不行，营卫不利，阴阳不通，乃至心下坚大如盘，如旋杯之状；治则为“营卫相得，其气乃行；大气一转，其气乃散”[6]86。意为大气正常运转则营卫和谐，可以消散寒饮病邪，并根据大气病机的不同，分别创制出相应的治疗方剂，如桂枝去芍药加麻黄细辛附子汤和枳术汤等，后世众多医家关于大气学说的学术思想均受其启发并各有阐发。

金元时期，气陷理论有了新的发展。李东垣根据《内经》气机理论，结合时代特点以及个人诊疗经验，阐明了“脾胃为元气之本”的思想。李东垣认为：“或下泄而久不能生，是有秋冬而无春夏，乃生长之用陷于殒杀之气，而百病皆起，或久升而不降，亦病焉。”[7]67 李氏将气机不利所致的内伤病归纳为两种：其一是升发不及而沉降太过，再者是久升而不降。同时又十分重视生长与升发的一面，其针对中气下陷所创立的“补气升清法”和临证常用方剂补中益气汤一直为后世医家所称道。此外，本时期医籍中多有“阳气陷下”的记载，其属阴阳失调所致的实热证。如刘完素在《伤寒直格·伤寒总评》中曰：“病本热甚，热蕴于里，则阳气陷下，以致厥逆身冷或青，而脉微。”[8]38 并指出，若对此真热假寒之证诊治不当则“招其暴害”。成无己亦持此论，其所著《注解伤寒论·辨厥阴病脉证并治法》曰：“厥深热深，厥微热微，随阳气陷之深浅也。”[9]191

明清时期，气陷理论日益完善成熟，突出表现为以下几个方面。

第一，医籍中所记载的“气陷”种类十分丰富，如脏腑之气、卫气、中气、清气、阳气、毒气等，尤其是提出了“邪气下陷”的理论。《奇效良方·疮疹已出而腹胀》中因“毒气陷伏入里”[10]594 令儿疮疹出迟、腹胀以及《奇效良方·疮黑亦有逆顺者》“外有疮疹黑靥者，是毒气陷伏”[10]596；《神农本草经疏》卷二有“误下则邪气

陷于内，变为滞下”[11]93 等。所论疾病大体为痢疾、便闭、脱肛、癃闭、痘疹、疮疡、带下、遗精等，总之由于气之不足，不能升提、温煦、固摄，以致邪气内陷所致。另外，明代张介宾所著的《类经·奇恒脏腑藏泻不同》中首次出现了“气陷”[12]74 这一名词，用以阐释《内经》中“魄门亦为五脏使”的缘由。

第二，明代及以后有关“气陷证”处方用药的记载十分丰富。《景岳全书·杂证谟》曰：“再若素多忧郁恐畏，而气怯气陷者，其虚尤可知也，若以此类而用行气开滞等剂则误矣。”[13]324 提出“气陷证”慎用行气开滞剂的禁忌，丰富了《内经》因情志而气陷的理论。张介宾对于“气陷证”的选方用药记载较为详细，如《景岳全书·杂证谟》“气陷不举而血不止者，宜补中益气汤，或寿脾煎、归脾汤主之”[13]909、《景岳全书·散阵》“阳虚气陷，加升麻……如湿胜气陷者，加防风一钱”[13]1761、《景岳全书·因阵》“表虚气陷不起，或多汗者，加黄芪”[13]1790 等。此外，《本草汇言》中以巴戟天“治一切阳虚气陷，似虚似实，逆气不降，清气不升”[14]40 的诸多病症，饴糖用于“老人泄泻频仍，中气陷下”[14]886。《医学入门·六经正病》认为少阳病“禁渗，恐生发之气陷入阴中，只宜和之以小柴胡汤”[15]292。《雷公炮制药性解·牛膝》认为“牛膝引诸药下行……脾虚气陷及腿膝肿者，不宜用之”[16]73。

第三，清代以气机为主作为专篇论述的医著逐渐增多。如肖京《轩岐救正论·五气图说》中有“宗气陷矣”[17]8、萧埙《女科经纶·调经养血莫先于调气论》认为“气陷则血随而下崩”[18]34、冯兆张《冯氏锦囊秘录·方脉气滞合参》提出“忧则气陷”[19]222、傅青主《大小诸症方论·气治法》认为应以气机异常不同属性进行治疗“气陷，补中益气汤可用”[20]77、黄元御《四圣心源·气积》认为若肝木生气不足，“故气陷而下郁也”[21]52、《素灵微蕴·气鼓解》总结出“气陷于下，则病气鼓”[22]76 等。

第四，这一时期“气陷证”的病机认识也得到了丰富。除前人认为的中气下陷和阳气下陷之外，《医述》还提出了“肝弱气陷”和“肾虚下陷”的理论，并阐述了用药法则和常用药物。《医述·痢》曰：“脾肾气虚，则气陷下迫……气陷者，举之则调。”[23]553《医述·杂证汇参》中有“脱肛一证……肝弱气陷、脾胃气虚下陷者，用摄阴益气，酸苦泄热；老年阳气下陷，肾真不摄者，又有鹿茸、阳起石等，升阳固气”[23]614。

第五，增添了舌脉等诊断方法的阐述。《灵素节注类编·五逆五夺》中：“热病……病泄气陷，脉应小弱而反洪大，根本虚脱也。”[24]352,253 指出热病时根据脉象判断出“至虚有盛候”的病机。《形色外诊简摩·杂病舌苔辨证篇》曰：“其脾胃湿热素重者，往往终年有白厚苔……或因泻痢，脾胃气陷，舌反无苔，或比平昔较薄。（尝诊寒湿误服凉剂，呃逆不止，身黄似疸，而舌净无苔，脉象右关独见沉细无力，此脾胃气陷之征也……）”[25]105 认为“舌反无苔，或比平昔较薄”以及“脉象右关独见沉细无力”是诊断“脾胃气陷”的要点。

民国时期，张锡纯根据前世诸多医家论述和大量的临床实践，总结出大气功能失常的主要病证是“大气下陷”，并系统地阐述了大气下陷证的病因、病机、鉴别诊断、治法、方药。认为其主要病机为“由虚而致下陷”。他说：“此气一虚，呼吸即觉不利，而且肢体酸懒，精神昏愦，脑力心思，为之顿减。若其气虚而且陷，或下陷过甚者，其人即呼吸顿停，昏然罔觉。”[26]336 并总结出大气下陷的证候是：“气短不足以息，或努力呼吸，有似乎喘，或气息将停，危在顷刻。其兼证，或寒热往来，或咽干作渴，或满闷怔忡，或神昏健忘，种种病状，诚难悉数。其脉象沉迟微弱，关前尤甚，其剧者，或六脉不全，或叁伍不调。”[26]334 创立了四首升陷汤方，分别为：升陷汤、回阳升陷汤、理郁升陷汤、醒脾升陷汤。张锡纯全面整合了前代医家对于大气的论述，特别是大气下陷理论的提出，使得气陷理论的认识更加深入。此外，《伤寒论汇注精华·辨太阳病脉证篇(下)》:“阳虚气陷,阴独结聚,心下因硬,则为结胸。”[27]107 深化了张仲景“阳微阴弦”的论述。《中西温热串解》卷七:“阳明实热,舌苔必老黄色……或胀满不得不下,须佐二术健脾燥湿,否则脾伤气陷,下利不止。若初痢不挟风邪,久痢不因气陷者,升、柴不可轻用。”[28]179,180 则明确了“气陷证”的具体用药宜忌。

中华人民共和国成立后,国家组织出版的中医药学教材中开始出现中医证候分类的内容,1964 年 6 月由人民卫生出版社出版的《中国针灸学》首次记载了“气陷证”[29]354 这一名词。1987 年赵金铎等主编的《中医证候鉴别诊断学》使用了“气陷证”[30]20 一词。1995 年由李经纬等主编的《中医大辞典》称“气虚下陷”[31]281,并将之等同于“中气下陷”[31]237,与之相近的有“气陷血崩”[31]281 和“气陷泄泻”[31]281 两个词条。1997 年出版的国标《中医临床诊疗术语·证候部分》中,用“气陷证”为规范名,其定义为:“气虚无力升举,应升反降,以头晕眼花,少气倦怠,脘腹坠胀,脱肛,内脏、子宫下垂,舌淡苔白,脉弱等为常见症的证候。”[32]1 普通高等教育中医药类国家级规划教材《中医诊断学》(朱文锋)[33]161 也称“中气下陷证”,我国 2005 年出版的全国科学技术名词审定委员会审定公布的《中医药学名词》均以“气陷证”[34]100,101 作为规范名。

五、文献辑录

《灵枢·口问》:“故上气不足,脑为之不满,耳为之苦鸣,头为之苦倾,目为之眩。中气不足,溲便为之变,肠为之苦鸣。下气不足,则乃为痿厥心悗。补足外踝下留之。”[4]69

“五味”:“其大气之抟而不行者,积于胸中,命曰气海,出于肺,循咽喉,故呼则出,吸则入。”[4]105

《黄帝内经素问·六微旨大论》:“出入废则神机化灭,升降息则气立孤危。故非出入,则无以生长壮老已;非升降,则无以生长化收藏。是以升降出入,无器不有。”[3]399

“阴阳应象大论”:“清气在下,则生飧泻。浊气在上,则生䐜胀。此阴阳反作,病之逆从也。”[3]32

“举痛论”:“帝曰:善。余知百病生于气也。怒则气上,喜则气缓,悲则气消,恐则气下,寒则气收,炅则气泄,惊则气乱,劳则气耗,思则气结,九气不同,何病之生? 岐伯曰:怒则气逆,甚则呕血及飧泄,故气上矣。喜则气和志达,荣卫通利,故气缓矣。悲则心系急,肺布叶举,而上焦不通,荣卫不散,热气在中,故气消矣。恐则精却,却则上焦闭,闭则气还,还则下焦胀,故气下行矣。”[3]221

《说文解字》:“陷,高下也。”[1]305

《金匮要略·水气病脉证并治》:“师曰:寸口脉迟而涩,迟则为寒,涩为血不足。趺阳脉微而迟,微则为气,迟则为寒。寒气不足,则手足逆冷;手足逆冷则营卫不利;营卫不利,则腹满肠鸣相逐,气转膀胱,荣卫俱劳;阳气不通即身冷,阴气不通即骨疼;阳前通则恶寒,阴前通则痹不仁;阴阳相得,其气乃行,大气一转,其气乃散;实则失气,虚则遗尿,名曰气分。”[6]86

《注解伤寒论·辨厥阴病脉证并治法》:“前厥后发热者,寒极生热也;前热后厥者,阳气内陷也;厥深热深,厥微热微,随阳气陷之深浅也。”[9]191

《伤寒直格·伤寒总评》:“呜呼! 病本热甚,热蕴于里,则阳气陷下,以致厥逆身冷或青,而脉微,乃妄以寒极而内外急救其阳,而反招其暴害,因以妄言必死之证。”[8]38

《脾胃论·天地阴阳生杀之理在升降浮沉之间论》:“损伤脾胃,真气下溜,或下泄而久不能升,是有秋冬而无春夏,乃生长之用,陷于殒杀之气,而百病皆起;或久升而不降亦病焉。于此求之,则知履端之义矣。”[7]67

《奇效良方·疮疹已出而腹胀》:“此毒气陷伏入里也,二者缘毒气已出而未尽,又正热,或外伤寒而内伤于冷也。又有毒气陷伏入里者,疮疹出迟,毒气倒靥,令儿腹胀,亦宜用温平解

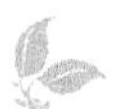

毒快气药，如人齿散活血散之类服之。”[10]594

“疮黑亦有逆顺者”：“又有黑靥而逆者，乃水谷不消，泻乳不化而逆，是脾虚不能制肾，故水谷乳食不化而自泄，此脾土既衰于里，外有疮疹黑靥者，是毒气陷伏，必先入脾。”[10]596

《神农本草经疏》卷二：“误下则邪气陷于内，变为滞下，或腹满肿胀，呕恶不思食。”[11]93

《类经·奇恒藏府藏写不同》：“魄门亦为五脏使，水谷不得久藏。（魄门，肛门也。大肠与肺为表里，肺藏魄而主气，肛门失守则气陷而神去，故曰魄门。不独是也，虽诸腑糟粕固由其泻，而脏气升降亦赖以调，故亦为五脏使。）”[12]74

《景岳全书·杂证谟》：“又若因怒伤气逆，气旋去而真气受损者，气本不实也；再若素多忧郁恐畏，而气怯气陷者，其虚尤可知也，若以此类而用行气开滞等剂则误矣。”[13]324“故于火证之处，则有脾胃阳虚而不能统血者，有气陷而血亦陷者，有病久滑泄而血因以动者，有风邪结于阴分而为便血者……气陷不举而血不止者，宜补中益气汤，或寿脾煎、归脾汤主之……血滑不止者，或因病久而滑，或因年衰而滑，或因气虚而滑，或因误用攻击，以致气陷而滑。”[13]909

“散阵”：“如气虚，加黄芪二三钱；如寒甚阳虚者，加制附子一二钱；头痛，加川芎或白芷、细辛；阳虚气陷，加升麻；如肚腹泄泻，宜少减柴胡，加防风、细辛亦可。如疟痢并行，鲜血纯血者，加芍药二钱，甘草一钱；如湿胜气陷者，加防风一钱。”[13]1761

“因阵”：“如发热不解，或痘未出之先，宜加柴胡以疏表，或加防风佐之；如见点后，痘不起发，或起而不贯，或贯而浆薄，均宜单用此汤，或加糯米、人乳、好酒、肉桂、川芎以助营气；如气虚痒塌不起，加穿山甲炒用；如红紫血热不起，宜加紫草或犀角；如脾气稍滞者，宜加陈皮、山楂；如胃气虚寒多呕者，加干姜炒用，或加丁香；如腹痛兼滞者，加木香、陈皮；表虚气陷不起，或多汗者，加黄芪；气血俱虚，未起未贯而先痒者，加肉桂、白芷；如元气大虚，寒战咬牙泄泻，宜去芍药，加黄芪、大附子、干姜、肉桂。”[13]1790

《本草汇言·巴戟天》：“治一切阳虚气陷，似虚似实，逆气不降，清气不升，为眩晕，为倦怠，为痛，为麻，为泄利，大便不实，小便短涩，或气短声微，或腰脊痿弱，或因久劳形役，筋力衰疲者。”[14]40

“饴糖”：“如眩晕，如消渴，如消中，如怔忡烦乱，如忍饥五内颠倒四体欲倾，如产妇失血过多，卒时烦晕，如劳人呕血盈盆，上逆不止，如老人泄泻频仍，中气陷下，如暴受惊怖，失神丧志，如读书作文，劳心瘁思，神气无主。”[14]886

《医学入门·六经正病》：“少阳原从乎中治，禁汗禁下；少阳居太阳阳明之中，半表半里，禁汗，恐犯太阳；禁下，恐犯阳明；禁渗，恐生发之气陷入阴中，只宜和之以小柴胡汤。”[15]292

《雷公炮制药性解·牛膝》：“按：丹溪云：牛膝引诸药下行，宜入足少阴以理诸疾，妇人得之，应归血海，故行血有功，脾虚气陷及腿膝肿者，不宜用之。”[16]73

《轩岐救正论·五气图说》：“头倾视深，稍劳汗泄，少动喘生，虚胀填膺，宗气陷矣。”[17]8

《大小诸证方论·气治法》：“方用：人参（一钱），白术（一钱），甘草（一钱），麻黄（一钱），半夏（一钱），柴胡（三钱），白芍（三钱），水煎服。推而广之，治气非一条也：气陷，补中益气汤可用；气衰，六君子汤可采；气寒，人参白术附子汤可施；气虚，则用四君子汤；气郁，则用归脾汤；气热，则用生脉散；气喘，则用独参汤；气动，则用二陈汤加人参；气壅塞，则用射干汤；气逆，则用逍遥散。”[20]77

《素问经注节解·举痛论》：“恐者，畏惧也。却者，退缩也。恐则神不勇往而退却，精气馁弱，上闭下胀，抑而不伸，气故下而不上也。王本‘气不行’，按新校正作‘气下行’是也，从之。”[5]152

《女科经纶·调经养血莫先于调气论》：“但血乃气之配，其升降寒热虚实，一从乎气。是以气热则血热而色紫，气寒则血寒而色凝，气升而血逆而上出，气陷则血随而下崩。此调经莫先于养血，养血莫先于调气也。”[18]34

《冯氏锦囊秘录·方脉气滞合参》：“夫气为人身之主，乃生死之关也。周流顺行，则无病矣。逆则诸病生焉。男子宜养其气，以全其神。妇人宜平其气，以调其经。或内伤七情者，喜怒忧思悲恐惊是也。喜则气散，怒则气逆，忧则气陷，思则气结，悲则气消，恐则气怯，惊则气乱也。”[19]222

《四圣心源·气积》：“升者，肝之所司，以肝木主升，生气旺则气升，生气不足，故气陷而下郁也。”[21]52

《素灵微蕴·气鼓解》：“肺主气而行水，脾气陷塞，胃无下行之路，则肺金逆上，不能下降而为水，雾气堙郁，故生痰喘。气位于上，水位于下，上不病气鼓、下不病水胀者，气水各得其位也，惟水逆于上，则病水胀，气陷于下，则病气鼓。”[22]76

《说文解字注》：“高下者，高与下有悬绝之势也。高下之形曰陷。故自高入于下亦曰陷。”[2]732

《医述·痢》：“以里急后重为实热，似矣；不知气陷则仓廪不藏，阴亡则门户不固，更当以病之新久、质之强弱、脉之盛衰分虚实也。岂有寒热夹杂于肠胃间乎？夫肛痛初起，断无虚寒；痢久见痛，方为气陷，然止宜用补中汤升之，未可骤用理中汤温之。盖中焦有热，则热邪下迫；中焦有寒，则寒邪下迫；脾肾气虚，则气陷下迫，但当察其所因，治无不愈。然调气之法，如气热者，凉之则调；气寒者，温之则调；气陷者，举之则调。”[23]553

“杂证汇参”：“脱肛一证，其因不一，有因久痢久泻，脾肾气陷而脱者；有因中气虚寒，不能收摄而脱者；有因酒湿伤脾，色欲伤肾而脱者；有因肾气本虚，关门不固而脱者；有因湿热下坠而脱者。如气虚下陷者，宗东垣补中益气汤，举陷为主；肾虚不摄者，宗仲景禹余粮石脂丸，及熟地、五味、菟丝辈，固摄下焦阴气为主；肝弱气陷、脾胃气虚下陷者，用摄阴益气，酸苦泄热；老年阳气下陷，肾真不摄者，又有鹿茸、阳起石等，升阳固气。”[23]614

《灵素节注类编·五逆五夺》：“热病脉应洪数而反静，元气败而邪热不去也，汗已出，脉应静而反躁盛，是精却而邪胜也；病泄气陷，脉应小弱而反洪大，根本虚脱也；着痹不移，则气血不活，肉破，身热，土败而阴涸也，故其脉偏绝，气血不周矣；淫邪久伤形体，而身热色白，则阴阳两损，又下血衃笃重，而本元竭矣；发寒热而形夺，则营卫阴阳俱伤，其脉坚搏，是无胃气之真脏脉现，故皆为五逆之死证也。”[24]352,253

《形色外诊简摩·杂病舌苔辨证》：“其脾胃湿热素重者，往往终年有白厚苔，或舌中灰黄，至有病时，脾胃津液为邪所郁，或因泻痢，脾胃气陷，舌反无苔，或比平昔较薄。（尝诊寒湿误服凉剂，呃逆不止，身黄似疸，而舌净无苔，脉象右关独见沉细无力，此脾胃气陷之征也。凡水气凌心，胃阳下陷，每忽变无苔，日久即变暗变紫矣。）”[25]105

《医学衷中参西录·治大气下陷方》：“治胸中大气下陷，气短不足以息。或努力呼吸，有似乎喘。或气息将停，危在顷刻。其兼证，或寒热往来，或咽干作渴，或满闷怔忡，或神昏健忘，种种病状，诚难悉数。其脉象沉迟微弱，关前尤甚。其剧者，或六脉不全，或参伍不调。”[26]334“肺司呼吸，人之所共知也。而谓肺之所以能呼吸者，实赖胸中大气，不惟不业医者不知，即医家知者亦鲜，并方书亦罕言及。所以愚初习医时，亦未知有此气。迨临证细心体验，始确知于肺气呼吸之外，别有气贮于胸中，以司肺脏之呼吸。而此气，且能撑持全身，振作精神，以及心思脑力、官骸动作，莫不赖乎此气。此气一虚，呼吸即觉不利，而且肢体酸懒，精神昏愦，脑力心思，为之顿减。若其气虚而且陷，或下陷过甚者，其人即呼吸顿停，昏然罔觉。愚既实验得胸中有此积气与全身有至切之关系，而尚不知此气当名为何气。涉猎方书，亦无从考证。惟《金匮》水气门，桂枝加黄芪汤下，有‘大气一转，其气乃散’之语。后又见喻嘉言《医门法律》谓：‘五脏六腑，大经小络，昼夜循环不息，必赖胸中大气，斡旋其间。’始知胸中所积之气，当名为大气。因忆向读《内经》热论篇有‘大气皆去病日

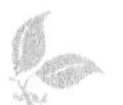

已矣'之语，王氏注大气，为大邪之气也。若胸中之气，亦名为大气，仲景与喻氏果何所本？且二书中亦未尝言及下陷。于是复取《内经》，挨行逐句细细研究，乃知《内经》所谓大气，有指外感之气言者，有指胸中之气言者。且知《内经》之所谓宗气，亦即胸中之大气。并其下陷之说，《内经》亦尝言之。"[26]336

《伤寒论汇注精华·辨太阳病脉证篇(下)》："阴气挟饮上攻，故膈内拒痛；胃中因误下而致空虚；客气乘虚而攻动其膈；正气受伤，则气短而烦躁；有加心君为邪逼不安而生懊憹；阳虚气陷，阴独结聚，心下因硬，则为结胸。"[27]107

《中西温热串解》卷七："阳明实热，舌苔必老黄色，或兼燥，若犹带白色而滑者，乃湿重，为夹阴之邪，或胀满不得不下，须佐二术健脾燥湿，否则脾伤气陷，下利不止。若初痢不挟风邪，久痢不因气陷者，升、柴不可轻用。"[28]179,180

《中国针灸学》："气陷证是气虚病变的一种，它以气虚的升举无力为其特征，主要发生在中焦，所以又称'中气下陷'。"[29]354

《中医证候鉴别诊断学》："气陷证是因先天不足、后天失调造成元气亏损，气机升降失常，出现以中气下陷，升举无力为特征的一系列症状的总称。它属于气虚病变中的一个常见类型，多见于内伤杂病。本证的主要临床表现为：气短乏力，神疲懒言，脘腹坠胀，久泻脱肛，阴挺，舌质淡胖，脉细缓无力等症。本证散见于'泄泻''胃脘痛''脱肛''阴挺'等疾病中。气陷证应与'气脱证''清阳不升证''气虚证''肾气不固证'等相鉴别。"[30]20

《中医大辞典》："气虚下陷，又称中气下陷。详该条。"[31]281"中气下陷，病证名。多指脾气虚引致组织迟缓不收、脏器脱垂一类病证。脾居中焦，其气主升，若饮食劳倦伤脾，或久病损脾，皆可致脾阳虚陷，升提失司。多见于脱肛、久泻、子宫脱垂及小儿囟陷等。治宜补中益气、升阳举陷。"[31]237"气陷血崩，病证名。属血崩症型之一。多因素体虚弱，饮食不节，或劳伤形体，以致脾虚气陷，血随下脱，冲任失固，发为血崩。症见出血色淡，质稀，困倦乏力，怠惰嗜卧，动则气短血下更多。"[31]281"气陷泄泻，病证名。指中气亏损，气虚下陷而致者。症见食后即泻，完谷不化，食减，消瘦，困倦，脱肛，自汗等。"[31]281

《中医临床诊疗术语·证候部分》："气陷证：气虚无力升举，应升反降，以头晕眼花，少气倦怠，脘腹坠胀，脱肛，内脏、子宫下垂，舌淡苔白，脉弱等为常见症的证候。"[32]1

《中医诊断学》："气陷证，指气虚无力升举，清阳之气下陷，以自觉气坠，或脏器下垂为主要表现的虚弱证候。"[33]161

《中医药学名词》："气陷证，气虚升举无力，应升反降，以头晕眼花，少气倦怠，脘腹坠胀，脱肛，胃、肾、子宫等内脏下垂，舌淡苔白，脉细弱等为常见症的证候。"[34]100,101

参考文献

[1] [汉] 许慎. 说文解字[M]. 北京：中华书局，1978：305.

[2] [清] 段玉裁. 说文解字注[M]. 上海：上海古籍出版社，1981：732.

[3] 未著撰人. 黄帝内经素问[M]. 北京：人民卫生出版社，1981：32，221，399.

[4] 未著撰人. 灵枢[M]. 北京：人民卫生出版社，1979：69，105.

[5] [清] 姚止庵. 素问经注节解[M]. 北京：人民卫生出版社，1983：152.

[6] [汉] 张仲景. 金匮要略[M]. 北京：学苑出版社，2007：86.

[7] [金] 李东垣. 脾胃论[M]. 北京：中国中医药出版社，2007：67.

[8] [金] 刘完素. 伤寒直格；伤寒标本心法类萃[M]. 北京：人民卫生出版社，1982：38.

[9] [宋] 成无己. 注解伤寒论[M]. 北京：商务印书馆，1955：191.

[10] [明] 董宿. 奇效良方[M]. 北京：中国中医药出版社，1995：594，596.

[11] [明] 缪希雍. 神农本草经疏[M]. 北京：中医古籍出版社，2017：93.

[12] [明] 张介宾. 类经[M]. 北京：中医古籍出版社，2016：74.

[13] [明] 张介宾. 景岳全书[M]. 王大淳，马嘉陵，王晓

竹,等点校.杭州:浙江古籍出版社,2017:324,909,1761,1790.
[14] [明]倪朱谟.本草汇言[M].戴慎,陈仁寿,虞舜点校.上海:上海科学技术出版社,2005:40,886.
[15] [明]李梴.医学入门[M].何清湖总主编.太原:山西科学技术出版社,2012:292.
[16] [明]李中梓.雷公炮制药性解[M].北京:人民军医出版社,2013:73.
[17] [明]肖京.轩岐救正论[M].北京:中医古籍出版社,2015:8.
[18] [清]萧埙.女科经纶[M].太原:山西科学技术出版社,2012:34.
[19] [清]冯兆张.冯氏锦囊秘录[M].田思胜等校注.北京:中国医药科技出版社,2011:222.
[20] [清]傅山.大小诸证方论[M].何高民校订.太原:山西人民出版社,1983:77.
[21] [清]黄元御.四圣心源[M].菩提医灯主校.北京:中国医药科技出版社,2016:52.
[22] [清]黄元御.素灵微蕴[M].杨枝青校注.北京:中国中医药出版社,2015:76.
[23] [清]程杏轩.医述[M].合肥:安徽科学技术出版社,1983:553,614.
[24] [清]章楠.灵素节注类编 医门棒喝三集[M].方春阳、孙芝斋点校.杭州:浙江科学技术出版社,1986:352,353.
[25] [清]周学海.形色外诊简摩[M].北京:人民卫生出版社,1987:105.
[26] [清]张锡纯.重订医学衷中参西录[M].柳西河重订.北京:人民卫生出版社,2017:334,336.
[27] 汪莲石.伤寒论汇注精华[M].张效霞校注.北京:学苑出版社,2011:107.
[28] 吴瑞甫.中西温热串解[M]刘德荣,金丽点校.福州:福建科学技术出版社,2003:179,180.
[29] 程莘农.中国针灸学[M].北京:人民卫生出版社,1964:354.
[30] 赵金铎.中医证候鉴别诊断学[M].北京:人民卫生出版社,1987:20.
[31] 李经纬,余瀛鳌,蔡景峰,等.中医大辞典[M].北京:人民卫生出版社,2004:237,281.
[32] 国家技术监督局.中医临床诊疗术语:证候部分[M].北京:中国标准出版社,1997:1.
[33] 朱文锋.中医诊断学[M].北京:中国中医药出版社,2002:161.
[34] 中医药学名词审定委员会.中医药学名词[M].北京:科学出版社,2005:100,101.

(袁颖超)

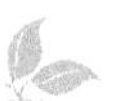

2·011

气阴两虚证

qì yīn liǎng xū zhèng

一、规范名

【中文名】气阴两虚证。

【英文名】syndrome of deficiency of both qi and yin。

【注释】元气不足,阴津亏损,以神疲乏力,气短懒言,咽干口燥,烦渴欲饮,午后颧红,小便短少,大便干结,舌体瘦薄,苔少而干,脉虚数等为常见症的证候。

二、定名依据

"气阴两虚证"的理论渊源可以上溯到《内经》时期。《内经》提出了气与精、津、液、血之间的生化作用,是"气阴两虚"的生理基础,其后医家也在理论、辨证、病因方面有所发展,比较认同该证是机体元气和真阴两方面同时出现不足所表现的证候,其临床表现有虚乏短气、唇口干燥、食少体热、脉来迟缓、舌红绛少苔、小便赤涩,大便秘结等症,多因久病不愈,或汗、吐、下太过,气阴耗伤所致。

直到清代俞根初在《重订通俗伤寒论》采用了"气阴两虚"作为诊断证名,他认为大病过后容易引起气阴两虚,真元大伤,从而引起腰胁痛、头面烘热、胸中烦闷等症状。而后在众多清代医案中出现"气阴两虚",如《沈菊人医案》《柳选四家医案》《曹沧洲医案》《剑慧草堂医案》《孤鹤医案》《丁甘仁医案》等。与此同时还存在"元气两伤""气液两虚""气阴虚"的说法。

"气阴两虚证"一词作为证候名，目前查到的文献最早见于1964年中华医学会召开的第六届全国儿科学术会议论文中。1963年秦伯未编著的《中医临证备要》中提到了"肺脏气阴两虚证"。1987年赵金铎等主编的《中医证候鉴别诊断学》中明确提出了"气阴两虚证"。与它含义相同的还有1989年冷方南主编的《中医证候辨治轨范》中出现的"气阴两亏证"、1990年邓铁涛主编的《中医证候规范》中出现的"气阴两伤证""阴气两虚证"。

1997年出版的国标《中医临床诊疗术语·证候部分》，以及我国2005年出版的全国科学技术名词审定委员会审定公布的《中医药学名词》均以"气阴两虚证"作为规范名，并给出了定义：元气不足，阴津亏损，以神疲乏力，气短懒言，咽干口燥，烦渴欲饮，午后颧红，小便短少，大便干结，舌体瘦薄，苔少而干，脉虚数等为常见症的证候。说明"气阴两虚证"作为规范名已成共识。

三、同义词

【曾称】"气阴两亏证"(《中医证候辨治轨范》)；"气阴两伤证""阴气两虚证"(《中医证候规范》)。

四、源流考释

先秦时期，并没有"气阴两虚"的这个说法，但是在古代文献中能找到"气阴两虚"的病机和症状的论述，比如《黄帝内经素问·评热病论》记载："邪之所凑，其气必虚，阴虚者，阳必凑之，故少气时热，而汗出也。"[1]197 指出气虚阴虚，邪之所凑，阳之所凑，因此出现发热，气短乏力，汗出的症状。阐述了气阴两虚的病因和症状表现。

《伤寒论》中则记载了对"气阴两虚"的证治，如《伤寒论·热证》记载："服桂枝汤，大汗出后，大烦渴不解，脉洪大者，白虎加人参汤主之。"[2]63 汗生于阴而出于阳，乃阳气蒸化津液而成，故大汗可伤津助热，这是"气阴两虚"的证治。大烦渴不解，脉洪大者正是气阴两虚的症状表现。张仲景运用白虎加人参汤治疗，为"气阴两虚"的临床辨治奠定了坚实的基础。

隋代巢元方认为气阴两虚是引起虚劳的病因，比如《诸病源候论·虚劳羸瘦候》记载"虚劳之人，精髓萎竭，血气虚弱，不能充盛肌肤，此故羸瘦也"[3]17，其在《诸病源候论·虚劳寒冷候》[3]17《诸病源候论·虚劳脉结候》[3]19《诸病源候论·虚劳少精候》[3]22 也有相同的描述。并且认为产后气阴两虚的症状"虚乏短气，身体柴瘦，唇口干燥"[3]202。唐代《外台秘要》中描述了肾的气阴两虚的症状，如"其病少腹弦急，阴头寒，目眶痛，发落，诊其脉数而散者"[4]463"肾气虚，不能制津液则汗湿"[4]756。

宋金元时期，对气阴两虚的认识有很大的发展。宋代《太平圣惠方》卷四记载："治心气不足，恍恍惚惚，朝差暮甚，惊悸，心中憧憧，胸满，不下食饮，阴阳气虚，脾胃不磨，不欲闻人声，宜服熟干地黄散方。"[5]84 认为心气不足阴阳气虚，宜用熟干地黄散方。据《丹溪心法》卷一记载："夏属阴虚，元气不足，夏初春末，头疼脚软，食少体热者是，宜补中益气汤，去柴胡、升麻，加炒柏、白芍药。"[6]29 认为夏初春末出现头疼脚软，食少体热的症状，是因为夏季气阴两虚，以补中益气汤为基础方去柴胡、升麻，加炒柏、白芍药来治疗。《丹溪心法》卷三记载："凡脉数而无力者，便是阴虚也，四物汤加炒黄柏、黄芩、龟板。兼气虚，加人参、黄芪、黄芩、白术。"[6]162 认为阴虚发热兼气虚采用四物汤加黄柏、黄芩、龟板、人参、黄芪、黄芩、白术来治疗。以上这些方剂都为后世治疗气阴两虚做出了很大的贡献。

明代对气阴两虚的认识有了飞跃的发展，明代王纶的《明医杂著》中提出了"益气补阴"的治疗思想。认为"益气补阴，皆内伤症也"[7]15。并认为大病热退后需服温补滋阴之药来预防气阴两虚，如《明医杂著》卷一记载："凡伤寒时气大病热退之后，先服参、芪甘温之药一二服，以扶元气，随后便服滋阴生津润燥之药。盖大病后汗液外耗，水谷内竭，必有小便赤涩，大便秘结等症，须识此意预防之。"[7]8 明代秦景明的《症因脉治》[8]38 记载遗尿之症的病因是肾的气阴两虚，根据脉象的不同给出了相应的治疗方法。明代吴昆的《医方考》卷三记载："五脏皆有劳，劳其肺者，短气虚寒，皮毛枯涩，津液不通，气力损乏，脉来迟缓者。"[9]101 表明五脏过劳，会出现气阴两虚的症状，采用黄芪汤来治疗。

清代温病学派医家对气阴两虚的认识有了进一步的提高。薛生白、吴鞠通等认为温病到了后期多虚，会出现阴液元气两伤，并论述了阴液元气两伤的症状和治疗方法，例如吴鞠通在《温病条辨》卷三指出："暑邪久热，寝不安，食不甘，神识不清，阴液元气两伤者，三才汤主之。凡热病久入下焦，消烁真阴，必以复阴为主。其或元气亦伤，又必兼护其阳。三才汤两复阴阳，而偏于复阴为多者也。"[10]139 清代医家王孟英在《温热经纬》卷四[11]144 论述了肺胃气液两虚之证的治疗方法，即宜补清补元气，阴腻不可用。邵杏泉在《邵氏方案》[12]6,106 中记载了气阴虚导致的痰久不化以及气阴虚导致的痰湿内阻的治疗方剂。在这段时期并没有出现"气阴两虚"这个词，大多数提出了的是"元气两伤""气液两虚""气阴虚"等。

直到清末《重订通俗伤寒论・伤寒房复》[13]473 中出现了"气阴两虚"这个词。而后在众多医案中开始出现"气阴两虚"，如《沈菊人医案》[14]34《柳选四家医案》[15]156《曹沧洲医案》[16]410《剑慧草堂医案》[17]214《孤鹤医案》[18]158《丁甘仁医案》[19]167。但同时存在"气液两虚""气阴两亏"的说法，清代何廉臣《重订广温热论》卷二[20]149 指出参麦茯神汤治疗气液两虚，《张聿青医案》卷五[21]72、《感症宝筏》卷三[22]143 中出现"气阴两亏"的说法。

1949 年之后，国家组织陆续出版了系列规划教材，这些教材及著作中开始出现中医证候分类的内容，才出现了"某某证"的表述方式。1964 年中华医学会召开的第六届全国儿科学术会议论文中，出现了"气阴两虚证"及其临床表现的描述。[23]11 1987 年，赵金铎等主编的《中医证候鉴别诊断学》中给出了"气阴两虚证"的定义，认为"气阴两虚证是指机体的元气和真阴两个方面同时都出现不足，它既有肺、脾、肾三脏元气亏损的症状，又有五脏津液内耗，营阴不足的阴虚热盛的表现。本证常见于外感温病及内伤杂病的中后期，因经久不愈，或汗、吐、下、利太过，气阴耗伤所致"[24]49。1989 年，人民卫生出版社出版的《中医证候辨治轨范》中把气阴两虚证的定义为："气阴两虚证是因外感或内伤致使机体元气和真阴两个方面同时不足，导致既有元气耗损，又有阴虚火旺，表现以呼吸气短、神疲乏力、口干咽痛、午后潮热、五心烦热为主症的证候。"[25]27,28 1990 年，广东科技出版社出版的《中医证候规范》给出了"气阴两虚证"的定义，指出"本证是由于阴虚日久，阴不化气而气失化源，或因邪热疫毒伤损，伤阴耗气，导致机体气阴不足，功能减退所表现的证候"[26]57。《辞海》[27]147 和《中医大辞典》[28]280 也对"气阴两虚"进行了定义，《中医大辞典》的定义内涵更为宽泛。

而后 1997 年出版的国标《中医临床诊疗术语・证候部分》[29]3，以及我国 2005 年出版的全国科学技术名词审定委员会审定公布的《中医药学名词》[30]101 等均以"气阴两虚证"作为规范名，并给出了定义。

总之，"气阴两虚证"从最初《内经》时期的症状描述，到后世"气阴两虚"概念逐渐明晰，随后清代温病学派对其进一步发展，再到现代开展证候规范化工作以后，"气阴两虚证"的名词及内涵已经通行并确定。

五、文献辑录

《黄帝内经素问・评热病论》："岐伯曰：邪

之所凑，其气必虚，阴虚者，阳必凑之，故少气时热，而汗出也。”[1]197

《伤寒论·热证》：“服桂枝汤，大汗出后，大烦渴不解，脉洪大者，白虎加人参汤主之。”[2]63

《诸病源候论》卷三：“虚劳之人，精髓萎竭，血气虚弱，不能充盛肌肤，此故羸瘦也。”[3]17“脉动而暂止，因不能还而复动，是脉结也。虚劳血气衰少，脉虽乘气而动，血气虚则不能连属，故脉为之结也。”[3]19

卷四十三：“血为阴，产则伤血，是为阴气虚也；气为阳，其气实者，阳加于阴，故令汗。汗出而阴气虚弱不复者，则汗出不止。凡产后皆血虚，故多汗，因之遇风，则变为痉。纵不成痉，则虚乏短气，身体柴瘦，唇口干燥，久普通经水断绝，津液竭故也。”[3]202

《外台秘要》卷十六：“病源肾气虚损。不能藏精。故精漏失。其病少腹弦急。阴头寒。目眶痛。发落。诊其脉数而散者。失精脉也。凡脉芤动微紧。”[4]463

卷二十六：“病源肾荣于阴，肾气虚，不能制津液则汗湿，虚则为风邪所乘，邪客腠理而正气不泄，邪正相干在于皮肤，故痒，搔之则生疮。”[4]756

《太平圣惠方》卷四：“治心气不足，恍恍惚惚，朝差暮甚，惊悸，心中憧憧，胸满，不下食饮，阴阳气虚，脾胃不磨，不欲闻人声，宜服熟干地黄散方。熟干地黄（一两），当归（一两锉，微炒），龙骨（一两），人参（一两去芦头），甘草（一两炙微赤，锉），桔梗（一两去芦头），黄芪（二两锉），桂心（一两），半夏（三分汤洗七遍，去滑），茯神（一两），远志（半两去心），枳壳（一两麸炒微黄，去瓤），白术（半两）。上件药，捣粗罗为散。每服三钱，以水一中盏，入生姜半分，枣三枚，白粳米五十粒，煎至六分，去滓，不计时候温服，忌炙爆热面。”[5]84

《丹溪心法》卷一：“夏属阴虚，元气不足，夏初春末，头疼脚软，食少体热者是，宜补中益气汤，去柴胡、升麻，加炒柏、白芍药。”[6]29

卷三：“凡脉数而无力者，便是阴虚也，四物汤加炒黄柏、黄芩、龟板。兼气虚，加人参、黄芪、黄芩、白术。”[6]162

《明医杂著》卷一：“凡伤寒时气大病热退之后，先服参、芪甘温之药一二服，以扶元气，随后便服滋阴生津润燥之药。盖大病后汗液外耗，水谷内竭，必有小便赤涩，大便秘结等症，须识此意预防之。”[7]8“益气补阴，皆内伤症也。”[7]15

《症因脉治》卷一：“【遗尿之症】神气清爽，时时遗失，似无关栏，语言轻微，饮食渐少，大便滑泄，此内伤遗尿之症也。

【遗尿之因】肾元不足，真阳不能自固，肾主闭藏，肾虚则开阖失职；真阴不足，肝火内扰，肝主疏泄，火动则溺不停蓄，而遗尿之症作矣。

【遗尿之脉】脉见散大，中气虚寒；六脉濡软，气血不足。尺脉浮大，真火外越。尺脉沉数，真阴内竭。

【遗尿之治】脉散大者，中气不足，补中益气汤。尺脉浮大者，八味肾气丸。两尺沉数者，三才汤加门冬、五味、黄柏、知母。”[8]38

《医方考》卷三：“黄芪（四两），人参、白术、桂心（各二两），附子（二十铢），生姜（八两），大枣（十枚）。五脏皆有劳，劳其肺者，短气虚寒，皮毛枯涩，津液不通，气力损乏，脉来迟缓者，此方主之。”[9]101

《温病条辨》卷三：“暑邪久热，寝不安，食不甘，神识不清，阴液元气两伤者，三才汤主之。

凡热病久入下焦，消烁真阴，必以复阴为主。其或元气亦伤，又必兼护其阳。三才汤两复阴阳，而偏于复阴为多者也。”[10]139

《温热经纬》卷四：“开泄下夺，恶候皆平，正亦大伤，故见证多气虚之象，理合清补元气。若用腻滞阴药，去生便远。”“雄按：此肺胃气液两虚之证，故宜清补，不但阴腻不可用，且与脾虚之宜于守补温运者亦异。杨云：分别极清。”[11]144

《邵氏方案》卷之礼：“气阴虚，痰久不化。应梦丸：龟胶（三钱），川贝（三钱）。葶苈黑枣汤：鹿胶（三钱），橘红（一钱），云茯苓（三钱），冬术（钱半），苏子（三钱）。”[12]6

卷之御："气阴虚而湿痰阻……二陈汤……泽泻、白芍、苏子。"[12]106

《重订通俗伤寒论·伤寒房复》："病后气阴两虚，早犯房事，真元大伤，而复触外邪，深入下焦阴分，销烁阴精，为病极重。其症头重不举，目中生花，腰胁痛，小腹里急绞痛，憎寒发热，或阴火上冲，头面烘热，胸中烦闷是也。宜用吴氏六味饮，加麦冬、豆豉、栀子，煎汤，调下烧裩散。若小腹急痛，脉灶足冷，须用当归四逆，加吴茱萸汤，煎成，调下烧裩散。"[13]473

《沈菊人医案》卷上："王。伏邪为疟，日重日轻。诊脉沉细微弱。眩晕，胃呆便溏，无汗，气阴两虚，营卫不和。正虚，无以运邪外达，久延恐有虚变。党参、归身、炒芩、鳖甲、柏子仁、首乌、甘草、桂枝、川斛。"[14]34

卷下："李。屡次血发，气阴两虚，咳呛气逆，脉芤下虚，不纳。法以摄下。党参、沉香、石斛、炙草、杏仁、熟地、黄芪、淮膝、海石、川贝。"[14]104

《沈菊人医案》卷下："张。经阻七月，食则䐜胀，腹满足浮，睡则腹足皆瘪，脉弦数。舌白，气阴两虚，湿热中阻，以理气化湿和营。炮姜、苏梗、鸡内金、砂仁、米仁、苓皮、白术(枳实炒)、腹皮、川芎、香橼、麦芽、青皮。"[14]154"冯。年交花甲，经事崩冲，连行数次，血去过多，气亦随虚，神疲心宕，眩晕耳鸣，彻夜不寐，脉细虚弱。一派气阴两虚，三阴交亏气象。首乌、茯神、法半、归身、柏仁、蔻仁、党参、陈皮、杏仁、川斛、谷芽。"[14]163

《柳选四家医案·评选继志堂医案两卷》："便血之前。先见盗汗。盗汗之来。由于寒热。寒热虽已。而盗汗便血之症不除。脉小而数。气阴两虚之病也。归脾汤去桂圆，加丹皮、山栀、地榆、桑叶。"[15]156

《曹沧洲医案·外疡总门科》："癣风：血癣风，根株不断，头胀耳鸣，心宕足肿。气阴两虚，湿热留恋，须标本两治。制首乌、枣仁炭、丹皮、冬瓜子、鳖甲心、朱茯神、川萆薢、五加皮、石决明、元参、赤芍、象贝。"[16]410

《剑慧草堂医案》卷下："疟后气阴两虚，肝木偏旺，瘕攻腹胀，甚则脘痛，营卫不和，倏寒倏热，脉小弦。治以辛酸。"[17]214

《孤鹤医案·杂证案例》："气阴两虚……脾胃中虚，气不生阴。营液亦耗，内失滋养。体软色悴，食不甘味，大便时溏，脉形濡弱。益气为主，兼和营络。制于术(一钱半)，麦门冬(二钱)，川贝母(二钱)，枸杞(三钱)，朱茯神(三钱)，潞党参(三钱)，炒枣仁(三钱)，炒怀山药(二钱)，橘红(一钱)，胡桃肉(二钱)。"[18]158

《丁甘仁医案》卷八："潘左……外痔焮痛，脱肛便血，气阴两虚，大肠湿热留恋，今拟调益气阴，清化湿热。细生地(四钱)，粉丹皮(一钱五分)，京赤芍(二钱)，净槐米(包，三钱)，抱茯神(三钱)，地榆炭(三钱)，脏连丸(包，一钱)，橘白络(各一钱)，生苡仁(三钱)，全当归(二钱)，杜赤豆(一两)，干柿饼(三钱)，外用黄连膏。"[19]167

《重订广温热论》卷二："参麦茯神汤补：西洋参(钱半)，辰茯神(三钱)，鲜石斛(三钱)，麦冬(二钱)，甜石莲(钱半)，生谷芽(钱半)，生甘草(六分)，木瓜(八分)。按：温热诸证，经开泄下夺后，恶候虽平，而正亦大伤，见证多气液两虚，元神大亏之象，故宜清补；若用腻滞阴药，反伤胃气。如其症中虚泄泻，则宜香砂理中汤，守补温运。同一调补善后，最宜分清界限。"[20]149

《张聿青医案》卷五："陈(左)……肝郁气滞，病从左胁作痛而起，加以火灸络热动血，屡进阴柔之药，阴分固赖以渐复，然湿热由此而生，发为浊症。湿热逗留，风邪外触，遂致咳嗽。先以燥药伤气，致气虚不能鼓舞运旋，饮食悉化为痰。又以柔药滋其阴，酸寒收涩，痰湿之气，尽行郁遏。以致痰带腥秽，色尽黄稠，黄为土色，是湿痰也。今内热咳嗽，痰仍腥秽，脉数濡弦，左部虚弦，舌苔薄白而滑。此气阴两亏，而湿热逗留之象，从实变虚，从假变真，殊难措手。前人谓因虚致病者，补其虚而病自除，因病致虚者，去其病而阴自复。八年之病，虽有成例可

遵，恐鞭长之莫及耳。拟导其湿热下行，而不涉戕伐，俾得熏蒸之焰息，即所以保其阴气之消耗也。管窥之见，尚乞正之。光杏仁、冬瓜子、生苡仁、炙桑皮、枇杷叶、云茯苓、青蛤散、泽泻、青芦管。”[21]72

《感症宝筏》卷三：“气虚脉微，汗大出者，合参麦、五味收之纳之（元虚肺弱，喘而汗多，脉微者，气阴两亏，不能收敛藏纳，故合生脉散以收纳之），或生脉合左归亦可（壮水补肾）。”[22]143

《第六届全国儿科学术会议论文摘要》：“气阴两虚证：精神萎靡，无神，或虚烦少宁，形体消瘦，一般不发热，甚至体温不升，咳嗽无力，动则气促，面色青灰或妆红，四肢不温，汗出带黏，苔白干不华舌质淡红少津，或口糜舌疳，脉细无力，多发生于疳症体虚患儿，病机为阴损及阳，治以护阴回阳，方用生脉散加附子，龙骨牡蛎磁石汤和黑锡丹。”[23]11

《中医证候鉴别诊断学》：“气阴两虚证是指机体的元气和真阴两个方面同时都出现不足，它既有肺、脾、肾三脏元气亏损的症状，又有五脏津液内耗，营阴不足的阴虚热盛的表现。本证常见于外感温病及内伤杂病的中后期，因经久不愈，或汗，吐、下、利太过，气阴耗伤所致。

本证的临床表现主要为：神疲乏力，汗出气短，干咳少痰，纳呆，口干咽痛，头晕目眩，午后潮热，心悸，手足心热，腰酸耳鸣，尿少便结，舌红绛，苔少，脉细数无力等症状。”[24]49

《中医证候辨治轨范》：“气阴两虚证是因外感或内伤致使机体元气和真阴两个方面同时不足，导致既有元气耗损，又有阴虚火旺，表现以呼吸气短、神疲乏力、口干咽痛、午后潮热、五心烦热为主症的证候。”[25]27,28

《中医证候规范》：“本证是由于阴虚日久，阴不化气而气失化源，或因邪热疫毒伤损，伤阴耗气，导致机体气阴不足，功能减退所表现的证候。”[26]57

《辞海》：“气阴两虚……指阳气和阴液均受耗伤的病理现象。多见于外感热病，亦可见于内伤杂病。临床上为气虚与阴虚的症状同时并见，如潮热、自汗、盗汗、口干咽燥、神疲乏力、呼吸气短、声低懒言、舌红无苔、脉细无力等。”[27]147

《中医大辞典》：“气阴两虚……又称气阴两伤：常见于热性病的过程中，如：① 温热病耗津夺液，出现大汗、气促、烦渴、舌嫩红或干绛、脉散大或细数，有虚脱倾向者。② 温热病后期及内伤杂病，真阴亏损，元气大伤，出现神疲形怠、少气懒言、口干咽燥、低热或潮热，或五心烦热、自汗、盗汗、舌红苔少、脉虚大或虚数者。③ 温热病，邪恋气分，汗出不彻，久而伤及气液，出现白瘖，其色枯白不亮者。此外，亦可见于某些慢性消耗性疾病。”[28]280

《中医临床诊疗术语・证候部分》：“气阴两虚证……元气不足，阴津亏损，以神疲乏力，气短懒言，咽干口燥，烦渴欲饮，午后颧红，小便短少，大便干结，舌体瘦薄，苔少而干，脉虚数等为常见症的证候，同气阴两亏。”[29]3

《中医药学名词》：“气阴两虚证……元气不足，阴津亏损，以神疲乏力，气短懒言，咽干口燥，烦渴欲饮，午后颧红，小便短少，大便干结，舌体瘦薄，苔少而干，脉虚数等为常见症的证候。”[30]101

［1］ 未著撰人．黄帝内经素问［M］．北京：人民卫生出版社，1963：197.

［2］ ［汉］张仲景．伤寒论［M］．李培生主编．北京：人民卫生出版社，1985：63.

［3］ ［隋］巢元方．诸病源候论［M］．黄作阵点校．沈阳：辽宁科学技术出版社，1997：17，19，22，202.

［4］ ［唐］王焘．外台秘要［M］．太原：山西科学技术出版社，2013：463，756.

［5］ ［宋］王怀隐．太平圣惠方［M］．北京：人民卫生出版社，1958：84.

［6］ ［元］朱震亨．丹溪心法［M］．王英，竹剑平，江凌圳整理．北京：人民卫生出版社 2005：29，162.

［7］ ［明］王纶．明医杂著［M］．北京：中国中医药出版社，2009：8，15.

［8］ ［明］秦景明．症因脉治［M］．冷方南，王齐南点校．上

海：上海科学技术出版社，1990：38.
[9] [明] 吴昆.医方考[M].洪青山校注.北京：中国中医药出版社，2007：101.
[10] [清] 吴瑭.温病条辨[M].北京：人民卫生出版社，1963：139.
[11] [清] 王士雄.温热经纬[M].鲁兆麟主校.沈阳：辽宁科学技术出版社，1997：144.
[12] [清] 邵杏泉.邵氏方案[M].张苇航点校.上海：上海科学技术出版社，2004：6，106.
[13] [清] 俞根初.重订通俗伤寒论[M].徐荣斋重订.北京：中国中医药出版社，2011：473.
[14] [清] 沈菊人.沈菊人医案[M].高毓秋点校.上海：上海科学技术出版社，2004：34，104，154，163.
[15] [清] 柳宝治.柳选四家医案[M].上海：上海卫生出版社，1957：156.
[16] [清] 曹沧州.曹沧州医案[M].刘学华点校.上海：上海科学技术出版社，2005：410.
[17] [清] 卧云山人.剑慧草堂医案[M].包来发点校.上海：上海科学技术出版社，2004：214.
[18] [清] 不著撰者.孤鹤医案[M].张如青点校.上海：上海科学技术出版社，2004：158.
[19] [清] 丁甘仁.丁甘仁医案[M].太原：山西科学出版社，2013：167.
[20] [清] 戴天章.重订广温热论[M].福州：福建科学技术出版社，2010：149.
[21] [清] 张乃修.张聿青医案[M].北京：中国医药科技出版社，2014：72.
[22] [清] 何廉臣重订.感症宝筏[M].太原：山西科学出版社，2011：143.
[23] 中华医学会.第六届全国儿科学术会议论文摘要(中医部分)[M]，1964：11.
[24] 赵金铎等.中医证候鉴别诊断学[M].北京：人民卫生出版社，1987：49.
[25] 冷方南.中医证候辨治轨范[M].北京：人民卫生出版社，1989：27，28.
[26] 邓铁涛.中医证候规范[M].广东：广东科技出版社，1990：57.
[27] 夏征农.辞海(医药卫生分册)[M].上海：上海辞书出版社，1989：147.
[28] 李经纬，邓铁涛，等.中医大辞典[M].北京：人民卫生出版社，1995：280.
[29] 国家技术监督局.中医临床诊疗术语：证候部分[M].北京：中国标准出版社，1997：3.
[30] 中医药学名词审定委员会.中医药学名词[M].北京：科学出版社，2005：101.

（安　欢）

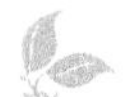

2 • 012

气虚发热证

qì xū fā rè zhèng

一、规范名

【汉文名】气虚发热证。

【英文名】syndrome of fever due to qi deficiency。

【注释】正气亏虚，虚阳浮动，以低热日久，劳累更甚，食少乏力，气短懒言，舌淡脉弱等为常见症的证候。

二、定名依据

气虚发热证理论渊源可以上溯到《内经》时期，其提出“有所劳倦，形气衰少，谷气不盛，上焦不行，下脘不通。胃气热，热气熏胸中，故内热”。可以说是“气虚发热”理论雏形。而后医家在理论、辨证和治法方面都有所发展。比较认同该证是过度劳累，饮食失调，久病失于调理，脾胃气虚，中气不足，阴火内盛而导致的发热，症见烦热短气、舌淡、尺脉弱等。

汉代张仲景以小建中汤治疗虚劳手足烦热，可谓是甘温除热治法之先声，而后医家有所发挥。金代医学家李东垣提出了“内伤热中”的概念，后世谓之气虚发热。直到明代薛铠的《保婴撮要》采用了“气虚发热”作为诊断名，而后《丹溪治法心要》《古今医统大全》《医方集宜》《景岳全书》《神农本草经疏》以及清代医籍中都有“气虚发热”出现，涵义和本术语大致相同。

"气虚发热证"一词作为证候名，目前可查到的文献最早见于1988年邓铁涛主编的《实用中医诊断学》，其明确提出"气虚发热证"。1997年出版的国标《中医临床诊疗术语·证候部分》、2002年姚乃礼主编的《中医证候鉴别诊断学(第2版)》、2005年出版的全国科学技术名词审定委员会审定公布的《中医药学名词》均以"气虚发热证"作为规范名。其中1997年出版的国标《中医临床诊疗术语·证候部分》、2005年出版的全国科学技术名词审定委员会审定公布的《中医药学名词》给出其定义相同，为正气亏虚，虚阳浮动，以低热日久，劳累更甚，食少乏力，气短懒言，舌淡脉弱等为常见症的证候，说明"气虚发热"作为规范名已成为共识。

三、同义词

未见。

四、源流考释

气虚发热的理论基础源于《内经》。《黄帝内经素问·调经论》记载："有所劳倦，形气衰少，谷气不盛，上焦不行，下脘不通。胃气热，热气熏胸中，故内热。"[1]341 此条意指劳倦过度，损伤脾气，脾气亏虚，水谷精气化生不足，脾胃升降不行，胃气郁而化热。这是"气虚发热"的理论雏形。

汉代张仲景在《金匮要略·血痹虚劳病脉证并治》以小建中汤治疗虚劳手足烦热，可谓是甘温除热治法之先声。明确提出了气虚发热的治法，文中提道："虚劳里急，悸，衄，腹中痛，梦失精，四肢酸疼，手足烦热，咽干口燥，小建中汤主之。"[2]44 指出阴阳失调所致虚劳的证治，采用小建中汤治疗。

隋唐时期没有"气虚发热"这个说法，但对其病机一定的研究。如隋代巢元方在《诸病源候论》卷三指出："虚劳之人，血气微弱，阴阳俱虚，小劳则生热，个热因劳而生，故名客热也。"[3]18"虚劳而热者，是阴气不足，阳气有余，故内外生于热，非邪气从外来乘也。"[3]18 同时认为其可能出现烦闷的症状，如在《诸病源候论》卷四指出"阴阳俱虚，阴气偏少，阳气暴胜，则热乘于心，故烦闷"。[3]21 唐代孙思邈在《备急千金要方》论述了"气少发热""产后内虚"的症状和气虚发热极为相似，并给出了治疗方剂。如《备急千金要方》卷二十八指出："尺脉弱，气少发热骨烦，宜服前胡汤、干地黄茯苓汤，针关元补之。"[4]817《备急千金要方》卷三指出："治产后内虚、烦热短气方。甘竹茹(一升)，人参、茯苓、甘草(各一两)，黄芩(三两)。上五味，㕮咀，以水六升，煮取二升，去滓，分三服，日三。"[4]65

宋金元时期，宋代王怀隐在《太平圣惠方》卷二十七[5]230 中描述了虚劳之人，气血俱弱，阴气虚，阳气盛，遂生热。并提出了相应的方剂治疗。到了金代李东垣对气虚发热的认识有了很大的进步，提出了"内伤热中"的概念。并提出了脾胃内伤，阴火上冲的病证与病机，后世谓之气虚发热[6]9，如《脾胃论》卷中："脾胃气虚，则下流于肾，阴火得以乘其土位，故脾证始得。"[7]10 其症状为"气高而喘，身热而烦，其脉洪大而头痛，或渴不止，其皮肤不任风寒，而生寒热"[7]10。《脾胃论》卷下又云："以五脏论之，心火亢甚，乘其脾土曰热中，脉洪大而烦闷。"[7]20 并认为"惟当以辛甘温之剂，补其中而升其阳，甘寒以泻其火则愈矣"[7]10。并强调"后世处方者，当从此法"提出了补中益气汤来治疗气虚发热。

明代对"气虚发热"的证治论述的比较详细。"气虚发热"最早见于薛铠的《保婴撮要》，其采用白术散和四味肥儿丸治疗脾疳气虚发热[8]162，补中益气汤来治疗气虚发热[8]297。而后《丹溪治法心要》《古今医统大全》《医方集宜》《景岳全书》《神农本草经疏》中都有"气虚发热"出现，并且给出了相应的治疗方剂。如《丹溪治法心要》中"气虚发热，参苏饮"[9]110；《古今医统大全》采用人参黄芪散治疗气虚发热[10]1387 和补中益气汤治疗产后气虚发热[11]760；《医方集宜》采用补中益气汤、人参固本丸、益胃升阳汤治疗内伤气虚发热[12]205；《景岳全书》采用大补元煎治疗元气不足、虚热不已[13]343；《神农本草经疏》[14]9 认为参、芪、甘草能够退劳倦气虚发热。这些都为后世治疗气虚发热做出了很大的贡献。

清代对“气虚发热”的认识已经很成熟了，出现了许多治疗气虚发热的方剂。如《张氏医通》卷五载“肥白人气虚发热而胁痛。用参、芪、柴胡、黄芩、枳壳、木香之类。甚则加桂”[15]119；《症因脉治》认为气虚柴胡汤治疗气虚发热[16]96,98；《医碥》卷三指出“寻常消渴，饮食劳倦，气虚发热，致津液不足而渴，不可与五苓宜补中益气汤加五味子，葛根”[17]160；《医学入门》采用甘桔汤加参、芪、归、地、荆芥、黄柏治疗气虚发热咽喉痛[18]386；《医方絜度》卷二提出“保元汤主气虚发热”[19]91。此时各医家对气虚发热的舌相辨证上也有了一定的认识。《临症验舌法》：“更有由白而黄，由黄而焦，而枯黑燥裂，其舌边胖大，舌底滑润者，甚有舌底亦燥而绝无津液，其糙刺如沙皮，敛束如荔子者。皆因劳伤脾肺，气虚发热。”[20]3“凡血虚发热者，其舌必干；气虚发热者，其舌必滑。”[20]16 这些皆为现在辨证治疗“气虚发热证”所用。

1949 年之后，国家组织陆续出版了系列规划教材，这些教材及著作中开始出现中医证候分类的内容，才出现了“某某证”的表述方式。1988 年邓铁涛主编的《实用中医诊断学》中明确提出“气虚发热证”，其给出的定义为：发热多为微热、热势迁延，或为潮热、日间热甚而夜晚热退、少数有夜晚热甚者，偶见壮热，发热每于劳累后加重，并伴面白自汗、少气乏力、舌淡胖有齿印、苔白、脉虚大或虚数等气虚不足的表现[21]278。1997 年出版的国标《中医临床诊疗术语·证候部分》[22]12 明确提出以“气虚发热证”作为规范名，并给出了定义。其后 2002 年，姚乃礼主编的《中医症候鉴别诊断学》、2005 年出版的全国科学技术名词审定委员会审定公布的《中医药学名词》均以“气虚发热证”作为规范名。其中 2002 年，姚乃礼主编的《中医症候鉴别诊断学》中给出了“气虚发热证”的定义：脾胃元气亏虚，阴津不能上达，以致虚火浮越，而见发热缠绵、虚烦等一系列症状的症候。多因过度劳累、饮食失调等脾胃气虚引起发热所致[23]118。1997 年出版的国标《中医临床诊疗术语·证候部分》[22]12、2005 年出版的全国科学技术名词审定委员会审定公布的《中医药学名词》[24]101 给出相同定义，为正气亏虚，虚阳浮动，以低热日久，劳累更甚，食少乏力，气短懒言，舌淡脉弱等为常见症的证候，说明“气虚发热证”作为规范名已成为共识。

五、文献辑录

《黄帝内经素问·调经论》：“有所劳倦，形气衰少，谷气不盛，上焦不行，下脘不通，胃气热，热气熏胸，故内热。”[1]341

《金匮要略方论》卷上：“虚劳里急，悸，衄，腹中痛，梦失精，四肢疼，手足烦热，咽干口燥，小建中汤主之。小建中汤方：桂枝（三两，去皮），甘草（三两，炙），大枣（十二枚），芍药（六两），生姜（三两），胶饴（一升）。上六味，以水七升，煮取三升，去滓，纳胶饴，更上微火消解，温服一升，日三服。（呕家不可用建中汤，以甜故也。）”[2]44

《诸病源候论》卷三：“虚劳之人，血气微弱，阴阳俱虚，小劳则生热，热因劳而生，故名客热也。”[3]18“虚劳而热者，是阴气不足，阳气有余，故内外生于热，非邪气从外来乘也。”[3]18

卷四：“此由阴阳俱虚，阴气偏少，阳气暴胜，则热乘于心，故烦闷。”[3]21

《备急千金要方》卷三：“治产后内虚、烦热短气方。甘竹茹（一升），人参、茯苓、甘草（各一两），黄芩（三两）。上五味，㕮咀，以水六升，煮取二升，去滓，分三服，日三。”[4]65

卷二十八：“尺脉弱，气少发热骨烦，宜服前胡汤、干地黄茯苓汤，针关元补之。”[4]817

《太平圣惠方》卷二十七：“夫血为荣。气为卫。昼行于阳。夜行于阴。行于阳者行于身。行于阴者行于脏。上下循环。荣华表里也。今

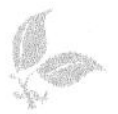

虚劳之人。气血俱弱。邪气稽留于内。卫气独行于外。灌注于阳。不入于阴。阳脉满溢。阴气既虚。则阳气大盛。遂生烦热。荣卫不和。故不得睡也。”[5]230

《内外伤辨惑论》卷中：“即脾胃虚衰，元气不足，而心火独盛。心火者，阴火也，起于下焦，其系系于心，心不主令，相火代之；相火，下焦胞络之火，元气之贼也。火与元气不能两立，一胜则一负。脾胃气虚，则下流于肾，阴火得以乘其土位。故脾胃之证，始得之则气高而喘，身热而烦，其脉洪大而头痛，或渴不止，皮肤不任风寒而生寒热。盖阴火上冲，则气高而喘，身烦热，为头痛，为渴，而脉洪大；脾胃之气下流，使谷气不得升浮，是生长之令不行，则无阳以护其荣卫，不任风寒，乃生寒热，皆脾胃之气不足所致也。”[6]9

《脾胃论》卷中：“脾胃之证，始得则热中。”[7]10 “脾胃气虚，则下流于肾，阴火得以乘其土位，故脾证始得。气高而喘，身热而烦，其脉洪大而头痛，或渴不止，其皮肤不任风寒，而生寒热。”[7]10

卷下：“以五脏论之，心火亢甚，乘其脾土曰热中，脉洪大而烦闷。”[7]20

卷中：“惟当以辛甘温之剂，补其中而升其阳，甘寒以泻其火则愈矣。”[7]10

《丹溪治法心要》卷四：“阴虚发热，四物汤加炒柏，兼气虚者，加人参、白术、黄芪；阳虚发热，补中益气汤；湿痰夜发热，三补丸加白芍药；气虚发热，参苏饮。”[9]110

《保婴撮要》卷十一：“一小儿患口疮，寒热嗜卧，作泻引饮，此脾疳气虚发热，而津液不足也，先用白术散，以生胃气；再用四味肥儿丸，治以疳症，两月余，又用异功散而安。”[8]162

卷二十：“气虚发热者，补中益气汤之类。血虚发热者，当归补血汤之类，须参兼变之症治之。”[8]297

《古今医统大全》卷四十八：“十味人参散……人参黄芪散并治气虚发热。”[10]1387

卷八十五：“产后用力太过，气虚发热，眩晕者，宜补中益气，如补中益气汤、香附八珍汤之属。”[11]760

《医方集宜》治法卷四：“一内伤气虚发热宜用补中益气汤、人参固本丸、益胃升阳汤。”[12]205

《景岳全书》卷十六：“元气不足，而虚热不已者，必用大补元煎，庶乎久之自愈。”[13]343

《神农本草经疏》卷一：“譬夫参、芪、甘草之退劳倦气虚发热。”[14]9

《张氏医通》卷五：“肥白人气虚发热而胁痛。用参、芪、柴胡、黄芩、枳壳、木香之类。甚则加桂。”[15]119

《症因脉治》卷一：“气虚柴胡汤，治气虚发热。柴胡，黄芩，广皮，甘草，人参，黄芪，地骨皮，金石斛。”[16]96 “气虚发热方中，不加补血之药，血无益气之理也。”[16]98

《医碥》卷三：“寻常消渴，饮食劳倦，气虚发热，致津液不足而渴，不可与五苓（见伤湿，）宜补中益气汤（见气）加五味子、葛根。”[17]160

《医学入门》卷四：“气虚发热咽喉痛，甘桔汤加参、芪、归、地、荆芥、黄柏水煎，入童便、韭汁、姜汁、郁金少许，或单黄柏蜜炙为末，麦门冬煎汤下。”[18]386

《医方絜度》卷二：“保元汤，主气虚发热，肢软面白，痘陷不起……黄芪（三钱），人参（二钱），甘草（一钱），肉桂（三分）水煎服。”[19]91

《临症验舌法》上卷：“更有由白而黄，由黄而焦，而枯黑燥裂，其舌边胖大，舌底滑润者，甚有舌底亦燥而绝无津液，其糙刺如沙皮，敛束如荔子者。皆因劳伤脾肺，气虚发热，误用发散，益虚益热，复用寒凉，重阴内逼，以致虚火上炎。所以白上加黄，黄上加焦，而枯黑燥裂也。不论其脉，不论其症，大剂参附养荣汤，不时灌服，多有得生者。”[20]3

下卷：“凡血虚发热者，其舌必干；气虚发热者，其舌必滑。”[20]16

《实用中医诊断学》：“气虚发热证……发热多为微热、热势迁延，或为潮热、日间热甚而夜晚热退、少数有夜晚热甚者，偶见壮热，发热每于劳累后加重，并伴面白自汗、少气乏力、舌淡胖有齿印、苔白、脉虚大或虚数等气虚不足的表现。"[21]278

《中医临床诊疗术语·证候部分》："气虚发热证，正气亏虚，阳气浮动，以日久低热，劳累更显食少乏力，气短懒言，舌淡脉虚为常见症的证候。"[22]12

《中医证候鉴别诊断学》："气虚发热证，脾胃元气亏虚，阴津不能上达，以致虚火浮越，而见发热缠绵、虚烦等一系列症状的症候。多因过度劳累、饮食失调等脾胃气虚引起发热所致。""（气虚发热证）主要临床表现为：发热、热势或低或高，常在劳累后加剧，倦怠乏力，短气懒言，食少便溏，自汗，易于感冒，舌质淡，舌薄白，脉弱。"[23]118

《中医药学名词》："气虚发热证，正气亏虚，虚阳浮动，以低热日久，劳累更甚，食少乏力，气短懒言，舌淡脉弱等为常见症的证候。"[24]101

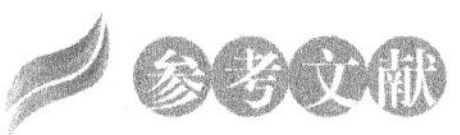

参考文献

[1] 未著撰人. 黄帝内经素问[M]. 北京：人民卫生出版社，1963：341.

[2] [汉] 张仲景. 金匮要略[M]. 蒋明，王忠山编著. 北京：中国中医药出版社，2004：44.

[3] [隋] 巢元方. 诸病源候论[M]. 黄作阵点校. 沈阳：辽宁科学技术出版社，1997：18，21.

[4] [唐] 孙思邈. 备急千金要方[M]. 太原：山西科学技术出版社，2010：65，817.

[5] [宋] 王怀隐. 太平圣惠方[M]. 郑州：河南科学技术出版社，2015：230.

[6] [金] 李东垣. 内外伤辨惑论[M]. 北京：人民卫生出版社，1959：9.

[7] [金] 李东垣. 脾胃论[M]. 彭建中点校. 沈阳：辽宁科学技术出版社，1997：10，20.

[8] [明] 薛铠. 保婴撮要[M]. 北京：中国医药科技出版社，2014：162，297.

[9] [元] 朱震亨. 丹溪治法心要[M]. 张奇文，朱锦善，王叙爵校注. 济南：山东科学技术出版社，1985：110.

[10] [明] 徐春甫. 古今医统大全：上[M]. 崔仲平，王耀廷主校. 北京：人民卫生出版社，1991：760，1387.

[11] [明] 徐春甫. 古今医统大全：下[M]. 崔仲平，王耀廷主校. 北京：人民卫生出版社，1991：760.

[12] [明] 丁凤. 医方集宜[M]. 北京：中医古籍出版社，1992：205.

[13] [明] 张介宾. 景岳全书[M]. 赵立勋主校. 北京：人民卫生出版社，1991：343.

[14] [明] 缪希雍. 神农本草经疏[M]. 夏魁周，赵瑗校注. 北京：中国中医药出版社，1997：9.

[15] [清] 张璐. 张氏医通[M]. 李静芳，建一校注. 北京：中国中医药出版社，1995：119.

[16] [明] 秦景明. 症因脉治[M]. 上海：第二军医大学出版社，2008：96，98.

[17] [清] 何梦瑶. 医碥[M]. 北京：中国中医药出版社，2009：160.

[18] [明] 李梴. 医学入门[M]. 金嫣莉，何源，乔占兵，等校注. 北京：中国中医药出版社，1995：386.

[19] [清] 钱敏捷. 医方絜度[M]. 王兴伊点校. 上海：上海科学技术出版社，2004：91.

[20] [清] 杨云峰. 临症验舌法[M]. 北京：人民卫生出版社，1960：3，16.

[21] 邓铁涛. 实用中医诊断学[M]. 上海：上海科学技术出版社，1988：278.

[22] 国家技术监督局. 中医临床诊疗术语：证候部分[M]. 北京：中国标准出版社，1997：12.

[23] 姚乃礼. 中医证候鉴别诊断学[M]. 2版. 北京：人民卫生出版社，2002：118.

[24] 中医药学名词审定委员会. 中医药学名词[M]. 北京：科学出版社，2005：101.

（安 欢）

2·013

气虚血瘀证

qì xū xuè yū zhèng

一、规范名

【汉文名】气虚血瘀证。

【英文名】syndrome of blood stasis due to deficient qi。

【注释】气虚运血无力，血行瘀滞，以面色

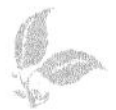

淡白而晦暗，身倦乏力，少气懒言，局部疼痛如刺，痛处不移，舌淡紫或有紫斑，脉沉涩等为常见症的证候。

二、定名依据

"气虚血瘀证"指因气虚无力运血，而导致血行瘀滞的证候，以气虚证与血瘀证并见为辨证要点。"气虚血瘀证"一词首见于1984年出版的《中医诊断学》，此前与之最为对应的是"气虚血瘀"一词，该词最早见于清代医家王清任《医林改错》一书，同时论述了病机和病症，与现今所指"气虚血瘀证"含义相同。在此之前的古籍中，曾以"气虚血凝""气虚血滞"的表述出现。

在清代王清任《医林改错》中出现"气虚血瘀"的表述后，该词一直沿用下来。1984年《中医诊断学》首次使用"气虚血瘀证"，至1997年国标《中医临床诊疗术语·证候部分》正式将"气虚血瘀证"列为规范用名。其定义为气虚运血无力，血行瘀滞，以面淡而晦暗，身倦乏力，少气懒言，疼痛如刺，痛处不移，舌质淡紫，或有紫斑，脉沉涩等为常见症的证候。在《中医临床诊疗术语》证治要览部分也给出了相应的治法及方药。

此后，普通高等教育国家级规划教材《中医诊断学》均以"气虚血瘀证"作为规范名。2005年出版的全国科学技术名词审定委员会审定公布的《中医药学名词》将"气虚血瘀证"作为规范名，说明"气虚血瘀证"作为中医辨证的规范名已成为共识。

三、同义词

【曾称】"气虚血凝"(《经验良方全集》)；"气虚血滞"(《高注金匮要略》)。

四、源流考释

先秦两汉时期，未见到"气虚血瘀"的论述，多见于对气血关系的描述，并对气虚及血瘀进行分别阐释。《黄帝内经素问·五藏生成》云："诸血者皆属于心，诸气者皆属于肺，此四支八谿之朝夕也。"[1]17 论述了气血相合是人体正常运行的重要条件。《灵枢经·刺节真邪》云："真气者，所受于天，与谷气并而充身也。"[2]49 又如《灵枢经·决气》谓："中焦受气取汁，变化而赤，是谓血。"[2]26 皆论述了气血是人体重要的物质基础，脾胃是气血生化之共同源泉。《灵枢经·邪客》云："故宗气积于胸中，出于喉咙，以贯心脉，而行呼吸焉。营气者，泌其津液，注之于脉，化以为血，以荣四末。"[2]44 言明宗气是鼓动心脉，运行血液的重要物质，营气是血液化生的重要物质基础，《灵枢经·刺节真邪》又云："宗气不下，脉中之血，凝而留止。"[2]49 表明气的运行不畅将导致血液凝滞。

《内经》对气虚学说多有提及，如《黄帝内经素问·上古天真论》云："天地之精气皆竭。"[1]2《黄帝内经素问·通评虚实论》云："脉气上虚尺虚，是谓重虚……所谓气虚者，言无常也。"[1]47 皆论述了一身之气虚少的表现。《内经》详细记载了五脏气虚的具体表现，如《灵枢经·本神》中"肝气虚则恐""脾气虚则四肢不用，五藏不安""心气虚则悲""肺气虚则鼻塞不利，少气""肾气虚则厥"[2]9。

先秦两汉时期，"血瘀"一词出现次数较少，而《内经》各篇中多见"血脉凝泣""血凝泣""恶血""留血"及"脉不通"的表述，外感六淫之邪、情志所伤、饮食不节、跌打损伤、年高体虚皆可导致血瘀。《灵枢经·痈疽》言"寒邪客于经络之中则血泣，血泣则脉不通"，提出寒邪致瘀的理论。[2]54《灵枢经·九宫八风》中云"风从西北方来……脉闭则结不通，善暴死"，论述风邪致瘀。[2]51《灵枢经·营卫生会》云"老者之气血衰，其肌肉枯，气道涩"[2]19，论述体虚致瘀。《灵枢经·厥病篇》言"真心痛，手足青至节，心痛甚，旦发夕死，夕发旦死"[2]23，描述了因气虚血瘀所致真心痛的典型症状。《灵枢经·经脉篇》云"手少阴气绝则脉不通，脉不通则血不流"[2]13，论述心气亏耗，无力运行血液，则血脉痹阻。

《金匮要略·惊悸吐衄瘀血胸满病》始有"瘀血"概念。张仲景提出了"瘀血""蓄血""干血证"等不同名称，并详细描述血瘀证的病因、症状、脉象、治法，创立了理气活血法、活血逐瘀法、泄热祛瘀法、扶正祛瘀法等活血化瘀的方法，并创立抵挡汤、桃核承气汤、下瘀血汤、黄芪桂枝五物汤、桂枝茯苓丸等方剂治疗血瘀诸证。

隋唐医家加深对病因病机的探讨，《诸病源候论》是我国第一部病机证候专著，对多种脏腑疾病的证候和病因病机进行了系统论述，提出气虚与血瘀的关系。《诸病源候论》卷之三言："虚劳之人，阴阳伤损，血气凝涩。"[3]17 说明因虚劳所致阴阳二气的亏损是血凝的基础。《诸病源候论》卷十六言："心痛而不能饮食者，积冷在内，客于脾而乘心络故也。心，阳气也；冷，阴气也。"[3]86 明确指出，心之阳气虚损，是血络不通，瘀而致痛的病因。唐代王焘《外台秘要》卷十七云："脉涩无阳是肾气少。"[4]462 言明肾气虚，运血无力则血液运行缓慢瘀滞而凝涩。

南宋医家杨士瀛明确提出气血之间的关系，《仁斋直指方》云："气为血之帅，血为气之母"的理论，强调了气血在生理、病理上的重要联系，"血脉之所以流行者，亦气也。"[5]168 指出血脉的正常运行依赖气的推动，并指出气血关系是以气为主导，如"盖气者，血之帅也，气行则血行，气止则血止，气温则血滑，气寒则血凝，气有一息之不通，则血有一息之不行"[5]10。并在对气血关系的深刻认知基础上，提出气血同治的治疗原则，强调气血并调，不可偏废，"然而调气之剂，以之调血而两得"[5]10 则突出强调调理气机对改善血液运行的功效。

金元时期，医家对气虚血瘀学说的认识进一步深入。李东垣强调脾胃功能失常是气虚、血瘀形成的重要原因，《脾胃论·脾胃胜衰论》云："脾胃不足，皆为血病，是阳气不足，阴气有余，故九窍不通。"[6]12 阐明元气不足，是导致血瘀内生的重要原因，创立了气虚血瘀的学术思想。李东垣在气虚不足可致瘀血的理论基础之上，重视脾胃强弱与瘀血内生的内在关系，开创补益脾土，益气活血的治法，认为脾旺则可益气祛瘀，常用黄芪、党参、白术等补中益气之品，辅以桃仁、红花、当归、丹参的活血化瘀之药。

在前世医家气血理论基础之上，明代医家提出"气虚血滞"，用以言明因气虚而导致的血瘀病症。薛己《正体类要》云："气虚血滞……此元气虚弱，不能运散瘀血而然耳。"[7]23 张介宾《景岳全书》卷之三十八云："然有气血本虚，而血未得行者……此以气虚血滞，无力流通而然。"[8]643 张景岳《妇人规》上卷："此以气虚血滞，无力流通而然。"[9]82 言明痛经气虚血瘀的病机。李中梓《雷公炮制药性解》卷二云："肺寒者，气虚血滞，故曰可服。"[10]39 言明人参在气虚血瘀中的功效。

清代医家王清任认为气血运行失常是疾病产生的重要基础，《医林改错》云"无论外感、内伤……所伤者无非气血"[11]19，而"元气既虚，必不能达于血管，血管无气，必停留而瘀，以一气虚血瘀之症"[11]44。首次提出气虚血瘀的概念，含有病机、证候的双重含义，指明气虚不能推动血行是导致血瘀的原因，在此基础上提出"治病之要诀，在于明白气血"[11]19"审气血之荣枯，辨经络之通滞"[11]32 的治疗原则。叶天士《临证医案指南》云："初为气结在经，久则血伤入络……久病血瘀。"[12]178 提出起病初期病位较浅，久病必耗气伤血，形成气虚血瘀的局面。唐宗海《血证论·吐血》篇云："其气冲和，则气为血之帅，血随之而运行。"[13]14"故血之运，气运之……血瘀于经络脏腑之间……惟赖气运之。"[13]55 皆诠释气血之间的关系，血液的正常运行必须有赖于气的充盛，并在此基础上提出"气行则血自不留也""凡治血者必调气，使气不为血之病，而为血之用"[13]55 的治疗原则。周海学对前人理论进行总结，《读医随笔》云："气虚不足以推血，则血必有瘀。"[14]40 又云："疲劳汗出，则气伤津耗，气不足以运血……血行遂不得反其故道，而为之凝涩矣。"[14]152 再云："尊荣丰盛，不过为气虚血滞立影。”[14]152 林之瀚《四诊抉微》云：“气虚则健运之力为弱，血失宣导之机，亦阻结而难前。”[15]222

明清学者在前人的基础上，更加详尽地描述了妇科、内科、眼科、外科等各科疾病中气虚血瘀证的临床表现、脉象特征、经典方剂。如王馥原《医方简义》卷五云“近时妇女，两尺沉滞涩小者居多，因吾乡地属东南，湿热为胜，气虚血滞者为多”[16]113，卷六又云“遍身疼痛难忍者，因产时百脉纵弛，气虚血滞，化出内风，游走不定”[16]158，言明妇人之病气虚血瘀的病机、脉象特点。郑寿全《医法圆通》卷四云：“人见昏迷，困倦嗜卧，少气懒言，神衰已极，又当以气虚血滞。”[17]68 描述了气虚血瘀证的症状。裘庆元《三三医书·经历杂论》云“气虚血瘀不能生光退红者亦复时有”[18]150，言明眼目疾病气虚血瘀证的特征表现。章楠《医门棒喝三集灵素节注类编》卷四上云：“涩甚者，气虚血瘀，成肠，微涩者，成内，皆肠痈之类，故多下脓血也。”[19]152 罗东逸《内经博议》卷四云：“其脉见涩，为气虚血滞。”[20]118 两者言明气虚血瘀证的脉诊以涩为特征。清代医家更提出对诸病气虚血瘀证的治法方药，如何梦瑶《医碥》卷三云：“房劳伤肾，气虚血滞，胸胁多有隐隐作痛，宜用破故纸之类补肾，芎、归之类和血。”[21]200 姚俊《经验良方全集》卷四云：“若色灰白，此气虚血凝，当以保元汤加四物汤主之。”[22]299 言明痘诊气虚血瘀证的治疗方药。张璐《张氏医通》云：“花蕊石散(局方)治气虚血凝，瘀积壅聚，胸膈作痛宜用重剂竭之。”[23]343

中华人民共和国成立后，我国陆续出版了中医系列规划教材，1960年出版的第一版《中医诊断学讲义》及1964年出版的第二版《中医诊断学讲义》均没有出现气血兼证的相关论述，直至1984年出版的《中医诊断学》正式提出“气虚血瘀证”，并明确其定义：“气虚血瘀证，是气虚运血无力，血行瘀滞而表现的证候。常由病久气虚，渐致瘀血内停而引起。”[24]102 此后，《中医诊断学》(郭振球)[25]112、《中医诊断学》(陈素云)[26]110、《中医诊断学》(李丽霞等)[27]67、《中医诊断学》(朱文锋)[28]166 等各版诊断学教材沿用至今，1997年国标《中医临床诊疗术语·证候部分》出版[29]，正式将“气虚血瘀证”列为规范证名，2005年出版的全国科学技术名词审定委员会审定公布的《中医药学名词》[30]102 也将“气虚血瘀证”纳入其中，说明“气虚血瘀证”作为中医辨证的规范证名已成为共识。

五、文献辑录

《灵枢经》“本神”：“肝藏血，血舍魂，肝气虚则恐。脾藏营，营舍意，脾气虚则四肢不用，五藏不安；实则腹胀，经溲不利。心藏脉，脉舍神。心气虚则悲；实则笑不休。肺藏气，气舍魄。肺气虚则鼻塞不利，少气；实则喘喝，胸盈仰息。肾藏精，精舍志。肾气虚则厥；实则胀，五藏不安。”[2]9

“经脉”：“手少阴气绝则脉不通，脉不通则血不流，血不流则髦色不泽，故面黑如漆柴者，血先死，壬笃癸死，水胜火也。”[2]13

“营卫生会”：“老者之气血衰，其肌肉枯，气道涩，五藏之气相搏，其营气衰少而卫气内伐，故昼不精，夜不瞑。”[2]19

“厥病”：“真心痛，手足青至节，心痛甚，旦发夕死，夕发旦死。”[2]23

“决气”：“何谓血？岐伯曰：中焦受气取汁，变化而赤，是谓血。”[2]26

“邪客”：“故宗气积于胸中，出于喉咙，以贯心脉，而行呼吸焉。营气者，泌其津液，注之于脉，化以为血，以荣四末，内注五藏六腑，以应刻数焉。”[2]44

“刺节真邪”：“故厥之在足，宗气不下，脉中之血，凝而留止，弗之火调，弗能取之。”“岐伯曰：真气者，所受于天，与谷气并而充身也。”[2]49

“九宫八风”：“风从西北方来，名曰折风，其伤人也，内舍于小肠，外在于手太阳脉，脉绝则溢，脉闭则结不通，善暴死。”[2]51

"痈疽"："寒邪客于经络之中则血泣，血泣则不通，不通则卫气归之，不得复反，故痈肿。"[2]54

《黄帝内经素问》"上古天真论"："此虽有子，男不过尽八八，女不过尽七七，而天地之精气皆竭矣。"[1]2

"五藏生成"："诸脉者皆属于目，诸髓者皆属于脑，诸筋者皆属于节，诸血者皆属于心，诸气者皆属于肺，此四支八谿之朝夕也。"[1]17

"通评虚实论"："帝曰：何谓重虚？岐伯曰：脉气上虚尺虚，是谓重虚。帝曰：何以治之？岐伯曰：所谓气虚者，言无常也。"[1]47

《诸病源候论》卷三：虚劳之人，阴阳伤损，血气凝涩，不能宣通经络，故积聚于内也。[3]17

卷十六：心痛而不能饮食者，积冷在内，客于脾而乘心络故也。心，阳气也；冷，阴气也。冷乘于心，阴阳相乘，冷热相击，故令痛也。[3]86

《外台秘要》卷十七："脉涩无阳是肾气少。"[4]462

《仁斋直指方》"血荣气卫论"："夫血譬则水也，气譬则风也，风行水上则血气之象焉，盖气者，血之帅也，气行则血行，气止则血止，气温则血滑，气寒则血凝，气有一息之不通，则血有一息之不行。"[5]10"然而调气之剂，以之调血而两得，调血之剂，以之调气而乖张。"[5]10

"诸气"："阴阳之所以升降者，气也；血脉之所以流行者，亦气也。荣卫之所以运转者，气也；五脏六腑之所以相养相生者，亦此气也。"[5]168

《脾胃论·脾胃胜衰论》："脾胃不足，皆为血病，是阳气不足，阴气有余，故九窍不通。"[6]12

《正体类要·气虚血滞》："戴给事坠马，腿肿痛而色黯，食少倦怠，此元气虚弱，不能运散瘀血而然耳，遂用补中益气汤去升麻、柴胡、加木瓜、茯苓、芍药、白术治之而痊。"[7]23

《景岳全书》卷三十八："然有气血本虚，而血未得行者，亦每拒按，故于经前亦常有此证，此以气虚血滞，无力流通而然。"[8]643

《妇人规》上卷："故于经前亦常有此证。此以气虚血滞，无力流通而然。但察其形证脉息。"[9]82

《雷公炮制药性解》卷二："肺寒者，气虚血滞，故曰可服。"[10]39

《医林改错》"气血合脉说"："无论外感内伤，要知初病何人何物，不能伤脏腑，不能伤筋骨，不能伤皮肉，所伤者无非气血。""治病之要诀，在于明白气血。"[11]19

"半身不遂论叙"："凡遇是症，必细心研究，审气血之枯荣，辨经络之通滞，四十年来颇有所得，欲公之天下以济后人，奈不敢以管见之学，驳前人之论，另立方法，自取其罪。"[11]32

"论小儿抽风不是风"："元气既虚，必不能达于血管，血管无气，必停留而瘀，以一气虚血瘀之症，反用散风清火之方，按得不错。"[11]44

《临证医案指南》："三年来，右胸胁形高微突，初病胀痛无形，久则形坚似梗。是为初为气结在经，久则血伤入络。"[12]178

《血证论》"吐血"："其气冲和，则气为血之帅，血随之而运行；血为气之守，气得之而静谧。"[13]14

"便脓"："故血之运，气运之，即瘀血之行，亦气之行，血瘀于经络脏腑之间，既无足能行，亦无门可出，惟赖气运之，使从油膜达肠胃，随大便而出，是气行而血自不留也。"[13]55"以知血从气，气运血，凡治血者必调气，使气不为血之病，而为血之用，斯得之矣。"[13]55

《读医随笔·承制生化论》："气虚不足以推血，则血必有瘀；血虚不足以滑气，则气必有聚。"[14]40

"血痹疟母合论"："盖尊荣肥盛，是素木气虚血滞之质矣。疲劳汗出，则气伤津耗，气不足以运血，津不足以载血矣。而又继以坐卧不动，加被微风，血行遂不得反其故道，而为之凝涩矣。""尊荣丰盛，不过为气虚血滞立影，其实农工力食之人，年岁稍高，即多此证。"[14]152

《四诊抉微》："故血虚则气失依归，运行之机濡滞而不流利；气虚则健运之力为弱，血失宣导之机，亦阻结而难前。"[15]222

《医方简义》卷五："近时妇女，两尺沉滞涩小者居多，因吾乡地属东南，湿热为胜，气虚血滞者为多，北方风寒为胜，地属西北，血虚气旺者为多。"[16]113

卷六："产后诸痛，皆为血虚，否则血瘀，此明虚实之辨，有瘀为实，无瘀为虚，遍身疼痛难忍者，因产时百脉纵弛，气虚血滞，化出内风，游走不定，身难转侧，手足有不遂之状。若认为太阳表症。遽用发散之剂，其变幻莫测矣，治宜活血行气，稍疏内风，自然渐痊。"[16]158

《医法圆通》卷四："若无有余足征，而人见昏迷，困倦嗜卧，少气懒言，神衰已极，又当以气虚血滞，阳不化阴，阴凝而色故紫，故成块。"[17]68

《三三医书·经历杂论》："五运六气偏胜，六淫皆能为病，亦有气血痰湿自生之病，其湿邪如云雾蒙蔽太阳，患目者固多，而瘀血湿痰阴凝之气侵目者亦复不少，气虚血瘀不能生光退红者亦复时有，非深明医法者，不能出古法拘执范围也，辨之之法全在于脉，六淫时气脉症，诊治如以上之内症法，特神而明之存乎其人耳。"[18]150

《医门棒喝三集灵素节注类编》卷四："涩甚者，气虚血瘀，成肠，微涩者，成内，皆肠痈之类，故多下脓血也。"[19]152

《内经博议》卷四："病狐风疝。其疝如狐而数变如风也。疝在前阴少腹之间。肝气郁于此。正当其部。盖即阴痹也。其脉见涩。为气虚血滞。故邪气留止而为积聚。亦所谓热痹也"[20]118

《医碥》卷三："房劳伤肾，气虚血滞，胸胁多有隐隐作痛，宜用破故纸之类补肾，芎、归之类和血。"[21]200

《经验良方全集》卷四："若色灰白，此气虚血凝，当以保元汤加四物汤主之。"[22]299

《张氏医通》："花蕊石散（局方）治气虚血凝，瘀积壅聚，胸膈作痛宜用重剂竭之。"[23]343

《中医诊断学》（邓铁涛）："气虚血瘀证，是气虚运血无力，血行瘀滞而表现的证候。常由病久气虚，渐致瘀血内停而引起。"[24]102

《中医诊断学》（郭振球）："气虚血瘀由气虚运血无力，而致血行瘀滞所表现的症候。"[25]112

《中医诊断学》（陈素云）："气虚血瘀证，是气虚运血无力，血行瘀滞而表现的症候，常由久病气虚，渐至淤血内停而引起。"[26]110

《中医诊断学》（李丽霞）："气虚血瘀证，是指由于气虚运血无力，以致血运障碍而出现的血瘀症候。常因久病气虚，渐至淤血内停所引起。"[27]67

《中医诊断学》（朱文锋）："气虚血瘀证指兼有气虚和血瘀的证候。临床以面色淡白无华或面色紫暗，倦怠乏力，少气懒言，局部疼痛如刺，痛处固定不移、拒按，舌淡紫，或有斑点，脉涩为辨证依据。"[28]166

《中医临床诊疗术语·证候部分》："气虚血瘀（凝）证，气虚运血无力，血行瘀滞，以面淡而晦暗，身倦乏力，少气懒言，疼痛如刺，痛处不移，舌质淡紫，或有紫斑，脉沉涩等为常见症的证候。"[29]12

《中医药学名词》："气虚运血无力，血行瘀滞，以面淡白而晦暗，身倦乏力，少气懒言，局部疼痛如刺，痛处不移，舌淡紫或有紫斑，脉沉涩等为常见症的证候。"[30]102

参考文献

[1] 未著撰人.黄帝内经素问[M].傅景华，陈心智点校.北京：中国古籍出版社，1997：2，17，47.

[2] 未著撰人.灵枢经[M].彭建中点校.沈阳：辽宁科学技术出版社，1997：9，13，19，23，26，44，49，51，54.

[3] [隋]巢元方.诸病源候论[M].黄作阵点校.沈阳：辽宁科学技术出版社，1997：17，86.

[4] [唐]王焘.外台秘要[M].北京：人民卫生出版社，1955：462.

[5] [宋]杨士瀛.仁斋直指方论[M].福州：福建科学技术出版社，1989：10，168.

[6] [金]李杲.脾胃论[M].程传浩点校.北京：人民军医出版社，2005：12.

[7] [明]薛己.正体类要[M].上海：上海科学技术出版社，1959：23.

[8] [明]张介宾.景岳全书上[M].上海：上海科学技术出版社，1959：643.

[9] [明]张景岳.妇人规[M].罗元恺点注.广州：广东科

技出版社，1984：82.
[10] [明] 李中梓. 雷公炮制药性解[M]. 北京：人民军医出版社，2013：39.
[11] [清] 王清任. 医林改错[M]. 石学文点校. 沈阳：辽宁科学技术出版社，1997：19，32，44.
[12] [清] 叶天士. 临证医案指南[M]. [清] 华岫云编订. 北京：华夏出版社，1995：178.
[13] [清] 唐宗海. 血证论[M]. 魏武英，曹健生点校. 北京：人民卫生出版社，1990：14，55.
[14] [清] 周海学. 读医随笔[M]. 王新华点注. 南京：江苏科学技术出版社，1983：40，152.
[15] [清] 林之瀚. 四诊抉微[M]. 吴仕骥点校. 天津：天津科学技术出版社，1993：222.
[16] [清] 王馥原. 医方简义[M]. 上海：上海科学技术出版社，1985：113，158.
[17] [清] 郑寿全. 医法圆通[M]. 于永敏，刘小平校注. 北京：中国中医药出版社，1993：68.
[18] [清] 裘庆元. 三三医书：第二集[M]. 北京：全国中医药出版社，2012：150.
[19] [清] 章楠. 医门棒喝三集灵素节注类编[M]. 方春阳，孙芝斋点校. 杭州：浙江科学技术出版社，1986：152.
[20] [清] 罗东逸. 内经博议[M]. 上海：上海科学技术出版社，1985：118.
[21] [清] 何梦谣. 医碥[M]. 上海：上海科学技术出版社，1982：200.
[22] [清] 姚俊. 经验良方全集[M]. 北京：人民军医出版社，2009：299.
[23] [清] 张璐. 张氏医通[M]. 李静芳，建一校注. 北京：中国中医药出版社，1995：343.
[24] 邓铁涛. 中医诊断学[M]. 上海：上海科学技术出版社，1984：102.
[25] 郭振球. 中医诊断学[M]. 长沙：湖南科学技术出版社，1985：112.
[26] 陈素云. 中医诊断学[M]. 中国人民解放军第一军医大学，1985：110.
[27] 李丽霞. 中医诊断学[M]. 北京：中医古籍出版社，1987：67.
[28] 朱文锋. 中医诊断学[M]. 北京：中国中医药出版社，2007：166.
[29] 国家技术监督局. 中医临床诊疗术语：证候部分[M]. 北京：中国标准出版社，1997：12.
[30] 中医药学名词审定委员会. 中医药学名词[M]. 北京：科学出版社，2005：102.

（许继文）

2·014

六经辨证

liù jīng biàn zhèng

一、规范名

【汉文名】六经辨证。

【英文名】syndrome differentiation of six channels theory。

【注释】以阴阳为总纲，用太阳、阳明、少阳、太阴、少阴、厥阴作为辨证纲领，从邪正盛衰、病变部位、病势的进退缓急等方面对外感病进行分析辨别，并用以指导临床治疗的辨证方法。

二、定名依据

“六经辨证”作为中医辨证的规范术语最早可见于1962年北京市中医学校编著《辨证施治纲要》，书中提出“六经辨证”是张仲景总结出来的外感病的分类辨证法。是一种首先通过四诊诊断，八纲分析，以现有的症状为主体，根据疾病的不同性质分为三阴、三阳六种类型，即太阳、阳明、少阳、太阴、少阴、厥阴六经病的证候群。运用六经分证的方法，不仅使辨证有所依据，而且能够正确地掌握外感病变发展的规律，从而起到指导治疗的作用。这是中医著作中首次较为全面的提出“六经辨证”的概念，可以看作六经辨证现代定义的雏形。

此前，南宋丁黼所撰《六经辨证疑问》一书，书名中“六经辨证”一词，可能是《诗》《书》《礼》《易》《乐》《春秋》的合称。明代张景岳的《景岳全书·伤寒典》(1640年)、清代医家吕震名编撰《伤寒寻源》(1850年)，都有“六经辨证”一词，但均无明确释义。清代柯琴《伤寒论翼》(1674年)、叶桂《临证指南医案》(1746年)、吕震名《伤寒寻源》中也提到"六经分症",民国医家周隐歧也曾制六经分证表,但均未对六经分证(症)作出明确的定义。1960年代出版的《辞海》(试行本)中曾收录"六经分证"一词,其定义与同时期学术界对"六经辨证"的认识基本上没有本质的区别,只是辨证一词更进一步的包含了辨别、明晰之意,用字更为精确和全面。

随着中医高等教育的发展,"六经辨证"一词的概念开始逐渐统一。从1985年起,"六经辨证"作为诊断学内容纳入中医高等教育第五版《中医诊断学》教材,此后一直在中医诊断学教材中与卫气营血辨证、三焦辨证和经络辨证合为一章加以论述。1995年出版的第一版《中医大辞典》中定义六经辨证为《伤寒论》的辨证方法,是外感病六个深浅阶段的综合证候。可见,现代相关著作均以"六经辨证"作为规范名,《中国中医药学主题词表》也将"六经辨证"作为正式主题词,全国科学技术名词审定委员会审定公布的《中医药学名词》(2005版)也已将"六经辨证"作为规范名。这些均说明"六经辨证"作为中医辨证方法的规范名已经成为共识。

三、同义词

【曾称】"六经分症"(《伤寒论翼》)。

四、源流考释

在我国现存最早的中医基础理论典籍《黄帝内经》中,用三阴三阳(六经)论述人体生理病理已趋成熟。《黄帝内经素问·热论》详述伤寒热病如何循三阳三阴经脉传变,如"伤寒一日,巨阳受之,故头项痛腰脊强。二日阳明受之,阳明主肉,其脉挟鼻络于目,故身热目疼而鼻干,不得卧也。三日少阳受之,少阳主胆,其脉循胁络于耳,故胸胁痛而耳聋。三阳经络皆受其病,而未入于脏者,故可汗而已。四日太阴受之,太阴脉布胃中络于嗌,故腹满而嗌干。五日少阴受之,少阴脉贯肾络于肺,系舌本,故口燥舌干而渴。六日厥阴受之,厥阴脉循阴器而络于肝,故烦满而囊缩"。[1]183,184 这种明确的六经分证及传变思想,未尝不是张仲景"六经辨证"体系开始建立的萌芽。

东汉张仲景在《伤寒杂病论》创立了"六经辨证"体系。纵观《伤寒论》全书,张仲景将伤寒分为太阳、阳明、少阳、太阴、少阴、厥阴六病,重点辨析六病的脉象及病证的变化和预后,并针对病证的异同给出明确的治疗方案。如"太阳病,头痛至七日以上自愈者,以行其经尽故也。若欲作再经者,针足阳明,使经不传则愈"[2]50"伤寒十三日,过经谵语者,以有热也,当以汤下之"[2]104 等。

宋金元时期的学者多认为伤寒三阴三阳证为足三阴三阳证。如宋代庞安时在《伤寒总病论》中将《伤寒论》中的三阴三阳与《黄帝内经素问》中的三阴三阳统一认识为足三阴三阳经。论述太阳证时认为"尺寸俱浮者,太阳受病也。当一二日发,以其脉上连风府,故头项痛而腰脊强"。并注解"此是太阳膀胱经,属水"。[3]7 论述少阳证时,说"尺寸俱弦者,少阳受病也。当二三日发,以其脉上循胁,络于耳,故胸胁痛而耳聋。"并注释"足少阳胆属木,弦者,细长如琴弦状。"[3]13 金代学者成无已则在《伤寒明理论·自利》篇中,认为"盖六经以太阳、阳明为表,少阳、太阴为在半表半里,少阴、厥阴为在里"[4]37,与宋相较之,金元学者不仅明确将《伤寒论》中的三阴三阳,归纳为六经,亦指出了三阴三阳的表里关系。

明清医家对伤寒论辨证体系的认识更加全面,逐渐归纳并总结出"六经辨证"的思想体系。如明代方有执《伤寒论条辨·阳病阴病图说》称"若以六经之经,断然直作经络之经看,则不尽道,惑误不可胜言。后世谬讹,盖由乎此"。[5]3 提出伤寒论六经不等同于经络中六经的观点。清代柯琴在《伤寒论翼·全论大法第一》中指出"按仲景自序言作《伤寒杂病论》合十六卷,则伤寒杂病,未尝分两书也。凡条中不冠伤寒者,即与杂病同义。如太阳之头项强痛，阳明之胃实，少阳之口苦、咽干、目眩，太阴之腹满吐利，少阴之欲寐，厥阴之消渴、气上撞心等症，是六经之为病，不是六经之伤寒，乃是六经分司诸病之提纲，非专为伤寒一症立法也。”[6]157 在这里柯琴明确提出，六经不仅是伤寒，也是杂病的提纲，可以说六经分症之法是诸病辨证的重要纲领。清代程国彭进一步在《医学心悟》中总结“六经者，太阳、阳明、少阳、太阴、少阴、厥阴也。三阳有经、有腑，三阴有传、有中。有太阳之经，即有太阳之腑，膀胱是也；有阳明之经，即有阳明之腑，胃是也；有少阳之经，即有少阳之腑，胆是也。然胆为清净之腑，无出入之路，故治法如经也。三阴有传经者，由三阳而传入三阴，此热邪也。有直中者，初起不由阳经传入，而直中三阴，此寒邪也。兹数者，乃伤寒见证之纲领也”。[7]54 至此，中医学界已基本明确“六经辨证”的基本思想。

民国时期医家关于伤寒“六经辨证”的讨论依然十分热烈，虽然尚未提出“六经辨证”的概念，且多是将六经与六经辨证混为一谈，然而关于六经实质以及六经辨证的认识却有了较大的飞跃和发展。如以恽铁樵、章太炎为代表的民国大家，力赞日本医家喜多村之的观点，认为“所谓三阴三阳，不过假以标表里寒热虚实之义”。[8]135 章太炎更进一步认为“六经之三阴三阳，非与脏腑配合之谓也”“六经者，就人体所若之病状为之界说也。是故病然后有六经可言，不病直无其物”[8]136。民国医家祝味菊则认为“仲景所说六经，原以代表正气盛衰，病变程序，论中所言一是皆以人身体抵抗力为准，并不若后人所谓太阳经病如何，少阳经病如何……言之穿凿附会也”[9]23“仲景说的三阳病，即是代表抵抗力充足的现象。三阴病，即是代表抵抗力不足的现象”[9]26。以上关于六经非有实质，代表正气盛衰，病变程序的观点，直接影响现代“六经辨证”思想的形成，可谓是现代“六经辨证”概念的发端。

1949 年之后，北京中医学院中药教研组编写的《医学三字经白话解》提出“六经辨证是指张仲景根据外感病传变情况总结出来的六个辨证纲领，亦即外感病过程六个不同层次的综合证候。”首次对“六经辨证”进行了释义[10]11,12，但概念并不清晰，也未能阐释出辨证的动态过程。1962 年，北京市中医学校编著《辨证施治纲要》指出“六经辨证是张仲景总结出来的外感病的分类辨证法。这种方法，首先通过四诊诊断，八纲分析，以现有的症状为主体，根据疾病的不同性质分为三阴、三阳六种类型，也就是太阳、阳明、少阳、太阴、少阴、厥阴六经病的证候群。运用六经分证的方法，不仅能使我们在辨证时有所依据，而且还能使我们正确地掌握外感病变发展的规律，从而在治疗上起着指导作用。”[11]48,49 这是中医著作中首次较为全面的提出“六经辨证”的概念，可以看作“六经辨证”现代定义的雏形。

此后随着中医高等教育的发展，“六经辨证”一词的概念开始逐渐统一。1978 年第四版统编《中医学基础》教材中，“六经辨证”被概括为“《伤寒论》辨证论治的纲领，是东汉张仲景在《黄帝内经素问·热论》的基础上，结合伤寒病的证候与病变特点总结出来的，主要用于外感病的一种辨证方法。它将外感病发生、发展过程中具有普遍性的症候，以阴阳为纲，分为两大类病证，并根据疾病发展过程中不同阶段的病变特点，在阴阳两类病证的基础上，又划分为六个证型，即太阳病证、阳明病证、少阳病证，合称三阳病证；太阴病证、少阴病证、厥阴病证，合称三阴病证”[12]127,128。从 1985 年起，“六经辨证”作为诊断学内容纳入中医高等教育第五版《中医诊断学》教材，并将其定义为“将外感病演变过程中所表现出的各种证候，以阴阳为纲，分成三阳和三阴两大类，作为论治的基础。按疾病的不同性质分三阳为太阳病证、阳明病证和少阳病证；三阴为太阴病证、少阴病证和厥阴病证。凡是抗病力强，病势亢盛的，为三阳病证；

抗病力衰减，病势虚弱的，为三阴病证”[13]132,133。此后“六经辨证”一直在中医诊断学教材中与卫气营血辨证、三焦辨证和经络辨证合为一章，并作为其他辨证方法加以论述。1995年出版的第一版《中医大辞典》中定义“六经辨证”为《伤寒论》的辨证方法，是外感病六个深浅阶段的综合证候。[14]325 2005年全国科学技术名词审定委员会审定公布《中医药学名词》，对历年来各种中医诊断学教材、工具书及学术界的主流观点，加以总结归纳，提出“六经辨证”是“以阴阳为总纲，用太阳、阳明、少阳、太阴、少阴、厥阴作为辨证纲领，从邪正盛衰、病变部位、病势的进退缓急等方面对外感病进行分析辨别，并用以指导临床治疗的辨证方法”，[15]82 并将“六经辨证”作为规范名沿用至今。

五、文献辑录

《黄帝内经素问·热论》：“伤寒一日，巨阳受之，故头项痛腰脊强。二日阳明受之，阳明主肉，其脉挟鼻络于目，故身热目疼而鼻干，不得卧也。三日少阳受之，少阳主胆，其脉循胁络于耳，故胸胁痛而耳聋。三阳经络皆受其病，而未入于脏者，故可汗而已。四日太阴受之，太阴脉布胃中络于嗌，故腹满而嗌干。五日少阴受之，少阴脉贯肾络于肺，系舌本，故口燥舌干而渴。六日厥阴受之，厥阴脉循阴器而络于肝，故烦满而囊缩。”[1]183,184

《伤寒论·辨太阳病脉证并治上》：“太阳病，头痛至七日以上自愈者，以行其经尽故也。若欲作再经者，针足阳明，使经不传则愈。”[2]50

“辨太阳病脉证并治中”：“伤寒十三日，过经谵语者，以有热也，当以汤下之。”[2]104

《伤寒总病论·太阳证》：“尺寸俱浮者，太阳受病也。当一二日发，以其脉上连风府，故头项痛而腰脊强。此是太阳膀胱经，属水。”[3]7

“少阳证”：“尺寸俱弦者，少阳受病也。当二三日发，以其脉上循胁，络于耳，故胸胁痛而耳聋。足少阳胆属木，弦者，细长如琴弦状。”[3]13

《伤寒明理论·自利》：“盖六经以太阳阳明为表，少阳太阴为在半表半里，少阴厥阴为在里。”[4]37

《伤寒论条辨·阳病阴病图说》：“若以六经之经，断然直作经络之经看，则不尽道，惑误不可胜言。后世谬讹，盖由乎此。”[5]3

《伤寒论翼·全论大法》：“按仲景自序言作《伤寒杂病论》合十六卷，则伤寒杂病，未尝分两书也。凡条中不冠伤寒者，即与杂病同义。如太阳之头项强痛，阳明之胃实，少阳之口苦、咽干、目眩，太阴之腹满吐利，少阴之欲寐，厥阴之消渴、气上撞心等症，是六经之为病，不是六经之伤寒，乃是六经分司诸病之提纲，非专为伤寒一症立法也。”[6]157

《医学心悟·伤寒六经见证法》：“六经者，太阳、阳明、少阳、太阴、少阴、厥阴也。三阳有经、有腑，三阴有传、有中。有太阳之经，即有太阳之腑，膀胱是也。有阳明之经，即有阳明之腑，胃是也。有少阳之经，即有少阳之腑，胆是也。然胆为清净之腑，无出入之路，故治法如经也。三阴有传经者，由三阳而传入三阴，此热邪也。有直中者，初起不由阳经传入，而直中三阴，此寒邪也。兹数者，乃伤寒见证之纲领也。”[7]54

《伤寒论六经》：“所谓三阴三阳，不过假以标表里寒热虚实之义。”[8]135

“章太炎先生评”：“六经之三阴三阳，非与脏腑配合之谓也……六经者，就人体所若之病状为之界说也。是故病然后有六经可言，不病直无其物。”[8]136

《伤寒六经的认识》：“仲景所说六经，原以代表正气盛衰，病变程序，论中所言一是皆以人身体抵抗力为准，并不若后人所谓太阳经病如何，少阳经病如何……言之穿凿附会也……仲景说的三阳病，即是代表抵抗力充足的现象。三阴病，即是代表抵抗力不足的现象。”[9]26

《医学三字经白话解》：“六经辨证是指张仲景根据外感病传变情况总结出来的六个辨证纲领，亦即外感病过程六个不同层次的综合证候。”[10]11,12

《辨证施治纲要》："六经辨证是张仲景总结出来的外感病的分类辨证法。这种方法，首先通过四诊诊断，八纲分析，以现有的症状为主体，根据疾病的不同性质分为三阴、三阳六种类型，也就是太阳、阳明、少阳、太阴、少阴、厥阴六经病的证候群。运用六经分证的方法，不仅能使我们在辨证时有所依据，而且还能使我们正确地掌握外感病变发展的规律，从而在治疗上起着指导作用。"[11]48,49

《中医学基础》："六经辨证，是《伤寒论》辨证论治的纲领，是东汉张仲景在《素问·热论》的基础上，结合伤寒病的证候与病变特点总结出来的，主要用于外感病的一种辨证方法。它将外感病发生、发展过程中具有普遍性的症候，以阴阳为纲，分为两大类病证，并根据疾病发展过程中不同阶段的病变特点，在阴阳两类病证的基础上，又划分为六个证型，即太阳病证、阳明病证、少阳病证，合称三阳病证；太阴病证、少阴病证、厥阴病证，合称三阴病证。六经病证是经络、脏腑病理变化的反映，三阳病证以六腑病变为基础，三阴病证以五脏病变为基础，所以说，六经病证实际上是基本概括了脏腑十二经的病变。但由于六经辨证的重点，在于分析外感寒邪所引起的一系列病理变化及其传变规律，因而不能完全等同于内伤杂病的脏腑辨证。"[12]127,128

《中医诊断学》："六经辨证，是汉代张仲景《伤寒论》，在《素问·热论》等篇的基础上，结合伤寒病证的传变特点总结出来的，为外肝病的一种辨证方法。

六经辨证，将外感病演变过程中所表现出的各种证候，以阴阳为纲，分成三阳和三阴两大类，作为论治的基础。按疾病的不同性质分三阳为太阳病证、阳明病证和少阳病证；三阴为太阴病证、少阴病证和厥阴病证。凡是抗病力强，病势亢盛的，为三阳病证；抗病力衰减，病势虚弱的，为三阴病证。

六经病证，是经络、脏腑病理变化的反应，其中三阳病证以六腑的病变为基础；三阴病证以五脏的病变为基础。所以说六经病证实际上基本概括了脏腑和十二经的病变。但由于六经辨证的重点，在于分析外感风寒所引起的一系列的病理变化及其传变规律，因而不能等于内伤杂病的脏腑辨证。

运用六经辨证，能使我们正确地掌握外感病变化发展的规律，从而在治疗上起着指导作用。"[13]132,133

《中医大辞典》："六经辨证……《伤寒论》的辨证方法。六经，即太阳、阳明、少阳、太阴、少阴、厥阴。是张仲景在《内经》六经基础上，结合外感热病传变情况总结出来的六个辨证纲领，亦即外感病过程六个深浅阶段的综合证候。六经彼此间是相互联系的，可以合病、并病、两感和互相传变，不能截然分开。"[14]325

《中医药学名词》："以阴阳为总纲，用太阳、阳明、少阳、太阴、少阴、厥阴作为辨证纲领，从邪正盛衰、病变部位、病势的进退缓急等方面对外感病进行分析辨别，并用以指导临床治疗的辨证方法。"[15]82

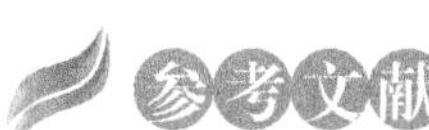

参考文献

［1］ 未著撰人．黄帝内经素问［M］．北京：人民卫生出版社，1963：183，184．

［2］ ［汉］张仲景．伤寒论校注［M］．刘渡舟主编．北京：人民卫生出版社，1991：50，104．

［3］ ［宋］庞安时．伤寒总病论［M］．邹德琛，刘华生点校．北京：人民卫生出版社，1989：7，13．

［4］ ［金］成无已．伤寒明理论［M］．北京：中华书局，1985：37．

［5］ ［明］方有执．伤寒论条辨［M］．太原：山西科学技术出版社，2009：3．

［6］ ［清］柯琴．伤寒来苏集［M］．上海：上海科学技术出版社，1959：157．

［7］ ［清］程国彭．医学心悟［M］．田代华，等点校．天津：天津科学技术出版社，1999：54．

［8］ 恽铁樵．伤寒论六经［J］．国医文献，1936，1(1)：135，136．

［9］ 祝味菊，郑邦达，李顺卿．伤寒六经的认识［J］．光华医药杂志，1936，3(4)：23，26．

［10］ 北京中医学院中药教研组．医学三字经白话解［M］．

诊断

北京：人民卫生出版社，1961：11，12.

[11] 北京市中医学校. 辨证施治纲要[M]. 北京：人民卫生出版社，1962：48，49.

[12] 北京中医学院. 中医学基础[M]. 上海：上海科学技术出版社，1978：127，128.

[13] 邓铁涛. 中医诊断学[M]. 上海：上海科学技术出版社，1984：132，133.

[14] 李经纬，邓铁涛，等. 中医大辞典[M]. 北京：人民卫生出版社，1995：325.

[15] 中医药学名词审定委员会. 中医药学名词[M]. 北京：科学出版社，2005：82.

（侯酉娟）

2·015

心阳虚证

xīn yáng xū zhèng

一、规范名

【汉文名】心阳虚证。

【英文名】Syndrome of deficiency of heart yang。

【注释】心阳虚衰，温运失职，以心悸怔忡，心胸憋闷而喘，畏冷肢凉，面色㿠白，或见下肢浮肿，唇舌色暗，苔白滑，脉弱或结或代等为常见症的证候。

二、定名依据

"心阳虚证"，证候名。该词首见于1962年出版的《实用小儿推拿学》，但所指范围比现今所指"心阳虚证"要小。该名词出现之前，与之最对应的为"心阳虚"一词，该词在清代沈金鳌的《杂病源流犀烛》始见，其含义既有病机的含义，又包括了现在的证候的含义。而在历代文献中，则以"心虚寒"的名称出现，"心虚寒"所指范围比"心阳虚证"要小。

清代之前，在描述心病的病机时，心阳虚证以"心虚寒"出现过，至清代出现"心阳虚"一词后，开始陆续使用，尤其1949年之后，国家组织陆续出版了系列规划教材，在20世纪60年代，规划教材中开始出现中医证候分类的内容，才出现了"某某证"的表述方式。至1962年出版《实用小儿推拿学》，在论述心病证候时首次应用了"心阳虚证"一词，但范畴比现今所指"心阳虚证"要小。随着中医证候规范化工作的持续推进，在其后的国家规划教材、国家标准中，"心阳虚证"则一直沿用下来。

1997年出版的《中医临床诊疗术语·证候部分》中，"心阳（亏）虚证"为规范名，其定义为：心阳虚衰，温运失司，以心悸怔忡，心胸憋闷而喘，畏冷肢凉，面色㿠白，或下肢浮肿，唇舌色暗，苔白，脉弱或结代等为常见症的证候。其后，普通高等教育中医药类国家级规划教材《中医诊断学》（朱文锋）、《中医诊断学》（王忆勤）、我国2005年出版的全国科学技术名词审定委员会审定公布的《中医药学名词》等均以"心阳虚证"作为规范名。

三、同义词

【曾称】"心阳亏虚证"（《中医药常用名词术语辞典》）；"心虚寒"（《千金要方·心虚寒》）。

四、源流考释

春秋至秦汉时期，在阴阳、五行理论的影响下，心阳虚的概念虽未被提出，但其作用、地位已经受到高度重视。在中医学的奠基之作《黄帝内经》中虽无"心阳"概念的直接表述，但《内经》认为心为"阳脏""牡脏"，并将心之阳气置于较高的地位，认为其阳气最为旺盛。如《黄帝内经素问·六节藏象论》："心者，生之本，神之处也……为阳中之太阳，通于夏气。”[1]20 同时指出心为君主之官，主神明，为五脏六腑之大主、生之本，即生命活动的主宰和根本。如《灵枢经·邪客》中所说：“心者，五脏六腑之大主也。主明则下安，主不明则十二官危。”[2]137 而心神当以阳气温养，“阳气者，精则养神”[1]5（《黄帝内经素问·生气通天论》），由此观之，心阳与主神也有着密切的关系，过度思虑，则会损伤心阳。对于心阳虚的病理状态，《内经》中也已有涉及，如《黄帝内经素问·气交变大论》：“岁水太过，寒气流行，邪害心火。民病身热烦心躁悸，阴厥上下中寒，谵妄心痛……甚则腹大胫肿，喘咳，寝汗出憎风。”[1]140，表明心为寒邪侵袭可发生心神不宁、心悸、心痛、阴厥、水气病等症状，寒邪伤人，主要损伤阳气，因而这些病变可以理解为心阳受损时的病理状态。《内经》认为心在志为喜，同时指出“喜伤心”“暴喜伤阳”[1]10（《黄帝内经素问·阴阳应象大论》），过度喜乐是心阳耗伤的病因之一。

张仲景虽未明确提出“心阳虚”概念，但对心阳虚的病理表现及论治论述较多，处方亦多处体现顾护阳气的思想。如关于心阳虚使心主神志功能失常，《金匮要略·五脏风寒积聚》谈到“心气虚者，其人则畏，合目欲眠，梦远行而精神离散，魂魄妄行……阳气衰者为狂”[3]42，以及发汗过多损伤心阳，使心神烦躁的桂枝甘草龙骨牡蛎汤证，《伤寒论·辨太阳病脉证并治》中认为“火逆下之，因烧针烦躁者，桂枝甘草龙骨牡蛎汤主之”[4]118。关于心阳虚致血脉功能失常，则有发汗过多，心阳虚而心悸的桂枝甘草汤证，治以桂枝、甘草，此方辛甘合化，温通心阳，药简力专，为仲景治疗心阳虚诸症的基本方。另有关于胸痹、真心痛的论述，如《金匮要略·胸痹心痛短气病脉证治》云：“夫脉当取太过不及，阳微阴弦，即胸痹而痛，所以然者，责其极虚也。今阳虚知在上焦，所以胸痹心痛者，以其阴弦故也。”[3]31 张仲景认为心痛是胸痹的表现，“胸痹缓急”，即心痛时发时缓为其特点，其病机主要为“阳微阴弦”，即上焦阳气（主要是心阳）不振，心脉痹阻，以辛温通阳或温补阳气为治疗大法。张仲景对心阳虚所致水气病亦有涉及，如“心水者，其身重而少气，不得卧，烦而躁，其人阴肿”[3]54（《金匮要略·水气病脉证并治》）。他首次提出“心水”的概念，其产生与心阳虚不化水有关。他还论述了心阳虚水气上冲的奔豚证，“烧针令其汗，针出被寒，核起而赤者，必发奔豚”“发汗后，其人脐下悸者，欲作奔豚，茯苓桂枝甘草大枣汤主之”[4]151（《伤寒论·辨太阳病脉证并治》）。汗为心之液，发汗伤心阳后，心阳虚不能镇守上焦，亦不能下温肾水，下焦水气上冲如奔豚，又心阳虚不能运血上荣于面则面白，血行不畅则舌黯、脉迟或涩，神失温养则神疲，失于温煦则畏寒肢凉。张仲景则治以桂枝加桂汤、苓桂枣甘汤，二方共用桂枝、甘草，温通心阳，从而平冲降逆。指出心阳虚可导致心悸、胸痹、心痛等疾病。

隋唐时期，巢元方在《诸病源候论》卷八中指出：“心主于汗，心藏偏虚，故其液妄出，而发为自汗。”[5]50 唐代孙思邈则明确提出了“心虚寒”的概念，并指出其临床表现。“左手寸口人迎以前脉阴虚者，手少阴经也。病若悸恐不乐，心腹痛，难以言，心如寒，恍惚，名曰心虚寒也”[6]237（《备急千金要方·心虚寒》）。“心虚寒”所指范围比“心阳虚证”要小。

宋金元时期，心阳虚的理论也逐渐明确。赵佶的《圣济总录》、严用和的《济生方》、朱丹溪的《丹溪手镜》均在《千金要方》基础上作了补充。《圣济总录·心藏门》这样写道：“论曰心虚之状，气血衰少，面黄烦热……皆手少阴经虚寒所致。其脉见于左手寸口人迎以前阴虚者，乃其候也。”[7]810 而尤其是《重辑严氏济生方·心小肠虚实论治》论述较详：“方其虚，虚则生寒，寒则血脉虚少，时多畏恐……其脉浮而虚，是虚寒之候也。”[8]19“心虚之状”“虚则生寒”等均属于“心阳虚证”的范畴。

明清时期，《杂病源流犀烛·诸汗源流》中

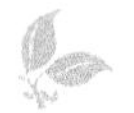

首次提出“心阳虚”，其含义既有病机的含义，又包括了现在的证候的含义，属于今之“心阳虚证”的范畴。明清医家逐渐建立并整合了心阳虚症状的系统认识，如《张氏医通·悸》：“夫气虚者，由阳气内微，心下空虚，内动为悸，心气不定，五脏不足；甚者，忧愁悲伤不乐，忽忽喜忘，惊悸狂眩。”[9]149 又如《笔花医镜·心部》：“心之虚，血不足也。脉左寸必弱，其症为惊悸、为不得卧、为健忘、为虚痛、为怔忡、为遗精。”[10]24 在《证治准绳·杂病》“悸”中也有提及：“心悸之由，不越两种，一者虚也，二者饮也。气虚者，由阳气内虚，心下空虚，火气内动而为悸也。血虚者亦然。其停饮者，由水停心下，心为火而恶水，水既内停，心不自安，故为悸也。”[11]485 而最终是由张景岳明确提出了“心阳虚”的病机，他在《景岳全书·虚实篇》中说：“心虚者，阳虚而多悲”[12]13，在《类经·五脏虚实病刺》中注释《黄帝内经素问·脏气法时论》中曰：“心病者……虚则胸腹大，胁下与腰相引而痛。”[13]48“胸腹腰胁之间皆手少阴、厥阴之脉所及，心虚则阳虚，而逆气不行，故为胸腹大。”[13]249 明清时期医家已明确提出(心)阳虚为心悸、胸痹的根本病机，如清代喻昌在《医门法律·中寒门》中说：“胸痹心痛，然总由阳虚，故阴得乘之。”[14]98 并进一步指出：“胸中阳气，如离照当空，旷然无外，设地气一上，则窒塞有加，故知胸痹者，阳气不用，阴气上逆之候也”[15]792《医述·胸痹》认为胸痹为阳虚阴气上乘所致。清代林珮琴的《类证治裁·胸痹》亦云：“胸痹胸中阳微不运，久则阴乘阳位而为痹结也。”[16]334 认为胸痹为胸阳虚损阴乘之所致。《医宗金鉴·订正伤寒论注》中明确指出：“发汗后心下惊悸者，乃虚其心中之阳。”[17]58 又如《杂病源流犀烛·诸汗源流》中所说：“诸汗，心虚病也。汗者，心之液，故其为病，虽有别因，其原总属于心。然肾又主五液，心阳虚不能卫外而为固，则外伤而自汗。”[18]193 该书首次提到“心阳虚”，其含义既有病机的含义，又包括了现在的证候的含义。清代石寿棠《医原·内伤大要论》则指出，心神为真阳，七情所伤，主伤心神(阳)。“所谓真阳者，心之神也。经虽有心藏神、肺藏魄、肝藏魂、脾藏意、肾藏智(水性活泼，故主智)之分，而要皆心之所之而有所主者也；虽有喜伤心、悲伤肺、怒伤肝、思伤脾、恐伤肾之分，而要皆心之动而有所累者也。”[19]82 清代郑钦安在《医理真传·君相二火解》中论及，心阳虚则不能统摄上身关窍精血：“如上之君火弱，即不能统上身之关窍精血，则清涕、口沫、目泪、漏睛、鼻齿出血，诸症作矣。”[20]4 由此，心阳虚的概念在各个医家的阐述下变得更为清晰，其症状也更为明确。

近代医家蒲辅周先生在《蒲辅周医疗经验·辨证求本》中概括了心阳虚的临床表现：“心阳虚，则善恐不乐，自汗，心悸，惕惕然而动，少寐。”[21]19 而“心阳虚证”一词首见于张汉臣的《实用小儿推拿学》中：“心阳虚证：心悸气短，神疲自汗，面色虚浮，舌淡苔白，脉细或虚大无力等。”[22]16《中医藏象学》则指出：“心的阳气衰弱，可使心主血脉、主神志以及温煦功能发生障碍，从而导致血脉凝涩、神识委顿、水谷运化障碍以及水液代谢失常。”[23]93《中医大辞典》中作出如下定义：“除有心气虚的症候外，还有面色苍白，形寒肢冷，心区憋闷，舌尖凉感，治宜益气温阳，用养心汤加减。严重者出现心阳虚脱时可兼见大汗淋漓四肢厥冷，口唇青紫，呼吸微弱，甚则神昏，脉微细欲绝。治宜回阳救急，用大剂参附汤或人参四逆汤灌服。”[24]340 在由人民卫生出版社出版的《中医诊断学》(2012 年)中阐述“心阳虚证指是心阳虚衰，温运无力，虚寒内生所表现的证候。”[25]145 而由中国中医药出版社出版，2012 年第 3 版的《中医诊断学》也明确了该证定义。“心阳虚证：指心阳虚衰，温运失司，虚寒内生，以心悸怔忡、或心胸疼痛及阳虚症状为主要表现的证。”[26]173 在《中医药常用名词术语辞典》[27]86 和全国科学技术名词审定委员会出版的《中医药学名词》[28]93 中也完整地阐明了其症状：“心阳虚又称心阳亏虚证。心阳虚衰，温运失职，以心悸怔忡，心胸憋闷，畏冷肢凉，面色㿠白，气短，自汗，或见下肢浮肿，唇舌色暗，苔白滑，脉弱或结代等为常见症的证候。”

五、文献辑录

《灵枢经·邪客》：“心者，五脏六腑之大主也。主明则下安，主不明则十二官危。”[2]137

《黄帝内经素问》“生气通天论”：“阳气者，精则养神。”[1]5

“阴阳应象大论”：“喜伤心……暴喜伤阳”。[1]10

“六节藏象论”：“心者，生之本，神之处也……为阳中之太阳，通于夏气。”[1]20

“藏气法时论”：“心病者……虚则胸腹大，胁下与腰相引而痛。”[1]48

“气交变大论”：“岁水太过，寒气流行，邪害心火。民病身热烦心躁悸，阴厥上下中寒，谵妄心痛……甚则腹大胫肿，喘咳，寝汗出憎风。”[1]140

《伤寒论·辨太阳病脉证并治》：“火逆下之，因烧针烦躁者，桂枝甘草龙骨牡蛎汤主之。”[4]118“烧针令其汗，针出被寒，核起而赤者，必发奔豚。”“发汗后，其人脐下悸者，欲作奔豚，茯苓桂枝甘草大枣汤主之。”[4]151

《金匮要略》“胸痹心痛短气病脉证治”：“夫脉当取太过不及，阳微阴弦，即胸痹而痛，所以然者，责其极虚也。今阳虚知在上焦，所以胸痹心痛者，以其阴弦故也。”[3]31

“五脏风寒积聚”：“心气虚者，其人则畏，合目欲眠，梦远行而精神离散，魂魄妄行……阳气衰者为狂。”[3]42

“水气病脉证并治”：“心水者，其身重而少气，不得卧，烦而躁，其人阴肿。”[3]54

《诸病源候论》卷八：“心主于汗，心藏偏虚，故其液妄出，而发为自汗。”[5]50

《备急千金要方·心虚寒》：“左手寸口人迎以前脉阴虚者，手少阴经也。病若悸恐不乐，心腹痛，难以言，心如寒，恍惚，名曰心虚寒也。”[6]237

《圣济总录·心藏门》：“论曰心虚之状，气血衰少，面黄烦热，多恐悸不乐，心腹痛难以言，时出清涎，心膈胀满，善忘多惊，梦寝不宁，精神恍惚，皆手少阴经虚寒所致。其脉见于左手寸口人迎以前阴虚者，乃其候也。”[7]810

《重辑严氏济生方·心小肠虚实论治》：“方其虚，虚则生寒，寒则血脉虚少，时多畏恐，情绪不乐，心腹暴痛，时唾清涎，心膈胀满，好忘多梦，梦寐飞扬，精神离散，其脉浮而虚，是虚寒之候也。”[8]19

《证治准绳·悸》：“心悸之由，不越两种，一者虚也，二者饮也。气虚者，由阳气内虚，心下空虚，火气内动而为悸也。血虚者亦然。其停饮者，由水停心下，心为火而恶水，水既内停，心不自安，故为悸也。”[11]485

《景岳全书·虚实篇》：“心虚者，阳虚而多悲。”[12]13

《类经·五脏虚实病刺》：“胸腹腰胁之间皆手少阴、厥阴之脉所及，心虚则阳虚，而逆气不行，故为胸腹大。”[13]249

《张氏医通·悸》：“夫气虚者，由阳气内微，心下空虚，内动为悸，心气不定，五脏不足；甚者，忧愁悲伤不乐，忽忽喜忘，惊悸狂眩，千金定志丸、千金茯神汤，或六君子加菖蒲、远志。”[9]292

《笔花医镜·心部》：“心之虚，血不足也。脉左寸必弱，其症为惊悸、为不得卧、为健忘、为虚痛、为怔忡、为遗精。”[10]24

《医门法律·中寒门》：“胸痹心痛，然总由阳虚，故阴得乘之。”[14]98

《医述·胸痹》：“胸中阳气，如离照当空，旷然无外，设地气一上，则窒塞有加，故知胸痹者，阳气不用，阴气上逆之候也。”[15]792

《类证治裁·胸痹》：“胸痹，胸中阳微不运，久则阴乘阳位而为痹结也。”[16]334

《医宗金鉴·订正伤寒论注》：“发汗后心下惊悸者，乃虚其心中之阳。”[17]58

《杂病源流犀烛·诸汗源流》：“诸汗，心虚病也。汗者，心之液，故其为病，虽有别因，其原总属于心。然肾又主五液，心阳虚不能卫外而为固，则外伤而自汗。”[18]193

《医原·内伤大要论》：“所谓真阳者，心之神也。经虽有心藏神、肺藏魄、肝藏魂、脾藏意、肾藏智(水性活泼,故主智)之分,而要皆心之所之而有所主者也;虽有喜伤心、悲伤肺、怒伤肝、思伤脾、恐伤肾之分,而要皆心之动而有所累者也。"[19]82

《医理真传·君相二火解》:"如上之君火弱,即不能统上身之关窍精血,则清涕、口沫、目泪、漏睛、鼻齿出血,诸症作矣。"[20]4

《蒲辅周医疗经验·辨证求本》:"心阳虚,则善恐不乐,自汗,心悸,惕惕然而动,少寐。"[21]19

《实用小儿推拿学》:心阳虚证:心悸气短,神疲自汗,面色虚浮,舌淡苔白,脉细或虚大无力等。[22]16

《中医藏象学》:"心的阳气衰弱,可使心主血脉、主神志以及温煦功能发生障碍,从而导致血脉凝涩、神识委顿、水谷运化障碍以及水液代谢失常。"[23]93

《中医大辞典》:"除有心气虚的症候外,还有面色苍白,形寒肢冷,心区憋闷,舌尖凉感,治宜益气温阳,用养心汤加减。严重者出现心阳虚脱时可兼见大汗淋漓四肢厥冷,口唇青紫,呼吸微弱,甚则神昏,脉微细欲绝。治宜回阳救急,用大剂参附汤或人参四逆汤灌服。"[24]340

《中医诊断学》(陈家旭):"心阳虚证指是心阳虚衰,温运无力,虚寒内生所表现的证候。"[25]145

《中医诊断学》(李灿东等):"指心阳虚衰,温运失司,虚寒内生,以心悸怔忡、或心胸疼痛及阳虚症状为主要表现的证。"[26]173

《中医药常用名词术语辞典》:"心阳虚又称心阳亏虚证。心阳虚衰,温运失职,以心悸怔忡,心胸憋闷,畏冷肢凉,面色恍白,气短,自汗,或见下肢浮肿,唇舌色暗,苔白滑,脉弱或结代等为常见症的证候。"[27]86

《中医药学名词》:"心阳虚又称心阳亏虚证。心阳虚衰,温运失职,以心悸怔忡,心胸憋闷,畏冷肢凉,面色恍白,气短,自汗,或见下肢浮肿,唇舌色暗,苔白滑,脉弱或结代等为常见症的证候。"[28]93

[1] 未著撰人.黄帝内经素问[M].北京:人民卫生出版社,2010:5,10,20,48,140.

[2] 未著撰人.灵枢经[M].北京:人民卫生出版社,2006:137.

[3] [汉]张仲景.金匮要略[M].北京:人民卫生出版社,2010:31,42,54.

[4] [汉]张仲景.伤寒论[M].北京:人民卫生出版社,2011:118,151.

[5] [隋]巢元方.诸病源候论[M].北京:人民卫生出版社,1956:50.

[6] [唐]孙思邈.备急千金要方[M].北京:人民卫生出版社,1982:237.

[7] [宋]赵佶.圣济总录[M].北京:人民卫生出版社,1982:810.

[8] [宋]严用和.重辑严氏济生方[M].北京:中国中医药出版社,2007:19.

[9] [清]张璐.张氏医通[M].北京:人民卫生出版社,2006:149,292.

[10] [清]江涵暾.笔花医镜[M].北京:人民卫生出版社,2007:24.

[11] [明]王肯堂.证治准绳[M].北京:人民卫生出版社,1991:485.

[12] [明]张景岳.景岳全书[M].北京:人民卫生出版社,2007:13.

[13] [明]张景岳.类经[M].北京:人民卫生出版社,1965:48,249.

[14] [清]喻昌.医门法律[M].北京:人民卫生出版社,2006:98.

[15] [清]程文囿.医述[M].安徽:安徽科学技术出版社,1983:792.

[16] [清]林珮琴.类证治裁[M].北京:人民卫生出版社,1988:334.

[17] [清]吴谦.医宗金鉴[M].北京:人民卫生出版社,2015:58.

[18] [清]沈金鳌.杂病源流犀烛[M].北京:人民卫生出版社,2006:193.

[19] [清]石寿棠.医原[M].南京:江苏科学技术出版社,1985:82.

[20] [清]郑钦安.医理真传[M].北京:中国中医药出版社,1993:4.

[21] 蒲辅周.蒲辅周医疗经验[M].北京:人民卫生出版社,1976:19.

[22] 张汉臣.实用小儿推拿[M].北京:人民卫生出版社,1962:16.

[23] 王琦,吴承玉.中医藏象学[M].北京:人民卫生出版

社，2012：93.
[24] 李经纬，邓铁涛，等. 中医大辞典[M]. 北京：人民卫生出版社，1995：340.
[25] 陈家旭. 中医诊断学[M]. 北京：人民卫生出版社，2012.06：145.
[26] 李灿东，吴承玉. 中医诊断学[M]. 北京：中国中医药出版社，2012：173.
[27] 李振吉. 中医药常用名词术语辞典[M]. 北京：中国中医药出版社，2001：86.
[28] 中医药学名词审定委员会. 中医药学名词[M]. 北京：科学出版社，2005：93.

（宗文静）

2 • 016

心肾不交证

xīn shèn bù jiāo zhèng

一、规范名

【中文名】心肾不交证。

【英文名】syndrome of disharmony between heart and kidney。

【注释】心肾阴液亏虚，阳气偏亢，既济失调，以心悸，心烦失眠，头晕耳鸣，腰膝酸软，梦遗，潮热盗汗，舌红少苔，脉细数为常见症的证候。

二、定名依据

中医根据天人相应的原理，把《周易》图形与卦象引入医学，用以说明人体的生理病理状态。“心肾相交”是指其生理状况，“心肾不交”是指其病理状况。“心肾不交”一词最早记载于宋代《妇人大全良方》中，其含义既有病机的含义，又包括了现在的证候的含义。在明清文献中又以“心肾不济”“水火不交”“水火不济”“水火未济”“水不济火”等名称出现。如明代《普济方》的“心肾不济”、《内经知要》的“水火不交”、《奇效良方》的“水火不济”、《明医指掌》的“水火未济”，清代《血证论》的“水不济火”等。

20世纪60年代，在国家出版的系列规划教材中开始出现中医证候分类的内容，如“某某证”的表达方式。“心肾不交证”等脏腑兼证类证候直至三版规划教材才出现。1964年，由程莘农主编，人民卫生出版社出版的《中国针灸学》中，使用了“心肾不交证”一词。这是目前查到的使用“心肾不交证”一词最早的文献。

随着中医证候规范化工作的持续推进，在国家标准、国家规划教材中都以“心肾不交证”作为规范名称。如1997年出版的中华人民共和国国家标准《中医临床诊疗术语·证候部分》、普通高等教育中医药类国家级规划教材《中医诊断学》等均以“心肾不交证”作为规范名。2005年由全国科学技术名词审定委员会审定公布的《中医药学名词》亦以“心肾不交证”作为规范名。“心肾不交证”作为中医辨证的规范名已成为共识。

三、同义词

【曾称】“水火不交”（《内经知要》）；“水火不济”（《奇效良方》）；“水火未济”（《明医指掌》）；“水不济火”（《血证论》）；“心肾不济”（《普济方》）。

四、源流考释

《周易》是心肾相交与心肾不交理论发展的哲学基础。《周易》已将既济、未济渗透到中医学中，其中既济卦、未既卦、泰卦、否卦所表示的阴阳水火升降之哲理，取象比类的说明了心肾水火之间的关系。“未济”则火在水上，火性炎上而居上，水火不相交而相离，不能发挥济物之功。[1]391-402 后世论心肾不交多以“否”或“未济”等卦为喻，故后世出现心肾不交的曾称多如“水火不济”“心肾不济”“水火未济”“水不济火”等。

《内经》中虽未提及“心肾相交”与“心肾不交”的相关术语，但已经用阴阳水火升降机制五行生克制化理论来阐述心肾水火对立互用的关系。《黄帝内经素问·阴阳应象大论》曰：“天地者，万物之上下也……水火者，阴阳之征兆也。”[2]11 阐明天地上下阴阳水火之间相互关系。《黄帝内经素问·六微旨大论》曰：“升已而降，降者为天，降已而升，升者为地，天气下降，气流于地，地气上升，气腾于天。”[2]134《黄帝内经素问·阴阳类论篇》：“病出于肾，阴气客游于心脘下。”[2]197 指出病理情况下通过心肾两脏的关系，肾病可能影响到心，从而在病理上反证了心肾不交理论的存在。

《难经·七十五难》提出了“泻南方火，补北方水”[3]46 的治疗方法，根据五行生克关系，提出对肝实肺虚而脾土无恙的病症，要用泻心火、补肾水的方法。《中藏经·论阴阳大要》也有“水来坎户，火到离局，阴阳相应，方乃和平”[4]3 的阴阳相应观，此观点进步于《内经》。

《伤寒杂病论·辨少阴病脉证并治》中，张仲景虽然没有明确提出“心肾相交”或“心肾不交”的概念，但以“心肾不交”为基本病机者的方证却比比皆是，如黄连阿胶汤证、猪苓汤证、栀子豉汤证、桂枝加桂汤证、附子泻心汤证、吴茱萸汤证等。如：“少阴病，得之二三日以上，心中烦热，不得卧，黄连阿胶汤主之。”[5]164 这里虽未明确提到“心肾不交”一词，但其所叙“少阴病”“心烦不得卧”，则系今日所称“心肾不交”的一种主要症状表现，黄连阿胶汤更为今日治疗“心肾不交”的常用方剂，故此论可视为“心肾不交”证治的先驱。

唐代医家孙思邈首次以“心肾相交”明确立论，他根据《易经》水火既济与水火未济两卦的含义，结合中医心肾的五行归属及心肾两脏的生理关系，在《备急千金要方》卷十三中提出：“夫心者，火也；肾者，水也。水火相济。”[6]476 五脏之心被赋予人体之火（阳）的作用，五脏之肾被赋予人体之水（阴）的作用，后世医家如刘完素、朱丹溪等多受其影响，产生肾阴虚心火旺证之心肾不交证的认识。

宋代陈自明《妇人大全良方》第一次出现了“心肾不交”这一名词，其“调经门”篇中记载：“夫妇人小便白浊、白淫者，皆由心肾不交养，水火不升降；或由劳伤于肾，肾气虚冷故也。”[7]41 此处心肾不交指妇人白浊病机。严用和的《严氏济生方·白浊赤浊遗精论治》对心肾不交所述如下：“心火上炎而不息，肾水散漫而无归，上下不得交养，心肾受病……此皆心肾不交……茨实丸治思虑伤心，疲劳伤肾，心肾不交，精元不固，面少颜色，惊悸健忘，梦寐不安，小便赤涩，遗精白浊，足胫酸疼，耳聋目昏，口干脚弱等。”[8]18 严用和此处所指的是肾虚不能固摄的遗精白浊病证病机是心火旺肾阴虚导致心肾不交。

金元时期，金元四大家对心肾相关理论都有不同程度的贡献。刘完素对火热病证的阐述是以心肾水火之升降为理论基础的。刘氏在《素问病机气宜保命集·原道论第一》中云：“心为君主之官，得所养，则血脉之气旺而不衰，生之本无得而摇也，神之变无得而测也。肾为作强之官，得所养，则骨髓之气荣而不枯，蛰藏之本无得而倾也，精之处无得而夺也。夫一身之间，心居上而守正，肾居下而立始，精神之居。此宫不可太劳，亦不可太竭。”[9]107 由此可见，他承孙思邈之论，赋予五脏之心人体之火的特性，赋予五脏之肾人体之水的特性。刘氏在提出“五志过极皆为热甚”论点的基础上，联系水火、心肾之间的关系，认为以水火言之，水静火动，静则平，动则乱；润万物者莫润于水，燥万物者莫熯于火；火上有水，为既济，水在火下，不能制火，为未济。以心肾言之，心属火，肾属水；而动乱劳伤，皆为阳火之化，一水不能制五志之火；所以心火易旺，肾水易衰，即水火失济或心肾失济，也即是阴虚阳亢或阴虚火旺证，即心肾不交证之前身。朱丹溪指出心肾相交对于维持整个机体生命活动的重要性，如《格致余论·房中补益论》云："人之有生，心为火居上，肾为水居下，水能升而火能降，一升一降，无有穷已，故生意存焉。"[10]115《格致余论·臌胀论》又云："心肺阳也居上，肝肾阴也居下。脾居中，亦阴也……脾具坤静之德而有乾健之运，故能使心肺之阳降，肝肾之阴升，而成天地交泰。"[10]168 说明心火、肾水在人体中一升一降，升降不已，彼此交养，共同维持生命活动。元代医家危亦林在《世医得效方》卷七云："肾水枯竭，不能上润，心火上炎，不能既济。煎熬而生，心烦燥渴，小便频数，白浊，阴痿弱。"[11]260 阐明了心肾不交的病机及其主疾病与症状。

明代周慎斋在《慎斋遗书·阴阳脏腑》中说："心肾相交，全凭升降，而心气之降，由于肾气之升；肾气之升又因为心气之降……升降者水火，其所以使之升降，水火中之真阴真阳也。"[12]8 明确提出"心肾相交"一词，这里所说的真阴、真阳，并非单指肾阴肾阳，还包括心阴、心阳，故在治疗上又提出："欲补心者须实肾，使肾得升，欲补肾者须宁心，使心得降，六味丸丹皮、茯苓，所以宁心也。地黄、山药，所以实肾也，乃交心肾之法也。"[12]9 周氏从"宁心"和"实肾"来阐释六味地黄丸的方义，六味地黄丸毕竟是滋补肝肾，壮水制火之经典代表方。张景岳所撰《景岳全书·火证》中亦言："人参、黄芪、白术、甘草除气虚气脱阳分散失之火。熟地黄、当归、枸杞、山茱萸滋心肾不交阴分无根之火。附子、干姜、肉桂救元阳失位阴盛格阳之火。"[13]340 此外，张氏在《类经附翼·医易义》中道："易者，易也，具阴阳动静之妙；医者，意也，合阴阳消长之机。虽阴阳已备于内经，而变化莫大乎周易。故曰天人一理者，一此阴阳也；医易同源者，同此变化也……以疾病言之，则泰为上下之交通，否是乾坤之隔绝。既济为心肾相谐，未济为阴阳各别。"[14]390，将心肾等同于人体之阴阳进行论述。可见，在明代已提出了心肾不交证等同于阴虚火旺证。

清代医家对于心肾不交论述颇多。如《医门法律》卷一中言："虚损之证，皆下寒上热，盖所谓水火不交者也。"[15]39 程杏轩在《医述·杂证汇参》中从治疗的角度进一步把心肾不交证型明确为肾阴虚心火旺证："病由用心过度，心火上浮，不能下交于肾，肾水下虚，不能上交于心。法当交通心肾，用八仙长寿丸（麦味地黄丸），辰砂（朱砂）为衣，早晚各服三钱，纳心火于肾水之中，以成既济之象。凡治心肾不交之病，每用六味加辰砂（朱砂）为衣，效者甚多。"[16]671 而黄连阿胶汤就逐渐被立为滋肾阴清心火的代表方，正如吕震名在《伤寒寻源》所言："黄连阿胶汤……少阴病得之二三日以上，心中烦，不得卧。此真阴为邪热煎熬，故以育阴清热为治。芩连泻热也，胶黄养阴也，再佐以芍药敛阴复液，则热清而烦自除。按：此条之不得卧，乃热伤阴而心肾不交也。"[17]151 这一时期一些医家诸如王九峰、陈良夫、丁甘仁等进一步加以论述，使心肾不交概念更趋明确，如王九峰所言："心为君主之乡，肾为藏水之脏，火性炎上，水体润下，水欲上升，火欲下降，水无以上升，火何以下降？水火不济，心肾不交。"[18]71 上述可见，明清时期部分医家已经认定"心肾不交证"为肾阴虚心火旺证，其治则为滋肾阴泻心火。

20 世纪 60 年代，国家规划教材中开始出现中医证候分类的内容。1964 年广州中医学院诊断教研组编制的《中医诊断学讲义》中已有脏腑兼职的雏形，在心脏病证中提及心肾不交证的另一说法水不济火，所述如下："以上所指出的几种心病证候，常有因受他脏的影响而导致的。比如，有因肾阴不足，水火不能相济而导致心火亢盛的，称水不济火。"[19]122 1964 年，由程莘农主编的人民卫生出版社出版的《中国针灸学》中，使用了"心肾不交证"一词，这是目前可以查到的使用"心肾不交证"一词最早的文献，其中提及了"心肾不交证"的主证和证候分析："主证：

心烦不眠，头晕耳鸣，口干津少，五心烦热，舌质红，脉细数。或有梦遗、健忘、心悸、腰酸等症。证候分析：肾水不足，心火独亢，故心烦不寐，健忘、心悸、梦遗、腰酸；口干津少，五心烦热，舌红，脉细数，均是阴亏于下，虚火上炎之征；肾阴不足，相火易动，故见头晕耳鸣等证。”[20]526 在1997年出版国标《中医临床诊疗术语·证候部分》中用“心肾不交证”为规范名，其定义为：多由肾阴亏损，阴精不能上承；心火偏亢，不能下交于肾，以心悸，心烦失眠，耳鸣，头晕，腰膝酸软，梦遗，便结尿黄，舌红少苔，脉细数等为常见症的证候[21]21。2001年李振吉主编的《中医药常用名词术语辞典》将“心肾不交证”又称心肾阴虚阳亢证、心肾阴虚火旺证，认为其为心肾水火既济失调所致的阴虚阳亢证候，临床常见心悸、心烦失眠，惊悸多梦，头晕，耳鸣，健忘，腰膝酸软，梦遗，五心烦热，潮热盗汗，舌红少苔，脉细数。[22]88 当代中医相关辞典又将“心肾不交”与“水火不交”“水火未济”互称，如《中医大辞典》《中医辞海》《中医词释》《中医名词术语选释》《中医药常用名词术语辞典》等。全国中医教材《中医诊断学》也认可这种观点，如六版教材言：“心肾不交证是指由于心肾水火既济失调所反映的心肾阴虚阳亢证。”[23]162 七版教材上说“心肾不交证是指心与肾的阴液亏虚，阳气偏亢，是以心烦失眠梦遗腰酸等为主要表现的虚热证候”[24]208 这一时期与明清时期医家观点一致，认为心肾阴虚阳亢证就是肾阴虚心火旺证。在普通高等教育中医药类国家级规划教材《中医诊断学》（朱文锋）、《中医诊断学》（王忆勤）等国家规划教材中，以及在我国2005年出版的全国科学技术名词审定委员会审定公布的《中医药学名词》中，均以“心肾不交证”[25]77 作为规范名。

总之，“心肾不交”一词发展演变的哲学基础始于《周易》，在《内经》《伤寒杂病论》《中藏经》等已具雏形，在唐宋时期得以确定，“心肾不交”一词记载首见于宋代陈自明所撰的《妇人大全良方》，明清时期，部分医家已经认定“心肾不交证”为肾阴虚心火旺证，并将心肾不交论述为以失眠、遗精或健忘为代表的某种疾病的总病机。1949年后，陆续出版的系列规划教材中出现了“某某证”的表述方式。“心肾不交证”一词首见于程莘农1964年所著《中国针灸学》，认为“心肾不交证”就是心肾阴虚阳亢证、肾阴虚心火旺证，与明清时期医家观点一致。国标《中医临床诊疗术语·证候部分》、普通高等教育中医药类国家级规划教材和全国科学技术名词审定委员会审定公布的《中医药学名词》中均以“心肾不交证”作为规范名。

五、文献辑录

《周易》：“火在水上，火性炎上而居上，水火不相交而相离，不能发挥济物之功。”[1]391-402

《黄帝内经素问·阴阳应象大论》：“天地者，万物之上下也；水火者，阴阳之征兆也。”[2]11

“六微旨大论”：“升已而降，降者为天，降已而升，升者为地，天气下降，气流于地，地气上升，气腾于天。”[2]134

“阴阳类论篇”：“病出于肾，阴气客游于心脘下。”[2]197

《难经·七十五难》：“泻南方火，补北方水。”[3]46

《中藏经·论阴阳大要》：“水来坎户，火到离局，阴阳相应，方乃和平。”[4]3

《伤寒杂病论·辨少阴病脉证并治》：“少阴病，得之二三日以上，心中烦热，不得卧，黄连阿胶汤主之。”[5]164

《备急千金要方》卷十三：“夫心者，火也；肾者，水也。水火相济。”[6]476

《妇人大全良方》卷一：“夫妇人小便白浊、白淫者，皆由心肾不交养，水火不升降；或由劳伤于肾，肾气虚冷故也。”[7]41

《严氏济生方·白浊赤浊遗精论治》：“心火上炎而不息，肾水散漫而无归，上下不得交养，心肾受病……此皆心肾不交……茯实丸治思虑伤心，疲劳伤肾，心肾不交，精元不固，面少颜色，惊悸健忘，梦寐不安，小便赤涩，遗精白浊，足胫酸疼，耳聋目昏，口干脚弱等。”[8]18

《素问病机气宜保命集·原道论第一》：“心为君主之官，得所养，则血脉之气旺而不衰，生之本无得而摇也，神之变无得而测也。肾为作强之官，得所养，则骨髓之气荣而不枯，蛰藏之本无得而倾也，精之处无得而夺也。夫一身之间，心居上而守正，肾居下而立始，精神之居。此宫不可太劳，亦不可太竭。”[9]107

《格致余论·房中补益论》：“人之有生，心为火居上，肾为水居下，水能升而火能降，一升一降，无有穷已，故生意存焉。”[10]115

“臌胀论”：“心肺阳也居上，肝肾阴也居下。脾居中，亦阴也……脾具坤静之德而有乾健之运，故能使心肺之阳降，肝肾之阴升，而成天地交泰。”[10]168

《世医得效方》卷七：“肾水枯竭，不能上润，心火上炎，不能既济。煎熬而生，心烦燥渴，小便频数，白浊，阴痿弱。”[11]260

《慎斋遗书·阴阳脏腑》：“心肾相交，全凭升降，而心气之降，由于肾气之升；肾气之升又因为心气之降……升降者水火，其所以使之升降，水火中之真阴真阳也……欲补心者须实肾，使肾得升，欲补肾者须宁心，使心得降，六味丸丹皮、茯苓，所以宁心也。地黄、山药，所以实肾也，乃交心肾之法也。”[12]8,9

《景岳全书·火证》：“人参、黄芪、白术、甘草除气虚气脱阳分散失之火。熟地黄、当归、枸杞、山茱萸滋心肾不交阴分无根之火。附子、干姜、肉桂救元阳失位阴盛格阳之火。”[13]340

《类经附翼·医易义》：“易者，易也，具阴阳动静之妙；医者，意也，合阴阳消长之机。虽阴阳已备于内经，而变化莫大乎周易。故曰天人一理者，一此阴阳也；医易同源者，同此变化也……以疾病言之，则泰为上下之交通，否是乾坤之隔绝。既济为心肾相谐，未济为阴阳各别。”[14]390

《医门法律》卷一：“虚损之微者，真火尚存，服寒凉药犹可。虚损之甚者，真火已亏，药以寒凉，岂能使之化为精血，以补其虚乎？虚损之证，皆下寒上热，盖所谓水火不交者也。”[15]39

《医述·杂证汇参》：“病由用心过度，心火上浮，不能下交于肾，肾水下虚，不能上交于心。法当交通心肾，用八仙长寿丸（麦味地黄丸），辰砂（朱砂）为衣，早晚各服三钱，纳心火于肾水之中，以成既济之象。凡治心肾不交之病，每用六味加辰砂（朱砂）为衣，效者甚多。”[16]671

《伤寒寻源》：“黄连阿胶汤……少阴病得之二三日以上，心中烦，不得卧。此真阴为邪热煎熬，故以育阴清热为治。芩连泻热也，胶黄养阴也，再佐以芍药敛阴复液，则热清而烦自除。按：此条之不得卧，乃热伤阴而心肾不交也。”[17]151

《王九峰医案·怔忡》：“心为君主之乡，肾为藏水之脏，火性炎上，水体润下，水欲上升，火欲下降，水无以上升，火何以下降？水火不济，心肾不交。”[18]71

《中医诊断学讲义》：“以上所指出的几种心病证候，常有因受他脏的影响而导致的。比如，有因肾阴不足，水火不能相济而导致心火亢盛的，称‘水不济火’。”[19]122

《中国针灸学》：“心肾不交证——主证：心烦不眠，头晕耳鸣，口干津少，五心烦热，舌质红，脉细数。或有梦遗、健忘、心悸、腰酸等症。证候分析：肾水不足，心火独亢，故心烦不寐，健忘、心悸、梦遗、腰酸；口干津少，五心烦热，舌红，脉细数，均是阴亏于下，虚火上炎之征；肾阴不足，相火易动，故见头晕耳鸣等证。”[20]526

《中医临床诊疗术语·证候部分》：“心肾不交证：多由肾阴亏损，阴精不能上承；心火偏亢，不能下交于肾，以心悸，心烦失眠，耳鸣，头晕，腰膝酸软，梦遗，便结尿黄，舌红少苔，脉细数等为常见症的证候。”[21]21

《中医药常用名词术语辞典》：“心肾不交证又称心肾阴虚阳亢证、心肾阴虚火旺证。心肾水火既济失调所致的阴虚阳亢证候，临床常见心悸、心烦失眠，惊悸多梦，头晕，耳鸣，健忘，腰膝酸软，梦遗，五心烦热，潮热盗汗，舌红少苔，脉细数。"[22]88"水火未济又称心肾不交。心肾两脏阴阳失去协调平衡失调。参见心肾不交条。"[22]93

《中医诊断学》（朱文锋，1995）："心肾不交证是指由于心肾水火既济失调所反映的心肾阴虚阳亢证。"[23]162

《中医诊断学》（朱文锋，2004）："心肾不交证是指心与肾的阴液亏虚，阳气偏亢，是以心烦失眠梦遗腰酸等为主要表现的虚热证候。"[24]47

《中医药学名词》："心肾阴液亏虚，阳气偏亢，既济失调，以心悸，心烦失眠，头晕耳鸣，腰膝酸软，梦遗，潮热盗汗，舌红少苔，脉细数为常见症的证候。"[25]77

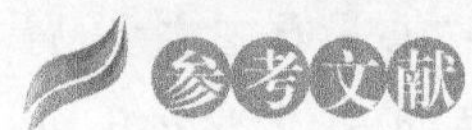

[1] 徐志锐.周易大传新注[M].山东：齐鲁书社，1989：391-402.

[2] 未著撰人.黄帝内经素问[M].田代华，刘更生整理.北京：人民卫生出版社，2005：11，134，197.

[3] 未著撰人.难经[M].牛兵占编著.北京：中国盲文出版社，2013：46.

[4] [旧题][汉]华佗.中藏经[M].南京：江苏科学技术出版社，1985：3.

[5] [汉]张仲景.伤寒杂病论[M].北京：华龄出版社.2000：164.

[6] [唐]孙思邈.备急千金要方[M].北京：人民卫生出版社，1955：476.

[7] [宋]陈自明.妇人大全良方[M].田代华等点校.天津：天津科学技术出版社，2003：41.

[8] [宋]严用和.济生方[M].北京：人民卫生出版社，1956：18.

[9] [金]刘完素.素问病机气宜保命集[M].鲍晓东校注.北京：中医古籍出版社，1998：107.

[10] [元]朱丹溪.格致余论[M].北京：人民卫生出版社，1956：115，168.

[11] [元]危亦林.世医得效方[M].北京：中国中医药出版社，2009：260.

[12] [明]周之干.慎斋遗书[M].南京：江苏科学技术出版社，1987：8，9.

[13] [明]张景岳.景岳全书[M].北京：人民卫生出版社，1991：340.

[14] [明]张景岳.类经附翼[M].北京：人民卫生出版社，1980：390.

[15] [清]喻嘉言.医门法律[M].北京：中国医药科技出版社，2011：39.

[16] [清]程杏轩.医述[M].合肥：安徽科学技术出版社，1981：671.

[17] 裘庆元.伤寒寻源[M]//裘吉生.珍本医书集成.上海：上海科学技术出版社，1985：151.

[18] 秦伯未.王九峰医案[M]//秦伯未.清代名玉医案精华.上海：上海科学技术出版社，1959：71.

[19] 广州中医学院.中医诊断学讲义[M].上海：上海科学技术出版社，1964：122.

[20] 程莘农.中国针灸学[M].北京：人民卫生出版社，1964：526.

[21] 国家技术监督局.中医临床诊疗术语：证候部分[M].北京：中国标准出版社，1997：21.

[22] 李振吉.中医药常用名词术语辞典[M].北京：中国中医药出版社，2001：88，93.

[23] 朱文锋.中医诊断学[M].上海：上海科学技术出版社，1995：162.

[24] 朱文锋.中医诊断学[M].北京：中国中医药出版社，2004：208.

[25] 中医药学名词审定委员会.中医药学名词[M].北京：科学出版社，2005：77.

（佟　琳）

2·017 心脾两虚证

xīn pí liǎng xū zhèng

一、规范名

【汉文名】心脾两虚证。

【英文名】syndrome of deficiency of both heart and spleen。

【注释】心血不足，脾气虚弱，以心悸，神

疲，食少，腹胀，便溏，舌淡嫩，脉细弱等为常见症的证候。

二、定名依据

"心脾两虚证"一词首见于1971年出版的《新编中医入门》，此前与之最为对应的是"心脾两虚"一词，该词最早在明代文献《古今医统大全》中出现，兼有病机和证候的双重含义，与现今所指"心脾两虚证"内涵相同。

在"心脾两虚证"一词出现之前，在历代文献中，以"心气不足，脾乏生气""心脾气弱""心脾不调""心脾受病，精血虚少""心脾血虚""心脾亏损""心脾受伤""心脾俱伤""心脾气血俱虚""心脾血少""心脾营损""心脾不足"等表述出现，均与"心脾两虚"同义。

自1971年《新编中医入门》首次使用"心脾两虚证"一词之后，该词沿用下来，但该时期《中医学》等教材仍使用"心脾两虚"一词作为证候名使用，直至20世纪90年代中医证候规范化工作开展，1990年《中医证候规范》出版，规范"心脾两虚证"用法，此后各版教材沿用此词，1997年国家标准《中医临床诊疗术语·证候部分》出版，正式将"心脾两虚证"列为规范名，其定义为：泛指心脾阳气、阴血亏虚，以心悸，神疲，食少，腹胀，便溏，舌淡脉弱等为常见症的证候。其后《中医大辞典》《中国中医药学主题词表》等均以"心脾两虚证"作为证候名，我国2005年出版的中医药学名词审定委员会审定的《中医药学名词》也以"心脾两虚证"作为规范名，说明"心脾两虚证"作为证候名已成为共识，符合术语定名的协调一致原则。

三、同义词

【曾称】"心脾气虚证"(《中医证候规范》)；"心脾阳虚证"(《中医证候规范》)；"心脾二脏不足证"(《中医证候规范》)；"心脾气血两虚证"(《中医证候规范》)；"心气不足，脾乏生气"(《圣济总录》)；"心脾气弱"(《洪氏集验方》)；"心脾不调"(《叶氏录验方》)；"心脾受病，精血虚少"(《黄帝素问宣明论方》)；"心脾血虚"(《脉症治方》)；"心脾亏损"(《丹台玉案》)；"心脾受伤"(《景岳全书》)；"心脾俱伤"(《灵素节注类编》)，"心脾气血俱虚"(《资生集》)；"心脾血少"(《资生集》)；"心脾营损"(《证治针经》)；"心脾不足"(《张氏医通》)。

四、源流考释

先秦两汉时期，并未见到"心脾两虚"的表述，相关记载主要体现在《内经》中对心脾相关的论述。如《黄帝内经素问·阴阳应象大论》曰："心生血，血生脾"[1]10，《黄帝内经灵枢·决气》曰："中焦受气，取汁变化而赤，是谓血。"[2]26，认为心主化血行血，脾主运化生血，两者在生理功能上通过血液的盈亏相互影响。又有《黄帝内经灵枢·经筋》曰："足太阴之筋……结于肋，散于胸中。"[2]16《黄帝内经灵枢·杂病》曰："心痛，腹胀，啬啬然，大便不利，取足太阴。"[2]23 两者从经脉循行上阐释了足太阴脾经与心的联系。在病理上，《黄帝内经素问·阴阳别论》云："二阳之病发心脾，有不得隐曲，女子不月。"[1]15 认为心脾二脏的亏虚可以引起经血亏少，男子表现为阳痿早泄，女子则出现月经不调。

隋唐时期，心脾两虚的理论初见端倪。巢元方在《诸病源候论·虚劳病诸候上》中论述了脾胃运化失常导致失眠的病机："五谷入于胃也，其糟粕、津液、宗气，分为三隧。故宗气积于胸中，也于喉咙，以贯心肺，而行呼吸焉，荣气者，泌其津液，注之于脉也……阴气虚，故目不得眠"[3]19 这属于现今所指"心脾两虚证"的症候之一。

宋金元时期，心脾相关理论有了进一步发展，《重订严氏济生方·惊悸怔忡健忘门》云："夫健忘者，常常喜忘是也。盖脾主意与思，心亦主思，思虑过度，意舍不清，神官不职，使人健忘。"[4]117 从心脾主思虑的角度阐释了心脾两虚出现健忘的机理。针对心脾两虚病机及临床表现，该时期的医籍中提出了大量治法方药，如《圣济总录·心脏门》："人参汤：治心气不足，脾乏生气。"[5]177《洪氏集验方·鹿茸世宝丸》："鹿茸世宝丸：诸虚不足，心脾气弱，腹胁胀急，肠鸣泄泻……气短乏力，惊悸自汗，并能服之。"[6]24《叶氏录验方·补益》："应效远志丸：治心气虚弱，神志不足，事多健忘，怔忪颤掉，气短耳鸣，梦遗泄精，盗汗无力，心脾不调，口苦舌干。"[7]91《世医得效方·大方脉杂医科》："参苓白术散：理心脾气弱，神昏体倦，饮食不进，多困少力，中满痞噎，心忪，上喘，呕吐，泻利。"[8]8《黄帝素问宣明论方·诸证门》："风消证……黄芪羌活汤主之：治心脾受病，精血虚少，气力衰乏，日溢消矣。"[9]8 其中，"心气不足，脾乏生气""心脾气弱""心脾不调""心脾受病，精血虚少"都是"心脾两虚"的同义词。

时至明朝，中医理论发展达到鼎盛时期，心脾两虚的相关论述主要集中在虚劳、心悸怔忡、失眠、月经不调的相关章节之中，如《脉症治方·补门》："心脾血虚。昼则怠堕嗜卧。夜不能寐。"[10]150《丹台玉案·卷五》："或因思虑悲哀过极。致心脾亏损。而不能养血。凡此之类皆能令人经闭。"[11]256 在治疗上，《景岳全书·妇人规》提出："苟或心脾受伤，则血无所养，亦无所统而月经不调矣。是故调经者，当理心脾为主。"[12]640 其治疗当以七福饮、归脾汤[12]642，《简明医彀·眩运》认为心脾耗损应用滋补正元汤[13]161 等。明代《古今医统大全·不寐候》首次使用"心脾两虚"一词："归脾汤，治病后及思虑心脾两虚而不寐者。"[14]377 其后《云林神彀·虚劳》亦有论述："虚劳热嗽，痰喘有汗，心脾两虚，滋补勿缓。"[15]116

清代有关心脾两虚的论述呈井喷之势，"心脾两虚"一词沿用下来，如《证治汇补》卷一"归脾汤，治心脾两虚，不能调气摄血，健忘盗汗，不寐惊悸，食少体倦，心脾作痛"[16]15，《类证治裁·淋浊论治》"心脾两虚者，菟丝煎"[17]373，《孤鹤医案·杂证案例》"心脾两虚……省事以养心，调饮食以和脾"[18]155 等。而此时有许多同义的表述仍在使用，如《灵素节注类编·内伤诸病》"心脾俱伤"导致遗滑带浊[19]374，《成方切用·涩固门》菟丝煎治疗"心脾气弱"[20]72，《医方集解·理血之剂》归脾汤治疗"劳伤心脾"[21]118，《资生集·中风》十全汤治疗"心脾气血俱虚"[22]307、柏子仁散治疗"心脾血少"[22]319，《证治针经·不寐》养心汤治疗"心脾营损"[23]29，《重订通俗伤寒论·伤寒夹证》建中汤治疗"心脾气血虚寒"[24]357，《张氏医通·溲血门》辰砂妙香散治疗"心脾不足"[25]363，《医学心悟·妇人门》安神定志丸治疗"心脾气血不足"[26]226，《类证治裁·郁症论治》归脾汤"心脾郁"[17]165 以及《不居集》怔忡惊悸章节所论"心脾虚陷"[27]497"心脾血气虚"[27]565 均与现今"心脾两虚"一词有着相同的涵义。此外，诊断学专著《四诊抉微·望诊》[28]35《辨舌指南》[29]37 还论述了"心脾虚"的舌色舌态。

新中国成立后，国家陆续组织出版了中医系列规划教材，1960 年第一版《中医诊断学讲义》中并未见到脏腑兼证的相关论述，在 1964 年第二版《中医诊断学讲义》对心虚证的论述中出现了："有由脾胃之虚而导致心虚的，称为心脾两虚。"[30]122 1971 年出版《新编中医入门》，首次应用"心脾两虚证"一词："心脾两虚证：面色萎黄，食少，倦怠，心跳、气短、健忘、失眠、妇女月经不调、舌质淡、舌苔白、脉细弱无力。治宜补益心脾。用归脾汤之类。"[31]91 至 1987 年《中医证候鉴别诊断学》也使用了"心脾两虚证"一词[32]162，但该时期《中医学》等教材仍使用"心脾两虚"一词作为证候名使用。直至 20 世纪 90 年代，中医证候规范化工作正式开展，1990 年邓铁涛总结前人理论，主编《中医证候规范》，规范"心脾两虚证"用法，列别名"心脾气虚证""心脾阳虚证""心脾二脏不足证""心脾气血两虚证"，指出"本证是由久病失调，或思虑过度，或劳倦损伤心脾，以致心血不足，心失所养，神志不宁，脾气虚弱，脾失健运，统血无权所表现的证候”[33]233。此后各版诊断学教材均沿用该词[34]754[35]166，至1997年国家标准《中医临床诊疗术语——证候部分》出版[36]523，正式将“心脾两虚证”列为规范证名。其后《中医大辞典》[37]392、我国2005年出版的中医药学名词审定委员会审定的《中医药学名词》[38]100 也以“心脾两虚证”作为规范名。

五、文献辑录

《黄帝内经灵枢·经筋》：“足太阴之筋……一结于肋，散于胸中。”[2]16

“杂病”：“心痛，腹胀，啬啬然，大便不利，取足太阴。”[2]23

“决气”：“中焦受气，取汁变化而赤，是谓血。”[2]26

《黄帝内经素问·阴阳应象大论》：“心生血，血生脾”[1]10

“阴阳别论”：“二阳之病发心脾，有不得隐曲，女子不月。”[1]15

《诸病源候论·虚劳病诸候上》：“五谷入于胃也，其糟粕、津液、宗气，分为三隧。故宗气积于胸中，也于喉咙，以贯心肺，而行呼吸焉，荣气者，泌其津液，注之于脉也……卫气独营其外，行于阳，不得入于阴。行于阳则阳气盛，阳气盛则阳蹻满，不得入于阴，阴气虚，故目不得眠。”[3]19

《重订严氏济生方·惊悸怔忡健忘门》：“夫健忘者，常常喜忘是也。盖脾主意与思，心亦主思，思虑过度，意舍不清，神官不职，使人健忘。”[4]117

《圣济总录·心脏门》：“人参汤，治心气不足，脾乏生气，脾既受邪，先诊其脉，若心脾脉俱弱，即宜先服补益心气。”[5]177

《洪氏集验方·鹿茸世宝丸》：“诸虚不足，心脾气弱，腹胁胀急，肠鸣泄泻，腹疼，手足厥逆，顽痹，中满恶心，头疼怯寒，肢体酸痛，饮食少思，气短乏力，惊悸自汗，并能服之。”[6]24

《叶氏录验方·补益》：“应效远志丸：治心气虚弱，神志不足，事多健忘，怔忪颤掉，气短耳鸣，梦遗泄精，盗汗无力，心脾不调，口苦舌干。”[7]91

《世医得效方·大方脉杂医科》：“参苓白术散：理心脾气弱，神昏体倦，饮食不进，多困少力，中满痞噎，心忪，上喘，呕吐，泻利。”[8]8

《黄帝素问宣明论方·诸证门》：“风消证：二阳之病发心脾，不得隐曲，女人月水病血不流，脾病食不化，风胜真气消。黄芪羌活汤主之：治心脾受病，精血虚少，气力衰乏，日溢消矣。”[9]8

《脉症治方·补门》：“心脾血虚。昼则怠堕嗜卧。夜不能寐。”[10]150

《丹台玉案》卷五：“或因思虑悲哀过极。致心脾亏损。而不能养血。凡此之类皆能令人经闭。”[11]256

《景岳全书·妇人规》：“故心脾平和，则百骸、五脏皆润泽而经候如常，苟或心脾受伤，则血无所养，亦无所统而月经不调矣。是故调经者，当理心脾为主。”[12]640 “忧思过度，心脾受伤者，七福饮、归脾汤之类主之。”[12]642

《简明医彀·眩运》：“滋补正元汤，治气血两虚，心脾耗损，神昏，有痰眩运，一服安。”[13]161

《古今医统大全·不寐候》：“归脾汤，治病后及思虑心脾两虚而不寐者。”[14]377

《云林神彀·虚劳》：“虚劳热嗽，痰喘有汗，心脾两虚，滋补勿缓。”[15]116

《证治汇补》卷一：“归脾汤，治心脾两虚，不能调气摄血，健忘盗汗，不寐惊悸，食少体倦，心脾作痛。”[16]15

《类证治裁·淋浊论治》：“心脾两虚者，菟丝煎。”[17]373

“郁症论治”：“心脾郁，怔忡崩漏，归脾汤。”[17]165

《孤鹤医案·杂证案例》：“心脾两虚，省事以养心，调饮食以和脾。中有元气，久必自复。药仅足为助而已。拟方补气以生阴，滋养以化气，二者不能偏也。”[18]155

《灵素节注类编·内伤诸病》：“怵惕者，惊惶也，怵惕思虑，心脾俱伤，心伤则气怯而常恐惧，脾伤则不能摄精归肾，而常流淫不止，如遗滑带浊之类，又有过于劳思而精即流出者。”[19]374

《成方切用·涩固门》：“菟丝煎，治心脾气弱，凡遇思虑劳倦，即苦遗精者，宜此主之。”[20]72

《医方集解·理血之剂》：“归脾汤，治思虑过度，劳伤心脾，怔忡健忘，惊悸盗汗，发热体倦，食少不眠；或脾虚不能摄血，致血妄行，及妇人经带。”[21]118

《资生集·中风》：“前证若心脾血气俱虚，十全汤，不应，加附子、钩藤；若肝经血虚，逍遥散加钩藤。《经》云：脾之荣在唇，心之液为汗。若心脾二脏虚极，急用参救之。”[22]307

“发狂”：“薛立斋曰：产后乍见鬼神，若败血停滞，用调经散；若心血虚损，用柏子仁散。此证皆心脾血少所致，但调补脾胃之气，则痰清而神自安。”[22]319

《证治针经·不寐》：“又或忧劳愤郁，耗损心脾之营，养心汤妙，归脾汤同斟。”[23]34

《重订通俗伤寒论·伤寒夹证》：“如《外台》建中汤。(炙黄芪、生白芍各三钱、姜半夏五钱、桂心、炙甘草各一钱、生姜二钱、大红枣六枚、饴糖一两，善治气血虚寒不能荣养心脾，其痛绵绵不绝，轻按反痛，重按则缓，正是虚痛，奇效。)”[24]357

《张氏医通·溲血门》：“辰砂妙香散(局方)治心脾不足。恍惚不睡。盗汗遗精。衄血溺血。”[25]363

《医学心悟·妇人门》：“若血虚神不守舍，则心慌自汗，胸腹无苦，宜用安神定志丸，倍人参，加归、芎主之，归脾汤亦得。此症多由心脾气血不足，神思不宁所致。非补养元气不可，倘视为实证而攻之，祸不旋踵。”[26]226

《不居集·遗精白浊》：“用心太过，思索过度，夜睡辄遗者，此中气不足，心脾之虚陷也。秘元煎，菟丝煎。”[27]497

“惊悸治法”：“心脾两虚而惊悸者，资成汤。”[27]565

“怔忡治法”：“心脾血气虚而怔忡，宜七福饮、大补元煎。”[27]565

《四诊抉微·望诊》：“舌红而痿软不能言者，此心脾虚极，或有痰也，死，不治。多加人参，可治……舌红而战动难言者，此心脾虚也，汗多亡阳者有之，多加人参，可救。”[28]35

《辨舌指南》第二编：“舌瘪者，薄瘦也。舌肉属心脾，心脾虚则舌瘦瘪也。”[29]37

第三编：“若淡而不红者，为心脾气血素虚，虽有黄苔，亦必不甚厚，此辨本元之虚实、邪气之轻重也。”[29]108

《中医诊断学讲义·心脏病证》：“有由脾胃之虚而导致心虚的，称为心脾两虚。”[30]122

《新编中医入门·辨证》：“心脾两虚证：面色萎黄，食少，倦怠，心跳、气短、健忘、失眠、妇女月经不调、舌质淡、舌苔白、脉细弱无力。治宜补益心脾。用归脾汤之类。”[31]91

《中医证候鉴别诊断学·脏腑证候》：“心脾两虚证是指心血耗伤，脾气受损而出现的心神失养，脾气虚弱，不能统血的一类症状的总称。多因思虑过度，饮食不节，或病后失调，慢性出血等所致。”[32]162

《中医证候规范·脏腑证候》：“心脾两虚证…… 心脾气虚证，心脾阳虚证，心脾二脏不足证，心脾气血两虚证……本证是由久病失调，或思虑过度，或劳倦损伤心脾，以致心血不足，心失所养，神志不宁，脾气虚弱，脾失健运，统血无权所表现的证候……主症：第一组——心悸或怔忡，失眠多梦，健忘；第二组——食欲不振，口淡无味，食后腹胀，大便时溏，肢倦乏力。主舌：舌淡嫩苔白。主脉：脉细弱。或见症：略。”[33]233

《中医诊断学》(朱文锋)：“心脾气血虚证是指心血不足、脾气虚弱而表现的心神失养，脾失健运、统血的虚弱证候。简称心脾两虚证。”[34]754

《中医诊断学》(陈家旭等)：“心脾两虚证，心脾两虚证是指心血虚证与脾气虚证同时出现的证候……心悸怔忡，眩晕，健忘，失眠多梦，食欲不振，腹胀便溏，面色萎黄或淡白无华，神疲乏力，或见皮下出血，妇女月经量少色淡，淋漓不尽，舌淡嫩，脉细弱。”[35]166

《中医临床诊疗术语·证候部分》:"心脾两虚证：泛指心脾阳气、阴血亏虚，以心悸，神疲，食少，腹胀，便溏，舌淡脉弱等为常见症的证候。"[36]523

《中医大辞典》:"心脾两虚，证候名。指心脾两脏气血虚弱的病变。主要症状有心悸怔忡，失眠多梦，健忘，食少，便溏，倦怠乏力，或见崩漏，便血，皮下出血，舌淡，脉细弱。可见于贫血、紫癜、功能性子宫出血等病症。治宜补气摄血。"[37]392

《中医药学名词》:"心脾两虚证：心血不足，脾气虚弱，以心悸，神疲，食少，腹胀，便溏，舌淡嫩，脉细弱等为常见症的证候。"[38]100

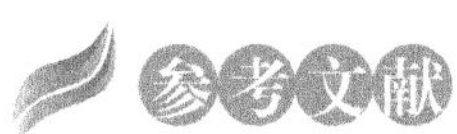

参考文献

[1] 未著撰人. 黄帝内经素问[M]. 北京：人民卫生出版社，2005：10，15.

[2] 未著撰人. 黄帝内经灵枢[M]. 沈阳：辽宁科学技术出版社，1997：16，23，26.

[3] [隋] 巢元方. 诸病源候论[M]. 沈阳：辽宁科学技术出版社，1997：19.

[4] [宋] 严用和. 重订严氏济生方[M]. 北京：人民卫生出版社，1980：117.

[5] [宋] 赵佶. 圣济总录[M]. 北京：科学出版社，1998：177.

[6] [宋] 洪遵. 洪氏集验方[M]. 宋咏梅. 上海：上海科学技术出版社，2003：24.

[7] [宋] 叶大廉. 叶氏录验方[M]. 上海：上海科学技术出版社，2003：91.

[8] [元] 危亦林. 世医得效方[M]. 北京：人民卫生出版社，1990：8.

[9] [金] 刘完素. 黄帝素问宣明论方[M]. 上海：上海科学技术出版社，2000：8.

[10] [明] 吴正伦. 脉症治方[M]. 北京：学苑出版社，2014：150.

[11] [明] 孙文胤. 丹台玉案下[M]. 上海：上海科学技术出版社，1984：256.

[12] [明] 张景岳. 景岳全书[M]. 上海：上海科学技术出版社，1959：640，642.

[13] [明] 孙志宏. 简明医彀[M]. 北京：人民卫生出版社，1984：161.

[14] [明] 徐春甫. 古今医统大全[M]. 北京：人民卫生出版社，1991：377.

[15] [明] 龚廷贤. 云林神彀[M]. 长沙：湖南科学技术出版社，2014：116.

[16] [清] 李用粹. 证治汇补[M]. 上海：上海卫生出版社，1958：15.

[17] [清] 林珮琴. 类证治裁[M]. 北京：人民卫生出版社，1988：165，373.

[18] [清] 未著撰人. 孤鹤医案[M]. 上海：上海科学技术出版社，2004：155.

[19] [清] 章楠. 灵素节注类编[M]. 医门棒喝三集[M]. 杭州：浙江科学技术出版社，1987：374.

[20] [清] 吴仪洛. 成方切用[M]. 北京：科学技术文献出版社，1996：72.

[21] [清] 汪讱庵. 医方集解[M]. 上海：上海科学技术出版社，1959：118.

[22] [清] 佚名. 资生集[M]. 上海：上海科学技术出版社，2004：307，319.

[23] [清] 郭诚勋. 证治针经[M]. 北京：中国中医药出版社，1996：29，34.

[24] [清] 俞根初. 重订通俗伤寒论[M]. 上海：上海卫生出版社，1956：357.

[25] [清] 张璐. 张氏医通[M]. 北京：中国中医药出版社，1995：363.

[26] [清] 程国彭. 医学心悟[M]. 天津：天津科学技术出版社，1999：226.

[27] [清] 吴澄. 不居集[M]. 北京：人民卫生出版社，1998：497，565.

[28] [清] 林之瀚. 四诊抉微[M]. 天津：天津科学技术出版社，1993：35.

[29] 曹炳章. 辨舌指南[M]. 福州：福建科学技术出版社，2006：37，108.

[30] 广州中医学院. 中医诊断学讲义[M]. 上海：上海科学技术出版社，1964：122.

[31] 甘肃省革命委员会卫生局. 新编中医入门[M]. 兰州：甘肃人民出版社，1971：91.

[32] 赵金铎. 中医证候鉴别诊断学[M]. 北京：人民卫生出版社，1987：162.

[33] 邓铁涛. 中医证候规范[M]. 广州：广东科技出版社，1990：233.

[34] 朱文锋. 中医诊断学[M]. 上海：上海科学技术出版社，1995：754.

[35] 陈家旭，等. 中医诊断学[M]. 北京：人民卫生出版社，2012：166.

[36] 国家技术监督局. 中医临床诊疗术语：证候部分[M]. 北京：中国标准出版社，1998：523.

[37] 李经纬，余瀛鳌，蔡景峰，等. 中医大辞典[M]. 北京：人民卫生出版社，2004：392.

[38] 中医药学名词审定委员会. 中医药学名词[M]. 北京：科学出版社，2005：100.

（李金霞）

四诊合参

sì zhěn hé cān

一、规范名

【汉文名】四诊合参。

【英文名】comprehensive analysis of data gained by four diagnostic methods。

【注释】综合运用望、闻、问、切 4 种基本方法，对所获得的资料进行全面分析综合，为准确辨病辨证提供依据的中医诊断原则。

二、定名依据

四诊合参作为中医诊断的重要原则，其理论来源于《内经》,《内经》中论述诊断疾病的原则时，提到"察色按脉""听音声""问其始、问饮食居处、问贵贱"等内容，这些内容包括了望、闻、问、切四种诊断方法。而《难经》中则明确提出四诊即望、闻、问、切。

历代医家普遍将四诊合参的原则运用于医疗实践中。汉代张仲景在《伤寒论》序言中就批评一些医生诊察疾病过程中不能认真搜集四诊信息，综合分析，便盲目处方的问题。隋唐以后，诊断疾病需要参合望、闻、问、切四诊已经成为一种共识。清代汪宏的《望诊遵经》一书中"四诊合参"已经作为一个完整的词出现，章楠的《灵素节注类编》中也以"四诊合参总论"作为章节名称。

全国科学技术名词审定委员会审定公布的2004 版《中医药学名词》和大部分中医诊断学教材，如广州中医学院 1964 年修订的中医学院试用教材重订本《中医诊断学讲义》、高等医药院校教材《中医诊断学》(邓铁涛)《中医诊断学》(王忆勤)等，以及《中医大辞典》《中国医学百科全书·中医基础理论》《中国医学百科全书·中医学》《中医药常用名词术语辞典》均以"四诊合参"作为规范名，说明"四诊合参"作为规范名已成为共识。

三、同义词

【曾称】"诊法合参"(《中医诊断学》)。

四、源流考释

先秦两汉时期，通过望、闻、问、切的手段对疾病进行诊断及治疗的方式已初具雏形。在《周礼·天官》中便记载了当时的疾医以"以五气、五声、五色视其死生。两之以九窍之变，参之以九藏之动"[1]70，可见当时的医生已经通过患者的声音、面色等多方面信息判定病情轻重。《史记·扁鹊仓公列传》则有"越人之为方也，不待切脉望色听声写形，言病之所在"[2]2788 的记载，可见当时的医生在诊疗疾病时一般都要应用"切脉、望色、听声、写形"的手段。

《内经》中则对四诊内容进行了更详细的论述，亦强调需互相参合后诊断疾病。《黄帝内经素问·阴阳印象大论》篇指出："善诊者，察色按脉，先别阴阳；审清浊，而知部分；视喘息，听音声，而知所苦；观权衡规矩，而知病所主；按尺寸，观浮沉滑涩，而知病所生。以治则无过，以诊则不失矣。"[3]13《黄帝内经素问·脉要精微论》亦言："诊法何如……切脉动静而视精明，察五色，观五脏有余不足，六腑强弱，形之盛衰，以此参伍，决死生之分。"[3]30《黄帝内经素问·疏五过论》亦言："凡未诊病者，必问尝贵后贱……凡欲诊病者，必问饮食居处……善为脉者，必以《比类》《奇恒》《从容》知之，为工而不知道，此诊之不足贵，此治之三过也……凡诊者，必知终始，有知余绪，切脉问名，当合男女。"[3]194《灵枢经·师传》则言："入国问俗，入家问讳，上堂问礼，临病人问所便。”[4]73 又如《黄帝内经素问·五藏生成》言：“夫脉之小大、滑涩、浮沉，可以指别；五脏之象，可以类推；五脏相音，可以意识；五色微诊，可以目察。能合脉色，可以万全。”[3]21,22《黄帝内经素问·玉机真脏论》又言：“凡治病，察其形气色泽，脉之盛衰，病之新故，乃治之，无后其时。”[3]40,41《灵枢经·邪气脏腑病形》又言：“见其色，知其病，命曰明；按其脉，知其病，命曰神；问其病，知其处，命曰工。余愿闻见而知之，按而得之，问而极之……能参合而行之者，可以为上工。”[4]12,13

《难经》中则已经按照望、闻、问、切的顺序将四诊名称进行排列。《难经校注·六十一难》中言：“望而知之谓之神，闻而知之谓之圣，问而知之谓之工，切脉而知之谓之巧。”[5]109 明确了四诊即望、闻、问、切。而《难经校注·十三难》言“色之与脉，当参相应”[5]20，强调要综合分析四诊结果。

张仲景在其临床实践中亦重视四诊合参。《伤寒论·序》中提到“观今之医，不念思求经旨，以演其所知；各承家技，终始顺旧，省疾问病，务在口给；相对斯须，便处汤药；按寸不及尺，握手不及足；人迎趺阳，三部不参；动数发息，不满五十；短期未知决诊，九候曾无仿佛；明堂阙庭，尽不见察，所谓窥管而已。夫欲视死别生，实为难矣”[6]14。由此可见，仲景认为诊疗疾病是需要运用四诊手段，并且每诊都要达到一定的要求，不能草率行之。而从《伤寒论》条文中所列症状可见，若不经过望、闻、问、切的四诊手段，亦很难收集如此详细的诊疗信息，其中脉诊信息尤为详细。如《伤寒论·辨太阳病脉证并治上》：“太阳之为病，脉浮，头项强痛而恶寒。太阳病，发热，汗出，恶风，脉缓者，名为中风。太阳病，或已发热，或未发热，必恶寒，体痛，呕逆，脉阴阳俱紧者，名为伤寒”等[6]25。《金匮要略》中亦有通过面色、声音、脉等来判断病情的论述。如《金匮要略·脏腑经络先后病脉证》篇提到“病人有气色见于面部……鼻头色青，腹中痛，苦冷者死……病人语声寂然，喜惊呼者，骨节间病……息摇肩者，心中坚；息引胸中上气者，咳；息张口短气者，肺痿唾沫……吸而微数，其病在中焦，实也，当下之即愈，虚者不治”[7]4 等语。

晋代，王叔和所著《脉经》被定义为脉学专著，对后世影响深远，但也并不是独用诊脉以判断病情。其《脉经·序》中言“夫医药为用，性命所系。和鹊至妙，犹或加思；仲景明审，亦候形证……百病根原，各以类例相从；声色证候，靡不赅备”，[8]序 而书中如《脉经·诊五脏六腑气绝证候》等篇亦有对其他三诊内容的记录，如“病患筋绝……手足爪甲青，呼骂不休……病患肾绝……齿为暴枯，面为正黑，目中黄色，腰中欲折，白汗出如流水”[8]55。可见其对各诊法均重视。

隋唐时期，“四诊合参”的诊断原则得到了进一步的发展，诊断疾病需要参合望、闻、问、切四诊所得信息并加以分析已经成为一种共识。成书于这一时期的《诸病源候论》论述了多种疾病的病因、病理与证候，所记录的各候表现显然有对四诊所得信息加以概括分析，如《诸病源候论·风病诸候》：“脾中风，踞而腹满，身通黄，吐咸汁出者可治……诊其脉，虚弱者，亦风也；缓大者，亦风也；浮虚者，亦风也；滑散者，亦风也……其状奄忽不知人，喉里噫噫然有声，舌强不能言”[9]1 等。刘禹锡《因论·鉴药》中医生在诊疗疾病的时候也是“切脉观色聆声，参合而后言曰：‘子之病，我能攻之。’”[10]1 对于四诊的重要性，《备急千金要方·大医精诚》中指出“夫大医之体……省病诊疾，至意深心，详察形候，纤毫勿失，处判针药，无得参差”。[11]1《千金翼方·序》则言“良医则贵察声色，神工则深究萌芽”。[11]序《备急千金要方·治病略例》中更用四诊定义了“巧医”“上医”“中医”“下医”；《千金翼方·色脉》也言“夫为医者虽善于脉候，而不知察于气色者，终为未尽要妙也。故曰：上医察色，次医听声，下医脉候”。[11]230

宋代政府对医学书籍进行了大规模的整理，宋人为《诸病源候论》所写序中提到“若乃分三部九候之殊，别五声五色之变，揆盈虚于表里，审躁静于性韵，达其消息，谨其攻疗，兹所以辅含灵之命，裨有邦之治也”。[9]序 可见当时医家对四诊合参重要性的认识。而宋代医家对四诊的认识主要是对前人经验的继承。钱乙《小儿药证直诀》中对疾病的描述体现了医家对四诊的应用。如《小儿药证直诀·脉证治法》：“气不和，弦急。伤食，沉缓。虚惊，促急。风浮。冷，沉细。”[12]1 又如《小儿药证直诀·脉证治法》：“肝病，哭叫目直，呵欠顿闷，项急。心病，多叫哭惊悸，手足动摇，发热饮水。脾病，困睡泄泻，不思饮食。肺病，闷乱哽气，长出气，气短喘急。肾病，无精光畏明，体骨重。”[12]3 施发《察病指南》中重点论述了脉诊，如《察病指南·诊五脏脉诀》言“轻手于皮肤得之者肺也，至肌得之者心也，至肉得之者脾也，至筋得之者肝也，至骨得之者肾也”[13]11。《察病指南·听声验病诀》则对闻诊进行了论述，如“声悲是肝病（一云声呼）。声雄是心病（一云声笑）。声慢是脾病（一云声歌）。声促是肺病（一云声哭）。声沉是肾病（一云声呻）”[13]56。

金元时期，以张从正、李杲、朱丹溪等为代表的医家著述甚多，其著作对前人的理论各有发挥，书中对疾病的论述往往四诊信息并见，可见当时“四诊合参”的诊断原则已经被医家普遍应用。张从正《儒门事亲》一书中记录作者所治病患，详列四诊所得并加以分析。如《儒门事亲》卷一记载：“顷顿丘一妇人，病带下，连绵不绝，白物或来，已三载矣。命予脉之，诊其两手脉，俱滑大而有力，得六、七至，常上热口干眩运，时呕醋水。余知其实有寒痰在胸中。”[14]27,28《儒门事亲》卷二记载：“又尝治一税官，病风寒湿痹，腰脚沉重，浮肿，夜则痛甚。两足恶寒，经五、六月间，犹绵胫靴足。腰膝皮肤，少有跣露，则冷风袭之，流入经络，其痛转剧，走注上下，往来无定。其痛极处，便挛急而肿起，肉色不变，腠理间如虫行。每遇风冷，病必转增，饮食转减。肢体瘦乏，须人扶掖，犹能行立……一日，命予脉之，其两手皆沉滑有力。”[14]59 李东垣《脾胃论》中论述湿热胃困的表现不仅有四诊所得，还加以参合分析，如《脾胃论》卷中“人感之多四肢困倦，精神短少，懒于动作，胸满气促，肢节沉疼，或气高而喘，身热而烦，心下膨痞，小便黄而数，大便溏而频，或痢出黄如糜，或如泔色，或渴或不渴，不思饮食，自汗体重，或汗少者，血先病而气不病也。其脉中得洪缓，若湿气相搏，必加之以迟”[15]43,44。朱丹溪《格致余论》中分析病状亦参合四诊所得，如《格致余论·治病必求其本论》中“族叔祖年七十，禀甚壮，形甚瘦，夏末患泄利至深秋，百方不应。予视之曰：病虽久而神不悴，小便涩少而不赤，两手脉俱涩而颇弦。自言膈微闷，食亦减，因悟曰：此必多年沉积，癖在胃肠。询其平生喜食何物，曰：我喜食鲤鱼，三年无一日缺”[16]4。

明清时期是四诊合参理论的成熟期，医家在诊疗疾病时已非常重视四诊合参。如《望诊遵经》一书中“四诊合参”已经作为一个完整的词出现，“视微甚以知虚实，四诊合参，其庶几乎”[17]102；《灵素节注类编》[18]129 中则以“四诊合参总论”作为章节名称。

明代李时珍《濒湖脉学·自序》谓“不知脉乃四诊之末，谓之巧者尔。上士欲会其全，非备四诊不可”[19]1。张三锡《医学六要》中列四诊法，详述望闻问切四诊。其《医学六要·六要说》中提到“盖诊法不明，安知病情，故首刻四诊法”，[20]1《医学六要·四诊法序》又云“望闻问切为四诊法，以决阴阳、表里、寒热、虚实、死生、吉凶”。[20]104 清代，喻嘉言《医门法律》卷一指出：“凡诊病不知察色之要，如舟子不识风汛，动罹覆溺，卤莽粗疏，医之过也……凡闻声，不能分呼、笑、歌、哭、呻，以求五脏善恶，五邪所干，及神气所主之病者，医之过也。凡闻声，不别雌雄长短，出于三焦何部者，医之过也……凡治病，不问病人所便，不得其情，草草诊过，用药无据，多所伤残，医之过也……凡诊脉，不求明师传授，徒遵往法，图一弋获，以病试手，医之过也。”[21]4-14 吴谦的《医宗金鉴·四诊心法要诀》谓：“望以目察，闻以耳占，问以言审，切以指参。明斯诊道，识病根源，能合色脉，可以万全。”[22]397 林之翰《四诊抉微·自序》中言：“然诊有四在，昔神圣相传，莫不并重。”[23]自序 李延昰《脉诀汇辨》卷七中指出：“望闻问切，古所谓四诊也。知切矣而略于三者，犹欲入户而阖门，其可得哉。”[24]116 均强调了要参考各诊所得信息对疾病做出诊断。

这一时期医家还多在其著作中将四诊分章细述，以强调各诊的重要性及互相参考的重要性。李中梓《伤寒括要》内列有察色法、察目法、察鼻法、察口唇法、察舌法、察耳法、察身法、察身、察脉等内容，《诊家正眼》也有先问后诊、闻声、望色、问因，而详论脉诊。李梴《医学入门》也列有观形察色问症及诊脉两节。喻嘉言《医门法律》内有一明望色之法、一明闻声之法、一明问病之法、一明切脉之法等内容。并且还有如《四诊抉微》等专以论述四诊方法为主的书籍。

近代吴克潜所编《国医实用诊断学》认为：“国医诊断之学，分望闻问切四部。历代相沿，莫之能改。盖四诊俱备，断病无毫厘之爽，苟缺其一，即有所疑。”[25]1 胡安邦《百病诊断门径》指出：“盖即国医之望闻问切四大法也。望以察其色之润泽，闻以辨其声之清浊，问以探其病之历程，切以诊其脉之变化。能合四者，玄机在握，诚可以万举而万当也。”[26]1 均明确四诊即望闻问切，并且强调四诊缺一不可，需参合使用诊断疾病。

现代有关著作多以“四诊合参”作为规范名，指望、闻、问、切四种诊法的综合运用与全面分析，是中医诊断学中重要的原则之一。广州中医学院1964年修订《中医学院试用教材重订本·中医诊断学讲义》认为“诊断要根据审察内外和辨证求因的原则进行，诊断的方法，便要求对病人作缜密的观察与全面的了解。想要达到这一要求，必须‘四诊合参’。四诊，就是望、闻、问、切。诊断必须要做到四者俱备，才能见病知源”[27]3。高等医药院校教材《中医诊断学》[28]7（邓铁涛）沿用这一观点。普通高等教育“十五”国家级规划教材及新世纪全国高等中医药院校七年制规划教材《中医诊断学》（王忆勤）也认为：“四诊合参是指望、闻、问、切四种诊法的综合运用与全面分析。望、闻、问、切四种诊法是从不同的角度去诊察病症，它们所搜集到的病情资料各有侧重，相互补充。因此，要想全面地掌握病情，必须四诊合参。”[29]5 此外，《中医药学名词》[30]58（全国科学技术名词审定委员会）以及《中医大辞典》[31]474《中国医学百科全书·中医基础理论》[32]184《中国医学百科全书·中医学》[33]603《中医药常用名词术语辞典》[34]105 均以“四诊合参”作为规范名。

总之，“四诊合参”作为中医诊断的原则，其理论源自《内经》《难经》，后经历代医家阐发，从重视色脉诊到四诊并重，其理论得到了充实，内容得到了完善，成为中医诊断的重要原则，也体现了中医的整体观。

五、文献辑录

《周礼·天官》：“以五气、五声、五色视其死生。两之以九窍之变，参之以九藏之动。”[1]70

《史记·扁鹊仓公列传》：“越人之为方也，不待切脉、望色、听声、写形，言病之所在。”[2]2788

《灵枢经·邪气脏腑病形》：“见其色，知其病，命曰明；按其脉，知其病，命曰神；问其病，知其处，命曰工。”[4]12,13

“师传”：“入国问俗，入家问讳，上堂问礼，临病人问所便。”[4]73

《黄帝内经素问·阴阳应象大论》：“善诊者，察色按脉，先别阴阳；审清浊，而知部分；视喘息，听音声，而知所苦；观权衡规矩，而知病所主；按尺寸，观浮沉滑涩，而知病所生。以治则无过，以诊则不失矣。”[3]13

“五藏生成”：“夫脉之小大、滑涩、浮沉，可以指别；五脏之象，可以类推；五脏相音，可以意识；五色微诊，可以目察。能合脉色，可以万全。”[3]21,22

“脉要精微论”：“诊法何如……切脉动静而视精明，察五色，观五脏有余不足，六腑强弱，形之盛衰，以此参伍，决死生之分。”[3]30

“玉机真脏论”：“凡治病，察其形气色泽，脉之盛衰，病之新故，乃治之，无后其时。”[3]40,41

“疏五过论”：“凡未诊病者，必问尝贵后贱……凡欲诊病者，必问饮食居处……善为脉者，必以《比类》《奇恒》《从容》知之，为工而不知道，此诊之不足贵，此治之三过也……凡诊者，必知终始，有知余绪，切脉问名，当合男女。”[3]194

《难经·十三难》：“五脏有五色，皆见于面，亦当与寸口、尺内相应。假令色青，其脉当弦而急；色赤，其脉浮大而散；色黄，其脉中缓而大；色白，其脉浮涩而短；色黑，其脉沉濡而滑。此所谓色之与脉，当参相应也。脉数，尺之皮肤亦数；脉急，尺之皮肤亦急；脉缓，尺之皮肤亦缓；脉涩，尺之皮肤亦涩；脉滑，尺之皮肤亦滑。五脏各有声色臭味，当与寸口、尺内相应。其不相应者，病也。”[5]20,21

“六十一难”：“经言望而知之谓之神，闻而知之谓之圣，问而知之谓之工，切脉而知之谓之巧。何谓也？然，望而知之者，望见其五色，以知其病。闻而知之者，闻其五音，以别其病。问而知之者，问其所欲五味，以知其病所起所在也。切脉而知之者，诊其寸口，视其虚实，以知其病，病在何脏腑也。”[5]109

《伤寒论·序》：“观今之医，不念思求经旨，以演其所知；各承家技，终始顺旧，省疾问病，务在口给；相对斯须，便处汤药；按寸不及尺，握手不及足；人迎趺阳，三部不参；动数发息，不满五十；短期未知决诊，九候曾无仿佛；明堂阙庭，尽不见察，所谓窥管而已。夫欲视死别生，实为难矣！”[6]14

“辨太阳病脉证并治上”：“太阳之为病，脉浮，头项强痛而恶寒。太阳病，发热，汗出，恶风，脉缓者，名为中风。太阳病，或已发热，或未发热，必恶寒，体痛，呕逆，脉阴阳俱紧者，名为伤寒。”[6]25

《金匮要略·脏腑经络先后病脉证》：“病人有气色见于面部……鼻头色青，腹中痛，苦冷者死……病人语声寂然，喜惊呼者，骨节间病……息摇肩者，心中坚；息引胸中上气者，咳；息张口短气者，肺痿唾沫……吸而微数，其病在中焦，实也，当下之即愈，虚者不治。”[7]4

《脉经·序》：“夫医药为用，性命所系。和、鹊至妙，犹或加思；仲景明审，亦候形证……百病根原，各以类例相从；声色证候，靡不赅备。”[8]序

“诊五脏六腑气绝证候”：“病患筋绝……手足爪甲青，呼骂不休……病患肾绝……齿为暴枯，面为正黑，目中黄色，腰中欲折，白汗出如流水。”[8]55

《诸病源候论·巢氏诸病源候总论序》：“若乃分三部九候之殊，别五声五色之变，揆盈虚于表里，审躁静于性韵，达其消息，谨其攻疗，兹所以辅含灵之命，裨有邦之治也。”[9]序

“风病诸候”：“脾中风，踞而腹满，身通黄，吐咸汁出者可治……诊其脉，虚弱者，亦风也；缓大者，亦风也；浮虚者，亦风也；滑散者，亦风也……其状奄忽不知人，喉里噫噫然有声，舌强不能言。”[9]1

《备急千金要方·大医精诚》：“夫大医之体……省病诊疾，至意深心。详察形候，纤毫勿失。处判针药，无得参差。”[11]1

“治病略例”：“又问而知之，别病深浅，名曰巧医。仲景曰：凡欲和汤合药，针灸之法，宜应精思，必通十二经脉，知三百六十孔穴荣卫气行，知病所在，宜治之法，不可不通。古者上医相色，色脉与形不得相失，黑乘赤者死，赤乘青者生。中医听声，声合五音，火闻水声，烦闷干惊；木闻金声，恐畏相刑。脾者土也，生育万物，回助四旁，善者不见，死则归之。太过则四肢不举，不及则九窍不通，六识闭塞，犹如醉人。四

季运转，终而复始。下医诊脉，知病元由，流转移动，四时逆顺，相害相生，审知脏腑之微，此乃为妙也。”[11]2,3

《千金翼方・序》：“良医则贵察声色，神工则深究萌芽。”[11]序

“色脉”：“夫为医者虽善于脉候，而不知察于气色者，终为未尽要妙也。故曰：上医察色，次医听声，下医脉候。”[11]230

《因论・鉴药》：“切脉观色聆声，参合而后言曰：‘子之病，我能攻之’。”[10]1

《小儿药证直诀・脉证治法》：“气不和，弦急。伤食，沉缓。虚惊，促急。风浮。冷，沉细。”[12]1“肝病，哭叫目直，呵欠顿闷，项急。心病，多叫哭惊悸，手足动摇，发热饮水。脾病，困睡泄泻，不思饮食。肺病，闷乱哽气，长出气，气短喘急。肾病，无精光畏明，体骨重。”[12]3

《察病指南・诊五脏脉诀》：“轻手于皮肤得之者肺也，至肌得之者心也，至肉得之者脾也，至筋得之者肝也，至骨得之者肾也。”[13]11

《察病指南・听声验病诀》：“声悲是肝病（一云声呼）。声雄是心病（一云声笑）。声慢是脾病（一云声歌）。声促是肺病（一云声哭）。声沉是肾病（一云声呻）。”[13]56

《儒门事亲》卷一：“顷顿丘一妇人，病带下，连绵不绝，白物或来，已三载矣。命予脉之，诊其两手脉，俱滑大而有力，得六、七至，常上热口干眩运，时呕醋水。余知其实有寒痰在胸中。”[14]27,28

卷二：“又尝治一税官，病风寒湿痹，腰脚沉重，浮肿，夜则痛甚。两足恶寒，经五、六月间，犹绵胫靴足。腰膝皮肤，少有跣露，则冷风袭之，流入经络，其痛转剧，走注上下，往来无定。其痛极处，便挛急而肿起，肉色不变，腠理间如虫行。每遇风冷，病必转增，饮食转减。肢体瘦乏，须人扶掖，犹能行立……一日，命予脉之，其两手皆沉滑有力。”[14]59

《脾胃论》卷中：“人感之多四肢困倦，精神短少，懒于动作，胸满气促，肢节沉疼，或气高而喘，身热而烦，心下膨痞，小便黄而数，大便溏而频，或痢出黄如糜，或如泔色，或渴或不渴，不思饮食，自汗体重，或汗少者，血先病而气不病也。其脉中得洪缓，若湿气相搏，必加之以迟。”[15]43,44

《格致余论・治病必求其本论》：“族叔祖年七十，禀甚壮，形甚瘦，夏末患泄利至深秋，百方不应。予视之曰：病虽久而神不悴，小便涩少而不赤，两手脉俱涩而颇弦。自言膈微闷，食亦减，因悟曰：此必多年沉积，癖在胃肠。询其平生喜食何物，曰：我喜食鲤鱼，三年无一日缺。”[16]4

《濒湖脉学・自序》：“不知脉乃四诊之末，谓之巧者尔。上士欲会其全，非备四诊不可。”[19]1

《医学六要・六要说》：“盖诊法不明，安知病情，故首刻四诊法。”[20]1

“四诊法序”：“望闻问切为四诊法，以决阴阳、表里、寒热、虚实、死生、吉凶。”[20]104

《医门法律》卷一：“凡诊病不知察色之要，如舟子不识风汛，动罹覆溺，卤莽粗疏，医之过也……凡闻声，不能分呼笑歌哭呻，以求五脏善恶，五邪所干，及神气所主之病者，医之过也。凡闻声，不别雌雄长短，出于三焦何部者，医之过也……凡治病，不问病人所便，不得其情，草草诊过，用药无据，多所伤残，医之过也……凡诊脉，不求明师传授，徒遵往法，图一弋获，以病试手，医之过也。”[21]4,5,10,14

《医宗金鉴・四诊心法要诀》：“望以目察，闻以耳占，问以言审，切以指参。明斯诊道，识病根源，能合色脉，可以万全。”[22]397

《四诊抉微・自序》：“然诊有四在，昔神圣相传，莫不并重。”[23]自序

《脉诀汇辨》卷七：“望闻问切，古所谓四诊也。知切矣而略于三者，犹欲入户而阖门，其可得哉。”[24]116

《望诊遵经》卷下：“视微甚以知虚实，四诊合参，其庶几乎。”[17]102

《国医实用诊断学》：“国医诊断之学，分望闻问切四部。历代相沿，莫之能改。盖四诊俱备，断病无毫厘之爽，苟缺其一，即有所疑。”[25]1

《百病诊断门径》：“盖即国医之望闻问切四

大法也。望以察其色之润泽,闻以辨其声之清浊,问以探其病之历程,切以诊其脉之变化。能合四者,玄机在握,诚可以万举而万当也。"[26]1

《中医诊断学讲义》:"四诊合参……诊断要根据审察内外和辨证求因的原则进行,诊断的方法,便要求对病人作缜密的观察与全面的了解。想要达到这一要求,必须四诊合参。四诊,就是望、闻、问、切。诊断必须要做到四者俱备,才能见病知源。"[27]3

《中医诊断学》(邓铁涛):"四诊合参……诊断要根据审察内外和辨证求因的原则进行,诊断的方法,便要求对病人作缜密的观察与全面的了解。想要达到这一要求,必须四诊合参。四诊,就是望、闻、问、切。诊断必须要做到四者俱备,才能见病知源。"[28]7

《中医药常用名词术语辞典》:"四诊合参……源《灵枢·邪气脏腑病形》。诊病过程中,必须使望、闻、问、切四诊密切配合,相互补充,综合收集、分析病情资料,才能确切地判断疾病的病机所在、寒热虚实、标本缓急,以正确地指导治疗。切忌片面夸大某一诊法的作用,以一诊代替四诊。"[34]105

《中医诊断学》(朱文锋):"诊法合参,是指四诊并重,诸法参用,综合收集病情资料。"[35]4

《中医诊断学》(王忆勤):"四诊合参是指望、闻、问、切四种诊法的综合运用与全面分析。望、闻、问、切四种诊法是从不同的角度去诊察病症,它们所搜集到的病情资料各有侧重,相互补充。因此,要想全面地掌握病情,必须四诊合参。"[29]5

《中医大辞典》:"四诊合参……辨证过程中,必须把望、闻、问、切四诊所得的材料进行全面的分析综合,才能确切地判断疾病的病机所在、寒热虚实、标本缓急,正确地指导治疗。要防止片面夸大某一诊法的作用,以一诊代替四诊。"[31]474

《中医药学名词》:"四诊合参……综合运用望、闻、问、切四种基本方法,对所获得的资料进行全面分析综合,为准确辨病辨证提供依据的中医诊断原则。"[30]58

《中国医学百科全书·中医基础理论》:"四诊合参是在辨证过程中,根据审察内外和辨证求因的原则,把望、闻、问、切四诊所得的有关病史、症状、形色和脉象等材料有机地结合起来,进行全面的分析综合,以观察和了解病情的变化,才能确切地判断疾病的病机所在,以防止局限性和片面性,藉以判断疾病的标本缓急,作为辨证、立法、用药的依据。"[32]184

《中国医学百科全书·中医学》:"四诊合参是在辨证过程中,根据审察内外和辨证求因的原则,把望、闻、问、切四诊所得的有关病史、症状、形色和脉象等材料有机地结合起来,进行全面的分析综合,以观察和了解病情的变化,才能确切地判断疾病的病机所在,以防止局限性和片面性,藉以判断疾病的标本缓急,作为辨证、立法、用药的依据。"[33]603

[1] 杨天宇. 周礼译注[M]. 上海: 上海古籍出版社, 2004: 70.

[2] [汉] 司马迁. 史记[M]. 北京: 中华书局, 1959: 2788.

[3] 未著撰人. 黄帝内经素问[M]. 田代华整理. 北京: 人民卫生出版社, 2005: 13, 21, 22, 30, 40, 41, 194.

[4] 未著撰人. 灵枢经[M]. 田代华, 刘更生整理. 北京: 人民卫生出版社, 2005: 12, 13, 73.

[5] 凌耀星. 难经校注[M]. 北京: 人民卫生出版社, 1991: 20, 21, 109.

[6] [汉] 张仲景. [晋] 王叔和撰次. 伤寒论[M]. 钱超尘, 郝万山整理. 北京: 人民卫生出版社, 2005: 14, 25.

[7] [汉] 张仲景. 金匮要略[M]. 何任, 何若苹整理. 北京: 人民卫生出版社, 2005: 4.

[8] [晋] 王叔和. 脉经[M]. 北京: 人民卫生出版社, 2007: 序, 55.

[9] [隋] 巢元方. 诸病源候论[M]. 沈阳: 辽宁科学技术出版社, 1997: 序, 1.

[10] [唐] 刘禹锡. 因论[M]. 北京: 中华书局, 1985: 1.

[11] [唐] 孙思邈. 千金方[M]. 北京: 华夏出版社, 1993: 序, 1-3, 230.

[12] [宋] 钱乙. 小儿药证直诀[M]. 阎孝忠编集, 郭君双整理. 北京: 人民卫生出版社, 2006: 1, 3.

[13] [宋] 施桂堂. 察病指南[M]. 上海: 上海卫生出版社, 1957: 11, 56.

[14] [金] 张子和. 儒门事亲[M]. 邓铁涛,赖畴整理. 北京: 人民卫生出版社,2005: 27,28,59.

[15] [金] 李东垣. 脾胃论[M]. 文魁,丁国华整理. 北京: 人民卫生出版社,2005: 43,44.

[16] [元] 朱震亨. 格致余论[M]. 施仁潮整理. 北京: 人民卫生出版社,2005: 4.

[17] [清] 汪宏. 望诊遵经[M]. 北京: 中国中医药出版社,2009: 102.

[18] [清] 章楠. 灵素节注类编 医门棒喝三集[M]. 杭州: 浙江科学技术出版社,1986: 129.

[19] [明] 李时珍. 濒湖脉学[M]. 上海: 上海中医药大学出版社,2006: 1.

[20] [明] 张三锡. 医学六要[M]. 王大妹,陈守鹏点校. 上海: 上海科学技术出版社,2005: 1,104.

[21] [清] 喻昌. 医门法律[M]. 史欣德整理. 北京: 人民卫生出版社,2006: 4,5,10,14.

[22] [清] 吴谦,等. 医宗金鉴[M]. 闫志安,何源校注. 北京: 中国中医药出版社,1994: 397.

[23] [清] 林之翰. 四诊抉微[M]. 天津: 天津科学技术出版社,1993: 自序.

[24] [清] 李延昰. 脉诀汇辨[M]. 上海: 上海科学技术出版社,1963: 116.

[25] 吴克潜. 国医实用诊断学[M]. 上海: 大众书局,1935: 1.

[26] 胡安邦. 百病诊断门径[M]. 上海: 上海中央书店,1935: 1.

[27] 广州中医学院. 中医诊断学讲义[M]. 上海: 上海科学技术出版社,1964: 3.

[28] 邓铁涛. 中医诊断学[M]. 上海: 上海科学技术出版社,1984: 7.

[29] 王忆勤. 中医诊断学[M]. 北京: 中国中医药出版社,2004: 5.

[30] 中医药学名词审定委员会. 中医药学名词[M]. 北京: 科学出版社,2005: 58.

[31] 李经纬,余瀛鳌,蔡景峰,等. 中医大辞典[M]. 北京: 人民卫生出版社,2004: 474.

[32] 任应秋. 中医基础理论[M]//钱信忠. 中国医学百科全书. 上海: 上海科学技术出版社,1989: 184.

[33] 《中医学》编辑委员会. 中医学: 上[M]//钱信忠. 中国医学百科全书. 上海: 上海科学技术出版社,1997: 603.

[34] 李振吉. 中医药常用名词术语辞典[M]. 北京: 中国中医药出版社,2001: 105.

[35] 朱文锋. 中医诊断学[M]. 北京: 中国中医药出版社,2002: 4.

(郎　朗)

2 • 019

邪伏膜原证

xié fú mó yuán zhèng

一、规范名

【汉文名】邪伏膜原证。

【英文名】syndrome of pathogen hidden in moyuan; syndrome of pathogen hidden in interpleuro-diaphramatic space。

【注释】感受疫疠之邪初期,邪伏于膜原之处,以寒热定时发作,头痛如劈,身痛如被杖,胸胁胀闷,呕吐痰涎,苔白如积粉等为常见症的证候。

二、定名依据

"邪伏膜原证"一词见于1972年浙江省《西医学习中医试用教材》编写组编写的《中医基础学》。此前与之最对应的为"邪伏膜原"一词,见于明代温病学家吴有性《温疫论》中,其含义既有病机的含义,又包括了现在的证候含义,内涵与现在基本相似。

《内经》中有"膜原""募原"的称谓,《内经》称"膜"者,主要以其形态而言;称"募"者,多数是强调其功能。全元起在注解《内经》时,统一为"膜原",隋代巢元方《诸病源候论》以及唐代杨上善《黄帝内经太素》遵全元起注释,虽然后世医家仍然"膜原""募原"皆用,但是内涵并无差别。出现"邪伏膜原证"一词之前,在历代文献中,多以"邪在募原证""邪阻膜原证""邪遏膜原证”等混称，其含义大致相同。

1987年赵金铎等主编的《中医证候鉴别诊断学》也使用了“邪伏膜原证”一词。随着中医证候规范化工作的持续推进，在其后的国家规划教材、国家标准中，“邪伏膜原证”则一直沿用下来。1997年出版的中华人民共和国国家标准《中医临床诊疗术语·证候部分》中，以“邪伏膜原证”为规范名，其定义为：邪伏膜原证：感受疫疠之邪，邪伏于半表半里膜原之处，以寒热定时发作，头痛如劈，身痛如被杖，胸胁胀闷，呕吐痰涎，苔白如积粉等为常见症的证候。其后，我国2005年出版的由全国科学技术名词审定委员会审定公布的《中医药学名词》及温病学教材《温病学》（孟澍江）、中医诊断学教材《新编中医诊断学》（靳士英等）均以“邪伏膜原证”作为规范名。《中医证候规范》（邓铁涛）、《中医外感病辨治》（柯雪帆）、《中医证候辨治轨范》（冷方南）等以及辞书类著作《中医大辞典》（李经纬）、《简明中医病证辞典》（邹积隆）等也以“邪伏膜原证”为正名，标志着这一名词得到规范。

三、同义词

【曾称】“邪在募原证”（《伤寒·温病·瘟疫·证治会通诀要》）；“邪阻膜原证”（《中医治疗学》）；“邪遏膜原证”（《温病学》）。

四、源流考释

先秦时期成书的《内经》《灵枢经》[1]131,161《黄帝内经素问》[2]70,78“募原”“膜原”都有出现。汉代，“膜原”并没有受到大多医家的关注。魏晋南北朝时期，晋朝皇甫谧《针灸甲乙经》引用《内经》原文仍作“募原”，没有对其进行进一步解释。隋朝巢元方《诸病源候论》在论述疟疾、腹痛时，引用《内经》的膜原与疟疾、腹痛的关系，仍没有进一步明确膜原的实质、部位及特点。

唐代杨上善《黄帝内经太素》首次对“膜”作出明确的解释，“膜者，人之皮下肉上膜，肉之筋也。”[3]442 提出膜的部位为“皮下肉上”，具体实质是“肉之筋”，但是膜与膜原是否能等同，没有具体论证。对“膜原”明确解释的，首推唐代王冰，《重广补注黄帝内经素问》：“膜，谓鬲间之膜；原，谓鬲肓之原。”[4]265 第一次明确“膜原”包含“鬲间之膜”与“鬲肓之原”。宋金元时期，膜原承袭隋唐的内容，没有明显的发展。

明代朱橚《普济方》卷一六五：“为痰为涎为饮……三者同源而异知，痰则伏于包络……涎则伏于膜原，随气上溢，口角流出。”[5]1926 这是第一次将“膜原”与病理产物“涎”相关。对于膜原的具体实质，明代张景岳《类经》卷十七在注解《黄帝内经素问·痿论》时，提出：“五脏所主不同，故痿生亦异。筋膜者，按全元起曰：人皮下肉上筋膜也。盖膜犹幕也，凡肉理脏腑之间，其成片联系薄筋，皆谓之膜，所以屏障血气者也。凡筋膜所在之处，脉络必分，血气必聚，故又谓之膜原，亦谓之脂膜。膜、幕俱音莫。”[6]313 提出膜原等同于脂膜、筋膜的观点，而筋膜又是肉理脏腑之间成片联系的薄筋。明代李中梓《内经知要》卷下对“寒气客于肠胃之间，膜原之下，血不得散，小络急引故痛”的注释：“膜，脂膜与筋膜也。原者，肓之原，即腹中空隙之处。”[7]78 李中梓提出膜包括“脂膜”“筋膜”，进一步明确提出“原”指腹中空隙之处。膜原经过明代医学家的发展，膜原的实质及部位进一步明确，但是，对于膜原的病证，并没有太大的突破。

对膜原学说起到奠基作用的，当推明末清初吴有性《温疫论》。《温疫论》中首次出现了“邪伏膜原”一词，并创立了膜原学说这一完整的证治系统理论，在《温疫论·原病》中吴氏认为：“（疫）邪自口鼻而入，则其所客，内不在脏腑，外不在经络，舍于伏脊之内，去表不远，附近于胃，乃表里之分界，是为半表半里，即《针经》所谓横连膜原是也。胃为十二经之海，十二经皆都会于胃，故胃气能敷布于十二经之中而荣养百骸，毫发之间，弥所不贯。凡邪在经为表，在胃为里，今邪在膜原者，正当经胃交关之所，故为如折。”[8]1“邪气蟠踞于膜原，内外隔绝，表气不能通于内，里气不能达于外。”[8]4 首次把膜原明确定位在“伏脊之内，肠胃之后”“附近于胃”“半表半里”“经胃交关之所”。“半表半里”指的是“内不在脏腑，外不在经络”，吴有性明确指出膜原为表里之分界。对于邪伏膜原的传播途径，吴有性指出：邪自口鼻直接可以传到“膜原”。对于邪伏膜原的致病特点，吴有性指出：“稍重者，必从汗解，如不能汗，乃邪气盘踞于膜原，内外隔绝，表气不能通于内，里气不能达于外，不可强汗……或将汤火熨蒸，甚非法也……若脉长洪而数，大汗多渴，此邪气适离膜原，欲表未表，此白虎汤证，如舌上纯黄色，兼之里证，为邪已入胃，此又承气汤证也。”[8]4 论述瘟疫“邪伏膜原”证与一般外感热病的区别，指出邪气停在距离“膜原”不同的位置时会有特有的症状及体征，其治法也不一样。对于邪伏膜原的传变，吴有性指出：“论疫有九传治法属性：夫疫之传有九，然亦不出乎表里之间而已矣……邪自口鼻而入，感于膜原，伏而未发者……此众人相同，宜达原饮疏之，继而邪气一离膜原……有但表而不里者，有但里尔不表者……有先里而后表者，凡此九传，其去病一也。”[8]65 阐述邪伏膜原的九种表里传变的路径，并明确提出治疗大法：疏利透达法。又言：“白苔润泽者，邪在膜原也”[8]47 为邪伏膜原的典型舌症。有关这一名词，《温疫论》中有“邪在膜原”“时疫之邪，始则匿于膜原”“邪气盘踞于膜原”“邪结膜原”“温疫之邪，伏于膜原”等多种名称，其内涵略有不同。

清代随着西方医学的进入，对解剖的概念逐渐清晰，从解剖所见认识膜原实质，有进一步发展。程杏轩《医述》说：“膜者，非皮、非肉，与脂相附，五脏六腑，以此遮护。豕腹内版油贴处，即此物也。裹肠曰花油，贴腔子曰版油，皆脂之谓也。膜在脂外肉内，形如薄皮，内护腔子，如纸糊壁，在人身半表里之间，与少阳为六经之半表半里不同，故腔子上膜为疫邪所伏，疫邪从口鼻吸入，不能循经，又为后来真气所逼，故遇脂膜，即以少休，因而潜伏膜原。”[9]62 指出膜原等同于脂膜。日本丹波元简在《聿修堂医书选·素问识》云：“膜本取义于帷幕之幕，膜间薄皮，遮隔浊气者，尤幕之在上，故谓之幕，因从肉作膜。”[10]196 在《聿修堂医书选·灵枢识》中说：“肓者，凡腔腹肉理之间，上下空隙之处，皆谓之肓。然史扁鹊传。搦荒说苑。作肓莫。即肓膜也。空隙之处。安得搦之。肓自肓。原自原。安得释肓以膜原。二张之解。俱不可从。”[10]554 可见“募”与“膜”互为通假字，“募原”又可以称作“膜原”，后历代医家一直沿用“募原”“膜原”同义的内涵。薛雪根据湿热阻遏膜原的病理特征，提出“膜原为阳明之半表半里”之说。他在《湿热病篇》自注中讲：“膜原者，外通肌肉，内近胃腑，即三焦之门户，实一身之半表半里也……凡口鼻肌肉所受之邪，皆归于此也，其为三焦之门户，而近胃口，故膜原之邪，必由三焦而入脾胃也……要之湿热之病，不独与伤寒不同，且与温病大异，温病乃少阴太阳同病。此仲景所论伏气之春温，若叶氏所论外感之风温，则又不同矣……湿热乃阳明太阴同病也。始受于膜原，终归于脾胃。”[11]153 薛雪明确指出：湿热伏于膜原证，既非阳明里证，又与伤寒之邪传里化热而在足少阳之半表半里证有所区别，根据湿遏热伏的病理特征和湿热秽浊之邪阻遏膜原的症状表现，多近于中焦阳明部位；而从寒热如疟的症状与伤寒少阳证之寒热往来症状相似，但不似疟之寒热发有定期，故薛氏认为“膜原为阳明之半表半里”更为贴切。薛雪明确区别邪伏膜原证与伤寒少阳证，并将足少阳之半表半里与阳明之半表半里进行对比，进一步明确邪伏膜原证的病位及治病特点。至此，邪伏膜原证从吴有性的构建成型到薛雪的丰富完善，已经成为独立的证候体系。

1972 年浙江省《西医学习中医试用教材》编写组编写的《中医基础学》中，首次出现了“邪伏膜原证”一词。教材中提道：“在清代的温热病学中，很似‘邪伏膜原’证，在热性病辨证就是‘湿热’的证候类型。”[12]133 1987 年赵金铎等主编

的《中医证候鉴别诊断学》[13]479 也使用了"邪伏膜原证"一词。其后的《中医证候辨治轨范》[14]158,159（冷方南）、《中医证候规范》[15]342（邓铁涛）、《中医外感病辨治》[16]160,161（柯雪帆）等也都沿用此名。随着中医证候规范化工作的持续推进，在其后的国家规划教材、国家标准中，"邪伏膜原证"则一直沿用下来。1997年出版的中华人民共和国国家标准《中医临床诊疗术语·证候部分》中，用"邪伏膜原证"为规范名，其定义为："邪伏膜原证：感受疫疠之邪，邪伏于半表半里膜原之处，以寒热定时发作，头痛如劈，身痛如被杖，胸胁胀闷，呕吐痰涎，苔白如积粉等为常见症的证候"[17]54。辞书类著作《中医大辞典》[18]598 中虽指"证候名"，但仍作"邪伏膜原"。《简明中医病证辞典》（邹积隆）[19]395 则开始以遵循国标，以"邪伏膜原证"作为正名。

其后，我国2005年出版的全国科学技术名词审定委员会审定公布的《中医药学名词》[20]89："邪伏膜原证：感受疫疠之邪初期，邪伏于膜原之处，以寒热定时发作，头痛如劈，身痛如被杖，胸胁胀闷，呕吐痰涎，苔白如积粉等为常见症的证候。"其他教材如温病学教材《温病学》[21]146（林培政）、《方剂学》[22]66（贾波等）均用到了"邪伏膜原证"一词。标志了该名词得到了规范使用。

五、文献辑录

《灵枢经·百病始生》："留而不去，传舍于肠胃之外，募原之间，留着于脉，稽留而不去，息而成积，或着孙脉，或着络脉，或着经脉，或着俞脉，或着于伏冲之脉，或着于膂筋，或着于肠胃之募原，上连于缓筋，邪气淫泆，不可胜论。黄帝曰：愿尽闻其所由然。岐伯曰：其着于肠胃之募原也，痛而外连于缓筋，饱食则安，饥则痛。"[1]131

"岁露论"："黄帝问于岐伯曰：《经》言夏日伤暑，秋病疟，疟之发以时，其故何也？岐伯对曰：邪客于风府，病循膂而下，卫气一日一夜，常大会于风府，其明日日下一节，故其日作晏，此其先客于脊背也。故每至于风府则腠理开，腠理开则邪气入，邪气入则病作，此所以日作尚晏也。卫气之行风府，日下一节，二十一日下至尾底，二十二日入脊内，注于伏冲之脉，其行九日，出于缺盆之中，其气上行，故其病稍益至。其内搏于五脏，横连募原，其道远，其气深，其行迟，不能日作，故次日乃蓄积而作焉。"[1]161

《黄帝内经素问·疟论》："邪气客于风府，循膂而下，卫气一日一夜大会于风府，其明日日下一节，故其作也晏。此先客于脊背也，每至于风府，则腠理开，腠理开，则邪气入，邪气入，则病作，以此日作稍益晏也；其出于风府日下一节，二十五日下至骶骨，二十六日入于脊内，注于伏膂之脉，其气上行，九日出于缺盆之中，其气日高，故作日益早也。其间日发者，由邪气内薄于五脏，横连募原也。其道远，其气深，其行迟，不能与卫气俱行，不得皆出。故间日乃作也。"[2]70

"举痛论"："寒气客于肠胃之间，膜原之下，血不得散，小络急引故痛。按之则血气散，故按之痛止……寒气客于小肠膜原之间，络血之中，血泣不得注入大经，血气稽留不得行，故宿昔而成积矣。"[2]78

《黄帝内经太素》卷二十五："问曰：五藏使人痿何也？（痿者，屈弱也。以五藏熟，遂使皮膚、脉、筋、肉、骨，缓痿屈弱不用，故名焉痿。然五藏之熟，使人有痿何如也。）曰：肺主身之皮毛，心主身之血脉，肝主身之筋膜，脾主身之脂肉，臀主身之骨髓。（欲明五藏之痿，先言五藏所主也。膜者，人之皮下肉上膜，肉之筋也。）"[3]442

《重广补注黄帝内经素问》卷十一："膜，谓鬲间之膜；原，谓鬲肓之原。血不得散，谓鬲膜之中小络脉内血也。络满则急，故牵引而痛生也。手按之，则寒气散、小络缓，故痛止。"[4]265

《普济方》卷一六五："为痰为涎为饮……三者同源而异知，痰则伏于包络……涎则伏于膜原，随气上溢，口角流出。"[5]1926

《类经》卷十七："五脏所主不同，故痿生亦异。筋膜者，按全元起曰：人皮下肉上筋膜也。

盖膜犹幕也，凡肉理脏腑之间，其成片联系薄筋，皆谓之膜，所以屏障血气者也。凡筋膜所在之处，脉络必分，血气必聚，故又谓之膜原，亦谓之脂膜。膜、幕俱音莫。”[6]313

《内经知要》卷下：“寒气客于肠胃之间，膜原之下，血不得散，小络急引故痛。按之则血气散，故按之痛止。膜，脂膜与筋膜也。原者，肓之原，即腹中空隙之处。”[7]78

《温疫论·原病》：“邪自口鼻而入，则其所客，内不在脏腑，外不在经络，舍于伏脊之内，去表不远，附近于胃，乃表里之分界，是为半表半里，即《针经》所谓横连膜原是也。胃为十二经之海，十二经皆都会于胃，故胃气能敷布于十二经之中而荣养百骸，毫发之间，弥所不贯。凡邪在经为表，在胃为里，今邪在膜原者，正当经胃交关之所，故为如折。”[8]1

“温疫初起”：“证有迟速轻重不等，药有多寡。缓急之分，务在临时斟酌。所定分两，大略而已，不可执滞。间有感之轻者，舌上白胎亦薄，热亦不甚而无数脉。其不传里者，一二剂自解，稍重者，必从汗解；如不能汗，乃邪气蟠踞于膜原，内外、隔绝，表气不能通于内，里气不能达于外，不可强汗。”“稍重者，必从汗解，如不能汗，乃邪气盘踞于膜原，内外隔绝，表气不能通于内，里气不能达于外，不可强汗……或将汤火熨蒸，甚非法也……若脉长洪而数，大汗多渴，此邪气适离膜原，欲表未表，此白虎汤证，如舌上纯黄色，兼之里证，为邪已入胃，此又承气汤证也。”[8]4

“统论疫有九传治法”：“夫疫之传有九，然亦不出乎表里之间而已矣……邪自口鼻而入，感于膜原，伏而未发者……此众人相同，宜达原饮疏之，继而邪气一离膜原……有但表而不里者，有但里而不表者……有先里而后表者，凡此九传，其去病一也。”[8]65

“行邪伏邪之别”：“先伏而后行者，所谓温疫之邪，伏于膜原，如鸟栖巢，如兽藏穴，营卫所不关，药石所不及。至其发也，邪毒渐张，内侵于腑，外淫于经，营卫受伤，诸证渐显，然后可得而治之。方其浸淫之际，邪毒尚在膜原，此时但可疏利，使伏邪易出。邪毒既离膜原，乃观其变，或出表，或入里，然后可导邪而去，邪尽方愈。”[8]46

“应下诸证”：“白苔润泽者，邪在膜原也，邪微苔也微，邪气盛，苔如积粉，满布其舌，犹未可下，久而苔色不变，别有下证，服三消饮，次早舌即变黄。”[8]47

《医述》卷一：“膜者，非皮、非肉，与脂相附，五脏六腑，以此遮护。豕腹内版油贴处，即此物也。裹肠曰花油，贴腔子曰版油，皆脂之谓也。膜在脂外肉内，形如薄皮，内护腔子，如纸糊壁，在人身半表里之间，与少阳为六经之半表半里不同，故腔子上膜为疫邪所伏，疫邪从口鼻吸入，不能循经，又为后来真气所逼，故遇脂膜，即以少休，因而潜伏膜原。”[9]62

《聿修堂医书选·素问识》：“膜本取义于帷幕之幕，膜间薄皮，遮隔浊气者，犹幕之在上，故谓之幕，因从肉作膜。”[10]196

“灵枢识”：“肓者，凡腔腹肉理之间，上下空隙之处，皆谓之肓。然史扁鹊传。搦荒说苑。作肓莫。即肓膜也。空隙之处。安得搦之。肓自肓。原自原。安得释肓以膜原。二张之解。俱不可从。”[10]554

《温热湿热集论·湿热论》：“膜原者，外通肌肉，内近胃腑，即三焦之门户，实一身之半表半里也……凡口鼻肌肉所受之邪，皆归于此也，其为三焦之门户，而近胃口，故膜原之邪，必由三焦而入脾胃也……要之湿热之病，不独与伤寒不同，且与温病大异，温病乃少阴太阳同病。此仲景所论伏气之春温，若叶氏所论外感之风温，则又不同矣……湿热乃阳明太阴同病也。始受于膜原，终归于脾胃。”[11]153

《中医基础学》：“在清代的温热病学中，很似‘邪伏膜原’证，在热性病辨证就是‘湿热’的证候类型。”[12]133

《中医证候鉴别诊断学》：“邪气自口鼻而

入，伏藏阻遏于膜原(内不在脏腑，外不在经络，舍于夹脊之内，去表不远，附近于胃，乃表里之分界，是为半表半里)，临床出现发热、胸痞或寒热往来等多种症状者，称为邪伏膜原证。本证病因复杂，疫气、湿、暑、热、寒等均可伏于膜原。表现多样，如瘟疫，吴有性提出有趋里、达表等九种不同的传变。总括之，临床表现：初起呈恶寒发热，头疼身痛，烦躁口苦，嗣后但热不寒，日晡益甚，胸膈痞满，舌苔白厚，或腻或如积粉、脉数，或寒热往来等。邪伏膜原证，常见于'瘟疫''湿温''暑温''疫疟'等病中。本证初起，应与'伤寒表证'及'风温初起'相鉴别。"[13]234

《中医证候辨治轨范》："邪伏膜原证是指温热疫气等盘踞于膜原半表半里之处，阻遏气机，临证以恶寒发热，头疼身痛，舌苔白厚为主症的证候。本证多见于夏秋之令，暑湿疫邪外盛，袭于膜原，阻滞气机于半表半里之处，遂发为本证。临床表现：主症：发热(恶寒发热，寒热往来，寒甚热微，但热不寒日晡益甚)，头疼，身痛。次症：汗出，口渴，心烦，恶心，胸脘痞闷，肢体沉重。舌脉：舌绛，苔白腻或白厚而腻，白厚如积粉，苔黄，脉右滞钝，右大于左，缓，或不浮不沉而数。"[14]158,159

《中医证候规范》："本证见于湿温病或湿热疫之邪在半表半里阶段，乃湿热秽浊之邪郁伏膜原，阻遏气机所表现之证候。临床表现……主症：第一组——寒热往来，先憎寒后发热继而但发热不憎寒，寒热起伏，寒甚热微。第二组——头身疼痛，恶心呕吐，胸脘痞满。主舌：舌质红绛、苔白厚腻浊。主脉：脉缓。或见症：汗出或无汗，纳呆，口渴或不渴，手足沉重，大便或秘或溏，大便黄浊而热。或见舌：舌质红绛、苔白滑厚腻如积粉，舌质紫绛、苔白厚腻浊，舌质紫绛、苔白滑厚腻如积粉。或见脉：脉弦数，脉弦，脉滑数，脉弦滑数，脉数。典型表现：寒热往来，头身疼痛，手足沉重，恶心呕吐，胸脘痞满，舌质红绛、苔白厚腻浊，脉缓。"[15]342

《中医外感病辨治》："邪伏膜原证多见于疫病初期。导致疫病的病邪不是从皮毛而入而是由口鼻而入，伏于膜原。因此，疫病初期没有邪犯皮毛经络的表证，也没有病邪结聚于肠胃的里实证，而是出现邪伏膜原证。吴有性称为半表半里，其实是个非表非里的证候，而其发展则表证、里证均可出现，并有先后、轻重以及多次出表，多次里结的证候出现。疫病病邪属于疫疠之气。从六淫病邪角度来看，接近于湿热，所以近来温病学教科书，把这种疫病称为湿热疫。这种病邪同时还具有传染性、多变性，其毒力较其他病邪为重。本证多见于恶性疟及消化系统传染病中。[主症]先憎寒，后发热，头痛身痛，脉数。[临床表现]初起憎寒发热，以后但热不寒，昼夜发热，日晡益甚，无汗或一时有汗，热仍不解。头痛、身痛。或见胁痛、耳聋、口苦、呕吐。或见项，背、腰痛，或见目痛、眉棱骨痛、鼻干、不眠。脉数、舌红苔白腻或苔白如积粉等为常见病的证候。"[16]160,161

《中医临床诊疗术语·证候部分》："邪伏膜原证：感受疫疠之邪，邪伏于半表半里膜原之处，以寒热定时发作，头痛如劈，身痛如被杖，胸胁胀闷，呕吐痰涎，苔白如积粉等为常见症的证候。"[17]54

《中医大辞典》："邪伏膜原，证候名。指温热病邪或疫毒邪气从口鼻侵入以后，伏藏于膜原之间的病机及相关证候。吴有性《温疫论》：'邪从口鼻而入，则其所客，内不在脏腑，外不在经络，舍于夹脊之间；去表不远，附近于胃，是为半表半里，即《针经》所谓横连膜原是也。'以寒热定时发作，头痛如劈，身痛如被杖，胸胁胀闷，呕吐痰涎，苔白如积粉等为常见证候。"[18]598

《简明中医病证辞典》："邪伏膜原证：病证名。为《中医临床诊疗术语·证候部分》标准证名。指感受疫疠之气，邪伏于半表半里膜原之处，以寒热定时发作、头痛如劈、身痛如被杖、胸胁胀闷、呕吐痰涎、苔白如积粉等为常见症的证候。"[19]395

《中医药学名词》："邪伏膜原证：感受疫疠之邪初期，邪伏于膜原之处，以寒热定时发作，头痛如劈，身痛如被杖，胸胁胀闷，呕吐痰涎，苔白如积粉等为常见症的证候。”[20]89

《温病学》：“(邪伏膜原证)……① 具有强烈的传染性和流行性，应根据流行特点作为重要诊断依据。② 起病急，病情重，病初多见邪伏膜原证候。③ 病程中易见脾胃、大小肠或流连三焦气分证候。”[21]146 “邪遏膜原证治……初始憎寒而后发热，后但热不寒，昼夜发热，日晡益甚，头疼身痛，脉不浮不沉而数，舌苔白厚腻如积粉，舌质红绛。”[21]149

《方剂学》：“达原饮……本方为治疗瘟疫初起或疟疾，邪伏膜原证的代表方。临床应用以憎寒壮热、舌红、苔垢腻如积粉为辨证要点。”[22]66

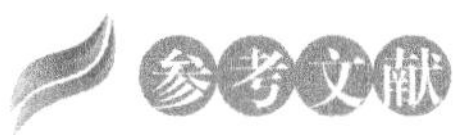

参考文献

[1] 未著撰人. 灵枢经[M]. 北京：人民卫生出版社，2005：131，161.

[2] 未著撰人. 黄帝内经素问[M]. 北京：人民卫生出版社，2005：70，78.

[3] [隋] 杨上善. 黄帝内经太素[M]. 北京：人民卫生出版社，1965：442.

[4] [唐] 王冰. 重广补注黄帝内经素问[M]. 北京：科学技术文献出版社，2011：265.

[5] [明] 朱橚. 普济方：第4册[M]. 北京：人民卫生出版社，1960：1926.

[6] [明] 张景岳. 类经[M]. 北京：中国医药科技出版社，2011：313.

[7] [明] 李中梓. 内经知要[M]. 北京：中国医药科技出版社，2019：78.

[8] [明] 吴有性. 温疫论[M]. 张成博，等点校. 天津：天津科学技术出版社，2003：1，4，47，65.

[9] [清] 程杏轩. 医述[M]. 合肥：安徽科学技术出版社，1983：62.

[10] [日本] 丹波元简. 聿修堂医书选[M]. 北京：人民卫生出版社，1984：196，554.

[11] [清] 叶桂，薛雪，王士雄. 温热湿热集论[M]. 福州：福建科学技术出版社，2010：153.

[12] 浙江省《西医学习中医试用教材》编写组. 中医基础学[M]. 杭州：浙江人民出版社，1972：133.

[13] 赵金铎. 中医证候鉴别诊断学[M]. 北京：人民卫生出版社，1987：234.

[14] 冷方南. 中医证候辨治轨范[M]. 北京：人民卫生出版社，1989：158，159.

[15] 邓铁涛. 中医证候规范[M]. 广州：广东科技出版社，1990：342.

[16] 柯雪帆. 中医外感病辨治[M]. 北京：人民卫生出版社，1993：160，161.

[17] 国家技术监督局. 中医临床诊疗术语：证候部分[M]. 北京：中国标准出版社，1997：54.

[18] 李经纬，余瀛鳌，蔡景峰，等. 中医大辞典[M]. 北京：人民卫生出版社，2004：598.

[19] 邹积隆. 简明中医病证辞典[M]. 上海：上海科学技术出版社，2005：395.

[20] 中医药学名词审定委员会. 中医药学名词[M]. 北京：科学出版社，2005：89.

[21] 林培政. 温病学[M]. 北京：中国中医药出版社，2007：146.

[22] 贾波，李冀. 方剂学[M]. 上海：上海科学技术出版社，2012：66.

(刘先利)

2·020

舌色

shé sè

一、规范名

【汉文名】舌色。

【英文名】tongue color。

【注释】舌质的颜色，包括淡白舌、淡红舌、红舌、绛舌、紫舌、青舌。

二、定名依据

“舌色”，指舌质的颜色。是舌诊的重要内容之一。正常的舌色是淡红色，活泼光润。临床常见有淡白、红、绛、紫等色。“舌色”一词出现的较早，最早见于元代杜清碧的《敖氏伤寒金镜录》中。历代著作中，这一名词的字面没有明显变化，但内涵略有不同。早期舌诊理论谈及舌色，经常指的是苔色，而随着温病学和舌诊理论的不断发展，医家开始有意识地将舌色跟苔色区别开来，这也是舌诊理论发展成熟、贴近临床应用的一个重要进步。“舌色”明确出现的书目有《四诊抉微》《望诊遵经》《形色外诊简摩》《医灯续焰》《辨舌指南》《舌诊问答》等。

从元代至今，“舌色”名词从字面意义来说，几乎没有变化。均称“舌色”，但其内涵有所不同。早期的医学著作中，“舌色”是“舌苔颜色”和“舌质颜色”的混称。如《敖氏伤寒金镜录·原序》中提到“舌色变为白苔而滑”，这里的“舌色”实际上指的是舌苔颜色，但《敖氏伤寒金镜录·将瘟舌》又说：“舌色如淡红、嫩红、或白中带红”，这里则指的是“舌质颜色。”“舌色”指“舌苔颜色”和“舌质颜色”相混称，直到清代的诊法著作《四诊抉微》《形色外诊简摩》中仍然存在。清末，因受到温病学理论的影响，疾病状态下苔色与舌色的临床意义截然不同并必须详以区分，在《望诊遵经》《医灯续焰》《伤寒舌鉴》《温热论》等书中，医家认识到苔色和舌色的不同，并开始加以详细区分。如《伤寒舌鉴·紫色舌总论》：“舌色青紫无苔。且滑润瘦小。为直中肾肝阴证。吴茱萸汤、四逆汤急温之。”其中对舌色的描述已经非常清晰。

近现代，“舌色”则专指舌质颜色。包括淡白舌、淡红舌、红舌、绛舌、紫舌、青舌等。其词义更加容易理解，更贴切于望舌质理论的内容，有助于后世对舌诊理论的整体理解和传承，符合“望文生义”的术语定名原则。标志着“舌色”作为一中医学名词术语开始被使用。

“舌色”名词术语内涵的变迁，也体现了舌诊理论的一个发展过程。早期的舌诊理论，将舌质的颜色和舌苔的颜色杂合在一起进行描述，确实说明当时虽然开辟了辨舌用药的新方法，但是在很多理论方面还不够完善，有待于后世的进一步的充实和补充。通过历代医家不断地临床实践、总结提升，《伤寒舌鉴》中首次将舌苔和舌质明确分开论述，并准确描述其不同的临床意义。再到后世的诊断学教材中明确提出，“察内脏的虚实，重点在于舌质；察病邪的浅深与胃气的存亡，重点在于舌苔”，说明“舌色”名词的演变过程与理论发展的过程密切相关。

中国中医药出版社的《中医药常用名词术语辞典》和辞书类著作《中医大辞典》均以“舌色”作为正名。已经广泛应用于中医药学文献的标引和检索的《中国中医药学主题词表》也以“舌色”作为正式主题词。现代具有代表性的教材，如普通高等教育中医药类国家级规划教材《中医诊断学》也以“舌色”作为规范名，2005 年出版的全国科学技术名词审定委员会审定公布的《中医药学名词》将“舌色”作为规范名，说明“舌色”作为中医诊法的规范名词已成为共识。

三、同义词

未见。

四、源流考释

《内经》是第一部载有丰富舌诊文献的经典著作，其中涉及关于“舌”的原文大约有 60 条之多，书中相当精确地论述了舌的解剖、生理、病理，明确地指出了舌诊在中医诊法中的地位与意义，基本形成了舌诊理论的雏形和框架结构。《内经》有关舌诊理论的内容中，《黄帝内经素问·刺热》[1]188 中说：“肺热病者，先淅然厥，起毫毛，恶风寒，舌上黄身热。”是其中为数不多的描述舌之颜色的条文，但据上下文分析，这里的“舌上黄”指的是舌苔之色。

汉代张仲景的《伤寒论》及《金匮要略》中，对于舌色的描述逐渐多了起来，而且《金匮要略》中明确提到了“舌青”，如《金匮要略·惊悸吐血下血胸满瘀血病脉证治》有：“病人胸满，唇痿舌青，口燥，但欲漱水，不欲咽，无寒热，脉微大来迟，腹不满，其人言我满，为有瘀血。”[2]94 这里“舌青”指的是舌质颜色。王叔和于《脉经》中也提到了“热病七八日……舌焦干黑者死”[3]149“热病，身面尽黄而肿，心热，口干，舌卷，焦黄黑……伏毒伤肺，中脾者，死”[3]349“热病，腹胀便血……汗出而喘，口干舌焦，视不见人，七逆见，一旬死”[3]351 等，这里的“舌焦干黑”“舌卷焦黄黑”则指的是舌苔之色，都是《内经》和《伤寒论》《金匮要略》所未提及之内容。说明当时的舌诊理论，已经有了进一步的发展，其临床应用更为广泛，可以用来判断具体的病性、病位、病势等方面。而对于舌的观察，也拓宽到了观察舌色、舌质、舌态等多个方面，是舌诊理论发展过程中不可或缺的重要进程。从“苔”“质”的角度看，这些描述过于模糊，将两者混合描述，需要详以区分。

隋唐时期，巢元方《诸病源候论》全书共有舌诊达 40 余条之多，对于舌色（包括苔色）也有多种描述、如舌上白、舌上黄、舌上白黄，舌焦黑、舌赤、舌青、舌青黑等。如《诸病源候论·噤黄候》[4]286 中：“身面发黄，舌之大脉起，青黑色，舌噤强不能言。”唐至元代时期，也出现了一些舌诊理论内容的专篇，可以说是后世舌诊学专著的雏形。如孙思邈《备急千金要方》中的“舌论”、成无已《伤寒明理论》中的“舌上胎”等。但其中对于“舌色”的描述不多。

元代问世的《敖氏伤寒金镜录》中首次出现了“舌色”一词。书中记载了通过对舌苔颜色质地的变化判断疾病的进程，同时也描述了通过对舌不同部位的舌质以及舌苔的色、质来诊断疾病，但此书将舌质的颜色和舌苔的颜色杂合在一起进行描述，书中所说的“舌色”是“舌苔颜色”和“舌质颜色”的混称。如《敖氏伤寒金镜录·原序》：“表邪入于半表半里之间。其舌色变为白苔而滑见矣。”[5]1 这里的“舌色”实际上指的是舌苔颜色，但同样是《敖氏伤寒金镜录》这同一本书，《敖氏伤寒金镜录·将瘟舌》一章又说：“舌色如淡红、嫩红、或白中带红。”[5]4 这里则指的是“舌质颜色”了。确实说明当时虽然开辟了辨舌用药的新方法，但是在很多理论方面还不够完善，有待于后世的进一步充实和补充。

明清以后，大量的诊法专著和舌诊专著问世，极大地促进了舌诊理论的发展。其中诊法专著中，《四诊诀微》舌诊理论的特点依然是重舌苔而轻舌色，着重从舌苔的厚薄、润燥来判断津液的盛衰，且按《伤寒舌鉴》[6]30 以苔色分门，分白苔舌、黄苔舌、黑苔舌、霉酱色苔舌、蓝色舌、灰色舌、红色舌、紫色舌，不同的是将蓝色苔舌改为了蓝色舌，内容也更为具体全面。《四诊抉微》论及灰色舌，则对舌苔舌色混合表述，“舌边灰黑而中淡紫，时时自啮舌尖为爽，乃少阴气逆上，非药可活。”是论舌色，而“灰色即黑苔之轻者也”则是论舌苔，两者没有明确的区分。《四诊抉微·妊娠伤寒观面色舌色法》：“妊娠伤寒，舌色太赤，胎虽不死，须防其堕，急宜清热安胎，外用井底泥敷脐下。勿以舌赤胎伤而忽之也。”[7]33 这里的“舌色”又指的是舌质颜色了，由此可以看出，这一时期，“舌色”名词的运用还处于比较混乱的状态。

汪宏在《望诊遵经》中对诊舌色做出了详细的解释。如《望诊遵经·诊舌气色条目》中说：“诊舌之法，既讲形容之条目，当集气色之条目。夫舌者心之官，色者心之华，心生血而属火，色赤而主舌。是赤者，舌之正色也。故察舌色之变，可知病症之殊也。舌有赤白青黑之色，可分脏腑寒热。色有浅深明暗之辨，可判虚实死生。”[8]61 其中详细的解释了舌色所指为舌质之颜色，其正色为“红”，通过舌色的诊察，可以分寒热，诊虚实。并认为舌色有赤、白、青、黑（绛）之分。周学海所著的《形色外诊简摩》舌诊内容也非常丰富，其中“舌质舌苔辨”一篇中说：“前人之论舌诊详矣，而只论舌苔，不论舌质，非不论舌质也，混苔与质而不分也。”批评了前人将“苔”“质”混杂的现象，并将“苔”“质”之生理不同和所代表的不同的临床意义进行了详细的说明。他认为，舌质“为心窍，其伸缩展转，则筋之所为，肝之用也。其尖上红粒细于粟者，心气夹命门真火而鼓起者也。其正面白色软刺如毫毛者，肺气挟命门真火而生出者也。”而舌苔，乃“胃

气之所熏蒸"而成，所以舌苔可以诊五脏之寒热虚实，而舌质则主五脏。这些都说明了舌诊理论的进步，"舌色"名词的内涵也逐渐清晰并接近于现代临床。但在《形色外诊简摩》舌部舌色内应脏腑篇中，虽篇名为"舌色"，但其内容除了论述舌部以外，主要论述还是"苔色"，如"至论颜色，黄苔胃经，黑苔脾经，红苔胆经，紫红苔肾经，苔上起杨梅刺焦干，黑中有红点者是肝经。再纯黑亦是脾经，鲜红有刺，亦是胆经，此各经一定之颜色也。其或黑与黄间，红与紫呈，白与黄杂，红与黑形。此兼经互呈之颜色也。"[9]80 从中我们也可看出，由于其临床意义不同，医家开始试图将"舌色"跟"苔色"分开论述。

清代潘楫的《医灯续焰·辨舌》中，先论舌苔，包括了苔色和苔质两方面，其中苔色包括白苔、黄苔、黑苔，及分布部位，主病吉凶等。苔质包括了润燥等。在论及舌色时则说："凡视舌色，虽有成见，亦必细审兼证，及脉之虚实。不尔，恐有毫厘千里之谬。"[10]493 表明了当时已经开始将"舌苔"与"舌色"区分开来，并且更加强调舌苔的临床诊断意义。

民国的舌诊著作《舌诊问答》中，在"舌苔"与"舌色"的问题上，已经分开论述，认为舌色，乃脏腑象之外应；而舌苔，则为"火之蕴蓄"，可以理解为脏腑功能的一种反应。所候亦不完全相同。如《舌诊问答·下篇》："问：平人之舌色，何以常有微胎？答：舌为心苗。心、火也，舌红，火之正色也。上有微胎，火之蕴蓄也。"[11]1161 之后的舌诊专著中，"舌色"这一名词术语开始作为舌诊首选术语使用，标志着这一名词在诊法著作中被规范使用。以后的著作中，几乎都以"舌色"这一规范名来称舌质颜色。

现代，辞典类工具书《中医大辞典》[12]623《中医药常用名词术语辞典》[13]134 等均以"舌色"作为正名，如《中医大辞典》："舌色 舌质的颜色。舌诊的重要内容之一。正常的舌色是淡红色，活泼光润。临床常见有淡白、红、绛、紫等色。一般来说，白主血虚，阳虚；红色主热证，热在卫、气分；绛色主热在营、血分。如非热性的疾病出现红绛舌而无苔或少苔，则表示阴虚火亢，多见于慢性消耗性疾病。紫色在温病中表示热入营分、血分，在杂病中则表示有痰血郁滞，常见于心脏病、血液病、死胎或中毒等。近人通过临床观察，认为舌色的变化与舌的血循环关系密切，如贫血及水肿则色淡，充血及血管增生则色深红，瘀血或缺氧则青紫。"[12]623《中医药常用名词术语辞典》："舌色……舌质的颜色。舌诊的重要内容之一。正常的舌色是淡红色、活泼光润。临床常见有淡白、红、绛、紫、青等色。"[13]134 已经广泛应用于中医药学文献的标引和检索的《中国中医药学主题词表》[14]767 也以"舌色"作为正式主题词。具有代表性的教材，如普通高等教育中医药类国家级规划教材《中医诊断学》[15]230 等也以"舌色"作为规范名，2005 年出版的全国科学技术名词审定委员会审定公布的《中医药学名词》[16]65 将"舌色"作为规范名，说明"舌色"作为中医辨证的规范名词已成为共识。

总之，"舌色"一词，从字面上看，从元代至今无明显变化，但从术语内涵上看，经历了舌苔色、舌质色混称和明确区分的过程。至近现代，"舌色"这一名词术语被准确定义而专指舌质颜色。

五、文献辑录

《黄帝内经素问·刺热》："肺热病者，先淅然厥，起毫毛，恶风寒，舌上黄身热。"[1]188

《金匮要略·惊悸吐血下血胸满瘀血病脉证治第十六》："病人胸满，唇痿舌青，口燥，但欲漱水，不欲咽，无寒热，脉微大来迟，腹不满，其人言我满，为有瘀血。"[2]94

《脉经》卷四："热病，七八日，其脉微细，小便不利，加暴口燥，脉代，舌焦干黑者，死。"[3]149

《诸病源候论·噤黄候》："身面发黄，舌之大脉起，青黑色，舌噤强不能言。"[4]286

《敖氏伤寒金镜录·原序》："表邪入于半表半里之间。其舌色变为白苔而滑见矣。"[5]1 "见一人能辨舌色。用药辄效。因扣之，彼终不言。

偶于南雍得《金镜录》。归检之。”[5]1

“将瘟舌”：“舌色如淡红、嫩红、或白中带红。”[5]4

《古今医统大全》卷十四：“且如识证之妙者，如火者，本心之官也，窍于舌。心属火主热象离明。人初得病在表，则舌自红而无白胎等色。表邪入于半表半里之间，其舌色变为白胎而滑见也，切不可不明表证。故邪传之间，其舌色初为白胎；邪入于里，舌必见黄色，乃胃邪之象，宜调胃承气汤下之，胎黄自去而疾安矣。若医不以次第而误用汤丸，失于迟下，其胎必黑，变为舛证，此为难治。若见胎如黑漆之光者，十死一生，此心火与邪热，二火相乘，亢极变为黑色，如火之炎物，极则焦而形黑也。乃脏腑皆受邪毒日深，胃中积热之极，宜速下之，泻去胃中实火，庶几回生；若下之迟，死期必矣。今撰三十六舌法于左，并方法源流，可决死生之妙也。”[17]679

《伤寒舌鉴·紫色舌总论》：“舌色青紫无苔。且滑润瘦小。为直中肾肝阴证。吴茱萸汤、四逆汤急温之。”[6][30]

《温热论·察舌》：“再论其热传营，舌色必绛。”[18]69

《四诊抉微》卷二：“妊娠伤寒，舌色太赤，胎虽不死，须防其堕，急宜清热安胎，外用井底泥敷脐下。勿以舌赤胎伤而忽之也。”[7]33

《笔花医镜》卷一：“舌者心之窍。凡病俱现于舌。能辨其色。症自显然。舌尖主心。舌中主脾胃。舌边主肝胆。舌根主肾……若满舌红紫色而无苔者。此名绛舌。亦属肾虚。宜生地、熟地、天冬、麦冬等。更有病后舌绛如镜。”[19]2

《类证治裁》卷八：“《内经》辨望色之理多端，而不及舌。近世医者，看舌色，矮人看场，而不明其理，惟《张氏医通》有《伤寒舌鉴》，列图、论方，而其法亦简略不备，且伤寒之外，杂症未暇论及也。叶天士《温热论》中兼及舌色，最为独出手眼，冠绝千古，而细筋入骨，切中病机，比之张石顽所列图论，相去天渊。张石顽《舌鉴》，凡白者一小柴胡，黄者一大柴胡，灰者一凉膈，黑者一承气，灰黑虚寒入阴者，理中四逆，此层殊不细。理非不是，而舌色之理，不明不备。且舌黑而言入足三阴，用温药，殊足误人。”[20]505

《望诊遵经》卷下：“诊舌之法。既讲形容之条目。当集气色之条目。夫舌者心之官。色者心之华。心生血而属火。色赤而主舌。是赤者。舌之正色也。故察舌色之变。可知病症之殊也。舌有赤白青黑之色。可分脏腑寒热。色有浅深明暗之辨。可判虚实死生。”[8]61

《形色外诊简摩·舌质舌苔辨》：“再论其热传营，舌色必绛。绛，深红色。”[9]80

《医灯续焰》卷十九：“凡视舌色，虽有成见，亦必细审兼证，及脉之虚实。不尔，恐有毫厘千里之谬。”[10]493

《舌诊问答·下篇》：“问：平人之舌色，何以常有微胎？答：舌为心苗。心、火也，舌红，火之正色也。上有微胎，火之蕴蓄也。”[11]1161

《辨舌指南》卷六：“舌为心之官，本红而泽。凡伤寒三四日以后，舌上有苔，必自润而燥，自滑而涩，由白而黄，由黄而黑，甚至焦干，或生芒刺，皆邪气内搏，由浅入深之证也。故凡邪气在表，舌则无苔；及其传里，则津液干燥而舌苔生矣。若邪犹未深，其在半表半里之间，或邪气客于胸中者，其苔不黑不涩，止宜小柴胡之属以和之。”[21]229

《重订通俗伤寒论·察舌色》：“凡察色辨苔。但有白、黄、黑三种。此为结苔之现色。察色辨舌。亦有绛、紫、青三种。此为舌本之变色……此为察色辨舌。当分苔色舌色之要诀。”[22]157

《中医大辞典》：“舌色……舌质的颜色。舌诊的重要内容之一。正常的舌色是淡红色，活泼光润。临床常见有淡白、红、绛、紫等色。一般来说，白主血虚，阳虚；红色主热证，热在卫、气分；绛色主热在营、血分。如非热性的疾病出现红绛舌而无苔或少苔，则表示阴虚火亢，多见于慢性消耗性疾病。紫色在温病中表示热入营分、血分，在杂病中则表示有瘀血郁滞，常见于心脏病、血液病、死胎或中毒等。近人通过临床观察，认为舌色的变化与舌的血循环关系密切，

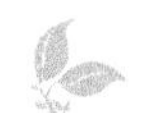

如贫血及水肿则色淡，充血及血管增生则色深红，瘀血或缺氧则青紫。”[12]623

《中医药常用名词术语辞典》：“舌色……舌质的颜色。舌诊的重要内容之一。正常的舌色是淡红色、活泼光润。临床常见有淡白、红、绛、紫、青等色。”[13]134

《中医药学名词》：“舌色……舌质的颜色，包括淡白舌、淡红舌、红舌、绛舌、紫舌、青舌。”[16]65

《中医诊断学》：“舌体的颜色可分为淡白、淡红、红色、绛色、紫色、青色等6种。这6种颜色，实质上是两大类型，即淡白、淡红、红色、绛色，是红色由浅淡到深浓的几个层次变化；从绛色到紫色，到青色，是红色成分减少，而青色呈增多的几个层次变化。除淡红色为正常舌色之外，其余颜色均属于病色。”[15]230

《中国中医药学主题词表》：“舌色……舌质的颜色，包括淡白舌、淡红舌、红舌、绛舌、紫舌、青舌。”[14]767

[1] 未著撰人. 黄帝内经素问[M]. 北京：人民卫生出版社，1963：188.

[2] [汉] 张仲景. 金匮要略[M]. 北京：学苑出版社，2007：94.

[3] [西晋] 王叔和. 脉经[M]. 北京：中国医药科技出版社，1998：149，349，351.

[4] 南京中医学院. 诸病源候论校释：上[M]. 2版. 北京：人民卫生出版社，2009：286.

[5] [元] 杜清碧. 史氏重订敖氏伤寒金镜录[M]. 史久华重订. 上海：上海卫生出版社，1956：1，4.

[6] [清] 张登. 伤寒舌鉴[M]. 上海：上海卫生出版社，1958：30.

[7] [清] 林之瀚. 四诊抉微[M]. 天津：天津科学技术出版社，1993：33.

[8] [清] 汪宏. 望诊遵经[M]. 上海：上海科学技术出版社，1959：61.

[9] [清] 周学海. 形色外诊简摩[M]. 北京：人民卫生出版社，1960：80.

[10] [清] 潘楫. 医灯续焰[M]. 北京：人民卫生出版社，1988：493.

[11] 刘炳凡，周绍明. 湖湘名医典籍精华：医经卷 温病卷 诊法卷[M]. 长沙：湖南科学技术出版社，2000：1161.

[12] 李经纬，邓铁涛，等. 中医大辞典[M]，北京：人民卫生出版社，1995：623.

[13] 李振吉. 中医药常用名词术语辞典[M]. 北京：中国中医药出版社，2001：134.

[14] 吴兰成. 中国中医药学主题词表上[M]. 北京：中医古籍出版社，2008：767.

[15] 朱文锋，袁肇凯. 中医诊断学[M]. 北京：人民卫生出版社，2011：230.

[16] 全国科学技术名词审定委员会. 中医药学名词[M]. 北京：科学出版社，2005：65.

[17] [明] 徐春甫. 古今医统大全上[M]. 北京：人民卫生出版社，1991：679.

[18] 杨达夫. 叶天士温热论集注新解[M]. 天津：天津人民出版社，1963：69.

[19] [清] 江涵暾. 笔花医镜[M]. 上海：上海科学技术出版社，1958：2.

[20] [清] 林珮琴. 类证治裁[M]. 北京：人民卫生出版社，1988：505.

[21] [清] 曹炳章. 辨舌指南[M]. 福州：福建科学技术出版社，2006：229.

[22] [清] 俞根初. 重订通俗伤寒论[M]. 上海：上海卫生出版社，1956：157.

（杜　松）

2·021

舌诊

shé zhěn

一、规范名

【汉文名】舌诊。

【英文名】tongue inspection。

【注释】用视觉观察病人的舌质和舌苔的变化，以了解病情，推测预后的诊断方法。

二、定名依据

"舌诊",中医望诊主要内容之一,是中医学非常具有特色的诊法,在中医诊法中占有重要地位。有关"舌"的文献记载,早在殷墟出土的甲骨文中即有"疾舌"之记录,是有关医学史上论舌最早的文献,但并不是指真正意义上的舌诊。在"舌诊"这一名词被使用之前,历代著作中多以"辨舌""察舌""观舌""望舌诊法""察舌部""验舌"等描述舌诊,其含义大致与"舌诊"相同。但其诊法内容则日益丰富实用,贴近临床,逐渐成为中医诊法中非常重要的诊法之一,其重要地位可与脉诊并列。据查,"舌诊"一词最早出现在民国时期秦伯未的《诊断大纲》著作中。

早期医学著作中,多以"辨舌""察舌""观舌"来论述舌诊内容。其中,称"辨舌"的如《敖氏伤寒金镜录》《重订通俗伤寒论》《医灯续焰》《辨舌指南》等,称"观舌"的如《伤寒观舌心法》《伤寒舌鉴》等,另有《四诊决微》《重订诊家直诀》《医碥》等称之为"察舌",而《望诊遵经》中,则称之为"望舌诊法",《望诊遵经》论述舌诊内容使用了"望舌诊法提纲"之篇名,是为民国之前典籍中最接近"舌诊"这一名词的用法。各家著作中,虽用词各异,但其内涵基本一致。由此得知,民国前的医学著作中,无论是舌诊法专著,还是舌诊法专篇论述,对于舌诊之称呼较为混乱,均未以"舌诊"作为常用名词术语使用。

"舌诊"这一名词的规范使用开始于20世纪30年代左右,这一时期的著作已经统一使用了"舌诊"这一名词。如《诊断大纲》(1930)、《国医舌诊学》(1934)、《舌诊问答》(1947)《中医理论概说》(1959)、《中医诊断学讲义》(1960)等,此名词较之前的名词如"辨舌""察舌""观舌"等,名词使用更加规范,符合中医诊法理论的术语命名规律,有助于后世对舌诊理论的整体理解和传承,符合"望文生义"的术语定名原则。

辞典类工具书,如《中医大辞典》及中国中医药出版社的《中医药常用名词术语辞典》均作为"正名"收录"舌诊"这一名词。已经广泛应用于中医药学文献的标引和检索的《中国中医药学主题词表》也以"舌诊"作为正式主题词。现代有代表性的教材如《中医诊断学》等也以"舌诊"作为规范名。2005年全国科学技术名词审定委员会审定公布的《中医药学名词》以"舌诊"作为规范名,说明"舌诊"作为诊法的规范名已成为共识。

三、同义词

【曾称】"辨舌"(《辨舌指南》);"察舌"(《察舌辨证新法》);"望舌诊法""《望诊遵经》";"观舌"(《伤寒舌鉴》)。

四、源流考释

《内经》是第一部载有丰富舌诊文献的经典著作,其中涉及舌的原文大约有60条之多,书中相当精确地论述了舌的解剖、生理、病理,明确地指出了舌诊在中医诊法中的地位与意义。《内经》中的舌诊理论大致涉及了以下几个方面:首先,《内经》中记载了对于舌解剖学的认识;其次,《内经》许多篇章中均记载了舌与经络的联系,如《灵枢经·经脉》[1]38《灵枢经·忧恚无言》[1]125《灵枢经·脉度》[1]50 等均有所见;再次,描述了舌的生理功能和疾病状态,如"舌本痛""舌干""舌卷"等;最重要的是,《内经》论述了将舌诊作为判断疾病轻重、预后和临床治疗的重要依据。如《黄帝内经素问·大奇论》中在论述寸口脉的变化及其主症时指出:"心脉小坚急,皆鬲偏枯。男子发左,女子发右,不喑舌转,可治。"[2]266 将舌象的变化作为判断疾病预后吉凶的重要依据。并且可以根据舌象来诊断疾病。以上这些具体的舌诊理论内容,反映《内经》时代的舌诊理论水平和临床运用水平已经达到了相当的高度。

汉代舌诊的发展主要成就是在《内经》的理论基础上,进一步在实践中得到验证、充实与提

高，使理论与实践逐步结合，并为临床辨证施治服务。仲景的舌诊理论不仅在内容上较《内经》时代远远丰富，而且在临床上运用更为广泛。特别是"舌胎"一词。为张仲景首创。《伤寒论·辨太阳病脉证并治》："舌上白胎滑者，难治。"[3]55 后来舌苔发展为舌上苔垢的统称，成为舌诊学的一个专用名词。仲景运用舌诊，着重于观察舌苔的变化，在三阴病及五脏病变中，则特别注重于舌质的形态观察。在诊病中他还特别注重于四诊合参以审察病因，阐述病机，确定治疗原则，判断疾病转归等。仲景以后，王叔和在他的《脉经》[4]168 中所及的舌诊内容，虽然大部分是摘录《内经》《难经》和扁鹊、华佗、张仲景等人的有关著作，但对保存我国战国时期以前的舌诊文献有很大的贡献。葛洪所著的《肘后备急方》，有舌诊内容十余条。如《肘后备急方·治伤寒时气瘟病方》有"若病人齿无色，舌上白"[5]45；《肘后备急方·治卒饮酒大醉诸病方》有"舌上生疮，捣大麻子一升，末黄柏二两，以蜜为丸服之"[5]220 等记载。巢元方之《诸病源候论》有舌诊的相关论述达40余条之多，其中对舌体的观察较《内经》《伤寒论》《金匮要略》有明显进步，如书中提到舌肿、舌强、舌烂、舌不收、舌缩、弄舌、舌胀、舌出血、舌上生疮、重舌等。对于舌色（包括苔色）也有多种描述。特别应该指出的是，当时巢氏对舌下脉络也进行了观察。将观察舌下脉络用于对疾病的诊断，如《诸病源候论·噤黄候》[6]286 中"身面发黄，舌之大脉起，青黑色，舌噤强不能言"《五色黄候》[6]296 中"舌下白垢生，其人身热发黑黄，视其唇黑；眼黄、舌下脉黑"等的论述均可以证明。此处的"舌之大脉""舌下脉"都是指舌下静脉，此为我国舌诊学中舌下静脉诊法的最早记载。

唐宋金元时期，出现了一些舌诊理论内容的专篇，可以说是后世舌诊学专著的雏形。如成无已《伤寒明理论》中"舌上胎"等。成无已所著《伤寒明理论》将"舌上胎"[7]94 特别列为一章，把《伤寒论》中有关舌诊的条文加以汇集和说明，在一定程度上说明了舌诊法的重要地位和临床应用价值。元代问世的《敖氏伤寒金镜录》[8]6 可以称作是舌诊发展过程中的承前启后的第一独创之作，原书仅有舌苔图谱12个，后经杜清碧根据其本人临床经验整理又增加24图，共合成36舌图，并在图下列出治则与方药，使其更趋完善。在其问世之初因秘而不传所以流传不是很广，后来被明代薛己发现，誉为"虽不期乎仲景之书，而自悉合乎仲景之道"之作。《敖氏伤寒金镜录》具有早期舌诊著作的特点，书中记载了通过对舌苔颜色质地的变化判断疾病的进程，同时也描述了通过对舌不同部位的舌质以及舌苔的色、质来诊断疾病，但此书将舌质的颜色和舌苔的颜色杂合在一起进行描述，确实说明当时虽然开辟了辨舌用药的新方法，但是在很多理论方面还不够完善，有待于后世的进一步的充实和补充。

明清以后，舌诊理论得到了广泛的发展和应用，大量的诊法专著和舌诊专著问世，极大的促进了舌诊理论的发展。明代王肯堂在《医镜·论口舌证》中说："凡病俱见于舌……舌尖主心，舌中主脾胃，舌边主肝胆，舌根主肾。"[9]115 这是脏腑在舌面分部的较早记载。《景岳全书》中专设"舌色辨"[10]77 专篇，以舌色（包括苔色）为主题，将舌之色诊与五行相生相克学说相互结合辨证。此后，明代申斗垣集当时舌诊之大成，著《伤寒观舌心法》。至清康熙七年张登取《观舌心法》，正其错误，削其繁芜，并参入其亲历，著成《伤寒舌鉴》(1668)。此书是较全面的一本舌诊专著。书中首次将舌苔和舌质明确分开论述，并且补充仲景舌诊之不足，如张氏提道："偿读仲景书。止言舌白、胎滑，并无黄、黑、刺、裂。至《金镜录》始集三十六图，逮后《观舌心法》广至一百三十七"[11]1。清代林之翰的《四诊诀微》，以单篇专论舌诊，且简要而详，亦见卓见，可推崇之。《四诊诀微》卷二："《五法》云：舌者，心之窍也。脏腑有病，必见之于舌。"[12]25 此书舌诊理论的特点依然是重舌苔而轻舌色，着重从舌苔的厚薄、润燥来判断津液的盛衰，且按《伤寒舌鉴》以苔色分门，分白苔舌、黄苔舌、黑苔舌、霉酱色苔舌、蓝色舌、灰色舌、红色舌、紫色舌，不同的是将蓝色苔舌改为了蓝色舌，内容也更为具体全面。汪宏在《望诊遵经·望舌诊法提纲》中说："舌者心之外候也，是以望舌。而可测其脏腑经络寒热虚实也。约而言之。大纲有五：一曰形容。二曰气色。三曰苔垢。四曰津液。五曰部位。五者分论，则其体明。五者合观，则其用达矣。"[13]86 其中对望舌内容的归纳可谓简明扼要。他提出了五个方面，即：形容、气色、苔垢、津液和部位，并指出"五者分论，则其体明，五者合观，则其用达矣"，强调从五个方面进行综合判断。周学海所著的《形色外诊简摩》舌诊内容非常丰富。《形色外诊简摩·舌质舌苔辨》："前人之论舌诊详矣，而只论舌苔，不论舌质，非不论舌质也，混苔与质而不分也。"[14]110

其中"舌质舌苔辨""舌苔有根无根辨""黑苔"的分析非常独到，论述非常详尽，对舌诊理论的发展有重要意义。可见后世医家对舌诊的论述是逐渐在发展、充实而完善的。

清代末至民国，舌诊理论内容得到了极大的丰富和发展，成为一种成熟的中医诊法应用于临床，但就其名称而言，一直没有达到统一。有称以"察舌"者，如《察舌辨证新法》："舌体之组织，系由第五对脑筋达舌，其功用全赖此筋运动。"[15]1 亦有称以"辨舌"者，如《辨舌指南》："四诊以望居先，察目色，观目神，辨舌苔，验齿垢四者之中，尤以辨舌最为重要，盖舌为心之外候，苔乃胃之明徵。"[16]1 亦有称以"望舌"者，如《增订中医诊断学纲要·自序》："我国诊断学零缣断玉散见于各家医书中，少有专书，即有之，亦侧重于切脉望舌。"[17]7 可见名称混杂不一。有关舌诊的具体理论内容，也经历了舌质舌苔混杂描述到分开论述，舌色舌苔并重，舌之脏腑分属部分的确定等多个过程，温病理论的发展更是促进了舌诊理论的极大发展，使之逐渐发展成熟。

民国以后，秦伯未等人也极重视舌诊，"舌诊"这一名词术语开始作为舌诊首选术语使用，1930 年以后的著作中，几乎都以"舌诊"这一规范名来称舌诊。如《诊断大纲·序》："秦师乃有《诊断大纲》之作，先之以切脉，分形状、主病、兼脉，次之以舌诊，分提要、分辨，次之以问诊，分要旨、辨别，终之以杂诊，分测体温、审面色、视呼吸、听声音、察杂证。"[18]81《舌诊问答·上篇》："问：察舌以何为主？答：《经》云能合色脉，万举万全。舌亦色之一也……故察舌必以证为主也。"[19]1161《国医舌诊学》："夫舌诊学，旧时本属于望闻问切四诊之内，今为免除繁复，以便研究，特将前贤旧籍，用科学方式分类整理，独立舌诊学一科。"[20]6 标志着这一名词在诊法著作中被规范使用。

中华人民共和国成立后，辞书类及教材类著作中，均以"舌诊"作为首选名词使用。如《中医理论概说》："舌诊是中医比较特殊的一种诊断方法，在诊察每个病人时，都是不可缺少的，特别是在诊断热性病（温病）中更为有用。"[21]48《中医诊断学讲义》："舌诊是望诊中很重要的一环，也可以说是诊断学中重要组成部分之一，是中医诊断学的特色。"[22]15 辞典类工具书，如中国中医药出版社的《中医大辞典》[23]624《中医药常用名词术语辞典》[24]134 均作为"正名"收录"舌诊"这一名词。2005 年全国科学技术名词审定委员会审定公布的《中医药学名词》[25]65 以"舌诊"作为规范名，已经广泛应用于中医药学文献的标引和检索的《中国中医药学主题词表》[26]768 也以"舌诊"作为正式主题词。现代有代表性的教材如《中医诊断学》[27]216 等也以"舌诊"作为规范名。说明"舌诊"作为诊法的规范名已成为共识。

总之，"舌诊"理论萌芽于《内经》，《内经》基本形成了舌诊的理论体系，经后世医家不断充实发挥，其理论逐渐走向成熟，成为中医诊法中非常重要的内容之一。但清以前，各家多以"辨舌""察舌""验舌"等论述舌诊，称呼较为混乱，但含义基本一致。民国以后，各家著作逐渐统一称之为“舌诊”。“舌诊”这一名词出现较晚，首见于秦伯未《诊断大纲》中，之后诊断学著作中在论及舌诊时，均言“舌诊”。至近现代，“舌诊”这一名词术语被准确定义。

五、文献辑录

《灵枢经·经脉》：“手少阴之别……系舌本。”“肝者……脉络于舌本也。”“脾足太阴之脉……连舌本，散舌下。”“肾足少阴之脉……其直者……挟舌本。”[1]38

“忧恚无言”：“舌者，音声之机也……横骨者，神气所使，主发舌者也。”[1]125

“脉度”：“心气通于舌，心和则舌能知五味矣……脾气通于门，脾和则口能知五谷矣。”[1]50

“热病”：“六日，舌本烂，热不已者死……喉痹舌卷，口中干，烦心，心痛，臂内廉痛，不可及头，取手小指次指爪甲下，去端如韭叶。”[1]60

《黄帝内经素问·大奇论》：“心脉小坚急，皆鬲偏枯。男子发左，女子发右，不喑舌转，可治。”[2]266

《伤寒论·辨太阳病脉证并治下》：“舌上白胎滑者，难治。”[3]55

《脉经》卷五：“脉代乍至乍不至而沉，即咳，咳即上气，上气甚则肩息，肩息则口舌出血。”[4]168

《肘后备急方·治伤寒时气瘟病方》：“若病人齿无色，舌上白。”[5]45

“治卒饮酒大醉诸病方”：“舌上生疮，捣大麻子一升，末黄柏二两，以蜜为丸服之。”[5]220

《诸病源候论·噤黄候》：“身面发黄，舌之大脉起，青黑色，舌噤强不能言。”[6]286

“五色黄候”：“舌下白垢生，其人身热发黑黄，视其唇黑；眼黄、舌下脉黑。”[6]296

《伤寒明理论》卷上：“伤寒舌上苔，何以明之。舌者心之官，法应南方火，本红而泽。伤寒三四日已后，舌上有膜，白滑如苔，甚者或燥或涩，或黄或黑，是数者，热气浅深之谓也。邪气在表者，舌上即无苔。及邪气传里，津液结搏，则舌上生苔也。”[7]94

《敖氏伤寒金镜录·原序》：“元敖氏辨舌三十六法，传变吉凶，深为妙也。”[8]6

《医镜·论口舌证》：“凡病俱见于舌……舌尖主心，舌中主脾胃，舌边主肝胆，舌根主肾。”[9]115

《景岳全书·舌色辨》：“所以凡诊伤寒者，当以舌色辨表里，以舌色辨寒热，皆不可不知也。若以舌色辨虚实，则不能无误，盖实固能黑，以火盛而焦也，虚亦能黑，以水亏而枯也。若以舌黄、舌黑，悉认为实热，则阴虚之证，万无一生矣。”[10]77

《伤寒舌鉴·自序》：“尝读仲景书。止言舌白、苔滑。并无黄、黑、刺、裂。至金镜录始集三十六图。逮后观舌心法。广至一百三十有七。何后世证变之多若此。”[11]1

《四诊抉微》卷二：“《五法》云：舌者，心之窍也。脏腑有病，必见之于舌。”[12]25

《望诊遵经·望舌诊法提纲》：“舌者心之外候也，是以望舌。而可测其脏腑经络寒热虚实也。约而言之。大纲有五：一曰形容。二曰气色。三曰苔垢。四曰津液。五曰部位。五者分论，则其体明。五者合观，则其用达矣。”[13]86

《形色外诊简摩·舌质舌苔辨》：“前人之论舌诊详矣，而只论舌苔，不论舌质，非不论舌质也，混苔与质而不分也。”[14]110

《察舌辨证新法》：“舌体之组织，系由第五对脑筋达舌，其功用全赖此筋运动。”[15]1

《辨舌指南》：“四诊以望居先，察目色，观目神，辨舌苔，验齿垢四者之中，尤以辨舌最为重要，盖舌为心之外候，苔乃胃之明徵。”[16]1

《增订中医诊断学纲要·自序》：“我国诊断学零缣断玉，散见于各家医书中，少有专书，即有之，亦侧重于切脉望舌。”[17]7

《诊断大纲·序》：“秦师乃有《诊断大纲》之作，先之以切脉，分形状、主病、兼脉，次之以舌诊，分提要、分辨，次之以问诊，分要旨、辨别，终之以杂诊，分测体温、审面色、视呼吸、听声音、察杂证。”[18]81

《舌诊问答·上篇》：“问：察舌以何为主？

答：经云：能合色脉，万举万全。舌亦色之一也……故察舌必以证为主也。”[19]1161

《国医舌诊学》：“夫舌诊学，旧时本属于望闻问切四诊之内，今为免除繁复，以便研究，特将前贤旧籍，用科学方式分类整理，独立舌诊学一科。”[20]6

《中医理论概说》：“舌诊是中医比较特殊的一种诊断方法，在诊察每个病人时，都是不可缺少的，特别是在诊断热性病（温病）中更为有用。”[21]48

《中医诊断学讲义》：“舌诊是望诊中很重要的一环，也可以说是诊断学中重要组成部分之一，是中医诊断学的特色。”[22]15

《中医大辞典》：“舌诊，望诊重点内容之一。舌为心之苗，脾之外候；苔为胃气的反映。经脉中，手少阴之别系舌本，足少阴之脉挟舌本，足厥阴之脉络于舌本，足太阴之脉连舌本，散舌下。因此，脏腑有病，可以影响舌的变化。舌诊主要按照舌面部位察看舌质和舌苔的形态、色泽、润燥等变化，借以辨别病邪的性质、病势的深浅、气血的盛衰、津液的盈亏和脏腑的虚实等。曹炳章《辨舌指南》：‘辨舌质可辨脏腑的虚实，视舌苔可察六淫之浅深。’但两者必须结合，再与其他症状参照，才能得出正确的结论。”[23]624

《中医药常用名词术语辞典》：“舌诊，诊法。通过观察舌象，了解机体功能和病理变化的诊察方法，是望诊的重要组成部分，是中医诊法的特色之一。舌诊主要察舌质和舌苔的形态、色泽、润燥等变化，借以辨病邪的性质、病势的深浅、气血的盛衰、津液的盈亏和脏腑之虚实等。《辨舌指南》：‘辨舌质可辨脏腑的虚实，视舌苔可察六淫之浅深。’一般来说，察脏腑的虚实，重点望舌质；察病邪的深浅与胃气的存亡，重点望舌苔。古有‘气病察苔，血病观质’之说。但诊病时两者必须密切结合，才能得出正确的结论。”[24]134

《中医药学名词》：“舌诊，用视觉观察病人的舌质和舌苔的变化，以了解病情，推测预后的诊断方法。”[25]65

《中国中医药学主题词表》：“舌诊是通过观察舌象，了解机体生理功能和病理变化的检查方法，是望诊的一个重要方面，系中医诊法的特色之一。”[26]768

《中医诊断学》：“舌诊，是以望舌体和舌苔为主。通过舌象的观察，可以了解机体的生理功能和病理变化。”[27]216

参考文献

[1] 未著撰人.灵枢经[M].北京：人民卫生出版社，1963：38，50，60，125.

[2] 未著撰人.黄帝内经素问[M].北京：人民卫生出版社，1963：266.

[3] [汉]张仲景.伤寒论[M].北京：人民卫生出版社，2005：55.

[4] [晋]王叔和.脉经[M].北京：中国医药科技出版社，1998：168.

[5] [晋]葛洪.肘后备急方[M].天津：天津科学技术出版社，2005：45，220.

[6] 南京中医学院.诸病源候论校释：上[M].北京：人民卫生出版社，2009：286，296.

[7] 叶成炳，王明杰.伤寒明理论阐释[M].成都：四川科学技术出版社，1988：94.

[8] [元]杜清碧.史氏重订敖氏伤寒金镜录[M].史久华重订.上海：上海卫生出版社，1956：6.

[9] [明]王肯堂.医镜[M].北京：中国中医药出版社，2015：115.

[10] [明]张介宾.景岳全书[M].北京：中国中医药出版社.1994：77.

[11] [清]张登.伤寒舌鉴[M].上海：上海卫生出版社，1958：1.

[12] [清]林之瀚.四诊抉微[M].天津：天津科学技术出版社，1993：25.

[13] [清]汪宏.望诊遵经[M].太原：山西科学技术出版社，2011：86.

[14] [清]周学海.形色外诊简摩[M].金一飞校注.南京：江苏科学技术出版社，1984：110.

[15] [清]刘恒瑞.察舌辨证新法[M]//曹炳章.中国医学大成：12.上海：上海科学技术出版社，1990：1.

[16] [清]曹炳章.辨舌指南[M].福州：福建科学技术出版社，2006：1.

[17] [民国]张赞臣.增订中国诊断学纲要[M]//杨杏林，梁尚华.近代中医未刊本精选：第4册诊断.上海：上海科学技术出版社，2016：7.

[18] [民国]秦伯未.诊断大纲[M]//杨杏林，梁尚华.近

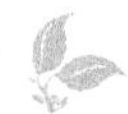

代中医未刊本精选：第4册 诊断.上海：上海科学技术出版社，2016：81.

[19] [民国] 何舒.舌诊问答[M]//刘炳凡，周绍明.湖湘名医典籍精华：医经卷 温病卷 诊法卷.长沙：湖南科学技术出版社，2000：1161.

[20] [民国] 邱骏声.国医舌诊学[M].北京：中医书局，1955：6.

[21] 吕维柏，林平青.中医理论概说[M].北京：人民卫生出版社，1959：48.

[22] 广州中医学院诊断教研组.中医诊断学讲义[M].北京：人民卫生出版社，1960：15.

[23] 李经纬，邓铁涛，等.中医大辞典[M].北京：人民卫生出版社，1995：624.

[24] 李振吉.中医药常用名词术语辞典[M].北京：中国中医药出版社，2001：134.

[25] 中医药学名词审定委员会.中医药学名词[M].北京：科学出版社，2005：65.

[26] 吴兰成.中国中医药学主题词表上[M].北京：中医古籍出版社，2008：768.

[27] 朱文锋，袁肇凯.中医诊断学[M].北京：人民卫生出版社，2011：216.

（杜 松）

2·022

舌苔

shé tāi

一、规范名

【汉文名】舌苔。

【英文名】fur。

【注释】舌面上的一层苔状物，由胃气所生。望舌苔主要包括苔质与苔色两个方面。

二、定名依据

"舌苔"，诊断学名词。又称舌垢。指舌面上的一层苔状物。正常舌面上均有一层薄白苔，由胃气所生。观察其变化，可以判断病变的性质、病位的浅深、正邪的消长、津液的存亡，是舌诊重要内容之一。有关对舌苔的诊察内容，最早出现在张仲景《伤寒论》中，《伤寒论·辨太阳病脉证并治下》中有"舌上白胎"的记载，当时称之为"舌胎"。在"舌苔"这一名词出现以前，历代多以"舌胎""舌上胎""苔垢"等描述舌苔。随着舌诊理论的不断发展，"舌苔"一词最早出现在明代卢之颐的《痎疟论疏》中。

从字面意义上来看，"舌苔"经历了从"舌胎"向"舌苔"的演变过程。张仲景首提"舌胎"，从临证应用的角度对《内经》中的舌诊理论内容进行了完善和补充。后世医家多据此而将"舌胎"诊察作为"舌诊"的主要诊法内容之一。从诊"舌苔"的临床意义上来说，"舌苔"的术语演变也经历了舌质、舌苔杂合描述和准确分别论述舌质、舌苔的过程。

民国以后的著作中，则对舌苔、舌质进行了详细的区分，代表性的如《增订中国诊断学纲要》《诊断大纲》等。《诊断大纲》中，舌诊内容包括白苔舌、黄苔舌、黑苔舌、灰苔舌、红舌、紫舌、霉酱舌、蓝色舌，其中前四种指舌苔，后四种指舌色，内容清晰。之后的中医诊断学教材将其进一步完善丰富，诊"舌苔"内容包括了"苔色""苔质""舌苔真假""染苔"等，内容更加丰富完善。

中国中医药出版社的《中医药常用名词术语辞典》和辞书类著作《中医大辞典》均以"舌苔"作为正名。已经广泛应用于中医药学文献的标引和检索的《中国中医药学主题词表》也以"舌苔"作为正式主题词。现代有代表性的教材如《中医诊断学》等也以"舌苔"作为规范名。2005年出版的全国科学技术名词审定委员会审定公布的《中医药学名词》将"舌苔"作为规范名，说明“舌苔”作为规范名已成为共识。

三、同义词

【曾称】“舌胎”(《伤寒舌鉴》)；“舌上胎”(《伤寒明理论》)；“苔垢”(《望诊遵经》)。

四、源流考释

舌苔，早期著作中均称“舌胎”，是中医舌诊的主要内容之一，在临床诊疗中具有重要作用。先秦两汉时期的舌诊理论中，对于“舌苔”的诊察内容描述模糊，“舌苔”并没有得到足够的关注。《内经》中的舌诊理论，重点在于对于舌解剖学的认识、舌与经络的联系、舌的生理功能和疾病状态描述等，对于诊舌苔内容没有明确记载。但如《黄帝内经素问·刺热》[1]188：“肺热病者，先淅然厥，起毫毛，恶风寒，舌上黄，身热。”这里所说的“舌上黄”，实际上指的就是苔色黄，说明当时对于舌苔的诊察已经初见萌芽。

“舌胎”的诊察内容，首见于张仲景之《伤寒杂病论》。其中舌诊大部分内容分散于《伤寒论》的“太阳病”篇和“阳明病”篇中。具体可归纳为舌质、舌苔和舌味觉3类。其内容较《内经》有明显发展。特别是对于“舌胎”的诊察内容。为张仲景首创。《伤寒论·辨太阳病脉证并治下》有：“脏结，舌上白胎滑者，难治。”[2]55“舌胎”，后来发展为“舌苔”，后来舌苔发展为舌上苔垢的统称，成为舌诊学的一个专用名词。

隋唐时期，《中藏经》《脉经》等著作中舌诊内容较之前有了一定的发展，对于舌的观察，也拓宽到了观察舌色、舌质、舌态等多个方面，但并未涉及舌苔。葛洪所著的《肘后备急方·治伤寒时气瘟病方》有“若病人齿无色，舌上白”[3]45；巢元方的《诸病源候论》对于舌色(包括苔色)也有多种描述、如舌上白、舌上黄、舌上白黄、舌焦黑等，但其中并无“舌苔”一词出现，事实上，其中有很多内容是包括对于舌苔的诊察的，如《诸病源候论·五色黄候》[4]296中：“舌下白垢生，其人身热发黑黄，视其唇黑；眼黄、舌下脉黑。”《备急千金要方》中专门有《舌论》一章，但其中并没有有关舌苔的论述。说明这一时期，虽出现了一些舌苔诊病的记载，但是对舌苔和舌质的诊察仍然混杂在一起，没有明确的区分，也没有得到足够的重视。

金元时期，舌苔的理论有了明显的发展。金成无己的《伤寒明理论》中，列“舌上胎”专篇[5]94。其中对于舌胎的形成、在疾病过程中的变化，以及对疾病诊断的意义有明确的描述。如：“伤寒三四日已后，舌上有膜，白滑如苔，甚者或燥或涩，或黄或黑，是数者，热气浅深之谓也。邪气在表者，舌上即无苔，及邪气传里，津液结搏，则舌上生苔也。寒邪初传，未全成热，或在半表，或在半里，或邪气客于胸中者，皆舌上苔白而滑也。”可以算是出现最早的论舌苔专篇。

元代的《敖氏伤寒金镜录》可以称作是舌诊发展过程中的承前启后，独创第一之作。书中设有专篇论述白苔舌、黄苔舌、尖白根黑舌、白苔黑点舌、灰苔黑晕舌、白苔边黄舌、黄心舌等等。所涉及的舌苔色有白、黑、焦黄、灰黑、黄白、灰等；舌苔质有滑、润、燥、腻、腐、起瓣。但是在篇中对舌苔和舌质的颜色的描述比较模糊，比如“微黄舌”，其谈到“舌见微黄色者。表证未罢。”看似指的是舌色微黄，但在介按中又提到“黄苔薄滑者。是邪初入里。表症未罢”。由此可知文中所指的微黄是对舌苔的描述。又如对“黄心舌”描述为“舌有黄心色者。必初白苔而变黄色也。”[6]30也是未能将舌色和舌苔色明确分开论述，诸如此类的论述在篇中颇多，说明当时虽然开辟了辨舌用药的新方法，但是在很多理论方面还不够完善，有待于后世的进一步充实和补充。

明清时期是舌诊理论成熟和发展的重要时期。这一时期，不论舌诊专著或综合医著中的舌诊专篇都对“舌苔”进行了详细的论述。张景岳《景岳全书·伤寒典》中“舌色辨”曰：“舌为心之官，本红而泽，凡伤寒三四日以后，舌上有胎，

必自润而燥，自滑而涩，由白而黄，由黄而黑，甚至焦干，或生芒刺，是皆邪热内传，由浅入深之证也。故凡邪气在表，舌则无胎，及其传里，则津液干燥而舌胎生矣。"[7]68 虽言舌色，但实际上指的是舌苔之色，其内容宗《伤寒明理论》，对苔色、苔质、舌苔变化的临床意义均有涉及，并且提出了根据舌苔变化来指导临床用药。值得一提的是，在明代卢之颐的《痎疟论疏》中，首次出现了"舌苔"一词。《痎疟论疏》："更有一种，汗烦喘喝，消渴饮沸汤，舌苔白滑者，此属胃中寒；若舌苔灰白，频饮频涸者，此属胃中热。"[8]296 清代陈士铎《石室秘箓》中的"伤寒辨舌秘法"，主要是分辨邪热病变在舌苔上的反映。无论其为轻重虚实，或挟湿，或伤津，都可从舌苔的种种变化进行观察。清代江涵暾《笔花医镜》中提出了舌之分部主病说，内容与《证治准绳》中的论述相类似。清代石寿棠《医原》[9]45 中"杂病舌苔辨证篇""温热辨舌心法"，从舌之所以生苔的机理，以及风寒暑湿燥火诸病变于舌苔的反映，作了深入的分析。

诊法专著中，清代林之瀚《四诊抉微》[10]22 以单篇专论述舌诊，重舌胎而轻舌色，着重从舌苔的厚薄、润燥来判断津液的盛衰，且按《伤寒舌鉴》[11]1 以胎色分门，分白胎舌、黄胎舌、黑胎舌、霉酱色苔舌、蓝色舌、灰色舌、红色舌、紫色舌，不同的是将蓝色苔舌改为了蓝色舌，内容也更为具体全面。但其中的灰色舌实为舌苔色而非舌质。汪宏在《望诊遵经》[12]62 中对望舌内容的归纳可谓简明扼要。他提出了5个方面，即：形容、气色、胎垢、津液和部位，其中望舌之胎垢，包括舌胎之厚薄、颜色、舌胎之变化等，以判断疾病的转归变化。

周学海所著的《形色外诊简摩》舌诊内容非常丰富，其中"舌质舌苔辨""舌苔有根无根辨""黑苔"的分析非常独到，论述非常详尽，对舌苔理论的发展有重要意义。其中对舌苔和舌色进行了比较清晰的区分，如"至论颜色，黄苔胃经，黑苔脾经，红苔胆经，紫红苔肾经……按：苔无红色，是舌质也。前人皆苔质不分，今特辨之如下。"[13]80 值得一提的是，在周学海所著的《重订诊家直诀》和《形色外诊简摩》中，均写做"舌苔"而非"舌胎"，说明在温病学说的发展同时也促进了舌诊理论的发展，体现出了当时已经出现了"舌胎"向"舌苔"一词转变的趋势。如《重订诊家直诀》卷下"外诊撮要"："外诊繁矣以面色、目色、舌苔三者为大纲。兹撮其有关生死要诊者著于篇，欲睹其详，有拙著《外诊简摩》在。"[14]

舌诊专著中，《伤寒舌鉴》首次将舌苔和舌质明确分开论述。傅松元的《舌胎统志》，把舌分为枯白舌、淡白舌、淡红舌、正红舌、绛色舌，紫色舌、青色舌、黑色舌八种。书中改前人以苔色分门而立舌色分门，改变了以往医家重舌苔而轻舌色的思路，确立舌为本、苔为标之立论，也创立了现代舌诊理论的基础。刘恒瑞《察舌辨证新法》，论述白、黄、黑三种舌苔及辨舌苔变换、真退、假退等，并加入现代医学理论解释舌苔生成原理。以上著作均详细地记载了观舌苔诊病的方法和临床意义，对舌诊理论的发展也进行了补充。

清代温病学说的发展也极大地促进了舌诊理论的发展。对于舌苔理论和诊察，温病学家们提出了更多创建。叶天士创造性地使用了验舌的辅助方法，如"扪""擦""问"等，用布拭冷薄荷水揩苔、以手扪舌等观察舌质的润燥等情况。有学者认为，正是叶天士的"地、津"之说，可能导致此后大量医书从中"舌胎"向"舌苔"字形之转化。[15]4-9 早期的温病著作中，如吴又可之"温疫论"，仍作"舌胎"，吴鞠通的《温病条辨》中，则写作"舌苔"。而至清末民国，"舌苔"之用亦逐渐代替了"舌胎"，如石寿棠之《医原》[9]45 云："舌之有苔，犹地之有苔。地之苔，湿气上泛而生；舌之苔，脾胃津液上潮而生。"他说："若夫有病，则舌必见苔，病藏于中，苔显于外，确凿可凭，毫厘不爽，医家把握首赖乎！此是不可以不辨。"说明他对于舌苔诊断的重视。他对舌苔的色、质、临证变化等，均有非常详细的论述。而且同样以燥湿为纲，论述舌苔之象以及舌苔变化在疾病进程中的意义。其他如清代赵濂《医门补要》[16]10 清代柳宝诒《温热逢源》[17] 民国吴瑞甫《中西温热串解》[18]80 等，均作“舌苔”，民国之后的著作中，对舌苔的论述逐渐深入，对舌苔这一名词术语的使用也逐渐规范。《舌诊问答》[19]116《察舌辨证新法》等，均作“舌苔”。《诊断大纲》《国医舌诊学》等亦从之。标志着“舌苔”作为标准名词术语开始被广泛统一使用。

现代有关著作中也均以“舌苔”作为规范名，辞典类工具书，如《中医大辞典》[20]624 中国中医药出版社的《中医药常用名词术语辞典》[21]134 均作为“正名”收录“舌苔”这一名词。如《中医大辞典》：“舌苔，也称舌垢。指舌面上的一层苔状物。观察舌苔的变化，有助于了解病邪的性质和浅深、津液的存亡，是舌诊重要内容之一。正常舌面上均有白色薄苔，由胃气所生。病理的舌苔，则因病邪外侵或内有停痰食积所致。诊察舌苔，主要从颜色、津液、厚薄、形状和分布等方面的变化，并须结合舌质来分析。同时要注意由食物或药物染色造成的假象。”[20]624《中医药常用名词术语辞典》[17]134：“舌苔，又名舌垢。舌面上的一层苔状物。由胃气所生。望舌苔，主要观察其颜色、津液、厚薄、形状和分布等方面的变化，以了解病邪的性质和深浅、胃气及津液的存亡等。同时要注意由食物或药物造成的染苔。”已经广泛应用于中医药学文献的标引和检索的《中国中医药学主题词表》[22]767 也以“舌苔”作为正式主题词。现代有代表性的教材如《中医诊断学》[23]254 等也以“舌苔”作为规范名。2005 年全国科学技术名词审定委员会审定公布的《中医药学名词》[24]66 以“舌苔”作为规范名，说明“舌苔”作为规范名已成为共识。

总之，“舌苔”作为舌诊名词之一，其名称经历了由“舌胎”向“舌苔”发展的过程，其术语内涵也经历了“苔质”杂合描述和详细区分“舌苔”和“舌质”的过程，其诊法内容也从最初舌诊专著中的苔色发展到了现如今的颜色、津液、厚薄、形状和分布等多方面，并且受到了温病学说发展成熟的影响。名词术语的演变，也体现了这一理论的发展完善成熟过程，也间接反映了相关医学理论发展过程中的相互影响。

五、文献辑录

《黄帝内经素问·刺热》：“肺热病者，先淅然厥，起毫毛，恶风寒，舌上黄，身热。”[1]188

《伤寒论·辨太阳病脉证并治下》：“脏结舌上白胎滑者，难治。”[2]55

《肘后备急方·治伤寒时气瘟病方》：“若病人齿无色，舌上白。”[3]45

《诸病源候论·五色黄候》：“舌下白垢生，其人身热发黑黄，视其唇黑；眼黄、舌下脉黑。”[4]296

《伤寒明理论》卷上：“舌上有膜，白滑如胎，甚者或燥或涩，或黄或黑，是数者。”[5]94

《敖氏伤寒金镜录·白胎舌》：“白色为寒。表症有之。里症有之。而虚症实症亦有之。凡风寒湿邪。初中皮腠。即为白胎。寒湿本系阴邪。白为凉象。故舌胎白色。”[6]1

《伤寒六书·舌胎》：“舌上白胎者，以丹田有热，胸中有寒，谓其寒邪初传入里也，小柴胡汤。舌乃心之苗，色应南方火，邪在表，则未生胎。”[25]96

《景岳全书》卷七：“舌为心之官，本红而泽，凡伤寒三四日以后，舌上有胎，必自润而燥，自滑而涩，由白而黄，由黄而黑，甚至焦干，或生芒刺，是皆邪热内传，由浅入深之证也。”[7]68

《痎疟论疏》：“更有一种，汗烦喘喝，消渴饮沸汤，舌苔白滑者，此属胃中寒；若舌苔灰白，频饮频涸者，此属胃中热。”[8]296

《伤寒舌鉴·自序》：“宁知伤寒自表传里。舌胎必由白滑而变他色。不似伏邪瘟疫等热毒。自内达外之一病便见黄黑诸苔也。”[11]1

《四诊抉微》卷二：“舌胎成圈如白豹纹，用正气散，加肉桂、丁香、炮姜，数服愈。”[10]22

《温病条辨》卷二：“面目俱赤，语声重浊，呼吸俱粗，大便闭，小便涩，舌苔老黄，甚则黑有芒刺，但恶热，不恶寒，日晡益甚者，传至中焦，阳明温病也。脉浮洪躁甚者，白虎汤主之。"[26]

《医原·望病须查神气论》："舌之有苔，犹地之有苔。地之苔，湿气上泛而生；舌之苔，脾胃津液上潮而生。"[9]45

《望诊遵经·望舌诊法提纲》："大纲有五。一曰形容。二曰气色。三曰苔垢。四曰津液。五曰部位。五者分论。则其体明。五者合观。则其用达矣。"[12]62

《医门补要》卷中："凡舌苔浮面灰黑，而底面滑润，非实火伤阴，乃肾气欲绝，散越于外，必死不治。若实火舌黑，必干燥起刺，得凉药即退黑回润。"[16]10

《形色外诊简摩》卷下："前人之论舌诊详矣，而只论舌苔，不论舌质，非不论舌质也，混苔与质而不分也。"[13]80

《重订诊家直诀》卷下："外诊繁矣以面色、目色、舌苔三者为大纲。兹撮其有关生死要诊者著于篇，欲睹其详，有拙著《外诊简摩》在。"[14]"凡舌苔，以匀薄有根为吉。白而厚者，湿中有热也。忽厚忽薄者，在轻病为肺气有权。"[14]

《重订通俗伤寒论·六经舌胎》："太阳表证初起。舌多无胎而润。即有亦微白而薄。甚或胎色淡白。"[27]20

《中西温热串解》卷三："舌之有胎，犹地之有苔。地之苔，湿气上泛而生；舌之胎，脾胃津液上潮而生，故胎或作苔。"[18]80

《舌诊问答·绪言》："问：舌苔何以因饮食而起变化？答：饮食入胃时，将腐浊遏郁下降，故苔色一退。至饮食腐化，浊气又复上蒸，苔色又生。经云：胃为水谷之海，五藏六府皆禀其气。故知胃气之要，即可知苔色之重矣。""中医以舌苔辨症者，苔即胃中食物腐化之浊气，堆于乳头之上，此明舌苔之所由生也。常人一日三餐，故苔日亦三变，谓之活苔，无病之象也。"[19]1161

《增订中国诊断学纲要》第五节"观舌察苔"："至若'舌苔'两字，须要分别清楚。舌是舌，苔是苔，盖舌以候元气之盛衰，苔以察病证之深浅，舌者舌之本质也，苔者舌上所生之垢腻也。"[28]19

《中医诊断学讲义》："舌面上所生的一层苔状物，称为舌苔。"[29]16

《中医大辞典》："舌苔 也称舌垢。指舌面上的一层苔状物。观察舌苔的变化，有助于了解病邪的性质和浅深、津液的存亡，是舌诊重要内容之一。正常舌面上均有白色薄苔，由胃气所生。病理的舌苔，则因病邪外侵或内有停痰食积所致。诊察舌苔，主要从颜色、津液、厚薄、形状和分布等方面的变化，并须结合舌质来分析。同时要注意由食物或药物染色造成的假象。"[20]624

《中医药常用名词术语辞典》："舌苔……又名舌垢。舌面上的一层苔状物。由胃气所生。望舌苔，主要观察其颜色、津液、厚薄、形状和分布等方面的变化，以了解病邪的性质和深浅、胃气及津液的存亡等。同时要注意由食物或药物造成的染苔。"[21]134

《中国中医药学主题词表》："舌苔……舌面上的一层苔状物，由胃气所生。望舌苔主要包括苔质与苔色两方面。"[22]767

《中医药学名词》："舌面上的一层苔状物，由胃气所生。望舌苔主要包括苔质与苔色两个方面。"[24]66

[1] 未著撰人. 黄帝内经素问[M]. 北京：人民卫生出版社，1963：188.

[2] [汉] 张仲景. 伤寒论[M]. 北京：人民卫生出版社，2005：55.

[3] [晋] 葛洪. 肘后备急方[M]. 天津：天津科学技术出版社，2005：45.

[4] 南京中医学院. 诸病源候论校释：上[M]. 北京：人民卫生出版社，2009：296.

[5] [宋] 成无已. 伤寒明理论[M]. 北京：商务印书馆，1955：94.

[6] [元] 杜清碧. 史氏重订敖氏伤寒金镜录[M]. 史久华

重订.上海：上海卫生出版社，1956：1，30.
[7] [明]张介宾.景岳全书[M].北京：中国中医药出版社，1994：68.
[8] 周仲瑛，于文明.中医古籍珍本集成：温病卷：温疫论；痎疟论疏[M].长沙：湖南科学技术出版社，2014：296.
[9] [清]石寿棠.医原[M].南京：江苏科学技术出版社，1983：45.
[10] [清]林之翰.四诊抉微[M].北京：人民卫生出版社，1957：22.
[11] [清]张登.伤寒舌鉴[M].上海：上海卫生出版社，1958：1.
[12] [清]汪宏.望诊遵经[M].上海：上海科学技术出版社，1959：62.
[13] [清]周学海.形色外诊简摩[M].北京：人民卫生出版社，1960：80.
[14] [清]周学海.重订诊家直诀[M].扬州：扬州广陵古籍刻印社，1984.
[15] 张志斌.从舌诊发展看"胎"与"苔"术语变化的意义[J].中医杂志，2015，56(1)：4-9.
[16] [清]赵濂.医门补要[M].上海：上海卫生出版社，1957：10.
[17] [民国]裘庆元.三三医书[M].杭州：三三医社，1924.
[18] [民国]吴瑞甫.中西温热串解[M].福州：福建科学技术出版社，2003：80.
[19] 何舒.舌诊问答[M]//刘炳凡，周绍明.湖湘名医典籍精华：医经卷 温病卷 诊法卷[M].长沙：湖南科学技术出版社，2000：1161.
[20] 李经纬，邓铁涛，等.中医大辞典[M]，北京：人民卫生出版社，1995：624.
[21] 李振吉.中医药常用名词术语辞典[M].北京：中国中医药出版社，2001：134.
[22] 吴兰成.中国中医药学主题词表：上[M].北京：中医古籍出版社，2008：767.
[23] 朱文锋，袁肇凯.中医诊断学[M].北京：人民卫生出版社，2011：254.
[24] 全国科学技术名词审定委员会.中医药学名词[M].北京：科学出版社，2005：66.
[25] [明]陶节庵.伤寒六书[M].北京：人民卫生出版社，1990：96.
[26] [清]吴鞠通.温病条辨[M].刻本.六安：求我斋，1870(清同治九年).
[27] [清]俞根初.重订通俗伤寒论[M].上海：上海卫生出版社，1956：20.
[28] 张赞臣.增订中国诊断学纲要[M]//杨杏林，梁尚华.近代中医未刊本精选：第4册 诊断.上海：上海科学技术出版社，2016：19.
[29] 广州中医学院.中医诊断学讲义[M].上海：上海科学技术出版社，1964：16.

（杜 松）

2·023

血虚证

xuè xū zhèng

一、规范名

【汉文名】血虚证。

【英文名】syndrome of deficiency of blood。

【注释】血液亏虚，脏腑、经络、形体失养，以面色淡白或萎黄，唇舌爪甲色淡，头晕眼花，心悸多梦，手足发麻，妇女月经量少、色淡、衍期或经闭，脉细等为常见症的证候。

二、定名依据

血虚证概念内涵最早见于《内经》。《灵枢·决气篇》中言："中焦受气取汁，变化而赤，是谓血……血脱者色白，夭然不泽，其脉空虚，此其候也。"[1]75 可见此时已经明确血的生成及血虚症状表现。

"血虚证"概念为南宋张锐《鸡峰普济方》首次提出，后至明代戴原礼将血虚等一系列表现总结为血虚证，并在其《秘传证治要诀及类方》中首次提出"血虚证"一词。明代程国彭《医学心悟》、赵献可《邯郸遗稿》、王化贞《产鉴》，清代陈廷儒《诊余举隅录》、俞根初的《重订通俗伤寒论》等著作中对"血虚证"均有论述。

近代如《中医证候规范》《实用中医诊断学》《中医证候鉴别诊断学》《中医证候辨治轨范》将

“血虚证”概念进行规范，较之前的同义词如“血亏证”“血不足证”“血少证”等词义更贴切中医诊断整体内容，有助于后世对中医诊断的整体理解和传承，符合“望文生义”的术语定名原则。现代全国高等中医药院校规划教材《中医诊断学》《中医基础理论》等也将“血虚证”作为名词术语。

我国2005年出版的全国科学技术名词审定委员会审定公布的《中医药学名词》以及中国中医药出版社的《中医药常用名词术语辞典》《中国医学百科全书·中医基础理论》已以“血虚证”作为规范名词。广泛应用于中医药学文献的标引和检索的《中国中医药学主题词表》也以“血虚证”作为正式主题词。说明“血虚证”作为证候的规范名已成为共识。

三、同义词

【曾称】“血虚证候”(《鸡峰普济方》)；“血不足证”“血少证”(《中医证候规范》)。

四、源流考释

春秋战国至秦汉时代的医学著作《内经》有关于“血虚”的记载，对血虚的病因、症状、治疗均作了较为详细的论述。在血虚的病因方面，《黄帝内经素问·腹中论》云：“病名血枯。此得之年少时，有所大脱血：若醉入房中，气竭肝伤，故月事衰少不来也。”[1]79《黄帝内经素问·举痛论》云：“寒气客于背俞之脉则脉泣，脉泣则血虚，血虚则痛，其俞注于心，故相引而痛，按之则热气至，热气至则痛止矣。”[1]78 指出脱血、气竭肝伤、寒气客脉为血虚的病因。《黄帝内经灵枢·天年篇》“血气虚，脉不通”[2]111 指出血虚在情志方面的表现为恐，在脉则表现为痹阻不通。在血虚的治疗方面，《黄帝内经素问·三部九候论》提出“虚则补之”。[2]42《黄帝内经素问·阴阳应象大论》：“因其衰而彰之。”“形不足者，温之以气；精不足者，补之以味。”[2]13 此外，《难经》对血虚的病因及表现也有具体的描述。《难经·十四难》：“二损损于血脉，血脉虚少，不能荣于五脏六腑也。”[3]7 指出血虚则脉不通，脉不通则脏腑失养，从而产生相应的症状。

在《内经》《难经》基础上，汉代张仲景《伤寒论》《金匮要略》为血虚的临床表现及预后补充了新的内容，在血虚的病脉证治方面均有发展。《伤寒论》曰：“阳脉浮阴脉弱者，则血虚，血虚则筋急也。”[4]1《金匮要略·妇人篇》：“产妇郁冒，其脉微弱，不能食，大便反坚，但头汗出，所以然者，血虚而厥，厥而必冒。冒家欲解，必大汗出。以血虚下厥，孤阳上出，故头汗出。所以产妇喜汗出者，亡阴血虚，阳气独盛，故当汗出，阴阳乃复。”[5]57 提出“脉微弱”，面色“薄”“白”，证为“筋急”“喘悸”“厥”“汗出”“郁冒”“不能食”“大便反坚”均为血虚证的表现。

隋代巢元方的《诸病源候论》曰：“血极，令人无颜色，眉发堕落，息息善忘。”[6]15 说明了血虚不能荣华颜面而毫无色泽。发为血之余，血虚不能荣发而致眉发堕落。血虚不能养心神故善忘。南宋张锐《鸡峰普济方》论述：“如产后三五日内觉头痛身热或汗自出，脉浮大者，此只是血虚证候，初不可作伤风攻治，但只与四物汤加人参与羊肉汤相兼服自愈，大山芋丸，人参丸，鹿角胶散皆可服之。”[7]12 首次提出“血虚证候”的病脉证治。但《鸡峰普济方》“血虚证候”这一名称并没有被金元医家所沿用。金元时期，仅在对血虚的诊断与鉴别诊断、治疗等方面有新的发展。李东垣《脾胃论》：“如发热、恶热、烦躁、大渴不止，肌热不欲近衣，其脉洪大，按之无力者，或兼目痛、鼻干者，非白虎汤证也。此血虚发躁，当以黄芪一两，当归身二钱，㕮咀，水煎服。”“虚坐而不得大便者，皆因血虚也。血虚则里急，或血气虚弱而目睛痛者，皆加当归身。”[8]17 李东垣对血虚发热，从症状、脉象、治疗等方面，论述详细。并将血虚发热与白虎汤证进行鉴别，创立当归补血汤，对后世认识血虚发热影响深远。

“血虚证”最早的记载，见于明代戴原礼《秘传证治要诀及类方》：“产后诸病。有作寒作热。

而亦有独热。然独热亦有三。恶血未下者，腹痛而发热。感外邪者，必有头痛恶风而发热。惟血虚即但发热而无余证。名曰蓐劳。宜于前血虚证求药。”“有病后血虚者。有本体血虚者。其人往来寒热。或五心发热。言语无力。面色痿黄。头目昏晕。变生诸疾，芎归汤加羊肉少许。或十全大补汤、四物汤、养荣汤服之。”[9]176 指出血虚证的主要特点是：往来寒热，五心发热，言语无力，面色痿黄，头目昏晕。在治疗方面，以芎归汤加羊肉少许、十全大补汤、四物汤、养荣汤等治疗。明代王化贞对血虚证也有论述，《产鉴》载：“治肌肤燥热，目赤面红，烦渴引饮，昼夜不息，脉洪大而虚，重按全无，此血虚证，误服白虎汤必死。”[10]127 指出血虚证的证型特点，并与阳明实热的白虎汤证进行鉴别，对李东垣血虚发躁理论，再次凝炼，丰富血虚证的内涵。赵献可《邯郸遗稿》也提及血虚证：“产后去血过多，阴虚内热，头痛，晡时尤甚，与大病后虚烦相似，宜服人参当归散。若小腹甚痛，手足麻木，及遍身麻、晕，为痰与血虚也，宜二四汤加香附治之。盖血虚证亦能作小腹痛，但重按之痛若缓者，是血虚也。”[11]60 指出血虚证可以出现小腹痛，且腹痛的特点为重按之痛若缓。

清代医家程国彭在《医学心悟》中论述了“血虚证”：“产后若无风寒而忽发热者，血虚也。宜用四物汤补阴血……然产后多有脾虚伤食而发热者，误作血虚，即不验矣。法当调其饮食，理其脾胃，宜用五味异功散加神曲、麦芽。大凡风寒发热，昼夜不退；血虚与伤食，则日晡发热，清晨即退，是以二症相似也。然伤食之症，必吞酸嗳腐，胸膈满闷，显然可辨。若血虚证，则无此等症候。然产后复有气血大虚，恶寒发热，烦躁作渴，乃阳随阴散之危症，宜用十全大补汤，如不应，更加附子。”[12]213 通过血虚发热、伤食发热、风寒发热、阳随阴散发热的鉴别诊断，明确血虚发热的特点为日晡发热，清晨即退，且但发热，无别的症候，治疗方面，以四物汤加黑干姜、童子尿。进一步完善了血虚证的诊治。戴天章《重订广温热论》云：“血虚当补之候是：面唇淡白，头晕目眩，五心烦热作渴，神志不宁，健忘怔忡失眠，肠燥便艰，口干舌萎或口舌生疮，舌苔嫩红而干，或绛底浮白，或舌绛而燥。”[13]167 文中没有用“血虚证”一词，但详细论述了血虚证的症状与舌象，可见，“血虚证”名称虽经明代医家提出，但并没有形成规范而沿袭。清代李用粹《证治汇补》载：“血虚者，其症朝凉暮热，手足心热，皮肤干涩甲错，唇白，女子月事前后不调，脉细无力。法宜补之。”[14]112 此文用的是“血虚者”，包括症状与脉象两个方面，症状方面主要包括：朝凉暮热，手足心热，皮肤干涩甲错，唇白，女子月事前后不调；脉象为细无力。清代沈金鳌《杂病源流犀烛・筋骨皮肉毛发病源流》云：“人之瘦者，气则实而血必虚，故皮肤多燥涩，血虚也。”“血虚无以荣筋，因拘急而惕惕然跳，且四体百骸，亦瞤瞤然动，是筋惕肉瞤，由于筋肉失养。”[15]400 指出血虚的三个特点：瘦、皮肤多燥涩、筋拘急而惕惕然跳。清代唐宗海对血虚有较多论述，《血证论》云：“载气者，血也。”“男子精薄，则为血虚。”[16]117 指出血虚的两个病因：干血不去、男子精薄。其《医学见能・头证》云：“若头痛而晕，自眉梢上攻，而心悸、舌淡、脉虚者，为血虚所致。治宜养血熄风，方如加味四物汤。”[17]14 指出血虚的特点：头痛而晕，自眉梢上攻，心悸，舌淡、脉虚。并以加味四物汤治疗。清代陈廷儒《诊余举隅录》载：“盗汗，有血虚证，有血热证，有少阳证，有阳明证，有酒客睡中多汗证，或因汗出合目后，并见谵语等情，遂以邪祟疑之，愚甚矣。”[18]44 明确提出血虚证可导致盗汗。《重订通俗伤寒论》由清代俞根初撰，近代徐荣斋重订，对于血虚亦论述较多。《重订通俗伤寒论・看口齿法》：“唇淡白者，血虚。”[19]124《重订通俗伤寒论・六经舌苔》“少阴主热，中藏君火，多属血虚，舌色多红。”[19]20《重订通俗伤寒论・按胸腹》：“轻按洪大，重按虚细者，血虚之候。”[19]131 该书对血虚的论述，从唇色、舌色、脉象进行阐述，指出血虚证的特点为：唇淡白、舌多红，脉轻按洪大，重按虚细。此处用的是“血虚之候”来表述，并没有用“血虚证”一词。由以上可见，明清时期，虽然提出“血虚证”，且有一定的沿袭，但是，“血虚证”并没有形成规范，这个时期，仍然是“血虚”“血虚症”“血虚之候”“血虚证”等名称并存。

近现代有关著作均以“血虚证”作为固定名词。如全国高等中医药院校规划教材《中医诊断学》[20]135《中国医学百科全书·中医基础理论》[21]260《中医证候辨治轨范》[22]15,16《中医证候规范》[23]31,32《中医证候鉴别诊断学》[24]32《中医大辞典》[25]582《中医药常用名词术语辞典》[26]141《实用中医诊断学》[27]269《简明中医病证辞典》[28]458等，而国标《中医临床诊疗术语·证候部分》[29]487、由全国科学技术名词审定委员会审定公布的《中医药学名词》[30]586 等均以“血虚证”作为规范名。

总之，“血虚证”理论内涵源自《内经》，明代戴原礼在《秘传证治要诀及类方》中首次提出“血虚证”一词，虽后世有一定的沿袭，内容亦不断地丰富完善，但“血虚证”并没有形成规范词。明清时期，仍以“血虚”“血虚症”“血虚之候”“血虚证”并存。至近现代，全国高等中医药院校规划教材，《中医证候规范》《中医临床诊疗术语·证候部分》《中医药学名词》等均以“血虚证”作为规范词，说明“血虚证”作为中医辨证的规范名已成为共识。

五、文献辑录

《黄帝内经灵枢·决气》：“中焦受气取汁，变化而赤，是谓血……血脱者色白，夭然不泽，其脉空虚，此其候也”[2]75。

《鸡峰普济方》卷一：“如产后三五日内觉头痛身热或汗自出，脉浮大者，此只是血虚证候，初不可作伤风攻治，但只与四物汤加人参与羊肉汤相兼服自愈，大山芋丸，人参丸，鹿角胶散皆可服之。”[7]12

《秘传证治要诀及类方》卷十二：“产后诸病。有作寒作热。而亦有独热。然独热亦有三。恶血未下者。腹痛而发热。感外邪者。必有头痛恶风而发热。惟血虚即但发热而无余证。名曰蓐劳。宜于前血虚证求药。”[9]176

《产鉴》下卷：“治肌肤燥热，目赤面红，烦渴引饮，昼夜不息，脉洪大而虚，重按全无，此血虚证，误服白虎汤必死。”[10]127

《邯郸遗稿》卷四：“产后去血过多，阴虚内热，头痛，晡时尤甚，与大病后虚烦相似，宜服人参当归散。若小腹甚痛，手足麻木，及遍身麻、晕，为痰与血虚也，宜二四汤加香附治之。盖血虚证亦能作小腹痛，但重按之痛若缓者，是血虚也。”[11]60

《医学心悟》第五卷：“产后若无风寒而忽发热者，血虚也。宜用四物汤补阴血，加以黑干姜之苦温从治，收其浮散，使归依于阴，则热即退矣。如未应，更加童子小便为引，自无不效。然产后多有脾虚伤食而发热者，误作血虚，即不验矣。法当调其饮食，理其脾胃，宜用五味异功散加神曲、麦芽。大凡风寒发热，昼夜不退；血虚与伤食，则日晡发热，清晨即退，是以二症相似也。然伤食之症，必吞酸嗳腐，胸膈满闷，显然可辨。若血虚证，则无此等症候。然产后复有气血大虚，恶寒发热，烦躁作渴，乃阳随阴散之危症，宜用十全大补汤，如不应，更加附子。若呕吐泻利，食少腹痛，脉沉细，或浮大无力，更佐以理中汤。”[12]213

《诊余举隅录》卷下：“盗汗，有血虚证，有血热证，有少阳证，有阳明证，有酒客睡中多汗证，或因汗出合目后，并见谵语等情，遂以邪祟疑之，愚甚矣。”[18]44

《重订通俗伤寒论》第五章：“轻按洪大，重按虚细者，血虚之候。”[19]131

《中医诊断学》：“血虚类证包括血虚和血脱。血虚证是指血液亏少，不能濡养脏腑、经络、组织而表现的虚弱证候。血虚证以面色淡白或萎黄，口唇、眼睑、爪甲色淡白，头晕眼花，心悸多梦，手足发麻，妇女经血量少色淡、衍期甚或经闭，舌质淡，脉细无力等为一般临床表现。”[20]135

《中国医学百科全书·中医基础理论》："血虚证：临床以面色苍白无华或萎黄，唇色淡白，头晕眼花，心悸失眠，手足发麻，舌质淡，脉细无力，妇女月经量少，衍期，甚或经闭等为主要证候。"[21]260

《中医证候辨治轨范》各论："血虚证是因素体禀赋不足，劳累思虑过度或失血，或脏腑受损，或瘀血不去，或寄生虫等所造成的血液亏损，化源不足，以致脏腑经络的局部或全身缺乏血液濡养，出现以面色无华，口唇苍白，头晕眼花为主症的证候。临床表现：主症：面白无华或萎黄，眼睑及口唇苍白，爪甲淡白，头晕眼花，心悸健忘，失眠梦多，手足麻木。次证：怔仲。毛发不泽而易落，爪甲脆薄，头痛隐隐，经水后期而量少色淡，血枯经闭，胎漏胎滑，产后血晕或便艰。舌脉：舌质淡，苔薄，脉细无力或芤。"[22]15，16

《中医证候规范》："血虚证：别名：血不足证，血少证，心肝血虚证。证候概念：本证是由于禀赋不足，或脾胃虚弱血液生化不足，或各种急慢性失血，或病损、七情内伤暗耗阴血，或感染虫邪等原因，引致血液亏虚，脏腑组织失濡养所表现的证候。主症：面白无华或萎黄，爪甲苍白，头晕眼花，心悸。主舌：舌质淡白略干，舌苔薄白略干。主脉：脉细无力。"[23]31，32

《中医证候鉴别诊断学》："血虚证主要临床表现为：面白无华或萎黄，唇色淡，头晕目眩，心悸，失眠，手足发麻，女子月经量少，衍期，甚则经闭。舌质淡，脉沉细无力等症。"[24]32

《中医大辞典》："血虚：体内血分亏损。常因失血过多，思虑过度，寄生虫，或脏腑虚损，不能化生精微所致。临床表现为面白无华，唇色淡自，头晕眼花，心悸，失眠，手足发麻，脉细无力等症。治宜补血为主，或补气益血。"[25]582

《中医药常用名词术语辞典》："血虚证：血液亏虚，以面色淡白或萎黄，唇、舌、爪甲色淡白，头晕眼花，心悸，失眠，多梦，手足发麻，妇女月经量少，色淡，衍期或经闭，脉细无力等为常见症的证候。"[26]141

《实用中医诊断学》："血虚证：主要表现为面白无华或萎黄，唇色、爪甲淡白，头晕眼花；心悸失眠，手足发麻，妇女月经失调（经少、经闭或周期延迟），舌淡，脉细弱。"[27]269

《简明中医病证辞典》："血虚证：面色淡白或萎黄，唇色爪甲色淡白、头晕眼花、心悸、失眠多梦、疲倦乏力、手足麻木、妇女月经量少、色淡、衍期或经闭，脉细无力等。常因失血过多、思虑过度、虫积所伤，或脏腑虚损，不能化生精微所致。治宜补血为主，或补气养血。方用当归补血汤、四物汤、八珍汤。"[28]458

《中医临床诊疗术语·证候部分》："血虚证，血液亏虚，脏腑、经络、形体失养，以面色淡白或萎黄，唇舌爪甲色淡，头晕眼花，心悸多梦，手足发麻，妇女月经量少、色淡、衍期或经闭，脉细等为常见症的证候。"[29]487

《中医药学名词》："血虚证：血液亏虚，失于荣养，以面色淡白或萎黄，唇甲淡白，头晕眼花，心悸多梦，手足发麻，妇女经少经闭，舌淡，脉细等为血虚证常见症的证候。"[30]586

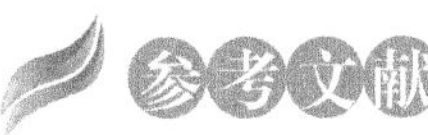

[1] 未著撰人. 黄帝内经素问[M]. 北京：人民卫生出版社，2005：13，42，78，79.
[2] 未著撰人. 黄帝内经灵枢[M]. 北京：人民卫生出版社，2005：75，111.
[3] [旧题][战国] 秦越人. 难经[M]. 北京：科学技术文献出版社，1996：7.
[4] [汉] 张仲景. 伤寒论[M]. 北京：中医古籍出版社，1997：01.
[5] [汉] 张仲景. 金匮要略[M]. 北京：中医古籍出版社，1997：57.
[6] [隋] 巢元方. 诸病源候论[M]. 沈阳：辽宁科学技术出版社，1997：15.
[7] [宋] 张锐. 鸡峰普济方[M]. 北京：学苑出版社，2016：12.
[8] [金] 李杲. 脾胃论[M]. 彭建中点校. 沈阳：辽宁科学技术出版社，1997：17.
[9] [明] 戴原礼. 秘传证治要诀及类方[M]. 沈凤阁点校. 北京：人民卫生出版社，1989：176.
[10] [明] 王化贞.《产鉴》注释[M]. 张磊，庞春生，冯明

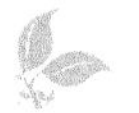

清，等注释. 郑州：河南科学技术出版社，1982：127.

[11] [明] 赵献可. 邯郸遗稿[M].《浙江中医杂志》编辑部校点. 杭州：浙江科学技术出版社，1984：60.

[12] [清] 程国彭. 医学心悟[M]. 北京：中国中医药出版社，1996：213.

[13] [清] 戴天章. 重订广温热论[M]. 福州：福建科学技术出版社，2010：167.

[14] [清] 李用粹. 证治汇补[M]. 吴唯校注. 北京：中国中医药出版社，1999：112.

[15] [清] 沈金鳌. 杂病源流犀烛[M]. 北京：中国中医药出版社，1984：400.

[16] [清] 唐宗海. 血证论[M]. 北京：中国中医药出版社，1996：117.

[17] [清] 唐宗海. 医学见能：头证[M]. 兰州：甘肃人民出版社，1982：14.

[18] [清] 陈廷儒. 诊余举隅录[M]. 北京：中国中医药出版社，2015：44.

[19] [清] 俞根初. 重订通俗伤寒论[M]. 上海：上海卫生出版社，1956：20，131.

[20] 朱文锋. 中医诊断学[M]. 上海：上海科学技术出版社，1995：135.

[21] 任应秋. 中医基础理论[M]//钱信忠. 中国医学百科全书. 上海：上海科学技术出版社，1989：260.

[22] 冷方南. 中医证候辨治轨范[M]. 北京：人民卫生出版社，1989：15，16.

[23] 邓铁涛. 中医证候规范[M]. 广州：广东科技出版社，1990：31，32.

[24] 赵金铎. 中医证候鉴别诊断学[M]. 北京：人民卫生出版社，1990：32.

[25] 李经纬，邓铁涛，等. 中医大辞典[M]. 北京：人民卫生出版社，1995：582.

[26] 李振吉. 中医药常用名词术语辞典[M]. 北京：中国中医药出版社，2001：141.

[27] 邓铁涛. 实用中医诊断学[M]. 北京：人民卫生出版社，2004：269.

[28] 邹积隆，丛林，杨振宁. 简明中医病证辞典[M]. 上海：上海科学技术出版社，2005：458.

[29] 国家技术监督局. 中医临床诊疗术语：证候部分[M]. 北京：中国标准出版社，1997：487.

[30] 中医药学名词审定委员会. 中医药学名词[M]. 北京：科学出版社，2005：586.

（刘先利）

2 · 024

血瘀证

xuè yū zhèng

一、规范名

【汉文名】血瘀证。

【英文名】syndrome of blood stasis。

【注释】瘀血内阻，血行不畅，以局部出现青紫肿块、疼痛拒按；或心、肝、脑等主要脏器瘀血阻络，功能障碍；或腹内肿块、刺痛不移、拒按；或出血紫暗成块，舌紫暗，脉弦涩等为常见症的证候。

二、定名依据

“血瘀证”一词最早见于清代陈修园的《金匮要略浅注》中。其中有言：“而血瘀证，虽在于内，而久视伤血，久卧伤气，久坐伤肉，久立伤骨，久行伤筋，名为五劳。”虽字面相同，但其内涵与现在证候名含义并不完全相同。此前与之最对应的为“血瘀”一词，见于《神农本草经》，其中血瘀含义与瘀血基本相同，另一相近的名词为“瘀血”，首见于《金匮要略》中，指血液运行不畅而停滞于局部。

“血瘀证”一词出现之前，在历代文献中，继《神农本草经》之后，《诸病源候论》提出“血结”“血瘀”，《千金要方》称瘀血为“黑血”；《三因极一病证方论》称之为“瘀”；《证治准绳》提出“污血”等与“血瘀”相近概念。从这些称谓可以看出，此时存在“血瘀”“瘀血”混称的情况，其含义与“血瘀”基本一致。

清之前的古籍中，血瘀、瘀血两者经常混称，其含义基本相同。王清任提出“诸病之因，皆由血瘀”，此处的血瘀不仅指血液运行不畅、停滞、留着、瘀积于局部所形成的瘀血，同时还包括血行迟缓、郁滞。不仅是病因概念、还是病机概念，与瘀血的内涵开始不同。

20世纪60年代，血瘀证研究兴起，血瘀证的理论阐发、临床应用、实验研究得到了空前发展。从“瘀血”到“血瘀证”的提出以至到今天血瘀证在临床的广泛应用，血瘀的概念是不断发展的，这个发展从模糊到明确，从局限到扩展，从单纯到综合。随着中医学研究的深入，血瘀证概念的内涵和外延有不断扩大的趋势。“血瘀”从指血液运行不畅、停滞、留着、瘀积于局部这个狭义概念，扩展到涉及血管的病变以及各种病因病理产物的综合性病变这个相对广义的概念上。

我国普通高等教育中医药类国家级规划教材《中医诊断学》(朱文锋)、《中医诊断学》(王忆勤)等以及辞书类著作《中医大辞典》《中医辞海》等均作“血瘀证”。2005年出版的全国科学技术名词审定委员会审定公布的《中医药学名词》以“血瘀证”作为规范名。已经广泛应用于中医药学文献的标引和检索的《中国中医药学主题词表》也以“血瘀证”作为正式主题词，说明“血瘀证”作为中医证候的规范名已成为共识。

三、同义词

【曾称】“瘀血内阻证”(《本草求真》)；“瘀血阻滞证”(《证治准绳》)。

四、源流考释

先秦两汉时期，血瘀证理论始于《内经》。《内经》首先提出“恶血”“留血”等概念，奠定了血瘀学说基础。《灵枢经·本脏》云：“血和则经脉流行”[1]96，指出气血调和、脉道通利是血液运行的基本条件。虽然并没有明确提出“瘀血”一词，但有“恶血”“血脉凝泣”“留血”“血著”等30余种近似瘀血的记载，并有丰富的血瘀证病因病机及治疗的论述。如论“血瘀”形成的原因，血受寒凝致瘀。《黄帝内经素问·举痛论》云：“寒气入经而稽迟，泣而不行，客于脉外则血少，客于脉中则气不通。”[2]77 情志内伤，气机逆乱致瘀。如《黄帝内经素问·生气通天论》：“大怒则形气绝，而血菀于上，使人薄厥。”[2]5 气血关系密切，忧则气结，怒则气逆，气机不畅，帅血无力，血行不畅，则发为血瘀。此外，还有跌打损伤致瘀以及年老体衰，气血亏虚，脉道凝涩致瘀等。在治疗上，《内经》有疏决通导、祛瘀、温阳、血脉并治等法则，如《黄帝内经素问·至真要大论》指出：“疏其血气，令其调达，而致和平。”[2]188《灵枢经·小针解》曰：“菀陈则除之者，去血脉也。”[1]9《黄帝内经素问·调经论》指出：“病在脉，调之血；病在血，调之络”[2]120。总之，《内经》已基本形成了瘀血及活血化瘀的基本概念，是血瘀证理论的雏形。

汉代张仲景首先提出“瘀血”之名称，类似的名词还有“蓄血”“瘀热”“血结”等。《金匮要略·惊悸吐衄下血胸满瘀血病》：“胸满，唇痿舌青……为有瘀血。”[3]45 并在多篇中谈到瘀血成因。如《金匮要略·肺痿肺痈咳嗽上气病》：“热之所过，血为之凝结。”[3]65《伤寒论·辨阳明病脉证并治》：“阳明病，其人善忘者，必有蓄血也。”[4]79 张仲景开拓了伤寒、杂病、妇科血瘀论治领域，建立了理气活血、泄热化瘀、除湿化瘀、逐水破瘀、温经祛瘀等多种活血化瘀法，并且创制了桃核承气汤、大黄牡丹汤、鳖甲煎丸、下瘀血汤、大黄䗪虫丸等活血方。为后世治疗血瘀证奠定了坚实的基础。

东汉末年成书的《神农本草经》是我国最早的一部中药专著，其中不仅首次出现了“血瘀”这一名词，还记载了70多种具有“消瘀血”“逐恶血”“通血脉”“除血痹”之功的药物，如丹参、红花、川芎、大黄等。其性能、功效记载十分详细，如大黄“主下瘀血、血闭、寒热、破癥瘕积聚”[5]122，奠定了治疗瘀血的药物学基础。

隋唐时期，血瘀证相关证治理论进一步发展。隋代巢元方所著《诸病源候论》记载了不少血瘀相关论述。如“妇人杂病诸候”：“有风冷乘

之，邪搏于血……寒则血结。”[6]188 指出寒凝血结，可致妇人月经不调。“伤寒内有瘀血”：“伤寒病，若热搏于久瘀，则发热如狂”，指出热邪也可致瘀。“小儿落床损瘀候”：“血之在身，随气而行，常无停积。若因堕落损伤，即血行失度……皆成瘀血”[6]221，除了寒凝，热结致瘀外，跌扑损伤致血行失度，也是导致瘀血形成的重要原因。《诸病源候论》中还详细论述了瘀血内停的表现。如《诸病源候论·瘀血候》：“血瘀在内，则时时体热面黄。瘀久不消，则变成积聚癥瘕也。”[6]188《诸病源候论·卒被损瘀血候》：“夫有瘀血者，其人喜忘，不欲闻物声。病人胸满，唇萎舌青，口燥，但欲漱水不欲咽，无热，脉微大来迟，腹不满，其人言我腹满，为有瘀血。”[6]174 该书对瘀血的临床症状体征的详尽描述，为后世临床诊断血瘀证提供了依据。

唐代血瘀证相关理论也得以充分发展。孙思邈《备急千金要方·治病略例》中“又有产乳落胎，堕下瘀血”[7]2；《备急千金要方·求子》中“月水去留，前后交互，瘀血留滞”[7]17 等。《千金方》还创立了桃仁汤、芒硝汤、桃仁煎、桂心酒方、大黄汤、蒲黄汤、破血下癥汤等数十首活血化瘀的方剂，成为治疗温病血瘀、热入血分之主方。王焘的《外台秘要》所记载的从高处坠落及折伤方16首和折腕瘀血方4首，均由活血化瘀药物组成。如《外台秘要·被打有瘀血方一十三首》：“肘后疗若为人所打，举身尽有瘀血方。刮青竹皮（二升）、乱发（如鸡子大四枚烧灰）、延胡索（二两）。”[8]829，记载了外伤瘀血治疗方数十首。

宋代血瘀学说得到了较大发展。《三因极一病证方论·病余瘀血证治》：“病者或因发汗不彻，及吐衄不尽，瘀蓄在内”[9]171。杨仁斋《仁斋直指方·血荣气卫论》曰：“盖气为血帅也，气行则血行，气滞则血滞，气温则血温，气寒则血寒，气有一息不运，则血有一息不行。”[10]7 进一步论述了气血的相互依存关系，并提出瘀血治疗必兼理气的原则。陈无择提出了病后治疗不彻底如发汗不透彻，或吐血、衄血不尽留滞于内，皆可致瘀的观点。此外，宋代方书开始广泛介绍活血化瘀方剂。

血瘀理论在金元时期得到进一步发展，刘完素阐明了燥邪致瘀观点，“燥之为病，血液衰少，而气血不能流畅”。李东垣创制了复元活血汤，用于治疗外伤性瘀血。张从正《儒门事亲》提出“惟以血气流通为贵”，首倡“血气流通”之说。张从正祛邪汗、吐、下三法都体现了“血气流通”的思想，如“汗法”是“发腠理，致津液，通血气”[11]123（《儒门事亲·汗下吐三法该尽治病诠》）。通过汗、吐、下三法来调和营卫、宣通气机、通达血气，以条畅气血。朱丹溪还首次明确提出了“痰挟瘀血”的观点。《丹溪心法·痰饮》：“自郁成积，自积成痰，痰挟瘀血，遂成窠囊”，并将痰瘀互结之说用于解释疾病。《丹溪心法·积聚痞块》指出积聚为“气不能作块，成聚块乃有形之物，痰与食积、死血。”[12]65 手足木者因“有湿痰死血。”肺胀因“痰挟瘀血碍气而病。”朱丹溪认为痰瘀互结是手足麻木、积聚、肺胀等诸多疾病的重要病机，并指出痰瘀互结，治疗起来颇为顽固。临证中，朱丹溪多选用苍术之类以化痰，或用滚痰丸荡涤老痰，或选用四物汤加减化痰药物来痰瘀同治。

瘀血学说经过了历代发展，在明清时期逐渐成熟。明代朱橚等编写的《普济方·诸血门》云：“人之一身不离乎气血，凡病经多日治疗不愈，须当为之调血……以此先利诸瘀。”[13]223 指出了久病要注意活血化瘀。明代王肯堂《证治准绳·杂病》提出“夫人饮食起居，一失其宜，皆能使血瘀滞不行，故百病由污血者多。”[14]102“小便自利，口不甚渴，按胸腹肋脐间有痛处，或手可近，蓄血也。”指出了致瘀的各种原因，同时把痛有定处作为瘀血典型症状，是临床诊断的一大创见。明代缪希雍《神农本草经疏·杂症门》：“蓄血，俗名内伤，或积劳，或多怒，或饱后行房，或登高坠下，或奔逐过急，皆致蓄血”。[15]106 指出内、外伤均可致瘀，至一定时日可以发病。

清代陈修园在《金匮要略浅注·浅注血痹虚劳病脉证并治第六》中首次提出“血瘀证”一词，“而血瘀证，虽在于内，而久视伤血，久卧伤气，久坐伤肉，久立伤骨，久行伤筋，名为五劳。”[16]76 这一时期，血瘀理论进一步发展成熟，各家在血瘀证治上积累了丰富的经验。张璐根据瘀血部位不同，提出“血蓄上焦，犀角地黄汤”“血蓄中焦，桃核承气汤”“血蓄下焦，抵当汤”，[17]139 同时对虚人瘀血，主张以补通兼顾，如桃核承气汤加人参。清代叶天士提出了“久病入络”的理论，《临证指南医案·胁痛》云“大凡经主气，络主血，久病血瘀”[18]440，倡导“通络”之法。他认为经主气，络主血。初病在经，久病入络。对癥瘕、疟母、噎膈、痹证、月经胎产等有血瘀证者，在治疗上他主张以辛为用，包括辛润、辛温、辛咸(虫、蚁之类)，并多以丸剂缓图。清代何梦瑶《医碥·肿胀》中说：“气血水三者，病常相因。”[19]152 认为气、血、水三者关系密切，何梦瑶在张仲景“血不利则为水”观点的基础上，进一步阐发了气、血、水三者运行失常，互为因果的观点。气滞则可致血停而为瘀结，血瘀滞不行则阻碍气机，致气机阻滞，津液停聚不行，则脉道不利而血行不畅而为瘀；反过来，血阻水道，影响津液的代谢、输布，使之停蓄于局部，或泛溢于全身而为肿。傅山在《傅青主女科·小产》提出“必补气以生血，新血生而瘀血自散”[20]70，认为治疗产后瘀血以养血为主，活血为辅，如生化汤，以归、芎补血养血为主，辅以桃仁等活血化瘀。

清代对血瘀学说有重大贡献的医家当属王清任。王清任重视气血，对气血学说进行新的发挥，强调气血关系，提出气虚血瘀观点，并主张“诸病之因，皆由血瘀”，对疑难杂症从无形血瘀证来辨，并用活血化瘀法治疗，创立血府逐瘀汤、身痛活血汤、通窍逐瘀汤等五逐瘀汤。《医林改错·气血合脉说》：“治病之要诀，在明白气血……所伤者无非气血。”[21]5 他主张辨治疾病时必须“审气血之荣枯，辨经络之通滞”。王清任还提出“诸病之因，皆由血瘀”的观点，认为久病、怪症、他药无效者均可辨为血瘀，大大拓宽了中医活血化瘀辨证思路。王清任所说的血瘀与瘀血内涵是不同的，这里血瘀不仅指血液运行不畅、停滞、留着、瘀积于局部所形成的瘀血，同时还包括血行迟缓、郁滞。他还自制了 8 首用以逐瘀或活血方剂，所治的病证多达 30 余种。此外，王清任还提出了气虚血瘀理论，并创制了“补阳还五汤”，开创了补气活血法治疗中风的先河，形成了活血化瘀法临床应用的完整体系，血瘀学说至此逐渐形成一门独立的学说。

唐容川对血瘀证治也有重要贡献，他认为“既是离经之血，虽清血鲜血，亦是瘀血”(《血证论·瘀血》)[22]87。他认为瘀血阻滞必然影响新血之化生，瘀祛才能生新，因而主张“凡吐血衄血，不论清、凝、鲜、黑总以祛瘀为先”。其对血瘀证的治疗，强调按照血瘀的部位选方用药，“吐血”篇曰：“血瘀上焦……宜用血府逐瘀汤或人参泻肺汤……血瘀中焦……宜用甲己化土汤……血瘀下焦……宜归芎失笑散主之。”[22]17,23 此外，他还提出了“止血、消瘀、宁血、补血”四大治血证原则。

我国自 20 世纪 60 年代开始冠心病血瘀证研究，近 30 年中，血瘀证研究一直是临床和实验研究热点。自进行血瘀证现代化研究以来，血瘀的概念范畴也较前有很大扩展，血瘀不仅指血液运行不畅而停滞。同时，凡因多种病因导致血液流行不畅，或积于脉内，或溢于脉外，或形成血栓，以及导致血液相关系统异常使血液功能、性质、成分发生改变者，都属于血瘀范畴，因血瘀而出现的一系列临床症候群称为血瘀证。此时的血瘀不仅是病因概念，同时是病机概念。

国标《中医临床诊疗术语·证候部分》将血瘀证定为标准证名[23]10。近现代有关著作均以“血瘀证”作为规范名。我国普通高等教育中医药类国家级规划教材《中医诊断学》[24]169(朱文锋)、《中医诊断学》[25]140(王忆勤)等以及辞书类著作《中医辞海》[26]359《中医大辞典》[27]662 等均称“血瘀证”。2005 年出版的全国科学技术名词审定委员会审定公布的《中医药学名词》[28]102 以

“血瘀证”作为规范名。已经广泛应用于中医药学文献的标引和检索的《中国中医药学主题词表》[29]511 也以“血瘀证”作为正式主题词。

总之，“血瘀”一词首见于《神农本草经》，“血瘀证”一词始见于《金匮要略浅注》，王清任之前，瘀血、血瘀大多混称，二者内涵大致相同，都是血液运行不畅而停滞，瘀积于局部之意。王清任提出了“诸病之因，皆由血瘀”，赋予了血瘀病机概念内涵，可以说是首次对瘀血、血瘀进行了区分。从“瘀血”到“血瘀证”的提出以至到今天血瘀证在临床的广泛应用，血瘀的概念是不断发展的，这个发展从模糊到明确，从局限到扩展，从单纯到综合。随着中医学研究的深入，血瘀证概念的内涵和外延有不断扩大的趋势。“血瘀”从指血液运行不畅、停滞、留着、瘀积于局部这个狭义概念，扩展到涉及血管的病变以及各种病因病理产物的综合性病变这个广义的概念上。

五、文献辑录

《灵枢经·本脏》：“血和则经脉流行。”[1]96

《黄帝内经素问·举痛论》：“寒气入经而稽迟，泣而不行，客于脉外则血少，客于脉中则气不通。”[2]77

“生气通天论”：“大怒则形气绝，而血菀于上，使人薄厥。”[2]5

“至真要大论”：“疏其血气，令其调达，而致和平。”[2]188

“调经论”：“病在脉，调之血；病在血，调之络。”[2]120

《金匮要略·惊悸吐衄下血胸满瘀血病》：“病人胸满，唇痿舌青，口燥，但欲漱水，不欲咽，无寒热，脉微大来迟，腹不满，其人言我满，为有瘀血。”[3]45

《伤寒论·辨阳明病脉证并治》：“发热七八日至六七日不大便，有瘀血也……阳明病，其人善忘者，必有蓄血也。”[4]79

《神农本草经·下经》：“蜚蠊。味咸，寒。主血瘀，瘕坚，寒热，破积聚，喉咽痹，内寒无子。”[5]109“大黄，主下瘀血，血闭，寒热，破癥瘕、积聚、留饮宿食，荡涤肠胃，推陈致新，通利水谷，调中化食，安和五脏。生山谷。”[5]122

《诸病源候论·卒被损瘀血候》：“夫有瘀血者，其人喜忘，不欲闻物声。病人胸满，唇萎舌青，口燥，但欲漱水不欲咽，无热，脉微大来迟，腹不满，其人言我腹满，为有瘀血。”[6]174

“瘀血候”：“此或月经否涩不通，或产后余秽未尽，因而乘风取凉，为风冷所乘，血得冷则结成瘀也。血瘀在内，则时时体热面黄。瘀久不消，则变成积聚癥瘕也。”[6]188

“小儿落床损瘀候”：“血之在身，随气而行，常无停积。若因堕落损伤，即血行失度……皆成瘀血。”[6]221

《备急千金要方·治病略例》：“又有产乳落胎，堕下瘀血。”[7]2

“求子”：“月水去留，前后交互，瘀血留滞。”[7]17

《外台秘要·被打有瘀血方一十三首》：“肘后疗若为人所打，举身尽有瘀血方。刮青竹皮（二升）、乱发（如鸡子大四枚烧灰）、延胡索（二两）……范汪疗被打有瘀血方，大黄（二两）、桃仁（去皮尖熬）、虻虫（各二十一枚去足翅熬）。”[8]829

《三因极一病证方论·病余瘀血证治》：“病者或因发汗不彻，及吐衄不尽，瘀蓄在内。”[9]171

《儒门事亲·湿痹》：“寒去则血行，血行则气和，气和则愈矣”[11]123

《仁斋直指方·血荣气卫论》：“盖气为血帅也，气行则血行，气滞则血滞，气温则血温，气寒则血寒，气有一息不运，则血有一息不行。”[10]7

《丹溪心法·积聚痞块》：“气不能作块，成聚块乃有形之物，痰与食积、死血。”[12]65

《普济方·诸血门》：“人之一身不离乎气血，凡病经多日治疗不愈，须当为之调血……用药川芎、莪术、桃仁、灵脂、生地、大黄为要，呕甚者多加生姜，以此先利诸瘀。”[13]223

《证治准绳·杂病》：“夫人饮食起居，一失其宜，皆能使血瘀滞不行，故百病由污血者多。”[14]102

《神农本草经疏·杂症门》：“蓄血，俗名内伤，或积劳，或多怒，或饱后行房，或登高坠下，或奔逐过急，皆致蓄血。”[15]106

《张氏医通·蓄血》：“衄者，血蓄上焦，犀角地黄汤。心下手不可近者，血蓄中焦，桃核承气汤。脐腹下肿大便黑者，血蓄下焦也，抵当汤丸、下瘀血汤及代抵当汤，随轻重选用。”[17]139

《临证指南医案·胁痛》：“大凡经主气，络主血，久病血瘀。”[18]440

《医碥·肿胀》：“气血水三者，病常相因。有先病气滞而后血结者，有先病血结而后气滞者，有先病水肿而血随败者，有先病血结而水随蓄者。”[19]152

《金匮要略浅注·血痹虚劳病脉证并治》“而血瘀证，虽在于内，而久视伤血，久卧伤气，久坐伤肉，久立伤骨，久行伤筋，名为五劳。”[16]76

《傅青主女科·小产》：“必补气以生血，新血生而瘀血自散。”[20]70

《医林改错·气血合脉说》：“治病之要诀，在明白气血。无论外感内伤，要知初病伤人何物……所伤者无非气血。”[21]5

《血证论·瘀血》：“世谓血块为瘀，清血非瘀，黑色为瘀，鲜血非瘀，此论不确。盖血初离经，清血也，鲜血也。然既是离经之血，虽清血鲜血，亦是瘀血。”[22]87

“吐血”：“瘀血著留在身，上下内外又有部位不同，分别部居，直探巢穴，治法尤百不失一。审系血瘀上焦，则见胸背肩疼痛麻木逆满等证，宜用血府逐瘀汤或人参泻肺汤加三七、郁金、荆芥，使上焦之瘀一并廓清；血瘀中焦，则腹中胀满，腰胁着痛……宜用甲已化土汤加桃仁、当归、姜黄主之；血瘀下焦，腰以下痛、小腹季胁等处胀满……宜归芎失笑散主之。”[22]17,23

《中国中医药学主题词表》：“血瘀证……属实证、血病和中医病因；凡离经之血不能及时排出和消散，停留于体内；或血行不畅，壅遏于经脉之内，瘀积于脏腑组织器官引起病理状况；指证候，亦指病因。”[29]511

《中医临床诊疗术语·证候部分》：“血瘀证又称瘀血内阻证、瘀血阻滞证。指瘀血内阻，血行不畅，以局部青紫肿块、疼痛拒按，或腹内积块、刺痛不移、拒按，或出血紫黯成块，舌紫或有斑点，脉弦涩等为常见症的证候。”[23]10

《中医辞海》：“血瘀证……为血液运行不畅、瘀积凝滞，或离经之血停积体内所致的多种症证的总称。”[26]359

《中医诊断学》（朱文锋）：“瘀血与血瘀证的概念不全相同。凡离经之血未能及时排出或消散，而停留于某处，或血液运行受阻，壅积于经脉或脏器，呈凝滞状态，失却生理功能者，均属瘀血。由瘀血内阻所导致的证候，称为血瘀证。”[24]169

《中医诊断学》（王忆勤）：“凡离经之血未能及时排出或消散，停留于体内，或血液运行不畅，壅积于脏腑、器官、组织之内，失去正常生理工功能者，均属瘀血。凡由瘀血内阻而产生的证候，即为血瘀证。”[25]140

《中医药学名词》：“血瘀证。瘀血内阻，血行不畅，以局部出现青紫肿块、疼痛拒按，或心、肝、脑等主要脏器瘀血阻络，功能障碍；或腹内肿块、刺痛不移、拒按；或出血紫暗成块，舌紫暗，脉弦涩等为常见症的证候。”[28]102

《中医大辞典》：“血瘀，病证名。血液瘀滞的各种病证。”[27]662

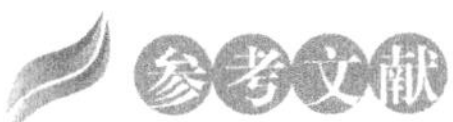

参考文献

［1］未著撰人.灵枢经[M].田代华，刘更生整理.北京：人民卫生出版社，2005：9，96.

［2］未著撰人.黄帝内经素问[M].田代华整理.北京：人民卫生出版社，2005：5，77，120，188.

［3］［汉］张仲景.金匮要略[M].北京：中医古籍出版社，1997：45，65.

［4］［汉］张仲景.伤寒论[M].北京：中国书店，1993：79.

［5］未著撰人.神农本草经[M].南宁：广西科学技术出版社，2016：109，122.

［6］［隋］巢元方.诸病源候论[M].沈阳：辽宁科学技术出版社，1997：174，188，221.

［7］［唐］孙思邈.备急千金要方[M].北京：中国中医药科技出版社，2011：17.

［8］［唐］王焘.外台秘要[M].太原：山西科学技术出版

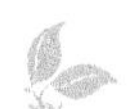

社，2013：829.

［9］［宋］陈无择. 三因极一病证方论［M］. 北京：中国中医药出版社，2007：171.

［10］［宋］杨士瀛. 仁斋直指方［M］. 上海：第二军医大学出版社，2006：7.

［11］［元］张子和. 张子和医学全书［M］. 太原：山西科学技术出版社，2013：123.

［12］［元］朱震亨. 丹溪心法［M］. 沈阳：辽宁科学技术出版社，1997：65.

［13］［明］朱橚. 普济方精华本［M］. 余瀛鳌，林菁，王亚芬，等编选. 北京：科学出版社，1998：223.

［14］［明］王肯堂. 证治准绳［M］. 北京：中国中医药出版社，1997：102.

［15］［明］缪希雍. 神农本草经疏［M］. 北京：中医古籍出版社，2002：106.

［16］［清］陈修园. 金匮要略浅注［M］. 福州：福建科学技术出版社，1988：76.

［17］［清］张璐. 张氏医通［M］. 北京：中国医药科技出版社，2011：139.

［18］［清］叶天士. 临证指南医案［M］. 上海：第二军医大学出版社，2006：440.

［19］［清］何梦瑶. 医碥［M］. 北京：中国中医药出版社，2009：152.

［20］［清］傅山. 傅青主女科［M］. 北京：中国医药科技出版社，2013：70.

［21］［清］王清任. 医林改错［M］. 沈阳：辽宁科学技术出版社，1997：5.

［22］［清］唐宗海. 血证论［M］. 太原：山西科学技术出版社，1996：17－23，87.

［23］国家技术监督局. 中医临床诊疗术语：证候部分［M］. 北京：中国标准出版社，1997：10.

［24］朱文锋. 中医诊断学［M］. 北京：中国中医药出版社，2002：169.

［25］王忆勤. 中医诊断学［M］. 北京：中国中医药出版社，2004：140.

［26］袁钟，图娅，彭泽邦，等. 中医辞海：下册［M］. 北京：中国医药科技出版社. 1999：359.

［27］李经纬，余瀛鳌，蔡景峰，等. 中医大辞典［M］. 北京：人民卫生出版社. 2005：662.

［28］中医药学名词审定委员会. 中医药学名词［M］. 北京：科学出版社，2005：102.

［29］吴兰成. 中国中医药学主题词表［M］. 北京：中医古籍出版社，1996：511.

（卢红蓉）

2·025

冲任不调证

chōng rèn bù tiáo zhèng

一、规范名

【汉文名】冲任不调证。

【英文名】syndrome of disharmony of chong and conception channels。

【注释】泛指冲任二脉功能失调，以月经不调，小腹胀痛等为常见症的证候。

二、定名依据

“冲任不调证”，证候名。该词首见于1981年出版的《实用中医皮肤病学》，但所指范畴比现今所指“冲任不调证”要小。该名词出现之前，字面上与之最对应的为“冲任不调”，该词最早在宋代文献《杨氏家藏方》中出现，包含了病机和证候两方面的涵义，其内涵为现今所指冲任不调证的一种。

出现“冲任不调证”一词之前，在历代文献中，以“冲任不调”“冲任失调”“冲任损伤”“冲任虚损”“冲任不足”“冲任衰弱”“冲任不和”等名称出现，其中“冲任损伤”与现今所指的“冲任不调证”涵义最为相近，泛指一切脏腑及气血功能失调所致的冲任二脉损伤，“冲任虚损”“冲任不足”“冲任衰弱”所指范围比“冲任不调证”要小，而“冲任不调”“冲任失调”在历代文献中含义不同，其所指均为“冲任不调证”病机中的某一种，未得到很好的规范。

至1981年出版《实用中医皮肤病学》，在论述银屑病的辨证时首次应用了“冲任不调证”一词，但所指范畴比现今所指“冲任不调证”要小。至1997年出版中华人民共和国国家标准《中医临床诊疗术语·证候部分》，对“冲任不调证”进行了规范，其定义为：泛指冲任二脉功能失调，以月经不调，小腹胀痛等为常见症的证候，自此确定了“冲任不调证”的含义与应用。其后“十一五”规划教材、朱文锋主编的《中医诊断学》、2005年出版的中医药学名词审定委员会审定公布的《中医药学名词》等均以“冲任不调证”作为规范名，说明“冲任不调证”作为证候名已成为共识，“冲任不调证”作为规范名也符合术语定名的协调一致原则。

三、同义词

【曾称】“冲任失调证”(《中医临床诊疗术语·证候部分》)；“冲任失调”(《剑慧草堂医案》)；“冲任不和”(《杨氏家藏方》)；“冲任损伤”(《诸病源候论》)；“冲任虚损”(《妇人大全良方》)；“冲任不足”(《太平惠民和剂局方》)；“冲任衰弱”(《永类钤方》)。

四、源流考释

先秦两汉时期，并未见到有关“冲任不调”的表述，相关记载主要体现在《内经》中对冲任二脉生理及病理的描述。《灵枢经·五音五味》曰：“岐伯曰：冲脉、任脉，皆起于胞中，上循背里，为经络之海。”[1]42《黄帝内经素问·骨空论》曰：“任脉为病，男子内结七疝，女子带下瘕聚。冲脉为病，逆气里急。”[2]111 从经脉循行及生理作用上论述了冲任二脉与女子胞胎的关系。《黄帝内经素问·上古天真论》更是通过女子七七的变化进一步总结了冲任与女子月事、妊娠的关系：“女子……二七而天癸至，任脉通，太冲脉盛，月事以时下，故有子……七七，任脉虚，太冲脉衰少，天癸竭，地道不通，故形坏而无子也。”王冰注：“冲任流通，经血渐盈，应时而下……冲为血海，任主胞胎，二者相资，故能有子。”[2]2 指出冲任二脉虚衰可以导致女子不孕、带下、瘕聚等疾病。

隋唐时期，巢元方在《诸病源候论》中强调冲任二脉在月经病发病中的重要性，认为冲任虚损可导致月水不断：“妇人月水不断，由损伤经血，冲脉任脉虚损故也，冲任之脉，为经脉之海……劳伤经脉，冲任之气虚损，故不能制其经血，故令月水不断也。”[3]177 而风冷损伤冲任二脉则可导致月水来腹痛、月水不调、月水不通，如“妇人月水不调，由劳伤血气，致体虚受风冷。风冷邪气客于胞内，伤冲脉、任脉，损手太阳、少阴之经也。”[3]177 冲任虚损及风冷损伤冲任二脉均属于“冲任不调”的范畴。

妇科在宋金元时期有了较大发展，将冲任二脉提到首要地位。宋代出现了“冲任不调”一词，首见于杨倓所著《杨氏家藏方》中：“通经散：治冲任不调，经脉闭塞，久而不通，渐成坚瘕，服寻常通经药不效者，正宜服之。”[4]667 其中所指冲任不调由经脉闭塞所致，为现今所指冲任不调的一种。陈自明《妇人大全良方》中亦有“冲任不调”的论述：“若经候时行时止，或淋漓不断，腹中时痛，其脉沉细，此因寒热邪气客于胞中，冲任不调，此非虚弱，该邪气伏留，滞于血海……有所去即愈。”[5]35 该条所述“冲任不调”为寒热邪气入侵胞宫所致。至元朝许国祯《御药院方》有云：“加味四物汤治妇人冲任不调，脐腹疼痛，或月事失时不来，及冲任太过，致使阴阳不和，或发寒热，渐减饮食，欲成劳病。”[6]210 此条冲任不调为气血阴阳不和所致。可见在该时期，“冲任不调”一词并无确切的病因病机与之对应，所论均为今之“冲任不调证”的某一种证候类型，而该时期《妇人大全良方》[5]32《鸡峰普济方》[7]544《太平惠民和剂局方》[8]305《产育保庆集》[9]50《圣济总录》[10]279《永类钤方》[11]603《御药院方》[6]203 中“冲任不和”“冲任不足”“冲任衰弱”“冲任虚损”“冲任气虚”“冲任经虚”等词杂用，且所指病机各不相同，如仅《杨氏家藏方》一书中就用到当归丸治疗脾虚血热之冲任不和[4]631、益真鹿茸丸治疗血海久冷之冲任俱

虚[4]633、紫桂丸补益血海，治疗冲任气虚[4]635、固经丸治疗冲任虚弱[4]651以及红花血竭丸治疗妇人血海虚冷之冲任不和[4]662各种论述，多词多病机混杂，但总的来说均在今之“冲任不调”之列。

明清时期，对于冲任有了较为系统的认识，《景岳全书·妇人规》云：“阴分日亏，则精血日涸，而冲任肾气竭，必有经血变化。”[12]638“凡此摄育之权，总在命门，正以命门为冲脉之海……是以调经种子之法，惟填补命门……则可孕育”[12]680，认为肾气亏虚是冲任不调的主要病机，填补命门为调理冲任的大法。薛己则在《校注妇人良方》中总结到：“妇人病有三十六种，皆由冲任劳损而致。”[13]34他指出外邪损伤冲任、冲任气血劳损为妇人病的主要病机。该时期“冲任不调”一词也沿用下来，但用法不一，病因病机仍不明确，如王咏《济世珍宝》曰：“室女经脉滞涩不通者，谓之冲任不调也。”[14]47认为冲任经脉不通谓之不调。张璐《张氏医通》曰：“适遇经行时候，或涩数淋漓，腹中时痛，其脉沉细，皆因寒热邪气客于胞中，故冲任不调而成此证。”[15]240认为外邪内侵胞宫即为冲任不调。徐大椿《女科指要》曰：“任劳伤中，挟风邪而冲任不调，经血失守，故腹痛崩漏不止焉。”[16]72认为伤中挟风可致冲任不调。沈菊人在《沈菊人医案》中认为气血虚弱[17]157、肝胃气虚及血瘀[17]162皆可导致冲任不调；卧云山人《剑慧草堂医案》则认为冲任失调由血虚肝旺所致[18]202。同时“冲任损伤”“冲任虚损”等词仍在继续使用。如《医宗金鉴·妇科心法要诀》中“崩漏日久，气血已亏，冲任伤损者，宜用八珍汤、十全大补汤、人参养荣汤，量补其损伤”[19]458“孕妇……若冲、任二经虚损，则胎不成实”[19]469等。《傅青主女科》则提出“冲任虚冷”[20]26“冲脉太寒”“冲脉太热”[20]13的概念，这都属于今之“冲任不调证”的范畴。

中华人民共和国成立后，由国家组织陆续出版了系列规划教材。1960年北京中医学院主编《中医妇科学讲义》指出：“冲任二脉损伤：这是妇科病最主要的发病机理之一……所有的妇科的疾病都必须影响冲、任二脉的机能才能发生……气血、五脏、冲脉任脉……无论何种因素，只要影响了其中之一，都会引起冲任二脉的病变，而发生疾病。”[21]7“冲任二脉机能失调”等同于“冲任不调”，是妇科病证总的病机。1964年成都中医学院《中医妇科学讲义》也沿用这一说法，在各论中提出血热、血寒、肾虚、气血虚、痰湿、肝郁、血瘀均可引起冲任二脉损伤、冲任不(失)调[22]8[23]55。然而1986年罗元恺主编《中医妇科学》中将“冲任失调”从“冲任二脉损伤”总的病机中分列出来，认为“气机郁滞，障碍血行，从而导致冲任失调”[24]21，但在各论中仍使用“肾气亏损，藏泄失司，冲任失调”[24]44“肾阴虚冲任失调”[24]87的说法，与前述矛盾。2002年第七版《中医妇科学》也提出“冲任失调者，以疏肝调之”[25]51，这种用法值得商榷。1981年出版的《实用中医皮肤病学》在论述银屑病的辨证时首次应用了“冲任不调证”一词：“冲任不调证，本证以妇女为多见。皮疹在怀孕期间可减轻或消失，但产后又可复发或加重，平素有月经不调史。治宜调摄冲任，祛风润燥。”[26]186其后该词在皮肤病、乳房病[27]23的论述中也沿用下来，但所指范畴比现今所指“冲任不调证”要小。至1997年国家标准《中医临床诊疗术语·证候部分》出版，正式将“冲任不[失]调证”列为规范证候名，将其定义为：“泛指冲任二脉功能失调，以月经不调，小腹胀痛等为常见症的证候”[28]69，自此确定了“冲任不调证”的含义与应用。其后2006年“十一五”规划教材《中医妇科学》(马宝璋)[29]21、朱文锋主编的《中医诊断学》[30]865、2005年出版的全国科学技术名词审定委员会审定公布的《中医药学名词》[31]99等均沿用这一用法，将“冲任不调证”作为规范名。

五、文献辑录

《灵枢经·五音五味》：“岐伯曰：冲脉、任脉，皆起于胞中，上循背里，为经络之海；其浮而外者，循腹右上行，会于咽喉，别而络唇口。”[1]42

《黄帝内经素问·上古天真论》：“女子……二七而天癸至，任脉通，太冲脉盛，月事以时下，故有子……七七，任脉虚，太冲脉衰少，天癸竭，地道不通，故形坏而无子也。（王冰注：‘冲任流通，经血渐盈，应时而下……冲为血海，任主胞胎，二者相资，故能有子。’）”[2]2

“骨空论”：“任脉者，起于中极之下，以上毛际，循腹里上关元，至咽喉，上颐循面入目。冲脉者，起于气街，并少阴之经，侠齐上行，至胸中而散。任脉为病，男子内结七疝，女子带下瘕聚。冲脉为病，逆气里急。”[2]111

《诸病源候论·妇人杂病诸候》：“妇人月水不调，由劳伤血气，致体虚受风冷。风冷邪气客于胞内，伤冲脉、任脉，损手太阳、少阴之经也。”[3]177“妇人月水不断，由损伤经血，冲脉任脉虚损故也，冲任之脉，为经脉之海，手太阳小肠之经也，手少阴心之经也，此二经为表里，主下为月水，劳伤经脉，冲任之气虚损，故不能制其经血，故令月水不断也。”[3]177“妇人月水来腹痛者，由劳伤血气，以致体虚，受风冷之气客于胞络，损冲、任之脉，手太阳、少阴之经……妇人月水不通者，由劳损血气，致令体虚受风冷，风冷邪气客于胞内，伤损冲任之脉，并手太阳、少阴之经，致胞络内绝，血气不通故也。”[3]177

《杨氏家藏方·妇人方上》：“当归丸，治妇人脾虚血热，冲任不和，腹胁刺痛，月事不通，赤白带下，腰膝疼痛，四肢无力，上攻头目，致多昏晕，时发寒热，多困少食，并治产前伤冷，胎气不安，产后血虚，腹胁疼痛，凡一切血气之疾，无不治疗。”[4]631“益真鹿茸丸，治冲任俱虚，血海久冷，经候不调，肌体羸瘦，饮食减少。”[4]633“紫桂丸，治补益血海，治冲任气虚，经候不调，或多或少，腰疼腹痛，冷带崩漏。”[4]635

“妇人方下”：“固经丸，治冲任虚弱，月候不调，来不断，淋漓不止。”[4]651“红花血竭丸，治妇人冲任不和，血海虚冷，经候不通，结成坚块，时作腹痛。”[4]662“通经散，治冲任不调，经脉闭塞，久而不通，渐成坚瘕，服寻常通经药不效者，正宜服之。”[4]667

《妇人大全良方·月水行或不行心腹刺痛方论》：“温经汤，治冲任虚损，月候不调，或来多不断，或过期不来，崩中去血过多不止，又治曾经损胎，瘀血停留，小腹急痛，发热下痢，手心烦热，唇干口燥，及治小腹有寒，久不受胎。”[5]32

“月水不断方论”：“牡丹丸，若经候时行时止，或淋漓不断，腹中时痛，其脉沉细，此因寒热邪气客于胞中，冲任不调，此非虚弱，该邪气伏留，滞于血海，譬如有积之人，下利不定，有所去即愈。”[5]35

《御药院方》卷十一：“诜诜丸，治冲任不和，子脏怯弱，或经堕胎后气不复常，丸药常服，调和冲任，滋益气血。”[6]203“加味四物汤，治妇人冲任不调，脐腹疼痛，或月事失时不来，及冲任太过，致使阴阳不和，或发寒热，渐减饮食，欲成劳病。”[6]210

《鸡峰普济方》第十六卷：“七补丸，治妇人血气虚弱，冲任不和，腹中坚结，状若怀妊，月候尚来，未分经脉，宜服此。”[7]544

《太平惠民和剂局方》卷九：“安息活血丹，治冲任不足。下焦久寒，脐腹疼痛，月事不匀，或来多不断，或过期不来，或崩中下血，或带下不止，面色萎黄，肌肉瘦瘁，肢体沉重，胸胁胀闷，气力衰乏，饮食减少，一切血气虚寒并用服之。”[8]305

《产育保庆集·方论》：“活血散，治冲任气虚，经事不调，或多或少，或前或后，并宜治之。”[9]50

《圣济总录·妇人月水不断》：“论曰：女人以冲任二经为经脉之海……若劳伤经脉，则冲任气虚，冲任既虚，则不能制其气血，故令月事来而不断也。”[10]279

《永类钤方·济阴门》：“吴茱萸汤，治冲任衰弱，月候衍期，或前或后，或崩漏不止，赤白带下，小腹忽痛，至经脉行时头眩，饮食减少，气满心忡，肌肤不泽，悉皆主之。”[11]603

《景岳全书·妇人规上》：“阴分日亏，则精血日涸，而冲任肾气竭，必有经血变化。”[12]638

“妇人规下”：“凡此摄育之权，总在命门，正以命门为冲脉之海……是以调经种子之法，惟填补命门，若肾气充盛，阴阳调和，冲任盛通，精血下注胞宫，则可孕育。”[12]680

《校注妇人良方·月水不调方论》：“妇人月水不利者，由劳伤气血，体虚而风寒客于胞内，伤于冲任之脉故也。”[13]5

“博济方论”：“妇人病有三十六种，皆由冲任劳损而致，盖冲任之脉，为十二经之会海。”[13]34

《济世珍宝·坎离种子神方叙》：“室女经脉滞涩不通者，谓之冲任不调也。”[14]47

《张氏医通·妇人门上》：“妇人劳伤气血，冲任虚损，月水过多，淋漓不断，或过期不来，崩中下血，或白带白淋，四物汤加丁香、胶、艾……适遇经行时候，或涩数淋漓，腹中时痛，其脉沉细，皆因寒热邪气客于胞中，故冲任不调而成此证。”[15]240

《女科指要·经候门》：“荆芥散，任劳伤中，挟风邪而冲任不调，经血失守，故腹痛崩漏不止焉。”[16]72

《沈菊人医案·淋带》：“经事参差，来时色淡且少，营虚之明征也，带下，腰酸，妨纳，胀，乃冲任不调，血虚气衰所致。”[17]157

“崩漏”：“营分伏热，经来骤崩，色紫瘀块杂下，头痛眩晕，耳鸣，腰痛，脉数，此肝胃气虚，冲任不调所致，师葛可久法……经停五月，积瘀崩冲，紫块杂下，脉沉细，冲任不调。”[17]162

《剑慧草堂医案·女科调经》：“血虚肝旺，冲任失调，月事先后无序，脉小弦，当治奇经。”[18]202

《医宗金鉴·妇科心法要诀》：“崩漏日久，气血已亏，冲任伤损者，宜用八珍汤、十全大补汤、人参养荣汤，量补其损伤。”[19]458“孕妇气血充足，形体壮实，则胎气安固。若冲、任二经虚损，则胎不成实。”[19]469

《傅青主女科·女科上卷》：“血海者，冲脉也。冲脉太寒而血即亏，冲脉太热而血即沸，血崩之为病，正冲脉之太热也。”[20]13“夫寒湿乃邪气也，妇人有冲任之脉居于下焦……经水由二经而外出，而寒湿满二经而内乱，两相争而作疼痛……妄用寒凉，则冲任虚冷，血海变为冰海，血室反成冰室，无论难于生育，而疼痛之止，又安有日哉！”[20]26

《中医妇科学讲义》（成都中医学院妇科教研组）：“冲任二脉损伤：这是妇科病最主要的发病机理之一。冲、任二脉功能正常，月经按时而下，就能孕育生子，如果受了各种不良因素的刺激，产生了病变，血海就不能按时满溢，胞胎亦无所系，就会引起月经不调，经闭不行、不孕、癥瘕等疾病……所有的妇科的疾病都必须影响冲、任二脉的机能才能发生……气血、五脏、冲脉任脉……相辅相成，不可分割，因此，无论何种因素，只要影响了其中之一，都会引起冲任二脉的病变，而发生疾病。”[21]7

《中医妇科学讲义》（北京中医学院等）：“受寒饮冷、邪热内扰、情志郁闷、劳倦伤气、先天肾气不足、后天脾胃亏虚，可导致冲、任二脉受损。”[22]8

《中医妇科学·崩漏》（成都中医学院）：“导致冲任损伤的原因，多是血热、气血、气郁、血瘀等。”[23]55

《中医妇科学》（罗元恺）：“冲任二脉损伤，是妇产科疾病中最重要的发病机理。不论感受寒、热、湿邪或生活所伤、内伤七情、体质因素，或脏腑功能失常、血气失调，往往直接或间接地损伤冲任，使胞宫、胞脉、胞络发生病理变化，从而导致妇产科疾病，出现经带胎产诸证，这是妇产科病理上的特点……肾阳虚，脾气虚导致冲任不固；血海不盈，冲任失养；瘀阻冲任；血寒可影响冲任胞宫的正常功能而致病；气机郁滞，障碍血行，从而导致冲任失调。”[24]21

“月经先后无定期”：“肾气亏损，藏泄失司，冲任失调，血海蓄溢失常，以致月经周期紊乱。”[24]44

“绝经前后诸证”：“肾阴虚冲任失调，则月经先期或先后，多少不定。”[24]87

《中医妇科学》(张玉珍)：“冲任损伤主要表现为冲任不固、冲任不足、冲任失调、冲任血热、冲任虚寒和冲任阻滞等。”[25]31“中医妇科学调治冲任督带治法至今尚未完整地独立形成，对冲任督带病位的治疗，多数仍依附于肝、脾、肾施治……冲任失调者，以疏肝调之。”[25]51

《实用中医皮肤病学》：“冲任不调证，本证以妇女为多见。皮疹在怀孕期间可减轻或消失，但产后又可复发或加重，平素有月经不调史。治宜调摄冲任，祛风润燥。”[26]186

《中医乳房病诊治》：“冲任不调证：多见于绝经期妇女。月经紊乱，量少色淡，或已绝经闭经，面色少华，心烦易怒，腰酸无力，精神呆倦，失眠多梦，乳房胀痛，经期尤重，舌淡苔白，脉濡。”[27]23

《中医临床诊疗术语·证候部分》：“证候名称：冲任失[不]调证；注释：泛指冲任二脉功能失调，以月经不调，小腹胀痛等为常见症的证候。”[28]69

《中医妇科学》(马宝璋)：“无论何种原因导致气血失调，如气血虚弱、气滞血瘀、气滞、气虚、血热、血寒等，都能直接影响冲任的功能，导致胞宫发生经、带、胎、产诸病……跌扑闪挫，外伤，房事不节，或‘合之非道’，可直接伤及胞宫，冲任失调，导致月经不调、崩漏、胎动不安、堕胎小产、不孕、带下病、妇人腹痛等。”[29]21

《中医药学名词》：“冲任不调证。泛指冲任二脉功能失调，以月经不调，小腹胀痛等为常见症的证候。”[31]99

参考文献

［1］ 未著撰人.灵枢经[M].沈阳：辽宁科学技术出版社，1997：42.

［2］ 未著撰人.黄帝内经素问[M].北京：人民卫生出版社，2005：2,111.

［3］ [隋] 巢元方.诸病源候论[M].沈阳：辽宁科学技术出版社，1997：177.

［4］ [宋] 杨倓.杨氏家藏方[M].台北：新文丰出版公司，1987：631,633,635,651,662,667.

［5］ [宋] 陈自明.妇人大全良方[M].北京：人民卫生出版社，1992：32,35.

［6］ [元] 许国祯.御药院方[M].北京：人民卫生出版社，1992：203,210.

［7］ [宋] 张锐.鸡峰普济方[M].上海：上海科学技术出版社，1987：544.

［8］ [宋] 太平惠民和剂局.太平惠民和剂局方[M].北京：人民卫生出版社，1985：305.

［9］ [宋] 李师圣，郭稽中.产育保庆集四库本[M].上海：上海人民出版社，2005：50.

[10] [宋] 赵佶.圣济总录精华本[M].北京：科学出版社，1998：279.

[11] [元] 李仲南.永类钤方[M].北京：人民卫生出版社，2006：603.

[12] [明] 张景岳.景岳全书[M].上海：上海科学技术出版社，1959：638,680.

[13] [明] 薛立斋.校注妇人良方[M].北京：科技卫生出版社，1958：5,34.

[14] [明] 王咏.济世珍宝[M].上海：上海科学技术出版社，2004：47.

[15] [清] 张璐.张氏医通[M].北京：中国中医药出版社，1995：240.

[16] [清] 徐大椿.女科指要[M].太原：山西科学技术出版社，2012：72.

[17] [清] 沈菊人.沈菊人医案[M].上海：上海科学技术出版社，2004：157,162.

[18] [清] 卧云山人.剑慧草堂医案[M].上海：上海科学技术出版社，2004：202.

[19] [清] 吴谦.医宗金鉴[M].太原：山西科学技术出版社，2011：458,469.

[20] [清] 傅山.傅青主女科[M].北京：人民卫生出版社，2006：13,26.

[21] 成都中医学院妇科教研组.中医妇科学讲义[M].北京：人民卫生出版社，1960：7.

[22] 北京中医学院，北京市中医学校.中医妇科学讲义[M].北京：内部资料，1960：8,80.

[23] 成都中医学院.中医妇科学[M].上海：上海人民出版社，1964：55.

[24] 罗元恺.中医妇科学[M].上海：上海科学技术出版社，1986：21,44,87.

[25] 张玉珍.中医妇科学[M].北京：中国中医药出版社，2002：31,51.

[26] 管汾.实用中医皮肤病学[M].兰州：甘肃人民出版社，1981：186.

[27] 徐福松.中医乳房病诊治[M].南宁：广西人民出版社，1985：23.

[28] 国家技术监督局，中医临床诊疗术语：证候部分

[M]. 北京：中国标准出版社，1997：69.
[29] 马宝璋. 中医妇科学[M]. 上海：上海科学技术出版社，2006：21.
[30] 朱文锋. 中医诊断学[M]. 北京：人民卫生出版社，1999：865.
[31] 中医药学名词审定委员会. 中医药学名词[M]. 北京：科学出版社，2005. 99.

（李金霞）

2・026

问诊

wèn zhěn

一、规范名

【汉文名】问诊。

【英文名】inquiry。

【注释】医生通过询问病人或陪诊者，了解疾病的发生、发展、治疗经过、现在症状和其他与疾病有关的情况，以诊察疾病的方法。

二、定名依据

中医问诊的概念最早见于《黄帝内经素问・征四失论》《黄帝内经素问・三部九候论》《黄帝内经素问・疏五过论》等篇。《内经》当中的问诊内容非常丰富，无论从理论、临床实用性等各方面，都非常丰富，主要包括病人的言行举止、年龄个性、社会地位、生活条件以及饮食习惯、情志等方面的因素，以及发病原因、疾病发展过程等等。

历代著作中多以"问""十问""问法""问证""问病"等描述问诊，直到"问诊"一词的使用。《难经》则将望、闻、问、切四种诊法并列。明代张景岳《景岳全书・十问篇》较全面地归纳总结了问诊的内容、顺序及其辨证意义。清代林之翰《四诊抉微》将问诊始列为专篇。其中，《医学入门》《身经通考》称问诊为"问症"，《古今医统大全》称问诊为"问证"，《医学准绳六要》称问诊为"问"，《医门法律》称为"问病"，虽名称不同，但其含义大致相同。问诊理论内容虽然在不断地丰富发展，但这一名词术语的内涵自《内经》直至现代，并无大的变化。

"问诊"一词最早出现在明代李盛春所著的《医学研悦》中。之后历代重要中医诊法以及望诊著作中多为沿用，如《医灯续焰》《四诊抉微》《四诊心法要诀》《脉诀汇辨》等重要诊法专著或问诊专篇等，此名词较之前的名词如"问""问证""问法"等，词义更加容易理解，更贴切于问诊理论整体内容，有助于后世对问诊理论的整体理解和传承，符合"望文生义"的术语定名原则。

全国科学技术名词审定委员会审定公布的《中医药学名词》以及中国中医药出版社的《中医药常用名词术语辞典》和辞书类著作《中医大辞典》均以"问诊"作为规范名。已经广泛应用于中医药学文献的标引和检索的《中国中医药学主题词表》也以"问诊"作为正式主题词。现代有代表性的教材如《中医诊断学》等也以"问诊"作为规范名。说明"问诊"作为这一诊法的规范名已成为共识。

三、同义词

【曾称】"问"（《难经》）；"十问"（《景岳全书・十问篇》）；"问症"（《医学入门》）；"问证"（《古今医统大全》）；"问病"（《医门法律》）。

四、源流考释

"问诊"，中医望、闻、问、切四诊之一。通过问诊以了解患者过去疾病史、起病原因、发病和治疗经过，以及现在自觉症状，饮食喜恶等情况，结合其他三诊，全面分析，作出判断。在“问诊”这一名词被使用之前，历代著作中多以“问”“十问”“问法”“问证”“问病”等描述问诊，其含义大致与“问诊”相同。相对于其理论内容的发展，“问诊”这一名词的出现较晚。

有关“问”字，《说文解字》云：“讯也。从口门声。”说明问诊是以医生与患者之间的询问交流为主的一种诊断方法。早在殷商时期，在临床诊疗中，问诊的诊法和思路即初见端倪。主要体现在当时的医生比较关注发病与季节、地域、气候等之间的关系上。《史记·扁鹊仓公列传》中说：“越人之为方也，不待切脉、望色、听声、写形，言病之所在。”[1]767 据上下文意可知，此时“问诊”之内涵为“言病之所在”。其内涵与后世的问诊理论大致相同。

有关问诊的内容，首见于《内经》。其中有关问诊理论的内容虽然不多，但是较以前有了很大的发展，内容也更加丰富。《内经》强调了问诊的重要性，搭建了问诊理论的雏形，为后世问诊理论的发展奠定了基础。无论从理论、临床实用性等各方面，都有了全面的进步。如《黄帝内经素问·疏五过论》概括了问诊的内容，指出“从容人事，以明经道，贵贱贫富，各异品理，问年少长，勇怯之理，审于分部，知病本始”；同时描述了问诊时的具体内容：“凡欲诊病者，必问饮食居处，暴乐暴苦，始乐后苦。”主要包括病人的言行举止、年龄个性、社会地位、生活条件以及饮食习惯、情志等。同时，《内经》重视原发病与现病之间的关系，《黄帝内经素问·征四失论》中也说，“诊病不问其始，忧患饮食之失节，起居之过度，或伤于毒，不先言此，卒持寸口，何病能中？”[2]559 进一步强调问诊是应询问发病的起因和病变过程，以帮助诊断。这些诊断的思想和方法，对后世问诊理论的发展和成熟，均有着非常重要的影响。

此外，《黄帝内经素问·血气形志》也对问诊的注意事项进行了说明。指出问诊是要详细了解病人的一般情况，可以作为治疗时的参考根据，曰：“形乐志苦，病生于脉，治之以灸刺；形乐志乐，病生于肉，治之以针石；形苦志乐，病生于筋，治之以熨引。”[2]156《黄帝内经素问·移精变气论》说：“闭户塞牖，系之病者，数问其情，以从其意。”[2]86 指出问诊的态度要专心，要尽可能排除干扰，反复仔细，并要尊重病人的感情。同时，《内经》中问诊辨病的基本思路初见端倪。如《黄帝内经灵枢·师传》篇中，“岐伯曰：入国问俗，人家问讳，上堂问礼，临病人问所便。”[3]73 这里的“便”字，清代喻昌解释为“问其居处动静阴阳寒热性情之宜”，说明通过问诊来搜集病情资料，辨别病机的诊断思路已经基本建立。

《难经》在《内经》“见其色，知其病，命曰明；按其脉，知其病，命曰神；问其病，知其处，命曰工”的基础上，进一步指出：“问而知之谓之工。”并解释说：“问而知之者，问其所欲五味，以知其病所起所在也。”[4]33 指出问诊的目的在于了解病人的发病原因和病变所在部位。虽然内容不够详尽全面，但是首次明确的区分了望闻问切四诊，基本上构建了中医诊法的理论框架。此外，西汉医学家淳于意[5]71 创立了我国现存最早的医案“诊籍”，问诊以了解当前所苦为主，但个别病例也详细记载了病史，如病“迥风”的病例，表现为“饮食下嗌辄后之”，通过询问了解到“我之王家，食马肝，食饱甚，见酒来即走去，疾趋至舍，即泄数十出”的病史，可以看出在西汉时期的问诊中，关于对既往史和现病史的询问已经相当成熟了。

张仲景在《伤寒论》[6]1 序中，认为“省疾”应当“问病”，极大的发展了中医问诊理论，《伤寒论》问诊主要集中在通过问诊获得病人主观感觉的病情资料。仲景对问诊非常重视，常作为临床诊断、治疗的主要依据之一。《伤寒论》的每一篇均以辨某某病脉证并治为题，其中记录了大量的自觉症状，几乎每一病篇、每一病证均离不开问诊所得的资料。正如《冷庐医话·诊法》所云："六经提纲，大半是凭乎问者。至于少阳病口苦、咽干、目眩及小柴胡汤证往来寒热、胸胁苦满、默默不欲饮食、心烦喜呕等，则皆因问而知。"[7]25 此外，仲景对地域、发病季节、个人生活经历等阐述不多，而把重点放在六经及杂病的病、证、治等方面，即证候表现起病、治疗经过等与疾病关系密切的诸多方面。其中问所苦为《伤寒论》中最多的问诊内容，如寒热、心烦、呕逆、不得眠、心下痞硬等。再如《金匮要略·百合狐惑阴阳毒病脉证治》指出"百合病发汗后者，百合知母汤主之"；"百合病下之后者，滑石代赭汤主之"[8]26 等，通过对病人的详细询问并以此为依据而分别采用不同的治法。同时，仲景首创"问动气以禁汗下"的理论。如"动气在右，不可发汗；发汗则衄而渴。心苦烦，饮即吐水""动气在右，不可下，下之则津液内竭，咽燥、鼻干、头眩、心悸也"。[6]65

隋唐至金元时期，一些专科著作体现了对问诊的重视，但并没有取得太大的突破，主要体现在对前人的理论完善上。这一时期出现了有关传染病问诊的萌芽。传染病的症状多数是自觉症状，必须通过详细的问诊获得。从葛洪所著《肘后备急方》中对相关传染病症状的记载可以看出，当时的问诊在临床上诊治传染类疾病已经非常的先进。如《肘后备急方》中对"尸注、鬼注病者"的症状以及预后的记载，认为"大略使人寒热淋沥，默默，不知其所苦，而无处不恶，累年积月，渐就顿滞，以致于死，死后复传之旁人，及至灭门"[9]13。不仅丰富和完善了问诊的内容，也对后世诊治传染类疾病提供了很好的借鉴。

孙思邈在《备急千金要方·治病略例》[10]4 中曰："问而知之，别病深浅，名曰巧医。"同时又提出"未诊先问，最为有准。"不仅指出了问诊在四诊中的地位，而且还发挥了《黄帝内经素问·移精变气论》中关于尊重病人感情的理论，提出了问诊的原则为："省病诊疾，至意深心，详察形候，纤毫勿失。"只有体恤病人之苦，有同情心，心怀善念，进入病人精神之中，则所问无漏，避免了漏诊和误诊。

宋金元时期，特别是金元时期，名医辈出，百家争鸣。这一时期缺乏诊法专著，也没有诊法理论的专篇问世，有关问诊的内容和理论散在于各临床大家的诊疗经验之中。如宋代钱乙的《小儿药证直诀》、元代朱丹溪的《格致余论》等，对病案的记载十分详细具体，包括详细询问病人的病史、症状，对诊断经过的全过程的记载，对病因病机的分析等。充分反映了当时医家对问诊的重视及其问诊水平，对临床问诊的广泛应用起到了非常好的典范作用。

《内经》中的"治病问所便"理论，也引起了后世医家深入的阐述和研究。李东垣在《东垣十书》中继承并发展了《内经》"治病问所便"的理论，并详细论述了辨寒热，辨手心手背，辨口鼻，辨头痛，辨中热相似证，辨内伤饮食用药所宜所禁，辨昼夜重轻等方面，揭示了问诊的重点、方法以及注意事项，并且明确提出问诊与治疗的密切关系。

朱丹溪重视病人的平时起居饮食对疾病的影响，《丹溪心法》云："凡治病，必先问饮食起居何如。"[11]114《格致余论·治病必求其本论》载有其病案两则，同为积食，朱丹溪反复询问患者，了解饮食嗜好，其一"喜食鲤鱼，三年无一日缺"；另一人则"每日必早饮"，依据积食的性质分别施治，显示了其高超的问诊技术。

可以说，从金元各家散在的诊疗经验和理论著作当中，我们可以看出当时的中医问诊，无论是在理论方面，还是在临床应用上，都已经非常成熟，具有很强的实用性，为明清时期问诊理论专篇的问世起到了非常重要的铺垫作用。

明清时期，问诊的专篇问世。明代张介宾将中医问诊内容在《景岳全书·传忠录》中专写"十问篇"[12]18，将问诊内容及其辨证意义详细进行阐述。认为问诊是"诊病之要领，临证之首务"，并在总结前人经验的基础上，结合自己的临证心得，将问诊内容归纳概括为"十问"，篇首列以“十问歌”传世。清代陈修园又将其略作修改补充。《医学实在易》中说：“一问寒热二问汗，三问头身四问便，五问饮食六问胸，七聋八渴俱当辨，九问旧病十问因，再兼服药参机变，妇人尤必问经期，迟速闭崩皆可见，再添片语告儿科，天花麻疹全占验。”[13]31 其中基本包括了问诊的全部诊法内容，也成为后世问诊临床应用的指南和纲领。

明代李盛春《医学研悦·脉理原始全书研悦》首次使用“问诊”一词，指出“问诊经云：问而知者谓之工”[14]83，而且在《内经》的基础上，强调了问诊的具体内容和方法。

明清时期，还有其他医家在其著作中也提出了对于问诊的认识。如《医宗必读·不失人情论》[15]8 中指出，要通过问诊了解病人之情、旁人之情和医人之情。《医学入门·观行察色问证》[16]155 列出数十条问诊的注意事项。徐春甫的《古今医统大全》[17]182 之问证，都对问诊作了详细的论述。《医门法律》[18]7 在《内经》的基础上详细地论述“申治病不疏五过之律”。《医宗金鉴·四诊心法要诀》[19]3 指出“望色只可以知病之处，非问不足以测病之情也”，说明问诊较之望诊等其他诊法，有其自身的诊断价值。同时还指出：“问以言审”，可见询问方式对于临床问诊尤为重要。此外，周学海《形色外诊简摩》[20]156 亦刊有“问法专论”，对问诊的方法、理论均有所述或有所发挥，其他如《医原·问证求病论》[21]59《古今图书集成·医部全录》等都对问诊作了详细的说明。

以上的诊法著作中，问诊理论达到了空前成熟丰富的高度，在清末的著作中，“问诊”“问证”各本著作中名称仍然没有完全统一。到了近现代，各家均将“问诊”这一名词术语作为问诊首选术语使用，标志着这一名词在诊法著作中作为问诊的首选名词被规范使用。现代有关著作均以“问诊”作为规范名，如《中医诊断学》[22]296（朱文锋）、《中医大辞典》[23]703《中医名词术语精华辞典》[24]405《中国中医药学主题词表》[25]942《中国医学百科全书·中医基础理论》[26]176《中医药学名词》[27]69 等。如《中医名词术语精华辞典》[24]405：“问诊，诊断学名词。为四诊之一。通过问诊了解患者既往病史与家族病史、起病原因、发病经过及治疗过程，目前主要痛苦所在，自觉症状。饮食喜恶等情况，结合望、切、闻三诊，综合分析，作出判断。《黄帝内经素问·三部九候论》：‘必审问其所始病，与今之所方病，而后各切循其脉。’《黄帝内经素问·疏五过论》：‘凡欲诊病者，必问饮食居处。’后世医家将问诊主要内容归纳为‘十问’，编有十问歌，简便易记。”《中医大辞典》[23]703：“问诊，四诊之一。通过问诊了解患者过去病史、起病原因、发病和治疗经过，以及现在自觉症状，饮食喜恶等情况，结合其他三诊，全面分析，作出判断。《黄帝内经素问·三部九候论》：‘必审问其所始病，与今之所方病，而后各切循其脉。’《黄帝内经素问·疏五过论》：‘凡欲诊病者，必问饮食居处。’”

总之，“问诊”这一名词术语，最初意出《内经》。自《内经》以来，问诊这一名词的内涵比较明确。清以前，各类著作中分别以“问”“问证”“问病”等名称来统称问诊，名称不一。“问诊”一词，与“望诊”“闻诊”一样，首见于明代《医学研悦》。之后明清诊法著作中在论及问诊时，有言“问诊”者，亦有仍称之为“问证”者。到近现代，“问诊”的名称被逐渐统一，这一名词术语被准确定义。

五、文献辑录

《史记·扁鹊仓公列传》：“越人之为方也，不待切脉、望色、听声、写形，言病之所在。闻病之阳，论得其阴；闻病之阴，论得其阳。病应见于大表，不出千里，决者至众，不可曲止也。子以吾言为不诚，试入诊太子，当闻其耳鸣而鼻张，循其两股以至于阴，当尚温也。”[1]767

《黄帝内经灵枢·邪气藏府病形》：“黄帝问于岐伯曰：余闻之，见其色，知其病，命曰明；按其脉，知其病，命曰神；问其病，知其处，命曰工。”[3]12

“师传”：“黄帝曰：顺之奈何？岐伯曰：入国问俗，入家问讳，上堂问礼，临病人问所便。”[3]73

《黄帝内经素问·三部九候论》：“必审问其所始病，与今之所方病，而后各切循其脉，视其经络浮沉，以上下逆从循之，其脉疾者不病，其脉迟者病，脉不往来者死，皮肤著者死。”[2]136

“八正神明论”：“岐伯曰：请言形、形乎形、目冥冥，问其所病，索之于经，慧然在前，按之不得，不知其情，故曰形。”[2]168

“刺疟”：“刺疟者，必先问其病之所先发者，先刺之。先头痛及重者，先刺头上及两额两眉间出血。先项背痛者，先刺之。先腰脊痛者，先刺郄中出血。先手臂痛者，先刺手少阴阳明十指间。先足胫酸痛者，先刺足阳明十指间出血。”[2]211

“疏五过论”：“帝曰：凡未诊病者，必问尝贵后贱……凡欲诊病者，必问饮食居处……诊有三常，必问贵贱，封君败伤，及欲侯王……故曰：圣人之治病也，必知天地阴阳，四时经纪，五藏六府，雌雄表里，刺灸砭石，毒药所主，从容人事，以明经道。贵贱贫富，各异品理，问年少长，勇怯之理，审于分部，知病本始，八正九候，诊必副矣。”[2]555

“徵四失论”：“诊病不问其始，忧患饮食之失节，起居之过度，或伤于毒，不先言此，卒持寸口，何病能中，妄言作名，为粗所穷，此治之四失也。”[2]559

《难经·六十一难》：“六十一难曰：经言望而知之谓之神，闻而知之谓之圣，问而知之谓之工，切脉而知之谓之巧，何谓也？”“问而知之者，问其所欲五味，以知其病所起所在也。”[4]33

《备急千金要方》卷一：“凡医诊候，固是不易。又问而知之，别病深浅，名曰巧医。”[10]4

《丹溪心法》卷五：“凡治病，必先问平日起居饮食如何。”[11]114

《古今医统大全》卷三：“经曰：必审问其所始病，与今之所方病，然后各切循其脉……又曰：诊有三常，必问贵贱，封君败伤，及欲侯王。”“凡诊病者，必问饮食起居，暴乐暴苦，始乐后苦，皆伤精气。《徵四失篇》曰：诊病不问其始，忧患饮食之失节，起居之过度，或伤于毒，不先言此，卒持寸口，何病能中？”[17]182

《医学六要》：“凡诊病，必先问所看何人，或男或女，或老或幼，或婢妾，或童仆。次问得病之日，受病之原，及饮食胃气如何。便利如何。曾服何药。日间何如，夜寐何如。”[28]150

《医学研悦·脉理原始全书研悦》：“问诊经云：问而知者谓之工。凡有请先问所看何人，或男或女，或老或幼，或婢妾或童仆，次问得病之由，及饮食若何？二便若何？日间若何？夜寐若何？膈间胀闷痛否？曾服药否？”[14]83

《医学入门·问证》：“试问头身痛不痛，寒热无歇外感明；掌热口不知食味，内伤饮食劳倦形；五心烦热兼有咳，人瘦阴虚火动情；除此三件见杂症：如疟如痢必有名；从头至足须详问，证候参差仔细听。”[16]155

《景岳全书》卷一：“一问寒热二问汗，三问头身四问便，五问饮食六问胸，七聋八渴俱当辨，九因脉色察阴阳，十从气味章神见。见定虽然事不难，也须明哲毋招怨。”[12]18

《医宗必读·不失人情论》：“有讳疾不言，有隐情难告；甚而故隐病状，试医以脉；不知自古神圣，未有舍望闻问而独凭一脉者。且如气口脉盛，则知伤食，至于何日受伤，所伤何物，岂能以脉知哉？此皆病人之情，不可不察也。”[15]8

《证治心传·序》：“诊视之要，必先详察形色，然后细问致病之因，闻其声音哑响，察其肌肤肥瘦，问其苦欲，按其胸腹，视其舌苔，询其渴饮，二便通塞……澜按：病证万变，要在审察形色，闻其声音，问其病因，难后切脉。则虚实立辨，寒热立判，乃不为外象所惑，寒者热之，热者寒之，沉疴顿起，良医之名播矣。”[29]12

《医门法律·问病论》：“喻昌曰：医仁术也，仁人君子，必笃于情。笃于情，则视人犹己，问其所苦，自无不到之处。古人闭户塞牖，系之病者，数问其情，以从其意，诚以得其欢心。则问者不觉烦，病者不觉厌，庶可详求本末，而治无误也……所以入国问俗，入家问讳，上堂问礼，临病人问所便。便者，问其居处动静阴阳寒热性情之宜。”“凡治病，不问病人所便，不得其情，草草诊过，用药无据，多所伤残，医之过也。”[18]8

《身经通考·图说》：“种种问法，是为活人之捷径。然以此而尽古人问而知之之义尤未也。予于静定之中，若有所悟。盖今人之病，如咳嗽、发热、泻痢、诸痛，俱病之总名也。一症之中，各有火，有寒，有痰，有气，有虚，有实，致症之原不同。”[30]123，124

《四诊抉微》卷三：“一问寒热二问汗，三问头身四问便，五问饮食六问胸，七聋八渴俱当辨，九因脉色察阴阳，十从气味章神见。见定虽然事不难，也须明哲毋招怨。上十问者，乃诊治之要领，临症之首务也。明此十问，则六变具存，而万物形情，俱在吾目中矣。”[31]72

《四诊心法要诀》：“望以目察，闻以耳占，问以言审，切以指参。明斯诊道，识病根源，能合色脉，可以万全。此明望、闻、问、切为识病之要道也……问而知之谓之工，是以言审五病也；切而知之谓之巧，是以指别五脉也。神、圣、工、巧四者，乃诊病要道。医者明斯，更能互相参合，则可识万病根源。以之疗治，自万举而万当矣。”[19]3“声色既详，问亦当知，视其五人，以知起止。心主五臭，自入为焦，脾香肾腐，肺腥肝臊。脾主五味，自入为甘，肝酸心苦，肺辛肾咸。肾主五液，心汗肝泣，自入为唾，脾涎肺涕。此明五入问病之诊法也。”[19]52

《医学实在易》卷一：“一问寒热二问汗，三问头身四问便，五问饮食六问胸，七聋八渴俱当辨，九问旧病十问因，再兼服药参机变，妇人尤必问经期，迟速闭崩皆可见，再添片语告儿科，天花麻疹全占验。”[13]31

《冷庐医话》卷一：“惟问可究病情，乃医之自以为是者，往往厌人琐语，而病家亦不能详述，此大误也。故凡求医诊治，必细述病源，勿惮其烦。”[7]23

《医原·卷下》：“工于问者，非徒问其证，殆欲即其证见，以求其病因而！”[21]59

《形色外诊简摩·卷下》：“凡诊病必先问是何人，或男或女，或老或幼，或婢妾僮仆。问而不答，必是耳聋，须询其左右平素何如？否则病久或汗下所致。诊妇人，必先问月经何如？寡妇气血凝涩，两尺多滑，不可误以为胎，室女亦有之。”[20]156

《中国医学百科全书·中医基础理论》：“问诊为四诊之一。是医生对病人或陪诊人进行系统而有目的询问，了解病情全貌的一种诊断方法。对于患者平素体质、生活习惯、起病原因、发病和治疗经过，就诊时自觉症状以及过去病史、家族史等，只有通过详细的询问才可了解。”[26]176

《中医大辞典》：“问诊，四诊之一。通过问诊了解患者过去病史、起病原因、发病和治疗经过，以及现在自觉症状，饮食喜恶等情况，结合其他三诊，全面分析，作出判断。《黄帝内经素问·三部九候论》：‘必审问其所始病，与今之所方病，而后各切循其脉。’《黄帝内经素问·疏五过论》：‘凡欲诊病者，必问饮食居处。’参见十问条。”[23]703

《中医药常用名词术语辞典》：“问诊，四诊之一。出《素问·三部九候论》等篇。医生通过询问病人或陪诊者，了解疾病的发生、发展、治疗经过、现在症状和其他与疾病有关的情况以诊察疾病的方法。《黄帝内经素问·三部九候论》：‘必审问其所始病，与今之所方病，而后各切循其脉。’《黄帝内经素问·疏五过论》：‘凡欲诊病者，必问饮食居处。’参十问条。”[32]149

《中医名词术语精华辞典》：“问诊，诊断学名词。为四诊之一。通过问诊了解患者既往病史与家族病史、起病原因、发病经过及治疗过程，目前主要痛苦所在，自觉症状，饮食喜恶等情况，结合望、切、闻三诊，综合分析，作出判断。《黄帝内经素问·三部九候论》：'必审问其所始病，与今之所方病，而后各切循其脉。'《黄帝内经素问·疏五过论》：'凡欲诊病者，必问饮食居处。'后世医家将问诊主要内容归纳为'十问'，编有十问歌，简便易记。参十问条。"[24]405

《中医诊断学》："问诊是医生通过对患者或其陪诊者进行有目的地询问，以了解疾病的起始、发展、治疗经过、现在症状和其他与疾病有关的情况，从而诊察疾病的方法。"[22]296

《中医药学名词》："问诊……医生通过询问病人或陪诊者，了解疾病的发生、发展、治疗经过、现在症状和其他与疾病有关的情况，以诊察疾病的方法。"[27]69

《中国中医药学主题词表》："问诊是医生通过对病人或陪诊者进行有目的地询问，了解疾病的起始、发展及治疗经过，现在症状和其他与疾病有关的情况，以诊察疾病的方法。"[25]942

[1] [汉] 司马迁. 史记[M]. 梁绍辉校点. 兰州：甘肃民族出版社，1997：767.

[2] 未著撰人. 黄帝内经素问[M]. 北京：人民卫生出版社，1963：86，136，156，168，211，555，559.

[3] 未著撰人. 黄帝内经灵枢[M]. 北京：人民卫生出版社，2005：12，73.

[4] [旧题][战国]. 难经[M]. 北京：科学技术文献出版社，1996：33.

[5] 李经纬，李志东. 中国古代医学史略[M]. 石家庄：河北科学技术出版社，1990：71.

[6] [汉] 张仲景. 伤寒论[M]. 北京：中医古籍出版社，1997：1，65.

[7] [清] 陆以湉. 冷庐医话[M]. 北京：中医古籍出版社，1999：23，25.

[8] [汉] 张仲景. 金匮要略[M]. 北京：中国医药科技出版社，1998：26.

[9] [晋] 葛洪. 肘后备急方[M]. 天津：天津科学技术出版社，2005：13.

[10] [唐] 孙思邈. 备急千金要方[M]. 北京：中医古籍出版社，1999：2，4.

[11] [元] 朱震亨. 丹溪心法[M]. 沈阳：辽宁科学技术出版社，1997：114.

[12] [明] 张景岳. 景岳全书精选[M]. 北京：科学技术文献出版社，1996：18.

[13] [清] 陈修园. 医学实在易[M]. 福州：福建科学技术出版社，1982：31.

[14] [明] 李盛春. 医学研悦[M]. 北京：中国中医药出版社，1997：83.

[15] [明] 李中梓. 医宗必读[M]. 天津：天津科学技术出版社，1999：8.

[16] [明] 李梴. 医学入门[M]. 南昌：江西科学技术出版社，1988：155.

[17] [明] 徐春甫. 古今医统大全：上[M]. 北京：人民卫生出版社，1991：182.

[18] [清] 喻昌. 医门法律[M]. 北京：中医古籍出版社，2002：7.

[19] [清] 吴谦. 四诊心法要诀[M]. 上海：上海中医药大学出版社，2006：3，52.

[20] [清] 周学海. 形色外诊简摩[M]. 南京：江苏科学技术出版社，1984：156.

[21] [清] 石寿棠. 医原[M]. 南京：江苏科学技术出版社，1983：59.

[22] 朱文锋. 中医诊断学[M]. 北京：人民卫生出版社，1999：296.

[23] 李经纬，邓铁涛，等. 中医大辞典[M]. 北京：人民卫生出版社，1995：703.

[24] 李经纬. 中医名词术语精华辞典[M]. 天津：天津科学技术出版社，1996：405.

[25] 吴兰成. 中国中医药学主题词表：上[M]. 北京：中医古籍出版社，2008：942.

[26] 任应秋. 中医基础理论[M]//钱信忠. 中国医学百科全书. 上海：上海科学技术出版社，1989：176.

[27] 中医药学名词审定委员会. 中医药学名词[M]. 北京：科学出版社，2005：69.

[28] [明] 张三锡. 医学六要[M]. 上海：上海科学技术出版社，2005：150.

[29] [明] 袁班. 证治心传[M]//历代中医珍本集成. 上海：上海三联书店，1990：12.

[30] [清] 李潆. 身经通考[M]. 北京：中医古籍出版社，1993：123.

[31] [清] 林之翰. 四诊抉微[M]. 北京：中国中医药出版社，2002：72.

[32] 李振吉. 中医药常用名词术语辞典[M]. 北京：中国中医药出版社，2001：149.

（杜　松）

2 • 027

呃 逆

è nì

一、规范名

【汉文名】呃逆。

【英文名】hiccup。

【注释】气从胃中上逆，喉间频频作声，声音急而短促的表现。

二、定名依据

“呃逆”作为一种描述气从胃中上逆，喉间频频作声的生理及病理状态的名词术语，始见于明朱橚组织编撰的《普济方》(1390)一书。书中有“肾之积，久不愈，令人呃逆”的相关记载。此前，用来描述相关症状的术语有多种，如“哕”“吃忒”“吃逆”“打咯忒”“打嗝”“咳逆”“逆”“(饲)逆”等，但概念与本术语“呃逆”不完全相同。

自明代朱橚《普济方》提出“呃逆”之名，其后历代著作多有沿用，如明代的《医学正传》《苍生司命》《医学入门》《本草纲目》《医林绳墨》《万病回春》《证治准绳》《寿世保元》和清代的《瘟疫论》《本草汇》《女科经纶》《病机汇论》《医学心悟》《医宗金鉴》等书中均有“呃逆”的名称出现。

近现代有关著作多以“呃逆”作为固定名词，如、高等医药院校教材《中医诊断学》(邓铁涛)、普通高等教育“十五”国家级规划教材《中医诊断学》(朱文锋)等，以及《中医大辞典》《中医药常用名词术语辞典》均将“呃逆”作为通用名词。我国2005年出版的全国科学技术名词审定委员会审定公布的《中医药学名词》已以“呃逆”作为规范名，说明“呃逆”作为中医辨证的规范名已成为共识。

三、同义词

【俗称】“打嗝”(《汉语大字典》)。

【曾称】“哕”(《礼记》)；“咳逆”(《黄帝内经·素问》)；“吃忒”(《儒门事亲》)；“吃逆”(《丹溪心法》)；“打咯忒”(《医林改错》)；“饲逆”(《医宗金鉴》)。

四、源流考释

最早记载与呃逆相关的用词当是“哕”字，《礼记·内则》中云：“在父母姑舅之所……进退周旋慎齐，升降出入揖游，不敢哕噫、嚏咳、欠伸、跛倚、睇视。”[1]154

古代早期的医书中，“哕”这个词无专著论述，但其临床症状的描述却散见于中医古籍中。《内经》就有11处言及“哕”字，且《内经》中的“哕”主要是作呃逆之义。如《灵枢经·口问》曰：“人之哕者，何气使然？岐伯曰：谷入于胃，胃气上注于肺，今有故寒气与新谷气，俱还入于胃，新故相乱，真邪相攻，气并相逆，复出于胃，故为哕。”[2]122《灵枢经·杂病》曰：“哕，以草刺鼻，嚏，嚏而已，无息而疾迎引之，立已，大惊之，亦可已。”[2]119 从上文对于“哕”之病因病机及症状的描述中可知，“哕”义为呃逆。《黄帝内经素问·宣明五气》云：“胃为气逆，为哕、为恐”[3]150，此“哕”即指呃逆而言。而发病多与胃失和降、气机上逆有关，如《灵枢经·口问》篇：“谷入于胃，胃气上注于肺，今有故寒气与新谷气俱还入于胃，新故相乱，真邪相攻，气并相逆，复出于胃，故为哕”[2]122，可见呃逆之作，乃中焦先有寒气，与新入之谷气相乱，凝聚不行，逆而上出所致，《内经》此处对呃逆的病变部位和发病机制的阐发，为后世所宗。

《金匮要略》中涉及“哕”字之条文在“呕吐哕下利病脉证治”及“黄疸病”篇，如“干呕哕，若手足厥者，橘皮汤主之。”[4]67“哕逆者，橘皮竹茹

汤主之。”[4]67“哕而腹满，视其前后，知何部不利，利之即愈。”[4]64“病人胸中似喘不喘，似呕不呕，似哕不哕，彻心中愦愦然无奈者，生姜半夏汤主之”[4]67 等。从文中言及“似呕不呕，似哕不哕”“干呕哕”，可知张仲景对于“干呕”与“哕”使用上应有区别，非是一义，“哕”当为呃逆之义。

南北朝当是“哕”字义衍变之始，主要由于魏晋时期双音节复合词开始在交际中大量使用，如晋代郭璞在注《方言》时多以双音节复合词来注单音节词。由于“呕”与“哕”均属于气机上逆这病，且《金匮要略》中有“呕吐哕下利病脉证并治”，故此时，医书中开始出现“呕”“哕”并见现象，如《小品方》“热病门”中有“疗伤寒呕哕方”，后人误以为“呕哕”为一个词，而非两个词，“哕”的含义发生转变，此亦是巢元方《诸病源候论·呕哕候》中除干呕、呕吐、哕之外，尚有“呕哕候”一病的原因，如“呕哕之病者，由脾胃有邪，谷气不治所为也，胃气受邪，逆则呕；脾受邪气，脾胀气逆，遇冷折之，气逆不通则哕也”。[5]106 此外，“哕”“啘”音同，古音相同、相近者往往通用。唐代王焘《外台秘要》“哕方七首”中，采用“《肘后》疗卒啘不止方”五首、“《集验》疗卒哕方”一首、“张文仲陶氏啘方”一首。考“啘”的含义为干呕。[6]158“啘”为干呕之意最早见于《难经·十六难》：“心痛，掌中热而啘，有是者以也，无是者非也。”[7]33 元代滑寿《难经本义》指出：“啘，干呕也。心病则火盛，故啘。”[8]21 且“哕方七首”病机采用的是《灵枢》中关于呃逆之病机，但其中却用“啘”字，是可知二字之义不同，但由于音相同，故相通用，“哕”义渐变为干呕义。

随后在不同时期的医学著作中，哕和呃逆的概念几经转移，以咳逆作哕，以哕作干呕，致使咳逆、哕、干呕乃至于噫互相牵混。这是在文字历史上，单音词的数量不能充分表达新概念而产生的现象。

唐朝时期，“哕”也是呃逆与干呕之义混用，唐代皮日休《全唐诗·徐诗》：“有此竟苟荣，闻之兼可哕”[9]3805 从诗意可知，“哕”义为干呕。《外台秘要》收录哕方七首，援引医籍，就“哕”的病因病机及治法进行较为全面的论述。从其病机“脾胃俱虚，受于风邪，故令新谷入胃，不能传化，故谷之气与新谷相干，胃气则逆。胃逆则脾胀，脾胀则气逆，因遇冷折之则哕也”[6]158，治法“以物刺鼻中，若以少许皂荚屑内鼻中，令嚏则差”[6]158；“饮新汲井水数升佳”[6]159 等，此书的“哕”义为呃逆。孙思邈的《备急千金要方》中提到的有关“哕”的内容中，一部分源于《伤寒论》的内容，该部分内容保留《伤寒论》“呕吐哕”连用的用法，且未进行辨析；另一部分，是孙思邈在民间收集到唐以前的用方，可发现“呕哕”与“哕”皆有使用，而孙思邈并未对呕、吐、哕作病机的描述，显示出当时“哕”义应用较为混乱。

宋元时期，由于通俗口语的使用，民间以“哕”为“干呕”之义，“哕”的另一个含义“呃逆”之义逐渐被“咳逆、呃”二词所替代。从朱肱、成无己、朱震亨等人的论述用语中，可见“咳逆”一词为宋元时的俗语，即“呃逆”之义。如朱肱《活人书》中认为：“咳逆者，仲景所谓哕者是也。”“孙真人云：咳逆，遍寻方论，无此名称，深穷其状，咳逆者，哕逆之名。盖古人以咳逆为哕耳。大抵咳逆者，古人所谓哕是也。啘者，今人所谓干呕是也。”[10]129 金代成无己《伤寒明理论》谓：“伤寒哕者，何以明之？哕者，俗谓之咳逆者是也。”[11]21 元代朱震亨《丹溪心法·咳逆》亦谓：“咳逆为病，古谓之哕，近谓之呃。”[12]139 从“今人所谓”“近谓之”“俗谓之”等词可知“哕”之义“呃逆”为“咳逆、呃”二词所替代，又可发现此时期作为呃逆之义的“哕”转为咳逆一词。而“呃”在医学中的使用情形，也以状声词作为主要用途。

明清时期，确定了“呃逆”一词的正式使用，明代朱橚组织编撰的《普济方》中有三处记载“呃逆”，分别为《普济方》卷一百六十八“积聚门总论”：“肾之积，名曰贲豚，发于小腹，上至心下，若奔豚之状，上下无定。久不愈，令人呃逆，骨痿少气。”[13]1993 卷一百九十一“水肿（附论）”

记载出自《三因方》的第一退水丸，“化气，退水肿，去呃逆，利湿，通小便”。[13]2558《普济方》卷一百九十八“寒疟(附论)”记载处自《直指方》的养胃汤加桂，“治感发寒多热少，或但寒不热，头痛腰酸，胸满呃逆，身体疼痛”。[13]2775 但此时期许多医家对“呃逆”和“哕”的古字义仍有认知上的差距，有些医家认为“呃逆”为“咳逆”而不是“哕”，有些认为“哕”为干呕，有些则明确指出“哕”即为“呃逆”。如《本草纲目》以“咳逆”为“呃逆”，“哕”非呃逆之义。其曰：“呃逆，作呃呃声，乃冲脉之病，世亦呼为咳逆，与古之咳嗽气急之咳逆不同，朱肱以哕为咳逆，王履以咳嗽为咳逆，皆非也。”[14]168 明代李梴《医学入门》曰：“哕即干呕，声更重且长耳。”[15]276《医宗金鉴·呕吐哕下利病脉证并治》注曰：“哕即干呕，因其有哕哕之声而无他物，故不曰干呕，而曰哕逆，属气上逆为病也。”[16]287 可看出李梴与吴注认为哕为干呕义。然亦有许多医家及注《内经》者以“哕”之古义为呃逆也，这个观点奠定了现代对呃逆病证的认识，如明代王肯堂《证治准绳》曰：“呃逆，即《内经》所谓哕也。”[17]117 张介宾注《黄帝内经素问·宣明五气》：“胃为气逆，为哕。”“胃为水谷之海，胃有不和，则为气逆，哕，呃逆也。胃中有寒则为哕。”[18]459

近现代有关著作多以“呃逆”作为规范名，是指气从胃中上逆，喉间频频作声，声音急而短促的表现。如高等医药院校教材《中医诊断学》(邓铁涛)、普通高等教育“十五”国家级规划教材《中医诊断学》(朱文锋)[19]96 等，以及《中医药常用名词术语辞典》[20]177《中医大辞典》[21]866 和《中医药学名词》[22]68(全国科学技术名词审定委员会)均以“呃逆”作为规范名。

总之，呃逆一词，最早见于《内经》称“哕”，用“哕”字作为“呃逆”病证的病名有一段历史，金元多称咳逆，宋金元出现“呃”字，明清时用“呃逆”一词作为脾胃病中正式的病证名使用，“哕”字渐渐被呃逆替换。近现代，各版规划教材及《中医药学名词》等词均以“呃逆”作为规范词，说明“呃逆”作为中医诊断的症状表现规范词已成为共识。

五、文献辑录

《礼记·内则》：“在父母姑舅之所……进退周旋慎齐，升降出入揖游，不敢哕噫、嚏咳、欠伸、跛倚、睇视。”[1]154

《灵枢经·杂病》：“哕，以草刺鼻，嚏，嚏而已；无息而疾迎引之，立已；大惊之，亦可已。”[2]119

“口问”：“人之哕者，何气使然？岐伯曰：谷入于胃，胃气上注于肺。今有故寒气与新谷气，俱还入于胃，新故相乱，真邪相攻，气并相逆，复出于胃，故为哕。”[2]122

“九针”：“六府气……胃为气逆哕。”[2]259

《黄帝内经素问·脏气法时论》：“肺病者，喘咳逆气，肩背痛。”[3]147

“宣明五气”：“胃为气逆为哕为恐。”[3]150

“气交变大论”：“咳逆甚而血溢，太冲绝者死不治。”[3]406

《难经·十六难》：“心痛，掌中热而啘，有是者心也，无是者非也。”[7]33

《金匮要略》卷中：“咳逆上气，时时吐唾浊，但坐不得眠，皂荚丸主之。”[4]26“干呕，哕，若手足厥者，橘皮汤主之。”[4]67“哕逆者，橘皮竹茹汤主之。”[4]67“哕而腹满，视其前后，知何部不利，利之即愈。”[4]64“病人胸中似喘不喘，似呕不呕，似哕不哕，彻心中愦愦然无奈者，生姜半夏汤主之。”[4]67

《诸病源候论·呕哕候》：“呕哕之病者，由脾胃有邪，谷气不治所为也，胃气受邪，逆则呕；脾受邪气，脾胀气逆，遇冷折之，气逆不通则哕也。”[5]106

《外台秘要·哕方七首》：“脾胃俱虚，受于风邪，故令新谷入胃，不能传化，故谷之气与新谷相干，胃气则逆。胃逆则脾胀，脾胀则气逆，因遇冷折之则哕也。”[6]158“以物刺鼻中，若以少许皂荚屑内鼻中，令嚏则差。”[6]158“饮新汲井水数升佳。”[6]159

《活人书》卷十一："孙真人云：咳逆，遍寻方论，无此名称，深穷其状，咳逆者，哕逆之名。盖古人以咳逆为哕耳。大抵咳逆者，古人所谓哕是也。啘者，今人所谓干呕是也……咳逆者，仲景所谓哕者是也。"[10]129

《伤寒明理论》卷上："伤寒哕者，何以明之？哕者，俗谓之咳逆者是也。"[11]21

《难经本义》："啘，干呕也。心病则火盛，故啘。"[8]21

《丹溪心法·咳逆》："咳逆有痰、气虚、阴火。视其有余不足治之，其详在《格致余论》……痰碍气而吃逆，用蜜水吐，此乃燥痰不出。"[12]138,139"咳逆为病，古谓之哕，近谓之呃。"[12]139

《普济方》卷一百六十九："肾之积，名曰贲豚，发于小腹，上至心下，若奔豚之状，上下无定。久不愈，令人呃逆，骨痿少气。"[13]1993

卷一百九十一："第一退水丸(《三因方》)，化气，退水肿，去呃逆，利湿，通小便。"[13]2558

卷一百九十八："养胃汤加桂(出《直指方》)，治感发寒多热少，或但寒不热，头痛腰酸，胸满呃逆，身体疼痛。"[13]2775

《本草纲目》："呃逆……其气自脐下冲上，作呃呃声，乃冲脉之病，世亦呼为咳逆，与古之咳嗽气急之咳逆不同，朱肱以哕为咳逆，王履以咳嗽为咳逆，皆非也。"[14]168

"旋覆花"："开胃，止呕逆不下食。"[14]962

《医学入门》卷三："哕即干呕，声更重且长耳。"[15]276

《证治准绳·诸呕逆门》："呃逆，即《内经》所谓哕也。"[17]117

《类经》十五卷："胃为水谷之海，胃有不和，则为气逆。哕，呃逆也，胃中有寒则为哕。"[18]459

《全唐诗·徐诗》："有此竞苟荣，闻之兼可哕。"[9]3805

《医宗金鉴·呕吐哕下利病脉证并治》："哕即干呕也。因其有哕哕之声，而无他物，故不曰干呕，而曰哕逆，属气上逆为病也。"[16]287

"痈疽七恶歌"："六恶身浮肿，肠鸣呕(饱)繁……呕(饱)，呕而作格逆也。"[16]718

《中医诊断学》："呃逆是指从咽喉发出的一种不由自主的冲击声，声短旧频，呃呃作响的症状。"[19]96

《中医药常用名词术语辞典》："呃逆见《万病回春·呃逆》。又称哕，俗称'打嗝'。① 疾病。以呃呃有声，声音短促，持续不能自制为主要表现的特发性疾病。因进食生冷、辛辣，或情志郁怒、脾胃虚寒等，导致膈间之气不利，引动胃气上冲喉间所致。② 症状。胃气冲逆而上，呃呃有声。其声短促，与嗳气声重而长不同。可分为寒呃、热呃、气呃、痰呃、瘀呃、虚呃六种。"[20]177

《中医大辞典》："呃逆 症状名。见《万病回春》卷三。一作(饱)逆、(饱)逆。《内经》称哕。金、元多称咳逆。又称吃逆、吃忒。俗称打咯忒。指胃气冲逆而上。呃呃有声的症状。《医碥》卷二：'呃逆，即内经所谓哕，气自下冲上而呃呃作声也。'其声短促，与嗳声沉长不同。呃逆有寒呃、热呃、气呃、痰呃、瘀呃、虚呃等。也有分为外感呃逆、内伤呃逆，或阳证咳逆、阴证咳逆者。"[21]866

《中医药学名词》："呃逆……气从胃中上逆，喉间频频作声，声音急而短促的表现。"[22]68

[1] 未著撰人. 礼记[M]. 陈澔注. 上海：上海古籍出版社，1987：154.

[2] 未著撰人. 灵枢经[M]. 刘衡如校. 北京：人民卫生出版社，1964：119，122，259.

[3] 未著撰人. 黄帝内经素问[M]. 北京：人民卫生出版社，1963：147，150，406.

[4] [汉] 张仲景. 金匮要略[M]. 何任，何若苹整理. 北京：人民卫生出版社，2005：26，64，67.

[5] [隋] 巢元方. 诸病源候论[M]. 黄作阵点校. 沈阳：辽宁科学技术出版社，1997：106.

[6] [唐] 王焘. 外台秘要方[M]. 太原：山西科学技术出版社，2013：158，159.

[7] 凌耀星. 难经校注[M]. 北京：人民卫生出版社，1991：33.

[8] [元] 滑寿. 难经本义[M]. 北京：人民卫生出版社，

1963：21.
[9] [清]彭定求. 全唐诗：下[M]. 郑州：中州古籍出版社，1996：3805.
[10] [宋]朱肱. 活人书[M]. 万友生，等点校. 北京：人民卫生出版社，1993：129.
[11] [宋]成无已. 伤寒明理论[M]. 北京：商务印书馆，1955：21.
[12] [元]朱震亨. 丹溪心法[M]. 上海：上海科学技术出版社，1959：138，139.
[13] [明]朱橚. 普济方[M]. 北京：人民卫生出版社，1983：1993，2558，2775.
[14] [明]李时珍. 本草纲目[M]. 北京：人民卫生出版社，1982：168，962.
[15] [明]李梴. 医学入门[M]. 金嫣莉，等校注. 北京：中国中医药出版社，1995：276.
[16] [清]吴谦. 医宗金鉴[M]. 刘国正校注. 北京：中医古籍出版社，1995：287，718.
[17] [明]王肯堂. 证治准绳：上[M]. 北京：人民卫生出版社，1991：117.
[18] [明]张介宾. 类经[M]. 北京：人民卫生出版社，1965：459.
[19] 朱文锋. 中医诊断学[M]. 北京：中国中医药出版社，2002：96.
[20] 李振吉. 中医药常用名词术语辞典[M]. 北京：中国中医药出版社，2001：177.
[21] 李经纬，余瀛鳌，蔡景峰，等. 中医大辞典[M]. 北京：人民卫生出版社，2004：866.
[22] 中医药学名词审定委员会审定. 中医药学名词[M]. 北京：科学出版社，2005：68.

（高宏杰）

2·028

肝气郁结证

gān qì yù jié zhèng

一、规范名

【汉文名】肝气郁结证。

【英文名】syndrome of stagnation of liver qi。

【注释】肝失疏泄，气机郁滞，以情志抑郁，喜叹息，胸胁或少腹胀闷窜痛，妇女乳房胀痛，月经不调，苔白脉弦等为常见症的证候。

二、定名依据

“肝气郁结证”，其同义词“肝郁证”最早见于民国《谦斋医学讲稿》，而“肝气郁结证”的全称则首见于1982年《中医经典温课》，此前与之最为对应的是“肝气郁结”一词，该词最早在清代文献《外科大成》中出现，兼有病机和证候的含义，与现今所指“肝气郁结证”内涵相同。

在“肝气郁结证”一词出现之前，在历代文献中，曾以“肝病”“肝气盛”“木郁”“肝气郁”“肝郁”“肝气不舒”“肝气郁冲”“肝气郁陷”“肝气郁滞”“肝气郁塞”“肝气横决”等表述出现，其中“肝病”“肝气盛”泛指一切肝脏实证，所指范畴较“肝气郁结”大，其余表述均与“肝气郁结”同义。

民国《谦斋医学讲稿》首次将“肝郁证”列为证候名。1949年之后，国家组织出版了系列规划教材，继续使用“肝郁证”一词作为证候名，直至1982年《中医经典温科》才使用了“肝气郁结证”的全称。其后，各版教材“肝气郁滞证”“肝郁(气滞)证”等同义表述多有混用。至中华人民共和国国家标准《中医临床诊疗术语·证候部分》中，将“肝气郁结证”作为规范名，其定义为：肝失疏泄，气机郁滞，以情志抑郁，喜叹息，胸胁或少腹胀闷窜痛，妇女乳房胀痛，月经不调，脉弦等为常见症的证候。此后朱文锋主编的《中医诊断学》、2005年出版的中医药学名词审定委员会审定的《中医药学名词》等均以“肝气郁结证”作为规范名，说明“肝气郁结证”作为规范证候名已成为共识，符合术语定名的协调一致原则。

三、同义词

【曾称】“肝气郁滞证”（《中医临床诊疗术语国家标准》）；“肝气抑郁证”（《中医证候规范》）；“肝郁气滞证”（《中医证候规范》）；“肝气横决证”（《中医证候规范》）；“木郁证”（《中医证候规范》）；“肝郁证”（《中医证候规范》）；“肝（郁）气不疏证”（《中医证候规范》）；“肝气郁”（《薛氏济阴万金书》）；“肝郁”（《赤水玄珠》）；“肝气不舒”（《滇南本草》）；“肝气郁遏”（《素问悬解》）；“肝气郁冲”（《素问悬解》）；“肝气郁陷”（《素问悬解》）；“肝气郁滞”（《吴氏医方汇编》）；“肝气郁塞”（《本草正义》）；“肝气横决”（《类证治裁》）。

四、源流考释

先秦两汉时期，并未见到“肝气郁结”的表述，相关记载主要体现在《内经》中对肝的论述。如《黄帝内经素问·脏气法时论》曰：“肝病者，两胁下痛引少腹，令人善怒，虚则木䀮䀮无所见，耳无所闻，善恐，如人将捕之。”[1]48 对肝病见症进行了描述，此时仅用“肝病”一词代指一切肝脏病理状态，并未特指某一证型。《黄帝内经素问·六元正气大论》云：“帝曰：善。郁之甚者治之奈何？岐伯曰：木郁达之。”[1]229 其中“木郁”即指肝气郁结，并指出木郁当条达其气以治之，达者，条达舒畅之义也。

隋唐时期，巢元方在《诸病源候论·五脏六腑病诸候》中论述了肝病的证候，分为肝气盛与肝气虚两大类，其中肝气盛有云：“肝气盛，为血有余，则病目赤，两胁下痛引小腹，善怒，气逆则头眩，耳聋不聪，颊肿，是肝气之实也。”[2]80 此为肝气郁结，肝火盛实所引起的病症，可见“肝气盛”为肝脏实证的统称，将肝气郁结包括在内。

宋金元时期，仍未对肝病病机进行具体的分类，张元素所著《脏腑标本药式》对肝脏总体病候进行了描述：“（五脏腑病候）肝——脏腑：诸风眩晕，僵卧强直，惊痫，两胁肿痛，疝痛，癥瘕，女人经病。”[3]75 涉及肝郁、肝风、肝火等多种病机。宋代薛古愚在《薛氏济阴万金书·经闭》中对五脏气郁引起的情志变化进行了描述，首次运用了“肝气郁”一词：“乃若气郁而血滞，如肝气郁而愤怒。”[4]37 指出肝主疏泄，调畅情志，若肝气郁闭则会出现愤怒。

明代有关肝气郁结的论述逐渐增多。《普济方·妇人诸疾门》中继续使用“肝气郁”的表述：“燥金胜乘肝则肝气郁。肝气郁则血气壅。”[5]27 孙一奎在《赤水玄珠·郁证门》中将肝气郁结简称为“肝郁”：“五脏本气自郁证……肝郁者，两胁微膨，嗳气连连有声，治宜青皮、川芎、吴茱萸。”[6]463 张介宾在《类经·疾病类》中沿用此用法：“肝郁则气逆，故太息。”[7]559 指出善太息为肝气郁结的表现之一。《质疑录·论肝无补法》则继续使用“木郁”一词：“足厥阴肝，为风木之脏，喜条达而恶抑郁，故经云木郁达之是也。”[8]5 明代介绍云南地方药材的著作《滇南本草》中首次运用了“肝气不舒”一词，并介绍了橙子、理皮疏肝理气，治疗肝气不舒引起的梅核气的病案[9]172，该书在第三卷指出月下参亦可治疗肝气不舒等症：“（月下参）兼治胃气、面寒背寒、痞块、肝气不舒、五积六聚、两胁疼痛等症。”[9]679

清代出版了许多著述四大经典的书籍，如《素问经注节解》[10]91《黄帝素问直解》[11]159，均沿用了《内经》“木郁”的表述，而《素问悬解》则将肝气郁的病症分为几种：“转则肝气郁遏，两胠下满，胠即胁也。”[12]125“肝气郁冲，少腹坚满，而数便泄。肝气郁陷，上下冲决，故腰重腹痛，而为骛情。”[12]296 这三种情况属于肝气郁结证候下的不同病症类型。《金匮要略广注》[13]89《长沙方歌括》[14]54 继续沿用“肝气郁”“肝气不舒”，并指出小柴胡汤是治疗肝气郁的汤方。至宋代中医分科以来，清代专科专著专篇呈现井喷之势。外科方面，《吴氏医方汇编·乳症》云：“乳痈……乃肝气郁滞所致。”[15]85《疡科心得集·辨乳癖乳痰乳岩论》云：“乳癖，良由肝气不舒郁积

而成。”[16]51 并提出以加味逍遥散治疗[16]94。而《外科大成·瘿瘤主治方》指出“清肝芦荟丸，治疗肝气郁结为瘤”[17]280，这是“肝气郁结”一词所见最早的论述。其后该词为医家所惯用，如《疬科全书·辨疬症之原理》：“疬之成症，多由肝气郁结，或暴怒而成。”[18]2 妇科方面，《外经微言·回天生育》曰：“女子十病者……肝气郁也……肝气郁者，开其肝气乎。”[19]17“木郁不达，任冲血海皆抑塞不通，久则血枯矣。”[19]29 认为肝气郁、木郁是妇科疾病的主要病机之一。妇科专著《傅青主女科》也认为肝为女子之先天，肝气郁结、肝气不舒、肝郁气滞可引起妇科多种疾病，如月经不调[20]17、乳汁不通[20]63 等。肝开窍于目，肝气不舒、肝气郁滞亦可引起眼科的疾患，如《银海指南·肝经主病》：“左关脉细涩，属肝郁不舒……(目)不红肿而痛，属忧思郁怒，肝气不舒。”[21]2《望诊遵经·眼目形容条目》：“黑珠胀起者，肝气郁滞也。”[22]54 在内科方面，肝主疏泄，调畅全身及脏腑气机，故肝郁引起的病症更加繁多，如《读医随笔·平肝者舒肝也非伐肝也》曰：“凡病之气结、血凝、痰饮、浮肿、鼓胀、痉厥、癫狂、积聚、痞满、眩晕、呕吐、哕呃、咳嗽、哮喘、血痹、虚损，皆肝气之不能舒畅所致也。”[23]188《类证治裁·肝气肝火肝风论治》则曰：“肝木性升散，不受遏郁，郁则经气逆，为嗳，为胀，为呕吐，为暴怒胁痛，为胸满不食，为飧泄，为溃疝，皆肝气横决也。”[24]157 其中所论“肝气横决”亦为“肝气郁结”的同义词。在《柳宝诒医论医案》中根据肝气郁滞的部位不同，将“肝气郁”与“肝气郁陷”区别开来：“一曰肝气之证：如两胁板痛，里气攻撑，此肝气郁于本经，宜用疏肝法，并通络理气。如少腹胀痛，肝气郁陷于下者，宜疏木达郁。”[25]244 但此两者均属于今之“肝气郁结证”的病症范畴。

民国时期继续沿用清代的表达，仍无统一的表述。张锡纯《医学衷中参西录》中运用肝气郁结[26]338、肝气不舒[26]561 等表述，认为柴胡、新拟和肝丸可疏肝解郁，治疗肝气郁结之症。《竹泉生女科集要》云：“妇女经水，有前后无定期，多少不一，或来或断，时痛时止者，甚至寒热往来，颇似劳瘵，此皆肝气郁结不舒之故也。治之……必先舒肝……法宗逍遥渴意。”[27]13 强调肝气郁结在月经病中的重要性。在《谦斋医学讲稿·气血湿痰治法述要》中首次将肝郁作为证的概念，称“肝郁证”，并指出其与肝气郁结证的同义关系：“肝郁证系肝气郁结……肝郁症状为抑郁寡欢，多疑善虑，胸膈不畅，并影响心脾，闷闷少食，懒于活动，心慌心怯，失眠多梦。”[28]29

中华人民共和国成立后，国家陆续组织出版了中医系列规划教材，1960 年第一版《中医诊断学讲义》仅引用金代张元素《脏腑经络标本药式》对肝病的总体论述。1962 年《辨证施治纲要》中提出肝气不舒的证候，但未使用“肝气不舒证”一词[29]62。在 1964 年第二版《中医诊断学讲义》才出现肝郁证的论述：“肝郁证：善怒气郁，头痛目眩，两胁或胀或痛，抑抑不乐，常善太息，少食倦怠。或见少腹作胀，女子月经不调等证。舌稍红，苔稍厚；脉弦数或沉弦。”[30]128 1982 年出版的《中医经典温课》出现了“肝气郁结证”的全称，并对其脉症、治法方药进行了阐述：“肝气郁结证：主要脉症：情志抑郁，易怒，胸闷，善太息，胸胁或乳房胀满，小腹胀痛，痛经，月经不调，脉弦，或咽中如梗，吞之不下，吐之不出(称梅核气)或见颈项瘿瘤，或见腹部癥瘕。”[31]177 其后 1984 年第五版《中医诊断学》教材沿用了这一用法[32]125。20 世纪 90 年代，中医证候规范化工作正式开展，1990 年邓铁涛总结前人理论，主编《中医证候规范》，延续“肝气郁结证”一词，列别名：“肝气抑郁证”“肝郁气滞证”“肝气横决证”“木郁证”“肝郁证”“肝(郁)气不疏证”。指出“本证是因情志抑郁，或突然的精神刺激，以及其他病邪的侵扰而导致肝失疏泄，气机郁滞所表现的证候”。[33]169 此后各版诊断学教材有用“肝气郁滞证”一词者[34]712，亦有用“肝郁气滞证”一词者[35]141，但均为同义表述，至国家标准《中医临床诊疗术语·证候部分》[36]42 及《中医

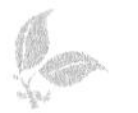

药学名词》[37]97 出版，正式将“肝气郁结证”列为规范证候名。

五、文献辑录

《黄帝内经素问·脏气法时论》：“肝病者，两胁下痛引少腹，令人善怒，虚则目𥉂𥉂无所见，耳无所闻，善恐，如人将捕之。”[1]48

“六元正气大论”：“帝曰：善。郁之甚者治之奈何？岐伯曰：木郁达之，火郁发之，土郁夺之，金郁泄之，水郁折之。然调其气，过者折之，以其畏也，所谓泻之。”[1]229

《诸病源候论·五脏六腑病诸候》：“肝气盛，为血有余，则病目赤，两胁下痛引小腹，善怒，气逆则头眩，耳聋不聪，颊肿，是肝气之实也。”[2]80

《薛氏济阴万金书·经闭》：“乃若气郁而血滞，如肝气郁而愤怒、心气郁而积想、脾气郁于忧思、肺气郁于悲哀、肾气郁于恐惧。”[4]37

《脏腑标本药式》：“（五脏腑病候）肝——脏腑：诸风眩晕，僵卧强直，惊痫，两胁肿痛，疝痛，癥瘕，女人经病。”[3]75

《普济方·妇人诸疾门》：“燥金胜乘肝则肝气郁。肝气郁则血气壅。”[5]27

《赤水玄珠·郁证门》：“五脏本气自郁证：心郁者……肝郁者，两胁微膨，嗳气连连有声，治宜青皮、川芎、吴茱萸。”[6]463

《类经·疾病类》：“肝郁则气逆，故太息。”[7]559

《质疑录·论肝无补法》：“足厥阴肝，为风木之脏，喜条达而恶抑郁，故经云木郁达之是也。”[8]5

《滇南本草·橙子、理皮》：“昔李姓男子患积痰，结核于咽喉中，与梅核相似，喉中有碍，吐咯不出，咽之不下，似有似无，有时阻滞。（补注）按此，症因肝气不舒，忧思气郁，结成梅核，偶着气动怒即发。”[9]172

“月下参”：“（又治酒寒效方）……兼治胃气、面寒背寒、痞块、肝气不舒、五积六聚、两胁疼痛等症。”[9]679

《素问经注节解·内篇》：“肝何以欲散也？盖肝者木也，木性生发，喜畅而恶郁，故肝郁则病，经曰：‘木郁则达之。欲散肝郁，莫如用辛，辛既能发散肝郁，是散之即所以补之也。’”[10]91

《黄帝素问直解·藏气法时论》：“肝病则木郁，故肝欲散，治之之法，当急食辛味以散之，辛主散也。”[11]159

《素问悬解·病论》“咳论”：“转则肝气郁遏，两胠下满，胠即胁也。”[12]125

“运气”：“阳明在泉则燥金旺，清气下侵，乙木被克，肝气郁冲，少腹坚满，而数便泄。肝气郁陷，上下冲决，故腰重腹痛，而为骛情。”[12]296

《金匮要略广注·五脏风寒积聚病脉证治》：“肝属木，性宜疏畅，喜太息者，肝气郁而不伸也。”[13]89

《长沙方歌括·太阳方》：“胁下痞硬者。厥阴肝气不舒。”[14]54

《吴氏医方汇编·乳症》：“（乳痈）若起于黑圈，肿硬不消，亦无疼痛者，乃肝气郁滞所致，宜生何首乌一两，加青皮、柴胡平肝之剂。”[15]85

《疡科心得集·辨乳癖乳痰乳岩论》：“有乳中结核，形如丸卵，不疼痛，不发寒热，皮色不变，其核随喜怒为消长，此名乳癖。良由肝气不舒郁积而成，若以为痰气郁结，非也。”[16]51

卷上：“《大全》加味逍遥散……治肝郁气滞，或口舌生疮，或耳内作痛，乃乳痈、乳痰等证。”[16]94

《外科大成·不分部位大毒》：“清肝芦荟丸治肝气郁结为瘤。遇怒则痛。”[17]280

《疬科全书·辨疬症之原理》：“疬之成症，多由肝气郁结，或暴怒而成。”[18]2

《外经微言·回天生育篇》：“女子十病者，胞胎寒也，脾胃冷也，带脉急也，肝气郁也，痰气盛也，相火旺也，肾水衰也，任督病也，膀胱气化不行也，气血虚而不能摄也……肝气郁者，开其肝气乎。”[19]17

“救母篇”：“木郁不达，任冲血海皆抑塞不通，久则血枯矣。容成曰：木郁何以使水之闭也？岐伯曰：心肾无晷不交者也。肾因子虚，转去相济涸水，而郁火焚之，木安有余波以下泻乎？此木郁所以水闭也。”[19]29

《傅青主女科·产后》：“肝气郁结乳胀痛，舒通肝气乳自行。”[20]63

“调经”：“妇人有经水忽来忽断，时疼时止，寒热往来者，人以为血之凝也，谁知是肝气不舒乎！”[20]17

“妊娠”：“亦有肝郁气滞，胸膈膨闷，见食不恶，不能多食，虽系妊娠，而非恶阻。”[20]63

《银海指南·肝经主病》：“黑珠内瞳神外，初起如雾，渐渐厚大，名内障，左关脉细涩，属肝郁不舒……（目）不红肿而痛，属忧思郁怒，肝气不舒。”[21]2

《望诊遵经·眼目形容条目》：“黑珠胀起者，肝气郁滞也。”[22]54

《读医随笔·平肝者舒肝也非伐肝也》：“肝之性，喜升而恶降，喜散而恶敛……东垣曰：胆木春升，余气从之，故凡脏腑十二经之气化，皆必藉肝胆之气化以鼓舞之，始能调畅而不病。凡病之气结、血凝、痰饮、浮肿、鼓胀、痉厥、癫狂、积聚、痞满、眩晕、呕吐、哕呃、咳嗽、哮喘、血痹、虚损，皆肝气之不能舒畅所致也。”[23]188

《类证治裁·肝气肝火肝风论治》：“肝木性升散，不受遏郁，郁则经气逆，为嗳，为胀，为呕吐，为暴怒胁痛，为胸满不食，为飧泄，为溃疝，皆肝气横决也……治肝气，先疏其郁，宜逍遥散。”[24]157

《柳宝诒医论医案·肝病证治条例》：“一曰肝气之证：如两胁板痛，里气攻撑，此肝气郁于本经，宜用疏肝法，并通络理气。如少腹胀痛，肝气郁陷于下者，宜疏木达郁。”[25]244

《医学衷中参西录·柴胡解》：“柴胡：味微苦，性平。禀少阳生发之气，为足少阳主药，而兼治足厥阴。肝气不舒畅者，此能舒之。”[26]338

“论肝病治法”：“新拟和肝丸……治肝体木硬，肝气郁结，肝中血管闭塞，及肝木横恣侮克脾土。其现病或胁下胀疼，或肢体串疼，或饮食减少，呕哕，吞酸，或噫气不除，或呃逆连连，或头疼目胀、眩晕、痉痫，种种诸证。”[26]561

《竹泉生女科集要·天癸确论》：“妇女经水，有前后无定期，多少不一，或来或断，时痛时止者甚至寒热往来，颇似劳瘵，此皆肝气郁结不舒之故也。治之无定法，大抵宜于温通者多，宜于清凉者亦有之，然其始必先舒肝。肝者，一水之子，而二火之母也，又主疏泄之权。是故肝气不舒，则既济之化有乖，而疏泄之令不时矣，法宗逍遥渴意。”[27]13

《谦斋医学讲稿·气血湿痰治法述要》：“肝郁证系肝气郁结……肝郁症状为抑郁寡欢，多疑善虑，胸膈不畅，并影响心脾，闷闷少食，懒于活动，心慌心怯，失眠多梦。”[28]29

《辨证施治纲要》：“肝气不舒……头痛目眩，胸胁胀满，胁肋串痛，颊红口苦，抑郁不乐，少食倦怠，少腹重坠，妇女经水不调，脉弦大而虚，苔薄白。”[29]62

《中医诊断学讲义·脏腑病证》：“肝郁证：善怒气郁，头痛目眩，两胁或胀或痛，抑抑不乐，常善太息，少食倦息。或见少腹作胀，女子月经不调等证。舌稍红，苔稍厚；脉弦数或沉弦。”[30]128

《中医经典温课》：“肝气郁结证：主要脉症：情志抑郁，易怒，胸闷，善太息，胸胁或乳房胀满，小腹胀痛，痛经，月经不调，脉弦，或咽中如梗，吞之不下，吐之不出（称梅核气），或见颈项瘿瘤，或见腹部癥瘕。”[31]177

《中医诊断学·脏腑兼证》（邓铁涛）：“肝气郁结证，是因肝之疏泄条达功能紊乱所表现的证候。所谓‘郁结’，既可表现有抑郁的现象、气郁痰凝的现象，又可表现出气机逆乱的现象。”[32]125

《中医证候规范·脏腑证候》：“肝气郁结证：

【别名】 肝气抑郁证，肝郁气滞证，肝气横决证，木郁证，肝郁证，肝（郁）气不疏证。

【证候概念】 本证是因情志抑郁，或突然的精神刺激，以及其他病邪的侵扰而导致肝失疏泄，气机郁滞所表现的证候。

【临床表现】 主症：胁肋胀痛或窜痛无定

处，时作时止，情志抑郁、多疑善虑、易怒，善太息。主舌：舌淡红，苔薄白。主脉：脉弦。”[33]169

《中医诊断学·脏腑辨证》（朱文锋）：“肝气郁滞证是指肝的疏泄功能异常，疏泄不及而致气机郁滞所表现的证候。又称肝气郁结证，简称肝郁证……以情志抑郁，胸胁或少腹胀痛、窜痛或妇女月经失调等为辨证要点。”[34]712

《中医诊断学·脏腑辨证》（陈家旭）：“肝郁气滞证：肝郁气滞证是指肝失疏泄，气机郁滞而表现的证候……以胸胁少腹胀闷疼痛，善太息，与情志相关为辨证要点。”[35]141

《中医临床诊疗术语·证候部分》“肝系证类”：“肝郁（气滞）证…… 肝气郁结（滞）证……肝失疏泄，气机郁滞，以情志抑郁，喜叹息，胸胁或少腹胀闷窜痛，妇女乳房胀痛，月经不调，脉弦等为常见症的证候。”[36]42

《中医药学名词》：“肝气郁结证：肝失疏泄，气机郁滞，以情志抑郁，喜叹息，胸胁或少腹胀闷窜痛，妇女乳房胀痛，月经不调，苔白脉弦等为常见症的证候。”[37]97

参考文献

[1] 未著撰人.黄帝内经素问[M].北京：人民卫生出版社，2005：48，229.

[2] [隋]巢元方.诸病源候论[M].沈阳：辽宁科学技术出版社，1997：80.

[3] [金]张元素.脏腑标本药式[M]//郑洪新.张元素医学全书.北京：中国中医药出版社，2006：75.

[4] [宋]薛古愚.薛氏济阴万金书[M].上海：上海科学技术出版社，2004：37.

[5] [明]朱橚.普济方：第8册[M].北京：人民卫生出版社，1959：27.

[6] [明]孙一奎.赤水玄珠[M].北京：人民卫生出版社，1936：463.

[7] [明]张介宾.类经评注[M].西安：陕西科学技术出版社，1996：559.

[8] [明]张景岳.质疑录[M].南京：江苏科学技术出版社，1981：5.

[9] [明]兰茂.滇南本草[M].昆明：云南科学技术出版社，2004：172，679.

[10] [清]姚止庵.素问经注节解[M].北京：人民卫生出版社，1963：91.

[11] [清]高士宗.黄帝素问直解[M].北京：科学技术文献出版社，1980：159.

[12] [清]黄元御.黄元御医书全集：素问悬解[M].北京：中医古籍出版社，2016：125，296.

[13] [清]李彣.金匮要略广注[M].北京：中国中医药出版社，1992：89.

[14] [清]陈修园.长沙方歌括[M].福州：福建科学技术出版社，1988：54.

[15] [清]吴杖仙.吴氏医方汇编[M].上海：上海科学技术出版社，2004：85.

[16] [清]高秉钧.疡科心得集[M].天津：天津科学技术出版社，2004：51，94.

[17] [清]祁坤.外科大成[M].北京：科技卫生出版社，1958：280.

[18] [清]梁希曾.疬科全书[M].北京：科技卫生出版社，1958：2.

[19] [清]陈士铎.外经微言[M].北京：中医古籍出版社，1984：17，29.

[20] [清]傅山.傅青主女科[M].天津：天津科学技术出版社，1999：17，63.

[21] [清]顾锡.银海指南[M].北京：人民卫生出版社，1960：2.

[22] [清]汪宏.望诊遵经[M].上海：上海科学技术出版社，1959：54.

[23] [清]周学海.读医随笔[M].南京：江苏科学技术出版社，1983：188.

[24] [清]林珮琴.类证治裁[M].北京：人民卫生出版社，1988：157.

[25] [清]柳宝诒.柳宝诒医论医案[M]//江一平，等校注.吴中珍本医籍四种.北京：中国中医药出版社，1999：244.

[26] 盐山，张锡纯.医学衷中参西录[M].石家庄：河北人民出版社，1974：338，561.

[27] 彭逊之.竹泉生女科集要[M].香港：艺海出版社，1913：13.

[28] 秦伯未.谦斋医学讲稿[M].上海：上海科学技术出版社，2009：29.

[29] 北京市中医学校.辨证施治纲要[M].北京：人民卫生出版社，1962：64.

[30] 广州中医学院.中医诊断学讲义[M].上海：上海科学技术出版社，1964：128.

[31] 欧阳奇.中医经典温课[M].长沙：湖南科学技术出版社，1982：177.

[32] 邓铁涛.中医诊断学[M].上海：上海科学技术出版社，1984：125.

[33] 邓铁涛.中医证候规范[M].广州：广东科技出版社，1990：169.

[34] 朱文锋.中医诊断学[M].上海：上海科学技术出版

社，1995：712.

[35] 陈家旭.中医诊断学[M].北京：人民卫生出版社，2012：141.

[36] 国家技术监督局.中医临床诊疗术语：证候部分[M].北京：中国标准出版社，1997：42.

[37] 中医药学名词审定委员会.中医药学名词[M].北京：科学出版社，2005：97.

（李金霞）

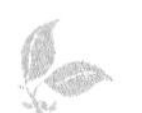

2·029

肝火犯肺证

gān huǒ fàn fèi zhèng

一、规范名

【汉文名】肝火犯肺证。

【英文名】syndrome of liver fire invading lung。

【注释】肝火炽盛，上逆犯肺，肺失清肃，以胸胁灼痛，咳嗽阵作，甚则咳血，急躁易怒，头胀头晕，口苦口渴，舌红苔黄腻，脉滑数等为常见症的证候。

二、定名依据

“肝火犯肺证”一词见于1971年的《新编中医入门》。此前与之最对应的为“肝火犯肺”一词，见于清代文献，其含义既有病机的含义，又包括了现在的证候含义，内涵与现在基本相似。

出现“肝火犯肺证”一词之前，在历代文献中，则以“火盛刑金”“肝逆犯肺”“木火刑金”“肝咳”“肝经咳嗽”等名称出现，“火盛刑金”“肝逆犯肺”“木火刑金”的含义基本与“肝火犯肺”一致，“肝咳”“肝经咳嗽”所指范围则比“肝火犯肺”要大。

1987年赵金铎等主编的《中医证候鉴别诊断学》也使用了“肝火犯肺证”一词。随着中医证候规范化工作的持续推进，在其后的国家规划教材、国家标准中，“肝火犯肺证”则一直沿用下来。1997年出版的中华人民共和国国家标准《中医临床诊疗术语·证候部分》中，用“肝火犯肺证”为规范名，其定义为：肝火炽盛，上逆犯肺，肺失肃降，以胸胁灼痛，急躁易怒，口苦口干，咳嗽阵作，甚至咳血，舌红苔薄黄，脉弦数等为常见症的证候。同义词为木火刑金证。其后，普通高等教育中医药类国家级规划教材《中医诊断学》(朱文锋)、《中医诊断学》(王忆勤)、我国2005年出版的全国科学技术名词审定委员会审定公布的《中医药学名词》等均以“肝火犯肺证”作为规范名。

三、同义词

【曾称】“火盛刑金”(《史载之方》)；“木火刑金”(《症因脉治》)；“肝逆犯肺”(《感症宝筏》)“木火刑金证”(《中医证候鉴别诊断学》)。

四、源流考释

先秦两汉时期，并没有见到关于“肝火犯肺”病机的表述，相关记载主要体现在咳喘等肺病的因机证治方面，在咳嗽里主要以描述“肝咳”或“肝病及肺”为主。如《黄帝内经素问·咳论》提出了“五脏六腑皆令人咳，非独肺也”[1]75，并论述了各脏腑咳嗽的特点。提出的“肝咳之状，咳则两胁下痛，甚则不可以转，转则两胠下满”[1]75，虽未明确提出肝火犯肺是肝咳的病机，但却描述了肝咳的主要表现为咳嗽、胁痛，甚则连及腋下痛。这些症状也是肝火犯肺证的主要表现。《难经·五十六难》曰：“肝之积名曰肥气，在左胁下，如覆杯，有头足。久不愈，令人发咳逆、痎疟，连岁不已。以季夏戊己日得之。何以言之？肺病传于肝，肝当传脾，脾季夏适王，王者不受邪，肝复欲还肺，肺不肯受，故留结为积。”[2]123 指出了肝病可以传于肺的病机演变。《伤寒论》小柴胡汤证的或有证中的“咳嗽”也可以视为肝胆失和影响肺之功能的一种体现。如《伤寒论·辨太阳病脉证并治中》：“伤寒五六日，中风，往来寒热，胸胁苦满，默默不欲饮食，心烦喜呕，或胸中烦而不呕，或渴，或腹中痛，或胁下痞硬，或心下悸，小便不利，或不渴，身有微热，或咳者，与小柴胡汤主之。”[3]51

隋唐时期，巢元方的《诸病源候论》以及孙思邈《千金要方》俱谓咳有十种：即风咳、支咳、肝咳、心咳、脾咳、肺咳、肾咳、胆咳及厥阴咳。《诸病源候论》曰：“又有十种咳。一曰风咳，欲语因咳，言不得竟是也。二曰寒咳，饮冷食寒入注胃，从肺脉上气，内外合，因之而咳是也……四曰肝咳，咳而引胁下痛是也……十曰厥阴咳，咳而引舌本是也。”[4]452 论述了肝咳的症状表现。《备急千金要方》则进一步论述了治法，曰：“寒咳、支咳、肝咳，刺足太冲。心咳，刺手神门。脾咳，刺足太白。肺咳，刺手太渊。肾咳，刺足太溪。胆咳，刺足阳陵泉。厥阴咳，刺手大陵。”[5]254《外台秘要》则结合脉象进行了预后判断，曰：“厥阴咳，咳而引舌本是也。诊其右手寸口气口以前脉，手阳明经也，其脉浮则为阳实，阳实者，病苦腹满，善喘咳。脉微大为肝痹，咳引少腹。咳嗽，脉浮大者生，沉小伏匿者死。”[6]139

宋金元时期，则出现了肝火犯肺的雏形——“火盛刑金”的描述，此中的“火”泛指邪郁化热的火热之邪灼肺，但已有包含肝火的苗头。如宋代的方书《史载之方》中载：“盖火盛刑金而喘，则六脉纯得火脉，疾大而有力，若寸口偏大而关脉带芤即须唾血。”[7]35《丹溪心法》中则将咳嗽分为风寒、痰饮、火郁、劳嗽、肺胀五种，指出咳嗽的治疗应疏肝气，以青皮挟痰药，实者白芥子之类治之；并提出了治咳嗽胁痛，以二陈汤加南星、香附、青皮、青黛，入姜汁治之；伴眩晕嘈杂之症的，为火动其痰，用二陈汤加山栀子、黄连、黄芩之类；以噫气吞酸为主症的，为食郁有热，火气上动，以黄芩为君，南星、半夏为臣，橘红为使，热多加青黛。[8]71,72,84,231,232 对肝火、肝热导致的咳嗽等症的治疗进行了细致的描述。

明代关于肝咳的因机证治论述的则较之前更为详细。吴昆在《医方考》中提出了“肝移热于肺而咳嗽”，以当归芦荟丸治之。并进一步解释“咳嗽而两肋痛，多怒脉弦者，病原于肝也。肝者，将军之官，气常有余，气有余便是火，故宜泻之。是方也，芩、连、栀、柏、草龙、青黛、大黄，皆能泻火，而未必入肝；肝气臊，诸药得芦荟、麝香之臊，同气相求，可以入肝而平肝矣”。[9]106 其中既论述了肝郁化火，肝火犯肺导致咳嗽的病机，又提出了相应的治疗方药。秦景明则在《症因脉治》中对肝咳的症状、病因、脉证、治疗分别进行了论述，他明确指出：“肝经咳嗽之因为木气怫郁，肝火时动，火盛刑金则为喘咳；或肝经少血，肝气亏损，则木燥火生，亦为喘咳，二者肝经咳嗽之因也。临床表现为咳则两胁下痛，痛引少腹，或寒热往来，面青色筋急，左关弦数，或弦急，或弦细，或弦涩。治疗方剂有泻青各半汤、柴胡饮子、加味逍遥散。”[10]101 将肝火犯肺作为肝咳的主要病机之一。

清代关于火盛刑金、木火刑金导致的咳嗽病机、临床表现、方剂、用药也比较多，但是用“肝火犯肺”一词仍不多见。如叶天士认为肝气郁结，肝木刑金或肝气逆行，乘肺则咳，肝逆乘胃射肺等均可发生肝咳。而更为有意义的是指出了肝木刑金的咳嗽以呛咳为主。《临证指南医案》云：“人身气机合乎天地自然，肺气从右而降，肝气由左而升，肺病主降曰迟，肝横司升曰速，呛咳未已，乃肝胆木反而刑金之兆。”又云：“肝阳化风，旋扰不息，致呛无平期。”[11]61 火盛刑金导致疾病不仅仅只有咳嗽，还有喘、吐血、肺痨等病症。如《血证论》曰：“金不制木则肝火旺，火盛刑金则蒸热，喘咳、吐血，痨瘵并作。”[12]13 尤在泾则指出干咳无痰，日久不愈则与肝有关。何廉臣的《感症宝筏》卷三曰："凡病气自左升，腹中膨胀，呕吐涎沫、酸苦黄水，则咳呛不已，此肝气逆乘，过胃犯肺。法宜制肝和胃，须陈皮、半夏、茯苓、川椒、乌梅、萸汤炒川连、姜汁炙枇杷叶主之。"[13]260 他对肝逆犯肺导致的呕吐涎沫、酸苦黄水，咳呛不已等批注此证为"木火刑金"。由此可见，至清代"肝火犯肺"一词还多用"肝木刑金""木火刑金""肝逆犯肺"等表述。

近代该词并无明显变化，20世纪60年代国家组织陆续出版了系列规划教材，在这些教材中开始出现中医证候分类的内容，才出现了"某某证"的表述方式。1971年由甘肃人民出版社出版的《新编中医入门》首次使用了"肝火犯肺证"这一名词，对该证候描述为"胸胁刺痛，一阵阵咳嗽，咯吐鲜血、性急易怒、烦热口苦、头眩、目赤、舌红苔薄、脉弦数。治宜清肝泻肺。用黛蛤散或泻白散之类"。[14]92 1974年由北京中医学院主编，上海人民出版社出版的"中医学院试用教材《中医学基础》"的脏腑兼证中则出现了"肝火犯肺"，该书对该证候所下的定义为："本证多由肝气郁结，气郁化火，上逆犯肺，肺失肃降所致。"临床表现为：胸胁窜痛，咳嗽阵作，甚则咳吐鲜血，性急善怒，烦热口苦，头眩目赤。舌苔薄，舌质红，脉弦数。上述症状，均由肝郁气滞，气郁化火，肝火上逆犯肺所引起。甚则热伤肺之血络，可见咳血。治法：清肝泻肺，可用黛蛤散合泻白散加减。[15]139,140 但仍未用"肝火犯肺证"一词。《中医大辞典》也以"肝火犯肺"为名词，定义为："肝火犯肺肝气郁结、气郁化火、上逆犯肺所致的病证。多见于肺病日久，肺肾阴虚而肝火亢盛者。证见烦热口苦，头眩目赤，性急善怒，胸胁窜痛，咳嗽阵作，甚则咳吐鲜血，舌红，脉弦数。治宜佐金平木法。"[16]787《中医大辞典》同时也收录了"木火刑金"一词，但并未指出两词为同义词。1987年，由赵金铎等主编、人民卫生出版社出版的《中医证候鉴别诊断学》中，使用了"肝火犯肺证"一词，其定义为："肝火犯肺证又称木火刑金证。是指情志郁结、气郁化火、灼伤肺阴、或邪热蕴结肝经，上犯于肺，肺失清肃而出现的一系列症状的概称。主要临床表现为：咳嗽阵作、气逆、咯痰黄黏，甚则咳吐鲜血，胸胁疼痛，性急善怒、心烦口苦、头晕目赤，大便干结、小溲黄赤、舌红苔薄黄，脉弦数。常见于咳嗽、咯血等疾病中。"[17]170

随着中医证候规范化工作的持续推进，在其后的国家规划教材、国家标准中，"肝火犯肺证"则一直沿用下来。如1997年出版的中华人民共和国国家标准《中医临床诊疗术语·证候部分》[18]39、普通高等教育中医药类国家级规划教材《中医诊断学》(朱文锋)[19]165、《中医诊断学》(王忆勤)[20]183 以及我国2005年出版的全国科学技术名词审定委员会审定公布的《中医药学名词》[21]100 等均以"肝火犯肺证"作为规范名。

五、文献辑录

《黄帝内经素问·脉要精微论》："肝脉搏坚而长，色不青，当病坠若搏，因血在胁下，令人喘逆。"[1]30

"咳论"："肝咳之状，咳则两胁下痛，甚则不可以转，转则两胠下满。"[1]75

《难经·五十六难》："肝之积名曰肥气，在左胁下，如覆杯，有头足。久不愈，令人发咳逆、痎疟，连岁不已。以季夏戊己日得之。何以言之？肺病传于肝，肝当传脾，脾季夏适王，王者不受邪，肝复欲还肺，肺不肯受，故留结为积。"[2]123

《伤寒论·辨太阳病脉证并治中》："伤寒五六日，中风，往来寒热，胸胁苦满……或咳者，小柴胡汤主之。"[3]51

《诸病源候论》卷十四："又有十种咳。一曰风咳，欲语因咳，言不得竟是也。二曰寒咳，饮冷食寒入注胃，从肺脉上气，内外合，因之而咳是也……四曰肝咳，咳而引胁下痛是也……十曰厥阴咳，咳而引舌本是也。"[4]452

《备急千金要方》卷十八："寒咳、支咳、肝咳、刺足太冲。心咳，刺手神门。脾咳，刺足太

白。肺咳，刺手太渊。肾咳，刺足太溪。胆咳，刺足阳陵泉。厥阴咳，刺手大陵。”[5]254

《外台秘要》卷九：“厥阴咳，咳而引舌本是也。诊其右手寸口气口以前脉，手阳明经也，其脉浮则为阳实，阳实者，病苦腹满，善喘咳。脉微大为肝痹，咳引少腹。咳嗽，脉浮大者生，沉小伏匿者死。”[6]139

《史载之方》卷上：“盖火盛刑金而喘，则六脉纯得火脉，疾大而有力，若寸口偏大而关脉带芤即须唾血。”[7]35

《丹溪心法》卷二：“眩运嘈杂，乃火动其痰，用二陈汤加山栀子、黄连、黄芩之类。噫气吞酸，此食郁有热，火气上动，以黄芩为君，南星、半夏为臣，橘红为使，热多加青黛。”[8]71,72“嗽而胁下痛，宜疏肝气，以青皮挟痰药，实者白芥子之类。”[8]84

卷四：“治咳嗽胁痛，以二陈汤加南星、香附、青皮、青黛，入姜汁。”[8]231,232

《医方考》卷二：“咳嗽而两肋痛，多怒脉弦者，病原于肝也。肝者，将军之官，气常有余，气有余便是火，故宜泻之。是方也，芩、连、栀、柏草龙，青黛、大黄，皆能泻火，而未必入肝；肝气臊，诸药得芦荟、麝香之臊，同气相求，可以入肝而平肝矣。然肝木为生火之本，而诸脏之火不无相扇，诸药虽因芦荟、麝香之引而入肝，然其性各有所属，则能兼五火而治之矣。用当归为君者，以其能和五脏之阴；以木香为佐者，以其能行诸药之滞也。”[9]106

《症因脉治》卷二：“【肝经咳嗽之症】咳则两胁下痛，痛引小腹，或寒热往来，面青色筋急，此肝经咳嗽；肝咳不已，则胆受之，胆咳之状，咳呕胆汁，而口为之苦。

【肝经咳嗽之因】木气怫郁，肝火时动，火盛刑金，则为喘咳；或肝经少血，肝气亏损，则木燥火生，亦为喘咳。二者肝经咳嗽之因也。

【肝经咳嗽之脉】左关弦数，或见弦急，肝经有热；或见弦细，或见弦涩，肝经少血。

【肝经咳嗽之治】左关弦数，泻青各半汤；寒热往来，宜柴胡饮子；左关弦细，加味逍遥散。

泻青各半汤家秘治木火刑金。”[10]101

《临证指南医案》：“人身气机合乎天地自然，肺气从右而降，肝气由左而升，肺病主降日迟，肝横司升日速，呛咳未已，乃肝胆木反而刑金之兆。”[11]61

《血证论》卷一：“金不制木则肝火旺，火盛刑金则蒸热、喘咳、吐血，痨瘵并作。”[12]13

卷六：“又有冲气挟肝经相火上乘肺金者，其证目眩口苦，呛咳数十声不止，咳牵小腹作痛，发热颊赤，宜四物汤合左金丸。”[12]123

《感症宝筏》卷三：“凡病气自左升，腹中膨胀，呕吐涎沫、酸苦黄水，则咳呛不已，此肝气逆乘，过胃犯肺。法宜制肝和胃，须陈皮、半夏、茯苓、川椒、乌梅、萸汤炒川连、姜汁炙枇杷叶主之。”[13]260

《新编中医入门》：“肝火犯肺证：胸胁刺痛，一阵阵咳嗽，咯吐鲜血、性急易怒、烦热口苦、头眩、目赤、舌红苔薄、脉弦数。治宜清肝泻肺。用黛蛤散或泻白散之类。”[14]92

《中医学基础》：“肝火犯肺。本证多由肝气郁结，气郁化火，上逆犯肺，肺失肃降所致……胸胁窜痛，咳嗽阵作，甚则咳吐鲜血，性急善怒，烦热口苦，头眩目赤。舌苔薄，舌质红，脉弦数。上述症状，均由肝郁气滞，气郁化火，肝火上逆犯肺所引起。甚则热伤肺之血络，可见咳血。”[15]139,140

《中医大辞典》：“木火刑金五行归类中，肝属木，肺属金。由于肝火过旺，耗灼肺阴，出现干咳，胸胁疼痛、心烦易怒、口苦、目赤、甚或咯血等，均属肝木化火而加剧肺金病证的变化。”[16]187“肝火犯肺肝气郁结、气郁化火、上逆犯肺所致的病证。多见于肺病日久，肺肾阴虚而肝火亢盛者。证见烦热口苦，头眩目赤，性急善怒，胸胁窜痛，咳嗽阵作，甚则咳吐鲜血，舌红，脉弦数。治宜佐金平木法。”[16]787“肝经咳嗽病证名。指肝病犯肺所致的咳嗽。”[16]789

《中医证候鉴别诊断学》：“肝火犯肺证又称木火刑金证。是指情志郁结、气郁化火、灼伤肺阴、或邪热蕴结肝经，上犯于肺，肺失清肃而出现的一系列症状的概称。主要临床表现为：咳嗽阵作、气逆、咯痰黄黏，甚则咳吐鲜血，胸胁疼痛，性急善怒、心烦口苦、头晕目赤，大便干结、小溲黄赤、舌红苔薄黄，脉弦数。肝火犯肺证常见于咳嗽、咯血等疾病中。"[17]170

《中医临床诊疗术语·证候部分》："肝火犯肺证：肝火炽盛，上逆犯肺，肺失肃降，以胸胁灼痛，急躁易怒，口苦口干，咳嗽阵作，甚至咳血，舌红苔薄黄，脉弦数等为常见症的证候。同义词：木火刑金证。"[18]39

《中医诊断学》："肝火犯肺证是指由于肝经气火上逆犯肺，而使肺失清肃所表现的证候。按五行理论又称'木火刑金'证。"[19]165

《中医药学名词》："肝火犯肺证肝火炽盛，上逆犯肺，肺失清肃，以胸胁灼痛，咳嗽阵作，甚则咳血，急躁易怒，头胀头晕，口苦口渴，舌红苔黄腻，脉滑数等为常见证候。"[21]100

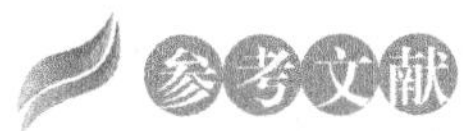

参考文献

［1］ 未著撰人. 黄帝内经素问[M]. 北京：人民卫生出版社，2005：30，75.

［2］ 南京中医学院. 难经校释[M]. 北京：人民卫生出版社，1979：123.

［3］ ［汉］张仲景. 伤寒论[M]. 北京：学苑出版社，2007：51.

［4］ ［隋］巢元方. 诸病源候论[M]. 北京：人民卫生出版社，1980：452.

［5］ ［唐］孙思邈. 千金方[M]. 北京：华夏出版社，1993：254.

［6］ ［唐］王焘. 外台秘要方[M]. 北京：中国医药科技出版社，2011：139.

［7］ ［宋］史堪. 史载之方[M]. 上海：上海科学技术出版社，2003：35.

［8］ ［元］朱震亨. 丹溪心法[M]. 北京：人民卫生出版社，2005：71，72，84，231，232.

［9］ ［明］吴昆. 医方考[M]. 北京：人民卫生出版社，2011：106.

［10］ ［明］秦景明. 症因脉治[M]. 北京：人民卫生出版社，2006：101.

［11］ ［清］叶天士. 临证指南医案[M]. 北京：人民卫生出版社，2011：61.

［12］ ［清］唐容川. 血证论[M]. 北京：人民卫生出版社，2006：13，123.

［13］ ［清］何廉臣. 感症宝筏[M]. 福州：福建科学技术出版社，2006：260.

［14］ 甘肃省革命委员会卫生局. 新编中医入门[M]. 兰州：甘肃人民出版社，1971：92.

［15］ 北京中医学院. 中医学基础[M]. 上海：上海人民出版社，1974：139，140.

［16］ 李经纬，邓铁涛，等. 中医大辞典[M]. 北京：人民卫生出版社，1995：787.

［17］ 赵金铎. 中医证候鉴别诊断学[M]. 北京：人民卫生出版社，1987：170.

［18］ 国家技术监督局. 中医临床诊疗术语：证候部分[M]. 北京：中国标准出版社，1997：39.

［19］ 朱文锋. 中医诊断学[M]. 上海：上海科学技术出版社，1995：165.

［20］ 王忆勤. 中医诊断学[M]. 北京：中国中医药出版社，2004：183.

［21］ 中医药学名词审定委员会. 中医药学名词[M]. 北京：科学出版社，2005：100.

（张华敏）

2·030

肝肾阴虚证

gān shèn yīn xū zhèng

一、规范名

【中文名】肝肾阴虚证。

【英文名】syndrome of yin deficiency of liver and kidney。

【注释】肝肾阴液亏虚，虚热内扰，以晕眩耳鸣，五心烦热，低热颧红，头胀胁痛，视力减退，腰膝酸软，舌红少苔，脉弦细数等为常见症的证候。

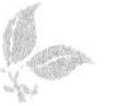

二、定名依据

关于"某某证"的表述方式，是在20世纪90年代中医证候规范化工作开展之后才出现的对"肝肾阴虚证"一词有明确解释首见于1971年甘肃人民出版社出版的《新编中医入门》，其将肝肾阴虚证归为脏腑合并证候里。

在此之前，与之对应的词为"肝肾阴虚"，内涵与现在基本相似。在历代文献中，以"肝肾阴亏""肝肾亏损""肝肾亏虚""肝肾真阴不足"等名称出现。"肝肾亏损"与"肝肾亏虚"的所指范围略大于"肝肾阴虚"；"肝肾阴亏"与"肝肾真阴不足"所代表的含义与"肝肾阴虚"基本相同。

国标《中医临床诊疗术语·证候部分》中，用"肝肾阴虚[虚火]证"为规范名，其定义为：肝肾阴液亏虚，虚热内扰，以眩晕耳鸣，五心烦热，低热颧红，胁痛，腰膝酸软，舌红少苔，脉细数等为常见症的证候。此后，全国普通高等教育中医药类国家级规划教材《中医诊断学》(朱文锋)、《中医学基础》(张登本)及2005年出版的全国科学技术名词审定委员会审定公布的《中医药学名词》等等均以"肝肾阴虚证"作为规范名，说明"肝肾阴虚证"作为该证型的规范次已经得到了共识。

三、同义词

【曾称】"肝肾亏损"(《景岳全书》)；"肝肾亏虚"(《疡医大全》)；"肝肾真阴不足"(《症因脉治》)；"肝肾阴亏"(《本草分经》)。

四、源流考释

《内经》虽然没有出现"肝肾阴虚证"一词，但却论述了肝肾在生理和病理上的联系。在生理方面，《黄帝内经素问·五运行大论》曰："北方生寒，寒生水，水生咸，咸生肾，肾生骨髓，髓生肝。"[1]133 表达出了肾藏精，主骨生髓，精髓化生肝血，说明了肝肾两脏在生理上的滋生关系。在病理上，肝与肾相互影响。《黄帝内经素问·大奇论》云："肾肝并沉为石水，并浮为风水，并虚为死，并小弦欲惊。肾脉大急沉，肝脉大急沉，皆为疝。"[1]94《灵枢经·本神》提及"肝藏血，血舍魂，肝气虚则恐"[2]26，"恐惧不解则伤精，精伤则骨酸痿厥"[2]25，说明肝血亏虚则能导致肾精失养。

在晋隋唐、宋金元时期，医家对疾病的认识更为深入，认为许多疾病并不是由单一脏腑的病变引起的，精血虚损多是由于肝肾同时出现亏损造成的。如隋代巢元方所著的《诸病源候论·虚劳病诸候》中云："肝主筋而藏血，肾主骨而生髓，虚劳损血耗髓，故伤筋骨也。"[3]18 说明肝肾亏损虚劳。

宋代赵佶《圣济总录·眼目门》曰："肾藏精，肝藏血……若精血亏耗，二脏虚损，则神水不清，瞻视乏力，故令目黑暗。"[4]1787 杨士瀛《仁斋直指方论·眼目》亦曰："故肝肾之气充，则精彩光明，肝肾之气乏，则昏蒙运眩。"[5]494 指出肝肾精血亏虚或气虚可致目疾。

明代，"肝肾阴虚"一词才真正出现，最早提出"肝肾阴虚"的是明代著名医家薛己，薛氏在自己的多本论著中均提到了"肝肾阴虚"。如《外科枢要·论疮疡五善七恶主治》中指出："目视不正，黑睛紧小，白睛青赤，瞳子上视者，肝肾阴虚而目系急，三恶也。六味丸料加炒山栀、麦门、五味；如不应，用八珍汤加炒山栀、麦门、五味。"[6]10《口齿类要·喉痹诸症》中云："义士顾克明，咽喉作痛，至夜发热，此肝肾阴虚之热。"[7]16

明代的著名医家张景岳对肝肾阴虚证体会颇深，在其著作《景岳全书》中描述了肝肾阴虚证在胁痛、腰痛、面部浮肿、脚气、遗精、悬痈等多种疾病中的体现。如《景岳全书·郁证》中云："若思虑过度，以致遗精、滑泄，及经脉错乱，病在肝肾不固者，宜固阴煎。"[8]458《景岳全书·胁痛》中提出："若肝肾亏损，胁肋作痛，头眩心跳身痛，或妇人经水不调，经后作痛者，补肝散。"[8]580《景岳全书·腰痛》亦曰："若肝肾阴虚、水亏火盛者，治当滋阴降火，宜滋阴八味煎，或用四物汤加黄柏、知母、黄芩、栀子之属主之。”[8]584 明代的其他医家也对肝肾阴虚证的脉象、症状、病机、治法、方药等做了详尽的解释。如秦景明撰的《症因脉治·内伤肿症》中曰：“肝肾虚肿之脉。左脉迟弦，肝肾之阳不足；左脉细数，肝肾真阴不足。”[9]197 徐春甫《古今医统大全》中认为：起坐眼生飞花证“是肾肝虚惫，气不充目”“水木不荣”所致，“可服补肾汤及革肝丸、益肾丸之属”。[10]190 论述了肝肾阴虚证的症状和用药，可以看出肝肾阴虚证多在目系疾病上。在治法治则上，肝肾阴虚证中，肝藏血，肾藏精，精血同源，相互资生，肝肾二脏任意一方阴液亏虚，皆易引起双方俱虚，故有“乙癸同源”“肝肾同治”之说。明代李士材在《医宗必读·乙癸同源论》中阐述了“乙癸同源，肾肝同治”“补肾即所以补肝”“壮水之源，木赖以荣”等[11]15 理论。赵献可也在其著作《医贯·眼目论》中指出：“治目者以肾为主，目虽肝之窍，子母相生，肾肝同一治也。”[12]83

清代医家在前人理论的基础上，对本证的认识进一步深化，无论是病因病机、症状表现，还是在治法方面都有较为详细的论述。如清代陈士铎对肝肾同治治疗“肝肾阴虚证”有了进一步的认识，其著作《石室秘录·脏治法》中曰：“肾肝同治者，肾水不能滋肝，则肝木抑郁而不舒，必有两胁饱闷之证。肝木不能生肾中之火，则肾水曰寒，必有腰脊难于俯仰之证。故补肝必须补肾中之水，补肾中之水，又不可不补肝木。”[13]126 陈氏的另一本著作《辨证录·燥症门》中也曰：“肝燥必当润肝，然肝燥由于肾亏，滋肝而不补肾，则肝之燥只可少润于日前，而不能久润于长久，必大滋乎肾，肾濡而肝亦濡也。”[14]358 江涵暾《笔花医镜·肝部》曰：“肝之虚，肾水不能涵木而血少也。脉左关必弱或空大。其症为胁病，为头眩，为目干，为眉棱骨眼眶痛，为心悸，为口渴，为烦躁发热。”[15]24 叶天士《临证指南医案·中风》云：“肝血肾液内枯，阳扰风旋乘窍。”[16]1 陆以游《冷庐医话》卷一中则做了进一步的解释，“肝肾之真阴不足，肝肾之相火上炎，水亏火旺，自下冲上……治宜养阴制火，六味丸合滋肾丸，及家秘肝肾丸之类是也”。[17]33 可以看出清代医家对“肝肾阴虚证”的病因病机认识更为系统化。同时，清代医家对肝肾阴虚证在诸多疾病中的体现和用药做了详细论述。如清代傅青主所著的《傅青主女科·调经》云：“妇人有少腹疼于行经之后者，人以为气血之虚也，谁知是肾气之涸乎！夫经水者，乃天一之真水也，满则溢而虚则闭，亦其常耳，何以虚能作疼哉？盖肾水一虚则水不能生木，而肝木必克脾土，木土相争，则气必逆，故尔作疼。治法必须以舒肝气为主，而益之以补肾之味，则水足而肝气益安，肝气安而逆气自顺，又何疼痛之有哉！方用调肝汤。”[18]24 姚澜著《本草分经·足少阴肾》中曰：“熟地治一切肝肾阴亏虚损百病，为壮水之主药，兼散剂亦能发汗，兼温剂又能回阳。”[19]152

到近现代，“肝肾阴虚”的含义并没有什么明显变化，1949 年后，随着中医证候分类的研究出现后，“肝肾阴虚证”才出现。1971 年，甘肃人民出版社出版的《新编中医入门》，脏腑合并证候中出现了“肝肾阴虚证”，将其解释为：“肝肾阴虚证：头晕、耳鸣、五心烦热，腰酸胁痛、咽干、口燥、男子遗精、女子月经不调或白带过多、舌红无苔、脉细。治宜滋阴降火。一贯煎之类。”[20]91 1987 年，人民卫生出版社出版的《中医证候鉴别诊断学》中对“肝肾阴虚证”的描述为：“肝肾阴虚证是由肾阴不足导致肝阴不足，或肝阴不足引起肾阴亏损而成，临床上具有肝肾两脏阴虚之表现。多由久病劳伤，或温热病邪耗伤肝阴及肾阴所致。”[21]171 1990 年邓铁涛所著的《中医证候规范》中，以“肝肾阴虚证”为规范词，将“肝肾亏虚证，肝肾真阴不足证，肝肾亏损证”作为其别名，将其证候概念解释为：“本证是由情志内伤，劳伤精血，或因久病不愈，房室不节耗伤肝肾之阴，以致阴液亏虚，虚阳亢动所表现的证候。”[22]250 1997 年出版的国标《中医临床诊疗术语·证候部分》中则将肝肾阴虚证细化，其将“肝肾阴虚[虚火]证”“肝肾阴虚阳亢[虚阳偏亢]证"作为为规范词[23]38,39。2004 年出版的第二版《中医大辞典》中将"肝肾亏损"作为了"肝肾阴虚"的同义词[24]894。随后,2005 年出版的全国科学技术名词审定委员会审定公布的《中医药学名词》[25]100 也以"肝肾阴虚证"作为规范名。至此,随着中医证候规范化工作的持续推进,"肝肾阴虚证"一直被沿用下来。

五、文献辑录

《黄帝内经素问・五运行大论》:"北方生寒,寒生水,水生咸,咸生肾,肾生骨髓,髓生肝。"[1]133

"大奇论":"肾肝并沉为石水,并浮为风水,并虚为死,并小弦欲惊。肾脉大急沉,肝脉大急沉,皆为疝。"[1]94

《灵枢经・本神》:"恐惧而不解则伤精,精伤则骨酸痿厥,精时自下……肝藏血,血舍魂,肝气虚则恐,实则怒……肾藏精,精舍志,肾气虚则厥,实则胀。五藏不安,必审五藏之病形,以知其气之虚实,谨而调之也。"[2]25,26

《诸病源候论・虚劳病诸候》:"虚劳伤筋骨候……肝主筋而藏血,肾主骨而生髓,虚劳损血耗髓,故伤筋骨也。"[3]18

《圣济总录・眼目门》:"论曰天一生水,在脏为肾,天三生木,在脏为肝,肾藏精,肝藏血,人之精血充和,则肾肝气实。上荣耳目,故耳目聪明,视听不衰,若精血亏耗,二脏虚损,则神水不清,瞻视乏力,故令目黑暗。"[4]1787

《仁斋直指方论・眼目》:"故肝肾之气充,则精彩光明,肝肾之气乏,则昏蒙运眩。"[5]494

《外科枢要・论疮疡五善七恶主治》:"目视不正,黑睛紧小,白睛青赤,瞳子上视者,肝肾阴虚而目系急,三恶也。六味丸料加炒山栀、麦门、五味;如不应,用八珍汤加炒山栀、麦门、五味。"[6]10

《口齿类要・喉痹诸症五》:"义士顾克明,咽喉作痛,至夜发热,此肝肾阴虚之热。用四物,加酒炒黑黄柏、知母、麦门、五味,治之而愈。后因劳咽喉肿闭,刺患处出血,用桔梗汤,吐痰而消。至仲夏干咳声嘶,作渴发热,日晡足热,用滋肾丸、加减八味丸,间服三月余,喜其年富,谨疾得愈。"[7]16

《症因脉治・内伤肿症》:"肝肾虚肿之脉。左脉迟弦,肝肾之阳不足;左脉细数,肝肾真阴不足。"[9]197

《古今医统大全・眼科》:"起坐生花七十二……此证眼前黑花簇飞,而不疼不痛,无眵无泪,盖是肾肝虚惫,气不充周,以致视有如无,睹无若有。气血不足,水木不荣。此皆不宜点药,可服补汤及羊肝丸、益肾丸之属。"[10]190

《景岳全书・郁证》:"思郁之治:若初有郁结滞逆不开者,宜和胃煎加减主之,或二陈汤,或沉香降气散,或启脾丸皆可择用……若思虑过度,以致遗精滑泄及经脉错乱,病在肝肾不固者,宜固阴煎。"[8]458

"胁痛":"内伤肝胆,气逆不顺而胁痛者,宜排气饮、推气散、沉香降气散、木香调气散之类主之……若肝肾亏损,胁肋作痛,头眩心跳身痛,或妇人经水不调,经后作痛者,补肝散。"[8]580

"腰痛":"腰痛有寒热证,寒证有二,热证亦有二。凡外感之寒,治宜温散如前,或用热物熨之亦可。若内伤阳虚之寒,治宜温补如前。热有二证。若肝肾阴虚、水亏火盛者,治当滋阴降火,宜滋阴八味煎,或用四物汤加黄柏、知母、黄芩、栀子之属主之。"[8]584

《医宗必读・乙癸同源论》:"古称乙癸同源,肾肝同治,其说为何?盖火分君相,君火者居乎上而主静,相火者处乎下而主动。君火惟一,心主是也;相火有二,乃肾与肝。肾应北方壬癸,于卦为坎,于象为龙;龙潜海底,龙起而火随之。肝应东方甲乙,于卦为震,于象为雷;雷藏泽中,雷起而火随之。泽也,海也,莫非水也,莫非下也,故曰乙癸同源。东方之木,无虚不可补,补肾即所以补肝。北方之水,无实不可泻,泻肝即所以泻肾。至乎春升,龙不现则雷无声,及其秋降,雷未收则龙不藏。但使龙归海底,必无迅发之雷;但使雷藏泽中,必无飞腾之龙,故曰肾肝同治。

余于是申其说焉。东方者，天地之春也，勾萌甲拆，气满乾坤。在人为怒，怒则气上，而居七情之升；在天为风，风则气鼓，而为百病之长。怒而补之，将逆而有壅绝之忧；风而补之，将满而有胀闷之患矣。北方者，天地之冬也，草黄木落，六宇萧条。在人为恐，恐则气下，而居七情之降。在天为寒，寒则气惨，而为万象之衰。恐而泻之，将怯而有颠狂之虞；寒而泻之，将空而有涸竭之害矣。然木既无虚，又言补肝者，肝气不可犯，肝血自当养也。血不足者濡之，水之属也。壮水之主，木赖以荣。水既无实，又言泻肾者，肾阴不可亏，而肾气不可亢也。气有余者伐之，木之属也。伐木之干，水赖以安。夫一补一泻，气血攸分，即泻即补，水木同府。总之，相火易上，身中所苦，泻水所以降气，补水所以制火。气即火，火即气，同物而异名也。故知气有余便是火者，愈知乙癸同源之说矣。”[11]15

《医贯·眼目论》：“经曰：五脏六腑之精气，皆上注于目，而为之精。肾藏精，故治目者，以肾为主。目虽肝之窍，子母相生，肾肝同一治也。”[12]83

《石室秘录·脏治法》：“肾肝同治者，肾水不能滋肝，则肝木抑郁而不舒，必有两胁饱闷之证。肝木不能生肾中之火，则肾水曰寒，必有腰脊难于俯仰之证。故补肝必须补肾中之水，补肾中之水，又不可不补肝木。倘补肝而不补肾，则胁痛何以顿除；补肾而不补肝，则腰脊何以立愈。方用熟地一两，山茱萸五钱，白芍五钱，当归五钱，柴胡二钱，肉桂一钱，水煎服。（〔批〕肾肝同补汤。）此方熟地、山茱补肾之药，而当归、白芍、柴胡、肉桂补肝之品，既两脏平补，似乎药不该轻重。今补肝之药反多于补肾者，可见肾为肝之母，肝又为命门之母也。命门是一身主宰，当生五脏之气，不宜为五脏所生。然而五脏迭为生克。肝既是木，岂木独不可以生命门之火乎。此有至理存焉，非吾仙人，安能阐发。愿世人勿惊为创说奇闻，而疑为不可执之以治病也。”[13]126

《辨证录·燥症门》：“故伤于中则胀满、呕吐之症生；伤于外则皮毛拂抑之象见。似乎肝气之逆，而实乃肝气之燥也。肝燥必当润肝，然而肝燥由于肾亏，滋肝而不补肾，则肝之燥止可少润于目前，而不能久润于常久，必大滋乎肾，肾濡而肝亦濡也。”[14]358

《笔花医镜·肝部》：“肝之虚，肾水不能涵木而血少也。脉左关必弱或空大。其症为胁痛，为头眩，为目干，为眉棱骨眼眶痛，为心悸，为口渴，为烦躁发热。”[15]24

《临证指南医案·中风》：“陈（四七），肝血肾液内枯，阳扰风旋乘窍。大忌风药寒凉。炒杞子，桂圆肉，炒菊花，炙黑甘草，黄芪（去心），牡蛎。”[16]1

《冷庐医话》卷一：“世人袭‘引火归源’之说以用桂、附，而不知所以用之之误，动辄误人。今观秦皇士所论，用桂、附之准，特录于此。赵养葵用附、桂辛热药，温补相火，不知古人以肝肾之火喻龙雷者，以二经一主乎木，一主乎水，皆有相火存其中，故‘乙癸同源’。二经真水不足，则阳旺阴亏，相火因之而发，治宜培养肝肾真阴以制之。若用辛热摄伏，岂不误哉？夫‘引火归源’而用附、桂，实治真阳不足。无根之火，为阴邪所逼，失守上炎，如戴阳阴躁之症，非龙雷之谓也。（何西池曰：‘附、桂引火归源为下寒上热者言之，若水涸火炎之症，上下皆热，不知引此火归于何处？’此说可与秦论相印证。）龙雷之火，肝肾之真阴不足，肝肾之相火上炎，水亏火旺，自下冲上，此不比六淫之邪天外加临，而用苦寒直折，又不可宗‘火郁发之’，而用升阳散火之法，治宜养阴制火，六味丸合滋肾丸及家秘肝肾丸（地黄、天冬、归身、白芍、黄柏、知母，共研细末，元武胶为丸。）之类是也。”[17]33

《傅青主女科·调经》：“妇人有少腹疼于行经之后者，人以为气血之虚也，谁知是肾气之涸乎！夫经水者，乃天一之真水也，满则溢而虚则闭，亦其常耳，何以虚能作疼哉？盖肾水一虚则

水不能生木，而肝木必克脾土，木土相争，则气必逆，故尔作疼。治法必须以舒肝气为主，而益之以补肾之味，则水足而肝气益安，肝气安而逆气自顺，又何疼痛之有哉！方用调肝汤。”[18]24

《本草分经·足少阴肾》：“熟地，甘、微温，入足三阴经，滋肾补肝，封填骨髓，亦补脾阴，利血脉，益真阴，除痰退热止泻，治一切肝肾阴亏虚损百病，为壮水之主药，兼散剂亦能发汗，兼温剂又能回阳。”[19]152

《新编中医入门》：“肝肾阴虚证：头晕、耳鸣、五心烦热，腰酸胁痛、咽干、口燥、男子遗精、女子月经不调或白带过多、舌红无苔、脉细。治宜滋阴降火。一贯煎之类。”[20]91

《中医证候鉴别诊断学》：“肝肾阴虚证是由肾阴不足导致肝阴不足，或肝阴不足引起肾阴亏损而成，临床上具有肝肾两脏阴虚之表现。多由久病劳伤，或温热病邪耗伤肝阴及肾阴所致。临床主要表现为视物昏花或雀盲，筋脉拘急，麻木，抽搐，爪甲枯脆，胁痛，眩晕耳鸣，腰膝疫软，齿摇发脱，遗精，形体消瘦，咽干口燥，五心烦热，午后潮热，额红盗汗，虚烦不寐，尿黄便干，舌红少苔或无苔，脉沉弦细数。肝肾阴虚证常见于‘胁痛’‘腰痛’‘虚劳’‘血证’‘眩晕’‘月经先期’‘闭经’‘痛经’等疾病。本证应与‘心肾不交证’‘肺肾阴虚证’‘肾精不足证’相鉴别。”[21]171

《中医证候规范》：“肝肾阴虚证……肝肾亏虚证，肝肾真阴不足证，肝肾亏损证……本证是由情志内伤，劳伤精血，或因久病不愈，房室不节耗伤肝肾之阴，以致阴液亏虚，虚阳亢动所表现的证候……主症……胁肋灼痛，头晕目眩，急躁易怒……腰膝酸痛或酸软，男子遗精或女子经少……五心烦热，口燥咽干，面色潮红或颧红，盗汗，失眠多梦。主舌：舌红少苔。主脉：脉弦细数。”[22]250

《中医临床诊疗术语·证候部分》：“肝肾阴虚[虚火]证……肝肾阴液亏虚，虚热内扰，以眩晕耳鸣，五心烦热，低热颧红，胁痛，腰膝酸软，舌红少苔，脉细数等为常见症的证候。”[23]38“肝肾阴虚阳亢[虚阳偏亢]证……肝肾阴液亏虚，虚阳偏亢，以眩晕耳鸣，急躁易怒，头重脚轻，腰膝酸痛，多梦遗精，舌红少苔，脉弦细数等为常见症的证候。同义词：水不涵木证；肾虚肝旺[亢]证。”[23]38,39

《中医大辞典》：“肝肾阴虚……证候名。又称肝肾亏损。指肝阴和肾阴俱虚的证候。肝阴和肾阴互相滋生，肾阴不足可以导致肝阴不足，肝阴不足，也会使肾阴亏损，临床所见多具有阴虚内热的病变特点。症见眩晕、头胀、视物不明、耳鸣、咽干口燥、五心烦热、遗精、失眠、腰膝酸痛，舌红少津，脉弦细无力等。治宜滋养肝肾或滋水涵木法。”[24]894

《中医药学名词》：“肝肾阴虚证……肝肾阴液亏虚，虚热内扰，以晕眩耳鸣，五心烦热，低热颧红，头胀胁痛，视力减退，腰膝酸软，舌红少苔，脉弦细数等为常见症的证候。”[25]100

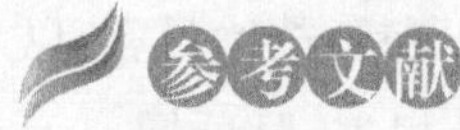

[1] 未著撰人．黄帝内经素问[M]．北京：人民卫生出版社，2005：94，133.

[2] 未著撰人．灵枢经[M]．北京：人民卫生出版社，2005：25，26.

[3] [隋] 巢元方．诸病源候论校注[M]．北京：人民卫生出版社，1991：18.

[4] [宋] 赵佶．圣济总录[M]．北京：人民卫生出版社，1962：1787.

[5] [宋] 杨士瀛．仁斋直指方论[M]．福州：福建科学技术出版社，1989：494.

[6] [明] 薛己．薛氏医案选：外科枢要[M]．北京：人民卫生出版社，1983：10.

[7] [明] 薛己．薛氏医案选：口齿类要[M]．北京：人民卫生出版社，1983：16.

[8] [明] 张介宾．景岳全书[M]．北京：人民卫生出版社，2007：458，580，584.

[9] [明] 秦景明．症因脉治[M]．[清] 秦皇士补辑．北京：人民卫生出版社，2006：197.

[10] [明] 徐春甫．古今医统大全：下[M]．崔仲平，王耀廷主校．北京：人民卫生出版社，1991：190.

[11] [明] 李中梓．医宗必读[M]．北京：人民卫生出版社，2006：15.

[12] [明] 赵献可. 医贯[M]. 北京：人民卫生出版社，2005：83.
[13] [清] 陈士铎. 石室秘录[M]. 北京：人民卫生出版社，2006：126.
[14] [清] 陈士铎. 辨证录[M]. 王永谦等点校. 北京：人民卫生出版社，1989：358.
[15] [清] 江涵暾. 笔花医镜[M]. 北京：人民卫生出版社，2007：24.
[16] [清] 叶天士. 临证指南医案[M]. 北京：人民卫生出版社，2006：1.
[17] [清] 陆以湉. 冷庐医话[M]. 吕志连点校. 北京：中医古籍出版社，1999：33.
[18] [清] 傅山. 傅青主女科[M]. 北京：人民卫生出版社，2006：24.
[19] [清] 姚澜. 本草分经[M]. 太原：山西科学技术出版社，2013：152.
[20] 甘肃省革命委员会卫生局. 新编中医入门[M]. 兰州：甘肃人民出版社，1971：91.
[21] 赵金铎等. 中医证候鉴别诊断学[M]. 北京：人民卫生出版社，1987：171.
[22] 邓铁涛. 中医证候规范[M]. 广州：广东科技出版社，1990：250.
[23] 国家技术监督局. 中医临床诊疗术语：证候部分[M]. 北京：中国标准出版社，1997：38，39.
[24] 李经纬，余瀛鳌，蔡景峰，等. 中医大辞典[M]. 北京：人民卫生出版社，2005：894.
[25] 中医药学名词审定委员会审定. 中医药学名词[M]. 北京：科学出版社，2005：100.

（刘思鸿）

2 • 031

肝胃不和证

gān wèi bù hé zhèng

一、规范名

【汉文名】肝胃不和证。

【英文名】Syndrome of incoordination between spleen and stomach。

【注释】肝气郁结，横逆犯胃，胃失和降，以胃脘、胁肋胀满疼痛，嗳气，呃逆，吞酸，精神抑郁，纳呆，苔薄黄，脉弦等为常见症的证候。

二、定名依据

"肝胃不和证"一词首见于1976年由江苏新医学院中医系诊断教研组主编，江苏新医学院中医系出版的教材《中医诊断学》中。此前与之最对应的为"肝胃不和"一词，见于清代林珮琴《类证治裁》中，其含义既有病机的含义，又包括了现在的证候的含义，内涵与现在基本相似。

出现"肝胃不和证"一词之前，在历代文献中，以"肝邪犯胃""肝逆冲胃""胃虚肝乘""肝气犯胃""肝厥犯胃""肝木犯胃""肝气乘胃""肝郁胃弱"等名词出现。这些名称的含义基本与"肝胃不和"一致。

1984年，由邓铁涛主编的教材《中医诊断学》中再次使用"肝胃不和证"。1986年，由中国中医研究院广安门医院主编，卫生部重点科研课题研究《中医证候规范》(第一批)中亦定义了"肝胃不和证"。随着中医证候规范化工作的持续推进，在其后的国家规划教材、国家标准中，"肝胃不和证"一直沿用下来。1997年出版的中华人民共和国国家标准《中医临床诊疗术语·证候部分》中，用"肝胃不和[调]证"为规范名，其定义为：肝气郁滞，横逆犯胃，胃失和降，以胃脘、胁肋胀满疼痛，嗳气、呃逆、吞酸，情绪抑郁，不欲食，苔薄黄，脉弦等为常见症的证候。同义词：肝气犯胃证。其后，普通高等教育中医药类国家级规划教材《中医诊断学》(朱文锋)、《中医诊断学》(王忆勤)以及2005年出版的全国科学技术名词审定委员会审定公布的《中医药学名词》等均以"肝胃不和证"作为规范名。

三、同义词

【曾称】“肝胃不调证”(《中医临床诊疗术语·证候部分》);“肝气犯胃证”(《中医诊断学》);“肝邪犯胃”(《类证治裁》);“肝逆冲胃”(《类证治裁》);“胃虚肝乘”(《类证治裁》);“肝气犯胃”(《类证治裁》)。

四、源流考释

先秦两汉时期,无“肝胃不和”之名,但却是“肝胃不和”理论形成的雏形阶段。《内经》从五行生克乘侮的角度阐述木土不和的原理及病理表现。如《黄帝内经素问·宝命全形论》云:“土得木而达。”[1]53 说明了土需木疏的原理。“厥阴之胜……胃脘当心而痛,上支两胁,肠鸣飧泄,少腹痛,注下赤白,甚则呕吐,膈咽不通。”[1]180 则阐述了木旺克土的病理表现。肝胃毗邻,同处中焦,肝经受邪则易循经犯胃,从而出现肝胃同病的病理变化,如《黄帝内经灵枢·经脉》曰:“肝足厥阴之脉……挟胃,属肝络胆……是主肝所生病者,胸满,呕逆,飧泄。”[2]36,37《难经·第七十七难》提出了肝之病治未病的原理,“见肝之病,则知肝当传之与脾,故先实其脾气,无令得受肝之邪,故曰治未病焉”。[3]163 东汉张仲景在《伤寒论》中论述肝胃不和的内容涉及太阳病、阳明病、少阳病、少阴病和厥阴病,包括四逆散、小柴胡汤、大柴胡汤、吴茱萸汤、乌梅丸等方证。如《伤寒论·辨阳明病脉证并治》云“食谷欲呕,属阳明也,吴茱萸汤主之”[4]78,此为肝胃不和之阳明寒呕。

隋唐时期,肝胃相关理论未出《内经》之右,巢元方的《诸病源候论》和孙思邈的《备急千金要方》皆从五行乘侮结合脉象进行了相关论述。《诸病源候论·肝病候》曰:“春以胃气为本。春肝木王,其脉弦细而长,是平脉也……反得大而缓者,是脾之乘肝,为土之凌木,土之畏木,虽病不死。”[5]362 而在《诸病源候论·脾病候》又说:“长夏以胃气为本。六月脾土旺,其脉大,阿阿而缓,名曰平脉也。反得弦而急是肝之乘脾,木之乘土,为大逆,十死不治。”[5]367 可见木可乘土,土亦可凌木,木土二者相互协同又相互制约。孙思邈见解与之相近,并指出了木传于土的演变及预后,“病先发于肝者,头目眩,胁痛支满。一日之脾,闭塞不通,身痛体重,二日之胃而腹胀,三日之肾,少腹腰脊痛,胫酸。十日不已,死,冬日入,夏早食”[6]193。《外台秘要·胸胁痛及妨闷方四首》亦记载了治疗肝胃不和的方药,曰:“广济疗气结筑心,胸胁闷痛,不能吃食,诃梨勒散方……又疗胸胁不利,腹中胀,气急妨闷,半夏汤方。”[7]216

宋金元时期,肝胃相关理论略有进展。宋代方书《太平圣惠方》和《圣济总录》均载有治疗肝胃不和的方药,如《太平圣惠方·治脾劳诸方》云:“治脾劳胃中虚冷,饮食不消,腹胁胀满,忧恚不乐,白术散方。”[8]496,497《圣济总录·胃门》曰:“治反胃胸胁妨胀,不下食,橘皮饮方……治反胃,两胁妨胀,食不消化,厚朴饮方。”[9]597,598 此虽胃气虚胀,其气上逆引起的食久反出,实则土虚木乘导致的气机逆乱。元代朱丹溪创立的六郁之说为后世医家对肝胃理论的认识开辟了新的思路。其在《金匮钩玄·火》中以左金丸治疗肝郁化火,横逆犯胃导致的肝胃不和,“凡气有余便是火……凡火盛者,不可骤用凉药,必用温散。又方:左金丸治肝火”。[10]6,7

明代关于肝胃不和因机证治的论述较为详细,并拓展了对肝胃不和相关疾病的认识。王肯堂在《证治准绳·诸痛门》曰:“胃脘弱则着而成病……惟肝木之相乘者尤甚。胃脘当心而痛,上支两胁里急,饮食不下,膈咽不通,食则为食痹者,谓食已心下痛,吐出乃止”[11]141,此为土虚木乘引起的心下胃脘疼痛。其进一步解释说:“人之阴气,依胃为养,胃土伤损则木气侮之,此土败木贼也。”[11]117 张景岳观点相似,并指出肝胃不和不仅会导致胃脘痛、呕逆,还可出现痞满、吞酸等症。“若怒气暴伤,肝气未平而痞者,解肝煎”[12]282,此为七情不畅引起的肝气犯胃。"夫酸本肝木之味,何不曰火衰不能生土,则脾气虚而肝邪侮之"[12]258,此为肝邪乘土导致的吞酸。故张景岳创立柴胡疏肝散[12]828,829来疏肝理气和胃治疗胁肋胀痛,脘腹胀满等一系列肝胃不和之症。赵献可对此亦有阐发,提出胃能腐熟、脾能化食,全赖少阳相火温煦,如在《医贯·补中益气汤论》曰:"饮食入胃,犹水谷在釜中,非火不熟。脾能化食,全借少阳相火之无形者,在下焦蒸腐,始能运化也。"[13]95

清代诸多医家结合自身临证心得对肝胃不和有了更进一步的认识,并提出了相应的治则、治法及方药。如陈士铎在《石室秘录》中根据肝木克土的病机确立了相应的治则、治法与方药,曰:"人病胃气痛,或脾气不好,不能饮食,或能饮食,而不能化,作痛作满,上吐下泻者,此乃肝经来克土也……木平则脾胃之土安然,况有食则化食,有痰则祛痰,有火则散火,有寒则去寒,有不功效立奏者乎?"[14]31《临证指南医案》卷三中记载的均是肝胃不和案例,如"某肝厥犯胃入膈"[15]123,"程五二操家,烦动嗔怒,都令肝气易逆,干呕味酸。木犯胃土,风木动,乃晨泄食少,形瘦脉虚。先议安胃和肝"[15]124。沈金鳌在《杂病源流犀烛·胃病源流》中阐述胃病的原因,认为肝气犯胃导致的胃痛尤重,"惟肝气相乘为尤甚,以木性暴,且正克也,痛必上支两胁,里急,饮食不下,膈咽不通,名曰食痹,谓食入即痛,吐出乃止也宜肝气犯胃方"[16]91。林珮琴在《类证治裁》中用了很多词来概括肝胃之间的关系,比如"肝逆冲胃""肝邪犯胃""胃虚肝乘""肝气犯胃"等,并首次使用"肝胃不和"一词,曰:"肝胃不和,脉弦脘痹者,泄木安土。"[17]139唐宗海对肝胃不和的病机亦有一番见解,在《血证论·脏腑病机论》云:"木之性主于疏泄,食气入胃,全赖肝木之气以疏泄之,而水谷乃化……且胆中相火如不亢烈,则为清阳之木气,上升于胃,胃土得其疏达,故水谷化;亢烈则清阳遏郁,脾胃不和。"[18]12,13张聿青则在其医案的内伤劳倦篇[19]115、吐血篇[19]166、气郁篇[19]212中数次提到了肝胃不和。由此可见,至清代才开始陆续使用"肝胃不和"一词。

近代,"肝胃不和"一词并无变化,直至1960年代由国家组织陆续出版的系列规划教材中开始出现中医证候分类的内容。1976年,由江苏新医学院中医系诊断教研组主编,江苏新医学院中医系出版的教材《中医诊断学》中,首次使用了"肝胃不和证",其定义为:"本证主要由于情志不舒,肝气郁结,但有尅脾和犯胃两种情况,如疏泄功能失常,导致脾气阻滞,不能运化,则见腹胁胀痛,食欲不振,腹泻肠鸣,苔白或腻,脉弦。胃肠神经官能症,慢性肠炎,慢性肝炎等可见此证。若肝气横逆犯胃,胃气不和,不能通降,则见胁胀痛或脘痛牵及两胁,食后脘痛更甚,嗳气,吐酸水、脉弦。慢性胃炎,胃神经官能症,慢性胆囊炎等可见此证。"治法:疏肝和胃。例方:四逆散合左金丸。[20]48但在其他院校编著的《中医学基础》《中医诊断学》教材以及辞书类著作《中医大辞典》[21]789中,仍使用"肝胃不和"一词。1984年,由邓铁涛主编的《中医诊断学》中再次使用了"肝胃不和证"一词。[22]128 1986年由中国中医研究院广安门医院主编,卫生部重点科研课题研究《中医证候规范》(第一批)(征求意见稿)中定义了"肝胃不和证"。[23]21 1987年由赵金铎主编,人民卫生出版社出版的《中医证候鉴别诊断学》中亦使用了"肝胃不和证"。[24]206随着中医证候规范化工作的持续推进,在其后的国家规划教材、国家标准中,"肝胃不和证"一直沿用下来。如1997年出版的中华人民共和国国家标准《中医临床诊疗术语·证候部分》[25]38、普通高等教育中医药类国家级规划教材《中医诊断学》(朱文锋)[26]206,207、《中医诊断学》(王忆勤)[27]182,183以及2005年出版的全国科学技术名词审定委员会审定公布的《中医药学名词》[28]100等均以"肝胃不和证"作为规范名。

五、文献辑录

《黄帝内经灵枢·经脉》:"肝足厥阴之脉……挟胃,属肝络胆……是主肝所生病者,胸

满，呕逆，飧泄，狐疝，遗溺，闭癃。"[2]36,37

《黄帝内经素问·宝命全形论》："岐伯曰：木得金而伐，火得水而灭，土得木而达，金得火而缺，水得土而绝，万物尽然，不可胜竭。"[1]53

"至真要大论"："岐伯曰：厥阴之胜，耳鸣头眩，愦愦欲吐，胃膈如寒；大风数举，倮虫不滋；胠胁气并，化而为热，小便黄赤，胃脘当心而痛，上支两胁，肠鸣飧泄，少腹痛，注下赤白，甚则呕吐，膈咽不通。"[1]180

《难经·七十七难》："七十七难曰：经言上工治未病，中工治已病者，何谓也？然：所谓治未病者，见肝之病，则知肝当传之与脾，故先实其脾气，无令得受肝之邪，故曰治未病焉。中工者，见肝之病，不晓相传，但一心治肝，故曰治已病也。"[3]163

《伤寒论·辨阳明病脉证并治》："食谷欲呕，属阳明也，吴茱萸汤主之。得汤反剧者，属上焦也。吴茱萸汤。"[4]78

《诸病源候论·肝病候》："春以胃气为本。春肝木王，其脉弦细而长，是平脉也……反得大而缓者，是脾之乘肝，为土之凌木，土之畏木，虽病不死。"[5]362

"脾病候"："长夏以胃气为本。六月脾土旺，其脉大，阿阿而缓，名曰平脉也。反得弦而急是肝之乘脾，木之乘土，为大逆，十死不治。"[5]367

《备急千金要方·肝脏》："病先发于肝者，头目眩，胁痛支满。一日之脾，闭塞不通，身痛体重，二日之胃而腹胀，三日之肾，少腹腰脊痛，胫酸。十日不已，死，冬日入，夏早食。"[6]193

《外台秘要·胸胁痛及妨闷方四首》："广济疗气结筑心，胸胁闷痛，不能吃食，诃梨勒散方……又疗胸胁不利，腹中胀，气急妨闷，半夏汤方。"[7]216

《太平圣惠方·治脾劳诸方》："治脾劳胃中虚冷，饮食不消，腹胁胀满，忧恚不乐，白术散方。"[8]496,497

《圣济总录·胃门》："治反胃胸胁妨胀，不下食，橘皮饮方……治反胃，两胁妨胀，食不消化，厚朴饮方。"[9]597,598

《金匮钩玄·火》："凡气有余便是火……凡火盛者，不可骤用凉药，必用温散。又方：左金丸治肝火。"[10]6,7

《证治准绳·诸呕逆门》："人之阴气，依胃为养，胃土伤损则木气侮之，此土败木贼也。阴为火所乘，不得内守，木挟相火乘之，故直冲清道而上，言胃弱者、阴弱也，虚之甚也。"[11]117

"诸痛门"："胃脘弱则着而成病……惟肝木之相乘者尤甚。胃脘当心而痛，上支两胁里急，饮食不下，膈咽不通，食则为食痹者，谓食已心下痛，吐出乃止。"[11]141

《景岳全书·痞满》："若怒气暴伤，肝气未平而痞者，解肝煎。"[12]282

"吞酸"："夫酸本肝木之味，何不曰火衰不能生土，则脾气虚而肝邪侮之，故为酸也，岂不于理更为明切，而何以曲折强解有若是乎？"[12]258

"散阵"："柴胡疏肝散一百一十……治胁肋疼痛，寒热往来。陈皮醋炒、柴胡各二钱，川芎、枳壳（麸炒）、芍药各一钱半，甘草（炙）五分，香附一钱半，水一盅半，煎八分。食前服。"[12]828,829

《医贯·补中益气汤论》："饮食入胃。犹水谷在釜中。非火不熟。脾能化食。全借少阳相火之无形者。在下焦蒸腐。始能运化也。"[13]95

《石室秘录·偏治法》："人病胃气痛，或脾气不好，不能饮食，或能饮食，而不能化，作痛作满，上吐下泻者，此乃肝经来克土也……木平则脾胃之土安然，况有食则化食，有痰则祛痰，有火则散火，有寒则去寒，有不功效立奏者乎？此右病而左治之一法也。"[14]31

《临证指南医案》卷三："某肝厥犯胃入膈。肝胃。半夏、姜汁、杏仁、瓜蒌皮、金铃子、延胡、香豆豉、白蔻。"[15]123"程五二，操家，烦动嗔怒，都令肝气易逆，干呕味酸。木犯胃土，风木动，乃晨泄食少，形瘦脉虚。先议安胃和肝。"[15]124

《杂病源流犀烛·胃病源流》："惟肝气相乘为尤甚，以木性暴，且正克也，痛必上支两胁，里急，饮食不下，膈咽不通，名曰食痹，谓食入即痛，吐出乃止也宜肝气犯胃方。”[16]91

《类证治裁·饮食症论治》：“肝胃不和，脉弦脘痹者，泄木安土。”[17]139

《血证论·脏腑病机论》：“木之性主于疏泄，食气入胃，全赖肝木之气以疏泄之，而水谷乃化……且胆中相火如不亢烈，则为清阳之木气，上升于胃，胃土得其疏达，故水谷化；亢烈则清阳遏郁，脾胃不和。”[18]12,13

《张聿青医案》卷四：“王右，先是肝胃不和，木郁土中，中脘作痛，痛势甚剧。”[19]115

卷六：“吴右，向是肝胃不和，发则嗳噫胸痞。”[19]166

卷七：“倪右，肝胃不和，挟痰内阻。中脘不舒，甚则呕吐痰涎。”[19]212

《中医诊断学》(江苏新医学院中医系诊断教研组)：“肝脾(胃)不和证，本证主要由于情志不舒，肝气郁结，但有尅脾和犯胃两种情况，如疏泄功能失常，导致脾气阻滞，不能运化，则见腹胁胀痛，食欲不振，腹泻肠鸣，苔白或腻，脉弦。胃肠神经官能症，慢性肠炎，慢性肝炎等可见此证。若肝气横逆犯胃，胃气不和，不能通降，则见胁胀痛或脘痛牵及两胁，食后脘痛更甚，嗳气，吐酸水、脉弦。”[20]48

《中医大辞典》：“肝胃不和亦称肝气犯胃。肝气郁结，疏泄失常，导致胃失和降。证见胸胁胀满，善太息，胃脘胀满作痛，嗳气吞酸，嘈杂或呕恶，苔薄黄，脉弦等。治宜调和肝胃法。”[21]789

《中医诊断学》(邓铁涛)：“肝胃不和证，是肝失疏泄，胃失和降表现的证候。临床表现：脘腹胀闷疼痛，嗳气呃逆，嘈杂吞酸，烦躁易怒，舌红苔薄黄，脉弦或带数象。或巅顶疼痛，遇寒则甚，得温痛减，呕吐涎沫，形寒肢冷，舌淡苔白滑，脉沉弦紧。”[22]128

《中医证候规范(第一批)(征求意见稿)》：“肝胃不和证……异名：肝气犯胃证……本证是指肝气郁结，横逆犯胃，气机上逆，胃失和降，临床上以脘胁胀痛，食少嗳气，吞酸嘈杂等为主症的证候。”[23]21

《中医证候鉴别诊断学》：“肝胃不和证是指因情志不舒、肝郁胃弱、肝气横逆犯胃而出现的一系列症状的概称。”[24]206

《中医临床诊疗术语·证候部分》：“肝胃不和[调]证，肝气郁滞，横逆犯胃，胃失和降，以胃脘、胁肋胀满疼痛，嗳气、呃逆、吞酸，情绪抑郁，不欲食，苔薄黄，脉弦等为常见症的证候。同义词：肝气犯胃证。”[25]38

《中医诊断学》(朱文锋)：“肝胃不和证指肝气郁结，胃失和降，以脘胁胀痛、嗳气、吞酸、情绪抑郁等为主要表现的证候。又名肝气犯胃证、肝胃气滞证。”[26]206,207

《中医诊断学》(王忆勤)：“肝胃不和证……肝气郁滞，横逆犯胃，胃失和降而表现以脘胁胀痛为主的证候。又称肝气犯胃证、肝胃气滞证。”[27]182,183

《中医药学名词》：“肝胃不和证，肝气郁结，横逆犯胃，胃失和降，以胃脘、胁肋胀满疼痛，嗳气，呃逆，吞酸，精神抑郁，纳呆，苔薄黄，脉弦等为常见症的证候。”[28]100

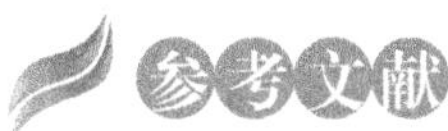

参考文献

[1] 未著撰人．黄帝内经素问[M]．田代华整理．北京：人民卫生出版社，2005：53，180．

[2] 未著撰人．黄帝内经灵枢[M]．北京：人民卫生出版社，2005：36，37．

[3] 南京中医学院．难经校释[M]．北京：人民卫生出版社，1979：163．

[4] [汉] 张仲景．伤寒论[M]．北京：人民卫生出版社，2005：78．

[5] [隋] 巢元方．诸病源候论校释：上册[M]．2版．北京：人民卫生出版社，2009：362，367．

[6] [唐] 孙思邈．备急千金要方[M]．北京：中国医药科技出版社，2011：193．

[7] [唐] 王焘．外台秘要[M]．北京：人民卫生出版社，1987：216．

[8] [宋] 王怀隐．太平圣惠方：上[M]．北京：人民卫生出版社，2016：496，497．

[9] [宋] 赵佶．圣济总录：上[M]．北京：人民卫生出版社，2013：597，598．

[10] [元] 朱震亨．金匮钩玄[M]．北京：人民卫生出版社，1980：6，7．

[11] [明] 王肯堂. 证治准绳：上[M]. 北京：人民卫生出版社，1991：117，141.

[12] [明] 张介宾. 景岳全书[M]. 北京：中国中医药出版社，1994：258，282，828，829.

[13] [明] 赵献可. 医贯[M]. 北京：人民卫生出版社，1982：95.

[14] [清] 陈士铎. 石室秘录[M]. 北京：人民卫生出版社，2006：31.

[15] [清] 叶天士. 临证指南医案[M]. 北京：人民卫生出版社，2006：123，124.

[16] [清] 沈金鳌. 杂病源流犀烛[M]. 北京：人民卫生出版社，2006：91.

[17] [清] 林珮琴. 类证治裁[M]. 北京：人民卫生出版社，1988：139.

[18] [清] 唐宗海. 血证论[M]. 北京：人民卫生出版社，2006：12，13.

[19] [清] 张乃修. 张聿青医案[M]. 北京：人民卫生出版社，2006：115，166，212.

[20] 江苏新医学院中医系诊断教研组. 中医诊断学[M]. 南京：江苏新医学院中医系，1976：48.

[21] 李经纬，邓铁涛，等. 中医大辞典[M]. 北京：人民卫生出版社，1995：789.

[22] 邓铁涛. 中医诊断学[M]. 上海：上海科学技术出版社，1984：128.

[23] 中国中医研究院广安门医院. 中医证候规范[M]. 北京：中国中医研究院广安门医院，1986：21.

[24] 赵金铎. 中医证候鉴别诊断学[M]. 北京：人民卫生出版社，1987：206.

[25] 国家技术监督局. 中医临床诊疗术语：证候部分[M]. 北京：中国标准出版社，1997：38.

[26] 朱文锋. 中医诊断学[M]. 北京：中国中医药出版社，2002：206，207.

[27] 王忆勤. 中医诊断学[M]. 北京：中国中医药出版社，2004：182，183.

[28] 中医药学名词审定委员会. 中医药学名词 2004[M]. 北京：科学出版社，2005：100.

（栾依含）

2 · 032

证

zhèng

一、规范名

【汉文名】证。

【英文名】syndrome；pattern。

【注释】对疾病过程中一定阶段的病位、病因、病性、病势及机体抗病能力的强弱等本质的概括。

二、定名依据

“证”所对应的繁体字有証、證，在《说文解字》中“証”释为“谏也”，“證”释为“告也”。《辞源》中对証、證、症的解释分别是，“証”① 谏正。② 证据。通“證”。“證”① 证实，验证。② 谏。③ 法则。④ 证据，根据。⑤ 病况。通“症”。“症”病征。古皆作“證”。

“证”所对应的“證”字在《内经》的时代就已经出现。《难经》中出现了“外证”“内证”的概念。此时期，证的含义是疾病的临床表现。

汉代张仲景所著《伤寒论》中各篇以“……脉证并治”命名，而“证”在《伤寒论》一书中除了有指疾病的临床表现外，部分的“证”还包含了临床表现所提示出疾病的病因病机等相关内容。如《伤寒论·辨太阳病脉证并治法上》中提到治疗坏病的原则，即“观其脉证，知犯何逆，随证治之”，其中“脉证”即是指病患的症状体征，而“随证治之”的“证”，其中包含了可以反映疾病本质的病因病机等相关情况，疾病出现不同的“证”，是因为犯了不同的“逆”（即病因病机等），要对照“证”找出“逆”来治疗。此“证”，即后世所言辨证之证。这一条文被认为既是治疗变证和坏病基本原则，也是中医辨证论治精神在《伤寒论》中文字描述上的集中体现。

宋代陈无择《三因极一病证方论》一书认为"凡学医，必识五科七事。五科者，脉病证治，及其所因……故因脉以识病，因病以辨证，随证以施治，则能事毕矣"，明确提出辨证之"证"的概念。明清以后医家则普遍认可"辨证"在治疗疾病中的关键作用。《类证治裁》自序中认为"司命之难也在识证，识证之难也在辨证"。并且此时期出现大量用"证"命名的医书，如《证治心传》《证治汇补》《证治准绳》《秘传证治要诀》《医阶辨证》等。由此可见，"证"作为辨证之证的特定含义成为医家的广泛共识。

全国科学技术名词审定委员会审定公布的《中医药学名词》和大部分中医诊断学教材都对"证"的概念进行了阐述，如广州中医学院诊断教研组 1960 年编写的《中医诊断学讲义》认为"证"是"辨证"。1978 年北京中医学院主编的全国高等医药院校试用教材《中医学基础》中认为"证"是"证候"。1984 年出版的《中医诊断学》(邓铁涛)也认为"证，即证候"。2004 年王忆勤主编的《中医诊断学》中则认为"证是证据和征象"。

三、同义词

未见。

四、源流考释

"证"所对应的繁体字有証、證，在《说文解字》中"証"释为"谏也"，"證"释为"告也"[1]52,57。《辞源》中对証、證、症的解释分别是，"証"① 谏正。② 证据。通"證"。"證"① 证实，验证。② 谏。③ 法则。④ 证据，根据。⑤ 病况。通"症"。"症"病征。古皆作"證"[2]1157,1566,1587。

"证"(在使用简体字以前为"證")字在《内经》的时代就已经出现。《黄帝内经素问·至真要大论》中言："岐伯曰：气有高下，病有远近，证有中外，治有轻重，适其至所为故也。"[3]185《难经·十六难》："假令得肺脉，其外证：面白，善嚏，悲愁不乐，欲哭；其内证：脐右有动气，按之牢若痛；其病：喘咳，洒淅寒热。"[4]33 其中"证"的含义是指疾病的临床表现。

汉代张仲景所著《伤寒杂病论》，为"证"赋予了更多的含义。《伤寒论》中各篇以"……脉证并治"命名，而"证"在《伤寒论》一书中除了有指疾病的临床表现外，部分的"证"还包含了临床表现所提示出疾病的病因病机等相关内容。如《伤寒论·辨太阳病脉证并治上》中提到治疗坏病的原则，即"观其脉证，知犯何逆，随证治之"[5]27，其中"脉证"即是指病患的症状体征，而"随证治之"的"证"，其中包含了可以反映疾病本质的病因病机等相关情况，疾病出现不同的"证"，是因为犯了不同的"逆"(即病因病机等)，要对照"证"找出"逆"来治疗。此"证"，即后世所言辨证之证。这一条文被认为既是治疗变证和坏病基本原则，也是中医辨证论治精神在《伤寒论》中文字描述上的集中体现。

此外，《伤寒论》中有如"桂枝证、柴胡汤证"等名称，而文中用到桂枝汤、柴胡汤的条文不止一条。所记载的临床表现也不尽相同，可见"桂枝证、柴胡汤证"并不是指特定的临床表现而言，应是指相同的病因病机而言。以"桂枝证"为例，《伤寒论·辨太阳病脉证并治上》："太阳中风，阳浮而阴弱。阳浮者，热自发；阴弱者，汗自出。啬啬恶寒，淅淅恶风，翕翕发热，鼻鸣干呕者，桂枝汤主之。"[5]26"太阳病，头痛，发热，汗出，恶风，桂枝汤主之。"[5]26 显然"发热、汗出"是"桂枝证"的主要临床表现，但不是有这些表现就可以使用桂枝汤。就如《伤寒论·辨太阳病脉证并治下》所言："病如桂枝证，头不痛，项不强，寸脉微浮，胸中痞硬，气上冲喉咽，不得息者，此为胸有寒也。当吐之，宜瓜蒂散。"[5]63 可见使用桂枝汤需要有特定的病因病机。"桂枝证"的病因病机在于营卫不和，如《伤寒论·辨太阳病脉证并治中》："太阳病，发热汗出者，此为荣弱卫强，故使汗出，欲救邪风者，宜桂枝汤。"[5]46"病常自汗出者，此为荣气和。荣气和者，外不谐，以卫气不共荣气谐和故尔。以荣行脉中，卫行脉外，复发其汗，荣卫和则愈。宜桂枝汤。"[5]39 这两处条文明确说明了"桂枝证"的"发热、汗出"是因为营卫不和。可见"桂枝证"是不局限于太阳病的，也不仅指临床表现而言，此"证"的概念至少包含了特定的临床表现及对应的病因病机。

此后，"证"包含的内容不断丰富。至宋代，陈无择著《三因极一病证方论》一书，书中认为"凡学医，必识五科七事。五科者，脉病证治，及其所因；七事者，所因复分为三。故因脉以识病，因病以辨证，随证以施治，则能事毕矣"[6]15。明确提出辨证的概念，并且指出辨证的前提是要明确不同的疾病。

具体而言，即："凡学脉，须先识七表八里九道名体证状……又须知二十四脉，以四脉为宗，所谓浮沉迟数，分风寒暑湿，虚实冷热，交结诸脉，随部说证，不亦约乎。凡审病，须先识名……凡学审证，须知外病自经络入，随六经所出，井营输源经合各有穴道，起没流传，不可不别。"[6]15 从此段论述中可以看出，从识病到辨证的过程中，疾病的病性、病因、病机、病位等关键问题都可以得到明确，这也是辨证所要辨的内容，即是"证"包含的要素。书中还指出"证"最关键的内容是"虚实寒热"，即"凡学医，既明五科，每科须识其要。脉有浮沉迟数，病有风劳气冷，证有虚实寒热……"[6]15 可见作者认为在辨证中辨别疾病的病性是很重要的。

书中还指出通过辨证可以较脉诊更容易掌握六腑的病况，即"所谓六腑强弱，以候形之盛衰。头者精明之腑，头倾视深，精神夺矣；背者胸中之腑，背曲肩随，腑将坏矣；腰者肾之腑，转摇不能，肾将惫矣；膝者筋之腑，屈伸不能，筋将惫矣；骨者髓之腑也，行则振掉，骨将惫矣。仓廪不藏者，肠胃不固也；水泉不止者，膀胱不藏也。得强者生，失强者死。此等证状，医者要门，在脉难明，惟证易辨"[6]2,3。可见辨证在诊断疾病选择治疗方法的过程中有重要的作用，而辨证主要是诊察能够明确病因、病位、病性等的特定临床表现。

辨证的"证"也包含有指临床表现的含义，但关键在于这些临床表现所对应的病位、病性、病因病机等情况。"证"的意义根据其所在语境不同，而体现不同的含义。如"诸太阳伤寒……其证头项强，腰脊痛，无汗恶寒，不恶风。阳明伤湿……其证关节疼痛，重痹而弱，小便涩秘，大便飧泄。少阳伤风……其证身热恶风，自汗项强，筋满……若其传变，自当根据六经别论所伤，随经说证，对证施治。或燥热伤心肺，亦当根据经推明理例调治。如四气兼并，六经交错，亦当随其脉证，审处别白，或先或后，或合或并，在络在经，入表入里，四时之动，脉与之应，气候以时，自与脉期"[6]8,9。

明清以后，"证"作为辨证之证的特定含义成为医家的广泛共识，"辨证"在治疗疾病中的关键作用得到肯定，并且辨证要在参合色脉的基础上明确疾病的本质，如病因、病性、病位、病机等。《类证治裁・自序》言："司命之难也在识证，识证之难也在辨证。识其为阴为阳，为虚为实，为六淫，为七情，而不同揣合也。辨其在经在络，在腑在脏，在营卫，在筋骨，而非关臆度也。顾脉理易淆，洞垣谁属，赖古作家别类分门，条列治要。且于一证，错综疑似，缕析丝分，参合脉象，详哉言之，仰见心裁独出矣。"[7]自序《临证一得方・序》也言："其治证也，循经分络、察色辨脉，于七情六气，阴阳表里，寒热虚实，无不缕析条分，辨证立方，对病发药。"[8]序 明清时期还出现大量用"证"命名的医书，如《证治心传》《证治汇补》《证治准绳》《秘传证治要诀》《医阶辨证》等。

另外，证在一些特定的词语中指一类疾病，如：喘证、郁证、厥证、淋证、血证等。

现代以后，多版中医学教材中都对"证"的概念有所阐发。广州中医学院诊断教研组 1960 年编写的《中医诊断学讲义》，论述辨证的概念时提到"辨证，就是在整体观点的指导下，根据病人一系列的证候加以分析综合，求得疾病的本质和癥结所在。辨证必须从一群证候（如发热恶寒，头痛，脉浮，舌苔薄白等）中去辨识”[9]1。1978年北京中医学院主编的《中医学基础》中对证候的认识为：“‘证’是‘证候’，它是机体在疾病发展过程的某一阶段出现的各种症状的概括。”[10]6 到《中医诊断学》（邓铁涛）时，“证，即证候。包括四诊检查所得，又包括内外致病因素，全面而又具体地反映了疾病的特征、性质和在这个阶段的主要癥结”[11]6。2004年王忆勤主编的《中医诊断学》中指出：“证是中医学中特有的概念。证是证据和征象，是各种症状、体征的抽象集合体。证是机体在疾病发展过程中某一阶段的病理概括，它包括病位、病因、病性以及邪正关系等，反映出病变发展过程中某一阶段的病理变化的本质……证候是指该证的特定临床表现。也即证候是证的外候。”[12]1,2

由全国科学技术名词审定委员会颁布的《中医药学名词》定义：“‘证’，即对疾病过程中一定阶段的病位、病因、病性、病势及机体抗病能力的强弱等本质的概括。”[13]81《中医药常用名词术语辞典》对“证”的解释为“证：对疾病过程中一定阶段的病位、病因、病性以及病势等所作的病理概括是对致病因素与机体反应性两方面情况的综合，是对疾病阶段性本质所作的结论”[14]197。《中国医学百科全书·中医基础理论》认为：“证，是证候的简称，其含义是证据或征象。”[15]186《中国医学百科全书·中医学》[16]621 沿用了前面的观点。

另外在文字字形上，“症”字在清代晚期开始出现在医学书籍中，与“证”在含义上无明确区分，至民国时期“證、証、症”在使用上仍没有明确区分。而现代医家对“证”和“症”的用法和含义进行了区分与讨论。如《证、症、征等词的概念与演变》一文认为，症状（symptom）简称症，体征（sign）简称征，均见于西医学传入中国时翻译之伊始。症状一般是指病人主观不舒适、不正常的感觉或某些病态改变，如头痛、耳鸣、恶心、腹胀等。“证”是中医学特有的概念。“病”“症”“证”是中医病理、诊断中的三大概念。“证”实际上是指“证候”和“证名”。疾病过程中，各具内在联系的一组症状和体征[17]20,21。《医学名词“证”、“症”、“征”规范使用的探讨》文中认为，“证”对于中医来说是一个非常重要的概念。何为“证”？学术界众说纷纭。一般认为，证是在疾病过程中一定阶段的病位、病因、病性、病势及机体抗病功能等本质变化的概括。证概念的内涵，随着学术的发展还在不断地变化。有人认为，证不仅有疾病之证，还有健康之证，因而有辨证论治，也有辨证养生。“症”是症状的简称[18]14-17。《“证”、“症”、“征”与相关医学术语规范用字的意见》一文认为，症：用于症状、病症、适应症、禁忌症、并发症。例如临床症状、症状鉴别诊断、急症手术适应症、手术禁忌症、麻疹并发症。证：用于中医学的证候。例如辨证论治、证治准绳、肝阳上亢之证、痹证、阳虚证。循证医学的“证”指的是证据，也可以“证”字通用[19]10,11。

总之，“证”是中医学特有的概念，其相关概念形成于《伤寒论》，包括了疾病的表现，辨证等多种概念，一般使用时多指辨证或证候。

五、文献辑录

《说文解字》：“‘証’释为‘谏也’。”[1]52“‘證’释为‘告也’。”[1]57

《黄帝内经素问·至真要大论》：“岐伯曰：气有高下，病有远近，证有中外，治有轻重，适其至所为故也。”[3]185

《难经·十六难》：“假令得肺脉，其外证：面白，善嚏，悲愁不乐，欲哭；其内证：脐右有动气，按之牢若痛；其病：喘咳，洒淅寒热。”[4]33

《伤寒论·辨太阳病脉证并治上》：“太阳中风，阳浮而阴弱。阳浮者，热自发；阴弱者，汗自出。啬啬恶寒，淅淅恶风，翕翕发热，鼻鸣干呕者，桂枝汤主之。”“太阳病，头痛，发热，汗出，恶风，桂枝汤主之。”[5]26“观其脉证，知犯何逆，随证治之。”[5]27

“辨太阳病脉证并治中”：“病常自汗出者，

此为荣气和。荣气和者，外不谐，以卫气不共荣气谐和故尔。以荣行脉中，卫行脉外，复发其汗，荣卫和则愈。宜桂枝汤。"[5]39 "太阳病，发热汗出者，此为荣弱卫强，故使汗出，欲救邪风者，宜桂枝汤。"[5]46

"辨太阳病脉证并治下"："病如桂枝证，头不痛，项不强，寸脉微浮，胸中痞硬，气上冲喉咽，不得息者，此为胸有寒也。当吐之，宜瓜蒂散。"[5]63

《三因极一病证方论》卷一："所谓六腑强弱，以候形之盛衰。头者精明之腑，头倾视深，精神夺矣；背者胸中之腑，背曲肩随，腑将坏矣；腰者肾之腑，转摇不能，肾将惫矣；膝者筋之腑，屈伸不能，筋将惫矣；骨者髓之腑也，行则振掉，骨将惫矣。仓廪不藏者，肠胃不固也；水泉不止者，膀胱不藏也。得强者生，失强者死。此等证状，医者要门，在脉难明，惟证易辨。"[6]2,3 "诸太阳伤寒……其证头项强，腰脊痛，无汗恶寒，不恶风。阳明伤湿……其证关节疼痛，重痹而弱，小便涩秘，大便飧泄。少阳伤风……其证身热恶风，自汗项强，筋满……若其传变，自当根据六经别论所伤，随经说证，对证施治。或燥热伤心肺，亦当根据经推明理例调治。如四气兼并，六经交错，亦当随其脉证，审处别白，或先或后，或合或并，在络在经，入表入里，四时之动，脉与之应，气候以时，自与脉期。"[6]8,9

卷二："凡学医，必识五科七事。五科者，脉病证治，及其所因；七事者，所因复分为三。故因脉以识病，因病以辨证，随证以施治，则能事毕矣。"[6]15 "凡学脉，须先识七表八里九道名体证状，了然分别，然后以关前一分应动相类，分别内外及不内外。又须知二十四脉，以四脉为宗，所谓浮沉迟数，分风寒暑湿，虚实冷热，交结诸脉，随部说证，不亦约乎。凡审病，须先识名，所谓中伤寒暑风湿瘟疫时气，皆外所因；脏腑虚实，五劳六极，皆内所因；其如金疮踒折，虎狼毒虫，涉不内外。更有三因备具，各有其名，所谓名不正则言不顺，言不顺则事不成，学不可不备。凡学审证，须知外病自经络入，随六经所出，井营输源经合各有穴道，起没流传，不可不别。内病自五脏郁发，证候各有部分，溢出诸脉，各有去处。所谓上竟上，头项胸喉中事也；下竟下，腹肚腰足中事也。"[6]15 "凡学医，既明五科，每科须识其要。脉有浮沉迟数，病有风劳气冷，证有虚实寒热。"[6]15

《类证治裁·自序》："司命之难也在识证，识证之难也在辨证。识其为阴为阳，为虚为实，为六淫，为七情，而不同揣合也。辨其在经在络，在腑在脏，在营卫，在筋骨，而非关臆度也。顾脉理易淆，洞垣谁属，赖古作家别类分门，条列治要。且于一证，错综疑似，缕析丝分，参合脉象，详哉言之，仰见心裁独出矣。"[7]自序

《临证一得方·序》："其治证也，循经分络、察色辨脉，于七情六气，阴阳表里，寒热虚实，无不缕析条分，辨证立方，对病发药。"[8]序

《中医诊断学讲义》："辨证，就是在整体观点的指导下，根据病人一系列的证候加以分析综合，求得疾病的本质和癥结所在。辨证必须从一群证候(如发热恶寒，头痛，脉浮，舌苔薄白等)中去辨识。"[9]1

《中医学基础》："证"是"证候"，它是机体在疾病发展过程的某一阶段出现的各种症状的概括。[10]6

《中医诊断学》(邓铁涛)："证，即证候。包括四诊检查所得，又包括内外致病因素，全面而又具体地反映了疾病的特征、性质和在这个阶段的主要癥结。"[11]6

《中医诊断学》(王忆勤)："证是中医学中特有的概念。证是证据和征象，是各种症状、体征的抽象集合体。证是机体在疾病发展过程中某一阶段的病理概括，它包括病位、病因、病性以及邪正关系等，反映出病变发展过程中某一阶段的病理变化的本质……证候是指该证的特定临床表现。也即证候是证的外候。"[12]1,2

《中国医学百科全书·中医基础理论》："辨证，即是分析、辨别疾病的证候，是中医学认识疾病和诊断疾病的主要方法。证，是证候的简

称，其含义是证据或征象。”[15]186

《中国医学百科全书・中医学》：“分析、辨别疾病的证候称为辨证，是中医学认识疾病和诊断疾病的主要方法。证，是证候的简称，其含义是证据或征象。中医学的证候不同于一般的症状或某些综合症候群，而是综合分析了各种症状和体征，对于疾病处于一定阶段的病因、病位、病变性质，以及邪正双方力量对比各方面情况的病理概括……辨证的过程，实际上即是以中医学的脏腑、经络、病因、病机等基本理论为依据，通过对患者全部病情进行分析和研究，作出诊断的过程，也就是将望、闻、问、切四诊所搜集的症状、体征、病史等资料，运用中医学的理论方法，分析这些症状、体征产生的原因和它们之间的内在联系，判断其病变部位和病变性质，并从整体观念出发，探讨患者机体正邪斗争的盛衰强弱及其发展趋势，从而作出明确判断的过程。”[16]621

《中医药常用名词术语辞典》：“证：对疾病过程中一定阶段的病位、病因、病性以及病势等所作的病理概括是对致病因素与机体反应性两方面情况的综合，是对疾病阶段性本质所作的结论。”[14]197

《中医药学名词》：“证……对疾病过程中一定阶段的病位、病因、病性、病势及机体抗病能力的强弱等本质的概括。”[13]81

《辞源》：“証 ① 谏正。② 证据。通‘證’。”[2]1566“證”：“① 证实，验证。② 谏。③ 法则。④ 证据，根据。⑤ 病况。通‘症’。”[2]1587“症”：“病征。古皆作‘證’。”[2]1157

《证、症、征等词的概念与演变》：“症状(symptom)简称症，体征(sign)简称征，均见于西医学传入中国时翻译之伊始。症状一般是指病人主观不舒适、不正常的感觉或某些病态改变，如头痛、耳鸣、恶心、腹胀等。‘证’是中医学特有的概念。‘病’‘症’‘证’是中医病理、诊断中的三大概念。‘证’实际上是指‘证候’和‘证名’。疾病过程中，各具内在联系的一组症状和体征。”[17]20,21

《医学名词“证”、“症”、“征”规范使用的探讨》：“‘证’对于中医来说是一个非常重要的概念。何为‘证’？学术界众说纷纭。一般认为，证是在疾病过程中一定阶段的病位、病因、病性、病势及机体抗病功能等本质变化的概括。证概念的内涵，随着学术的发展还在不断地变化。有人认为，证不仅有疾病之证，还有健康之证，因而有辨证论治，也有辨证养生。‘症’是症状的简称。”[18]14-17

《“证”、“症”、“征”与相关医学术语规范用字的意见》：“症：用于症状、病症、适应症、禁忌症、并发症。例如临床症状、症状鉴别诊断、急症手术适应症、手术禁忌症、麻疹并发症。证：用于中医学的证候。例如辨证论治、证治准绳、肝阳上亢之证、痹证、阳虚证。循证医学的“证”指的是证据，也可以‘证’字通用。”[19]10,11

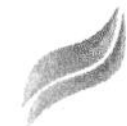

参考文献

[1] [汉] 许慎. 说文解字[M]. 天津：天津古籍出版社，1991：52,57.

[2] 辞源修订组. 辞源(修订本)[M]. 1－4 合订本. 北京：商务印书馆，1988：1157,1566,1587.

[3] 未著撰人. 黄帝内经素问[M]. 田代华整理. 北京：人民卫生出版社，2005：185.

[4] 凌耀星. 难经校注[M]. 北京：人民卫生出版社，1991：33.

[5] [汉] 张仲景伤寒论[M]. [晋] 王叔和撰次. 钱超尘，郝万山整理. 北京：人民卫生出版社，2005：26,27,39,46,63.

[6] [宋] 陈无择. 三因极一病证方论[M]. 北京：人民卫生出版社，1957：2,3,8,9,15.

[7] [清] 林珮琴. 类证治裁[M]. 钱晓云校点. 上海：上海中医药大学出版社，1997：自序.

[8] [清] 朱费元. 临证一得方[M]. 张玉萍点校. 上海：上海科学技术出版社，2004：序.

[9] 广州中医学院诊断教研组. 中医诊断学讲义[M]. 北京：人民卫生出版社，1960：1.

[10] 北京中医学院. 中医学基础[M]. 上海：上海科学技术出版社，1978：6.

[11] 邓铁涛. 中医诊断学[M]. 上海：上海科学技术出版社，1984：6.

[12] 王忆勤.中医诊断学[M].北京：中国中医药出版社，2004：1,2.

[13] 中医药学名词审定委员会.中医药学名词[M].北京：科学出版社，2005：81.

[14] 李振吉.中医药常用名词术语辞典[M].北京：中国中医药出版社，2001：197.

[15] 任应秋.中医基础理论[M]//钱信忠.中国医学百科全书.上海：上海科学技术出版社，1989：186.

[16]《中医学》编辑委员会.中医学：上[M]//钱信忠.中国医学百科全书.上海：上海科学技术出版社，1997：621.

[17] 朱文锋.证、症、征等词的概念与演变[J].科技术语研究.2003(4)：20,21.

[18] 朱建平.医学名词"证"、"症"、"征"规范使用的探讨[J].科技术语研究.2003(4)：14－17.

[19] 陈可冀，董泉珍."证"、"症"、"征"与相关医学术语规范用字的意见[J].科技术语研究.2003(4)：10,11.

（郎　朗）

2·033

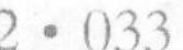

证候

zhèng hòu

一、规范名

【汉文名】证候。

【英文名】syndrome。

【注释】证的外候，即疾病过程中一定阶段的病位、病因、病性、病势及机体抗病能力的强弱等本质有机联系的反应状态，表现为临床可被观察到的症状等。

二、定名依据

"证"所对应的繁体字有証、證，而"证候"一词中对应的"證"字，在《说文解字》中释为"告也"，而"候"的含义为"司望也"。"症"字出现在宋以后，最早的解释为證的俗字。在古代医籍中"证""候"多作为单独的词分开使用，"证候"二字作为一个词使用并不十分广泛，在表述疾病临床表现时，三者含义基本相同。

"证候"一词最早被晋代医家王叔和所使用，一般认为由王叔和编写的"伤寒例"中就将"证候"作为一个词使用。其言"今搜采仲景旧论，录其证候诊脉声色"。而其所著《脉经》序言中也将"证候"作为一个词使用，即"百病根源，各以类例相从，声色证候，靡不赅备"。此后直至明清时期，"证候"主要出现标题或总结、叙述性语句中，使用频率不高。

近代以来，在中西医论争的过程中，国医开始审视中医学的特点，俞慎初在《诊断学大纲》一文中认为"国医为证候诊断之疗法"。姜春华著有《中医证候疗法发凡》一文，认为"中医之治病也，在去其证候，即古语所谓除其疾苦是也"。时逸人在《告学员研究医学方法书》中就认为"研究医学，先求症候之确定"。这一时期，"证候"一词使用日趋广泛，成为中医学中有特定含义的名词。现代以后，多版中医学教材中都对证候的概念有所阐发，许多学者也都对"证候"相关内容开展了深入研究，对"证候"一词的认识虽不尽相同，但足见"证候"一词已逐渐发展成为有特定含义的中医名词。近现代文献中"証候""症候""證候"等写法均有出现，而根据证、証、證、症字的含义及演变过程可知还应以"证候"为规范的写法。

三、同义词

【曾称】"病证""证型"(《中医证候鉴别诊断学》)；"证""候""外证""外候""病证""病候""証候"(《中医证候规范》)。

四、源流考释

"证"所对应的繁体字有証、證，而"证候"一词中对应的“證”字，在《说文解字》中释为“告也”，而“候”的含义为“司望也”。“症”字出现在宋以后，最早的解释为證的俗字。在古代医籍中“证”“候”主要作为单独的词分开使用。“候”字含义较多，如“① 气候。《黄帝内经素问·六元正纪大论》：‘终之气，阳气布，候反温。’② 时节。如一候。③ 疾病征兆。如病候。④ 诊察、推测。出《灵枢·卫气失常》。‘候病所在。’⑤ 诊脉的部位。如三部九候。⑥ 等候。《黄帝内经素问·六节脏象论》：‘谨候其时，气可与期。’”[1]526“证”主要用以描述疾病的临床表现，在描述疾病的临床表现时，“候”与“证”有较相近的含义。

《内经》中“证”“候”二字是被分开使用的。就现存使用较广泛的版本中，“证”字只出现了一次，即《黄帝内经素问·至真要大论》：“岐伯曰：气有高下，病有远近，证有中外，治有轻重，适其至所为故也。”[2]185 而“候”字出现很多，且有多种含义，其中在论述病的表现时经常使用，如《黄帝内经素问·玉机真脏论》：“岐伯曰：浆粥入胃泄注止，则虚者活；身汗得后利，则实者活。此其候也。”[2]41

《难经》中“证”“候”二字也单独使用，均可用以描述疾病的临床表现，如《难经·五十八难》：“寒热之病，候之如何也？然：皮寒热者，皮不可近席，毛发焦，鼻槁、不得汗。肌寒热者，皮肤痛，唇舌槁，无汗。骨寒热者，病无所安，汗注不休，齿本槁痛。”[3]105,106《难经·十六难》：“假令得肺脉，其外证：面白，善嚏，悲愁不乐，欲哭；其内证：脐右有动气，按之牢若痛；其病：喘咳，洒淅寒热。”[3]33《金匮要略》中也这样使用，《金匮要略·黄疸病脉证并治》：“夫病酒黄疸，必小便不利，其候心中热，足下热，是其证也。”[4]59

而“证候”一词最早被晋代医家王叔和所使用，一般认为由王叔和编写的“伤寒例”中就将“证候”作为一个词使用，其言“今搜采仲景旧论，录其证候诊脉声色”[5]19，又言“脉阴阳俱盛，大汗出不解者死。脉阴阳俱虚，热不止者死。脉至乍疏乍数者死。脉至如转索者，其日死。谵言妄语，身微热，脉浮大，手足温者生。逆冷，脉沉细者，不过一日死矣。此以前是伤寒热病证候也”[5]23。而其所著《脉经》序言中也将“证候”作为一个词使用，即“百病根源，各以类例相从，声色证候，靡不赅备”[6]脉经序。

隋代巢元方所撰《诸病源候论》在脚气病诸候篇和妇人杂病诸候篇均对“脚气病”进行了描述，分别是“其状：自膝至脚有不仁，或若痹，或淫淫如虫所缘，或脚指及膝，胫洒洒尔，或脚屈弱不能行，或微肿，或酷冷，或痛疼，或缓从不随，或挛急……此皆病之证也”[7]72 和“其状，从膝至脚有不仁，或若痹，或淫淫如虫冲，或微肿，或酷冷，或疼痛，或缓纵不随，或有挛急……此皆其证候也”[7]189。二段内容基本相同，也可见在描述疾病的临床表现时“证”“证候”含义相同。此外书中还有如《诸病源候论·咳嗽病诸候》中“凡诸咳嗽，甚则呕吐，各随证候，知其府脏也”[7]76，《诸病源候论·脚气病诸候》中“病既入脏，其脉有三品。内外证候相似，但脉异耳”[7]72 等言。

唐代孙思邈所著《备急千金要方》中也有使用“证候”一词。如《千金方》卷八：“风痹、湿痹、周痹、筋痹、脉痹、肌痹、皮痹、骨痹、胞痹，各有证候，形如风状，得脉别也，脉微涩，其证身体不仁。”[8]122

宋代官修方书《太平圣惠方》，多处以“证候”作为章节标题，如“辨伤寒热病两感证候、治三十六种黄证候点烙论并方”等。在《太平圣惠方·治三十六种黄证候点烙论并方》一节中，病虽然都是“黄”，但因其证候不同临床表现有所区别，治疗也不相同，可见证候是特定的临床表现，是判断疾病病位、病因、病性、病势等的关键。如“肝黄证候”一段，“肝黄者，面色青，四肢拘急，口舌干燥，言语謇涩，面目不利，爪甲青色。若背上浮肿，腹胁胀满者，难治。烙肝俞二穴、上管穴、足阳明二穴，及两臂间，手背后。治肝黄柴胡散方”[9]1696，就描述了肝黄的临床表

现，提示了其病位、病性，并有对相的治疗方法。宋代陈无择所著《三因极一病证方论》一书中沿习前人，也用到“证候”一词，如《三因极一病证方论》卷二：“然四气皆能中人，在证亦有缓纵、挛急、搐搦、痹痒、奄忽不知人者，不可不以脉别。故论曰：寒热诸痹所有证候。”[10]20 又如《三因极一病证方论》卷四：“四逆汤治少阴伤寒，自利不渴，呕哕不止……凡病伤寒，有此证候……宜先服此药以助阳救里。”[10]52 明代董宿的《奇效良方》中，每一方药都有对应“证候”。如《奇效良方》卷二：“二香三建汤，治男子妇人中风虚极，言语蹇涩，六脉俱微，舌强不语，痰涎并多，精神如痴，手足偏废，不能举运，此等证候，不可攻风，止可扶虚。”[11]18 其中，“不可攻风，止可扶虚”即是因有虚性的证候。又如《奇效良方》卷四十五：“又方……治筋痿，两手握固无力，两腿行动无力，急饥食少，此名筋痿。其证候口舌生疮，忽生痰涎，忽然睡中涎溢，身上躁热，忽时增寒，项颈强急，小便赤白不定，大腑忽冷忽热不调。连翘、防风、荆芥穗、蔓荆子、羌活、独活、牡丹皮、山栀仁、秦艽、麻黄去根、木香各等分，上为细末，每服一钱，食后用白汤调下。”[11]343 可见“其证候”后所列举的这些临床表现，是辨别疾病寒热虚实表里阴阳的关键，也决定了方药的使用。王肯堂《证治准绳·幼科》中，也用“证候”指代疾病的临床表现。如“凡治痘子，要识证候，如痘脚稀疏，根窠红润，不泻不渴，乳食不减，四肢温和，身无大热，如此候者不须服药，惟善调护以待成就而已”[12]1487。

清代成书的《医碥》也用“证候”表示疾病的临床表现，如《医碥》卷二：“服此药其邪不传里者，一二剂自解。其证候：头痛身痛，发热而复凛凛，但内无胸满腹胀等证，谷食不绝，不烦不渴，此邪气外传，由肌表出。”[13]130

总之，“证候”一词最早被晋代医家王叔和所使用。晋代以后，“证候”作为一个词使用的情况开始出现在医籍中，同时“证”“候”仍被分开使用来表述疾病临床表现，三者含义基本相同，“证候”主要出现在总结概括性的叙述中。宋明以来，“证候”作为一个词出现的情况稍多，主要在标题或总结、叙述性语句中，如“肝黄证候”“以上证候”“有此证候”“如此证候”“证候繁多”“消渴证候”“热入血室证候”“危急证候”之类。常用来指代可提示疾病病因、病位、病性的临床表现。

近代以来，在中西医论争的过程中，国医开始审视中医学的特点，“证候”就成为特点之一。俞慎初在《诊断学大纲》一文中言：“国医为证候诊断之疗法，其属于热症者，则别为表热与里热，实热与虚热等。”[14]256 姜春华著有《中医证候疗法发凡》一文，其言：“中医之治病也，在去其证候，即古语所谓除其疾苦是也。”[15]400 时逸人在《告学员研究医学方法书》中就认为：“研究医学，先求症候之确定，再施用适当之治疗。西医叙述证候，注重本证；中医叙述证候，注重兼症。”[14]337 这一时期，“证候”一词使用日趋广泛，书刊中记载的医案，常标示“病因、证候、诊断、处方”等，其中“证候”所标示的即是疾病的临床表现，包括四诊所得信息，也有用“症候、症状”标示的，三者无明显区分，可见此时期的医家已经注意到“证候”这一名词，但尚未加以规范。

现代以后，多版中医学教材中都对“证候”的概念有所阐发。南京中医学院 1958 编著的《中医学概论》中认为：“证候是机体丢失正常生理功能时所表现出来的一系列症状的综合。”[16]130 广州中医学院诊断教研组 1960 年编写的《中医诊断学讲义》，论述辨证的概念时提道：“辨证，就是在整体观点的指导下，根据病人一系列的证候加以分析综合，求得疾病的本质和癥结所在。辨证必须从一群证候（如发热恶寒，头痛，脉浮，舌苔薄白等）中去辨识。”[17]1 广州中医学院 1964 年修订中医学院试用教材重订本《中医诊断学讲义》对证候的内涵进一步进行了定义，书中认为：“证候，包括病人的自觉证状和四诊检查所得。证，即证候。”[18]2 1978 年北京中医学院主编的全国高等医药院校试用教材

《中医学基础》中对证候的认识为："'证'是'证候'，它是机体在疾病发展过程的某一阶段出现的各种症状的概括。"[19]6 到《中医诊断学》(邓铁涛)时，证候的定义更加具体了。"证，即证候。包括四诊检查所得，又包括内外致病因素，全面而又具体地反映了疾病的特征、性质和在这个阶段的主要癥结。"[20]6 1995年和2002年的六版及七版《中医诊断学》教材都认为："'证'是中医学的一个特有概念。在中医学的历史上以及现代文献中，有以证为症状者，亦有称病为证者，但根据当代中医学的约定，每个具体的证，如痰热壅肺证、肝郁脾虚证、肾阴虚证、卫分证等，都是对疾病过程中所处一定阶段的病位、病因、病性以及病势等所作的病理概括。证是对致病因素与机体反应性两方面情况的综合，是对疾病当前本质所作的结论。脾肾阳虚、膀胱湿热、瘀阻脑络等证名，习惯上常称为证候。严格地说，证候应是指每个证所表现的具有内在联系的症状、体征，即证候为证的外候。临床较为常见、典型、证名规范的证，可称为证型。"[21]1,2[22]2 2004年王忆勤主编的《中医诊断学》中指出："证是中医学中特有的概念。证是证据和征象，是各种症状、体征的抽象集合体。证是机体在疾病发展过程中某一阶段的病理概括，它包括病位、病因、病性以及邪正关系等，反映出病变发展过程中某一阶段的病理变化的本质……证候是指该证的特定临床表现，也即证候是证的外候。"[23]1,2

此外，1984年4月3日—1984年4月7日在北京召开了《中医证候规范》第一次编写会议和学术讨论会。会议认为：证候是疾病本质的反映，在疾病发生、发展的某过程中，它以一组相关脉症表现出来，能够不同程度地揭示病位、病性、病因、病机，为治疗提供依据。[24]43 1987年出版的《中医证候鉴别诊断学》中认为："证候一词大体上可说是经过医生全面仔细的诊察和思考之后，用以说明疾病情状的一种凭据或术语。此种术语具有一定的优越性，它可以在概括疾病共性的基础上，不同程度地揭示每个患者的病机特点和个体差异性，能够比较集中地反映出疾病的原因、性状、部位、范围、动态等多方面的信息，从而给医者提示处治疾病的具体方向。"[25]1 1990年邓铁涛主编的《中医证候规范》总结了关于"证候"相关概念的规范化意见，即：1984年"中医证候规范"研究第一次会议明确规定："证"代表证候，症代表症状，"病"代表疾病。1986年第二次会议，对上述三者的概念，提出了第二次修改草案，认为：证候概念是：证候是疾病发生和演变过程中某阶段本质的反映。它以某些相关的脉症，不同程度地揭示病因、病机、病位、病性、病势等，为论治提供依据[26]5。朱文锋主编的《实用中医词典》对证候有3个解释："证候……出《脉经》。① 指证。为证的俗称。② 指证的外候。即代表某证的主要症状、体征、舌象、脉象等。③ 证之火候。提示病情的发展传变趋势。"[1]527 全国科学技术名词审定委员会编写的《中医药学名词》[27]81 定义："证候，证的外候，即疾病过程中一定阶段的病位、病因、病性、病势及机体抗病能力的强弱等本质有机联系的反应状态，表现为临床可被观察到的症状等。"

由此，现代研究者对证候概念的定义可以总结为，证候简称证，或者证即是证候，或者证候是证的外候，证候包含了疾病的病因、病机、病位等，是特定的临床表现。而证候概念相关的名称颇多。《中医证候鉴别诊断学》认为："证候，又称病证、证型或辨证(这里的辨字如形容词，大意为已辨明之证候)，通常简括地总称之为'证'。"[25]1《中医证候规范》书中就指出证候有被称为"证""候""外证""外候""病证""病候""证候"等，名称颇不划一[26]3。

五、文献辑录

《黄帝内经素问·玉机真脏论》："岐伯曰：浆粥入胃泄注止，则虚者活；身汗得后利，则实者活。此其候也。"[2]41

"至真要大论"："岐伯曰：气有高下，病有远近，证有中外，治有轻重，适其至所为故也。"[2]185

《难经·十六难》："假令得肺脉，其外证：面白，善嚏，悲愁不乐，欲哭；其内证：脐右有动气，按之牢若痛；其病：喘咳，洒淅寒热。"[3]33

"五十八难"："寒热之病，候之如何也？然：皮寒热者，皮不可近席，毛发焦，鼻槁、不得汗。肌寒热者，皮肤痛，唇舌槁，无汗。骨寒热者，病无所安，汗注不休，齿本槁痛。"[3]105,106

《金匮要略方论·黄疸病脉证并治》："夫病酒黄疸，必小便不利，其候心中热，足下热，是其证也。"[4]59

《伤寒论·伤寒例》："今搜采仲景旧论，录其证候诊脉声色。"[5]19"脉阴阳俱盛，大汗出不解者死。脉阴阳俱虚，热不止者死。脉至乍疏乍数者死。脉至如转索者，其日死。谵言妄语，身微热，脉浮大，手足温者生。逆冷，脉沉细者，不过一日死矣。此以前是伤寒热病证候也。"[5]23

《脉经·序》："百病根源，各以类例相从，声色证候，靡不赅备。"[6]序

《诸病源候论·脚气病诸候》："其状：自膝至脚有不仁，或若痹，或淫淫如虫所缘，或脚指及膝，胫洒洒尔，或脚屈弱不能行，或微肿，或酷冷，或痛疼，或缓从不随，或挛急……此皆病之证也。"[7]72"病既入脏，其脉有三品。内外证候相似，但脉异耳。"[7]72

"咳嗽病诸候"："凡诸咳嗽，甚则呕吐，各随证候，知其府脏也。"[7]76

"妇人杂病诸候"："其状，从膝至脚有不仁，或若痹，或淫淫如虫冲，或微肿，或酷冷，或疼痛，或缓纵不随，或有挛急……此皆其证候也。"[7]189

《千金方》卷八："风痹、湿痹、周痹、筋痹、脉痹、肌痹、皮痹、骨痹、胞痹，各有证候，形如风状，得脉别也，脉微涩，其证身体不仁。"[8]122

《太平圣惠方·治三十六种黄证候点烙论并方》："肝黄证候……肝黄者，面色青，四肢拘急，口舌干燥，言语謇涩，面目不利，爪甲青色。若背上浮肿，腹胁胀满者，难治。烙肝俞二穴、上管穴、足阳明二穴，及两臂间，手背后。治肝黄柴胡散方。"[9]1696

《三因极一病证方论》卷二："然四气皆能中人，在证亦有缓纵、挛急、搐搦、痹瘁、奄忽不知人者，不可不以脉别。故论曰：寒热诸痹所有证候，皆如风状，须得脉别可也。"[10]20

卷四："四逆汤，治少阴伤寒，自利不渴，呕哕不止；或吐利俱发，小便不利；或汗出过多，脉微欲绝，腹痛胀满，手足冷；及一切虚寒厥冷。凡病伤寒，有此证候，皆由阳气虚有寒，虽更觉头痛体疼，发热恶寒，四肢拘急，表里悉具者，未可攻表，宜先服此药以助阳救里。"[10]52

《奇效良方》卷二："二香三建汤，治男子妇人中风虚极，言语蹇涩，六脉俱微，舌强不语，痰涎并多，精神如痴，手足偏废，不能举运，此等证候，不可攻风，止可扶虚。"[11]18

卷四十五："又方……治筋痿，两手握固无力，两腿行动无力，急饥食少，此名筋痿。其证候口舌生疮，忽生痰涎，忽然睡中涎溢，身上躁热，忽时增寒，项颈强急，小便赤白不定，大腑忽冷忽热不调。连翘、防风、荆芥穗、蔓荆子、羌活、独活、牡丹皮、山栀仁、秦艽、麻黄去根、木香各等分，上为细末，每服一钱，食后用白汤调下。"[11]343

《证治准绳·幼科》："凡治痘子，要识证候，如痘脚稀疏，根窠红润，不泻不渴，乳食不减，四肢温和，身无大热，如此候者不须服药，惟善调护以待成就而已。"[12]1487

《医碥》卷二："服此药其邪不传里者，一二剂自解。其证候：头痛身痛，发热而复凛凛，但内无胸满腹胀等证，谷食不绝，不烦不渴，此邪气外传，由肌表出。"[13]130

《诊断学大纲》："国医为证候诊断之疗法，其属于热症者，则别为表热与里热，实热与虚热等。"[14]256

《告学员研究医学方法书》："研究医学，先求症候之确定，再施用适当之治疗。西医叙述证候，注重本证；中医叙述证候，注重兼症。"[14]337

《中医证候疗法发凡》："中医之治病也，在去其证候，即古语所谓除其疾苦是也。"[15]400

《中医学概论》:“证候是机体丢失正常生理功能时所表现出来的一系列症状的综合。”[16]130

《中医诊断学讲义》:“辨证,就是在整体观点的指导下,根据病人一系列的证候加以分析综合,求得疾病的本质和癥结所在。辨证必须从一群证候(如发热恶寒,头痛,脉浮,舌苔薄白等)中去辨识。”[17]1

《中医诊断学讲义》:“证候,包括病人的自觉证状和四诊检查所得。证,即证候。”[18]2

《中医学基础》:“‘证’是‘证候’,它是机体在疾病发展过程的某一阶段出现的各种症状的概括。”[19]6

《中医诊断学》(邓铁涛):“证,即证候。包括四诊检查所得,又包括内外致病因素,全面而又具体地反映了疾病的特征、性质和在这个阶段的主要癥结。”[20]6

《中医诊断学》(朱文锋):“‘证’是中医学的一个特有概念。在中医学的历史上以及现代文献中,有以证为症状者,亦有称病为证者,但根据当代中医学的约定,每个具体的证,如痰热壅肺证、肝郁脾虚证、肾阴虚证、卫分证等,都是对疾病过程中所处一定阶段的病位、病因病性以及病势等所作的病理概括。证是对致病因素与机体反应性两方面情况的综合,是对疾病当前本质所作的结论。脾肾阳虚、膀胱湿热、瘀阻脑络等证名,习惯上常称为证候。严格地说,证候应是指每个证所表现的具有内在联系的症状、体征,即证候为证的外候。临床较为常见、典型、证名规范的证,可称为证型。”[21]1,2[22]2

《中医诊断学》(王忆勤):“证是中医学中特有的概念。证是证据和征象,是各种症状、体征的抽象集合体。证是机体在疾病发展过程中某一阶段的病理概括,它包括病位、病因、病性以及邪正关系等,反映出病变发展过程中某一阶段的病理变化的本质……证候是指该证的特定临床表现。也即证候是证的外候。”[23]1,2

《中医证候规范》编写会议在京召开:“证候是疾病本质的反映,在疾病发生、发展的某过程中,它以一组相关脉症表现出来,能够不同程度地揭示病位、病性、病因、病机,为治疗提供依据。”[24]43

《中医证候鉴别诊断学》:“证候,又称病证、证型或辨证(这里的辨字如形容词,大意为已辨明之证候),通常简括地总称之为‘证’。”[25]1“证候一词大体上可说是经过医生全面仔细的诊察和思考之后,用以说明疾病情状的一种凭据或术语。此种术语具有一定的优越性,它可以在概括疾病共性的基础上,不同程度地揭示每个患者的病机特点和个体差异性,能够比较集中地反映出疾病的原因、性状、部位、范围、动态等多方面的信息,从而给医者提示处治疾病的具体方向。”[25]1

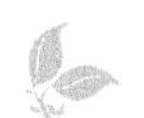

《中医证候规范》:“证候有被称之为‘证’‘候’‘外证’‘外候’‘病证’‘病候’‘证候’等,名称颇不划一。”[26]3“1984年‘中医证候规范’研究第一次会议明确规定:‘证’代表证候,症代表症状,‘病’代表疾病。1986年第二次会议,对上述三者的概念,提出了第二次修改草案,认为:证候概念是:证候是疾病发生和演变过程中某阶段本质的反映。它以某些相关的脉症,不同程度地揭示病因、病机、病位、病性、病势等,为论治提供依据。”[26]5

《实用中医词典》:“候……① 气候。《素问·六元正纪大论》:‘终之气,阳气布,候反温。’② 时节。如一候。③ 疾病征兆。如病候。④ 诊察、推测。出《灵枢·卫气失常》。‘候病所在。’⑤ 诊脉的部位。如三部九候。⑥ 等候。《素问·六节脏象论》:‘谨候其时,气可与期。’”[1]526“证候……出《脉经》。① 指证。为证的俗称。② 指证的外候。即代表某证的主要症状、体征、舌象、脉象等。③ 证之火候。提示病情的发展传变趋势。”[1]527

《中医药学名词》:“证候,证的外候,即疾病过程中一定阶段的病位、病因、病性、病势及机体抗病能力的强弱等本质有机联系的反应状态,表现为临床可被观察到的症状等。”[27]81

[1] 朱文锋.实用中医词典[M].西安：陕西科学技术出版社，1992：526.
[2] 未著撰人.黄帝内经素问[M].田代华整理.北京：人民卫生出版社，2005：41，185.
[3] 凌耀星.难经校注[M].北京：人民卫生出版社，1991：33，105，106.
[4] [汉] 张仲景.金匮要略[M].何任，何若苹整理.北京：人民卫生出版社，2005：59.
[5] [汉] 张仲景.伤寒论[M].[晋] 王叔和撰次.钱超尘，郝万山整理.北京：人民卫生出版社，2005：19，23.
[6] [晋] 王叔和.脉经[M].梁亚奇校注.北京：学苑出版社，2007：脉经序.
[7] [隋] 巢元方.诸病源候论[M].沈阳：辽宁科学技术出版社，1997：72，76，189.
[8] [唐] 孙思邈.千金方[M].刘更生，张瑞贤，等点校.北京：华夏出版社，1993：122.
[9] [宋] 王怀隐等.太平圣惠方：下[M].北京：人民卫生出版社，1958：1696.
[10] [宋] 陈无择.三因极一病证方论[M].北京：人民卫生出版社，1957：20，52.
[11] [明] 董宿辑录，[明] 方贤续补.奇效良方[M].可嘉校注.北京：中国中医药出版社，1995：18，343.
[12] [明] 王肯堂.证治准绳[M].吴唯，等校注.北京：中国中医药出版社，1997：1487.
[13] [清] 何梦瑶.医碥[M].邓铁涛，刘纪莎点校.北京：人民卫生出版社，1994：130.
[14] 段逸山.中国近代中医药期刊汇编：第5辑(31)[M].上海：上海辞书出版社，2012：256，337.
[15] 段逸山.中国近代中医药期刊汇编：第5辑(29)[M].上海：上海辞书出版社，2012：400.
[16] 南京中医学院.中医学概论[M].北京：人民卫生出版社，1958：130.
[17] 广州中医学院诊断教研组.中医诊断学讲义[M].北京：人民卫生出版社，1960：1.
[18] 广州中医学院.中医诊断学讲义[M].上海：上海科学技术出版社，1964：2.
[19] 北京中医学院.中医学基础[M].上海：上海科学技术出版社，1978：6.
[20] 邓铁涛.中医诊断学[M].上海：上海科学技术出版社，1984：6.
[21] 朱文锋.中医诊断学[M].上海：上海科学技术出版社，1995：1，2.
[22] 朱文锋.中医诊断学[M].北京：中国中医药出版社，2002：2.
[23] 王忆勤.中医诊断学[M].北京：中国中医药出版社，2004：1，2.
[24] 陆寿康.《中医证候规范》编写会议在京召开[J].中医杂志，1984(6)：43.
[25] 赵金铎，等.中医证候鉴别诊断学[M].北京：人民卫生出版社，1987：1.
[26] 邓铁涛.中医证候规范[M].广州：广东科技出版社，1990：3，5.
[27] 中医药学名词审定委员会.中医药学名词[M].北京：科学出版社，2005：81.

（郎　朗）

2·034

命门火衰证

mìng mén huǒ shuāi zhèng

一、规范名

【中文名】命门火衰证。

【英文名】syndrome of decline vital gate fire。

【注释】元阳虚衰，温煦推动失职，以畏寒蜷卧，四肢逆冷，小便清长，夜尿频多，或五更泄泻，男子阳痿、早泄，女子性欲减退、宫寒不孕，舌淡，苔白，脉沉弱尺部尤甚等为常见症的证候。

二、定名依据

“命门火衰证”一词出现之前，文献主要是对“命门”的认识及讨论。《内经》中“命门”多指“眼睛或睛明穴”，《难经》时期，认为“命门”与肾相同，属水，并没有火的属性。自宋成书的《华佗玄门脉诀内照图》中论述了命门属火的观点后，众多著名医家在其著作中阐述了命门相火的理论，如《素问病机气宜保命集》《脏腑标本虚实寒热用药式》《石室秘录》等。

历代中文献中，与"命门火衰证"对应的是"命门火衰"，其含义既包括了病因病机的概念，又包括了现在的证候的概念。"命门火衰"一词最早见于金代刘完素所著《素问病机气宜保命集》中。"命门火衰"作为命门病变的一个重要证型，在诸多著作中被提及，如《内科摘要》《名医类案》《景岳全书》《类经图翼》《医贯》《本草从新》《本草求真》等。至近现代，虽然对"命门"的部位和功能仍有争论，但较为统一的认识是在临床中，"命门火衰证"与"肾阳虚证"其表现、治则治法有相似之处。

1971年湖南中医学院革委会教育革命组编写的《临床学基础》将"命门火衰"作为"肾阳不振"的同义词，并描述了其证候，首次诠释了"命门火衰证"一词。1987年，赵金铎主编的《中医证候鉴别诊断学》中指出"肾阳虚又称命门火衰"，认为"肾阳虚证"和"命门火衰证"相同。1997年出版的国标《中医临床诊疗术语·证候部分》、全国高等中医药院校规划教材《中医学》(第五版)都沿用了该观点，将"命门火衰证"作为"肾阳虚证"的同义词。此后，肾阳虚证与命门火衰证逐渐分离，1999年出版的《中国百科大辞典》、2002年出版的《中国大百科全书·中国传统医学》均认为"命门火衰证"是肾阳虚衰程度严重者。2005年第二版《中医大辞典》和《中医药学名词》则对"命门火衰证"和"肾阳虚证"分别做了不同的描述。在中医全国统编教材中"肾阳虚证"和"命门火衰证"也不再作为同义词出现。至此，"命门火衰证"与"肾阳虚证"区分出来，独立作为证候的规范词。

三、同义词

【曾称】"肾阳虚证"(《中医证候规范》)。

四、源流考释

先秦两汉时期，并没有关于"命门火衰证"的记载，相关的记载主要为"命门"一词。《黄帝内经素问·阴阳离合论》曰："少阴之上，名曰太阳，太阳根起于至阴，结于命门，名曰阴中之阳。"[1]14《灵枢经·根结》云："太阳根于至阴，结于命门。命门者，目也。"[2]17《灵枢·卫气》言："足太阳之本，在跟以上五寸中，标在两络命门。命门者，目也。"[2]108《内经》中仅是给出了的命门概念，这里命门指的是眼睛或睛明穴。

命门理论则源于《难经》。《难经·三十六难》云："肾两者，非皆肾也。其左者为肾，右者为命门，诸神精之所舍也，原气之所系也，男子以藏精，女子以系胞，故知肾有一耳。"[3]57《难经·三十九难》云："命门者……其气与肾通，故言脏有六也。"[3]60 明确指出命门的位置在右肾，即左肾为肾，右肾为命门，并且认为命门是独立的脏，故言脏有六。同时指出命门的生理功能有二：其一，命门是机体生命活动的原动力所在，乃"原气之所系"，且"其气与肾通"；其二，命门是男女生殖功能的基础，"男子以藏精，女子以系胞"。且在《难经》肾、命门均为水脏，命门尚无"火"的功能。

在《难经》之后，很长的一段时间中，文献中大都只提到肾的功能，对于"命门"一词则少有问津。医家们多重视肾气的研究，致使"命门"的地位及功用没有得到应有的重视。直至宋元，学术气氛活跃，学术争鸣蜂起，有关命门功用的认识亦较以前有了更进一步的深入与发展。

宋初成书的《华佗玄门脉诀内照图》首次论述了命门属火的观点，对《难经》中两肾属水的观点作出了突破性发展。其"命门"篇云："脏各有一，肾独有二。左者为肾，属水；右者为命门，属火。亦尤北方之虫，则有龟有蛇。龟，阴物也；蛇，微阳也。所谓阳生于子，火实藏之。"[4]32,33 以龟蛇比喻肾中之水火。

"命门火衰"一词则首见于金代刘完素所著《素问病机气宜保命集》。刘完素将君火、相火概念引入人体，首创命门相火。《素问病机气宜保命集》的"病机论"一篇中提到："故左肾属水，

男子以藏精，女子以系胞；右肾属火，游行三焦，兴衰之道由于此。故七节之旁，中有小心，是言命门相火也。"[5]20 并在"药略"篇述"附子（补命及心火）"[5]139"苁蓉（益阳道及命门火衰）"[5]140。同时期的易水派创始人张元素也提出了相同的论述，其著作《脏腑标本虚实寒热用药式》的"命门部"篇中提道："命门为相火之源，天地之始，藏精生血。"[6]100 由此，命门相火始滥觞于世，为诸医者重视。

明清两代可谓是命门理论的成熟时期，特别是明代，随着医家临床经验的丰富，对命门的认识加深，先后或同时产生了既相近又不同的多种命门学说，对命门火为命门的主要生理功能，命门火衰为其主要的病理变化的认识趋于一致。明代赵献可提出了"君主命门论"，高度重视命门火，认为命门火是主宰生命之火，是人体各脏腑组织器官功能活动依赖的火，且认为命门在两肾之间。《医贯》中云："命门无形之火，在两肾有形之中。"[7]4"夫既曰立命之门，火乃人身之至宝。"[7]4,6"命门君主之火，乃水中之火，相依而永不相离也。"[7]4-6 并专列"先天要论"一篇讨论命门火的生理功能和作用及治疗命门火诸虚不足病证的方法，赵氏以六味地黄丸、八味地黄丸为临床调治之剂。明代医家张景岳的"水火命门"学说认为命门兼具阴阳、水火二气，《景岳全书》中述"然命门为元气之根，为水火之宅。五脏之阴气，非此不能滋。五脏之阳气，非此不能发"[8]55。就肾与命门的关系来讲，张景岳在《类经图翼》言"此命门与肾，本同一气""命门总主乎两肾，而两肾皆属于命门"[9]393，认为肾与命门一以统两，两而合一，可分又不可离。同时在治疗命门火衰等证方面，张景岳自创左归丸（饮）、右归丸（饮），补阳不忘滋阴，养阴而不离扶阳。

此外，明代的许多本草书籍中都有关于治疗"命门火衰"的用药记载。如明代李士材《雷公炮制药性解》中曰："桂味辛甘，性大热有毒，其在下最浓者，曰肉桂……大抵桂为阳中之阳，壮年火旺者忌食，惟命门火衰不能生土，纳谷不化，及产后虚弱者，宜之。"[10]80 明代李中梓的《本草通玄》中云："硫黄，主命门火衰，阳气暴绝，阴症伤寒，阳道痿弱，老人虚秘，妇人血结，虚人寒利，心腹积聚。"[11]544 明代还有医书专门记载了"命门火衰"的医案，明代薛己的著作《内科摘要》"命门火衰不能生土等症"篇中记载了7个病例，分别属于痞证和痰饮证，方剂则主要用八味丸[12]15-18。随后，明代江瓘、江应宿父子编辑的《名医类案》在该书卷二江氏专门列出"命门火衰"一节，共收录了8个病案，其中7例是薛己的验案，1例是江应宿自己治疗的医案[13]62,63。

清代则是主要对明代的命门理论进行发挥和补充。对命门火的补充，清代陈士铎在《石室秘录》中认为"命门者，先天之火也，五脏六腑无不借命门之火以温养之"。[14]245 关于"命门火衰"用药的内容更加丰富。清代医家吴仪洛在其著作《本草从新》中讲："钟乳，一名鹅管。补阳。甘温。阳明气分药（胃），本石之精。强阴益阳……其气悍，令阳气暴充，饮食倍进，昧者得此肆淫，发为痈疽淋浊，岂钟乳之罪耶！大抵命门火衰者，可暂用之，否则便有害矣。"[15]271 清代医家黄宫绣在其著作《本草求真》对"命门火衰"的用药进行了拓展，曰："命门为藏精系胞之物……此火下通二肾，上通心肺，贯脑，为生命之源，相火之主，精气之府，人物皆有，生人生物，俱由此出……第世止知附桂为补火之最，硫黄为火之精，越外毫不计及，更不知其附桂因何相需必用。讵知火衰气寒而厥，则必用以附子；火衰血寒腹痛，则必用以肉桂；火衰寒结不解，则必用以硫黄；火衰冷痹精遗，则必用以仙茅；火衰疝瘕偏坠，则必用以胡巴；火衰气逆不归，则必用以沉香；火衰肾泄不固，则必用以补骨脂；火衰阳痿血瘀，则必用以阳起石；火衰风冷麻痹，则必用以淫羊藿；火衰风湿疮痒，则必用以蛇床子；火衰脏寒蛊生，则必用以川椒；火衰气逆呃起，则必用以丁香；火衰精涎不摄，则必用以益智。"[16]20 可见，及至清代，对"命门火衰"用药的论述更加确切、也更加全面详尽。

命门学说奠基于秦汉，发展于金元，并逐步成熟于明清。虽然至今中医学界对命门仍存在争议，对命门的形态、部位有不同的见解，但在命门的生理功能与肾息息相通的认识上是基本一致的。现代医家大多认为命门与肾同为五脏之本，内寓真阴真阳，多认为在临床上肾阳即命门之火，肾阴即命门之水。1971 年，湖南中医学院革委会教育革命组编写《临床学基础》中将"命门火衰"作为"肾阳不振"的同义词，并描述了其证候[17]142,143，首次诠释了"命门火衰证"一词。1972 年由广东中医学院中医基本理论教研组主编，广东中医学院出版的《中医基本理论教材》在脏腑辨证论治中，出现了"命门火衰"，其同肾阳虚一起，作为肾气虚的同义词，并解释为"肾阳虚较重时可见黎明前腹泻、肠鸣，或面色苍白、腰膝寒、手足逆冷、舌淡苔白、脉微细等，称为命门火衰"[18]192。1987 年，赵金铎主编的《中医证候鉴别诊断学》中指出"肾阳虚又称命门火衰"，认为"肾阳虚"和"命门火衰"相同[19]149。1988 年，刘明德主编的《中医学概要》在介绍命门时，提出"从临床上看，命门火衰证与肾阳不足证基本一致"。[20]29 1990 年邓铁涛主编的《中医证候规范》中，将"命门火衰证"作为"肾阳虚证"的别名[21]212。第一版《中医大辞典》中仅收录了"命门火衰"该词，解释为"命门火衰，同肾阳虚衰"[22]942 "肾阳虚衰，又称肾阳衰微、命门火衰、下元虚惫、真元下虚"[22]909。1997 年出版的中华人民共和国国家标准《中医临床诊疗术语 · 证候部分》中以"肾阳虚证"为规范词，"命门火衰证"为同义词[23]519。之后，肾阳虚证与命门火衰证逐渐分离，1999 年出版的《中国百科大辞典》中，认为"命门火衰"是人体肾阳虚衰程度严重者[24]3798。2002 年出版的《中国大百科全书 · 中国传统医学》中沿用了其理论认为"肾阳虚衰程度严重者称为命门火衰"[25]283 2005 年第二版《中医大辞典》[26]1071 和《中医药学名词》[27]98 则对"命门火衰证"和"肾阳虚证"分别做了不同的描述。在全国高等中医院校统编教材中命门学说被逐渐边缘化，因此在第五版之后的统编《中医诊断学》教材中仅出现"肾阳虚证"，少见"命门火衰证"。至此，"命门火衰证"作为一个独立证候与"肾阳虚证"区分开来。

五、文献辑录

《黄帝内经素问 · 阴阳离合论》："帝曰：愿闻三阴三阳之离合也。岐伯曰：圣人南面而立，前曰广明，后曰太冲，太冲之地，名曰少阴，少阴之上，名曰太阳，太阳根起于至阴，结于命门，名曰阴中之阳。"[1]14

《灵枢经 · 根结》："太阳根于至阴，结于命门。命门者，目也。"[2]17

"卫气"："足太阳之本，在跟以上五寸中，标在两络命门。命门者，目也。"[2]108

《难经 · 三十六难》："肾两者，非皆肾也。其左者为肾；右者为命门。命门者，诸神精之所舍，原气之所系也；男予以藏精，女予以系胞。故知肾有一也。"[3]57

"三十九难"："六腑者，正有五腑也。五脏亦有六脏者，谓肾有两脏也。其左为肾，右为命门，命门者，精神之所舍也；男子以藏精，女子以系胞。其气与肾通。故言脏有六也。"[3]60

《华佗玄门脉诀内照图》卷上："脏各有一，肾独有二。左者为肾，属水；右者为命门，属火。亦尤北方之虫，则有龟有蛇。龟，阴物也；蛇，微阳也。所谓阳生于子，火实藏之。"[4]32-33

《素问病机气宜保命集 · 病机论》："故左肾属水，男子以藏精，女子以系胞，右肾属火，游行三焦，兴衰之道由于此，故七节之旁，中有小心，是言命门相火也。"[5]20

"药略"："附子（补命及心火）；朴硝（寒咸去燥）；栀子（除烦，利气，行小便）；当归（补三阴血不足）；川芎（太阳头痛）；地黄（补肾真阴不足，脐下痛）；萆薢（补肾不足）；杜仲（壮筋骨两全）；牛膝（补筋益脾）；苁蓉（益阳道及命门火衰）。"[5]139,140

《脏腑标本虚实寒热用药式 · 命门部》："命

门为相火之原，天地之始，藏精生血，降则为漏，升则为铅，主三焦元气。”[6]100

《医贯·内经十二官论》：“《内经》曰：七节之旁，有小心是也。名曰命门，是为真君真主，乃一身之太极，无形可见，两肾之中，是其安宅也。其右旁有一小窍，即三焦。三焦者，是其臣使之官，禀命而行，周流于五脏六腑之间而不息，名曰相火。相火者，言如天君无为而治，宰相代天行化。此先天无形之火，与后天有形之心火不同。其左旁有一小窍，乃真阴，真水气也，亦无形。上行夹脊，至脑中为髓海，泌其津液，注之于脉，以荣四肢，内注五脏六腑，以应刻数，亦随相火而潜行于周身，与两肾所主后天有形之水不同。但命门无形之火，在两肾有形之中，为黄庭。故曰五脏之真。”“夫既曰立命之门，火乃人身之至宝，何世之养身者，不知保养节欲，而日夜戕贼此火？既病矣，治病者不知温养此火，而日用寒凉，以直灭此火，焉望其有生气耶。经曰：主不明则十二官危，以此养生则殃，戒之戒之。余今直指其归元之路而明示之。命门君主之火，乃水中之火，相依而永不相离也。火之有余，缘真水之不足也，毫不敢去火，只补水以配火。壮水之主，以镇阳光。火之不足，因见水之有余也，亦不必泻水，就于水中补火，益火之原，以消阴翳。所谓原与主者，皆属先天无形之妙，非曰：心为火而其原在肝，肾为水而其主属肺。盖心脾肾肝肺，皆后天有形之物也。须有无形之火，配无形之水，直探其君主之穴宅而求之，是为同气相求，斯易以入也。”[7]4,6

《景岳全书·传忠录》：“命门为精血之海，脾胃为水谷之海，均为五脏六腑之本。然命门为元气之根，为水火之宅。五脏之阴气，非此不能滋。五脏之阳气，非此不能发。而脾胃以中州之土，非火不能生，然必春气始于下，则三阳从地起，而后万物得以化生。岂非命门之阳气在下，正为脾胃之母乎？吾故曰：脾胃为灌注之本，得后天之气也；命门为化生之源，得先天之气也，此其中固有本末之先后。观东垣曰：补肾不若补脾。许知可曰：补脾不若补肾。此二子之说，亦各有所谓，固不待辩而可明矣。”[8]55

《类经图翼·求正录》：“且夫命门者，子宫之门户也；子宫者，肾脏藏精之府也；肾脏者，主先天真一之，北门锁钥之司也。而其所以为锁钥者，正赖命门之闭固，蓄坎中之真阳，以为一身生化之原也。此命门与肾，本同一气。道经谓此当上下左右之中，其位象极，名为丹田。夫丹者奇也，故统于北方天一之脏，而其外命门一穴，正是督脉十四椎中，是命门原属于肾，非又别为一腑也。三十九难亦曰：命门其气与肾通。则亦不离乎肾耳。唯是五脏各一，独肾有二，既有其二，象不无殊。肾两者，坎外之偶也；命门一者，坎中之奇也。一以统两，两以包一。是命门总主乎两肾，而两肾皆属于命门。故命门者，为水火之府，为阴阳之宅，为精气之海，为死生之窦。若命门亏损，则五脏六腑皆失所恃，而阴阳病变无所不至。”[9]393

《雷公炮制药性解·木部》：“桂味辛甘，性大热有毒，其在下最浓者，曰肉桂。去其粗皮，为桂心，入心脾肺肾四经……按：桂在下，有入肾之理，属火，有入心之义。而辛散之性，与肺部相投。甘温之性，与脾家相悦，故均入焉。官桂在中，而肝脾皆在中之脏也。且经曰：肝欲散，急食辛以散之，以辛补之。又曰：脾欲缓，急食甘以缓之，以甘补之。桂味辛甘，二经之所由入也。薄桂在上，而肺胃亦居上，故宜入之。桂枝四发，有发散之义，且气味俱轻，宜入太阴而主表。丹溪曰：仲景救表用桂枝，非表有虚而用以补也，卫有风寒，故病自汗，以此发其邪，则卫和而表密，汗自止尔。《衍义》乃谓仲景治表虚，误也！本草言桂发汗，正合《素问》辛甘发散之义。后人用桂止汗，失经旨矣。大抵桂为阳中之阳，壮年火旺者忌食，惟命门火衰不能生土，纳谷不化，及产后虚弱者，宜之。细考桂有数种，论之者无虑数十家，或言种异，或言地殊，各不相侔，咸无所据，询之交广商人所贩，惟陈藏器所谓虽分数等，同是一物，此说最当。别说亦称之矣，今采其意以详别如上。”[10]80

《本草通玄·金石部》：“硫黄，主命门火衰，阳气暴绝，阴症伤寒，阳道痿弱，老人虚秘，妇人血结，虚人寒利，心腹积聚。”[11]544

《内科摘要·命门火衰不能生土等症》：“廷评张汝翰，胸膈作痞，饮食难化，服枳术丸，久而形体消瘦，发热口干，脉浮大而微，用补中益气加姜、桂，诸症悉退。惟见脾胃虚寒，遂用八味丸补命门火，不月而饮食进，三月而形体充。此症若不用前丸，多变腹胀喘促，腿足浮肿，小便淋沥等症，急用济生加减肾气丸，亦有得生者。”[12]15-18

《名医类案·命门火衰》：“薛立斋治廷评张汝言……江应宿治朱秀才母，年四十三岁，寡居，患恶寒头疼(内伤)，恶心呕吐(寒痰)，多汗易感风寒(表虚)。诊其脉，两尺沉无力，乃命门火衰，人肥而多郁，脾肺虚寒。治以人参、白术、柴胡、半夏、陈皮、香附、青皮、枳实、干姜、紫苏(四君加疏肝散郁温中之品，亦可法)。二剂，痰清恶寒少止，继以八味丸痊愈。”[13]62,63

《石室秘录》卷五：“命门者，先天之火也。此火无形，而居于水之中。天下有形之火，水之所克；无形之火，水之所生。火克于水者，有形之水也：火生于水者，无形之水也。然而无形之火，偏能生无形之水，故火不藏于火，而转藏于水也。命门之火，阳火也，一阳陷于二阴之间者也。人先生命门，而后生心，其可专重夫心乎。心得命门，而神明有主，始可以应物。肝得命门而谋虑，胆得命门而决断。胃得命门而能受纳，脾得命门而能转输，肺得命门而准节，大肠得命门而传导，小肠得命门而布化，肾得命门而作强，三焦得命门而决渎，膀胱得命门而收藏，无不借命门之火以温养之也。此火宜补而不宜泻，宜于水中以补火，尤宜于火中以补水，使火生于水，而还以藏于水也。倘日用寒凉以伐之，则命门之火微，又何能生养十二经耶。此《内经》所谓主不明则十二官危，非重言命门欤。”[14]245

《本草从新·金石部》：“钟乳……一名鹅管。补阳。甘温。阳明气分药(胃)，本石之精。强阴益阳，通百节，利九窍，补虚劳，下乳汁。其气悍，令阳气暴充，饮食倍进，昧者得此肆淫，发为痈疽淋浊，岂钟乳之罪耶！大抵命门火衰者，可暂用之，否则便有害矣。”[15]271

《本草求真·补剂》：“按李时珍云：命门为藏精系胞之物，其体非脂非肉，白膜裹之，在脊骨第七节两肾中。此火下通二肾，上通心肺，贯脑，为生命之源，相火之主，精气之府，人物皆有，生人生物，俱由此出。又按汪昂谓：人无此火，则神机灭息，生气消亡。赵养葵谓：火可以水折，惟水中之火不可以水折，故必择其同气招引归宅，则火始不上浮而下降矣！此火之所由补也。第世止知附、桂为补火之最，硫黄为火之精，越外毫不计及，更不知其附桂因何相需必用。讵知火衰气寒而厥，则必用以附子；火衰血寒腹痛，则必用以肉桂；火衰寒结不解，则必用以硫黄；火衰冷痹精遗，则必用以仙茅；火衰疝瘕偏坠，则必用以胡巴；火衰气逆不归，则必用以沉香，火衰肾泄不固，则必用以补骨脂；火衰阳痿血瘀，则必用以阳起石；火衰风冷麻痹，则必用以淫羊藿；火衰风湿疮痒，则必用以蛇床子；火衰脏寒蛊生，则必用以川椒；火衰气逆呃起，则必用以丁香；火衰精涎不摄，则必用以益智；至于阳不通督，须用鹿茸以补之；火不交心，须用远志以通之；水窍不开，须用钟乳石以利之；气虚喘乏，须用蛤蚧以御之；精滑不禁，须用阿芙蓉以涩之，皆当随症酌与，不可概用。若使水火并衰，及或气陷不固，阴精独脱，尤当切禁，否则祸人反掌。”[16]20

《临床学基础》：“阳虚：肾阳不振(命门火衰)：证候：面色淡白，或面目黧黑，腰酸腿软，头晕耳鸣；性欲减退，阳痿早泄，或精寒不孕；形寒肢冷，腰以下冷甚，少腹冷痛，小便频而清长。舌质浅淡，苔薄白，脉沉迟无力。”[17]142,143

《中医基本理论》：“肾气虚(肾阳虚、命门火衰)　主证：面色皖白，小便频数而色清，甚则失禁，或夜尿多，尿后余沥不尽，腰脊酸痛，或见滑精早泄，舌胖而淡，脉沉细。如兼见怕冷、阳痿，

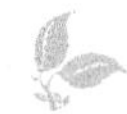

性欲减退，或尿少浮肿等证，称为肾阳虚。肾阳虚较重时可见黎明前腹泻、肠鸣，或面色苍白、腰膝寒、手足逆冷、舌淡苔白、脉微细等，称为命门火衰。”[18]192

《中医证候鉴别诊断学》：“肾阳虚证：肾阳虚又称命门火衰。本证是元阳不足、气化无权而出现的温煦失职，水湿内盛以及性机能衰弱等临床表现的概称。多因劳伤过度、年高肾亏或久病及肾所致。主要临床表现为；畏寒、面色皖白，腰膝酸冷、小便清长或遗尿，浮肿以腰以下为甚、阳萎滑精、女子带下清冷，宫寒不孕、舌淡苔白，尺脉沉细或沉迟等。”[19]149

《中医学概要》：“从临床上看，命门火衰证与肾阳不足证基本一致，补命门火的药物，又多具有补肾阳的作用。因此可以认为，命门火与肾阳基本相同，所以称之为命门，无非是强调肾中阳气的重要性而已。”[20]29

《中医证候规范》：“肾阳虚证……肾阳不足证，肾阳不振证，肾阳虚衰证，肾阳衰微（惫）证，真阳不足证，元阳不足证，真元下虚证，下元虚寒（冷、惫、败）证，下焦虚寒证，肾虚寒证，肾气虚寒证，命门火衰（虚）证……本证是由于肾气虚、肾不纳气、肾虚水泛，肾气不固等证进一步发展，导致肾阳亏虚，虚寒内生，气化无权，机体失温养，生命活动和性功能低下所表现的证候。”[21]212

《中医大辞典》(1995)：“肾阳虚衰，又称肾阳衰微、命门火衰、下元虚惫、真元下虚。即肾阳虚之严重者。临床表现精神萎靡，动则气喘，腰膝酸冷，四肢清冷，腹大胫肿，黎明前泄泻，癃闭或夜尿频数，尺脉沉迟等。治宜温补命火。”[22]909

《中医临床诊疗术语・证候部分》：“肾阳虚证……肾阳亏虚，机体失却温煦，以畏寒肢冷，腰膝以下尤甚，面色皖白或黧黑，小便清长，夜尿多，舌淡苔白，脉弱等为常见症的证候。同义词：元阳亏虚[虚衰]证；命门火衰证。”[23]519

《中国百科大辞典》：“命门火衰　中医证名。指人体肾阳虚衰程度严重者(见肾阳虚)。”[24]3798

《中国大百科全书・中国传统医学》：“命门火衰(Decline of Vital Gate Fire)。肾阳不足，极度虚衰，临床以畏寒肢冷，腰膝酸痛等为主要表现的证，即肾阳虚衰。多见于虚劳、阳痿、不育、不孕，以及西医的慢性肾炎、肾功能衰竭等病。为区别于肾阳虚证，一般把肾阳虚衰程度严重者称为命门火衰。”[25]283

《中医大辞典》(2005)：“命门火衰证……证候名。元阳虚衰，温煦推动失职，以畏寒蜷卧，四肢逆冷，小便清长，夜尿频多，或五更泄泻，男子阳痿早泄，女子性欲减退、宫寒不孕，舌淡，苔白，脉沉弱尺部尤甚等为常见症的证候。”[26]1071

《中医药学名词》：“命门火衰证 syndrome of decline vital gate fire……元阳虚衰，温煦推动失职，以畏寒蜷卧，四肢逆冷，小便清长，夜尿频多，或五更泄泻，男子阳痿、早泄，女子性欲减退、宫寒不孕，舌淡，苔白，脉沉弱尺部尤甚等为常见症的证候。”[27]98

[1] 未著撰人. 黄帝内经素问[M]. 北京：人民卫生出版社，2005：14.

[2] 未著撰人. 灵枢经[M]. 北京：人民卫生出版社，2005：17，108.

[3] 未著撰人. 难经[M]. 北京：中国医药科技出版社，1998：57，60.

[4] 彭静山. 华佗先生内照图浅解[M]. 沈阳：辽宁科学技术出版社，1985：32，33.

[5] [金]刘完素. 素问病机气宜保命集[M]. 孙洽熙，孙峰整理. 北京：人民卫生出版社，2005：20，139，140.

[6] [金]张元素. 脏腑标本虚实寒热用药式[M]. 吴风全，等校释. 北京：中医古籍出版社，1994：100.

[7] [明]赵献可. 医贯[M]. 郭君双整理. 北京：人民卫生出版社，2005：4，6.

[8] [明]张介宾. 景岳全书[M]. 北京：人民卫生出版社，2007：55.

[9] [明]张介宾. 类经图翼・类经附翼评注[M]. 王玉生主编. 西安：陕西科学技术出版社，1996：393.

[10] [明]李士材. 雷公炮制药性解[M]. 上海：上海科学技术出版社，1958：80.

[11] [明]李中梓. 李中梓医学全书[M]. 包来发主编. 北京：中国中医药出版社，1999：544.

[12] [明]薛已. 内科摘要[M]. 陈松育点校. 南京：江苏科

学技术出版社，1985：15－18.
[13] [明] 江瓘．名医类案[M]．北京：人民卫生出版社，1957：62，63.
[14] [清] 陈士铎．石室秘录[M]．北京：人民卫生出版社，2006：245.
[15] [清] 吴仪洛．本草从新[M]．上海：上海科学技术出版社，1958：271.
[16] [清] 黄宫绣．本草求真[M]．北京：人民卫生出版社，1987：20.
[17] 湖南中医学院革委会教育革命组．临床学基础[M]．长沙：湖南中医学院，1971．142，143.
[18] 广东中医学院中医基本理论教研组．中医基本理论教材[M]．广州：广东中医学院，1972：192.
[19] 赵金铎，等．中医证候鉴别诊断学[M]．北京：人民卫生出版社，1987：149.
[20] 刘明德．中医学概要[M]．南京：江苏科学技术出版社，1988：29.
[21] 邓铁涛．中医证候规范[M]．广州：广东科技出版社，1990：212.
[22] 李经纬，邓铁涛，等．中医大辞典[M]．北京：人民卫生出版社，1995：909.
[23] 中国标准出版社．中医临床诊疗术语：证候部分[M]．北京：中国标准出版社，1997：519.
[24] 王伯恭．中国百科大辞典[M]．北京：中国大百科全书出版社，1999：3798.
[25] 施奠邦．中国传统医学[M]//胡乔木．中国大百科全书．北京：中国大百科全书出版社，2002：283.
[26] 李经纬，余瀛鳌，蔡景峰，等．中医大辞典[M]．北京：人民卫生出版社，2005：1071.
[27] 中医药学名词审定委员会．中医药学名词[M]．北京：科学出版社，2005：98.

（刘思鸿）

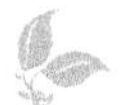

2 • 035

审症求因

shěn zhèng qiú yīn

一、规范名

【汉文名】审症求因。

【英文名】differentiation of symptoms and signs to identify etiology。

【注释】通过审察病变的各种表现，来推求疾病的病因病机，进行辨证，并指导治疗的中医诊断原则。

二、定名依据

“审症求因”这一中医诊断原则强调了“症”与“因”之间的内在联系，《医学正传》中认为“假如百病皆有因有证，因则为本，证则为标”。“症”是不同病因作用于人体之后产生的现象，是可以被医者观察到，被患者感受到，并且通过该“症”可以推断其后的不同病因。“症”往往不是单独一个，常是一组能反映病因病机的症状表现。“因”是指包括病因在内的关于疾病发生、发展与变化的机理，或通称“病因病机”。

“审症求因”的诊断学思想源于古代医家对病因学的认识，早在春秋时期医和就提出六气病源说，到《内经》成书时期，古代医家对疾病病因与临床表现之间的联系已经有了较为完善的认识体系。《内经》中对于人体感受不同致病因素而出现的不同表现已有大量详细的描述，并且强调了这些表现对诊察疾病的重要作用。

汉代张仲景的《伤寒论》对疾病产生的原因进行了总结，并且非常重视诊病过程中分析症状与疾病病因间的联系，“审症求因”的诊断思想在这一时期得到了进一步的发展。

宋代陈无择《三因极一病证方论》提出“因脉以识病，因病以辨证，随证以施治”，即审察病变的各种表现，来推求疾病的病因病机，进行辨证，并指导治疗，明确指出应如何“审症求因”。明清以后，“审症求因”已经成为医家诊病问疾要遵循的原则之一，很多医家在其著作中都有论述。程门雪所作《伤寒论歌诀》用“审症求因”四字概括《伤寒论》中对疾病的诊断治疗方法，也是目前查到最早使用“审症求因”一词的文献。

明清以后，“症”字才作为与“證”字部分意义相同的字出现在医籍中。直到现代才对“证(證)”和“症”字的用法进行了区分。一般将“证”作为中医学特有的概念，认为“证”是在疾病过程中一定阶段的病位、病因、病性、病势及机体抗病功能等本质变化的概括。“症”是症状的简称。用于症状、病症、适应症、禁忌症、并发症。例如，临床症状、症状鉴别诊断、急症手术适应症、手术禁忌症、麻疹并发症。

就中医学的发展来看，诊断治疗疾病是经过由“审症求因”到“审证求因”这样一个发展过程，医家的认识也从单纯对病因的认识，到综合分析不同病因在不同的环境因素下作用于人体不同体质产生的不同表现，并摸索出与之相适应的不同治疗方法。由该词条的定义而言，是有对症状、临床表现加以分析的含义，使用“审证求因”可能更为妥当。

三、同义词

【曾称】“病因辨证”(《中医诊断学》)；“病性辨证”(《中医诊断学》)。

四、源流考释

“审症求因”这一中医诊断原则强调了“症”与“因”之间的内在联系，正如《医学正传》卷一中言：“假如百病皆有因有证，因则为本，证则为标。”[1]29“症”是不同病因作用于人体之后产生的现象，是可以被医者观察到，被患者感受到，并且通过该“症”可以推断其后的不同病因。“症”往往不是单独一个，常是一组能反映病因病机的症状表现。“因”是指包括病因在内的关于疾病发生、发展与变化的机理，或通称“病因病机”，“因”是联系“证”和“治”的纽带。

“审症求因”的诊断学思想源于古代医家对病因学的认识，早在春秋时期医和就提出六气病源说，即：“天有六气……淫生六疾。六气曰阴、阳、风、雨、晦、明也……过则为灾，阴淫寒疾，阳淫热疾，风淫末疾，雨淫腹疾，晦淫惑疾，明淫心疾。”[2]514,515 古代医家对病因与症状之间的密切联系已经有较深入的认识，医籍中可见论述病因与疾病表现间联系的内容。如《五十二病方·伤痉》记载：“痉者，伤，风入伤，身信(伸)而不能诎(屈)。”“索痉者，如产时居湿地久……筋挛难以信(伸)。”[3]36,40

《内经》中对于人体感受不同致病因素，内因脏腑寒热虚实、外因风寒暑湿燥火，而出现的不同表现，已有大量详细的描述，并且强调了这些表现对诊察疾病的重要作用。《灵枢·本神》就认为：“肝气虚则恐，实则怒……脾气虚则四肢不用，五脏不安；实则腹胀，经溲不利……心气虚则悲，实则笑不休……肺气虚则鼻塞不利，少气；实则喘喝，胸盈仰息……肾气虚则厥，实则胀，五脏不安。”[4]25,26 对五脏之气的虚、实不同表现进行了列举。《灵枢·师传》中讲道：“胃中热则消谷，令人悬心善饥，脐以上皮热；肠中热则出黄如糜，脐以下皮寒。胃中寒则腹胀，肠中寒则肠鸣飧泄。胃中寒、肠中热，则胀而且泄；胃中热、肠中寒则疾饥，小腹痛胀。”[4]73 不仅提到胃中热、胃中寒，肠中热、肠中寒的症状，观察到胃中热，脐以上皮热；肠中热，脐以下皮寒，而且对肠胃的寒热错杂进行了描述，可见古代医家对疾病临床表现与病因之间的关联已经有深刻的认识。书中对不同疾病的各脏腑表现也有详细记述，如《灵枢·胀论》：“五脏六腑者，各有畔界，其病各有形状……夫心胀者，烦心短气，卧不安……胃胀者，腹满，胃脘痛，鼻闻焦臭，妨于食，大便难……胆胀者，胁下痛胀，口中苦，善太息。”[4]80《黄帝内经素问·脏气法时论》：“肝病者，两胁下痛引少腹，令人善怒；虚则目无所见，耳无所闻，善恐如人将捕之……气逆，则头痛耳聋不聪，颊肿……心病者，胸中痛，胁支满，胁下痛，膺背肩胛间痛，两臂内痛；虚则胸腹大，胁下与腰相引而痛……脾病者，身重善肌肉痿，足不收，行善瘈，脚下痛；虚则腹满肠鸣，飧泄食不化……肺病者，喘咳逆气，肩背痛，汗出，尻阴股膝髀腨胻足皆痛；虚则少气不能报息，耳聋嗌干……肾病者，腹大胫肿，喘咳身重，寝汗出，憎风；虚则胸中痛，大腹小腹痛，清厥，意不乐。”[5]48《黄帝内经素问·生气通天论》一篇则记述了人体感受外邪致病的临床表现，即：“因于寒，欲如运枢，起居如惊，神气乃浮。因于暑，汗，烦则喘喝，静则多言，体若燔炭，汗出而散。因于湿，首如裹，湿热不攘，大筋緛短，小筋弛长，緛短为拘，弛长为痿。因于气，为肿，四维相代，阳气乃竭。”[5]5 因为疾病病因与症状之间有紧密联系，所以书中多次强调要通过审查症状找出病因以治疗疾病，如《灵枢·本神》就言：“必审五脏之病形，以知其气之虚实，谨而调之也。”[4]26《黄帝内经素问·至真要大论》则明确指出：“夫百病之生也，皆生于风寒暑湿燥火，以之化之变也……岐伯曰：审察病机，无失气宜，此之谓也。帝曰：愿闻病机何如？岐伯曰：诸风掉眩，皆属于肝……诸痉项强，皆属于湿。诸逆冲上，皆属于火。诸胀腹大，皆属于热。诸躁狂越，皆属于火。诸暴强直，皆属于风……诸病水液，澄澈清冷，皆属于寒。诸呕吐酸，暴注下迫，皆属于热。”[5]188 李中梓在《内经知要》一书中将各种病因导致的疾病表现总结为“病能篇”，并加以讨论阐述。

《难经·五十七难》讲到五泄，描述了五种不同病因“泄”的症状。即：“泄凡有五，其名不同。有胃泄，有脾泄，有大肠泄，有小肠泄，有大瘕泄，名曰后重。胃泄者，饮食不化，色黄。脾泄者，腹胀满，泄注，食即呕吐逆。大肠泄者，食已窘迫，大便色白，肠鸣切痛。小肠泄者，溲而便脓血，少腹痛。大瘕泄者，里急后重，数至圊而不能便，茎中痛。”[6]101,102 可见当时医家对不同的临床表现与疾病病因间的联系已有深入的认识。

汉代张仲景的《伤寒论》则对疾病产生的原因进行了总结，并非常重视诊病过程中分析症状与疾病病因间的联系。“审症求因”的诊断思想在这一时期得到了进一步的发展。《伤寒论》书中提出“观其脉证，知犯何逆，随证治之”的观点，即要根据疾病的症状及临床表现分析疾病原因，并给予相应治疗，强调了症与因之间的联系。以“桂枝证”为例，《伤寒论·辨太阳病脉证并治上》言：“太阳中风，阳浮而阴弱。阳浮者，热自发；阴弱者，汗自出。啬啬恶寒，淅淅恶风，翕翕发热，鼻鸣干呕者，桂枝汤主之。”[7]26“太阳病，头痛，发热，汗出，恶风，桂枝汤主之。”[7]26“发热、汗出”是“桂枝证”的主要临床表现，而病因在于营卫不和，治疗用桂枝汤。而《伤寒论·辨太阳病脉证并治下》言：“病如桂枝证，头不痛，项不强，寸脉微浮，胸中痞硬，气上冲喉咽，不得息者，此为胸有寒也。当吐之，宜瓜蒂散”[7]63，此一处疾病的临床表现与桂枝证相似，但“头不痛，项不强，寸脉微浮，胸中痞硬，气上冲喉咽，不得息者”，提示病因在于胸中有寒，所以治疗不用桂枝汤而是瓜蒂散。由此可见，审症的目的在于其病因，并直接对应不同的治疗方法。《金匮要略方论·脏腑经络先后病脉证》中将疾病病因总结为：“千般疢难，不越三条：一者，经络受邪，入脏腑，为内所因也；二者，四肢九窍，血脉相传，壅塞不通，为外皮肤所中也；三者，房室、金刃、虫兽所伤。”[8]3 隋代巢元方著《诸病源候论》则详细论述了多种疾病病因与临床表现，对同一病因致病的不同临床表现也进行了详细分析，可见古代医者对病因与症状间的联系不仅有深刻的认识，并且非常重视其在诊疗疾病过程中的作用。

唐代孙思邈《备急千金要方》卷一言：“夫欲理病，先察其源，候其病机，五脏未虚，六腑未竭，血脉未乱，精神未散，服药必活。若病已成，可得半愈。病势已过，命将难全。”[9]3 宋代陈无择《三因极一病证方论》一书认为：“凡学医，必识五科七事。五科者，脉病证治，及其所因……故因脉以识病，因病以辨证，随证以施治。”[10]15 其中“因脉以识病，因病以辨证，随证以施治”明确指出应如何“审症求因”，即审察病变的各种表现，来推求疾病的病因病机，进行辨证，并指导治疗。元代朱丹溪著《脉因证治》一书，每一疾病均列脉、因、证、治，体现了“因、证、治”三者间的紧密联系，即“审症求因”的思想。王履《医经溯洄集》卷一言：“有病因，有病名，有病形，辨其因，正其名，察其形。三者俱当始可以言治矣。”[11]28 他强调了“审症求因”对指导治疗的重要性。书中还分析了相同病因不同症状，相同症状不同病因的情况及治疗用药。如《医经溯洄集》卷一“伤寒温病热病”中言：“三者皆起于感寒，或者通以伤寒称之。夫通称伤寒者，原其因之同耳，至于用药，则不可一例而施也……夫即病之伤寒，有恶风、恶寒之证者，风寒在表，而表气受伤故也；后发之温病、热病，有恶风、恶寒之证者，重有风寒新中，而表气亦受伤故也。若无新中之风寒，则无恶风、恶寒之证，故仲景曰：太阳病发热而渴，不恶寒者为温病。”[11]29 由此可见，宋代以后“审症求因”的诊断学思想已经较为成熟完善。

明清以后，“审症求因”已经成为医家诊病问疾要遵循的原则，很多医家在其著作中都有论述。王肯堂《证治准绳·伤寒》有言：“大抵治伤寒必须审证施治，有脉与证相合者，则易于识别，若脉证不相符，却宜审的急缓治之。但凭证亦不可，但凭脉亦不可，务要脉证两得，方为尽善。”[12]725 秦景明继承朱丹溪的思想，并更加强调“以症为首，寻求病因，进行治疗”，其序言：“医有五科：曰脉、曰因、曰病、曰症、曰治……不若以症为首，然后寻因之所起，脉之何象，治之何宜，则病无遁情，而药亦不至于误用也……余不谅，敢窃丹溪之余语，汇成一卷，改名《症因脉治》，先辨其症，次明其因，再切其脉，据症、据因、据脉、用治。庶节节可证，而法不谬施。”[13]序 高世栻《医学真传·咳嗽》也认为：“五脏六腑皆令人咳，非独肺也。是以咳病初起，有起于肾者，有起于肝者，有起于脾者，有起于心包者，有起于胃者，有起于中、上二焦者，有起于肺者，治当察其原，察原之法，在乎审证。”[14]31,32 杨照藜在《重庆堂随笔·弁言》中就强调“审症求因”是医者诊断治疗疾病必须遵循的原则，其言：“汉唐祖述轩岐具有矩矱，至《和剂局方》出，纯任刚燥，而古法一变，然因证施治之规尚未敢紊也，丹溪、河间诸贤犹起而力矫其弊也。至薛立斋、张景岳之说出，提倡温补，天下翕然宗之，举古人审证察因之法概置勿论，而直以一补毕其事，遂令举世之人甘心赴死而不知其故。”[15]弁言 李冠仙《知医必辨·自序》认为：“殊不知自昔医书，惟汉仲景《伤寒论》，审证施治，无偏无倚，为医之圣。”[16]自序

近现代以来，医家在诊断治疗疾病的过程中始终遵循“审症求因”的原则。程门雪所作《伤寒论歌诀》中使用了“审症求因”一词总结《伤寒论》通过观察患者临床表现辨别病因从而进行诊断治疗的方法，即“伤寒第一太阳病，脉浮身痛头项强。无热恶寒发阴分，恶寒发热是发阳。因发知受理最确，审症求因大法彰”。[17]37,38 广州中医学院 1964 年修订《中医学院试用教材重订本·中医诊断学讲义》中认为“辨证求因，也是中医诊断的基本原则。就是在审察内外的方法基础上，根据病人一系列的具体证候（包括病人自觉证状和四诊检查所得），加以分析、综合，求得疾病的本质和症结所在，而为临床治疗提供确切的依据”[18]3，虽用词不同但与“审症求因”含义相同。之后多版教材都在“病因辨证”的章节中论述了“审症求因”的相关内容。六版《中医诊断学》教材定义：“根据病人临床表现，判断疾病当前的原因与性质，称作‘审证求因’。疾病的原发病因如六淫外感、七情内伤、饮食劳倦、外伤等，是发病的必要条件，属于病因学的范畴，而通过辨证所确定的病因，则是通过对证候的分析，综合了邪正双方情况而对疾病当前病理本质所作的结论，属于辨证学的范畴。原始病因与辨证所确定的病因，在称谓与概念上可能相同，也可不同。”[19]129 七版《中医诊断学》教材认为：“病性辨证，就是在中医理论指导下，对病人所表现的各种症状、体征等进行分析、综合，从而确定疾病当前证候性质

的辨证方法。‘病性’，指病理改变的性质，也就是病理变化的本质属性，或称为‘病机’。由于病性是导致疾病当前证候的本质性原因，因而也有称病性为‘病因’者，即‘审症求因’之谓。”[20]158 而另一版《中医诊断学》认为，病因辨证，就是通过对疾病所表现的症状、体征及起因等进行综合分析，从而求得对疾病现阶段病因认识的一种辨证方法。临床上任何证候都是患者机体在致病因素作用下所产生的某种病态反应。因此，据病人的临床表现，判断疾病当前的原因，又称作“审症求因”。[21]154

《中国医学百科全书·中医学》中认为：“由于各种致病因素的性质和致病特点不同，其致病后机体的反应各异，故临床表现出来的症状和体征亦不尽相同，因此，在中医病因学认识致病因素的过程中，有个非常突出的特点，即是除了了解可能作为发病原因的致病因素本身及客观条件外，主要则是以各种疾病或证候的临床表现作为依据，通过分析其症状、体征及相互关系来推求病因，从而为临床治疗提供理论基础和根据。这种从疾病证候表现推求病因的方法，并从机体病理反应状态及治疗效应等因果联系中所总结出的发病原因之规律性认识，即称之为‘辨证求因’或‘审证求因’。”[22]652《中医大辞典》对“审症求因”的定义为：“通过审察病变的各种表现，来推求疾病的病因病机，进行辨证，并指导治疗的中医诊断原则。”[23]1131

关于“审症求因”与“审证求因”郭振球主编的《实用中医诊断学》认为：“临床上任何证候都是在致病因素作用下，患者机体所产生的某种病态反应。因此，据患者的临床表现，判断疾病当前的原因与性质，称作‘审症求因’。疾病的原发病因如六淫外感、七情内伤、饮食劳倦、虫兽外伤等，是发病的必要条件，属于病因学的范畴；而通过‘审证求因’所确定的病因，则是通过对临床症状的分析，综合了邪正双方情况而对疾病当前病理本质所作的结论。属于辨证学的范畴。因此，原始病因与辨证所确定的病因，名称可能相同，但在概念上既有联系又有区别。”[24]134

由于，“症”字是明清以后，才作为与“證”字部分意义相同的字出现在医籍中。现代才对“证(證)”和“症”字的用法进行了区分。一般将“证”作为中医学特有的概念，认为“证”是在疾病过程中一定阶段的病位、病因、病性、病势及机体抗病功能等本质变化的概括。“症”是症状的简称。用于症状、病症、适应症、禁忌症、并发症。例如临床症状、症状鉴别诊断、急症手术适应症、手术禁忌症、麻疹并发症。而由中医学的发展来看，诊断治疗疾病是经过由“审症求因”到“审证求因”这样一个发展过程的，医家的认识也从单纯对病因的认识，到综合分析不同病因在不同的环境因素下作用于人体不同体质产生的不同表现，并摸索出与之相适应的不同治疗方法。由该词条的定义而言，是有对症状、临床表现加以分析的含义，使用“审证求因”可能更为妥当。

五、文献辑录

《左传·昭公元年》：“天有六气……淫生六疾。六气曰阴、阳、风、雨、晦、明也……过则为灾，阴淫寒疾，阳淫热疾，风淫末疾，雨淫腹疾，晦淫惑疾，明淫心疾。”[2]514,515

《五十二病方·伤痉》：“痉者，伤，风入伤，身信(伸)而不能诎(屈)。”“索痉者，如产时居湿地久……筋挛难以信(伸)。”[3]36,40

《灵枢·本神》：“肝气虚则恐，实则怒……脾气虚则四肢不用，五脏不安；实则腹胀，经溲不利……心气虚则悲，实则笑不休……肺气虚则鼻塞不利，少气；实则喘喝，胸盈仰息……肾气虚则厥，实则胀，五脏不安。必审五脏之病形，以知其气之虚实，谨而调之也。”[4]25,26

“师传”：“胃中热则消谷，令人县心善饥，脐以上皮热；肠中热则出黄如糜，脐以下皮寒。胃中寒则腹胀，肠中寒则肠鸣飧泄。胃中寒、肠中热，则胀而且泄；胃中热、肠中寒则疾饥，小腹痛胀。”[4]73

“胀论”：“五脏六腑者，各有畔界，其病各有形状……夫心胀者，烦心短气，卧不安。肺胀者，虚满而喘咳。肝胀者，胁下满而痛引小腹。脾胀者，善哕，四肢烦悗，体重不能胜衣，卧不安。肾胀者，腹满引背央央然，腰髀痛……胃胀者，腹满，胃脘痛，鼻闻焦臭，妨于食，大便难。大肠胀者，肠鸣而痛濯濯，冬日重感于寒，则飧泄不化。小肠胀者，少腹胀，引腰而痛。膀胱胀者，少腹满而气癃。三焦胀者，气满于皮肤中，轻轻然而不坚。胆胀者，胁下痛胀，口中苦，善太息。”[4]80

《黄帝内经素问·生气通天论》：“因于寒，欲如运枢，起居如惊，神气乃浮。因于暑，汗，烦则喘喝，静则多言，体若燔炭，汗出而散。因于湿，首如裹，湿热不攘，大筋緛短，小筋弛长，緛短为拘，弛长为痿。因于气，为肿，四维相代，阳气乃竭。”[5]5

“脏气法时论”：“肝病者，两胁下痛引少腹，令人善怒；虚则目无所见，耳无所闻，善恐如人将捕之……气逆，则头痛耳聋不聪，颊肿……心病者，胸中痛，胁支满，胁下痛，膺背肩胛间痛，两臂内痛；虚则胸腹大，胁下与腰相引而痛……脾病者，身重善肌肉痿，足不收，行善瘈，脚下痛；虚则腹满肠鸣，飧泄食不化……肺病者，喘咳逆气，肩背痛，汗出，尻阴股膝髀腨胻足皆痛；虚则少气不能报息，耳聋嗌干……肾病者，腹大胫肿，喘咳身重，寝汗出，憎风；虚则胸中痛，大腹小腹痛，清厥，意不乐。”[5]48

“至真要大论”：“夫百病之生也，皆生于风寒暑湿燥火，以之化之变也……岐伯曰：审察病机，无失气宜，此之谓也。帝曰：愿闻病机何如？岐伯曰：诸风掉眩，皆属于肝……诸痉项强，皆属于湿。诸逆冲上，皆属于火。诸胀腹大，皆属于热。诸躁狂越，皆属于火。诸暴强直，皆属于风……诸病水液，澄澈清冷，皆属于寒。诸呕吐酸，暴注下迫，皆属于热。”[5]188

《难经·五十七难》：“泄凡有五，其名不同。有胃泄，有脾泄，有大肠泄，有小肠泄，有大瘕泄，名曰后重。胃泄者，饮食不化，色黄。脾泄者，腹胀满，泄注，食即呕吐逆。大肠泄者，食已窘迫，大便色白，肠鸣切痛。小肠泄者，溲而便脓血，少腹痛。大瘕泄者，里急后重，数至圊而不能便，茎中痛。”[6]101,102

《伤寒论·辨太阳病脉证并治上》：“太阳中风，阳浮而阴弱。阳浮者，热自发；阴弱者，汗自出。啬啬恶寒，淅淅恶风，翕翕发热，鼻鸣干呕者，桂枝汤主之。”“太阳病，头痛，发热，汗出，恶风，桂枝汤主之。”[7]26

“辨太阳病脉证并治下”：“病如桂枝证，头不痛，项不强，寸脉微浮，胸中痞硬，气上冲喉咽，不得息者，此为胸有寒也。当吐之，宜瓜蒂散。”[7]63

《金匮要略·脏腑经络先后病脉证》：“千般疢难，不越三条：一者，经络受邪，入脏腑，为内所因也；二者，四肢九窍，血脉相传，壅塞不通，为外皮肤所中也；三者，房室、金刃、虫兽所伤。”[8]3

《备急千金要方》卷一：“夫欲理病，先察其源，候其病机，五脏未虚，六腑未竭，血脉未乱，精神未散，服药必活。若病已成，可得半愈。病势已过，命将难全。”[9]3

《三因极一病证方论》卷二：“凡学医，必识五科七事。五科者，脉病证治，及其所因……故因脉以识病，因病以辨证，随证以施治。”[10]15

《医经溯洄集》卷一：“有病因，有病名，有病形，辨其因，正其名，察其形。三者俱当始可以言治矣。”[11]28“三者皆起于感寒，或者通以伤寒称之。夫通称伤寒者，原其因之同耳，至于用药。则不可一例而施也……夫即病之伤寒，有恶风、恶寒之证者，风寒在表，而表气受伤故也；后发之温病、热病，有恶风、恶寒之证者，重有风寒新中，而表气亦受伤故也。若无新中之风寒，则无恶风、恶寒之证，故仲景曰：太阳病发热而渴，不恶寒者为温病。”[11]29

《证治准绳·伤寒》：“大抵治伤寒必须审证施治，有脉与证相合者，则易于识别，若脉证不相符，却宜审的急缓治之。但凭证亦不可，但凭脉亦不可，务要脉证两得，方为尽善。”[12]725

《医学正传》卷一：“假如百病皆有因有证，因则为本，证则为标。”[1]29

《症因脉治·序》：“医有五科：曰脉、曰因、曰病、曰症、曰治……不若以症为首，然后寻因之所起，脉之何象，治之何宜，则病无遁情，而药亦不至于误用也……余不谅，敢窃丹溪之余语，汇成一卷，改名《症因脉治》，先辨其症，次明其因，再切其脉，据症、据因、据脉、用治。庶节节可证，而法不谬施。”[13]序

《医学真传·咳嗽》：“五脏六腑皆令人咳，非独肺也。是以咳病初起，有起于肾者，有起于肝者，有起于脾者，有起于心包者，有起于胃者，有起于中、上二焦者，有起于肺者，治当察其原，察原之法，在乎审证。”[14]31,32

《重庆堂随笔·弁言》：“汉唐祖述轩岐具有矩矱，至《和剂局方》出，纯任刚燥，而古法一变，然因证施治之规尚未敢紊也，丹溪、河间诸贤犹起而力矫其弊也。至薛立斋、张景岳之说出，提倡温补，天下翕然宗之，举古人审证察因之法概置勿论，而直以一补毕其事，遂令举世之人甘心赴死而不知其故。”[15]弁言

《知医必辨·自序》：“殊不知自昔医书，惟汉仲景《伤寒论》，审证施治，无偏无倚，为医之圣。”[16]自序

《伤寒论歌诀》：“伤寒第一太阳病。脉浮身痛头项强。无热恶寒发阴分。恶寒发热是发阳。因发知受理最确。审症求因大法彰。”[17]37,38

《中医诊断学讲义》：“辨证求因，也是中医诊断的基本原则。就是在审察内外的方法基础上，根据病人一系列的具体证候（包括病人自觉证状和四诊检查所得），加以分析、综合，求得疾病的本质和症结所在，而为临床治疗提供确切的依据。”[18]3

《中医诊断学》（朱文锋，1995）：“根据病人临床表现，判断疾病当前的原因与性质，称作‘审证求因’。疾病的原发病因如六淫外感、七情内伤、饮食劳倦、外伤等，是发病的必要条件，属于病因学的范畴，而通过辨证所确定的病因，则是通过对证候的分析，综合了邪正双方情况而对疾病当前病理本质所作的结论，属于辨证学的范畴。原始病因与辨证所确定的病因，在称谓与概念上可能相同，也可不同。”[19]129

《中国医学百科全书·中医学》：“由于各种致病因素的性质和致病特点不同，其致病后机体的反应各异，故临床表现出来的症状和体征亦不尽相同，因此，在中医病因学认识致病因素的过程中，有个非常突出的特点，即是除了了解可能作为发病原因的致病因素本身及客观条件外，主要则是以各种疾病或证候的临床表现作为依据，通过分析其症状、体征及相互关系来推求病因，从而为临床治疗提供理论基础和根据。这种从疾病证候表现推求病因的方法，并从机体病理反应状态及治疗效应等因果联系中所总结出的发病原因之规律性认识，即称之为‘辨证求因’或‘审证求因’。”[22]652

《中医诊断学》（朱文锋，2002）：“病性辨证，就是在中医理论指导下，对病人所表现的各种症状、体征等进行分析、综合，从而确定疾病当前证候性质的辨证方法。‘病性’，指病理改变的性质，也就是病理变化的本质属性，或称为‘病机’。由于病性是导致疾病当前证候的本质性原因，因而也有称病性为‘病因’者，即‘审症求因’之谓。”[20]158

《中医大辞典》：“审症求因，通过审察病变的各种表现，来推求疾病的病因病机，进行辨证，并指导治疗的中医诊断原则。”[23]1131

《中医诊断学》（袁肇凯等）：“病因辨证，就是通过对疾病所表现的症状、体征及起因等进行综合分析，从而求得对疾病现阶段病因认识的一种辨证方法。临床上任何证候都是患者机体在致病因素作用下所产生的某种病态反应。因此，据病人的临床表现，判断疾病当前的原因，又称作‘审症求因’。”[21]154

《实用中医诊断学》：“临床上任何证候都是在致病因素作用下，患者机体所产生的某种病态反应。因此，据患者的临床表现，判断疾病当前的原因与性质，称作‘审症求因’。疾病的原发病因如六淫外感、七情内伤、饮食劳倦、虫兽外伤等，是发病的必要条件，属于病因学的范畴；而通

过‘审证求因’所确定的病因，则是通过对临床症状的分析，综合了邪正双方情况而对疾病当前病理本质所作的结论。属于辨证学的范畴。因此，原始病因与辨证所确定的病因，名称可能相同，但在概念上既有联系又有区别。”[24]134

《证、症、征等词的概念与演变》：“症状(symptom)简称症，体征(sign)简称征，均见于西医学传入中国时翻译之伊始。症状一般是指病人主观不舒适、不正常的感觉或某些病态改变，如头痛、耳鸣、恶心、腹胀等。‘证’是中医学特有的概念。‘病’‘症’‘证’是中医病理、诊断中的三大概念。‘证’实际上是指‘证候’和‘证名’。疾病过程中，各具内在联系的一组症状和体征。”[25]20,21

《医学名词“证”、“症”、“征”规范使用的探讨》：“‘证’对于中医来说是一个非常重要的概念。何为‘证’？学术界众说纷纭。一般认为，证是在疾病过程中一定阶段的病位、病因、病性、病势及机体抗病功能等本质变化的概括。证概念的内涵，随着学术的发展还在不断地变化。有人认为，证不仅有疾病之证，还有健康之证，因而有辨证论治，也有辨证养生。‘症’是症状的简称。”[26]14-17

《“证”、“症”、“征”与相关医学术语规范用字的意见》：“症：用于症状、病症、适应症、禁忌症、并发症。例如临床症状、症状鉴别诊断、急症手术适应症、手术禁忌症、麻疹并发症。证：用于中医学的证候。例如辨证论治、证治准绳、肝阳上亢之证、痹证、阳虚证。循证医学的‘证’指的是证据，也可以‘证’字通用。”[27]10,11

参考文献

[1] [明] 虞抟. 医学正传[M]. 郭瑞华，等点校. 北京：中医古籍出版社，2002：29.

[2] [春秋] 左丘明. 左传[M]. 李维琦，等注. 长沙：岳麓书社，2001：514，515.

[3] 未著撰人. 五十二病方[M]. 马王堆汉墓帛书整理小组编. 北京：文物出版社，1979：36，40.

[4] 未著撰人. 灵枢经[M]. 田代华，刘更生整理. 北京：人民卫生出版社，2005：25，26，73，80.

[5] 未著撰人. 黄帝内经素问[M]. 田代华整理. 北京：人民卫生出版社，2005：5，48，188.

[6] 凌耀星. 难经校注[M]. 北京：人民卫生出版社，1991：101，102.

[7] [汉] 张仲景. 伤寒论[M]. [晋] 王叔和撰次. 钱超尘，郝万山整理. 北京：人民卫生出版社，2005：26，63.

[8] [汉] 张仲景. 金匮要略[M]. 何任，何若苹整理. 北京：人民卫生出版社，2005：3.

[9] [唐] 孙思邈. 千金方[M]. 刘更生，张瑞贤，等点校. 北京：华夏出版社，1993：3.

[10] [宋] 陈言. 三因极一病证方论[M]. 北京：人民卫生出版社，1957：15.

[11] [元] 王履. 医经溯洄集[M]. 章升懋点校. 北京：人民卫生出版社，1993：28，29.

[12] [明] 王肯堂. 证治准绳[M]. 吴唯，等校注. 北京：中国中医药出版社，1997：725.

[13] [明] 秦景明. 症因脉治[M]. 冷方南，王齐南点校. 上海：上海科学技术出版社，1990：序.

[14] [清] 高世栻. 医学真传[M]. 王新华点注. 南京：江苏科学技术出版社，1983：31，32.

[15] [清] 王学权. 重庆堂随笔[M]. 施仁潮，蔡定芳点注. 南京：江苏科学技术出版社，1986：弁言.

[16] [清] 李冠仙. 知医必辨[M]. 王新华点注. 南京：江苏科学技术出版社，1984：自序.

[17] 程门雪，张镜人. 伤寒论歌诀(一) [J]. 上海中医药杂志，1962(1)：37，38.

[18] 广州中医学院. 中医诊断学讲义[M]. 上海：上海科学技术出版社，1964：3.

[19] 朱文锋. 中医诊断学[M]. 上海：上海科学技术出版社，1995：129.

[20] 朱文锋. 中医诊断学[M]. 北京：中国中医药出版社，2002：158.

[21] 袁肇凯，王天芳. 中医诊断学[M]. 北京：中国中医药出版社，2007：154.

[22] 《中医学》编辑委员会. 中医学：上[M]//钱信忠. 中国医学百科全书. 上海：上海科学技术出版社，1997：652.

[23] 李经纬，余瀛鳌，蔡景峰，等. 中医大辞典[M]. 北京：人民卫生出版社，2005：1131.

[24] 郭振球. 实用中医诊断学[M]. 上海：上海科学技术出版社，2013：134.

[25] 朱文锋. 证、症、征等词的概念与演变[J]. 科技术语研究，2003(4)：20，21.

[26] 朱建平. 医学名词“证”、“症”、“征”规范使用的探讨[J]. 科技术语研究，2003(4)：14－17.

[27] 陈可冀，董泉珍. “证”、“症”、“征”与相关医学术语规范用字的意见[J]. 科技术语研究，2003(4)：10，11.

（郎　朗）

按 诊

àn zhěn

一、规范名

【汉文名】按诊。

【英文名】body palpation。

【注释】医生用手对病人体表进行触、摸、按、压，以诊察了解病情的诊断方法。

二、定名依据

“按诊”是中医传统诊法中一种重要的诊察方法，属于切诊范畴。战国《内经》、汉代《难经》《伤寒杂病论》、隋代《诸病源候论》、唐代《备急千金要方》、宋代《妇人大全良方》、金代《伤寒明理论》《内外伤辨惑论》、明代《景岳全书》等古籍中多用“审”“切”“循”“扪”“按”“察”等词代表按诊。到清代，《厘正按摩要术》中列有“按胸腹”篇。

1919年成书的《时氏诊断学》中明确列出“触诊”并分之为按腹、候背二法。1949年后，国家规划教材《中医诊断学讲义》(第一版)中，使用了“按诊”一词，并明确指出：“按诊运用于辨证，由来已久，《内经》《伤寒杂病论》《金匮要略方论》等书中早有记载。按诊法是运用双手直接探摸病人身体表面，以观察疾病的变化，内容分按肌表、按手足、按胸腹和额部等。”在之后陆续出版的国家规划教材中，名称和含义基本没有变化过。

我国2005年最新出版的全国科学技术名词审定委员会审定公布的《中医药学名词》和辞书类著作《辞海》《中国医学百科全书・中医学》等均以“按诊”作为规范名。已经广泛应用于中医药学文献标引和检索的《中国中医药学主题词表》也以“按诊”作为正式主题词。《中医诊断学》教材也以“按诊”作为规范名。说明“按诊”作为这一中医传统诊法的规范名已成为共识。

三、同义词

【曾称】“触诊”(《时氏诊断学》)。

四、源流考释

《说文解字》云按：“下也。从手安声。”[1]252 清代段玉裁《说文解字注》解释按：“以手抑之使下也。”[2]598“按诊”即用手对病人体表进行触摸按压来诊察病情。古籍中多用“审”“切”“循”“扪”“按”“察”等代表。

通过“按诊”来诊断疾病的医案早在《史记・扁鹊仓公列传》中就有记载，扁鹊诊虢国太子案：“子以吾言为不诚，试入诊太子，当闻其耳鸣而鼻张，循其两股以至于阴，当尚温也。”[3]606 淳于意“诊籍”中：“蛲瘕为病，腹大，上肤黄粗，循之戚戚然。”[3]611 动词“循”即“按诊”之意，是一种按肌肤的诊察法。

《内经》中“按”有切脉和按诊两层意思。如《黄帝内经素问・阴阳应象大论》：“善诊者，查色按脉，先别阴阳。”[4]13 按脉即诊脉。《内经》中“按诊”包括按肌肤、按胸腹、按四肢、按经脉腧穴四个方面。按肌肤主要是指诊尺部的皮肤；按胸部主要是指虚里诊法。如《黄帝内经灵枢・背腧》：“欲得而验之，按其处，应在中而痛解，乃其腧也。”[5]107 即按经脉腧穴。如《黄帝内经素问・离合真邪论》：“必先扪而循之，切而散之，推而按之，弹而怒之，抓而下之，通而取之，外引其门，以闭其神。”[4]56《黄帝内经灵枢・经水》：“审切循扪按，视其寒热盛衰而调之。”[5]44“扪、循、切、推”等动词均有“按诊”之意。“按诊”运用于辨证始见于《内经》，如《黄帝内经灵枢・水胀》通过触诊腹部来判别“水”“肤胀”与“肠覃”，分别为：“水始起也，目窠上微肿，如新卧起之状，其颈脉动，时咳，阴股间寒，足胫肿，腹乃大，其水已成矣。以手按其腹，随手而起，如里水之状，此其候也。”[5]114“肤胀者，寒气客于皮肤之间，然不坚，腹大，身尽肿，皮厚，按其腹，窅而不起，腹色不变，此其候也。”[5]114“肠覃何如……其始生也，大如鸡卵，稍以益大，至其成，如怀子之状，久者离岁，按之则移，月事以时下，此其候也。”[5]114《难经》提出按诊鉴别五脏积病，突出在诊察动气，如“脐下有动气”。[6]31 再如《难经·四难》中：“牢而长者肝也，按之濡，举指来实者肾也。”[6]7 按也是诊脉的意思。东汉，张仲景继承了《内经》有关“按诊”的理论，包括按肌肤、按手足和按胸腹等方面，并拓展应用。《伤寒杂病论》中不仅将胸腹按诊运用于鉴别不同病证，而且还用于鉴别病位、病因、病性，亦用于指导治疗、判断预后。如《伤寒论》中：“小结胸病，正在心下，按之则痛，脉浮滑者，小陷胸汤主之。”[7]36“阳明病，心下硬满者，不可攻之。攻之，利遂不止者死，利止者愈。”[7]45“少阴病，下利，若利自止，恶寒而踡卧，手足温者，可治……少阴病，恶寒，身蜷而利，手足逆冷者，不治。”[7]53《金匮要略》中：“病者腹满，按之不痛为虚，痛者为实……按之心下满痛者，此为实也，当下之，宜大柴胡汤。”[8]35“肠痈之为病，其身甲错，腹皮急，按之濡，如肿状……薏苡附子败酱散主之……肠痈者，少腹肿痞，按之即痛如淋，小便自调……大黄牡丹汤主之。”[8]71

隋唐时期，《诸病源候论》《备急千金要方》对“按诊”有详细记载，对胸腹按诊进行了规范化整理，关于腹诊的理论研究和临床应用渐成体系。《诸病源候论》作为我国现存第一部专论病因病机和症状体征的证候著作，其对于“按诊”的记载散见于各个病候中，将腹症的部位分为心下、心腹、胃脘、胸胁、胁下、绕脐、大腹、小腹等，将腹诊的手法分为抑按、起按、揣摸、推移、切按、动摇、转侧、持八种手法，对积聚癥瘕等腹块的描述已注意到肿物的大小、硬度、形状、按压、活动度，以及对妇女月经、生育的影响等。如“痰饮”按诊即“按之则作水声”。[9]402“久癖……按之乃水鸣。”[9]404“水肿”则是“肿处按之随手而起”。[9]424 孙思邈《备急千金要方》“身体稍肿，腹中尽胀，按之随手起，为水已成”[10]656，按诊诊察腹水。

宋金元时期，由于封建礼教的影响，“按诊”的运用陷于滞缓期，其被忽视而少用，以至于明清以来几乎湮没。宋代陈自明在《妇人大全良方》中云：“今豪足之家，居奥室之中，处帷幔之内，复以帛蒙手臂，既不能行望色之神，又不能殚切脉之巧。”[11]45 可见，当时患者亦不愿脱衣露体，医者不便检查按诊。但按诊在许多医家的论著中如金代《伤寒明理论》[12]41《内外伤辨惑论》[13]8 等书中仍有记载。成无己《伤寒明理论》：“大抵看伤寒，必先观两目，次看口舌，然后从心下至少腹以手摄按之”[12]41，补充《伤寒杂病论》腹诊内容。《内外伤辨惑论》中有：“内伤及劳役，饮食不节，病手心热，手背不热。外伤风寒，则手背热，手心不热。此辨至甚皎然。”[13]8

明清时期是“按诊”的复苏期和高潮期，如《景岳全书》[14]265《杂病源流犀烛》[15]933《厘正按摩要术》[16]31-36《通俗伤寒论》[17]8 等著作中都有详尽的论述。《景岳全书》中记载：“积聚之病……诸有形者，或以饮食之滞，或以脓血之留，凡汁沫凝聚，旋成癥块者，皆积之类，其病多在血分，血有形而静也。诸无形者，或胀或不胀，或痛或不痛，凡随触随发，时来时往者，皆聚之类，其病多在气分，气无形而动也。”[14]265

清代温病学家将“按诊”引入温热病的范畴进行研究，叶桂在《温热论》中有按腹诊察之论，如“再人之体，脘在腹上，其地位处于中，按之痛，或自痛，或痞胀，当用苦泄，以其入腹近也”[18]17。王孟英更直言“凡视温证，必察胸脘”[19]78，这里即包括脘腹按诊。

清代伤寒学者对张仲景《伤寒杂病论》中的“按诊”，更是大为发扬，代表者为俞根初。俞氏在《通俗伤寒论》中提出“胸腹为五脏六腑之宫城，阴阳气血之发源。若欲知其脏腑，则莫如按胸腹，名曰腹诊”[17]9，将腹诊推崇为“中医诊断第四要诀”。他的具体诊法包括按胸腹胁肋、按虚里、按腹、按脐间动气等。清末，张振鋆的《厘正按摩要术》是由明代周于蕃《推拿要诀》经张氏增补校订而成，增有胸腹按诊一法，汇辑了明清医家有关胸腹按诊的论述，为其诊断上一大特色，甚至有人称赞其“创胸腹按诊”“乃中医胸腹按诊之集锦，记载之详细为以往的中医著作所罕见”[20]768-776。按胸腹方法有38种，是中医按察胸腹内容之集锦，且内容都比较切合实际。诸如此类的按察胸腹法，至今仍为临床所常用。其他医家对按诊也很重视，如周学海《形色外诊简摩》[21]150-153的“形诊生形类”“形诊病形类”等篇中，多有按诊内容，在“外诊杂法类”还设“按法”专题。可见明清时期按诊内容主要在于对胸腹部的切按，对《内经》中所提到的按肌肤、按手足、按腧穴等内容渐少。

近现代有关著作均以“按诊”作为规范名，同时又称“切诊”“触诊”等，但切诊属于“按诊”的广义范畴，切诊包括切脉和按诊。我国最新出版的全国科学技术名词审定委员会审定公布的《中医药学名词》(2005版)和普通高等教育中医药类国家级规划教材《中医诊断学》(朱文锋)等，辞书类著作《辞海》《中医大辞典》等以及百科类著作《中国大百科全书·中医》等均以“按诊”作为规范名，如《中医诊断学》(朱文锋)：“按诊是医生直接触摸或按压患者某些部位，以了解局部冷热、润燥、软硬、压痛、肿块或其他异常变化，从而推断疾病部位、性质和病情轻重等情况的一种诊察方法。”[22]483《辞海》：“按诊：用手按压患者的手足脘腹胸胁等处，以诊察皮肤的寒、温、润、燥；按压脘腹等部位，诊察有无疼痛、喜按与拒按、肿块的软硬和聚散等情况。在《黄帝内经》《伤寒杂病论》《金匮要略方论》等书中早有记载。”[23]31已经广泛应用于中医药学文献标引和检索的《中国中医药学主题词表》也以“按诊”作为正式主题词，是指医生用手直接触摸或按压病人某些部位，以了解局部冷热、润燥、软硬、压痛、肿块或其他异常变化，从而推断疾病部位、性质和病情轻重等情况的一种诊病方法。[24]108

总之，“按诊”是中医传统诊法中一种重要的诊察方法，属于切诊范畴。按诊的运用相当广泛，涉及各科疾病及全身各部分，有按胸胁、按脘腹、按肌肤、按四肢、按经脉腧穴等按诊方法，尤其是腹部按诊，历代医家都很重视。1949年后，国家规划教材《中医诊断学讲义》(第一版)中，即沿用了“按诊”。近现代随着对“按诊”内容研究认识的深入，对“按诊”一词的使用一致，沿用至今。

五、文献辑录

《史记·扁鹊仓公列传》：“子以吾言为不诚，试入诊太子，当闻其耳鸣而鼻张，循其两股以至于阴，当尚温也。”[3]606“蛲瘕为病，腹大，上肤黄粗，循之戚戚然。”[3]611

《黄帝内经灵枢·经水》：“审切循扪按，视其寒热盛衰而调之。”[5]44

“水胀”：“黄帝问于岐伯曰：水与肤胀、鼓胀、肠覃、石瘕、石水，何以别之？岐伯曰：水始起也……以手按其腹，随手而起，如里水之状，此其候也。黄帝曰：肤胀何以候之？岐伯曰：肤胀者，寒气客于皮肤之间，然不坚，腹大，身尽肿，皮厚，按其腹，窅而不起，腹色不变，此其候也……肠覃何如……其始生也，大如鸡卵，稍以益大，至其成，如怀子之状，久者离岁，按之则移，月事以时下，此其候也。”[5]114

“论疾诊尺”：“审其尺之缓急大小滑涩，肉之坚脆，而病形定矣。视人之目窠上微痈，如新卧起状，其颈脉动，时咳，按其手足上，窅而不起者，风水肤胀也。”[5]144,145

《黄帝内经素问·平人气象论》：“胃之大络，名曰虚里，贯鬲络肺，出于左乳下，其动应衣，脉宗气也。盛喘数绝者，则病在中；结而横，有积矣；绝不至曰死。乳之下其动应衣，宗气泄也。”[4]34

“气厥论”：“涌水者，按腹不坚。”[4]74

"调经论":"实者外坚充满,不可按之,按之则痛……虚者,聂辟气不足,按之则气足以温之,故快然而不痛。"[4]118

《伤寒论·辨太阳病脉证并治下》:"小结胸病,正在心下,按之则痛,脉浮滑者,小陷胸汤主之。"[7]36

"辨阳明病脉证并治":"阳明病,心下硬满者,不可攻之。攻之,利遂不止者死,利止者愈。"[7]45

"辨少阴病脉证并治":"少阴病,下利,若利自止,恶寒而踡卧,手足温者,可治……少阴病,恶寒,身蜷而利,手足逆冷者,不治。"[7]53

《金匮要略·腹满寒疝宿食病脉证治》:"病者腹满,按之不痛为虚,痛者为实……按之心下满痛者,此为实也,当下之,宜大柴胡汤。"[8]35

"水气病脉证治":"皮水其脉亦浮,外证胕肿,按之没指,不恶风,其腹如鼓,不渴,当发其汗。"[8]52

"疮痈肠痈浸淫病脉证并治":"肠痈之为病,其身甲错,腹皮急,按之濡,如肿状……薏苡附子败酱散主之……肠痈者,少腹肿痞,按之即痛如淋,小便自调……大黄牡丹汤主之。"[8]71

《诸病源候论·痰饮病诸候》:"此由饮水多,水气停聚两胁之间,遇寒气相搏,则结聚而成块,谓之癖饮。在胁下,弦亘起,按之则作水声。"[9]402

"癖病诸候":"久癖,谓因饮水过多,水气壅滞,遇寒热气相搏,便成癖。在于两胁下,经久不瘥,乃结聚成形,段而起,按之乃水鸣,积有岁年,故云久癖。"[9]404

"水肿病诸候":"水病者,由肾脾俱虚故也……令人上气,体重,小便黄涩,肿处按之随手而起是也。"[9]424

《备急千金要方·水肿》:"身体稍肿,腹中尽胀,按之随手起,为水已成。"[10]656

《三因极一病证方论·痈疽证治》:"欲知有脓无脓,以手掩肿上,热者,为有脓,不热,为无脓。"[25]199

《伤寒明理论·发狂》:"大抵看伤寒,必先观两目,次看口舌,然后从心下至少腹以手摄按之。"[12]41

《内外伤辨惑论·辨手心手背》:"内伤及劳役饮食不节病,手心热,手背不热。外伤风寒,则手背热,手心不热。此辨至甚皎然。"[13]8

《景岳全书·杂证谟》:"积聚之病……诸有形者,或以饮食之滞,或以脓血之留,凡汁沫凝聚,旋成癥块者,皆积之类,其病多在血分,血有形而静也。诸无形者,或胀或不胀,或痛或不痛,凡随触随发,时来时往者,皆聚之类,其病多在气分,气无形而动也。"[14]265

《形色外诊简摩·按法》:"凡痛,按之痛剧者,血实也;按之痛止者,气虚血燥也;按之痛减,而中有一点不快者,虚中挟实也。内痛外快为内实外虚,外痛内快为外实内虚也。按之不可得者阴痹也,按之酸疼者,寒湿在筋也。(石顽。)凡按之,其血不散,与散而久不复聚者,血已死也;散而聚之速者,热也;聚之迟者,气滞与寒湿也。"[21]150-153

《杂病源流犀烛·身形门》:"若少腹痛……痛连阴茎,按之则止,肝血虚也……痛而按之有块,时胀闷,其痛不移处,瘀血已久也。"[15]199

《厘正按摩要术·按胸腹》:"诊胸腹,轻手循抚,自鸠尾至脐下,知皮肤之润燥,可以辨寒热。中手寻扪,问疼不疼者,以察邪气之有无。重手推按,更问疼否,以察脏腑之虚实,沉积之何如,即诊脉中浮中沉之法也。(《对时论》)……按:胸主分布阴阳,腹为阴中之至阴。食积痰滞瘀血,按之拒、按之不拒,其中虚实从此而辨,此其常解也。乃验胸以虚里,验腹以神阙,辨证恰在此。是人所罕见者,则于望、闻、问、切四诊之外,更增一法,较为精详。(惕厉子)"[16]31-36

《通俗伤寒论·按胸腹》:"《内经》云:胸腹者,脏腑之廓也……故胸腹为五脏六腑之宫城,阴阳气血之发源。若欲知其脏腑何如,则莫如按胸腹。名曰腹诊。其诊法,宜按摩数次,或轻或重,或击或抑,以察胸腹之坚软,拒按与否,并察胸腹之冷热，灼手与否，以定其病之寒热虚实。又如轻手循抚，自胸上而脐下，知皮肤之润燥，可以辨寒热。中手寻扪，问其痛不痛，以察邪气之有无。重手推按，察其硬否，更问其痛否，以辨脏腑之虚实，沉积之何如。即诊脉中浮中沉之法也。惟左乳下虚里脉，脐间冲任脉，其中虚实，最为生死攸关。故于望闻问切四诊之外，更增一法，推为诊法上第四要诀。”[17]8

《中医入门》："一般是触按胸腹和手足，如心下满症，按之坚实疼痛的为结胸，按之濡软不痛的为痞气。又如腹满拒按，按之作痛的为实为热；喜按，按之不痛的为虚为寒；腹胀叩之如鼓者为气胀，皮肤薄，按之如糟囊者为水胀。手背热为外感，手心热为阴虚；手足温者病轻，手足冷者病重；足肿按之窅然不起者为水；趺阳脉按之微细者为后天生气衰弱。”[26]149

《时氏诊断学》："触诊：中医触诊，分按腹、候背二法，首创于《内经》，此后《难经》《伤寒论》，亦曾有此项记载，宋元以降，于此不甚注意，未免缺略。日本汉医丹波元简，集吾国医家外诊法，辑为《诊病奇侅》一书，以腹诊为主要，在日本汉医界，腹诊方法，久已普遍施行。”[27]52

《中医诊断学讲义》："按诊运用于辨证，由来已久，《内经》《伤寒论》《金匮要略》等书中早有记载。按诊法是运用双手直接探摸病人身体表面，以观察疾病的变化，内容分按肌表、按手足、按胸腹和额部等。”[28]92

《中国医学百科全书·中医基础理论》："按诊是对病人的肌肤、手足、脘腹及其他病变部位，施行触摸按压，以测知局部冷热、软硬、压痛、痞块或其他异常变化，从而推断疾病的部位和性质的一种诊察方法。”[29]183

《中国医学百科全书·中医学》："按诊是医生对病者头面、胸腹、手足、某些腧穴或其他病变部位的肌肤或肌肤下的深层组织器官等进行触摸按压，测知受检部位的冷热、滑涩、软硬、压痛或其他异常变化，从而推断病变的部位和性质的一种诊病方法。自古以来，按诊就是切诊的组成部分，它的原理、方法及其与脉诊的配合应用，在《内经》的许多篇章均有论述。”[30]601

《中医药学名词》："按诊：医生用手对病人体表进行触、摸、按、压，以诊察了解病情的诊断方法。”[31]80

《中医诊断学》："按诊是医生直接触摸或按压患者某些部位，以了解局部冷热、润燥、软硬、压痛、肿块或其他异常变化，从而推断疾病部位、性质和病情轻重等情况的一种诊察方法。”[22]483

《中国中医药学主题词表》："触诊：又称按诊。医生用手直接触摸或按压病人某些部位，以了解局部冷热、润燥、软硬、压痛、肿块或其他异常变化，从而推断疾病部位、性质和病情轻重等情况的一种诊病方法。”[24]108

《传统医学名词术语国际标准》："切诊，四诊之一，运用手或指的感觉，触摸按压病人体表的检查方法。”[32]100

《辞海》："按诊：亦称'触诊'。切诊的重要组成部分。用手按压患者的手足脘腹胸胁等处，以诊察皮肤的寒、温、润、燥；按压脘腹等部位，诊察有无疼痛、喜按与拒按、肿块的软硬和聚散等情况。在《内经》《伤寒论》《金匮要略》等书中早有记载。”[23]31

《中医大辞典》："触诊：诊法之一。又称按诊。用手对病人体表进行触摸按压，以获得诊察资料的一种诊察方法。包括按肌表、按手足、按胸腹、按额部、按俞穴等。”[33]1623

《中医药常用名词术语辞典》："触诊……诊法之一。又称按诊。是用手对病人体表进行触摸按压，以获得诊察资料的一种诊察方法。包括按肌表、按手足、按胸腹、按额部、按俞穴等。”[34]341

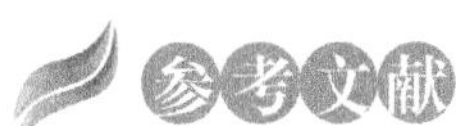

[1] [汉]许慎.说文解字[M].宋徐铉校定.北京：中华书局，1963：252.

[2] [清]段玉裁.说文解字注[M].上海：上海古籍出版社，1988：598.

[3] [汉] 司汉迁. 史记[M]. 北京：中华书局. 2006：606，611.
[4] 未著撰人. 黄帝内经素问[M]. 田代华整理. 北京：人民卫生出版社，2005：13，34，56，74，118.
[5] 未著撰人. 黄帝内经灵枢[M]. 田代华，刘更生整理. 北京：人民卫生出版社，2005：44，107，114，144，145.
[6] 凌耀星. 难经校注[M]. 北京：人民卫生出版社，2013：7，31.
[7] [汉] 张仲景. 伤寒论[M]. 厉畅，梁丽娟点校. 北京：中医古籍出版社，1997：36，45，53.
[8] [汉] 张仲景. 金匮要略[M]. 何任，何若苹整理. 北京：人民卫生出版社，2005：35，52，71.
[9] [隋] 巢元方. 诸病源候论[M]. 丁光迪编. 北京：人民卫生出版社，2013：402，404，424.
[10] [唐] 孙思邈. 备急千金要方[M]. 魏启亮，郭瑞华点校. 北京：中医古籍出版社，1999：656.
[11] [宋] 陈自明. 妇人大全良方[M]. 田代华等点校. 天津：天津科学技术出版社，2003：45.
[12] [金] 成无己. 伤寒明理论[M]. 北京：中华书局，1985.41.
[13] [金] 李东垣. 内外伤辨惑论[M]. 李一鸣整理. 北京：人民卫生出版社，2007：8.
[14] [明] 张景岳. 景岳全书[M]. 李玉清主校. 北京：中国中医药出版社，2011：265.
[15] [清] 沈金鳌. 杂病源流犀烛[M]. 田思胜主编. 北京：人民卫生出版社，2006：933.
[16] [清] 张振鋆. 厘正按摩要术[M]. 张成博，刘志梅，范磊整理. 北京：人民卫生出版社，2007：31－36.
[17] [清] 俞根初. 通俗伤寒论[M]. 连建伟订校. 北京：中医古籍出版社，2002：8.
[18] [清] 叶桂. 温热论[M]. 张志斌整理. 北京：人民卫生出版社 2007：17.
[19] [清] 王孟英. 温热经纬[M]. 南京中医药大学温病教研室整理. 北京：人民卫生出版社 2005：78.
[20] 樊云，齐风军，刘建民，等. 浅论明清时期中医古籍中胸腹按诊手法的运用[J]. 光明中医，2013，(4)：768－776.
[21] [清] 周学海. 形色外诊简摩[M]. 金一飞校注. 南京：江苏科学技术出版社，1984：150－153.
[22] 朱文锋，袁肇凯. 中医诊断学[M]. 北京：人民卫生出版社. 2001：483.
[23] 辞海编辑委员会. 辞海[M]. 上海：上海辞书出版社，2010：31.
[24] 吴兰成. 中国中医药学主题词表[M]. 北京：中医古籍出版社，2008：108.
[25] [宋] 陈言. 三因极一病证方论[M]. 北京：人民卫生出版社，1957：199.
[26] 秦伯未. 中医入门[M]. 北京：人民卫生出版社，1959：149.
[27] [民国] 时逸人. 时氏诊断学[M]. 上海：千项堂书局，1953：52.
[28] 广州中医学院. 中医诊断学讲义[M]. 上海：上海科学技术出版社，1964：92.
[29] 任应秋. 中医基础理论[M]//钱信忠. 中国医学百科全书. 上海：上海科学技术出版社，1989：183.
[30] 《中医学》编辑委员会. 中医学[M]//钱信忠. 中国医学百科全书. 上海：上海科学技术出版社，1997：601.
[31] 中医药学名词审定委员会. 中医药学名词[M]. 北京：科学出版社，2005：80.
[32] 世界卫生组织(西太平洋地区). 传统医学名词术语国际标准[M]. 北京：北京大学医学出版社，2009：100.
[33] 李经伟，余瀛鳌，蔡景峰，等. 中医大辞典[M]. 北京：人民卫生出版社，2012：1623.
[34] 李振吉. 中医药常用名词术语辞典[M]. 北京：中国中医药出版社，2012：341.

（陈雪梅）

2・037

面色皏白

miàn sè huàng bái

一、规范名

【汉文名】面色皏白。

【英文名】pallid complexion。

【注释】面色白且面目虚浮的表现。

二、定名依据

“皏白”一词首见于北宋钱乙撰《小儿药证直诀》(1119年)一书，本书“脉证治法”篇用“面色皏白”“面皏白色”“面皏白”描述肾虚、胃气不和、胃冷虚、虫痛、解颅患儿之面色，首次提出面色皖白即面色白且没有光泽，如同失血妇女之面色。宋代另一部儿科著作《幼幼新书》(1150年)转引钱乙关于肾虚解颅、胃气不和、胃虚冷、虚实下药的论述中，分别以“皖白色瘦”“面色晄白”“面皖白”描述患儿面色，“晄”“皖”二字混用。此后历代医书中所见用“面色皖白”一词描述的病症逐渐从儿科疾病扩展到各种内科杂症，且不乏“皖”“晄”“晃”“恍”四字混用现象。清代到民国年间，随着中医诊断学的发展，在一些中医诊断专著及部分医书涉及诊断的章节中开始将“面色皖白”一词作为白色主病的规范名词，“面色皖白”一词的涵义及用字虽不尽相同，但主流观点基本不出面色浅淡，主气虚血脱和主寒的范畴。1949年以后，“面色皖白”一词用字基本趋于一致。“皖”字于1996年正式被收入冷玉龙、韦一心主编的《中华字海》，首次作为正字纳入字书。

随着中医高等教育的展开，“面色皖白”作为中医望诊“白色主病”部分的内容，从1974年进入第三版《中医学基础》教材，认为面色皖白虚浮，多属阳气虚，可见于大失血后、慢性肾炎、哮喘等疾病。随着中医学的发展，此后的四至七版《中医诊断学》教材对皖白的认识基本是皖白主气虚，皖白虚浮不出阳虚、阳虚水泛的范畴。直至2002年季绍良的21世纪课程《中医诊断学》教材首次对“皖白”进行释义，认为面色皖白是一种面淡白而虚浮，是阳虚或阳虚水泛的面色。2005年，“面色皖白”作为症状名被收入第二版《中医大辞典》。全国科学技术名词审定委员会审定公布的《中医药学名词》(2005版)已以“面色皖白”作为规范名。

三、同义词

未见。

四、源流考释

用面色描述病症在我国早有记载，如西汉司马迁编撰的《史记·扁鹊仓公列传》(公元前104年)篇中，就有关于病人面色和色诊的描述，如：望色、色废脉乱、五色诊病、五色诊、颜色不变、色泽、色有病气、伤脾之色、合色脉表里等共三十一处之多[1]2785-2820。《黄帝内经素问·脉要精微论》(公元前221)详细描述了五色正常和异常的表现，即后世所谓的常色和客色。关于白色篇中认为正常人的脸色当白如“鹅羽”，脸色异常则白如“盐”。[2]99《黄帝内经素问·风论》描述肺风的面色为“色皏然白”，[2]238“皏”字未载于东汉许慎著《说文解字》(公元100)，据南朝梁代顾野王编的《玉篇》(公元543)中，则解释为“浅薄色也”[3]744。可见从不晚于南北朝时期，医家已经开始对五色，特别是对“白”的程度进行了细分，以更加细致精准的描述面色变化。

宋代医著中，“皖白”首次在儿科著作中用来描述小儿面色。成书于北宋宣和年间的钱乙撰，阎孝忠整理的《钱氏小儿药证直诀》(公元1119)一书(今可见仿宋本及武英殿本)，钱氏在卷上“脉证治法”篇用“面色皖白”[4]6“面皖白色”[4]27“面皖白”[4]28描述肾虚、胃气不和、胃冷虚、虫痛、解颅患儿之面色，认为上述疾病患儿“面皖白”，且伴有(目)无精光，身体瘦弱的症状。卷中“记尝所治病二十三证”篇中陈述冯承务子病案，认为其子面色皖白，即“面上常无精神光泽者，如妇人之失血也”[4]15。首次提出面色皖白即面色白且没有光泽，如同失血妇女之面色。宋朝另一部儿科著作，成书于南宋绍兴二十年(1150年)的《幼幼新书》转引钱乙关于肾虚解颅、胃气不和、胃虚冷、虚实下药的论述中，分别以皖白色瘦[5]611、“面色晄白”[5]3031,3032“面皖白”[6]3112描述患儿面色“晄”“皖”二字混用。“晄”为“晃”字异体字。《说文解字》认为晃、晄为会意字，从日光声，本意为明亮。[6]137此后，面色皖白多见于中医儿科著作，且不乏“皖”“晄”“晃”“恍”四字混用现象，用于描述脾肾阳虚、气虚患儿的面色，但各种中医著作中均未明确对其进行释义。

明清时期是中医儿科的发展期，这一时期面色㿠白的主病也从儿科肾虚解颅、胃气不和、胃冷虚、虫痛等脾肾阳虚、气虚所致疾病，扩展到小儿肺虚寒嗽、痘疹麻疹、吐泻疟疾等见脾肺气虚、元气虚损时的表现。如明代万全著《育婴家秘》(1549)卷一辨小儿形色篇[7]472、《幼科发挥》(1579)卷下肺脏主病篇认为久咳不止，面色㿠白是肺气衰败的表现，是肺之真脏色[8]601，在《育婴家秘》卷三诸疳篇还有肺疳患儿鼻下赤烂，手足枯细，口出腥气，咳嗽作喘，右腮㿠白的记载。[7]509 这里白色被看做肺之主色，面色㿠白则是肺气虚衰，甚至肺气将亡的表现。明代薛铠在《保婴撮要》(1555)卷六咳嗽篇记载，痰盛咳嗽，用表散化痰之药，反见痰盛腹胀，面色㿠白。医家判断病情系由脾肺气虚所致，用六君、桔梗一剂即愈。[9]159 清代高鼓峰编《医宗己任编》(1725)卷三四明心法下篇认为痘疹初起过泻，导致毒传脏腑，可见面色晃晃而白，急投六君子汤加煨姜[10]87。"晃晃"据王力编《古代汉语字典》注解，"晃晃"作"明亮貌"。[11]433 清代赵濂《医门补要·医案》(1883)卷下记载一孩患疟疾，误服截散药多剂，使元气损败，面色晃白，以独参汤接续阳气而愈。[12]112

随着认识的发展，清代除了儿科，妇科及内科杂病中也开始见到以面色㿠白描述干血痨、咳喘、肿胀、虚劳、肝风等见气血亏虚、五脏虚损患者的面色。如，清代叶天士《临证指南医案》(1764)卷九调经篇载："妇人面色㿠白，久嗽，食少，腹痛便溏，闭经，是三焦脏真皆损。"[13]662 清代魏之琇编撰的《续名医类案》(1770)卷十三记载年近六旬的男性患者，由肝气郁滞所致的肝脾亏损，气血两虚所致的脏寒生满，兼而作痛出现，面色晃白而带萎黄之相；卷十四记载患者病喘，面色㿠白，以滋水生肝养金之剂后渐少发作。[14]360 清代喻昌《医门法律》(1658)卷六虚劳门虚劳脉论篇认为"呼吸少气，懒言语，无力动作，目无精光，面色㿠白，皆兼气虚"。[15]313 可见医家对面色㿠白这一症状的认识，已不仅仅局限于脾肾阳虚、气虚，肝阴虚、肺气虚及五脏虚损等导致的气血虚损不能上荣于面，均可见面色㿠白。

清代到民国年间，虽然"面色㿠白"用字仍不规范，常见"㿠""恍""晃"三字混用，但是随着中医诊断学的发展，在一些中医诊断专著及部分医书涉及诊断的章节中开始将"面色㿠白"收入白色主病的内容。且释义和所主疾病与临证各科著作相比都发生了较大的变化，开始逐渐趋于统一。如成书于清代乾隆四年(1742)，由太医吴谦编修的清代太医院教科书《医宗金鉴》分册《四诊心法要诀》中认为"恍白"为浅淡白色，主大吐衄、下血、脱血，或者心不生血[16]394。在我国现存最早的中医望诊著作，清代汪宏编著的《望诊遵经》(1875年)中认为"面色㿠白"一主寒，二主失血及心不生血。[17]40,41 其后十六年，由清代张振鋆校订补辑的《厘正按摩要术》(1889)张氏刻述古斋本卷一辨证篇同样释义"晃白"为浅淡色也，主失血。[18]4 民国时期，随着中医近现代教育的发展，以教材模式编著的中医诊断学著作正式将"面色㿠白"收入白色主病部分。如民国二十四年(1935)中国医学院教授吴克潜编著《国医实用诊断学》中认为"恍白"即面无血色，由大吐血、下血、体衰血亏导致的血色不能上荣于面部。[19]23 民国三十八年(1949)华北国医学院《诊断学讲义》沿用了这一论述。由此可见，清以后"面色㿠白"的解释虽不尽相同，但主流观点基本不出面色浅淡，主失血和主寒的范畴。

中华人民共和国成立之初，"面色㿠白"一词延续民国时期主流学界的认识和观点，1963年秦伯未编著的《中医临证备要》一书定义面色㿠白为：面白缺少华色，同时口唇、指甲亦不红润，为血虚证状。[20]39 随着中医高等教育的展开，"面色㿠白"作为中医望诊"白色主病"部分的内容，从1974年进入《中医学基础》教材，认为"面色㿠白、虚浮，多属阳气虚，可见于大失血后、慢性肾炎、哮喘等症"，[21]116 是对历代古籍文献加以总结提炼并结合了现代医学后的认识，但是并未明确定义何谓㿠白。1978年《中医学基础》教材改为"若㿠白而虚浮，多属阳气不足"。[22]67 1984年《中医诊断学》教材认为"㿠白虚浮多为阳虚""㿠白为气虚"。[23]16 同年，由张伯讷主编，上海中医学院使用的《中医望诊图谱》中认为：面色白而虚浮，称为㿠。并配图肾病综合征患者面色，认为患者因久病阳气虚衰，气化失司，水湿内停，泛溢于肌肤，故见面色㿠白。[24]8 1995年《中医诊断学》教材认为"面色㿠白者，多属阳虚证；若㿠白虚浮，则多属阳虚水泛"。[25]14 到2002年季绍良主编21世纪课程《中医诊断学》教材基本确定面色㿠白即"面淡白而虚浮，为阳虚或阳虚水泛"。[26]18 可见中医诊断学教材的认识基本确定为面色（淡）白虚浮，主阳虚或阳虚水泛。虽然对于"㿠"字的来源学界仍有疑义，如在1991年人民卫生出版社出版宋代钱乙著，张灿玾、郭君双点校版《小儿药证直诀·肾虚》中，点校者认为《字书》无"㿠"字，疑为"晃"字之误，因为"晃"字《说文》释义为"明"，故而"晃白"当作"白而光亮"[27]7。"㿠"字于1996年被收入冷玉龙、韦一心主编的《中华字海》，作为正字纳入字书，并引用秦伯未编《中医临证备要》中解释为释义。[28]1096 1997年编辑出版的《中国医学百科全书·中医学》基础医学"白色主病"部分，也收入面色㿠白而浮亮的主病，认为"若面色㿠白而浮亮，属水汽或痰饮，多因脾肾阳虚为患"[29]586，认可了面色㿠白这一诊断学名词。2005年出版的《中医大辞典》将面色㿠白作为症状名收录，定义为面色白而面目虚浮的表现，常见于脾肾阳虚之证。[30]1213 2005年出版的全国科学技术名词审定委员会审定公布的《中医药学名词》沿用2002版《中医诊断学》教材，并将其作为规范名。[31]59

总之，"面色㿠白"最早由北宋钱乙提出，释义为"面色白且没有光泽，如同失血妇女之面色"并应用于儿科脾肾阳虚、气虚所致疾病面色的描述。明清时期，"面色㿠白"出现在临证各科疾病证见气虚、血虚不能上荣于面时面色浅白的表现，且在诊断学著作有了明确的释义。民国到现代，诊断学教材中正式收入这一名词，但是词义由民国时期的失血引起的面无血色，转变成脾肾阳虚所致的面色白而虚浮，词义发生了一定的偏移。

五、文献辑录

《史记·扁鹊仓公列传》："越人之为方也，不待切脉望色，听声写形，言病之所在。"[1]2788

《黄帝内经素问·脉要精微论》："白欲如鹅羽，不欲如盐。"[2]99

"风论"："肺风之状，色皏然白。"[2]238

《钱氏小儿药证直诀·肾虚》："儿本虚怯，由胎气不成，则神不足，目中白睛多，其颅即解（囟开也），面色㿠白。此皆难养，纵长不过八八之数。若恣色欲，多不及四旬而亡。或有因病而致肾虚者，非也。"[4]6

"记尝所治病二十三证"："冯承务子，五岁，吐泻壮热，不思食。钱曰：目中黑睛少而白睛多，面色㿠白，神怯也。黑睛少，肾虚也。黑睛属水，本怯而虚，故多病也。纵长成，必肌肤不壮，不耐寒暑，易虚易实，脾胃亦怯。更不可纵酒欲。若不保养，不过壮年，面上常无精神光泽者，如妇人之失血也。"[4]15

"胃气不和"："面㿠白无精光，口中气冷，不思食，吐水。当补脾，益黄散主之。"[4]27,28

"胃冷虚"："面㿠白色弱，腹痛不思食。当补脾，益黄散主之。若下利者，调中圆主之。"[4]28

"虫痛"："面㿠白，心腹痛，口中沫及清水出，发痛有时，安虫散主之。小儿本怯者，多此病。"[4]29

"解颅"："年大而囟不合，肾气不成也，长必少笑。更有目白睛多，㿠白色瘦者，多愁少喜也。余见肾虚。"[4]33

《幼幼新书·囟不合》："钱乙论解颅，六年大而囟不合，肾气不成也，长必少笑。更有目白睛多㿠白色瘦者，多愁少喜也。"[5]611

"虚寒"："钱乙论肾虚。若儿本虚怯，由胎气不成，则神不足，目中白睛多，其颅即解（囟门也），面色皖白，此皆难养。纵长，不过八八之数，若恣色欲，多不及四旬而亡。或有因病而致肾虚者，非也。"[5]3031,3032

"胃气不和"："钱乙论胃气不和，面皖白，无精光，口中气冷，不思食，吐水。当补脾，益黄散主之。（方见本门。）"[5]3112"钱乙论胃虚冷，面皖白，色弱，腹痛，不思食，当补脾。益黄散主之。若下利者，调中丸主之。（方并见本门中。）"[5]3112,3113

"吐利"："钱乙论虚实下药云：冯承务子五岁，吐泻壮热不思食。钱氏曰：目中黑睛少而白睛多，面色皖白，此子必多病。面色皖白神怯也，黑睛少肾虚也，黑睛属水，本怯而虚，故多病也。纵长成必肌肤不壮，不耐寒暑。易虚易实，脾胃亦怯，更不可纵酒欲，若不保养，不过壮年。面上常无精神光泽者，如妇人之失血也。"[5]4121

《育婴家秘·辨小儿形色》："面皖白者，肺之真脏色见也。"[7]472

"诸疳篇"："病鼻下赤烂，手足枯细，口出腥气，或作喘咳嗽，右腮皖白，名肺疳。"[7]509

《保婴撮要·咳嗽》："吴江史万洲子，伤风咳嗽，或用散表化痰之药，反加痰盛腹胀，面色皖白，余谓脾肺气虚也，用六君、桔梗一剂，顿愈。三日后，仍嗽，鼻流清涕，此后感于风寒也，仍用前药，加桑皮、杏仁，而愈。"[9]159

《幼科发挥·肺脏主病》："一小儿二岁久病嗽，时十月初，请予治之。予曰：不可治矣。父问其故。予曰：嗽者，肺病也。四时之病，将来者进，成功者退。十月建亥，金气已衰，木气始生。吾观令郎面色皖白，肺之衰也。头摇手摆，肝之风也。肺衰风生，作搐而死。果不治。"[8]601

《医门法律·虚劳脉论》："呼吸少气，懒言语，无力动作，目无精光，面色皖白，皆兼气虚。用麦冬、人参各三钱，陈皮、桔梗、炙甘草各半两，五味子二十一粒，为极细末，水浸油饼为丸，如鸡豆子大。每服一丸，细嚼津唾咽下，名补气丸。"[15]313

《医宗己任编·四明心法》："痘初发时，要他泻，泻一通，则痘起发几分。何也？毒传腑也。是里传表也。点一有，即禁泻。如不止，而痘色渐白，面色晃晃而白，急以六君子汤，加煨姜救之。"[10]87

《四诊心法要诀》："恍白者，浅淡白色也，主大吐衄、下血、脱血也；若无吐衄下血，则为心不生血，不荣于色也。"[16]394

《临证指南医案·调经》："王，面色皖白，脉来细促，久嗽不已，减食，腹痛便溏，经闭半载，此三焦脏真皆损，干血劳怯之疴，极难调治。俗医见嗽见热，多投清肺寒凉，生气断尽，何以挽回。"[13]662

《续名医类案·喘》："金太孺人四旬之外病喘，以攻伐之过，坐致痼疾，已近七旬。忽一医与三子汤加葶苈，服下胁痛，厥逆欲脱，余以大剂杞子、地黄，入川楝一枚得瘳。兰亭其四君也，亦病喘，面色皖白，发必数日卧床，与以滋水生肝养金之剂，后发渐少而轻，自言得狗宝服之而愈。此症凡遇面夭白，皮急，痰腥秽而小便点滴者，不可治。盖症非肺痈，而肺叶坏也。肺为水源，既败则小便必少耳。"[14]360

《望诊遵经·白色主病条目》："面色皖白者，寒也。"[17]40"皖白浅淡者，非脱血即心不生血也。"[17]41"咳嗽病，面色皖白，痰多清稀，鼻流清涕者，嗽寒也。"[17]41

《医门补要·医案》："一孩患虐，误服截散药多剂，使元气损败，面色晃白，汗出不止，神脱难言，肢冷脉绝，目珠独灵。先以高丽参二钱煎米饮灌之，接续阳气，随进补益方而愈。"[12]112

《厘正按摩要术·辨证》："黄赤色为阳，故为病主风主热。青白黑色为阴，故为病主寒主痛。晃白者，浅淡白色也，主失血。否则心不生血，故其色不荣。"[18]4 小儿肌肤晃白，唇色惨淡，多属阳虚。[18]17

《国医实用诊断学》："恍白为血色不见，故为大吐血、下血或体亏血衰，不能上华于面。"[19]23

《中医临证备要》:“面白缺少华色,同时口唇、指甲亦不红润,为血虚证状。”[20]39

《中医学基础》(北京中医学院,1974):“面色㿠白、虚浮,多属阳气虚,可见于大失血后、慢性肾炎、哮喘等症。”[21]116

《中医学基础》(北京中医学院,1978):“若㿠白而虚浮,多属阳气不足。”[22]67

《中医诊断学》(邓铁涛):“淡白或㿠白,多为气虚。”[23]16

《中医望诊图谱》:“面色白而虚浮,称为‘㿠白。’本图患者(肾病综合征),因久病阳气虚衰,气化失司,水湿内停,泛溢于肌肤,故见面色㿠白。”[24]8

《中医诊断学》(朱文锋):“面色㿠白者,多属阳虚证;若㿠白虚浮,则多属阳虚水泛。”[25]14

《小儿药证直诀·肾虚》:“《字书》无‘㿠’字,疑为‘晃’字之误。晃,《说文·日部》:‘明也。’晃白,白而光亮。”[27]7

《中华字海》:“面部因气血虚而发白。见《中医临证备要·头面症状》。”[28]1096

《中国医学百科全书·中医学》:“面色㿠白若面色㿠白而浮亮,属水汽或痰饮,多因脾肾阳虚为患。”[29]586

《中医诊断学》(季绍良等):“面色㿠白(面淡白而虚浮)者,为阳虚或阳虚水泛。”[26]16

《中医大辞典》:“面色㿠白,症状名。面色白而面目虚浮的表现,常见于脾肾阳虚之证。”[30]1213

《中医药学名词》:“面色㿠白(pallid complexion)面色白且面目虚浮的表现。”[31]59

参考文献

[1] [西汉] 司马迁. 史记[M]. 北京: 中华书局, 1959: 2785-2820.

[2] [战国] 佚名. 黄帝内经素问[M]. 北京: 人民卫生出版社, 1963: 99, 238.

[3] 汉语大词典编纂处. 康熙字典[M]. 标点整理本. 上海: 汉语大词典出版社, 2002: 744.

[4] [宋] 钱乙. 钱氏小儿药证直诀[M]. [宋] 阎孝忠辑. 清康熙起秀堂影宋刻本. [出版地不详]: [出版省不详], [出版年不详]: 6, 15, 27-29, 33.

[5] [宋] 刘昉, 刘方明. 幼幼新书[M]. 丹波元坚门人抄本. 1791 日本宽政三年辛亥: 611, 3031, 3032, 3112, 3113, 4121.

[6] [东汉] 许慎撰. 说文解字[M]. 北京: 中华书局, 1963: 137.

[7] [明] 万全. 育婴家秘[M]//傅沛藩主编. 万密斋医学全书. 北京: 中国中医药出版社, 1999: 472, 509.

[8] [明] 万全. 幼科发挥[M]//傅沛藩主编. 万密斋医学全书. 北京: 中国中医药出版社, 1999: 601.

[9] [明] 薛己, 等. 保婴撮要[M]//薛己, 等. 薛氏医案选: 下. 北京: 人民卫生出版社, 1983: 159.

[10] [清] 高鼓峰, 等. 医宗己任编[M]. 王汝谦注. 上海: 上海卫生出版社, 1958: 87.

[11] 王力. 王力古汉语字典[M]. 北京: 中华书局, 2000: 433.

[12] [清] 赵濂. 医门补要. 上海: 上海卫生出版社, 1957: 112.

[13] [清] 叶桂. 临证指南医案[M]. 上海: 上海人民出版社, 1959: 662.

[14] [清] 魏之琇. 续名医类案[M]. 北京: 人民卫生出版社, 1957: 360.

[15] [清] 喻嘉言. 医门法律[M]. 上海: 上海卫生出版社, 1957: 313.

[16] [清] 吴谦. 御纂医宗金鉴[M]. 武英殿版排印本. 北京: 人民卫生出版社. 1963: 394.

[17] [清] 汪宏. 望诊遵经[M]. 上海: 上海科学技术出版社, 1959: 40, 41.

[18] [清] 张振鋆, 曲祖贻点校. 厘正按摩要术[M]. 北京: 人民卫生出版社, 1990: 4, 17.

[19] [民国] 吴克潜. 国医实用诊断学[M]. 上海: 上海大众书局, 1933: 23.

[20] 秦伯未. 中医临证备要[M]. 北京: 人民卫生出版社, 1963: 39.

[21] 北京中医学院. 中医学基础[M]. 上海: 上海人民出版社, 1974: 116.

[22] 北京中医学院. 中医学基础[M]. 上海: 上海科学技术出版社, 1978: 67.

[23] 邓铁涛. 中医诊断学[M]. 上海: 上海科学技术出版社, 1984: 16.

[24] 上海中医学院. 中医望诊图谱[M]. 供中医教学内部使用, 1984: 8.

[25] 朱文锋. 中医诊断学[M]. 上海: 上海科学技术出版社, 1995: 14.

[26] 季绍良, 成肇智. 中医诊断学[M]. 北京: 人民卫生出版社, 2002: 16.

[27] [宋] 钱乙. 小儿药证直诀[M]. [宋] 阎孝忠编集, 张灿玾, 郭君双点校. 北京: 人民卫生出版社, 1991: 7.

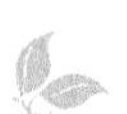

[28] 冷玉龙，韦一心. 中华字海[M]. 北京：中华书局，1994：1096.

[29] 《中医学》编辑委员会. 中医学：上[M]//钱信忠. 中国医学百科全书. 上海：上海科学技术出版社，1997：586.

[30] 李经纬，余瀛鳌，蔡景峰，等. 中医大辞典[M]. 北京：人民卫生出版社，2005：1213.

[31] 中医药学名词审定委员会审定. 中医药学名词[M]. 北京：科学出版社，2005：59.

（侯酉娟）

2 · 038

胞宫虚寒证

bāo gōng xū hán zhèng

一、规范名

【汉文名】胞宫虚寒证。

【英文名】syndrome of deficient cold in uterus; syndrome of deficient cold in womb。

【注释】阳气亏虚、胞宫失于温煦。症见畏寒肢冷、小腹冷痛、喜温喜按、经水色淡质稀量少、带下清、面色白、舌淡苔白，或不孕、胎自堕等。

二、定名依据

“胞宫虚寒证”一词最早见于1987年人民卫生出版社出版的《中医证候鉴别诊断学》中。此前与之最为相关的为“胞宫虚寒”一词，该词始见于清代吴鞠通的《温病条辨》中，而在历代文献中，则以“胞宫阳虚”“子脏虚冷”“子宫虚冷”“胞脏冷”“子宫冷”等名称出现，其中“子脏虚冷”“子宫虚冷”的含义基本与“胞宫虚寒”一致，“胞脏冷”“子宫冷”又有虚寒和实寒的区别，所指范围则比“胞宫虚寒”要大。

清代之前，胞宫虚寒证以“子脏虚冷”“子宫虚冷”多见，至清代《温病条辨》中首次出现“胞宫虚寒”一词后，开始陆续使用。中华人民共和国成立后，国家组织陆续出版了系列规划教材，20世纪60年代，这些教材中开始出现中医证候分类的内容，才出现了“某某证”的表述方式。1987年人民卫生出版社出版的《中医证候鉴别诊断学》中，使用了“胞宫虚寒证”一词，这是目前看到的使用“胞宫虚寒证”一词最早的文献。随着中医证候规范化工作的持续推进，在其后的国家规划教材、国家标准中，“胞宫虚寒证”一直沿用下来。如1997年出版的国标《中医临床诊疗术语·证候部分》中，用“胞宫虚寒证”为规范名，其定义为：阳气亏虚，胞宫失却温煦，以畏冷肢凉，小腹隐痛、喜温喜按，月经色淡、质稀，或带下清稀，或不孕，或流产，面色白，舌淡苔白等为常见症的证候。其后，《中医大辞典（第2版）》以“胞宫虚寒证”作为正名。2005年出版的全国科学技术名词审定委员会审定公布的《中医药学名词》以“胞宫虚寒证”作为规范名，标志着这一名词被规范使用。

三、同义词

【曾称】“子脏虚冷”“胞脏冷”（《诸病源候论》）；“子脏虚损”（《妇人大全良方》）；“子宫虚冷”（《叶氏女科证治》）；“胞宫阳虚证”（《中医证候鉴别诊断学》）；“胞失温煦证”（《中医证候辨治轨范》）。

四、源流考释

先秦两汉时期，虽没有见到关于“胞宫虚寒证”的表述，但是已经有相关由胞宫虚寒导致妇人疾病的病因认识及治疗用药的记载。子宫之名，最早见于《神农本草经·紫石英》[1]3，谓主治“女子风寒在子宫，绝孕十年无子”。《黄帝内经素问·五脏别论》[2]77 将胞宫定义为“女子胞”，“脑、髓、骨、脉、胆、女子胞，此六者地气之所生也，皆藏于阴而象于地，故藏而不泻，名曰奇恒之腑”。《金匮要略》中已有对胞宫虚寒导致闭经的认识，将胞宫称为“胞门”“子脏”，如《金匮要略·妇人杂病脉证并治》：“妇人之病、因虚、积冷、结气，为诸经水断绝，至有历年，血寒积结，胞门寒伤，经络凝坚。”[3]60 张仲景虽未对胞宫虚寒证引发妇科诸病提出治疗方药，但后世却也将《金匮要略》中的胶姜汤、附子汤、温经汤作为治疗此证的经典方药。如温经汤，主妇人少腹寒，久不受胎，兼取崩中去血，或月水来过多，及至期不来；以附子汤温胞脏，《金匮要略·妇人妊娠病脉证并治》：“妇人怀娠六七月，脉弦发热，其胎愈胀，腹痛恶寒者，少腹如扇，所以然者，子脏开故也，当以附子汤温其脏。”[3]55

隋唐时期，隋代巢元方《诸病源候论》在妇人妊娠病脉证、月水不通候、妇人杂病诸候等篇对妊娠胎痿、月经不通、不孕、阴脱等疾病的病因病机作了详细论述，也都提及胞宫虚寒是导致这些疾病的病因之一。如《诸病源候论·妇人杂病诸候》：“阴挺出下脱候胞络伤损，子脏虚冷，气下冲，则令阴挺出，谓之下脱。”[4]403 巢元方已经认识到胞宫虚寒，其寒乃阳虚而生，非风寒外邪所客，多由先天不足，后天房劳多产所致，治疗当以补其阳虚为主。但当时并未对胞宫虚寒证和胞宫寒凝证加以明确区分，只用“子脏虚冷”表述胞宫虚寒证，“子脏冷”“胞脏冷”“胞脏冷着”等词的范围就要比胞宫虚寒证的范围要大一些，也包括胞宫寒凝证的病机。如《诸病源候论·妇人杂病诸候》：“子脏冷无子者，由将摄失宜，饮食不节，乘风取冷，或劳伤过度，致风冷之气乘其经血，结于子脏，子脏则冷，故无子。”[4]389

宋金元时期，对胞宫虚寒证也有了更多的认识。王怀隐等在《诸病源候论》的基础上，更强调了内因的重要性，其在《太平圣惠方·治妊娠数堕胎诸方》[5]2193-2196、《太平圣惠方·治妇人子脏虚冷久无子诸方》[5]2338-2340、《太平圣惠方·治妇人阴挺出下脱诸方》[5]2432 提出治疗子脏虚寒、子脏虚寒引起滑胎、不孕和子宫脱垂的具体方药。《圣济总录》中也提到了“子宫虚冷”，并论述其病因。如《圣济总录·妇人无子》：“治妇人子宫虚冷，胎孕不成，或经水不调，血气积冷。”[6]21 此外，宋代著名的妇科专著《妇人大全良方》用“子脏虚损”“子宫冷”“胞脏冷”来表述胞宫虚寒，如《妇人大全良方·妇人阴挺出下脱方论》：“夫妇人胞络伤损，子脏虚冷，气下冲则令阴挺出，谓之下脱。”[7]583 并提出了治疗子宫冷引发的妇人久虚无子，产前、产后一切病患的胜金丸，“不换金丸，治妇人久虚无子，产前、产后一切病患。兼疗男子下虚无力。此药能安胎催生，妊娠临月服五七丸，产时减痛。妇人无子，是子宫冷，如服二十丸，男女自至”（《妇人大全良方·通用方序论》[7]279）。同时也指出，胞宫虚损，风邪客之，导致阴冷。《妇人大全良方·妇人阴冷方论》[7]660“妇人胞络劳伤，子脏虚损，风冷客之。冷乘于阴，故令冷也”和《妇人大全良方·产后风虚劳冷方论》[7]583“若久不平复，若久不瘥，风冷入于子脏，则胞脏冷，亦使无子，谓之风虚劳损也”均指出体虚之时，“风冷”侵袭子脏（即胞宫）是“胞宫虚寒证”形成的重要原因。

明清时期，医家对胞宫虚寒证的认识更加系统，有对前人处方用药的经验总结，有对理论分析的完整归纳，也有个人经验的论述，对胞宫虚寒证的认识也不断深入。明代朱橚《普济方》中有“风冷入于子脏，则胞脏冷”[8]855 的论述，其中“子脏”和“胞脏”均指胞宫。明代董宿《奇效良方》[9]547 中的胜金丸、镇宫丸，都是治疗子宫冷引起的调经通治方。明代龚廷贤在《寿世保元》中应用调经种玉汤治疗子宫虚冷之不孕证：“凡妇人无子，多因七情所伤，致使血衰气盛，经水不调，或前或后，或多或少，或色淡如水，或紫如血块，或崩漏带下，或肚腹疼痛，或子宫虚冷，不能受孕，宜进此药，而效可通神。”[10]495 明代武之望《济阴纲目》[11]62，在“求子门”中详述求子之道，在宫冷不孕方面也有详细的辨证治疗。“产后门”中亦有：“若久不平复，风冷入于子脏，则胞脏冷，使人无子。”明代张景岳《景岳全书·妇人规》：“妇人血气俱虚，经脉不调，不受孕者，惟毓麟珠随宜加减用之为最妙。其次则八珍益母丸亦佳。若脏寒气滞之甚者，用续嗣降生丹亦妙。”[12]306

“胞宫虚寒证”的用药法在清代有所发展，除了汤剂之外，增添栓剂外治法。如《医宗金鉴·妇科心法》对于“妇人阴冷，皆由风寒乘虚客于子脏”之证，认为“宜多服桂附地黄丸，外以远志、干姜、蛇床子、吴茱萸研细，绵裹纳阴中，日二易”。[13]455 清代医家对于子宫冷所致的不孕证论述较多。《不居集·蓐劳》中“若久不平复，风冷入于子脏，则胞脏冷，使人无子”[14]427、《叶氏女科证治·求嗣》中的“妇人不孕病源……有子宫虚冷而阳气不能生化者”[15]67 等阐释了风冷入于子脏，子宫虚冷，阳气不能生化因而无子的病机。调生丸(《彤园妇科·种子门》)[16]79、续嗣降生丹(《竹林女科证治·求嗣上》)[17]138、温胞饮(《傅青主女科》)[18]104 等均是据此而设。值得一提的是，清代吴瑭所著的《温病条辨》中首次出现“胞宫虚寒”一词。《温病条辨·解产难》：“妇人产后下亏，淋带癥瘕，胞宫虚寒无子，数数殒胎，或少年生育过多，年老腰膝尻胯酸痛者。”[19]362

另外，清代丰富了“胞宫虚寒证”舌诊的内容。《增订通俗伤寒论·伤寒脉舌》：“若夫察看舌色……甚则淡红带青者，血分虚寒也，妇人子宫冷者有之。”[20]188《辨舌指南·观舌总纲》：“妇人子宫冷者，舌色亦多青。”[21]50“红兼青凡舌淡红带青者，血分虚寒也，妇人子宫冷者常有之。”[21]77《中西温热串解·看舌十法》：“淡红无苔，反微似黄白苔者，气不化液也，甚则淡红带青者，血分虚寒也，妇人子宫冷者，常有之。”[22]65 认为“舌淡红带青”是“胞宫虚寒证”常见舌象。

中华人民共和国成立后，由国家组织陆续出版了系列规划教材，在 20 世纪 60 年代，这些教材中开始出现中医证候分类的内容，才出现了“某某证”的表述方式。1987 年人民卫生出版社出版的《中医证候鉴别诊断学》中，使用了“胞宫虚寒证”一词，其定义为：“胞宫虚寒证是指因禀赋不足，或房劳多产而致阳气不足，胞宫失于温养，气血生化不及所引起的一系列症状的总称。主要临床表现为：小腹不温，喜温喜按，绵绵作痛，月经或后期而来，或经行量少，或停闭不行，带下量多，色白质稀，腰痛腿软，畏寒肢冷，大便溏薄，脉沉细无力或沉迟。”[23]477,478

随着中医证候规范化工作的持续推进，在其后的国家规划教材、国家标准中，“胞宫虚寒证”则一直沿用下来。1997 年出版的国标《中医临床诊疗术语·证候部分》中，用“胞宫虚寒证”为规范名，其定义为：“阳气亏虚，胞宫失却温煦，以畏冷肢凉，小腹隐痛、喜温喜按，月经色淡、质稀，或带下清稀，或不孕，或流产，面色白，舌淡苔白等为常见症的证候。”[24]43 其后，代表性辞书《中医大辞典》[25]1283 以“胞宫虚寒证”作为正名。2005 年出版的全国科学技术名词审定委员会审定公布的《中医药学名词》[26]99 以“胞宫虚寒证”作为规范名，标志着这一名词被规范使用。

五、文献辑录

《黄帝内经素问·五脏别论》：“岐伯对曰：脑、髓、骨、脉、胆、女子胞，此六者，地气之所生也，皆藏于阴而象于地，故藏而不泻，名曰奇恒之府。”[2]77

《神农本草经·紫石英》：“味甘温，生山谷。治心腹咳逆邪气，补不足，女子风寒在子宫，绝孕十年无子。久服温中、轻身、延年。”[1]3

《金匮要略·妇人妊娠病脉证并治》：“妇人怀娠六七月，脉弦发热，其胎愈胀，腹痛恶寒者，少腹如扇，所以然者，子脏开故也，当以附子汤温其脏。”[3]55“妇人之病，因虚、积冷、结气，为诸经水断绝。至有历年，血寒积结胞门，寒伤经络。”[3]60

《诸病源候论·妇人杂病诸候》:“子脏冷无子者,由将摄失宜,饮食不节,乘风取冷,或劳伤过度,致风冷之气乘其经血,结于子脏,子脏则冷,故无子。”[4]389“阴挺出下脱候,属性:胞络伤损,子脏虚冷,气下冲,则令阴挺出,谓之下脱。亦有因产而用力偃气,而阴下脱者。诊其少阴脉浮动,浮则为虚,动则为悸,故令下脱也。”[4]403

《太平圣惠方·治妊娠数堕胎诸方》:“夫阳施阴化,故得有胎,荣卫和调,则经养周足,故胎得安,则能成长。若血气虚损者,皆因气血虚损,子藏风冷,致令胎不坚固,频有所伤。宜服卷柏丸。卷柏、钟乳粉、鹿角胶(捣碎炒令黄燥)、紫石英(细研水飞过)、阳起石(细研水飞过)、桑螵、当归,上件药,捣罗为末,都研令匀,炼蜜和丸,如梧桐子大,每服,空心及晚食前,以温酒下。”[5]2193

“治妇人子脏虚冷久无子诸方”:“夫妇人子脏虚冷无子者,由将摄失宜,饮食不节,乘风取冷;或劳伤过度,致风冷之气,乘其经血,结于子脏,子脏则冷,故令久无子也。治妇人子脏虚冷,及五劳七伤,羸瘦,面无颜色,不能饮食,产后断绪无子多时。”[5]2338

“治妇人阴挺出下脱诸方”:“夫妇人胞络伤损,子脏虚冷,气下冲则令阴挺出,谓之下脱,亦有因产而用力气而阴下脱。治妇人阴挺出下脱方:黄芩(半两),赤芍药(一两),当归(半两,剉,微炒),牡蛎〔一两半,烧为粉〕,竹茹,上件药,捣细罗为散,每于食前,以暖酒调下二钱。”[5]2432

《圣济总录·妇人无子》:“论曰妇人所以无子者,冲任不足,肾气虚寒也,《内经》谓女子二七天癸至,任脉通。太冲脉盛,阴阳和,故能有子,若冲任不足,肾气虚寒,不通系胞,故令无子,亦有本于夫病者,当原其所因而调之。治妇人子宫虚冷,胎孕不成,或经水不调,血气积冷。朴硝荡胞汤方:朴硝、牡丹皮、当归(切炒)、大黄(剉、炒)、桃仁(汤浸去皮尖双仁炒)、细辛(去苗叶、黑皮)、桂(切炒一两半)、虻虫,上一十七味,粗捣筛,每服三钱匕,水一盏,酒半盏,同煎至八分,去滓温服食前。”[6]21

《妇人大全良方·通用方序论》:“妇人无子,是子宫冷,如服二十丸,男女自至。”[7]279

“妇人阴冷”:“妇人胞络劳伤,子脏虚损,风冷客之。冷乘于阴,故令冷也。疗妇人癖瘦阴冷,五加皮浸酒方。”[7]660

“产后风虚劳冷方论”:“若久不平复,若久不瘥,风冷入于子脏,则胞脏冷,亦使无子,谓之风虚劳损也。”[7]583

“妇人阴挺出下脱方论”:“夫妇人胞络伤损,子脏虚冷,气下冲则令阴挺出,谓之下脱。亦有因产而用力气,而阴下脱者。诊其少阴脉浮动,浮为虚,动为悸,故令下脱也。《千金翼》疗妇人阴挺下脱,当归散。”[7]583

《普济方·产后诸疾门》:“夫产则血气劳伤,脏腑虚弱,而气冷客之。搏于血气,不能温于肌肤。使人虚乏疲,致羸损不平复。若久不瘥,风冷入于子脏,则胞脏冷。”[8]855

《奇效良方·妇人门(附论)》:“胜金丸,此药能安胎催生,妊娠临月服五七丸,产时减痛,妇人无子,是子宫冷,如服二十丸,男女自至。”“镇宫丸,本草注云:地榆主带下十二病,一曰多赤,二曰多白,三曰月水不通,四曰阴蚀,五曰子藏坚,六曰子门悴,七曰合阴阳患痛,八曰小腹寒痛,九曰子门闭,十曰子宫冷,十一曰梦与鬼交,十二曰五藏不定。”[9]547

《寿世保元·求嗣》:“一论凡妇人无子,多因七情所伤,致使血衰气盛,经水不调,或前或后,或多或少,或淡色如水,或紫色如块,或崩漏带下,或肚腹疼痛,或子宫虚冷,不能受孕,宜进此药,而效可通神。”[10]495

《济阴纲目·产后门》:“冷劳者,产则血气劳伤,脏腑虚弱,而风冷客之(若为气血虚,则为本气虚而寒,即无风冷客之而亦寒也,治者须知不足有余),冷搏于血气,血气不能温于肌肤,使人虚乏疲顿,致羸损不平复。若久不平复,风冷入于子脏,则胞脏冷,使人无子。(初感为寒,久则为热,若果胞冷,即本气虚,热者即血虚。)"[11]62

《景岳全书·妇人规》:"种子之方,本无定轨,因人而药,各有所宜。故凡寒者宜温;热者宜凉;滑者宜涩;虚者宜补。去其所偏,则阴阳和而生化着矣。今人不知此理,而但知传方,岂宜于彼者亦宜于此耶?且或见一人偶中,而不论宜否而遍传其神,兢相制服,又岂知张三之帽,非李四所可戴也。今录十方于后,择宜用之,庶获济矣。妇人血气俱虚,经脉不调,不受孕者,惟毓麟珠随宜加减用之为最妙。其次则八珍益母丸亦佳。若脏寒气滞之甚者,用续嗣降生丹亦妙。"[12]306

《医宗金鉴·妇科心法》:"妇人阴冷,皆由风寒乘虚客于子脏,久之血凝气滞,多变他证,且限于受孕。宜多服桂附地黄丸,外以远志、干姜、蛇床子、吴茱萸研细,绵裹纳阴中,日二易。""温中坐药,阴冷风寒客子脏,桂附地黄丸最宜,远志、干姜、蛇床子,吴萸为末裹纳之。"[13]455

《不居集·蓐劳》:"若久不平复,风冷入于子脏,则胞脏冷,使人无子。"[14]427

《叶氏女科证治·求嗣》云:"妇人不孕病源……有子宫虚冷而阳气不能生化者。"[15]67

《彤园妇科·种子门》:"调生丸治冲任虚寒,子宫冷而不能受孕,孕而损坠者。"[16]79

《温病条辨·解产难》:"此方治下焦阴阳两伤,八脉告损,急不能复,胃气尚健(胃弱者不可与,恐不能传化重浊之药也),无湿热证者;男子遗精滑泄,精寒无子,腰膝酸痛之属肾虚者(以上数条,有湿热皆不可服也);老年体瘦痱中,头晕耳鸣,左肢麻痹,缓纵不收,属下焦阴阳两虚者(以上诸证有单属下焦阴虚者,宜专翕膏,不宜此方);妇人产后下亏,淋带癥瘕,胞宫虚寒无子,数数殒胎,或少年生育过多,年老腰膝尻胯酸痛者。"[19]362

《竹林女科证治·求嗣上》:"妇人五脏虚损,子宫冷惫,赤白带下,盗汗短气、畏寒恶冷,宜续嗣降生丹。"[17]138

《傅青主女科·下部冰冷不孕》:"胞胎之寒凉,乃心肾二火之衰微也。故治胞胎者,必须补心肾二火而后可。方用温胞饮。"[18]104

《增订通俗伤寒论·伤寒脉舌》:"若夫察看舌色,则舌色本红,淡于红者血虚也;淡红无苔,反微似黄白苔者,气不化液也;甚则淡红带青者,血分虚寒也,妇人子宫冷者有之,胎死腹中者亦有之,久痢虚极者亦恒见之;浓于红者为绛,血热也;尖绛者,心火上炎也;根绛者,血热内燥也;通绛无苔及似有苔黏腻者,血热又挟秽浊也;绛而深紫,紫而润黯者,中脘多瘀;紫而干晦者,肝肾气绝;由绛而紫,紫而转黑者,络瘀化毒,血液已枯,不治;若舌本无苔,隐隐若罩黑光者,平素胃燥舌也,烟家多有此舌。"[20]188

《辨舌指南·观舌总纲》:"妇人子宫冷者,舌色亦多青。"[21]50"红兼青凡舌淡红带青者,血分虚寒也,妇人子宫冷者常有之,久痢虚极者亦有之。"[21]77

《中西温热串解·看舌十法》:"淡红无苔,反微似黄白苔者,气不化液也,甚则淡红带青者,血分虚寒也,妇人子宫冷者,常有之;久痢虚极者,亦有之。"[22]65

《中医证候鉴别诊断学》:"胞宫虚寒证是指因禀赋不足,或房劳多产而致阳气不足,胞宫失于温养,气血生化不及所引起的一系列症状的总称。主要临床表现为:小腹不温,喜热喜按,绵绵作痛,月经或后期而来,或经行量少,或经闭不行,带下量多,色白质稀,腰痛腿软,畏寒肢冷,大便溏薄,舌淡苔薄,脉沉细无力或沉迟。"[23]477,478

《中医临床诊疗术语·证候部分》:"胞宫虚寒证阳气亏虚,胞宫失却温煦,以畏冷肢凉,小腹隐痛、喜温喜按,月经色淡、质稀,或带下清稀,或不孕,或流产,面色白,舌淡苔白等为常见症的证候。"[24]43

《中医大辞典》:"胞宫虚寒证,证候名。指肾阳亏虚,胞宫失却温煦,以畏冷肢凉,小腹隐痛,喜温喜按,月经色淡质稀,或带下清稀,或不孕,或流产,腰膝酸冷,面白,舌淡苔白,脉沉弱等为常见症的证候。”[25]1283

《中医药学名词》：“胞宫虚寒证，肾阳亏虚，胞宫失却温煦，以畏冷肢凉，小腹隐痛，喜温喜按，月经色淡质稀，或带下清稀，或不孕，或流产，腰膝酸冷，面白，舌淡苔白，脉沉弱等为常见症的证候。”[26]99

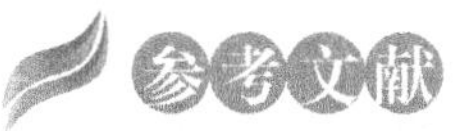

[1] 未著撰人.神农本草经[M].北京：中国医药科技出版社，2018：3.

[2] 未著撰人.黄帝内经素问[M].北京：人民卫生出版社，1963：77.

[3] [汉]张仲景.金匮要略[M].北京：中医古籍出版社，1997：55，60.

[4] [隋]巢元方.诸病源候论[M].柳长华主编.北京：北京科学技术出版社，2016：389，403.

[5] [宋]王怀隐.太平圣惠方[M].北京：人民卫生出版社，1958：2193－2196，2338－2340，2432.

[6] [宋]太医院.圣济总录[M].吴锡璜主编.北京：人民出版社，1914：21.

[7] [宋]陈自明.妇人大全良方[M].北京：人民卫生出版社，1992：279，583，660.

[8] [明]朱橚.普济方[M].上海：上海古籍出版社，1991：855.

[9] [明]董宿原.奇效良方[M].呼和浩特：内蒙古人民出版社，2006：547.

[10] [明]龚廷贤.寿世保元[M].天津：天津科学技术出版社，1999：495.

[11] [明]武之望.济阴纲目[M].沈阳：辽宁科学技术出版社，1997：62.

[12] [明]张景岳.景岳全书[M].广州：广东科技出版社，1984：306.

[13] [清]吴谦.医宗金鉴[M].沈阳：辽宁科学技术出版社，1997：455.

[14] [清]吴澄.不居集[M].北京：中国中医药出版社，2002：427.

[15] [清]叶桂.叶氏女科证治[M].北京：中国中医药出版社，2015：67.

[16] [清]郑玉坛.彤园妇科[M].天津：天津科学技术出版社，2010：79.

[17] [清]萧山道人.竹林女科证治[M]//周仲瑛，于文明.中医古籍珍本集成.长沙：湖南科学技术出版社，2014：138.

[18] [清]傅山.傅青主女科[M].天津：天津科学技术出版社，1999：104.

[19] [清]吴瑭.温病条辨[M].孟澍江，沈凤阁校对.太原：春秋出版社，1988：362.

[20] [清]何廉臣.增订通俗伤寒论[M].福州：福建科学技术出版社，2004：188.

[21] [民国]曹炳章.辨舌指南[M].福州：福建科学技术出版社，2006：50，77.

[22] [民国]吴瑞甫.中西温热串解[M].福州：福建科学技术出版社，2003：65.

[23] 赵金铎.中医证候鉴别诊断学[M].北京：人民卫生出版社，1987：477，478.

[24] 国家技术监督局.中医临床诊疗术语：证候部分[M].北京：中国标准出版社，1997：43.

[25] 李经纬，余瀛鳌，蔡景峰，等.中医大辞典[M].北京，人民卫生出版社，2004：1283.

[26] 全国科学技术名词审定委员会.中医药学名词[M].北京：科学出版社，2005：99.

（申　力）

2・039

脉　诊

mài zhěn

一、规范名

【汉文名】脉诊。

【英文名】pulse taking。

【注释】通过切摸寸口脉象以了解病情的诊断方法。古代脉诊范围较大，涉及三部九候，现多已不用，保留寸口诊脉法。

二、定名依据

“脉诊”的起源至今缺少明确的证据。据《史记》“至今天下言脉者，由扁鹊也”的记载，以及《淮南子》认为扁鹊被后世推崇贵在诊察脉息

而知病所生，推断“脉诊”的起源最晚可追溯至公元前6世纪。

“脉诊”一词首见于《内经》。此后“脉诊”与“按脉”“切脉”“持脉”“诊脉”等词在后世医籍中被广泛使用。《内经》作为脉学的奠基之作涉及“三部九候”遍诊法、人迎气口诊法以及诊脉的时间、部位、方式等内容，经言“能合色脉，可以万全。”可见脉诊是与望诊并列的诊法；《难经》则首次提出了独取“寸口”和“寸关尺”切脉部位。两汉以后，医家诊脉独取寸口相习成风，但关尺、遍诊法还未完全废除，直至晋唐时期，脉诊部位即“切摸寸口”在认识和应用上得到了医界统一。

普通高等教育医药类教材《中医诊断学》(朱文锋)、《中医学概论》(周军)、《中医学》(李家邦)等以及辞书百科类著作《中医大辞典》《辞海》《中国医学百科全书·中医学》等均以“脉诊”作为规范名。全国科学技术名词审定委员会审定公布的《中医药学名词》(2005年版)亦以“脉诊”作为规范名。此外，已经广泛应用于中医药学文献标引和检索的《中国中医药学主题词表》也以“脉诊”作为正式主题词。“脉诊”作为中医诊法的规范名已成为共识。

三、同义词

【俗称】“把脉”“号脉”(《中医百科》)。

【曾称】“按脉”“持脉”“切脉”(《内经》)；“诊脉”(《黄帝内经太素》)。

四、源流考释

远古时代留传下来与脉诊相关的资料不多，古代脉有关黄帝、岐伯、扁鹊、素女等脉法与医籍的记载可以认为是原始社会历史阶段的代表，反映人类医学活动和脉诊起始的史实。古代医家都尊黄帝及其臣岐伯为医学师祖，将脉法归属于远古时代黄帝创造，据日本丹波元胤《中国医籍考》著录：“《黄帝脉决》，《崇文总目》一卷，佚。”“《黄帝脉经》，《宋志》一卷(《读书后志》作三卷)，佚。”以上著作虽已佚，但仍能说明脉学在黄帝时代已有专书典籍。现能见到的最早的古脉书是1974年从马王堆汉墓发掘出土帛书《足臂十一脉灸经》《阴阳十一脉灸经》《阴阳脉死候》《脉法》和1983—1984年湖北江陵张家山汉墓出土的简书《脉书》。是否从远古时期传留下来虽未有定论，但就《脉法》等书只用砭石和灸法，不谈针法，说明其年代较《内经》更古。据专家考释，书中的脉诊内容虽不能看出脉诊的全貌，却已经出现脉诊的雏形。其内容多为经脉循行叙述，涉及诊脉部位多处，表明“脉诊”起源于古代对血脉经络的检查，是由最早的经络检查渐渐发展而成的，并不是单纯的诊脉动，更不是现在的独取寸口法。

春秋战国时期，《周礼》就有“以五气(闻)、五声(问)、五色(望)，视其死生，两之以九窍之变，参(切)之以九藏之动”[1]10 的记载。在医学临床实践记录中，最早注意到动脉与疾病的关系，并通过指触脉的搏动来诊断疾病的医家是扁鹊，如《史记·扁鹊仓公列传》中“至今天下言脉者，由扁鹊也”，“特以诊脉为名耳”[2]435。扁鹊之后，善诊脉者，首推西汉初仓公淳于意，《史记》将其与扁鹊同篇立传，云“意治病人，必先切其脉，乃治之，败逆者不可治，其顺者乃治之，心不精脉，所期死生，视可治，时时失之”[2]440。仓公脉学源于其师公乘阳庆所传黄帝、扁鹊之脉法，《仓公传》所载仓公25个病案中，载有诊脉的病案16例，涉及脉象20余种，其中多处提到《脉法》《诊脉法》，可能是当时流传的脉学专著，可惜早已散佚。此外，《扁鹊脉经》《扁鹊脉髓》《素女脉诀》等虽已亡佚，但均从史料学的角度佐证该时代或其前已有脉书流传于世。

《内经》是现存最早、保存脉学内容最丰富的古代医学经典，《黄帝内经素问》[3]32《灵枢经》[4]36 有关于脉学理论及诊脉方法的专论，如《玉版论要》《脉要精微论》《平人气象论》《玉机真藏论》《三部九候论》《论疾诊尺》等多篇，内容涉及诊脉方法、时间、部位及脉学的生理、病理变化等许多方面，比较全面地反映当时的脉学水平。关于诊脉的部位和方法，记有“十二经诊法”“三部九候遍诊法”“人迎寸口诊法”“尺寸诊法”以及“尺肤诊”“色脉诊”“色脉尺诊”等与色诊相结合的方法等。

《难经》内容简洁，篇幅不大，但其论述“脉诊”的内容却十分丰富。全书专论脉学的部分就有22难，加上其他兼论脉学的部分，大约占了全书的三分之一。所论脉学内容，包括“脉诊”的基本知识、基本理论及正常反常脉象等。《难经·一难》提出：“十二经皆有动脉，独取寸口，以决五脏六腑死生吉凶之法，何谓也？然寸口者，脉之大会，手太阴之脉动也。寸口者，脉之大会，手太阴之动脉也……五脏六腑之所终始，故法取于寸口也。”[5]1《难经·二难》明确地提出了切脉的部位“寸、关、尺”的概念。《难经·十八难》记载：“三部者寸关尺也，九候者浮中沉也。”[5]30 可以说《难经》将《内经》中的“三部九候”诊脉方法移植到诊寸口脉中，首先提出并基本形成了“独取寸口”的诊脉方法。此后1 000多年来，“脉诊”就是沿着“独取寸口”的道路向前发展的。

东汉时代，张仲景《伤寒论》和《金匮要略》中，张仲景开辨病、脉、证并治之先河，确定了脉证并重的原则。如《伤寒论》全书各篇标题都是“辨某病脉证并治”。且再三告诫医者：“观其脉证，知犯何逆，随证治之。”[6]27 书中记录了20余种脉象，其脉法以阴阳为纲，以寸口诊脉为主，而又有所发挥，还经常结合不同病证诊察“趺阳”“人迎”脉，合称为仲景三部脉法。例如：《伤寒论》自序云：“观今之医……按寸不及尺，握手不及足；人迎趺阳，三部不参；动数发息，不满五十……所谓管窥而已。”[6]14《金匮要略·水气篇》曰：“寸口脉浮而迟，浮脉则热，迟脉则潜，热潜相搏，名曰沉。趺阳脉浮而数，浮脉即热，数脉即止，热止相搏，名曰伏。”[7]38

西晋时代，王叔和所撰的《脉经》是我国现存的第一部脉学专著。总结了晋以前的脉学成就，使脉诊有了比较完整的理论和方法。提出24种脉形、指感及相关诊断标准，确立“寸口脉”寸关尺三部的定位问题，同时对两手六脉所主脏腑提出比较明确的定位诊断，在此基础之上，强调脉、证、治，论述了辨别脉的阴阳、逆顺、虚实、生死以及各种杂病及妇人、小儿脉证等。《脉经》[8]1 之后，诸家公认“寸口为脉之大会”，诊脉多取寸口，遍诊法不再或极少被采用，可见，“独取寸口”虽与封建礼教有关，同时与脉诊理论的发展是分不开的。

南北朝时期，脉书有存有毁。仅据《中国医籍考》所录，《脉经》就有三种：黄公兴撰六卷（佚），秦承祖著六卷（佚），康普恩著十卷（佚），但都没有流传下来。

隋唐时期，脉学得到了广泛地运用，从现有文献资料来看，基本遵循晋朝王叔和的脉学理论，但有所改进和创新，主要体现在《诸病源候论》与《千金要方》中。《诸病源候论》书中载列有较详脉诊内容，如《诸病源候论》卷一曰：“诊其脉，虚弱者，亦风也；缓大者，亦风也；浮虚者，亦风也；滑散者，亦风也。”[9]1 唐代医学兴盛，其著作以综合性论述为多，脉学专著较少，孙思邈《备急千金要方》[10]857 卷二十八为脉诊，内容有平脉和五脏脉，各脉形态及五脏脉所属，脉象主病及寸关尺分诊主病法、诊病察脉生死等。同时，书中增补儿科脉。本书将《脉经》里表述不清的脉表述清晰、描述更加形象具体，补充了促脉，结脉等。

宋代医学发展取得新的成就。首先，高阳生编纂而署名王叔和的《脉诀》[11,12]210,1347、崔嘉彦所撰的《四言脉诀》及施发所撰的《察病指南》较具代表性。《四言脉诀》从脉理、诊脉方法、三部九候与脏腑配属关系等方面论脉，认为脉理虽浩繁却可以用浮、沉、迟、数四者总括；《察病指南》论述了二十余种诊脉治法，如三部九候、左右三部六候等，均较受后世医家推崇。

金元时期，医学发展形成多种流派，对脉学的发展具有促进作用，但依然延续前人的寸口脉诊之法并加以考释，并在脉象与疾病主证及脏腑关系等问题上提出见解。《脉诀指掌病式图说》《丹溪脉诀》《诊家枢要》[13]9,12 等关于"脉诊"的记载对后世脉诊有一定影响。

明清时期，在宋元医学理论基础上，诊断更重视脉证合参，切摸寸口脉象诊病。此间有大量脉学的全书、类书和丛书出现。对后世影响较大是李时珍《濒湖脉诀》[14]3，此书分两部分，四言诀和七言诀部分。四言诀部分综合阐述了经脉号脉气、诊法与部位、五脏平脉与绝脉、脏纲、形态及主病，杂病脉与妇儿脉等；七言诀部分阐述了27脉的形状，类别及主病，把寸关尺主病附在主病里，李时珍脉学研究还有附于《本草纲目》后的《奇经八脉考》。此外，张景岳《景岳全书》[15]3，周学霆《三指禅》[16]7,8，林之翰《四诊抉微》[17]108，周学海《重订诊家直诀》[18]1,2，黄宫绣《脉理求真》[19]1,2 等亦有一定的影响力。

近现代，有关著作均以"脉诊"作为规范名，同时俗称"切脉""诊脉""按脉"等。由全国科学技术名词审定委员会审定公布的《中医药学名词》(2005版)[20]77、《传统医学名词术语国际标准》[21]100、普通高等教育中医药类国家级规划教材《中医诊断学》[22]99、辞书类著作《辞海》[23]1131《中医大辞典》[24]259《中医药常用名词术语辞典》[25]279《中国中医药学术语集成》[26]225《中国中医药学主题词表》[27]734 等均以"脉诊"作为规范名。

总之，中医的"脉诊"理论，远古代时期就已有雏形，又经过历代诸医家阐发，从最初的经络循按的"遍诊法"，到诊动脉"三部九候"，再到最终"独取寸口"，其内容不断地丰富与完善，是中医最具特色的诊法之一，具有重要理论和临床价值。

五、文献辑录

《周礼》："以五气(闻)、五声(问)、五色(望)，视其死生，两之以九窍之变，参(切)之以九藏之动。"[1]435

《史记·扁鹊仓公列传》："至今天下言脉者，由扁鹊也。"[2]435"意治病人，必先切其脉，乃治之，败逆者不可治，其顺者乃治之，心不精脉，所期死生，视可治，时时失之。"[2]440

《淮南子·泰族训》："所以贵扁鹊者，非贵其随病而调药，贵其厌息脉血而知病所生也。"[28]424

《灵枢经·脉经》："经脉者，常不可见也，其虚实以气口知之，脉之见者，皆络脉也。"[4]36

《黄帝内经素问·阴阳应象大论》："善诊者，察色按脉，先别阴阳。"[3]32

"脉要精微论"："黄帝问曰：诊法何如？岐伯对曰：诊法常以平旦，阴气未动，阳气未散，饮食未进，经脉未盛，络脉调匀，气血未乱，故乃可诊有过之脉。切脉动静而视精明，察五色，观五脏有余不足，六腑强弱，形之盛衰，以此参伍，决死生之分。夫脉者，血之腑也。长则气治，短则气病，数则烦心，大则病进，上盛则气高，下盛则气胀，代则气衰，细则气少，涩则心痛，浑浑革至如涌泉。病进而色弊，绵绵其去如弦绝，死。"[3]67,68"是故持脉有道，虚静为保。春日浮，如鱼之游在波；夏日在肤，泛泛于万物有余；秋日下肤，蛰虫将去；冬曰在骨，蛰虫周密，君子居室。故曰：知内者按而纪之，知外者终而始之。此六者，持脉之大法。"[3]70

"五运行大论"："帝曰：天地之气，何以候之？岐伯曰：天地之气，胜复之作，不形于诊也。《脉法》曰：天地之变，无以脉诊。此之谓也。"[3]254

《难经·一难》："十二经皆有动脉，独取寸口，以决五脏六腑死生吉凶之法，何谓也？然：寸口者，脉之大会，手太阴之脉动也。寸口者，脉之大会，手太阴之动脉也。人一呼脉行三寸，一吸脉行三寸，呼吸定息，脉行六寸。人一日一夜，凡一万三千五百息，脉行五十度，周于身。漏水下百刻，荣卫行阳二十五度，行阴亦二十五度，为一周也，故五十度复会于手太阴。寸口者，五脏六腑之所终始，故法取于寸口也。"[5]1

"六十一难":"经言望而知之谓之神,闻而知之谓之圣,问而知之谓之二,切脉而知之谓之巧。何谓也?然:望而知之者,望见其五色,以知其病。闻而知之者,闻其五音,以别其病。问而知之者,问其所欲五味,以知其病所起所在也。切脉而知之者,诊其寸口,视其虚实,以知其病,病在何脏腑也。经言以外知之曰圣,以内知之曰神。此之谓也。"[5]87

《伤寒论·辨脉法》:"脉有阴阳者,何谓也?答曰:凡脉大、浮数、动、滑,此名阳也;脉沉、涩、弱、弦、微,此名阴也。凡阴病见阳脉者生,阳病见阴脉者死。"[6]3

"辨太阳病脉证并治":"观其脉证,知犯何逆,随证治之。"[6]27

"辨发汗吐下后病脉证并治":"太阳病,先发汗不解,而复下之,脉浮者不愈,浮为在表,而反下之,故令不愈,今脉浮故在外,当须解外则愈,宜桂枝汤。"[6]152

《金匮要略·疟病脉证并治》:"师曰:疟脉自弦,弦数者多热,弦迟者多寒,弦小紧者下之差,弦迟者可温之,弦紧者可发汗针灸也,浮大者可吐之,弦数者风发也,以饮食消息止之。"[7]10

"腹满寒疝宿食病脉证治":"问曰:人病有宿食,何以别之?师曰:寸口脉浮而大,按之反涩,尺中亦微而涩,故知有宿食,大承气汤主之。"[7]28

《脉经·序》:"脉理精微,其体难辨,在心易了,指下难明。"[8]1

"脉形状指下秘诀第一":"浮脉,举之有余,按之不足。芤脉,浮大而软,按之中央空,两边实。洪脉,极大在指下。滑脉,往来前却,流利展转替替然,与数相似。数脉,去来促急。促脉,来去数,时一止复来……浮与芤相类,弦与紧相类,革与实相类,滑与数相类,沉与伏相类,微与涩相类,软与弱相类,缓与迟相类。"[8]1,2

"两手六脉所主五脏六腑阴阳逆顺第七":"肝心出左,脾肺出右,肾与命门俱出尺部。"[8]12

《诸病源候论·中风篇》:"诊其脉,虚弱者,亦风也;缓大者,亦风也;浮虚者,亦风也;滑散者,亦风也。"[9]1

《备急千金要方·平脉大法》:"平脉者,皆于平旦,勿食、勿语,消息体气,没有所作,亦如食顷,师亦如之。既定,先诊寸口,初重指切骨,定毕,便渐举指,令指不厚不薄,与皮毛相得,如三菽之重,于轻重之间,随人强弱、肥瘦,以意消息进退举按之宜,称其浮沉。诸类应于四时五行,与人五脏相应,不尔者,以其轻重相薄,寻状论寒暑得失。"[10]857

《脉诀·平脉》:"春弦夏洪,秋毛冬石。四季和缓,是谓平脉。"[11]210

"辨脉阴阳大法":"脉贵有神,不可不审……脉有阴阳之法,何谓也?然呼出心与肺,吸入肾与肝,呼吸之间,脾受谷味也,其脉在中。浮者阳也,沉者阴也,故曰阴阳。"[11]215

"左右手分诊五脏四时脉歌":"左右须候四时脉,四十五动为一息。指下弦急洪紧时,便是有风兼热极。忽然匿匿慢沉细,冷疾缠身无他事。贼脉频来问五行,屋漏雀啄终不治。"[12]1347

《诊家枢要·诊脉之道》:"持脉之要有三,曰举、曰按、曰寻。轻手循之曰举,重手取之曰按,不轻不重委曲求之曰寻。"[13]9"不病之脉,不求其神,而神无不在也。有病之脉,则当求其神之有无,谓如六数七极热也。脉中有力,即有神矣。为泄其热,三迟二败,寒也,脉中有力,即有神矣。为去其寒,若数极迟败,中不复有力,为无神也。"[13]12

《濒湖脉学·七言脉诀》:"浮脉为阳表病居,迟风数热紧寒拘。浮而有力多风热,无力而浮是血虚。寸浮头痛眩生风,或有风痰聚在胸。关上土衰兼木旺,尺中溲便不流通。"[14]3

"四言举要":"初持脉时,令仰其掌。掌后高骨,是谓关上。关前为阳,关后为阴。阳寸阴尺,先后推寻。心肝居左,肺脾居右,肾与命门,居两尺部。魂魄谷神,皆见寸口。左主司官,右主司府。左大顺男,右大顺女,本命扶命,男左女右。关前一分。人命之主，左为人迎，右为气口。神门决断，两在关后，人无二脉，病死不愈。男女脉同，惟尺则异，阳弱阴盛，反此病至。”[14]96

《景岳全书》卷一：“虚实之要，莫逃乎脉。如脉之真有力，真有神者，方是真实证。似有力，似有神者，便是假实证。”[15]7,8“凡诊脉须知胃气……谷气即胃气，胃气即元气也。夫元气之来，力和而缓；邪气之至，力强而峻。高阳生曰：阿阿软若春杨柳，此是脾家脉四季，即胃气之谓也。故凡诊脉者，无论浮沉迟数，虽值诸病叠见，而但于邪脉中得兼软滑徐和之象者，便是五脏中俱有胃气，病必无害也。”[15]91

卷四：“凡内出不足之证，忌见阳脉，如浮、洪、紧、数之类是也。外入有余之病，忌见阴脉，如沉、细、微、弱之类是也。如此之脉，最不易治。凡有余之病，脉宜有力、有神，如微、涩、细、弱而不应手者，逆之兆也。凡不足之病，脉宜和缓柔软，若洪、大搏击者，亦为逆也。凡暴病脉来浮、洪、数、实者为顺，久病脉来微、缓、软、弱者顺。若新病而沉、微、细、弱，久病而浮、洪、数、实者，皆为逆也。凡脉证贵乎相合，设若证有余而脉不足，脉有余而证不足，轻者亦必延绵，重者即危亡之兆……凡元气虚败之证，脉有微极欲绝者，若用回阳救本等药，脉气徐徐渐出渐复者，乃为佳兆。”[15]93

《三指禅》卷一：“焚香趺坐，静气凝神，将缓字口诵之，手摩之，反复而详玩之，久之缓归指上，以此权度诸脉，如指掌。”[16]7,8“医理无穷，脉学难晓，会心人一旦豁然，全凭禅悟。”[16]11

《四诊抉微》卷五：“久病无脉，气绝者死。暴病无脉，气郁可治。伤寒痛风，痰积经闭，忧惊折伤，关格吐利，气运不应，斯皆勿虑。”[18]108

《重订诊家直诀》卷上：“诊脉之指法，见于经论者：曰举、曰按、曰寻、曰推、曰初持、日久按、曰单持、曰总按……夫脉有四科，位数形势而已。位者，浮沉尺寸也；数者，迟数促结也；形者，长短、广狭、厚薄、粗细、刚柔，犹算学家之有线面体也；势者，敛舒、伸缩、进退、起伏之有盛衰也。势因形显，敛舒成形于广狭，伸缩成形于长短，进退成形于前后，起伏成形于高下，而盛衰则贯于诸势之中以为之纲者也。此所谓脉之四科也。指法即由此而辨，曰举按以诊高深也；曰上下以诊长短也；曰寻推以诊广狭厚薄曲直也；曰初持久按，以诊迟数滑涩止代也；曰单持总按，以诊去来断续也。病者气口处骨肉不平，须用侧指法；病者不能平臂而侧置，须用挽指法。俯仰者，三指轻重相畸也；辗转者，一指左右相倾也；操纵者，举按迭用，以察根气之强弱，《难经》所谓按之软，举指来疾者此也。惟三指总按，拦度三关，三指缝中各有其隙，若三部脉形不同，如寸涩尺滑，前小后大，即无由得其接续之真迹。”[18]1,2

《脉理求真》卷一：“持脉之道，贵乎活泼……若拘泥不通，病难以测。姑以部位论之：如左寸心部也，其候在心与膻中；右寸肺部也，其候在肺与胸中；左关肝部也，其候在肝胆，右关脾部也。其候在脾胃；左尺肾部也，其候在肾部膀胱小肠；右尺三焦部也，其候在肾与三焦命门大肠；寸上为鱼际，尺下为尺泽；故察两寸而知头面咽喉口齿头痛肩背之疾，察关而知胁肋腹背之疾，察尺而知腰腹阴道脚膝之疾，此皆就上以候上，中以候中，下以候下之谓也。”[19]1,2

《中医药学名词》：“通过切摸寸口脉象以了解病情的诊断方法。古代脉诊范围较大，涉及三部九候，现多已不用，保留寸口诊脉法。”[20]77

《传统医学名词术语国际标准》：“脉诊。检查脉搏的诊断方法。”[21]100

《中医诊断学》：“脉诊又称切脉，是医生用手指对患者身体某些特定部位的动脉进行切按，体验脉动应指的形象，以了解健康或病情，辨别病证的一种诊察方法。”[22]99

《辞海》：“通过按触人体不同部位的脉搏，以体察脉象变化的切诊法。又称切脉、诊脉、按脉、持脉。”[23]1131

《中医大辞典》：“切脉。诊查脉象的方法。又称脉诊、诊脉、按脉、持脉。是我国最早创用的诊断技术。古代有三部九候的遍诊法，人迎、寸口、趺阳三部诊法和寸口诊法等。后世则以寸口诊法为主，并从脉的位置、次数、性状、形势等，分为多种。前人有二十四脉(《脉经》)、二十七脉(《濒湖脉学》)、二十八脉(《诊家正眼》)、三十脉(《诊家枢要》)、三十二脉(《诊宗三昧》)等诊法，现多沿用二十八脉。"[24]259

《中医药常用名词术语辞典》："诊法。源《素问·三部九候论》。又名切脉、诊脉、持脉。诊查脉象的方法。是我国最早创用的诊断技术。古代有三部九候的遍诊法，人迎、寸口、趺阳三部诊法和寸口诊法等。后世则以寸口诊法为主，并从脉的位置、频数、性状、形势等，分为多种。前人有二十四脉(《脉经》)、二十七脉(《濒湖脉学》)、二十八脉(《诊家正眼》)、三十脉(《诊家枢要》)、三十二脉(《诊宗三昧》)等分类，现多沿用二十八脉。"[25]279

《中国中医药学术语集成》："脉诊，中医诊断学名词。医生用手指切按患者动脉，根据脉动应指的形象，以了解病情，辨别病证的诊察方法。"[26]225

《中国中医药学主题词表》："脉诊，属切诊；医生以指按病人桡动脉应指的征象，包括频率、节律、充盈度、流利度和波动幅度等以进行辨证，探查脉象以诊断疾病的方法。"[27]734

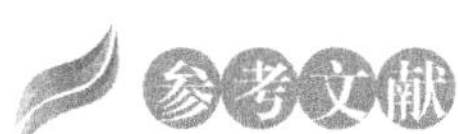

参考文献

[1] 未著撰人. 周礼[M]. 崔记维点校. 沈阳：辽宁教育出版社，2000：10.

[2] [汉] 司马迁. 史记[M]. 北京：线装书局，2006：435，440.

[3] 未著撰人. 黄帝内经素问[M]. 北京：人民卫生出版社，2012：32，51，67，68，70，254.

[4] 未著撰人. 灵枢经[M]. 北京：人民卫生出版社，2012：36.

[5] 未著撰人. 难经[M]. 北京：中国医药科技出版社，1998：1，30，87.

[6] [汉] 张仲景. 伤寒论[M]. 钱超尘，郝万山整理. 北京：人民卫生出版社，2005：3，14，27，152.

[7] [汉] 张仲景. 金匮要略[M]. 于志贤，张智基点校. 北京：中医古籍出版社，1997：28，10，38.

[8] [晋] 王叔和. 脉经[M]. 吴承玉，王鲁芬点校. 北京：中国医药科技出版社，1998：1，2，12.

[9] [隋] 巢元方. 诸病源候论[M]. 黄作阵点校. 沈阳：辽宁科学技术出版社，1997：1.

[10] [唐] 孙思邈. 备急千金要方[M]. 魏启亮，郭瑞华点校. 北京：中医古籍出版社，1999：857.

[11] 刘云币，张云鹏. 中国历代中医格言大观[M]. 上海：文汇出版社，1992：210，215.

[12] 李其忠. 三国两晋南北朝医学文集[M]. 北京：人民卫生出版社，2009：1347.

[13] [元] 滑寿. 诊家枢要[M]. 上海：上海卫生出版社，1958：9，12.

[14] [明] 李时珍. 濒湖脉学[M]. 王泽玉校注. 上海：上海中医药大学出版社，2006：3.

[15] [明] 张景岳. 景岳全书上[M]. 孙玉信，朱平生校注. 上海：第二军医大学出版社，2006：3，10，91. 93.

[16] [清] 周学霆. 三指禅[M]. 周乐道，李家和，刘军校. 北京：中国中医药出版社，1992：7，8，11.

[17] [清] 林之瀚. 四诊抉微[M]. 吴仕骥点校. 天津：天津科学技术出版社，1993：108.

[18] [清] 周学海. 中国医学大成·重订诊家直诀[M]. 上海：上海科学技术出版社，1990：1，2.

[19] [清] 黄宫锈. 脉理求真[M]. 北京：人民卫生出版社，1959：1，2.

[20] 中医药学名词审定委员会. 中医药学名词[M]. 北京：科学出版社，2005：77.

[21] 世界卫生组织(西太平洋地区). 传统医学名词术语国际标准[M]. 北京：北京大学医学出版社，2009：100.

[22] 朱文锋. 中医诊断学[M]. 北京：中国中医药出版社，2002：99.

[23] 辞海编辑委员会. 辞海[M]. 上海：上海辞书出版社，1999：1131.

[24] 李经伟，余瀛鳌，蔡景峰，等. 中医大辞典[M]. 北京：人民卫生出版社，2012：259.

[25] 李振吉. 中医药常用名词术语辞典[M]. 北京：中国中医药出版社，2012：279.

[26] 李剑，曾召. 中国中医药学术语集成治则治法与针灸学[M]. 曹洪欣，刘保延总主编. 北京：中医古籍出版社，2006：225.

[27] 吴兰成. 中国中医药学主题词表[M]. 北京：中医古籍出版社，2008：734.

[28] [汉] 刘安. 吕氏春秋·淮南子[M]. 杨坚点校. 长沙：岳麓书社，2006：424.

(佟　琳)

脉 象

mài xiàng

一、规范名

【汉文名】脉象。

【英文名】pulse manifestation。

【注释】医生手指所感受到的脉搏跳动的形象。

二、定名依据

"脉象"作为中医诊断学名词首见于宋代崔嘉彦《崔氏脉诀》。此前在战国《内经》、汉代《难经》《伤寒杂病论》、晋代《脉经》、唐代《备急千金要方》中有"脉"或者"某脉",但概念与"脉象"不完全相同,属于广义范畴。

西晋王叔和的《脉经》记载的"脉形状"及后代《濒湖脉学》"脉体状"虽与"脉象"概念相同,但并未广泛使用。"脉象"一词虽然出现相对较晚,但《内经》《难经》《伤寒杂病论》等书对于脉象的描述均有不少记载。自宋代崔嘉彦《崔氏脉诀》提出"脉象"之名后,历代著作多有沿用,如《诊家枢要》《诊宗三昧》等,甚至清代沈金鳌《脉象统类》以"脉象"作为脉学专著的书名。

《脉经》第一次对脉象进行系统总结,把脉象细分为二十四脉,元代滑寿《诊家枢要》发展为三十种脉象,明代李时珍《濒湖脉学》增为二十七脉,明代李士材《诊家正眼》再增入疾脉,合二十八种脉象。后世多沿用二十八脉。新世纪第二版全国高等中医药院校规划教材朱文锋主编的《中医诊断学》常见28病脉是:浮、沉、迟、数、滑、涩、虚、实、长、短、洪、微、紧、缓、弦、芤、革、牢、濡、弱、散、细、伏、动、促、结、代、疾(一说大脉)。

我国2005年出版的由全国科学技术名词审定委员会审定公布的《中医药学名词》和普通高等教育医药类教材《中医诊断学》(朱文锋)等以及辞书百科类著作《中医大辞典》《辞海》《中国医学百科全书·中医学》等均以"脉象"作为规范名。此外,已经广泛应用于中医药学文献的标引和检索的《中国中医药学主题词表》也以"脉象"作为正式主题词。说明"脉象"作为中医诊断学的规范名已成为共识。

三、同义词

【曾称】"脉形状"(《脉经》);"脉体状"(《濒湖脉学》);"脉形"(《诊宗三昧》)。

四、源流考释

关于"脉象"的描述早在秦汉时期马王堆汉墓帛书《足臂十一脉灸经》[1]71《阴阳十一脉灸经》《阴阳脉死候》《脉法》和湖北江陵张家山汉墓出土的简书《脉书》中可见。据专家考释,其中已有一些"脉象"记载,但涉及的"脉象"只有盈与虚、滑与涩、静与动三组六种,此外还有涉及预后判断的三阴脉死候脉象等,《足臂十一脉灸经·足厥阴》:"三阴之病乱,不过十日死。循温如三人参春,不过三日死。温绝如食顷,不过三日死。"[1]71 其中"三人参春",即像三个人捣臼,形容脉象杂乱无章,温绝如食顷,即今日所谓"间歇脉"。可见古代医家很早就用诊脉的方法来诊断疾病了,而且在长期的诊脉实践中也发现了某些特殊的脉象,并逐步了解了这些脉的意义。这些脉法较之《内经》,更为单纯简略,属于仓公、《内经》之前的古脉法[2]203,204。《史记》所载仓公25则诊籍,涉及"脉象"20多种,后代常用脉象名几乎都可在诊籍中找到。如:"脉长而弦,不得代四时者,其病主在于肝。和即经主病也,代则络脉有过。"[3]606 等。

《内经》是现存最早、保存脉学内容最丰富

的古代医学经典，多篇专论脉诊。《黄帝内经灵枢·邪气脏腑病形》："按其脉，知其病。"[4]13 中的脉即指"脉象"之意。《内经》中具体提出30余种脉象，再加上非典型的、复合的以及一些难以索解的脉名脉形，总数有近百种。关于"脉象"主病，《黄帝内经素问》[5]30 的论述也很详瞻，涉及各个方面。在形式上它以四时脉、真脏脉、平脉、病脉等进行分析说明，不仅明确地论述了脉象形态及临床意义，而且还对生活起居、气候环境、时令季节、昼夜变化等因素对脉象的影响也作了交代。《难经》[6]19 在《内经》基础上对脉象有了新的认识。全书前22难专论脉诊，加上其他兼论脉学的部分，大约占了全书的1/3。所论脉学内容，包括脉诊的基本知识、基本理论及正常反常脉象等。

东汉张仲景《伤寒论》[7]1《金匮要略》[8]15 均以脉诊作为辨证的重要依据，确立了脉证合参的原则。书中记录了20余种脉象，其脉法以阴阳为纲，如"脉有阴阳者，何谓也？答曰：凡脉大、浮、数、动、滑，此名阳也；脉沉、涩、弱、弦、微，此名阴也。凡阴病见阳脉者生，阳病见阴脉者死"。[5]1"太阳病，先发汗不解，而复下之，脉浮者不愈，浮为在表，而反下之，故令不愈，今脉浮故在外，当须解外则愈，宜桂枝汤。"[5]24 等。

晋代王叔和编撰的《脉经》[9]1 是中医脉学的奠基之作。《脉经·脉形状指下秘诀》重点对"脉象"的名称和形态描述加以规范统一，将"脉象"归纳为浮、芤、洪、滑、数、促、弦、紧、沉、伏、革、实、微、涩、细、软、弱、虚、散、缓、迟、结、代、动24种，并且对每种"脉象"的形态作出了比较明确的阐述，对各种反常脉的病理意义亦作出比较详细的论述。"脉象"由于名称划一，指标明确，临证实用，易于推广，因而得到广泛承认，并成为后世脉法的准则。《脉经》把"脉象"主病与证候辨识结合起来，使脉法成为临床使用的诊断技术和临床辨证的重要依据，从而提高了脉诊的临床价值及意义。

唐代医学兴盛，其著作以综合性论述为多，脉学专著较少。在孙思邈的《备急千金要方·平脉》中阐释了平脉和五脏脉，各脉形态及五脏脉所属，脉象主病及寸关尺分诊主病法、诊病察脉生死等，增补儿科脉。"指下形状第三"[10]861"分别病形状第五"[10]864 等用"形状"代指脉象，将《脉经》里表述不清的"脉象"表述清晰、描述更加形象具体，补充了促脉、结脉等。

六朝高阳生托名王叔和，以七言歌诀形式编著《脉诀》，其中描述"脉象"有七表八里九道脉。七表脉是指浮、芤、滑、实、弦、紧、洪；八里脉是指微、沉、缓、涩、迟、伏、濡、弱；九道脉是指长、短、虚、促、结、代、牢、动、细。《脉诀》多为后世所引用、发挥。

宋金元时期涌现出大量的中医诊断学专著。宋代崔嘉彦的《崔氏脉诀》以四言歌诀的形式阐述脉学，"沉弦细动，皆气痛证。心痛在寸，腹痛在关，下部在尺，脉象显然"。[11]5 首次提出"脉象"一词，其以浮、沉、迟、数为纲列述27种脉象。约成书于124年的南宋施发著《察病指南》以脉学内容为主，从以往脉学文献中截取33种脉象（七表八里九道24脉，数、大2脉及七死脉），依其指下脉搏跳动情况一一描绘成图，是国内现存最早的脉图。元代滑寿著《诊家枢要》[12]9，首论"脉象"大旨及辨脉法，记述浮、沉、迟、数、虚、实、洪、微、弦、缓、滑、涩、长、短、大、小、紧、弱、动、伏、促、结、芤、革、濡、牢、散、细、代等30种脉象及主病。元代危亦林《世医得效方·大方脉杂医科》列述十怪脉，即釜沸脉、鱼翔脉、弹石脉、解索脉、屋漏脉、虾游脉、雀啄脉、偃刀脉、转豆脉、麻促脉等十种，这些脉象多为脏气将绝、胃气枯竭之候。

明清时期，脉诊书籍大量出现，据《中国中医古籍总目》记载明清时期脉诊类著作达174种。明代李时珍的《濒湖脉诀》[13]58 汲取诸家脉学精华，用"体状"歌诀规范27种脉象脉体、主病及相似脉的鉴别，言简意赅、宜于习诵，被后世医家所采纳周学。明代李中梓的《诊家正眼》在《濒湖脉学》27脉的基础上加"疾脉"，形成28脉体系。清代张璐沿用“脉象”一词,首述脉学宗旨,次论脉位、脉象、脉络,再论32种脉象,同时论及妇人脉、小儿脉等。周学霆著《三指禅》[14]6,以缓脉为权衡诸脉的特点,并在缓脉之下,建立起以浮沉迟数为纲、以其余22脉为对应的脉学体系。周学海精于脉法,著有《诊家直诀》[15]1 最为著名,全书综论脉象、指法及主病,并用位、数、形、势、微、甚、兼、独八字作为分析正脉、变脉的纲领,会通24脉。

近现代有关著作均以“脉象”作为规范名。我国2005年出版的由全国科学技术名词审定委员会审定公布的《中医药学名词》[16]77 和普通高等教育中医药类国家级规划教材《中医诊断学》(朱文锋)[17]349 等,辞书类著作《中医药常用名词术语辞典》[18]279《中医大辞典》[19]259 等,百科类著作《辞海》《中国大百科全书:中医》等均以“脉象”作为规范名,如《中医诊断学》(朱文锋):“脉象是用手指感觉到的脉搏跳动的形象,或称为脉动应指的形象。人体的血脉贯通全身,内连脏腑,外达肌表,运行气血,周流不休,所以,脉象能反映全身脏腑功能、气血、阴阳的综合信息。”[17]349《中医大辞典》:“脉象:脉动应指的形象。包括频率、节律、充盈度、通畅的情况,动势的和缓、波动的幅度等。晋代王叔和《脉经》根据这些征象总结出二十四种脉象,元代滑寿《诊家枢要》发展为三十种脉象,明代李时珍《濒湖脉学》定为二十七脉,明代李士材《诊家正眼》再增入疾脉,合二十八脉。后世多沿用二十八脉。”[19]259

总之,“脉象”一词虽然出现相对较晚,但“脉象”的概念在脉学产生之出就存在,多以“某脉”言之。古人对脉象的分类繁多,但后世多分为二十八脉,趋于一致。脉象一词的使用也沿用至今,并成为对脉搏跳动形象描述的规范名称。

五、文献辑录

《足臂十一脉灸经·足厥阴》:“三阴之病乱,不过十日死。循脉如三人参春,不过三日死。脉绝如食顷,不过三日死。”[1]71

《史记·扁鹊仓公列传》:“所以知成之病者,臣意切其脉,得肝气。肝气浊而静,此内关之病也。脉法曰,脉长而弦,不得代四时者,其病主在于肝。和即经主病也,代则络脉有过。”[3]606“所以知小子之病者,诊其脉,心气也,浊躁而经也,此络阳病也。脉法曰‘脉来数疾去难而不一者,病主在心’。周身热,脉盛者,为重阳。重阳者,逷心主。故烦懑食不下则络脉有过,络脉有过则血上出,血上出者死。此悲心所生也,病得之忧也。”[3]608

《黄帝内经灵枢·邪气脏腑病形》:“色脉已定,别之奈何?岐伯曰:调其脉之缓、急、小、大、滑、涩,而病变定矣。”[4]13

《黄帝内经素问·脉要精微论》:“夫脉者,血之府也。长则气治,短则气病,数则烦心,大则病进,上盛则气高,下盛则气胀,代则气衰,细则气少,涩则心痛,浑浑革至如涌泉。病讲而色弊,绵绵其去如弦绝,死。”[5]30

“平人气象论”:“夫平心脉来,累累如连珠,如循琅玕,曰心平,夏以胃气为本。病心脉来,喘喘连属,其中微曲,曰心病。死心脉来,前曲后居,如操带钩,曰心死。”[5]35

“玉机真脏论”:“黄帝问曰:春脉如弦,何如而弦?岐伯对曰:春脉者,肝也,东方木也,万物之所以始生也,故其气来软弱,轻虚而滑,端直以长,故曰弦,反此者病……帝曰:善。夏脉如钩,何如而钩?岐伯曰:夏脉者心也,南方火也,万物之所以盛长也,故其气来盛去衰,故曰钩,反此者病。”[5]37

《难经·四难》:“浮者阳也,滑者阳也,长者阳也;沉者阴也,短者阴也,涩者阴也。所谓一阴一阳者,谓脉来沉而滑也;一阴二阳者,谓脉来沉滑而长也;一阴三阳者,谓脉来浮滑而长,时一沉也;所言一阳一阴者,谓脉来浮而涩也;一阳二阴者,谓脉来长而沉涩也;一阳三阴者,谓脉来沉涩而短,时一浮也。各以其经所在,名病逆顺也。”[6]19

“十五难”:“曰:经言春脉弦,夏脉钩,秋脉毛，冬脉石，是王脉耶？将病脉也？然。弦钩毛石者，四时之脉也。”[6]69

《伤寒论·辨脉法》：“脉有阴阳者，何谓也？答曰：凡脉大、浮、数、动、滑，此名阳也；脉沉、涩、弱、弦、微，此名阴也。凡阴病见阳脉者生，阳病见阴脉者死。”[7]1

“辨太阳病脉证并治”：“太阳病，先发汗不解，而复下之，脉浮者不愈，浮为在表，而反下之，故令不愈，今脉浮故在外，当须解外则愈，宜桂枝汤。”[7]24

《金匮要略方论·疟病脉证并治》：“师曰：疟脉自弦，弦数者多热，弦迟者多寒，弦小紧者下之差，弦迟者可温之，弦紧者可发汗针灸也，浮大者可吐之，弦数者风发也，以饮食消息止之。”[8]15

“血痹虚劳病脉证并治”：“夫男子平人，脉大为劳，极虚亦为劳……男子脉浮弱而涩，为无子，精气清冷。”[8]21

《脉经·脉形状指下秘诀》：“浮脉，举之有余，按之不足。芤脉，浮大而软，按之中央空，两边实。洪脉，极大在指下。滑脉，往来前却，流利展转替替然，与数相似。数脉，去来促急。促脉，来去数，时一止复来。弦脉，举之无有，按之如弓弦状。紧脉，数如切绳状。沉脉，举之不足，按之有余。”[9]1

《崔氏脉诀》：“调停自气，呼吸定息。四至五至，平和之则。三至名迟，迟则为冷。六至为数，数即热证。转迟转冷，转数转热。在人消息。在人差别。迟数即得，即辨浮沉。浮表沉里，深浅酌斟。浮数表热，迟数里热。浮迟表虚，沉迟冷结。察其六部，的在何处。”[11]5

《诊家枢要·脉象大旨》：“脉者气血之先也，气血盛则脉盛，气血衰则脉衰，气血热则脉数，气血寒则脉迟，气血微则脉弱，气血平则脉治。又长人脉长，短人脉短，性急人脉急，性缓人脉缓。左大顺男，右大顺女。男子尺脉常弱，女子尺脉常盛，此皆其常也，反之者逆。”[12]9

《濒湖脉学·七言脉诀》：“浮脉，体状诗：浮脉惟从肉上行，如循榆荚似毛轻；三秋得令知无恙，久病逢之却可惊。相类诗：浮如木在水中浮，浮大中空乃是芤；拍拍而浮是洪脉，来时虽盛去悠悠。浮脉轻平似捻葱，虚来迟大豁然空；浮而柔细方为濡，散似杨花无定踪。主病诗：浮脉为阳表病居，迟风数热紧寒拘。浮而有力多风热，无力而浮是血虚。分部诗：寸浮头痛眩生风，或有风痰聚在胸。关上脾虚肝气旺，尺中溲便不流通。”[13]58

《景岳全书·脉神章》：“凡内出不足之证，忌见阳脉，如浮、洪、紧、数之类是也。外入有余之病，忌见阴脉，如沉、细、微、弱之类是也。如此之脉，最不易治。凡有余之病，脉宜有力、有神，如微、涩、细、弱而不应手者，逆之兆也。凡不足之病，脉宜和缓柔软，若洪、大搏击者，亦为逆也。凡暴病脉来浮、洪、数、实者为顺，久病脉来微、缓、软、弱者顺。若新病而沉、微、细、弱，久病而浮、洪、数、实者，皆为逆也。”[20]93

《四诊抉微·提纲挈领说》：“《经》曰：调其脉之缓急大小滑涩，而病变定矣。盖谓六者，足以定诸脉之纲领也。又曰：小大滑涩浮沉。《难经》则曰：浮沉长短滑涩。仲景曰：弦紧浮沉滑涩。此六者，名为残亦为其足统表里阴阳虚实，冷热风寒湿燥，脏腑血气之病也。浮为阳，为表，诊为风，为虚；涩为气独滞。凡诸说者，词虽稍异，义实相通也。”[21]73

《重订诊家直诀·指法总义》：“夫脉有四科，位数形势而已。位者，浮沉尺寸也；数者，迟数促结也；形者，长短、广狭、厚薄、粗细、刚柔，犹算学家之有线面体也；势者，敛舒、伸缩、进退、起伏之有盛衰也。势因形显，敛舒成形于广狭，伸缩成形于长短，进退成形于前后，起伏成形于高下，而盛衰则贯于诸势之中以为之纲者也。此所谓脉之四科也。”[15]1

“脉有变易无定”：“虚损久病，脉象早晚不一，时迟时数，时大时小，甚至起坐之间，举手换诊，亦有改变，此由元气不能自主，或痰饮尸疰所为。”[15]29

《医学心悟·脉法金针》：“脉有要诀，胃、神、

根，三字而已……如或胃、神、根三者，稍有差忒，则病脉斯见。其偏于阳，则浮、芤、滑、实、洪、数、长、大、紧、革、牢、动、疾、促以应之；其偏于阴，则沉、迟、虚、细、微、涩、短、小、弦、濡、伏、弱、结、代、散以应之。惟有缓脉，一息四至，号曰平和，不得断为病脉耳。其他二十九字，皆为病脉。”[22]4

《脉象统类》：“提纲要脉，不越浮、沉、迟、数、滑、涩六字，以足该表里阴阳、冷热虚实、风寒燥湿脏腑气血也。盖浮为阳、为表；沉为阴、为里；迟为在脏，为冷、为虚、为寒；数为在腑，为热、为燥、为实；滑为血有余；涩为气独滞。能于是缕晰以求之，而疾莫能逃矣。”[23]3

《诊宗三昧·脉象》：“故欲识五脏诸病。须明五脏脉形。假如肝得乙木春升之令而生。其脉若草木初生。指下软弱招招。故谓之弦，然必和滑而缓，是为胃气。为肝之平脉。”[24]10

《脉理求真·新着脉法心要》：“再以脉象论之，如肝脉宜弦，弦属本脏。然必和滑而缓，则弦乃生；若使中外坚搏强急之极，则弦其必死矣。”[25]1,2

《中医入门》：“脉象：一般的说，脉象分二十八种，它的名称是；浮、沉、迟、数、滑、涩、虚、实、长、短、洪、微、紧、缓、芤、弦、革、牢、濡、弱、细、散、伏、动、促、结、代、疾。这些脉象，大多是相对的，如以浮和沉分表里，迟和数分寒热，涩和滑分虚实，其他均从这六脉化出。”[26]66

《中医辞海》：“脉象：诊断术语。指脉动应指的形象。包括频率、节律、充盈度、通畅的情况，动势的和缓，波动的幅度等。《脉经》根据这些征象总结出二十四种脉象，《诊家枢要》发展为三十种脉象，《濒湖脉学》定为二十七种脉，《诊家正眼》补为二十八种脉。后世多沿用二十八脉。”[27]841

《中医诊断学》：“脉象是用手指感觉到的脉搏跳动的形象，或称为脉动应指的形象。人体的血脉贯通全身，内连脏腑，外达肌表，运行气血，周流不休，所以，脉象能反映全身脏腑功能、气血、阴阳的综合信息。”[17]349

《中医药学名词》：“脉象，医生手指感受到的脉搏跳动的形象。”[16]77

《中国中医药学主题词表》：“脉象，属中医基础理论；属诊法；既用于生理情况也可用于病理脉象。医生用手指所感受到的病人脉搏跳动的形象。”[28]567

《传统医学名词术语国际标准》：“脉象，切脉时感觉到的脉搏形象。”[29]101

《辞海》：“脉象，脉搏应指的形象与动态。中医辨证的依据之一。魏晋间王叔和《脉经》分：浮、沉、迟、数、虚、实、弦、紧、洪、滑、涩、缓、软（濡）、动、弱、微、细、散、芤、伏、促、结、代、革二十四脉。明代李时珍《濒湖脉学》增加长、短、牢三脉，为二十七脉。明李中梓《诊家正眼》又增‘疾脉’，为二十八脉。”[30]1263

《中医药常用名词术语辞典》：“脉象，脉动应指的形象。源《灵枢·邪气脏腑病形》。包括脉位、至数、脉长、脉力、脉宽、流利度、紧张度、均匀度等。《灵枢·邪气脏腑病形》：‘按其脉，知其病。’”[18]279

《中医大辞典》：“脉象：脉动应指的形象。包括频率、节律、充盈度、通畅的情况，动势的和缓、波动的幅度等。晋代王叔和《脉经》根据这些征象总结出二十四种脉象，元代滑寿《诊家枢要》发展为三十种脉象，明代李时珍《濒湖脉学》定为二十七脉，明代李士材《诊家正眼》再增入疾脉，合二十八脉。后世多沿用二十八脉。”[19]259

[1] 何宗禹. 马王堆医书中经络针灸研究资料探讨[J]. 中华医史杂志，1980(2)：71.

[2] 马继兴. 马王堆古医书考释[M]. 长沙：湖南科学技术出版社，1992：203，204.

[3] [汉] 司汉迁. 史记[M]. 北京：中华书局，2006：606，608.

[4] 未著撰人. 黄帝内经灵枢[M]. 田代华，刘更生整理. 北京：人民卫生出版社，2005：13.

[5] 未著撰人. 黄帝内经素问[M]. 田代华整理. 北京：人民卫生出版社，2005：30，35，37.

[6] 未著撰人. 难经译注[M]. 牛兵占主编. 北京：中医古籍出版社，2004：19，69.
[7] [汉] 张仲景. 伤寒论[M]. 厉畅，梁丽娟点校. 北京：中医古籍出版社，1997：1，24.
[8] [汉] 张仲景. 金匮要略[M]. 何任，何若苹整理. 北京：人民卫生出版社，2005：15，21.
[9] [晋] 王叔和. 脉经[M]. 沈炎南主编. 北京：人民卫生出版社，2013：1.
[10] [唐] 孙思邈. 备急千金要方校注[M]. 高文柱校注. 北京：学苑出版社，2016：861，864.
[11] [元] 张道中. 崔氏脉诀[M]. 郝恩恩，张慧芳，孙志波校注. 北京：中医古籍出版社，2005：5.
[12] [元] 滑寿. 诊家枢要[M]. 上海：上海卫生出版社，1958：9.
[13] [明] 李时珍. 濒湖脉学[M]. 赵艳，韩锋，于华云点校. 北京：学苑出版社，2013：58.
[14] [清] 周学霆. 三指禅[M]. 周乐道，李家和，刘军点校. 北京：中国中医药出版社，1992：6.
[15] [清] 周学海. 重订诊家直诀[M]. 北京：中国中医药出版社，2015：29，1.
[16] 中医药学名词审定委员会. 中医药学名词[M]. 北京：科学出版社，2005：77.
[17] 朱文锋，袁肇凯. 中医诊断学[M]. 北京：人民卫生出版社，2001：349.
[18] 李振吉. 中医药常用名词术语辞典[M]. 北京：中国中医药出版社，2012：279.
[19] 李经纬，余瀛鳌，蔡景峰，等. 中医大辞典[M]. 北京：人民卫生出版社，2012：259.
[20] [明] 张介宾. 景岳全书[M]. 李玉清主校. 北京：中国中医药出版社，2011：93.
[21] [清] 林之瀚. 四诊抉微[M]. 北京：人民卫生出版社，1957：73.
[22] [清] 程国彭. 医学心悟[M]. 图娅点校. 辽宁：辽宁科学技术出版社，1997：4.
[23] [清] 沈金鳌. 脉象统类[M]. 田思胜，张永臣，薛远亮校注. 北京：中国医药科技出版社，2011：3.
[24] [清] 张璐. 诊宗三昧[M]. 张成博，欧阳兵点校. 天津：天津科学技术出版社，1999：10.
[25] [清] 黄宫锈. 脉理求真[M]. 北京：人民卫生出版社，1959：1，2.
[26] 秦伯未. 中医入门[M]. 北京：人民卫生出版社，1959：66.
[27] 袁钟，图娅，彭泽邦，等. 中医辞海[M]. 北京：中国医药科技出版社，1999：841.
[28] 吴兰成. 中国中医药学主题词表[M]. 北京：中医古籍出版社，2008：567.
[29] 世界卫生组织(西太平洋地区). 传统医学名词术语国际标准[M]. 北京：北京大学医学出版社，2009：101.
[30] 辞海编辑委员会. 辞海[M]. 上海：上海辞书出版社，2010：1263.

（陈雪梅）

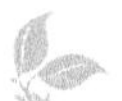

2 • 041

闻诊

wén zhěn

一、规范名

【汉文名】闻诊。

【英文名】listening and smelling。

【注释】医生通过听觉和嗅觉，了解由病体发出的各种异常声音和气味，以诊察病情的方法，包括听声音和嗅气味两方面的内容。

二、定名依据

闻诊是中医诊察疾病的重要方法之一，颇受历代医家重视。“闻诊”一词出现之前，其概念早已见于《内经》《难经》等，如《黄帝内经素问・阴阳应象大论》有“听音声”，《难经》有“闻而知之谓之圣”，《史记・扁鹊仓公列传》有扁鹊通过“听声”等诊病的记载。唐代《备急千金要方》也有“听声”的诊法。

“闻诊”一词，首次出现在明代李盛春的《医学研悦》中。但在后世历代中，却很少直接用“闻诊”一词，多以“听声”“闻声”“闻法”“声诊”或“嗅法”出现。清代《四诊抉微》中列有“闻诊”篇。

1919 年成书的《时氏诊断学》中，明确列出

"闻诊"，与历代的"听声""闻声""声诊"含义相同，但并未在定义中指出"闻诊"包括嗅气味，而是在其他闻诊方法中却介绍了"嗅诊"，此处的"嗅诊"则与历代"嗅法"或者其他嗅气味的论述的含义相同。自此之后，"闻诊"一词一直沿用下来。新中国成立之后组织出版的第一版国家规划教材《中医诊断学讲义》中，即沿用了"闻诊"，但其定义已经明确指出："闻诊，包括闻声音和嗅气味两方面内容。"在之后陆续出版的国家规划教材中，名称和含义基本没有变化过。

我国2005年出版的由全国科学技术名词审定委员会审定公布的《中医药学名词》以及辞书类著作《中医大辞典》《中国医学百科全书·中医基础理论》等均以"闻诊"作为规范名或名词。已经广泛应用于中医药学文献的标引和检索的《中国中医药学主题词表》也以"闻诊"作为正式主题词。说明"闻诊"作为中医诊法的规范名已成为共识。

三、同义词

【曾称】"听声"（《备急千金要方》）；"闻声"（《医学准绳六要》）；"闻法"（《形色外诊简摩》）；"声诊"（《东垣十书》）。

四、源流考释

闻诊概念早已出现。据甲骨文记载，在殷代就有了"疾言"，即语言方面的疾病，这类疾病则需要运用闻诊来诊断。早在《周礼·天官》中就有"五气、五声、五色视其死生"的记载。《左传》有云"天有六气……征为五声"，说明当时已认识到了"五声"这一闻诊基础理论的重要概念，并用之于诊病。西汉《史记·扁鹊仓公列传》言扁鹊能"切脉、望色、听声、写形，言病之所在"，表明战国时期医家已采用了听声诊病的闻诊方法。[1]44《说文解字》云："知闻也。从耳门聲。"[2]250 清代段玉裁《说文解字注》解释："闻，知聲也"。即"闻"原指听声音之意，故闻诊早期多为听声音的诊法。[3]592"闻"作为动词在现代汉语中主要有两种含义，《辞海》云：其一指听而得其声；其二指知识也；其三指传知也，其四指鼻嗅；其五指姓。[4]2342 。故闻诊后世则主要包括了"听声音"和"嗅气味"两方面的内容。

闻诊作为中医诊察疾病的重要方法之一，颇受历代医家重视。"闻诊"一词出现之前，其概念早已见于《内经》《难经》等医籍。在《内经》中就有根据病人发出的声音来测知内在病变的记载，如《黄帝内经素问·阴阳应象大论》说："善诊者，察色按脉，先别阴阳，审清浊而知部分，视喘息，听音声而知所苦。"[5]47 指出闻诊的具体内容主要是"视喘息、听音声"，而通过听病者声音的变异，可以推知病变之所在、病邪的盛衰、正气的盈亏。《黄帝内经素问·阴阳应象大论》还提出了以五音、五声应五脏的理论；《黄帝内经素问·五脏生成篇》中也谈到"五脏相音，可以意识"，是说五脏在内虽不可见，但可通过相应的声音表现于外，说明五音五声的内在基础是五脏精气。《黄帝内经素问·脉要精微论》以声音、语言、呼吸等来判断疾病过程中正邪盛衰状态，提出"五脏者，中之守也"[5]99,100，并论述了一系列因五脏失守而产生的语言、音声的异常，从病理上阐述了语言、音声与五脏之间的关系。《灵枢·小针解》说："五脏使五色循明，循明则声章。"[6]87 说明五脏精气不仅能上荣五色精明，且能使人音声洪亮彰著。[7]55

《难经》明确了闻诊的地位。《难经·六十一难》云："望而知之谓之神，闻而知之谓之圣，问而知之谓之工，切而知之谓之巧。"[8]134,135 这便明确地将闻诊与其他三诊相提并论，确立了闻诊在四诊中的位置，而且以望、闻、问、切为序，也形成了中医诊法以四诊为纲的理论体系，并一直沿用至今。此外，《难经》对闻诊还做出了明确的界定。《难经·六十一难》所载："闻而知之者，闻其五音，以别其病。"[8]134,135 即闻诊主要从听声音立论。但其所论范围，并未仅局限于"五音"别病，尚有谵语、咳逆、喘息、肠鸣等病理性声音。[9]427 如《难经·十七难》云："病若谵言妄语，身当有热，脉当洪大，而手足厥逆，脉沉细而微者，死也。”[8]42 此外，《难经》提到了嗅闻气味可以诊病，但并未将嗅气味作为闻诊的内容。嗅气味诊病的原理主要是根据五脏与气味的相应关系。如《难经·十三难》曰：“五脏各有声色臭味，当与寸口尺内相应，其不应者病也。”[8]24《难经·四十九难》：“何以知伤暑得之？然：当恶臭。何以言之？心主臭，自入为焦臭，入脾为香臭，入肝为臊臭，入肾为腐臭，入肺为腥臭。故知心病伤暑得之，当恶臭，其病身热而烦，心痛。其脉浮大而散。”[8]113 在此《难经》已将嗅闻气味作为诊断伤暑的重要依据。[9]427

东汉张仲景在《伤寒论》[10]85 和《金匮要略》[11]4 中论述闻诊，内容丰富，涉及闻言语、呼吸、咳嗽、喘息、呕吐、嗳气、肠鸣、喷嚏、悲哭、呵欠、阴吹、腥臭等声音和气味。所描述的闻声音的内容有语音的轻重强弱及变异、语言的异常状况，咳嗽的不同表现等。[12]56,57 如《伤寒论》云“夫实则谵语，虚则郑声”。通过观察语声的变化，辨别病证的虚实。又载“伤寒汗出解之后，胃中不和，心下痞硬，干噫食臭，胁下有水气，腹中雷鸣下利者，生姜泻心汤主之”。以“腹中雷鸣”肠鸣音亢进提示邪下有水气。并指出了嗳气的特点，必可闻见食物不消化的腐臭气味。[13]396-398

隋代巢元方在嗅气味方面也有较大的发展，《诸病源候论》：“噫醋者，由上焦有停痰，脾胃有宿冷，故不能消谷，谷不消则胀满而气逆，所以好噫而吞酸，气息醋臭。”[14]106 此外还有关于辨腋臭、体臭、尸臭等的记载，内容非常丰富。

唐宋时期，闻诊内容进一步丰富，但仍多以“听声”表述闻诊。唐代孙思邈把闻诊作为区分是否为大医的一个重要标准。他的《千金要方》[15]160,618 不仅在《序例》中提出“上医听声”，并强调诊察声音呼吸与望诊一样“乃圣道之大要。”还十分精辟地论述了“角、徵、宫、商、羽”五音人，丰富充实了闻诊的内容。施发的《察病指南》有“听声验病诀”，强调“声者，脏之音也”，因而按照病人语声的悲、雄、慢、促、沉或长、短、粗、细、实等即可诊察五脏六腑之病变。[16]55,56

明代《医学研悦》[17]83 论望闻问切篇中首次使用了“闻诊”一词。明清望、闻、问、切四诊出现较前代更加全面的发展，表现在望诊、舌诊专著逐渐增多，而闻诊、问诊在一些医籍中则出现专篇论述，如李梴《医学入门·内集》“听声审音”[18]73、喻昌《医门法律·闻声论》[19]5、周学海《形色外诊简摩·闻法》[20]150、林之翰《四诊诀微·闻诊》[21]3 等，其中以“闻诊”命名的专论有清代林之翰的《四诊诀微·闻诊》。清初喻昌的《医门法律》详论望色、闻声、辨息、问病、切脉，特别专列“闻声论”“辨息论”。明清闻诊专论中，周学海《形色外诊简摩》[20]150 的“闻法”“嗅法”辑录资料较为丰富，其中辨听声息和嗅气味较有特色。该书“嗅法”已注意到人体体味和分泌物气味的诊断辨证价值。随着温病学的兴起和发展，嗅气味得到了更多的重视和运用。《瘟疫明辨》[22]1 开篇便论“辨气”，提出以有无臭气来鉴别瘟疫与风寒外感等，这是运用嗅气味以诊病的范例。

清代王秉衡的《重庆堂随笔》[23]130 对此“辨气”极为推崇，强调指出嗅气味具有普遍的临床意义，非疫证亦须辨气，并较为明确地论述了闻诊应包括听声和嗅气味两部分。[1]44

民国时期，至少有 20 种诊法著作中列闻诊专篇(章)。从《时氏诊断学》[24]42 将“闻诊”专门论述后，后期很多著作都沿用了“闻诊”一词。但此时闻诊仍多指听声音诊病，部分医家将闻气味归入闻诊。受到西方医学传入中国的影响，听声音诊病中引入了西医知识、西医听诊，称为“脏腑听诊法”。新中国成立之后组织出版的一版规划教材《中医诊断学讲义》[25]34 中，即沿用了“闻诊”，但其定义已经明确指出，“闻诊，包括闻声音和嗅气味两方面内容。”在之后陆续出版的国家规划教材和著作中，名称和含义基本没有变化过。如《中国医学百科全书·中医基础理论》[26]174《中医大辞典》[27]1151《中医诊断

学》(朱文锋)[28]90《中医药学名词》[29]67 等。

总之，"闻诊"一词，虽然古代使用并不统一，但所选之词含义也都类似，并未造成认识上的混乱。近现代随着对"闻诊"内容认识的丰富，对"闻诊"一词的使用也趋于一致，因此沿用至今。

五、文献辑录

《说文解字》卷十二："闻，知闻也。从耳门聲。"[2]250

《说文解字注》："闻，知聲也。"[3]592

《辞海》："闻，一听而得其声也；二知识也；三传知也，四鼻嗅；五姓也。"[4]2342

《黄帝内经素问·阴阳应象大论》："善诊者，察色按脉，先别阴阳；审清浊，而知部分；视喘息，听音声，而知所苦；观权衡规矩，而知病所主。按尺寸，观浮沉滑涩，而知病所生以治；无过以诊，则不失矣。"[5]47

"脉要精微论"："夫精明者，所以视万物，别白黑，审短长。以长为短，以白为黑，如是则精衰矣。五藏者，中之守也，中盛藏满，气胜伤恐者，声如从室中言，是中气之湿也。言而微，终日乃复言者，此夺气也。衣被不敛，言语善恶，不避亲疏者，此神明之乱也。"[5]99,100

《灵枢·小针解》："所以察其目者，五藏使五色循明，循明则声章，声章者，则言声与平生异也。"[6]87

《难经·十三难》："五脏各有声色臭味，当与寸口尺内相应，其不应者病也。"[8]24

"四十九难"："何以知伤暑得之？然：当恶臭。何以言之？心主臭，自入为焦臭，入脾为香臭，入肝为臊臭，入肾为腐臭，入肺为腥臭。故知心病伤暑得之，当恶臭，其病身热而烦，心痛。其脉浮大而散。"[8]113

"六十一难"："经言望而知之谓之神，闻而知之谓之圣，问而知之谓之工，切脉而知之谓之巧。何谓也？然：望而知之者，望见其五色，以知其病。闻而知之者，闻其五音，以别其病。问而知之者，问其所欲五味，以知其病所起所在也。切脉而知之者，诊其寸口，视其虚实，以知其病，病在何脏腑也。经言以外知之曰圣，以内知之曰神，此之谓也。"[8]134,135

《伤寒论·辨阳明病脉证并治》："阳明病，其人多汗，以津液外出，胃中燥，大便必鞭，鞭则谵语，小承气汤主之。若一服谵语止者，更莫复服。"[10]85

《金匮要略·脏腑经络先后病脉证》："病人语声寂然，喜惊呼者，骨节间病，语声喑喑然不彻者，心膈间病；语声啾啾然细而长者，头中病。"[11]4

《诸病源候论》卷二十一："噫醋者，由上焦有停痰，脾胃有宿冷，故不能消谷，谷不消则胀满而气逆，所以好噫而吞酸，气息醋臭。"[14]106

《备急千金要方》卷一："中医听声，病者声合五音，火闻水声，烦闷干惊；木闻金声，恐畏相刑。脾者土也，生育万物，回助四傍，善不见者，死则归之，太过则四肢不举，令人九窍不通，六府闭塞，犹如醉人。"[15]160

卷十一："襄公问扁鹊曰：吾欲不脉，察其音，观其声，知其病生死，可得闻乎？答曰：乃道大要，师所不传。黄帝贵之，过于金玉。入门见病，观其声呼吸，则知往来出入吉凶之相。角音人者，肝声也。其声呼，其音琴，其志怒，其经足厥阴。"[15]618

《察病指南》卷下："(声者脏之音也)肝应角。其声悲而和雅……声清是胆病。声短是小肠病。声速是胃病。声长是大肠病。声微是膀胱病。已上府病也。声悲慢是肝脾相克病。声速微细是胃膀胱相克病。声细长是实。声轻是虚。声沉粗是风。声短细是气。声粗是热。声短迟是泻。声长是病痢。声实是秘涩。"[16]55,56

《医学入门·内集》："第二听声清与浊，鉴他真语及狂言；声浊即知痰壅滞，声清寒内是其源；言语真诚非实热，狂言号叫热深坚；称神说鬼逾墙屋，胸膈停痰证号癫；更有病因循日久，音声遽失命归泉。"[18]73

《医门法律》卷一："喻昌曰：声者，气之从喉舌而宣于口者也。新病之人，声不变。小病之人，声不变。惟久病苛病，其声乃变。迨声变，其病机显呈而莫逃，所可闻而知之者矣。"[19]5

《形色外诊简摩》卷下："角音人者，主肝声也。肝声呼，其音琴，其志怒，其经足厥阴……徵音人者，主心声也。心声笑，其音竽，其志喜，其经手少阴……宫音人者，主脾声也，脾声歌，其音鼓，其志愁，其经足太阴……商音人者，主肺声也。肺声哭，其音磬，其志乐，其经手太阴……羽音人者，主肾声也。肾声呻，其音瑟，其志恐，其经足少阴。"[20]150-153

《四诊诀微·凡例》："听声审音，可察盛衰存亡，并可征中外情志之感。《乐记》云：其声噍以杀者，哀心之感；其声啴以缓者，乐心之感；其声发以散者，喜心之感；其声粗以厉者，怒心之感。情志动于中，而声应于外者，有若桴鼓之捷也。顾声音之道理亦渊深，义复宏邃，讵可不讲之有素乎，见先哲次于望而名之曰圣，洵非虚称，攻是业者，不可视为细务而忽略之，若能深自体察，则心领神会，超凡入圣之基，阶于此矣。"[21]3

《医学研悦·脉理原始全书研悦》："闻诊。经云：闻而知者谓之圣。闻者，闻其五音，以知其病也。五脏有五声，以合于五音，肝呼应角，心言应徵，脾歌应宫，肺哭应商，肾呻应羽是也。"[17]83

《瘟疫明辨》卷一："瘟疫气从中蒸达于外，病即有臭气触人，轻则盈于床帐；重则蒸然一室，且专作尸气，不作腐气。以人身脏腑、气血、津液得生气则香，得败气则臭。瘟疫，败气也，人受之，自脏腑蒸出于肌表，气血、津液逢蒸而败，因败而溢，溢出有盛衰，充塞有远近也。五行原各有臭气：木臊、金腥、心焦、脾香、肾腐。以臭得其正，皆可指而名之。"[22]1

《重庆堂随笔·读〈全体新论〉》："故闻字虽从耳，而四诊之闻，不专主于听声也。戴麟郊先生《广温疫论》辩证最细，谓疫证必有秽浊之气，鼻观精者可以闻而知之也。愚谓闻字实有二义。虽非疫证，凡入病室，五官皆宜并用，问答可辨其口气，有痰须询其臭味，榻前虎子，触鼻可分其寒热，痈疡脓血，审气即知其重轻，余如鼾息、肠鸣、矢气之类，皆当以耳闻者。古人但主乎呼、歌、呻、哭数字，固矣。"[23]130

《时氏诊断学》："闻诊者，西医称为听诊，乃以耳之听觉，闻其声音，以鉴定疾病之诊察法也。盖人之强弱，可由声音之清浊、高低、轻重、缓急等，以体会而辨别之，动于内而发于外，以成其声，呼吸之顺逆，血液之循环，均与发音有相当关系。"[24]42

《中医诊断学讲义》："闻诊，包括闻声音和嗅气味两方面。前者凭听觉以诊察病人的语言、呻吟、呼吸、咳嗽等；后者凭嗅觉诊察病室与病人的气味以及病人的排泄物等等以鉴别疾病。"[25]34

《中国医学百科全书·中医基础理论》："闻诊是指听声音和嗅气味的诊察方法。前者凭听觉了解病人的语言、呼吸、咳嗽、呕吐、呃逆等声音变化；后者凭嗅觉嗅病人的口气、体气和排泄物等异常的气味。以辨别病情的寒热虚实。"[26]174

《中医大辞典》："闻诊四诊之一。包括听声音和嗅气味两方面。前者凭听觉了解病人的语言、呼吸、咳嗽、呻吟等声音变化。后者凭嗅觉嗅病人的口气、体气和排泄物的气味。作为诊病辨证的参考。"[27]1151

《中医诊断学》："闻诊是通过听声音和嗅气味来诊察疾病的方法。听声音包括诊察病人的声音、呼吸、语言、咳嗽、心音、呕吐、呃逆、嗳气、太息、喷嚏、呵欠、肠鸣等各种响声。嗅气味包括嗅病体发出的异常气味、排出物的气味及病室的气味。"[28]90

《中医药学名词》："闻诊……医生通过听觉和嗅觉，了解由病体发出的各种异常声音和气味，以诊察病情的方法，包括听声音和嗅气味两方面的内容。"[29]67

[1] 马维骐.闻诊小史考略[J].湖北中医杂志,1988(8):44.

[2] [汉]许慎.说文解字[M].北京:中华书局,1979:250.

[3] [清]段玉裁.说文解字注[M].上海:上海古籍出版社,1981:592.

[4] 舒新城,沈颐,徐元诰,等.辞海[M].北京:中华书局,1981:2342.

[5] 未著撰人.黄帝内经素问[M].北京:人民卫生出版社,1981.47,99,100.

[6] 未著撰人.灵枢[M].北京:人民卫生出版社,1979:87.

[7] 齐南.《内经》闻诊初探[J].北京中医杂志,1987(5):55.

[8] 南京中医学院.难经校释[M].北京:人民卫生出版社,1979:24,42,113,134,135.

[9] 马维琪.《难经》与闻诊[J].陕西中医,1993,14(9):427.

[10] [汉]张仲景.伤寒论[M].北京:学苑出版社,2007:85.

[11] [汉]张仲景.金匮要略[M].北京:人民卫生出版社,2005:4.

[12] 邹书瑛.浅淡张仲景重视闻诊的临床意义[J].新中医,1994(7):56,57.

[13] 赵莹,曲夷,唐长华.《伤寒论》四诊的辨证运用[J].中华中医药杂志,2010,25(3):396-398.

[14] [隋]巢元方.诸病源候论[M].沈阳:辽宁科学技术出版社,1997:106.

[15] [唐]孙思邈.孙真人千金方[M].北京:人民卫生出版社,1996:160,618.

[16] [宋]施桂堂.察病指南[M].上海:上海卫生出版社,1958:55,56.

[17] [明]李盛春.医学研悦[M].北京:中国中医药出版社,1997:83.

[18] [明]李梴.医学入门[M].北京:中国中医药出版社,1995:73.

[19] [清]喻昌.医门法律[M].北京:中国中医药出版社,2002:5.

[20] [清]周学海.形色外诊简摩[M].南京:江苏科学技术出版社,1984:150-153.

[21] [清]林之瀚.四诊抉微[M].北京:人民卫生出版社,1981:3.

[22] [清]戴天章.瘟疫明辨[M].上海:上海科学技术出版社,1957:1.

[23] [清]王秉衡.重庆堂随笔[M].北京:人民军医出版社,2012.130.

[24] [民国]时逸人.时氏诊断学[M].上海:千项堂书局,1953:42.

[25] 广州中医学院诊断教研组.中医诊断学讲义[M].北京:人民卫生出版社,1960:34.

[26] 任应秋.中医基础理论[M]//钱信忠.中国医学百科全书.上海:上海科学技术出版社,1989:174.

[27] 李经纬,邓铁涛,等.中医大辞典[M].北京:人民卫生出版社,1995:1151.

[28] 朱文锋.中医诊断学[M].北京:中国中医药出版社,2002:90.

[29] 中医药学名词审定委员会.中医药学名词[M].北京:科学出版社,2005:67.

（张华敏）

2·042

热入血室证

rè rù xuè shì zhèng

一、规范名

【汉文名】热入血室证。

【英文名】syndrome of heat invading blood chamber。

【注释】妇女经期外感,邪热侵入血室,以少腹灼热疼痛,拒按,月经量多,或闭阻不下,发热口渴,烦躁如狂,入夜谵语,舌红绛,脉数为常见症的证候。

二、定名依据

“热入血室证”,证候名。该词首见于公元1108年宋代朱肱的《类证活人书》。“问伤寒疟状。形证似疟,有太阳证,有阳明证,有妇人热入血室证。”虽字面相同，但其内涵与现在证候名含义并不相同。此前与之最对应的为“热入血室”一词，最早见于《伤寒论》。《伤寒论》中多处论述了热入血室的证治及禁例，其含义既有病机的含义，又包括了现在的证候含义，内涵与现在基本相似。

出现“热入血室证”一词之前，历代文献则以“热入血室”名称出现，其含义与“热入血室证”基本一致，但对血室之部位所在、血室是否女子为独有疾病的认识存在分歧、亦有性别之争。

1959年南京中医学院主编的《伤寒论译释》中出现了“热入血室证”一词。认为“热入血室证”既不是症状也不是病名，而是一种综合性的病机概念与证候名称。1987年赵金铎等主编的《中医证候鉴别诊断学》也使用了“热入血室证”一词。随着中医证候规范化工作的持续推进，在其后的国家规划教材、国家标准中，“热入血室证”则一直沿用下来。1997年出版的国标《中医临床诊疗术语·证候部分》中，用“热入血室证”为规范名，其定义为：邪热侵入血室，以少腹灼热疼痛，拒按，月经量多，或闭阻不下，发热口渴，烦躁如狂，入夜谵语，舌红绛，脉数为常见症的证候。

由全国科学技术名词审定委员会审定公布的《中医药学名词术语》，部分工具书如《中医药常用名词术语辞典》《传统医学名词术语国际标准》及中医各类教材如《中医妇科学》（成都中医学院妇科教研室）、《伤寒论》（姜建国）、《金匮要略》（范永升）等均以“热入血室证”作为规范名，说明“热入血室证”作为规范名已成共识。

三、同义词

未见。

四、源流考释

“热入血室”概念早有萌芽。最早出现于汉代张仲景的《伤寒论》中。《伤寒论·辨太阳病脉证治》[1]37：“妇人中风，发热恶寒，经水适来，得之七八日，热除而脉迟、身凉、胸胁下满，如结胸状，谵语者，此为热入血室也，当刺期门，随其实而取之。”又言：“妇人中风，七八日续得寒热，发作有时，经水适断者，此为热入血室，其血必结，故使如疟状发作有时，小柴胡汤主之。”“妇人伤寒，发热，经水适来，昼日明了，暮则谵语，如见鬼状者，此为热入血室。无犯胃气及上二焦，必自愈。”《伤寒论·辨阳明病脉证并治》云：“阳明病，下血、谵语者，此为热入血室。但头汗出者，刺期门，随其实而泻之，濈然汗出则愈。”[1]46 描述了热入血室的四个主症：经水适来或适断、发热恶寒或寒热往来或发热、谵语至兼有如见鬼状、胸胁下满如结胸状。辨证施治以少阳为主者，小柴胡汤为主治疗；邪热侵入血室较盛者以桃仁承气汤与桃红四物汤化裁；病症较重者可配合针刺期门、血海等腧穴取效。《金匮要略》亦明确将其列入妇人杂病篇中。《金匮要略·妇人杂病脉证病治》[2]82,83：“妇人中风，七八日续来寒热，发作有时，经水适断，此为热入血室，其血必结，故使如疟状，发作有时，小柴胡汤主之。”“妇人伤寒发热，经水适来，昼日明了，暮则谵语，如见鬼状者，此为热入血室，治之无犯胃气及上二焦，必自愈。”“妇人中风，发热恶寒，经水适来，得七八日，热除脉迟，身凉和，胸胁满，如结胸状，谵语者，此为热入血室也，当刺期门，随其实而取之。”“阳明病，下血谵语者，此为热入血室，但头汗出，当刺期门，随其实而泻之，濈然汗出者愈。”这些论述均对“热入血室”的证治特点有所论述，详细描述了其临床表现和治疗等。

魏晋时期，王叔和在仲景的基础上，对热入血室也进行了描述。如《脉经·病可刺证》[3]57：“伤寒，发热，啬啬恶寒，其人大渴，欲饮酢浆者，其腹必满，而自汗出，小便利，其病欲解，此为肝乘肺，名曰横，阳明病，下血而谵语，此为热入血室。”“妇人中风，发热恶寒，经水适来，得

之七八日，热除，脉迟，身凉，胸胁下满，如结胸状，其人谵语，此为热入血室，当刺期门，随其虚实而取之。”对热入血室理论进行了一定的补充。

宋金元时期，宋代朱肱《类证活人书》卷八首次出现了“热入血室证”一词。“问伤寒疟状。形证似疟，有太阳证，有阳明证，有妇人热入血室证……妇人热入血室，其血必结，故使如疟状，小柴胡汤主之。”[4]76 此卷专论“发热”，指出后人妄投小柴胡汤之弊。此“热入血室”一证特指出“血结”故“如疟状”的证机关键，与今天的热入血室证内涵有一定出入。这一时期，针对“血室”部位亦进行了初步讨论，其观点莫衷一是，有胞门、子户、子宫、冲脉之说。如陈自明《妇人良方大全》卷十二认为：“巢氏病源并产宝方并谓之胞门、子户，张仲景谓之血室。”[5]245 罗天益在《卫生宝鉴》卷二十五中言：“血室者素问所谓女子胞，即产肠也。”[6]4422 而成无己在《伤寒明理论》卷中则认为：“人身之血室者，荣血停止之所，经脉留会之处，即冲脉是也。”[7]57 在对热入血室的治疗方面也有一定的发展，如许叔微以“小柴胡加地黄汤”治疗。《普济本事方》卷八：“治妇人室女伤寒发热，或发寒热，经水适来，或适断，昼则明了，夜则谵语，如见鬼状。亦治产后恶露方来，忽尔断绝。柴胡（一两一分，去苗，洗净）、人参（去芦）、半夏（汤洗七次）、黄芩（去皮）、甘草（炙）、生干地黄（各半两），上粗末，每服五钱，水二盏，生姜五片，枣二个，同煎至八分，去滓温服。辛亥中寓居毗陵，学官王仲礼，其妹病伤寒发寒热，遇夜则如有鬼物所凭，六七日忽昏塞，涎响如引锯，牙关紧急，瞑目不知人，疾势极危，召予视。予曰：得病之初，曾值月经来否？其家云：月经方来，病作而经遂止，得一二日，发寒热，昼虽静。夜则有鬼祟。从昨日来，涎生不省人事。予曰：此热入血室证也。”[8]127 其对于病机与证治的论述较为详细，并举案例诠之。认为此案患者系热入血室证，前医不识此证，误以“刚剂”，致“胸膈不利，涎朝上脘，喘急息高，昏冒不知人”，治当先化其痰，继除其热，以“一呷散”化涎，次授以“柴胡地黄汤”，热退不汗而病自解。刘完素在《素问病机气宜保命集》卷下中，载以牛黄膏（牛黄两钱半、朱砂、郁金、牡丹皮各三钱，脑子、甘草各一钱，上为细末，炼蜜为丸）治疗“热入血室，发狂不认人者”，并指出“产后热入血室者，桃仁承气抵当汤之类是也”[9]108。

明清时期，特别是温病学说形成后，“热入血室”学说更加充实和发展并渐趋完整。此期，关于“血室”概念，大致有四种说法：子宫、冲脉、肝、冲任说。其中张景岳认为“血室”为子宫，他在《类经附翼・三焦胞络命门辨》中谈道：“子户者，即子宫也，俗名小肠，医家以冲任之脉盛于此，则月事以时下，故名之曰血室。”[10]389 方有执、何秀山均持“冲脉”说。柯韵伯则赞成“肝”说，他在《伤寒来苏集・阳明脉证上》说：“血室者，肝也，肝为藏血之藏，故称血室。”[11]98,99 对于这些不同观点，沈金鳌在《伤寒论纲目》卷八中的总结颇为中肯。他说：“肝藏血，肾生血，心主血，脾统血，而其源则汇于冲……然则血室之说，成氏主冲，柯氏主肝，二说虽异，其实则同。主冲者就其源头而言，主肝者就其藏聚处而言，血必由源而出，不有源则无根，血必聚处而藏，不有聚则散漫无所收，于此二处而为血之室，其旨同也。假如脾而曰统，统者属也，不过为其所属，非根源处，非藏聚处，均不得曰室。即心为营血之主，亦非根源处，非藏聚处，故亦不得曰室也。”[12]143 而吴又可则将血室以“冲任”合称。如《温疫论》下卷：“血室者，一名血海，即冲任脉也。”[13]86

此外，医家对于“血室”的不同认识也包括了性别之争的不同观点。即认为此证为男妇同病而非女子独有之疾。如孙一奎《孙文垣医案》卷三云：“男子亦有血室乎，予曰血室男妇同之，冲任二脉为血之海，二脉附于阳明，今病乃阳明之热，遗入血海也。”[14]1374 柯琴认同成无己在《伤寒明理论》卷三中“阳明病，下血谵语，此为热入血

室者，斯盖言男子，不止为妇人而言也"[7]52 观点，他在《伤寒来苏集·阳明脉证上》中指出："血室者，肝也……阳明热盛，侵及血室，血室不藏，溢出前阴，故男女俱有是证"[11]98,99，认为"热入血室"是男女共有之病。吴谦《医宗金鉴·辨阳明病脉证并治》也说："男子病伤寒，有下血谵语者，亦为热入血室也。"[15]59 这些观点都对热入血室理论进行了补充和丰富。

另外，医家还对热入血室的发病因素有所发挥。如吴又可《温疫论·妇人时疫》："新产亡血过多，冲任空虚，与夫素善崩漏，经气久虚，皆能受邪，与经水适断同法。"[16]27

对于治疗，此期辨证日详，治法渐备，更加不拘于小柴胡汤一方。张景岳提出了 5 种不同证治。《景岳全书》卷三十八："因外邪由表而入者，宜一柴胡饮或三柴胡饮，或四柴胡饮，或良方黄龙汤加生地酌而用之；若或怒，或劳，火由内生，其人多汗而无表证者，宜保阴煎、清化饮，六黄汤之类加减主之；若病虽渐愈，但元气找弱，而热有未退血未止者，宜补阴益气煎，或补中益气汤；若脾气素弱宜归脾汤，血气俱弱者宜十全大补汤，庶无误矣；若血热多滞者，宜小柴胡汤加丹皮、红花、当归。"[17]792,793 而温病学家，强调温热之邪，故治疗法则各异。如《外感温热论·论妇人温病》从热邪内陷及血结程度提出了辨治方药。其言："如经水适来适断，邪将陷于血室，少阳伤寒言之详悉，不必多赘……然热陷血室之症，多有谵语、如狂之象，与阳明胃热相似，此种病机，最须辨别。血结者，身体必重，非若阳明之轻便者，何以故耶？阴主重浊，络脉被阻，身之侧旁气痹，连及胸背，皆为阻窒，故去邪通络，正合其病。往往延久，上逆心包，胸中痹痛，即陶氏所谓血结胸也。王海藏出一桂枝红花汤，加海蛤、桃仁，原欲表里上下一齐尽解之理，此方大有巧妙焉。"[18]15 而《温病条辨》卷三认为"慎毋拘乎柴胡一法"，其言："《金匮》有五法：第一条主小柴胡，因寒热而用，虽经水适断，急提少阳之邪，勿令下陷为最……第五条明其一证而有别因为害，如痰潮上脘，昏冒不知，当先化其痰，后除其热。仲景教人当知变通，故不厌推广其义，乃今人一遇是证，不辨热入之轻重，血室之盈亏，遽与小柴胡汤，贻害必多。要之热甚而血瘀者，与桃仁承气及山甲、归尾之属；血舍空而热者用犀角地黄汤，加丹参、木通之属；表邪未尽而表证仍兼者，不妨借温通为使；血结胸，有桂枝红花汤，参入海蛤、桃仁之治；昏狂甚，进牛黄膏，调入清气化结之煎。"[19]130,131 王士雄则根据病邪特点，进一步总结了治疗原则，认为："温邪热入血室有三证：如经水适来因热邪陷入而搏结不行者，此宜破其血结。若经水适断，而邪乃乘血舍之空虚以袭之者，治宜养营以清热。其邪热传营，逼血妄行，致经未当期而至者，宜清热以安营。"[20]54

至近代，对"热入血室证"病机证治的认识争议不大。而对血室则渐结合生理病理学概念，多从生理功能来理解其含义[21]8[22]34。认为对血室的概念应全面理解，不能把血室单纯看作为一个实质器官，或某一特定部位，也不是一个解剖概念，而是一个生理病理概念，应理解为"营月经生理作用的机体机能"，是指与女子月经生理病理有关的若干脏器的综合作用，热入血室不是就病变部位而言，而是就病变成因而言，其与子宫、肝脏、冲任二脉关系最为密切，三者之间又紧密相连，相互影响，统属于厥阴范畴。

中华人民共和国成立后，国家组织陆续出版了系列规划教材，在这些教材中开始出现中医证候分类的内容。1959 年南京中医学院主编的《伤寒论译释：上》中出现了"热入血室证"一词，认为"热入血室"既不是症状也不是病名，而是一种综合性的病机概念与证候名称[23]63。1987 年赵金铎等主编的《中医证候鉴别诊断学》[24]290 也使用了"热入血室证"一词。随着中医证候规范化工作的持续推进，在其后的国标《中医临床诊疗术语·证候部分》[25]358，国家规划教材如《中医妇科学》[26]422、新世纪第 2 版《金匮要略》[27]316,383、新世纪全国高等中医药院校七年制规划教材《伤寒论》[28]112，以及部分工具书如《中医药常用名词术语辞典》[29]310、全国科学技术名词审定委员会《中医药学名词》[30]99、《传统医学名词术语国际标准》[31]151 均以“热入血室证”为规范名，“热入血室证”则一直沿用下来。

五、文献辑录

《伤寒论》卷四：“妇人中风，发热恶寒，经水适来，得之七八日，热除而脉迟、身凉、胸胁下满，如结胸状，谵语者，此为热入血室也，当刺期门，随其实而取之。”[1]37“妇人中风，七八日续得寒热，发作有时，经水适断者，此为热入血室，其血必结，故使如疟状发作有时，小柴胡汤主之。”[1]37“妇人伤寒，发热，经水适来，昼日明了，暮则谵语，如见鬼状者，此为热入血室。无犯胃气及上二焦，必自愈。”[1]37

卷五：“阳明病，下血、谵语者，此为热入血室。但头汗出者，刺期门，随其实而泻之，濈然汗出则愈。”[1]46

《金匮要略·妇人杂病脉证并治》：“妇人中风，七八日续来寒热，发作有时，经水适断，此为热入血室，其血必结，故使如疟状，发作有时，小柴胡汤主之。”[2]82“妇人伤寒发热，经水适来，昼日明了，暮则谵语，如见鬼状者，此为热入血室，治之无犯胃气及上二焦，必自愈。”[2]82“妇人中风，发热恶寒，经水适来，得七八日，热除脉迟，身凉和，胸胁满，如结胸状，谵语者，此为热入血室也，当刺期门，随其实而取之。”[2]82“阳明病，下血谵语者，此为热入血室，但头汗出，当刺期门，随其实而泻之，濈然汗出者愈。”[2]83

《脉经》卷七：“伤寒，发热，啬啬恶寒，其人大渴，欲饮酢浆者，其腹必满，而自汗出，小便利，其病欲解，此为肝乘肺，名曰横，阳明病，下血而谵语，此为热入血室。”[3]57

《类证活人书》卷八：“问伤寒疟状。形证似疟，有太阳证，有阳明证，有妇人热入血室证。”[4]76

《妇人良方大全》卷十二：“巢氏病源并产宝方并谓之胞门、子户，张仲景谓之血室。”[5]245

《卫生宝鉴》卷二十五：“血室者素问所谓女子胞，即产肠也。”[6]4422

《伤寒明理论》卷中：“阳明病，下血谵语，此为热入血室者，斯盖言男子，不止为妇人而言也。”[7]52

卷三：“人身之血室者，荣血停止之所，经脉留会之处，即冲脉是也。”[7]57

《普济本事方》卷八：“小柴胡加地黄汤”中也记载了“热入血室证”：“治妇人室女伤寒发热，或发寒热，经水适来，或适断，昼则明了，夜则谵语，如见鬼状。亦治产后恶露方来，忽尔断绝。柴胡（一两一分，去苗，洗净）、人参（去芦）、半夏（汤洗七次）、黄芩（去皮）、甘草（炙）、生干地黄（各半两），上粗末，每服五钱，水二盏，生姜五片，枣二个，同煎至八分，去滓温服。辛亥中寓居毗陵，学官王仲礼，其妹病伤寒发寒热，遇夜则如有鬼物所凭，六七日忽昏塞，涎响如引锯，牙关紧急，瞑目不知人，疾势极危，召予视。予曰：得病之初，曾值月经来否？其家云：月经方来，病作而经遂止，得一二日，发寒热，昼虽静。夜则有鬼祟。从昨日来，涎生不省人事。予曰：此热入血室证也。”[8]127

《素问病机气宜保命集》卷下：“产后热入血室者，桃仁承气抵当汤之类是也。”[9]108

《类经附翼·三焦胞络命门辨》：“子户者，即子宫也，俗名小肠，医家以冲任之脉盛于此，则月事以时下，故名之曰血室。”[10]389

《伤寒来苏集·阳明脉证上》：“血室者，肝也……阳明热盛，侵及血室，血室不藏，溢出前阴，故男女俱有是证。”[11]98,99

《伤寒论纲目》卷八：“肝藏血，肾生血，心主血，脾统血，而其源则汇于冲……然则血室之说，成氏主冲，柯氏主肝，二说虽异，其实则同。主冲者就其源头而言，主肝者就其藏聚处而言，血必由源而出，不有源则无根，血必聚处而藏，不有聚则散漫无所收，于此二处而为血之室，其旨同也。假如脾而曰统，统者属也，不过为其所属，非根源处，非藏聚处，均不得曰室。即心为营血之主，亦非根源处，非藏聚处，故亦不得曰室也。”[12]143

《温疫论》卷下：“血室者，一名血海，即冲任脉也。”[13]86

《孙文垣医案》卷三：“男子亦有血室乎予曰血室男妇同之，冲任二脉为血之海，二脉附于阳明，今病乃阳明之热，遗入血海也。”[14]1374

《医宗金鉴·辨阳明病脉证并治》：“男子病伤寒，有下血谵语者，亦为热入血室也。”[15]59

《温疫论·妇人时疫》：“新产亡血过多，冲任空虚，与夫素善崩漏，经气久虚，皆能受邪，与经水适断同法。”[16]27

《景岳全书》卷三十八：“因外邪由表而入者，宜一柴胡饮或三柴胡饮，或四柴胡饮，或良方黄龙汤加生地酌而用之；若或怒，或劳，火由内生，其人多汗而无表证者，宜保阴煎、清化饮，六黄汤之类加减主之；若病虽渐愈，但元气找弱，而热有未退血未止者，宜补阴益气煎，或补中益气汤；若脾气素弱宜归脾汤，血气俱弱者宜十全大补汤，庶无误矣；若血热多滞者，宜小柴胡汤加丹皮、红花、当归。”[17]792,793

《外感温热论·论妇人温病》：“如经水适来适断，邪将陷于血室，少阳伤寒言之详悉，不必多赘……然热陷血室之症，多有谵语、如狂之象，与阳明胃热相似，此种病机，最须辨别。血结者，身体必重，非若阳明之轻便者，何以故耶？阴主重浊，络脉被阻，身之侧旁气痹，连及胸背，皆为阻室，故去邪通络，正合其病。往往延久，上逆心包，胸中痹痛，即陶氏所谓血结胸也。王海藏出一桂枝红花汤，加海蛤、桃仁，原欲表里上下一齐尽解之理，此方大有巧妙焉。”[18]15

《温病条辨》卷三：“《金匮》有五法：第一条主小柴胡，因寒热而用，虽经水适断，急提少阳之邪，勿令下陷为最……第五条明其一证而有别因为害，如痰潮上脘，昏冒不知，当先化其痰，后除其热。仲景教人当知变通，故不厌推广其义，乃今人一遇是证，不辨热入之轻重，血室之盈亏，遽与小柴胡汤，贻害必多。要之热甚而血瘀者，与桃仁承气及山甲、归尾之属；血舍空而热者用犀角地黄汤，加丹参、木通之属；表邪未尽而表证仍兼者，不妨借温通为使；血结胸，有桂枝红花汤，参入海蛤、桃仁之治；昏狂甚，进牛黄膏，调入清气化结之煎。”[19]130,131

《温热经纬》卷三：“温邪热入血室有三证：如经水适来因热邪陷入而搏结不行者，此宜破其血结。若经水适断，而邪乃乘血舍之空虚以袭之者，治宜养营以清热。其邪热传营，遥血妄行，致经未当期而至者，宜清热以安营。”[20]54

《伤寒论译释·上》：“热入血室证多见于妇女，在外感热病过程中适值经期，或经水适来，或经水适断，以致发生本证，应根据临床证候，辨别病势的轻重浅深而决定治法，热结深而病势偏里的，治宜针刺期门法以泄肝经血分之实热；热结浅而病势偏外的，治宜小柴胡汤以和解少阳枢机，达邪外出。”[23]63

《中医证候鉴别诊断学》：“热入血室证，是妇人在行经期间感受外邪，邪热乘虚入于胞宫，与血相搏而形成的一种病证。由于感邪有深浅，经水有适来或适断之异，故临床表现不同。或见寒热发作有时，或见胸胁下满，甚则见到神昏谵语之重证。”“临床主要表现为：正值经水适来或适断，往来寒热，发作有时，形如疟状，口苦欲呕，胸胁苦满，或胸胁下满如结胸状，甚则昼日明了，夜则谵语，如见鬼状，大汗出，舌苔薄黄或焦黄而干，脉沉数或沉实有力。”“热入血室证，常见于妇人外感热病而有经水适来适断的过程中。”[24]290

《中医临床诊疗术语·证候部分》：“邪热侵入血室，以少腹灼热疼痛，拒按，月经量多，或闭阻不下，发热口渴，烦躁如狂，入夜谵语，舌红绛，脉数为常见症的证候。”[25]358

《中医妇科学》：“热入血室是指妇女月经期间或月经前后感受外邪，出现寒热如疟，或胸胁满，或少腹满痛，或谵语，或出现经量异常改变的一种病证。本病历来医家论述甚多，其解释亦不尽相同。归纳起来不外是对本病是否属于妇女病范畴及对'血室'的含义存在着分歧。"[26]422

《金匮要略》(范永升)："以上4条均论述热入血室的证治。热入血室是指妇女月经适来或适断时，感受外邪，邪热与血互相搏结于血室所致的病证。"[27]316,383

《伤寒论》(姜建国)："血室部位是《伤寒论》研究中的一个争论问题，热入血室证在《伤寒论》中凡四见(143、144、145、216条)，对于其证候、治法、方药的解释，注家比较统一，唯独对血室属何脏何腑，则一直争论不休，主要有三种说法：肝脏说、冲脉说、子宫说。简要摘录李克绍的分析。"[28]112

《中医药常用名词术语辞典》："热入血室证　证候，出《伤寒论·辨太阳病脉证并治》。外感病适逢妇人月经来潮，或月经适断，邪热与血相互搏结而发生者。临床表现有三：① 外感病症状，如发热、恶寒，或往来寒热。② 月经异常症状，如经血过多，或经血闭阻不下。③ 精神情志的改变，如谵语、烦躁，甚则神昏。可伴有胸胁下满，是邪热乘虚而入，血热互结所致。"[29]310

《中医药学名词》："热入血室证……妇女经期外感，邪热侵入血室，以少腹灼热疼痛，拒按，月经量多，或闭阻不下，发热口渴，烦躁如狂，入夜谵语，舌红绛，脉数为常见症的证候。"[30]99

《传统医学名词术语国际标准》："热入血室证……热入胞宫的证候，症见腹痛经乱，往来寒热，夜间谵语。"[31]151

参考文献

[1] [汉] 张仲景. 伤寒论[M]. 厉畅，梁丽娟点校. 北京：中医古籍出版社，1997：37，46.

[2] [汉] 张仲景. 金匮要略[M]. 何任，任若苹整理. 北京：人民卫生出版社，2005：82，83.

[3] [晋] 王叔和. 脉经[M]. 北京：人民卫生出版社，1956：57.

[4] [宋] 朱肱. 伤寒类证活人书[M]. 北京：中医古籍出版社，2012：76.

[5] [宋] 陈自明. 妇人良方大全[M]. 太原：山西科学技术出版社，2012：245.

[6] [元] 罗天益. 卫生宝鉴精要[M]. 张文平主编. 贵阳：贵州科技出版社，2008：4422.

[7] [金] 成无己. 伤寒明理论[M]. 北京：中国中医药出版社，2007：52，57.

[8] [宋] 许叔微. 普济本事方[M]. 北京：中国中医药出版社，2007：127.

[9] [金] 刘完素. 素问病机气宜保命集[M]. 鲍晓东校注. 北京：中医古籍出版社，1998：108.

[10] [明] 张介宾. 类经图翼・类经附翼评注[M]. 王玉生主编. 西安：陕西科学技术出版社，1996：389.

[11] [清] 柯琴. 伤寒来苏集[M]. 北京：中国医药科技出版社，2011：98，99.

[12] [清] 沈金鳌. 伤寒论纲目[M]. 北京：中国医药科技出版社，2014：143.

[13] [明] 吴有性. 温疫论[M]. 孟澍江，杨进点校. 北京：人民卫生出版社，1990：86.

[14] [明] 孙一奎. 赤水玄珠全集[M]. 凌天翼点校. 北京：人民卫生出版社，1936：1374.

[15] [清] 吴谦. 医宗金鉴[M]. 石学文，高春媛，王新佩点校. 沈阳：辽宁科学技术出版社，1997：59.

[16] [明] 吴有性. 温疫论[M]. 图娅点校. 沈阳：辽宁科学技术出版社，1997：27.

[17] [明] 张介宾. 景岳全书：上[M]. 孙玉信，朱平生校注. 上海：第二军医大学出版社，2006：792，793.

[18] [清] 叶桂，薛雪，王士雄. 温热湿热集论[M]. 福州：福建科学技术出版社，2010：15.

[19] [清] 吴瑭. 温病条辨[M]. 北京：科学技术文献出版社，2010：130，131.

[20] 盛增秀. 王孟英医学全书[M]. 北京：中国中医药出版社，2015：54.

[21] 曾江琴.《金匮要略》热入血室证治源流研究[D]. 武汉：湖北中医药大学，2006：8－11.

[22] 哈荔田. 漫谈热入血室[J]. 山东中医学院学报，1981(4)：34－37.

[23] 陈亦人. 伤寒论译释：上[M]. 上海：上海科学技术出版社，1959：63.

[24] 中国中医研究院. 中医证候鉴别诊断学[M]. 北京：人民卫生出版社，1987：290.

[25] 邓铁涛. 中医证候规范[M]. 广州：广东科技出版社，1990：358.

[26] 成都中医学院妇科教研室. 中医妇科学[M]. 北京：人民卫生出版社，1986：422.

[27] 范永升. 金匮要略[M]. 北京：中国中医药出版社，2003：316，383.

[28] 姜建国.伤寒论[M].北京：中国中医药出版社，2004：112.

[29] 李振吉.中医药常用名词术语辞典[M].北京：中国中医药出版社，2001：310.

[30] 全国科学技术名词审定委员会.中医药学名词[M].北京：科学出版社，2005：99.

[31] 世界卫生组织(西太平洋地区).传统医学名词术语国际标准[M].北京：北京大学医学出版社，2009：151.

（赵凯维）

2·043

脏腑辨证

zàng fǔ biàn zhèng

一、规范名

【汉文名】脏腑辨证。

【英文名】syndrome differentiation of zang-fu viscera。

【注释】以脏象学说的理论为指导，分析判断疾病所在的脏腑病位及其病因、病性及邪正盛衰情况等的辨证方法。

二、定名依据

脏腑辨证理论发源于《内经》，《内经》对五脏六腑的生理病理，各疾病所分属的脏腑，及不同脏腑的病状、寒热虚实进行了详细的论述。之后张仲景《金匮要略》一书以脏腑辨证为纲展开论述全书各篇各病均有涉及脏腑辨证相关内容。至《中藏经》成书，对五脏六腑虚实寒热生死逆顺之法进行了总结，由此脏腑辨证理论体系初步形成。

隋代巢元方在《诸病源候论》一书中列专篇论述五脏六腑病候，而在对其他疾病证候的论述中也多涉及其与脏腑的关系。唐代孙思邈的《备急千金要方》则对各脏腑的特点、脉象、疾病等情况作了详细的阐述。宋代《太平圣惠方》中也依据脏腑辨证的理论对方剂进行分类并详加记述。钱乙在其《小儿药证直诀》中总结了小儿"五脏病"的特点。金代和元代，张元素的《医学启源》继承总结前人关于脏腑辨证的理论，进一步对脏腑辨证及治疗作了系统的概括。明代和清代，医家们则已将脏腑辨证理论广泛应用于疾病的临床诊断及治疗中。

现代，在可查到的文献中，1966年出版的《中医诊疗概要》书中提到的三种辨证方法就包括"脏腑辨证"。2004年，全国科学技术名词审定委员会审定公布的《中医药学名词》和大部分中医诊断学教材，如高等医药院校教材《中医诊断学》(邓铁涛)、普通高等教育"十五"国家级规划教材/新世纪全国高等中医药院校七年制规划教材《中医诊断学》(王忆勤)等，以及《中医大辞典》《中国医学百科全书·中医基础理论》《中国医学百科全书·中医学》《中医药常用名词术语辞典》均以"脏腑辨证"作为规范名，说明"脏腑辨证"作为规范名已成为共识。

三、同义词

未见。

四、源流考释

先秦两汉时期，为"脏腑辨证"理论奠定了基础，并形成了最初的理论体系。《内经》中指出"脏腑辨证"对诊断疾病尤为重要，如《黄帝内经素问·脉要精微论》中言"诊法何如……观五脏有余不足，六腑强弱，形之盛衰，以此参伍，决死生之分"[1]30。《灵枢经·本神》言"必审五脏之病形，以知其气之虚实，谨而调之也"[2]26。并且书中有大量篇幅论述了五脏六腑的生理病理，如《黄帝内经素问·六节藏象论》提到"心者，生之本，神之处也，其华在面，其充在血脉……肺者，气之本，魄之处也，其华在毛，其充在皮……肾者，主蛰，封藏之本，精之处也，其华在发，其充在骨……肝者，罢极之本，魂之居也，其华在爪，其充在筋，以生血气……脾、胃、大肠、小肠、三焦、膀胱者，仓廪之本，营之居也，名曰器，能化糟粕，转味而入出者也，其华在唇四白，其充在肌"[1]20，便是论述了脏腑的生理功能。

而在对脏腑病机、病理方面的论述则更多。如《黄帝内经素问·至真要大论》提道："诸风掉眩，皆属于肝。诸寒收引，皆属于肾。诸气膹郁，皆属于肺。诸湿肿满，皆属于脾……诸痛痒疮，皆属于心。"[1]188《灵枢经·本神》也言"肝藏血，血舍魂，肝气虚则恐，实则怒。脾藏营，营舍意，脾气虚则四肢不用，五脏不安；实则腹胀，经溲不利。心藏脉，脉舍神，心气虚则悲，实则笑不休。肺藏气，气舍魄，肺气虚则鼻塞不利，少气；实则喘喝，胸盈仰息。肾藏精，精舍志，肾气虚则厥，实则胀，五脏不安"[2]25,26。《黄帝内经素问·气交变大论》则言："脾土受邪。民病飧泄食减，体重烦冤，肠鸣腹支满……金肺受邪。民病疟，少气咳喘，血溢血泄注下，嗌燥耳聋，中热肩背热……甚则胸中痛，胁支满胁痛，膺背肩胛间痛，两臂内痛，身热肤痛而为浸淫……肾水受邪。民病腹痛，清厥意不乐，体重烦冤……甚则肌肉萎，足痿不收，行善瘈，脚下痛，饮发中满食减，四肢不举……肝木受邪。民病两胁下少腹痛，目赤痛眦疡，耳无所闻。肃杀而甚，则体重烦冤，胸痛引背，两胁满且痛引少腹……邪害心火。民病身热烦心躁悸，阴厥上下中寒，谵妄心痛，寒气早至……甚则腹大胫肿，喘咳，寝汗出憎风。"[1]139,140

同时，《内经》中对一些疾病所属的脏腑及不同脏腑的病状、寒热虚实也进行了详细的论述，如对"热""咳""痛""风""痹""胀"等病的论述已有明确的脏腑分类。《黄帝内经素问·刺热》言："肝热病者，小便先黄，腹痛多卧，身热。热争则狂言及惊，胁满痛，手足躁，不得安卧……心热病者，先不乐，数日乃热。热争则卒心痛，烦闷善呕，头痛面赤无汗……脾热病者，先头重颊痛，烦心颜青，欲呕身热。热争则腰痛不可用俯仰，腹满泄，两颔痛……肺热病者，先淅然厥，起毫毛，恶风寒，舌上黄，身热。热争则喘咳，痛走胸膺背，不得大息，头痛不堪，汗出而寒……肾热病者，先腰痛(骨行)酸，苦渴数饮，身热。热争则项痛而强，(骨行)寒且酸，足下热，不欲言，其逆则项痛员员淡淡然。"[1]63,64《黄帝内经素问·咳论》曰："肺咳之状，咳而喘息有音，甚则唾血。心咳之状，咳则心痛，喉中介介如梗状，甚则咽肿喉痹。肝咳之状，咳则两胁下痛，甚则不可以转，转则两胠下满。脾咳之状，咳则右胁下痛，阴阴引肩背，甚则不可以动，动则咳剧。肾咳之状，咳则腰背相引而痛，甚则咳涎……五脏之久咳，乃移于六腑……此皆聚于胃，关于肺，使人多涕唾而面浮肿气逆也。"[1]75,76《黄帝内经素问·举痛论》曰："寒气客于肠胃，厥逆上出，故痛而呕也。寒气客于小肠，小肠不得成聚，故后泄腹痛矣。热气留于小肠，肠中痛，瘅热焦渴则坚干不得出，故痛而闭不通矣。"[1]78《黄帝内经素问·风论》曰："肺风之状，多汗恶风……诊在眉上，其色白。心风之状，多汗恶风……诊在口，其色赤。肝风之状，多汗恶风……诊在目下，其色青……胃风之状，颈多汗恶风，食饮不下，膈塞不通，腹善满……诊形瘦而腹大。"[1]84《黄帝内经素问·痹论》曰："凡痹之客五脏者，肺痹者，烦满喘而呕……肾痹者，善胀，尻以代踵，脊以代头。脾痹者，四肢懈惰，发咳呕汁，上为大塞。肠痹者，数饮而出不得，中气喘争，时发飧泄。胞痹者，少腹膀胱按之内痛，若沃以汤，涩于小便，上为清涕。"[1]85《灵枢经·胀论》曰："夫心胀者，烦心短气，卧不安。肺胀者，虚满而喘咳。肝胀者，胁下满而痛引小腹。脾胀者，善哕，四肢烦悗，体重不能胜衣，卧不安。肾胀者，腹满引背央央然，腰髀痛。六腑胀：胃胀者，腹满，胃脘痛，鼻闻焦臭，妨于食，大便难。大肠胀者，肠鸣而痛濯濯，冬日重感于寒，则飧泄不化。”[2]80

东汉张仲景《金匮要略》一书更以“脏腑辨证”为纲，将其应用于杂病的治疗中。如《金匮要略·脏腑经络先后病脉证》论述了疾病的产生与脏腑的联系，“若脏藏元真通畅，人即安和”“千般疢难，不越三条：一者，经络受邪，入脏腑，为内所因也”[3]3，并举例说明了疾病发生发展的过程中五脏间的联系，“夫肝之病，补用酸，助用焦苦，益用甘味之药调之。酸入肝，焦苦入心，甘入脾，脾能伤肾，肾气微弱，则水不行，水不行，则心火气盛，则伤肺；肺被伤，则金气不行，金气不行，则肝气盛，则肝自愈。此治肝补脾之要妙也”[3]3。全书各病多有涉及脏腑辨证相关内容，其中《金匮要略·五脏风寒积聚病脉证》篇更详论五脏“中风”“中寒”的症状，其言“肺中风者，口燥而喘，身运而重，冒而肿胀。肺中寒，吐浊涕……肝中风者，头目瞤，两胁痛，行常伛，令人嗜甘。肝中寒者，两臂不举，舌本燥，喜太息，胸中痛，不得转侧，食则吐而汗出也……心中风者，翕翕发热，不能起，心中饥，食即呕吐。心中寒者，其人苦病心如啖蒜状，剧者心痛彻背，背痛彻心，譬如蛊注……脾中风者，翕翕发热，形如醉人，腹中烦重，皮目瞤瞤而短气”[3]41,42，并将脏腑与积聚的关系总结为“积者，脏病也，终不移；聚者，腑病也，发作有时，展转痛移，为可治”[3]43。

《中藏经》一书则对“五脏六腑虚实寒热生死逆顺之法”进行了较系统总结，《中藏经》卷二言：“夫人有五脏六腑，虚实寒热，生死逆顺，皆见于形证、脉气，若非诊察，无由识也。虚则补之，实则泻之，寒则温之，热则凉之，不虚不实，以经调之，此乃良医之大法也。其余脉证，具于篇末。”[4]23 并分别对肝、胆、心、小肠、脾、胃、肺、大肠、肾、膀胱、三焦的“虚实寒热生死逆顺之法”作了论述，由此脏腑辨证理论体系初步形成。

隋唐时期，脏腑辨证理论进一步发展，脏腑间在疾病的发生发展中联系更加紧密，并且将辨证与用药相结合。巢元方在《诸病源候论》一书中列专篇“五脏六腑病诸候”，论述五脏六腑病候，并以“气盛”“气不足”加以划分，对疾病的预后、转归也进行了论述，与脉诊的结合论述尤其详细。此外书中对各疾病证候的论述中多涉及其与脏腑的关系，如《诸病源候论·咳嗽病诸候》：“四曰肝咳，咳而引胁下痛是也。五曰心咳，咳而唾血，引手少阴是也。六曰脾咳，咳而涎出，续续不止，引少腹是也。七曰肺咳，咳而引颈项，而唾涎沫是也。八曰肾咳，咳则耳聋无所闻，引腰、脐中是也。九曰胆咳，咳而引头痛口苦是也”[5]74；又如《诸病源候论·淋病诸候》：“诸淋者，由肾虚膀胱热故也。膀胱与肾为表里，俱主水。水入小肠，下于胞，行于阴，为溲便也。肾气通于阴，阴，津液下流之道也。若饮食不节，喜怒不时，虚实不调，则腑脏不和，致肾虚而膀胱热也。”[5]76 孙思邈的《备急千金要方》中，卷十一至卷二十专篇论述脏腑证治，对各脏腑的生理、病理、疾病的预后及治疗用药等情况作了详细的阐述。

宋金元时期，官修方书《太平圣惠方》中依据“脏腑辨证”的理论对方剂进行分类并详加记述。其中，卷一记述了辨两手五脏六腑脉所主法，及辨五脏六腑经脉所合法、诊五脏脉轻重法；卷二列五脏用药；卷三至卷七，将互为表里的脏腑各为一卷，详论其虚、实、气不足、中风等症用药。钱乙在其《小儿药证直诀》中总结了小儿疾病与五脏的关系，即《小儿药证直诀·脉证治法》：“心主惊，实则叫哭，发热，饮水而搐；虚则卧而悸动不安。肝主风，实则目直大叫，呵欠，项急，顿闷；虚则咬牙，多欠，气热则外生，气温则内生气。脾主困，实则困睡，身热饮水；虚则吐泻生风。肺主喘，实则闷乱，喘促，有饮水者，有不饮水者；虚则哽气，长出气。肾主虚，无实也。惟疮疹，肾实则变黑陷。”[6]3,4 与《小儿药证直诀·脉证治法》：“肝病，哭叫目直，呵欠顿

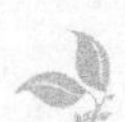

闷，项急。心病，多叫哭惊悸，手足动摇，发热饮水。脾病，困睡泄泻，不思饮食。肺病，闷乱哽气，长出气，气短喘息。肾病，无精光畏明，体骨重”[6]4,5，并分别详细论述各个症状及用药。可见这一时期，“脏腑辨证”已经是临床诊断及治疗疾病的重要辨证方法之一。而金元时期医家张元素在临证中尤其重视“脏腑辨证”，其所著《医学启源》一书继承了前人关于脏腑辨证的理论，以寒热虚实为辨证纲要，对脏腑的生理病理及治疗用药做了全面总结，使其“脏腑辨证”理论更加系统精细，为后世脏腑辨证的发展与完善奠定了坚实的基础。如《医学启源》卷上：“肝之经，肝脉本部在于筋，足厥阴，风，乙木也。经曰：肝与胆为表里……脉实而弦，此为太过，病在外，令人忘忽眩运；虚而微，则为不及，病在内，令人胸胁胀满……肝病头痛目眩，胁满囊缩，小便不通，十日死……《主治备要》云：是动则病腰痛，甚则不可俯仰……肝苦急，急食甘以缓之，甘草。肝欲散者，急食辛以散之，川芎。补以细辛之辛，泻以白芍药之酸。肝虚，以陈皮、生姜之类补之。经曰：虚则补其母。水能生〔木〕，水乃肝之母也。苦以补肾，熟地黄、黄柏是也。如无他证，惟不足，钱氏地黄丸补之。实则芍药泻之，如无他证，钱氏泻青丸主之，实则泻其子，心乃肝之子，以甘草泻之。”[7]4-6

明清时期，脏腑辨证理论已基本完备，医家们则将其广泛应用于疾病的临床诊断及治疗中。而这一时期，脏腑辨证理论融入了其他辨证方法之中，使“辨脏腑”成为其他诸种辨证的基础。明代李中梓在《医宗必读》一书中列“辨治大法论”，其言“病不辨则无以治，治不辨则无以痊。辨之之法，阴阳、寒热、脏腑、气血、表里、标本先后、虚实缓急七者而已”[8]14，具体解释时又言“血虚则热，补心肝脾肾，兼以清凉”[8]14，“若因脾虚渐成胀满，夜剧昼静，当补脾阴，夜静昼剧，当补胃阳，是本急于标，先治其本”[8]15。清人江涵暾著《笔花医镜·自序》中言“按对病情，审为何脏何腑，是阴是阳，不乖乎表里虚实寒热之真，即知为心肝脾胃肺肾之疾”[9]自序，书中更详辨“表里寒热虚实”，并专列“脏腑门”，就各脏各腑病症用药详加阐述，较前人内容更加丰富。

现代有关著作均以“脏腑辨证”作为规范名，指以脏象学说的理论为指导，分析判断疾病所在的脏腑病位及其病因、病性及邪正盛衰情况等的辨证方法。1966 年出版的《中医诊疗概要》[10]11 认为“脏腑辨证，就是按照脏腑有病时所表现的一些证状，加以分析、归纳的一种方法。”《中医诊断学》[11]106（邓铁涛）认为“脏腑辨证，是根据脏腑的生理功能、病理表现，对疾病证候进行分析归纳，借以推究病机，判断病变的部位、性质、正邪盛衰情况的一种辨证方法，是临床各科的诊断基础，是辨证体系中的重要组成部分。脏腑辨证，包括脏病辨证，腑病辨证，脏腑兼病辨证三个部分。其中脏病辨证是脏腑辨证的主要内容”。《中医诊断学》[12]152（王忆勤）也认为“脏腑辨证，是在认识脏腑生理功能、病变特点的基础上，将四诊所收集的症状、体征及有关病情资料，进行综合分析，从而判断疾病所在的脏腑部位、病因、病性等，是为临床治疗提供依据的辨证归类方法。简言之，即以脏腑为纲，对疾病进行辨证，是中医辨证体系中重要的组成部分”。此外，《中医药学名词》[13]81（全国科学技术名词审定委员会）以及《中医大辞典》[14]1454《中国医学百科全书·中医基础理论》[15]198《中国医学百科全书·中医学》[16]633《中医药常用名词术语辞典》[17]318 均以“脏腑辨证”作为规范名。

总之，脏腑辨证作为中医辨证的重要方法之一，同时也是中医其他辨证方法的基础，更体现了中医的整体观。其理论起源于《内经》，后经历代医家不断阐发，通过《中藏经》《备急千金要方》《医学启源》等书的系统总结，其理论内容得到了充实完善，并形成了今天的脏腑辨证体系。

五、文献辑录

《灵枢经·本神》："肝藏血，血舍魂，肝气虚则恐，实则怒。脾藏营，营舍意，脾气虚则四肢不用，五脏不安；实则腹胀，经溲不利。心藏脉，脉舍神，心气虚则悲，实则笑不休。肺藏气，气舍魄，肺气虚则鼻塞不利，少气；实则喘喝，胸盈仰息。肾藏精，精舍志，肾气虚则厥，实则胀，五脏不安。必审五脏之病形，以知其气之虚实，谨而调之也。"[2]25,26

"胀论"："夫心胀者，烦心短气，卧不安。肺胀者，虚满而喘咳。肝胀者，胁下满而痛引小腹。脾胀者，善哕，四肢烦悗，体重不能胜衣，卧不安。肾胀者，腹满引背央央然，腰髀痛。六腑胀：胃胀者，腹满，胃脘痛，鼻闻焦臭，妨于食，大便难。大肠胀者，肠鸣而痛濯濯，冬日重感于寒，则飧泄不化。小肠胀者，少腹（膜）胀，引腰而痛。膀胱胀者，少腹满而气癃。三焦胀者，气满于皮肤中，轻轻然而不坚。胆胀者，胁下痛胀，口中苦，善太息。"[2]80

《黄帝内经素问·六节藏象论》："心者，生之本，神之处也，其华在面，其充在血脉……肺者，气之本，魄之处也，其华在毛，其充在皮……肾者，主蛰，封藏之本，精之处也，其华在发，其充在骨……肝者，罢极之本，魂之居也，其华在爪，其充在筋，以生血气……脾、胃、大肠、小肠、三焦、膀胱者，仓廪之本，营之居也，名曰器，能化糟粕，转味而入出者也，其华在唇四白，其充在肌。"[1]20

"脉要精微论"："诊法何如……观五脏有余不足，六腑强弱，形之盛衰，以此参伍，决死生之分。"[1]30

"刺热"："肝热病者，小便先黄，腹痛多卧，身热。热争则狂言及惊，胁满痛，手足躁，不得安卧……心热病者，先不乐，数日乃热。热争则卒心痛，烦闷善呕，头痛面赤无汗……脾热病者，先头重颊痛，烦心颜青，欲呕身热。热争则腰痛不可用俯仰，腹满泄，两额痛……肺热病者，先淅然厥，起毫毛，恶风寒，舌上黄，身热。热争则喘咳，痛走胸膺背，不得大息，头痛不堪，汗出而寒……肾热病者，先腰痛胻酸，苦渴数饮，身热。热争则项痛而强，胻寒且酸，足下热，不欲言，其逆则项痛员员淡淡然。"[1]63,64

"咳论"："肺咳之状，咳而喘息有音，甚则唾血。心咳之状，咳则心痛，喉中介介如梗状，甚则咽肿喉痹。肝咳之状，咳则两胁下痛，甚则不可以转，转则两胠下满。脾咳之状，咳则右胁下痛，阴阴引肩背，甚则不可以动，动则咳剧。肾咳之状，咳则腰背相引而痛，甚则咳涎……五脏之久咳，乃移于六腑……此皆聚于胃，关于肺，使人多涕唾而面浮肿气逆也。"[1]75,76

"举痛论"："寒气客于肠胃，厥逆上出，故痛而呕也。寒气客于小肠，小肠不得成聚，故后泄腹痛矣。热气留于小肠，肠中痛，瘅热焦渴则坚干不得出，故痛而闭不通矣。"[1]78

"风论"："肺风之状，多汗恶风，色皏然白，时咳短气，昼日则差，暮则甚，诊在眉上，其色白。心风之状，多汗恶风，焦绝善怒吓，赤色，病甚则言不可快，诊在口，其色赤。肝风之状，多汗恶风，善悲，色微苍，嗌干善怒，时憎女子，诊在目下，其色青。脾风之状，多汗恶风，身体怠惰，四肢不欲动，色薄微黄，不嗜食，诊在鼻上，其色黄。肾风之状，多汗恶风，面痝然浮肿，脊痛不能正立，其色炲，隐曲不利，诊在颐上，其色黑。胃风之状，颈多汗恶风，食饮不下，膈塞不通，腹善满，失衣则䐜胀，食寒则泄，诊形瘦而腹大。"[1]84

"痹论"："凡痹之客五脏者，肺痹者，烦满喘而呕。心痹者，脉不通，烦则心下鼓，暴上气而喘，嗌干善噫，厥气上则恐。肝痹者，夜卧则惊，多饮数小便，上为引如怀。肾痹者，善胀，尻以代踵，脊以代头。脾痹者，四肢懈墮，发咳呕汁，上为大塞。肠痹者，数饮而出不得，中气喘争，时发飧泄。胞痹者，少腹膀胱按之内痛，若沃以汤，涩于小便，上为清涕。"[1]85

"气交变大论"："脾土受邪。民病飧泄食

减，体重烦冤，肠鸣腹支满……金肺受邪。民病疟，少气咳喘，血溢血泄注下，嗌燥耳聋，中热肩背热……甚则胸中痛，胁支满胁痛，膺背肩胛间痛，两臂内痛，身热肤痛而为浸淫……肾水受邪。民病腹痛，清厥意不乐，体重烦冤……甚则肌肉萎，足痿不收，行善瘈，脚下痛，饮发中满食减，四肢不举……肝木受邪。民病两胁下少腹痛，目赤痛眦疡，耳无所闻。肃杀而甚，则体重烦冤，胸痛引背，两胁满且痛引少腹……邪害心火。民病身热烦心躁悸，阴厥上下中寒，谵妄心痛，寒气早至……甚则腹大胫肿，喘咳，寝汗出憎风。"[1]139,140

"至真要大论"："诸风掉眩，皆属于肝。诸寒收引，皆属于肾。诸气膹郁，皆属于肺。诸湿肿满，皆属于脾……诸痛痒疮，皆属于心。"[1]188

《金匮要略·脏腑经络先后病脉证》："若脏藏元真通畅，人即安和。"[3]3"千般疢难，不越三条：一者，经络受邪，入脏腑，为内所因也。"[3]3"夫肝之病，补用酸，助用焦苦，益用甘味之药调之。酸入肝，焦苦入心，甘入脾，脾能伤肾，肾气微弱，则水不行，水不行，则心火气盛，则伤肺；肺被伤，则金气不行，金气不行，则肝气盛，则肝自愈。此治肝补脾之要妙也。"[3]3

"五脏风寒积聚病脉证"："肺中风者，口燥而喘，身运而重，冒而肿胀。肺中寒，吐浊涕……肝中风者，头目瞤，两胁痛，行常伛，令人嗜甘。肝中寒者，两臂不举，舌本燥，喜太息，胸中痛，不得转侧，食则吐而汗出也……心中风者，翕翕发热，不能起，心中饥，食即呕吐。心中寒者，其人苦病心如啖蒜状，剧者心痛彻背，背痛彻心，譬如蛊注……脾中风者，翕翕发热，形如醉人，腹中烦重，皮目瞤而短气。"[3]41,42"积者，脏病也，终不移；聚者，腑病也，发作有时，展转痛移，为可治。"[3]43

《中藏经》卷二："夫人有五脏六腑，虚实寒热，生死逆顺，皆见于形证、脉气，若非诊察，无由识也。虚则补之，实则泻之，寒则温之，热则凉之，不虚不实，以经调之，此乃良医之大法也。其余脉证，具于篇末。"[4]23

《诸病源候论·咳嗽病诸候》："四曰肝咳，咳而引胁下痛是也。五曰心咳，咳而唾血，引手少阴是也。六曰脾咳，咳而涎出，续续不止，引少腹是也。七曰肺咳，咳而引颈项，而唾涎沫是也。八曰肾咳，咳则耳聋无所闻，引腰、脐中是也。九曰胆咳，咳而引头痛口苦是也。"[5]74

"淋病诸候"："诸淋者，由肾虚膀胱热故也。膀胱与肾为表里，俱主水。水入小肠，下于胞，行于阴，为溲便也。肾气通于阴，阴，津液下流之道也。若饮食不节，喜怒不时，虚实不调，则腑脏不和，致肾虚而膀胱热也。"[5]76

《小儿药证直诀·脉证治法》："心主惊，实则叫哭，发热，饮水而搐；虚则卧而悸动不安。肝主风，实则目直大叫，呵欠，项急，顿闷；虚则咬牙，多欠，气热则外生，气温则内生气。脾主困，实则困睡，身热饮水；虚则吐泻生风。肺主喘，实则闷乱，喘促，有饮水者，有不饮水者；虚则哽气，长出气。肾主虚，无实也。惟疮疹，肾实则变黑陷。"[6]3,4"肝病，哭叫目直，呵欠顿闷，项急。心病，多叫哭惊悸，手足动摇，发热饮水。脾病，困睡泄泻，不思饮食。肺病，闷乱哽气，长出气，气短喘息。肾病，无精光畏明，体骨重。"[6]4,5

《医学启源》卷上："肝之经，肝脉本部在于筋，足厥阴，风，乙木也。经曰：肝与胆为表里……脉实而弦，此为太过，病在外，令人忘忽眩运；虚而微，则为不及，病在内，令人胸胁胀满……肝病头痛目眩，胁满囊缩，小便不通，十日死……《主治备要》云：是动则病腰痛，甚则不可俯仰……肝苦急，急食甘以缓之，甘草。肝欲散者，急食辛以散之，川芎。补以细辛之辛，泻以白芍药之酸。肝虚，以陈皮、生姜之类补之。经曰：虚则补其母。水能生〔木〕，水乃肝之母也。苦以补肾，熟地黄、黄柏是也。如无他证，惟不足，钱氏地黄丸补之。实则芍药泻之，如无他证，钱氏泻青丸主之，实则泻其子，心乃肝之子，以甘草泻之。"[7]4-6

《医宗必读》卷一："病不辨则无以治，治不辨则无以痊。辨之之法，阴阳、寒热、脏腑、气血、表里、标本先后、虚实缓急七者而已。""血虚则热，补心肝脾肾，兼以清凉。"[8]14"若因脾虚渐成胀满，夜剧昼静，当补脾阴，夜静昼剧，当补胃阳，是本急于标，先治其本。"[8]15

《笔花医镜·自序》："按对病情，审为何脏何腑，是阴是阳，不乖乎表里虚实寒热之真，即知为心肝脾胃肺肾之疾。"[9]自序

《中医诊疗概要》："脏腑辨证，就是按照脏腑有病时所表现的一些证状，加以分析、归纳的一种方法。"[10]11

《中医诊断学》(邓铁涛)："脏腑辨证，是根据脏腑的生理功能、病理表现，对疾病证候进行分析归纳，借以推究病机，判断病变的部位、性质、正邪盛衰情况的一种辨证方法，是临床各科的诊断基础，是辨证体系中的重要组成部分。脏腑辨证，包括脏病辨证，腑病辨证，脏腑兼病辨证三个部分。其中脏病辨证是脏腑辨证的主要内容。"[11]106

《中国医学百科全书·中医基础理论》："脏腑辨证，是根据脏腑的生理功能、病理变化，对通过四诊所搜集的疾病症状和体征进行分析、归纳，藉以推究病机，判断病变的部位、性质及正邪盛衰状况，最后确定为某一脏腑寒、热、虚、实证候的一种辨证方法。脏腑辨证，是中医临床辨证学的核心组成部分，是临床各科诊断疾病(特别是内科杂病)的基本方法。"[15]198

《中国医学百科全书·中医学》："脏腑辨证根据脏腑的生理功能、病理变化，对通过四诊所搜集的疾病症状和体征进行分析、归纳，藉以推究病机，判断病变的部位、性质及正邪盛衰状况，最后确定为某一脏腑寒、热、虚、实证候的一种辨证方法，称为脏腑辨证。"[16]633

《中医药常用名词术语辞典》："脏腑辨证……辨证方法之一。运用藏象学说的理论，对疾病证候进行分析归纳，判断疾病所在的脏腑及其病因、病性等邪正盛衰情况的辨证方法。脏腑辨证是整个辨证体系中的重要部分。主要应用于内伤杂病。"[17]318

《中医诊断学》(王忆勤)："脏腑辨证，是在认识脏腑生理功能、病变特点的基础上，将四诊所收集的症状、体征及有关病情资料，进行综合分析，从而判断疾病所在的脏腑部位、病因、病性等，是为临床治疗提供依据的辨证归类方法。简言之，即以脏腑为纲，对疾病进行辨证，是中医辨证体系中重要的组成部分。"[12]152

《中医药学名词》："脏腑辨证……以脏象学说的理论为指导，分析判断疾病所在的脏腑病位及其病因、病性及邪正盛衰情况等的辨证方法。"[13]81

《中医大辞典》："脏腑辨证辨证的基本方法之一。以脏腑生理、病理特点为基础，通过四诊八纲，辨别五脏六腑的阴阳、气血、虚实、寒热等变化，为治疗提供依据。"[14]1454

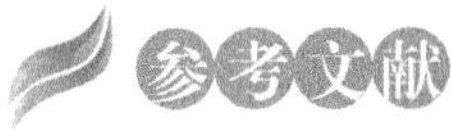

参考文献

[1] 未著撰人.黄帝内经素问[M].田代华整理.北京：人民卫生出版社，2005：20，30，63，64，75，76，78，84，85，139，140，188.

[2] 未著撰人.灵枢经[M].田代华，刘更生整理.北京：人民卫生出版社，2005：25，26，80.

[3] [汉]张仲景.金匮要略[M].何任，何若苹整理.北京：人民卫生出版社，2005：3，41-43.

[4] [旧题][汉]华佗.中藏经[M].北京：学苑出版社，2007：23.

[5] [隋]巢元方.诸病源候论[M].沈阳：辽宁科学技术出版社，1997：74，76.

[6] [宋]钱乙.小儿药证直诀[M].北京：人民卫生出版社，1991：3-5.

[7] [金]张元素.医学启源[M].任应秋点校.北京：人民卫生出版社，1978：4-6.

[8] [明]李中梓.医宗必读[M].上海：上海科学技术出版社，1959：14，15.

[9] [清]江笔花.笔花医镜[M].上海：上海科学技术出版社，1958：自序.

[10] 河北省卫生厅.中医诊疗概要[M].北京：人民卫生出版社，1966：11.

[11] 邓铁涛.中医诊断学[M].上海：上海科学技术出版社，1984：106.

[12] 王忆勤. 中医诊断学[M]. 北京：中国中医药出版社，2004：152.
[13] 中医药学名词审定委员会. 中医药学名词[M]. 北京：科学出版社，2005：81.
[14] 李经纬，余瀛鳌，蔡景峰，等. 中医大辞典[M]. 北京：人民卫生出版社，2004：1454.
[15] 任应秋. 中医基础理论[M]//钱信忠. 中国医学百科全书. 上海：上海科学技术出版社，1989：198.
[16] 《中医学》编辑委员会. 中医学：上[M]//钱信忠. 中国医学百科全书. 上海：上海科学技术出版社，1997：633.
[17] 李振吉. 中医药常用名词术语辞典[M]. 北京：中国中医药出版社，2001：318.

（郎　朗）

2・044

望色

wàng sè

一、规范名

【汉文名】望色。

【英文名】inspection of color。

【注释】用视觉观察病人全身皮肤、黏膜、爪甲、毛发的色泽，重点在于面部皮肤的色泽变化，以此来诊察疾病的诊断方法。

二、定名依据

"望色"在非医学著作中，最早见于《史记》："越人之为方也，不待切脉、望色、听声、写形，言病之所在。"早期医学著作中，如《内经》有"色泽""五色""色诊""善色""恶色"等说法，其含义大致与"望色"相同。但无一应用"望"来冠以色诊。

早期的色诊内容非常丰富，《内经》中言："能合色脉，可以万全。"可见彼时之色诊，是与脉诊并列的诊法内容，包含了面色诊、形诊、目色诊、体质诊、体态诊、毛发诊、尺肤诊等诸多方面的望诊内容，可以说是泛指整个望诊理论，也就是广义之色诊。到后世其理论内容不断丰富，色诊逐渐成为望诊理论体系中的诊法内容之一，而专指面部色诊。也是这一名词术语如今的准确内涵。

明代张三锡的《医学准绳六要》中，开始以"望法""望色"来命名望诊，标志着"望色"作为中医学名词术语开始被使用。色诊由《医学准绳六要》中被提出"望色"一词后，历代重要中医诊法以及望诊著作中多为沿用，如《医灯续焰》《四诊抉微》《望色启微》《四诊心法要诀》《望诊遵经》《形色外诊简摩》《医门法律・望色》等重要诊法或望诊专著，或诊法专篇等，此名词较之前的名词如"色诊""五色""面色"等，词义更加容易理解，更贴切于色诊理论整体内容，有助于后世对望诊理论的整体理解和传承，符合"望文生义"的术语定名原则。

辞典类工具书《辞海》《中医大辞典》《中国医学百科全书・中医学》等均以"望色"作为正名。已经广泛应用于中医药学文献的标引和检索的《中国中医药学主题词表》也以"望色"作为正式主题词。具有代表性的教材，如普通高等教育中医药类国家级规划教材《中医诊断学》《中医基础学》等也以"望色"作为规范名，2005年出版的全国科学技术名词审定委员会审定公布的《中医药学名词》将"望色"作为规范名，说明"望色"作为中医诊法的规范名词已成为共识。

三、同义词

【曾称】"五色"《灵枢・五色》；"色诊"《黄帝内经太素》；"察五色"《四诊抉微》；"望面色"

《中国大百科全书·中国传统医学卷》。

四、源流考释

“望色”在非医学著作中，最早见于《史记》：“越人之为方也，不待切脉、望色、听声、写形，言病之所在。”[1]767 早在《内经》诊法理论体系中，望诊就已经初具规模，形成了一个相对独立的子系统。而其中的色诊学说，内容非常丰富，论述极为详尽，是望诊部分的中坚内容。如《黄帝内经灵枢·五色》中提出五色主病的内容，“以五色命藏，青为肝，赤为心，白为肺，黄为脾，黑为肾。肝合筋，心合脉，肺合皮，脾合肉，肾合骨也”。[2]91《内经》中的色诊理论，无论是色诊之原理，还是色诊之主要内容，都有详细的记载。对后世色诊理论的发展起到了重要的奠基作用，这一时期，出现了“望色”相近的名词诸如“察色”[3]32“五色”[2]91“常色”[3]199 等。

《难经》云：“望而知之谓之神”，说明望诊于四诊之中的重要性，可见《难经》对望诊的推崇，并进一步解释说“望而知之者，望见其五色以知其病”[4]153，说明《难经》对色诊的重视程度，有关色诊的内容仅在十三难、六十一难等处有所提及，且多论及色脉相关内容，但其内容在《内经》“五色主病”理论的基础上，更为具体，将具体症状、脉象、面色综合考虑以判断疾病，“望色”一词并没有在这时期得到应用，一般以“五色”等相关名词来代替。

汉代张仲景《金匮要略》主要阐述了关于杂病辨证的思想，其在杂病的诊案方法上重视四诊合参，突出表现在《金匮要略·脏腑经络先后病脉证》，其中有关望诊辨色的论述，如“鼻头色清、腹中痛、苦冷者死；微黑者，有水气”[5]3，以说明鼻面部气色可以诊断疾病和判断预后。诸多望色部位中，偏重对目色的诊断，主要表现为观察白睛色泽和胞睑色泽的改变。如狐惑之病“初得之三四日，目赤如鸠眼”[5]21；阴毒之病“面目青”[5]33；《金匮要略·血痹虚劳病脉证并治》中，讲述如内有干血则“两目黯黑”[5]81 等。还有如水病则“目下有卧蚕，面目鲜泽”[5]81，衄血病人“目睛晕黄”[5]81，均为对目色与所主疾病的记载。

《伤寒论》确立了辨证论治的理论，奠定了中医诊断的基础。在诊法方面，张仲景将四诊理论具体运用到临床病证的诊断过程当中，其中有关察色辨病独具特色，如有关赤色的记载有“太阳病……面色反有赤色”[6]24“二阳并病，面色缘缘正赤者，阳气怫郁在表”[6]35“阳明病，面合色赤，不可攻之，必发热，色黄者，小便不利也”[6]78“少阴病……其人面色赤”[6]98“下利，脉沉而迟，其人面少赤”[6]106。由以上诸多条文可见，《伤寒论》中的色诊较《内经》色诊理论已经有了很大的进步，仅一赤色，临床可见多种情况，病机不同，其所表现出的赤色亦有所不同，说明在多种情况下均可见赤色，临床上除了诸诊合参以外，亦当细分色之深浅，色之部位等。色诊理论与临床得到了密切的结合并进一步丰富。除此，还总结了辨肤色、目色、苔色、便色等诸多方面的内容。如仲景对于阴黄和阳黄的论述，对于大便之色，“少阴病，自利清水，色纯青”[6]98，辨小便之色，“小便色白，下焦虚有寒”[6]97 等。至此，色诊理论较《内经》时期更为丰富，为后世打下了坚实的基础，但“望色”名词并未被提出。

《脉经》虽为脉诊专著，但其收载了扁鹊华佗察色闻声要诀，其中记载了五脏之色、察色观病之生死候、五脏察色以及小儿望诊中部分有关色诊的内容。其主要贡献就在于将扁鹊等人之有关色诊的记载有所传承，其中内容于前人所述并无很大进步，望色多与五脏相合，且与脉诊合参，并详述了五脏死候之面色、目色等等。如《脉经·扁鹊华佗察声色要诀第四》：“青欲如苍璧之泽，不欲如蓝。赤欲如帛裹朱，不欲如赭。白欲如鹅羽，不欲如盐。黑欲重漆，不欲如炭。黄欲如罗裹雄黄，不欲如黄土。”[7]180《中藏经》对诸证死候所见之色进行了描述，列察声色形证决死法，详细论述了诸凶险之证，诸死

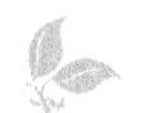

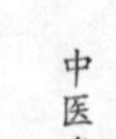

候所见面色、目色及其出现的不同部位。如《中藏经·察声色形证决死法第四十九》:"面黑直视者死。面青目白者死。面黄目白者死。面目俱白者死。面目青黑者死。面青唇黑者死。"[8]69

隋代杨上善《黄帝内经太素》专设诊候类,在色诊以及色脉关系方面,论述颇多,对《内经》色诊理论有所发挥,篇中对客色进行了重新考证,并对《内经》中色之深浅做了进一步解释,如:"五色各有二种:一者生色,赤如鸡冠;二者死色,赤如衃血。其赤色轻浅,不如鸡冠,此有病也,其病最轻,故以汤液,十日得已。赤色复深,不如鸡冠,其病次轻,故以汤液,二十一日方已。赤色大深,不如鸡冠,其病将重,故以药醪,百日方瘥。赤色如衃血,其病必死,面兑赤色,皆不可瘳也。"[9]502 有力促进了色诊理论的成熟。

金元时期诸医家对色诊理论进行了发展。刘河间对色诊尤为重视,且依《内经》为据,分常色与病色,并进一步对色与四时之间的变化,色脉相参、依据色诊判断病性、病危等理论内容进行诠释。刘氏认为,"五色微诊而以目察尤难"[10]439,所以,《难经》将望而知之谓之为神,临证时应细心揣摩,才能得其要旨。李东垣则认为,脉为地而色为天,"脉,地也。色,天也。地生天则顺,天生地则逆"[10]400。由此强调色脉之间的关系,脉生色则顺,色生脉则逆。金元诸医家中,对色诊理论贡献最大的当属朱丹溪。他不仅对诊法的思维进行了深入的探讨,还强调司外揣内,在《丹溪心法》中系统论述了望诊原理,如"欲知其内者,当以观乎外;诊于外者,斯以知其内。盖有诸内者,必形诸外"。[10]539《格致余论》中有"治病先观形色然后察脉问证篇",提出"形色既殊,脏腑亦异,外证虽同,治法迥别"[11]27。很大程度上丰富和发展了中医色诊和望诊理论,也逐渐将"色诊"与广义的色诊区别开来,这一时期,"望色"这一名词基本上被称为"色诊"[10]439 或"形色"[11]27。

明清时期诊法专论和专著迭出,诊法理论在这一时期迎来了学术繁荣。张三锡所著《医学六要》中有"四诊法"一卷,首提"望色"之名词。书中有专段论述望色及色脉诊,张三锡禀《内经》《难经》以来之色诊理论,阐述望诊法思维,强调"望色"首先要望其神,对色诊理论的发展,起到了至关重要的承上启下作用。如《医学六要·望色》:"《内经》曰:望而知之者,望见其五色,以知其病,肝青象木,肺白象金,心赤肾黑,脾土色黄,一或有病,色必变见于面庭矣。《袁氏医家十事》:然后望色闻声,问病切脉。自然得其精,而施治得宜也。"[12]140

清代林之翰所撰《四诊抉微》,在色诊方面列专论《察五色》,重视气色之间关系,将《黄帝内经》中有关外感六淫和面部五色之间的关系的色诊内容进一步的充实发挥,对五色主病从病因、病机的角度详加阐述,并且详述五色主病内容,如《四诊抉微·五色兼见面部诀》:"风则面青,燥则面枯,火则面赤,湿则面黄,寒则面黑,虚则面白。面黑阴寒,面赤阳热。青黑兼见,为风为寒为痛相值;黄白兼见,为虚为气,再者为湿;青白兼见,为虚为风为痛三者。"[13]8 这里用"察五色"其实意义与"望色"的术语内涵是基本一致的。

蒋示吉《望色启微》是一部不可多得的望诊专著,在深入理解《内经》望诊内容的基础上,加入自己的观点,并使其更加系统化。尤其是色诊方面,对内经的经文内容均有深入的理解。内经中有关色诊内容虽然非常丰富,但是多散乱于各篇之中,且内容不够系统,经蒋氏之整理后,详述了有关常色、病色、五色命脏、五色主病、色之深浅动静、色脉相合等方面的内容。并且加入了作者对望诊的深刻认识,有所创建。如论述色诊的重要性,《望色启微·望色论》:"盖五脏虽隐于中,望之不见,然而传之为窍,发之为荣,列之为部分,分之为五官,此皆在外者也。在外者,望之可见,譬之草木,观其叶即可以知其根,观其华即可以知其实。曾子云:德润身。则观人之貌即可以知其德，而望人之色独不可以知其病乎？”[14]1 汪宏《望诊遵经》可以说是望诊理论的巅峰之作。他认为：“气色之道精深。”[15]16 详述了望诊运用的基本原则和要点，提出诊法提纲，诊法四时、颜色、气色、部位、病症、脉象等多方要素的相参、合参；书中上篇专论色诊，辨色之精当，当属古代之最。周学海《形色外诊简摩》临诊首重于脉，但并非忽视望、闻、问诊。《形色外诊简摩》自序中说：“三法之与切脉，固互为主辅矣。三法之中，又望为主。”[16]2 说明他对望诊的重视程度。他在书中特别详述望色，形色外诊之法卷下用几乎 90% 的篇幅详论色诊，源于《内经》阐发医理，并兼取各家之长。系统考证《内经》面部脏腑肢节分位图，重新进行绘制并确定各部位名称和所对应的脏腑名称。以上三本著作中，色诊理论达到了空前成熟丰富的高度，各家均将“望色”这一名词术语作为色诊首选术语使用，标志着这一名词在诊法著作中作为色诊的首选名词被规范使用。这也影响到了其他医家比如孙一奎、李中梓、唐容川、陈修园、喻嘉言、张志聪、王肯堂等，论及诊法时均使用“望色”一词。

现代有关著作均沿用《望诊遵经》的记载以“望色”或“望面色”作为正名，如《中医大辞典》《中医药常用名词术语辞典》《中医诊断学》（王忆勤）、《中医基础学》（何晓晖）等；同时以“五色”“面色”“色诊”作为古称或又称。如《中医大辞典》：“即用视觉观察病人全身皮肤、黏膜、爪甲、毛发的色泽，重点在于面部皮肤的色泽变化，以此来诊察疾病的诊断方法。参见望诊条。”[17]1626《中医药常用名词术语辞典》：“望色，诊法。又称色诊。通过观察病人全身皮肤，主要是面部皮肤的色泽变化来诊察病情的方法。可据此了解脏腑的虚实、气血的盛衰、病性的寒热、病情的轻重和预后。望色实际上还包括对体表黏膜、分泌物和排泄物色泽的观察。”[18]355 2005 年出版的全国科学技术名词审定委员会审定公布的《中医药学名词》将“望色”作为规范名，说明“望色”作为中医诊法的规范名词成为共识。

总之，“望色”这一名词术语，最初意出《内经》，但多以“五色”“面色”“色诊”来表示，当时的含义也泛指整个望诊。“望色”首见于《医学六要》，之后明清诊法著作中在论及色诊时，均言“望色”，意指“色诊”。到近现代，“望色”这一名词术语被准确定义。

五、文献辑录

《史记·扁鹊仓公列传》：“越人之为方也，不待切脉、望色、听声、写形，言病之所在。”[1]767

《黄帝内经灵枢·五阅五使》：“心病者，舌卷短。颧赤。肾病者，颧与颜黑。”[2]74

“顺气一日分为四时”：“心为牡藏，其色赤。肝为牡藏，其色青。脾为牝藏，其色黄。肺为牝藏，其色白。肾为牝藏，其色黑。”[2]82

“本脏”：“黄色小理者脾小。黑色小理者肾小，粗理者肾大。”[2]87

《黄帝内经灵枢·五色》：“雷公曰：以色言病之间甚，奈何？黄帝曰：其色粗以明，沉夭者为甚，其色上行者病益甚，其色下行，如云彻散者，病方已。五色各有藏部，有外部，有内部也。色从外部走内部者，其病从外走内。其色从内走外者，其病从内走外。”[2]91“黄赤为风，青黑为痛，白为寒，黄而膏润为脓，赤甚者为血，痛甚为挛，寒甚为皮不仁。”[2]92“五色各见其部，察其浮沉，以知浅深，察其泽夭，以观成败，察其散抟，以知远近，视色上下，以知病处，积神于心，以知往今。故相气不微，不知是非，属意勿去，乃知新故。色明不粗，沉夭为甚，不明不泽，其病不甚。其色散，驹驹然未有聚，其病散而气痛，聚未成也。”[2]92,93“左为左，右为右，其色有邪，聚散而不端，面色所指者也。”[2]93“以五色命藏，青为肝，赤为心，白为肺，黄为脾，黑为肾。肝合筋，心合脉，肺合皮，脾合肉，肾合骨也。”[2]93

《黄帝内经素问·阴阳应象大论》：“善诊者，察色按脉，先别阴阳；审清浊，而知部分。”[3]32

"五藏生成":"五藏之气,故色见青如草兹者死,黄如枳实者死,黑如炲者死,赤如衃血者死,白如枯骨者死,此五色之见死也。青如翠羽者生,赤如鸡冠者生,黄如蟹腹者生,白如豕膏者生,黑如乌羽者生,此五色之见生也。生于心,如以缟裹朱;生于肺,如以缟裹红;生于肝,如以缟裹绀;生于脾,如以缟裹栝楼实,生于肾,如以缟裹紫,此五藏所生之外荣也。"[3]49

"玉版论要":"客色见上下左右,各在其要。其色见浅者,汤液主治,十日已。其见深者,必齐主治,二十一日已。"[3]61

"脉要精微论":"黄帝问曰:诊法何如?岐伯对曰:诊法常以平旦,阴气未动,阳气未散,饮食未进,经脉未盛,络脉调匀,气血未乱,故乃可诊有过之脉。切脉动静而视精明,察五色,观五脏有余不足,六腑强弱,形之盛衰,以此参伍,决死生之分。"[3]67

"经络论":"寒多则凝泣,凝泣则青黑,热多则淖泽,淖泽则黄赤,此皆常色,谓之无病。五色具见者,谓之寒热。"[3]199

《难经》:"望见其五色以知其病。"[4]153

《金匮要略·痓湿暍病脉证》:"湿家之为病,一身尽疼,一云疼烦。发热,身色如熏黄也。"[5]11

"百合狐惑阴阳毒病证治":"阴毒之为病,面目青,身痛如被杖,咽喉痛,五日可治,七日不可治,升麻鳖甲汤去雄黄、蜀椒主之。"[5]22

《伤寒论·辨脉法》:"又未知何脏阴阳前绝,若阳气前绝,阴气后竭者,其人死,身色必青;阴气前绝,阳气后竭者,其人死,身色必赤,腋下温,心下热也。脉浮而迟,面热赤而战惕者,六七日当汗出而解,反发热者,差迟。迟为无阳,不能作汗,其身必痒也。若脉和,其人大烦,目重睑内际黄者,此欲解也。"[6]6

《脉经·扁鹊华佗察声色要诀》:"青欲如苍璧之泽,不欲如蓝。赤欲如帛裹朱,不欲如赭。白欲如鹅羽,不欲如盐。黑欲重漆,不欲如炭。黄欲如罗裹雄黄,不欲如黄土。"[7]180

《中藏经·察声色形证决死法》:"面黑直视者死。面青目白者死。面黄目白者死。面目俱白者死。面目青黑者死。面青唇黑者死。"[8]69

《黄帝内经太素》:"五色各有二种:一者生色,赤如鸡冠;二者死色,赤如衃血。其赤色轻浅,不如鸡冠,此有病也,其病最轻,故以汤液,十日得已。赤色复深,不如鸡冠,其病次轻,故以汤液,二十一日方已。赤色大深,不如鸡冠,其病将重,故以药醪,百日方瘥。赤色如衃血,其病必死,面兑赤色,皆不可瘳也。"[9]502

《河间六书·察色论》:"论曰。声合五音。色合五行。声色符同。然后定立脏腑之荣枯。若滋荣者其气生。如翠羽鸡冠蟹腹豕膏乌羽是也……是谓天之气。五色又明。病虽久而面黄必生者。以其真气外荣也。此数者虽皆成法。然自非心清见晓于冥冥。不能至于此。故五色微诊。可以目察。尤难。难经曰。望而知之谓之神。为见五色于外。故决死生也。"[10]439

《东垣十书》:"脉,地也。色,天也。地生天则顺,天生地则逆。"[10]400

《丹溪心法》:"欲知其内者,当以观乎外;诊于外者,斯以知其内。盖有诸内者,必形诸外。"[10]539

《格致余论·治病先观形色然后察脉问证》:"形色既殊,脏腑亦异,外证虽同,治法迥别。"[11]27

《医学六要·望色》:"《内经》曰:望而知之者,望见其五色,以知其病,肝青象木,肺白象金,心赤肾黑,脾土色黄,一或有病,色必变见于面庭矣。《袁氏医家十事》:然后望色闻声,问病切脉。自然得其精,而施治得宜也。"[12]140

《四诊诀微·五色兼见面部诀》:"风则面青,燥则面枯,火则面赤,湿则面黄,寒则面黑,虚则面白。面黑阴寒,面赤阳热。青黑兼见,为风为寒为痛相值;黄白兼见,为虚为气,再者为湿;青白兼见,为虚为风为痛三者。"[13]8

《望色启微·望色论》:"盖五脏虽隐于中,望之不见,然而传之为窍,发之为荣,列之为部分,分之为五官,此皆在外者也。在外者,望之可见,譬之草木，观其叶即可以知其根，观其华即可以知其实。曾子云：德润身。则观人之貌即可以知其德，而望人之色独不可以知其病乎？”[14]1

《望诊遵经》卷上：“色以润泽为本 盖闻博以穷理。约以知要。色脉之变。虽有万殊。理义之旨。初无二致。特不求其本。斯散而无纪矣。”[15]43

《形色外诊简摩·色诊面色总义》：“五色所见，各有部分。用阴和阳，用阳和阴，当明部分，万举万当，能别左右……是谓大道。男女异位，故曰阴阳。”[16]73

《中医大辞典》：“望色，即用视觉观察病人全身皮肤、黏膜、爪甲、毛发的色泽，重点在于面部皮肤的色泽变化，以此来诊察疾病的诊断方法。参见望诊条。”[17]1626

《中医药常用名词术语辞典》：“诊法。又称色诊……主要是面部皮肤的色泽变化来诊察病情的方法。可据此了解脏腑的虚实、气血的盛衰、病性的寒热、病情的轻重和预后。望色实际上还包括对体表粘膜、分泌物和排泄物色泽的观察。”[18]355

《中医基础学》：“望色，是指望皮肤的颜色和光泽。皮肤的色泽是脏腑气血的外荣。皮肤的颜色分成青、赤、黄、白、黑五种，简称五色，其变化可以反映疾病的不同性质和不同脏腑的病证；皮肤的光泽，即皮肤之荣润或枯槁，可反应脏腑精气的盛衰。”[19]145

《中医诊断学》：“望色，又称‘色诊’。是通过观察病人全身皮肤色泽变化来诊察病情的一种方法。色即皮肤的颜色，包括青、赤、黄、白、黑五种色调变化；泽即皮肤的光泽，指荣润还是枯槁的变化。临床一般以望面部色泽变化为主。”[20]11

《中医药学名词》：“望色，用视觉观察病人全身皮肤、黏膜、爪甲、毛发的色泽，重点在于面部皮肤的色泽变化，以此来诊察疾病的诊断方法。”[21]59

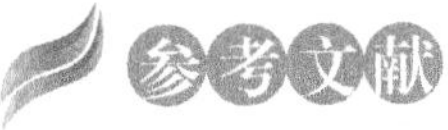

[1] [汉] 司马迁. 史记[M]. 梁绍辉校点. 兰州：甘肃民族出版社，1997：767.

[2] 未著撰人. 黄帝内经灵枢[M]. 北京：人民卫生出版社，2012：74，82，87，91-93.

[3] 未著撰人. 黄帝内经素问[M]. 北京：人民卫生出版社，2012：32，49，51，61，67，199.

[4] [旧题] [战国] 秦越人. 难经[M]. 北京：科学技术文献出版社，2010：153.

[5] [汉] 张仲景. 金匮要略[M]. 北京：学苑出版社，2007：3，11，21，22，33，81.

[6] [汉] 张仲景. 伤寒论[M]. 北京：学苑出版社，2007：6，24，35，78，97，98，106.

[7] [晋] 王叔和. 脉经[M]. 北京：中国医药科技出版社，1998：180.

[8] [旧题] [汉] 华佗. 中藏经[M]. 农汉才点校. 北京：学苑出版社，2007：69.

[9] [隋] 杨上善. 黄帝内经太素[M]. 北京：科学技术文献出版社，2000：502.

[10] [清] 陈梦雷. 古今图书集成医部全录：第3册 诊断[M]. 北京：人民卫生出版社，1959：400，439，444，539.

[11] [元] 朱丹溪. 格致余论[M]. 北京：中国医药科技出版社，2010：27.

[12] [明] 张三锡. 医学六要[M]. 上海：上海科学技术出版社，2005：140.

[13] [清] 林之翰. 四诊抉微[M]. 天津：天津科学技术出版社，1993：8.

[14] [清] 蒋示吉. 望色启微[M]. 北京：学苑出版社，2010：1.

[15] [清] 汪宏. 望诊遵经[M]. 北京：学苑出版社，2011：16，43.

[16] [清] 周学海. 形色外诊简摩[M]. 北京：学苑出版社，2010：2，73.

[17] 李经纬，邓铁涛，等. 中医大辞典 [M]，北京，人民卫生出版社，1995：1626.

[18] 李振吉. 中医药常用名词术语辞典[M]. 北京：中国中医药出版社，2001：355.

[19] 何晓晖. 中医基础学[M]. 北京：学苑出版社，2002：145.

[20] 王忆勤. 中医诊断学[M]. 北京：中国中医药出版社，2004：11.

[21] 全国科学技术名词审定委员会. 中医药学名词[M]. 北京：科学出版社，2005：59.

（杜　松）

望诊

wàng zhěn

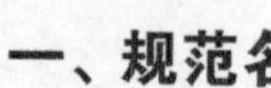

一、规范名

【汉文名】望诊。

【英文名】inspection。

【注释】用视觉观察病人的神、色、形、态、舌象、排泄物、小儿指纹等的异常变化，以了解病情的诊断方法。

二、定名依据

"望诊"一词，指医生运用其视觉，对病人全身有关部位及其分泌和排泄物等进行系统而有目的的观察，中医望、闻、问、切四诊之一。非医学著作中，《史记·扁鹊仓公列传》中提及"望色"，据上下文意可知，当时的"望色"指代的整个望诊的内容范畴。在"望诊"这一名词被使用之前，历代著作中多以"望色""写形""察形色""外诊"等描述望诊，其含义大致与"望诊"相同。相对于望诊在中医诊法中的重要地位来说，"望诊"这一名词的出现却相对较晚。医学著作中，"望诊"一词最早出现在明代李盛春所著的《医学研悦》中。

《难经·六十一难》中首次应用"望"来说明望诊的诊法内容，并重点强调望诊在中医诊法中的重要作用。之后的医学典籍中，也有用"视""察""观"等形容望诊，如《察病指南》中"察五脏色"；《格致余论》中"观形色"；《脉诀刊误》中"察色观病"；《医学入门》中"观形察色"等；其含义虽与"望"相近，但用法比较混乱。针对这一名词术语的内涵来说，早期的著作中，将"色"统称整个望诊范畴，如《素问·五脏生成论》中："能合色脉，可以完全。"后世如《千金翼方》《中藏经》《丹溪心法》等均循此例。随着望诊理论的不断发展，部分著作中开始以"色""形"统称望诊，如《医学六要》则以望色、形诊分称望诊，《四诊心法要诀》则称望诊为"望"，清代蔡贻绩的《医学指要》则称"望诊"为"望形色审苗窍"，到《形色外诊简摩》则以"外诊"来统称望诊，包括了神、色、形、态等多方面，内容更加丰富而贴近临床。明清的诊法著作或望诊专著中，如《医灯续焰》《四诊抉微》《望诊遵经》等诊法或望诊专著，或诊法专篇等，则均以"望诊"统称，标志着"望诊"作为一中医学名词术语开始被使用。

辞典类工具书，如中国中医药出版社的《中医药常用名词术语辞典》《中医大辞典》均作为"正名"收录"望诊"这一名词。已经广泛应用于中医药学文献的标引和检索的《中国中医药学主题词表》也以"望诊"作为正式主题词。现代有代表性的教材如《中医诊断学》等也以"望诊"作为规范名。2005年全国科学技术名词审定委员会审定公布的《中医药学名词》以"望诊"作为规范名，说明"望诊"作为诊法的规范名已成为共识。

三、同义词

【曾称】"望"（《难经》）；"望法"（《望诊遵经》）；"外诊"（《形色外诊简摩》）。

四、源流考释

"望而知之谓之神"。望其形色便知病所在，境界可谓至上，如古之扁鹊，能够"以此视病，尽可五脏症结"，望齐桓侯之色而断病已传为千古佳话。中医望诊理论是诊法理论的重要组成部分。因视觉最为方便直观，在感知客观世界过程中占首要地位，故后世医家莫不弥足注重望诊。现将其源流及望诊名词术语的演变考释如下。

早在《内经》诊法理论体系中，中医望诊理论就已经初具规模，形成了一个相对独立的子系统。《内经》中的望诊内容散在于各篇，“望诊”这一名词也并未出现，但其诊法内容已经十分丰富。其中以“色”统称整个望诊，与“脉”相对应，具体包括色诊、形态诊、舌诊、目诊、唇诊、人中诊、尺肤诊、齿诊、毛发诊、耳诊等多方面的内容，并且全面系统探讨了望诊的意义、方法及内容。如《灵枢·本脏》所云：“视其外应，以知其内藏，则知所病矣。”[1]100《黄帝内经素问·移精变气论》：“上古使就贷季，理色脉而通神明。”[2]83《内经》的望诊内容基本包括了对神色形态的诊察；强调望诊与闻、问、切三诊的合参，其中以有关色诊的内容尤为详尽。《内经》望诊理论为中医望诊奠定了坚实的基础，后世望诊理论的阐发也都以此为基础，起到了非常重要的奠基作用。《难经·六十一难》[3]153 中首次应用“望”来说明望诊的诊法内容，并重点强调望诊在中医诊法中的重要作用。

汉唐时期是望诊的理论发展期。这一时期的主要特点为望诊理论在《内经》望诊基础上得到了很大的充实。汉代张仲景首创“舌胎”；《伤寒杂病论》对望诊理论的发展起着至关重要的作用。《金匮要略》中，有关望诊的条文约 134 条，从望神态、色泽、形体、形态、动态、舌、齿、排泄物等方面，阐述了望诊的临床应用和重要性，对辨别病因、推测病机、诊断疾病、指导诊疗和判断预后，都有重要的现实意义。王叔和的《脉经》虽是一部脉学专著，但书中所收录的前人的望诊经验，在一定程度上保存了扁鹊、华佗等人的望诊专篇，是对中医望诊理论的重大贡献。如卷五之“扁鹊华佗察声色要诀”[4]76 等。不仅如此，书中也有他对望诊的创建性意见，王氏对色诊理论的记载颇详，如“五脏之色”“察色观病生死候歌”“五脏察色歌”“产难生死歌”“小儿外证十五候歌”等。对后世研究望诊理论有一定的参考价值。葛洪的对于望诊的突出贡献在于其首创的舌下络脉诊法。有关舌下络脉诊法，葛氏在《肘后备急方》中有很详细的相关记载。如他在《肘后备急方》[5]43 中提到“应看其舌下两边”“忽乱伤舌下青脉”等，应该是有关舌下络脉诊法的最早记载。唐代孙思邈《千金翼方》“色脉”卷是现存最早的专论气色的望诊专篇论述。这一时期基本以“察色”“观病”来统称“望诊”。[6]249

宋金元时期，中医学术得到了空前的发展和壮大，望诊理论也得到了长足的进步和丰富，这一时期的主要特点为望诊理论不断成熟，显示出其临床优势和特色。宋代施贵堂在《察病指南》中，则用“察五脏色”[7]56 作为望诊的名称，李东垣在《内外伤辨惑论·说病形有余不足当补当泻之理》中云：“但病来潮作之时，病气精神增添者，是为病气有余，乃邪气胜也。”[8]53 强调了望神的重要性。朱丹溪在《格致余论》[9]19 及《丹溪心法》[10]8 中，均对《内经》望诊理论和面部色诊思想有所继承和发挥；“望诊”在《格致余论》中被称为“观形色”等。这一时期的“望诊”名称还比较混乱，没有形成统一的称呼。

明清时期，望诊理论日趋成熟，望诊专著全面问世。一改以往重脉诊而轻望诊的风气，诸家均对望诊理论有了足够的重视和理论上的阐发。其中明代李盛春所著的《医学研悦》中，首先出现了“望诊”一词。《医学研悦》卷三云：“望诊经云：望而知者谓之神。望者，望见五色，以知其病也……此可望而知者，故谓之神。”[11]83 明代张景岳在《类经·脉色类》中说：“黄帝问曰：诊法何如？诊，视也，察也，候脉也。凡切脉望色，审问病因，皆可言诊。”[12]51 将望诊与脉诊并重，强调其重要性。明清的很多诊法著作中设望诊专篇。如清代林之瀚《四诊抉微》[13]1 等。其中“望诊”篇内容则更加全面，包括了察形气、察神气存亡、察五色、合色脉、察五官、五色主病、妇人望形察色，察目、鼻、唇、口、耳，并且，作为诊法著作中比较早出的一本，《四诊抉微》将舌诊的内容纳入了望诊的范畴，其中包括了察舌部，察舌胎和舌色，以及妊娠舌诊、妊娠面色诊的内容，内容更加丰富，此外还包括了血脉诊、毛发诊、额诊、日月角诊、眉诊、项诊、爪甲诊、齿诊，以及对疾病预后的预测等诸多方面的内容,此外,《四诊诀微》中,还有专篇论述了儿科望诊的内容,其中包括小儿面部五色、小儿虎口纹,面部脏腑分布图等,其内容已经非常丰富。

此外,一批望诊专著的问世,标志着望诊理论的发展达到了新的高度。其中代表性的如汪宏《望诊遵经》、周学海《形色外诊简摩》等。汪宏的《望诊遵经》可以说是望诊的巅峰之作。汪氏云:“治病必先知诊,诊病必先知望。”[14]2 可见其对望诊的重视程度。书中无论是对诊法原则、诊法思维的认识,还是对望诊法技术的全面总结,都到了无可复加的地步。如汪氏有关望诊法原则的认识,在《内经》司外揣内的法则的指导下,提出“望诊须于平旦”,对望诊的时间做了一定的要求;望诊环境方面,《望诊遵经·望色常宜定静》认为“更待伊人心志定,聆音察理论精神,扶持当缓缓,言语莫频频,坐卧情和洽,寒温服适均,医家看视宜恬静,邻里瞻观慢博询”[14]3。提出医生和患者均须平心静气,并须注意光线亮度、帷幔等方面。同时强调知常达变,《望诊遵经·望色先知平人》中云:“凡欲知病色。必先知平色。”[14]32 再如汪氏在望诊法思维方面,充分注意到了不同时间、季节、地域,不同体质、年龄等因素对望诊的影响,其内容之全面,诊法之精当,确实不愧为望诊的巅峰之作。清代周学海在《形色外诊简摩》[15]1 中,除重点论述了形和色以外,也对毛发、鼻、人中、唇、齿、耳、爪甲进行了论述。他在《重订诊家直诀》中论述望诊为“外诊”,内容包括了“外诊繁矣以面色、目色、舌苔三者为大纲。兹撮其有关生死要诊者著于篇,欲睹其详,有拙著《外诊简摩》在”[16]649。以上的诊法著作中,望诊理论达到了空前成熟丰富的高度,各家均将“望诊”这一名词术语作为望诊首选术语使用,标志着这一名词在诊法著作中作为望诊的首选名词被规范使用。

现代有关著作均沿用《望诊遵经》的记载以“望诊”作为正名。辞典类工具书,如《中医大辞典》[17]1626 及中国中医药出版社的《中医药常用名词术语辞典》[18]355 均作为“正名”收录“望诊”这一名词。如《中医大辞典》:“望诊,四诊之一。运用视觉观察病人的神色、动态、体表各部、舌体与舌苔、大小便和其他分泌物,从而获取与疾病有关的辨证资料。一般以神色、舌诊为重点(小儿包括诊指纹)。辨别色泽时,以在自然光线较充足的地方为好。”2005 年全国科学技术名词审定委员会审定公布的《中医药学名词》[19]58 以“望诊”作为规范名,已经广泛应用于中医药学文献的标引和检索的《中国中医药学主题词表》[20]916 也以“望诊”作为正式主题词。现代有代表性的教材如《中医诊断学》[21]80 等也以“望诊”作为规范名。说明“望诊”作为诊法的规范名已成为共识。

总之,“望诊”这一名词术语,最初意出《内经》,但多以“色”来表示,当时的含义泛指整个望诊。明以前,“望诊”这一名词的使用比较混乱。“望诊”首见于《医学研悦》,之后明清诊法著作中在论及望诊时,均言“望诊”。到近现代,“望诊”这一名词术语被准确定义。

五、文献辑录

《灵枢经·外揣》:“五音不彰,五色不明,五藏波荡,若是则内外相袭,若鼓之应桴,响之应声,影之应形。故远者司外揣内,近者司内揣外,是谓阴阳之极,天地之盖,请藏之灵兰之室,弗敢使泄也。”[1]94

“本藏”:“视其外应,以知其内脏,则知所病矣。”[1]100

“论疾诊尺”:“黄帝问于岐伯曰:余欲无视色持脉,独调其尺,以言其病,从外知内,为之奈何?岐伯曰:审其尺之缓急、小大、滑涩,肉之坚脆,而病形定矣。”[1]144

《黄帝内经素问·阴阳应象大论》:“以我知彼,以表知里,以观过与不及之理,见微得过,用之不殆。善诊者,察色按脉,先别阴阳,审清浊,而知部分;视喘息,听音声,而知所苦;观权衡规矩,而知病所主;按尺寸,观浮沉滑涩,而知病所生。”[2]46

“五脏生成论”：“五色微诊，可以目察。能合脉色，可以万全。”[2]75

“移精变气论”：“上古使僦贷季，理色脉而通神明，合之金木水火土四时八风六合，不离其常，变化相移，以观其妙，以知其要，欲知其要，则色脉是矣。色以应日，脉以应月，常求其要，则其要也。”[2]83

《难经·十三难》：“第经言见其色而不得其脉，反得相胜之脉者，即死，得相生之脉者，病即自已，色之与脉当叁相应，为之奈何？”[3]8

《难经·六十一难》：“经言望而知之谓之神，闻而知之谓之圣，问而知之谓之工，切脉而知之谓之巧。何谓也？然：望而知之者，望见其五色，以知其病。”[3]153

《脉经》卷五：“病人五脏已夺。神明不守，声嘶者，死。病人循衣缝，谵言者，不可治。病人阴阳俱绝，掣衣掇空，妄言者，死。病人妄语错乱及不能语者，不治；热病者，可治。”[4]76

《肘后备急方》卷二：“若已深，应看其舌下两边，有白脉弥弥处。芦刀割破之，紫血出数升，亦歇，然此须惯解割者，不解割，忽伤乱舌下青脉。血出不止。”[5]43

《千金翼方》卷二十五：“夫为医者虽善于脉候，而不知察于气色者，终为未尽要妙也。故曰：上医察色，次医听声，下医脉候。是知人有盛衰，其色先见于面部，所以善为医者，必须明于五色，乃可决生死，定狐疑。故立候气之法冠其篇首焉。”[6]249

《察病指南》卷下：“（色者气之华也）肝病面青如翠羽。或如苍玉之泽者生。如蓝、如地苔、如草滋、如枯草。眼眶陷人者。三日死。面肿苍黑。舌卷而青。四肢乏力。两眼如盲。泣出不止。八日死。此肝脏绝也。”[7]56

《内外伤辨惑论·说病形有余不足当补当泻之理》：“但病来潮作之时，病气精神增添者，是为病气有余，乃邪气胜也。”[8]53

《格致余论·治病先观形色然后察脉问证论》：“经曰：诊脉之道，观人勇怯，肌肉皮肤，能知其情，以为诊法也。凡人之形，长不及短，大不及小，肥不及瘦。人之色，白不及黑，嫩不及苍，薄不及厚。而况肥人湿多，瘦人火多，白者肺气虚，黑者肾气足。形色既殊，脏腑亦异。外证虽同，治法迥别。所以肥人贵脉浮，瘦人贵脉沉，躁人疑脉缓，缓人疑脉躁，以其不可一概观也。试陈一二，可以例推。”[9]19

《丹溪心法》：“欲知其内者，当以观乎外；诊于外者，斯以知其内。盖有诸内者，必形诸外。苟不以相参而断其病邪之逆顺，不可得也……诚能察其精微之色，诊其微妙之脉，内外相参而治之，则万举万全之功，可坐而致矣。”[10]8

《类经·脉色类》：“黄帝问曰，诊法何如？诊，视也，察也，候脉也。凡切脉望色，审问病因，皆可言诊。”[12]51

《医学研悦》卷三：“望诊经云：望而知者谓之神。望者，望见五色，以知其病也……此可望而知者，故谓之神。”[11]83

《四诊抉微·凡例》：“四诊为岐黄之首务，而望尤为切紧。”[13]1

卷一：“《经》曰：得神者昌，失神者亡。善乎神之为义。此死生之本，不可不察也。”[13]3

《望诊遵经·自序》：“其法门有二：一曰诊，一曰治。望闻问切者，诊法也。针灸药石者，治法也。将欲治之，必先诊之。非诊无以知其病。非诊无以知其治也。”[14]7

《形色外诊简摩·序》：“四诊以望居首、以切居末者，医师临诊之次第，非法之有轻重缓急也。”[15]1

《重订诊家直诀》卷下：“外诊繁矣以面色、目色、舌苔三者为大纲。兹撮其有关生死要诊者著于篇，欲睹其详，有拙著《外诊简摩》在。”[16]649

《中医大辞典》：“望诊，四诊之一。运用视觉观察病人的神色、动态、体表各部、舌体与舌苔、大小便和其他分泌物，从而获取与疾病有关的辨证资料。一般以神色、舌诊为重点（小儿包括诊指纹）。辨别色泽时，以在自然光线较充足

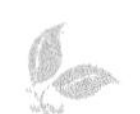

的地方为好。"[17]1626

《中医药常用名词术语辞典》:"望诊,四诊之一。运用视觉观察病人全身和局部的征象以及排出物等,从而获取与疾病有关的诊病、辨证资料。望诊可分为全身望诊、局部望诊、舌诊、望排出物和望小儿指纹五个部分,内容主要包括:全身的神、色、形、态和舌象、络脉皮肤、五官九窍以及排泄物、分泌物的形、色、质、量等。一般以望神色和舌诊为重点。"[18]355

《中医药学名词》:"望诊……用视觉观察人体生命活动的整体外在表现和精神状态的诊断方法。"[19]58

《中国中医药学主题词表》:"望诊是医生运用视觉观察病人的神色形态、局部表现、舌象、分泌物和排泄物色质的变化来诊察病情的方法。"[20]916

《中医诊断学》:"医生运用视觉察看病人全身的神色形态和局部的表现以及舌象、分泌物和排泄物色质的变化等内容,以收集病情资料的方法,称为望诊。"[21]80

[1] 未著撰人.灵枢经[M].北京:人民卫生出版社,2005:94,100,144.

[2] 未著撰人.黄帝内经素问[M].北京:人民卫生出版社,1963:46,75,83.

[3] [旧题][战国]秦越人.难经[M].北京:科学技术文献出版社,2010:8,153.

[4] [晋]王叔和.脉经[M].呼和浩特:内蒙古人民出版社,2006:76.

[5] [晋]葛洪.肘后备急方[M].天津:天津科学技术出版社,2005:43.

[6] [唐]孙思邈.千金翼方[M].沈阳:辽宁科学技术出版社,1997:249.

[7] [宋]施桂堂.察病指南[M].上海:上海卫生出版社,1957:56.

[8] [金]李杲.内外伤辨惑论[M].北京:人民卫生出版社,2007:53.

[9] [元]朱丹溪.格致余论[M].北京:人民卫生出版社,2005:19.

[10] [元]朱丹溪.丹溪心法[M].北京:人民卫生出版社,2005:8.

[11] [明]李盛寿.医学研悦[M].北京:中国中医药出版社,1997:83.

[12] [明]张介宾.类经[M].北京:中国中医药出版社,1997:51.

[13] [清]林之翰.四诊抉微[M].北京:中国中医药出版社,2002:1,3.

[14] [清]汪宏.望诊遵经[M].北京:学苑出版社,2011:1,3,7,32.

[15] [清]周学海.形色外诊简摩[M].北京:学苑出版社,2010:1.

[16] [清]周学海.周学海医学全书:重订诊家直诀[M].北京:中国中医药出版社,1999:649.

[17] 李经纬,邓铁涛,等.中医大辞典[M].北京:人民卫生出版社,1995:1626.

[18] 李振吉.中医药常用名词术语辞典[M].北京:中国中医药出版社,2001:355.

[19] 中医药学名词审定委员会.中医药学名词[M].北京:科学出版社,2005:58.

[20] 吴兰成.中国中医药学主题词表上[M].北京:中医古籍出版社,2008:916.

[21] 朱文锋,袁肇凯.中医诊断学[M].北京:人民卫生出版社,2011:80.

(杜　松)

2·046

望神

wàng shén

一、规范名

【汉文名】望神。

【英文名】inspection of spirit。

【注释】用视觉观察人体生命活动的整体外在表现和精神状态的诊断方法。

二、定名依据

望神是中医诊法重要理论内容之一。“望神”一词出现之前，其概念早已见于《内经》《难经》等，《黄帝内经素问·移气变精论》中有“得神者昌，失神者亡”的论述，《难经》则云“望而知之谓之神”，明代张景岳《景岳全书·传忠录》提出较为具体的望神法则。清代《四诊抉微》《医原》中也强调望病须察神气，并均列有专篇。

在“望神”这一名词被使用之前，历代著作中多以“察神”“察神气”“观神”“观神色”“察神情”等描述，从含义上来看，“察神”“观神”“察神情”等大致与“望神”相同，而“察神气”“观神色”则含义更广，包含了望诊中“望色”的部分含义。相对于其理论内容的发展，“望神”这一名词的出现较晚，最早出现在《医宗金鉴·四诊心法要诀》中。

虽《四诊心法要诀》中首次出现“望神”一词后，后世中医诊法专著以及望神相关内容著作中并未对此名称进行统一，仍以“察神”“察神气”“观神”“观神色”“察神情”等词混用。中华人民共和国成立后，一版《中医诊断学》教材中，称“望神色”，并解释为精与神、神与色、气与色的关系，同时单独列出“诊神”，强调“一望得之”，首先要注意病人的目光、神态等。1964年广州中医学院主编的《中医诊断学讲义》中，也称作“望神色”，包括精神和气色等方面，直至五版教材《中医诊断学》中才正式提出“望神”一词。

代表性辞书如《中医大辞典》《中医药常用名词术语辞典》均以“望神”为正名。全国科学技术名词审定委员会审定公布的《中医药学名词》以“望神”作为规范名。说明“望神”作为这一诊法的规范名已成为共识。

三、同义词

【曾称】“察神”“察神气”“观神”（《针灸神书·补泻法五十九法》）；“观神色”（《顾松园医镜·卷六》）；“察神情”（《儿科通论·儿科要略》）。

四、源流考释

“神”指精神，也包括“神色”“神气”等。从广义来讲，是指人体生命活动的外在表现，包括人的神志、面色、形体、动态、语言、呼吸和对外界的反应等各方面表现。从狭义来讲，是指人的思维和意识活动，即“神明”。“望神”中的“神”，是人体一切生命活动的主宰。望神，主要是观察广义的神，但也包括后一种概念，即病人的意识状态和一般状态的观察。通过望神，可以了解病人机体精气的盛衰和病情轻重。望神，包括望“形”之神、望“色”之神、望“目”之神、望“舌”之神、望“情志”之神、望“小儿”之神等多个方面[1]1419-1422，为望诊中的重要组成部分，也是诊断的第一个步骤。通过观察目光、表情、动态、呼吸、面色等几个方面，并可以辨别得神、少神、失神、假神、神乱等不同状态。《史记·扁鹊仓公列传》中说：“越人之为方也，不待切脉、望色、听声、写形，言病之所在。”[2]190 此处的望色，应该是望神色之含义，泛指望诊。

望神的概念源自《内经》。《内经》对“神”高度重视，强调要首先重点诊察神之有无，以此来判断疾病的顺逆生死，如《黄帝内经素问·移气变精论》中说：“得神者昌，失神者亡。”[3]26；认为神是以先天之精及后天水谷精微所化生的气、血、津液为物质基础，并通过脏腑的功能活动反映出来的，《黄帝内经灵枢·平人绝谷》：“神者，水谷之精气也”[4]1；认为作为生命活动表现的神，是通过意识状态、语言呼吸、形体动作、反应能力等方面表现出来，并强调是通过两目反映出来。如《黄帝内经灵枢·大惑论》：“目者，五脏六腑之精气也，营卫魂魄之所常营也，神气之所生也。故神劳则魂魄散，志意乱……目者，心之使也，心者，神之舍也，故神分精乱而不传。”[4]110 即是重视“目”之神的记载；强调对“神”的诊法必须多实践，才容易掌握，《黄帝内经素问·八正神明论》：“请言神，神乎神，耳不闻，目明，心开而志先，慧然独悟，口弗能言，俱视独见，适若昏，昭然独明，若风吹云，故曰

神。”[3]61 同时也提出针灸治疗的时候，一样也要注重望神。《难经》有言：“望而知之谓之神。”[5]87 此语虽不完全是“望神”的理论内容，但也突出了“望诊”的重要性和技巧性。

宋金元时期，特别是金元时期，名医辈出，百家争鸣。这一时期缺乏诊法专著，也没有有关诊法的理论专篇问世，有关望神的内容和理论散在于各家的诊疗经验之中。宋代崔嘉彦在《四言举要》[6]91 中提出“脉贵有神”的论述，根据脉象是否冲和有力，诊察有神与否，即可判断人体气血的盛衰，推断疾病的吉凶预后。后世明代张介宾也在此基础上强调“贵在察神”[7]84，诊脉察神，一向被后代医家视为诊脉之首务，说明了察神是中医各诊法的灵魂所在。

明清时期，诊法理论均达到了前所未有的高度，望神也不例外，和其他诊法相互交参，共同构成了中医学的诊法理论体系。清代吴谦等编著的《医宗金鉴·四诊心法要诀》中，最早出现了“望神”一词。书中云：“医家造精微，通幽显，未有不先望而得之者。近世惟事切巧，不事望神，大失古圣先贤之旨。”[8]3 其中对于望诊和望神倍加推崇，认为是“古圣先贤之旨”。

明清时期亦不乏望诊及望神专篇。如《景岳全书·神气存亡论》中，提出根据患者的形态、动静、面部表情、言语声息等作为诊“神”的标准，其中对“得神”“失神”的具体临床表现做了详细的描述。《景岳全书·神气存亡论》：“善于神之为义，此死生治本，不可不察也……以形证言之，则目光精彩，言语清亮，神思不乱，肌肉不削，气息如常，大小便不脱，若此者，虽其脉有可疑，尚无足虑，以其形之神在也。若目暗睛迷，形羸色败，喘急异常，泄泻不止，或通身大肉已脱，或两手循衣摸床，或无邪而言语失伦……或忽然暴病，即沉迷烦躁，皆不知人，或一时卒倒，即眼闭口开，手撒遗尿，若此者，虽其脉无凶候，必死无疑，以其形之神去也。”[9]93 清代喻嘉言的《医门法律·望色论》中：“人之五官百骸，赅而存者，神居之耳。色者，神之旗也。神旺则色旺，神衰则色衰，神藏则色藏，神露则色露。”又说：“察色之妙，全在察神。血以养气，气以养神，病则交病。失睡之人，神有饥色，丧亡之子，神有呆色，气索自神失所养耳。”[10]2,3 认为观察人体色泽的要领就是看神气的盛衰。清代石寿棠的《医原·望病须察神气论》也列专篇论述望诊，其在篇名上即强调“望病须察神气”，足以看出对望神的重视程度。书中云：“不论何色，均要有神气。神气云者，有光有体是也。光者外面明朗，体者里面润泽。”[11]41 强调色诊更要以察神气以要，指出凡有光、有体者为有神气，即明朗润泽之意。通过对光和体的观察，可知阴阳气血之盛衰，说明色泽之神气是体内精气的作用和表现，观察色泽的神气，可以了解脏腑精气的状况，对判断疾病的转归预后，有重要价值。

中华人民共和国成立后的各版教材中，1960 年广州中医学院诊断教研组编《中医诊断学讲义》教材“望神色”中解释了精与神、神与色、气与色的关系，并单独列出“诊神”。[12]4《中医诊断学讲义》(1964 年广州中医学院)提出“望神”，指出望神是诊断的第一个步骤[13]7。1984 年《中医诊断学》教材将“望神”作为望诊中望全身情况的首个论述内容[14]9。至 1995 年朱文锋主编《中医诊断学》，正式对“望神”的概念、原理、意义、内容进行了系统阐述[15]8-11。

全国科学技术名词审定委员会审定公布的《中医药学名词》[16]58 以“望神”作为规范名。代表性辞书如《中医大辞典》[17]1626 等也称“望神”。说明“望神”作为这一诊法的规范名已成为共识。

五、文献辑录

《史记·扁鹊仓公列传》：“越人之为方也，不待切脉、望色、听声、写形，言病之所在。”[2]190

《黄帝内经灵枢·平人绝谷》：“五脏安定，血脉和利，精神乃居。故神者，水谷之精气。”[4]1

“天年”：“失神者死，得神者生也。”[4]27

“大惑论”：“目者，五脏六腑之精气也，营卫魂魄之所常营也，神气之所生也。故神劳则魂魄散，志意乱……目者，心之使也，心者，神之舍也，故神分精乱而不传。”[4]110

《黄帝内经素问·六节脏象论》：“天食人以五气，地食人以五味，五气入鼻，藏于心肺，上使五色修明……以养五脏气，气和而生，津液相成，神乃自生。”[3]19

“移气变精论”：“得神者昌，失神者亡。”[3]26

“脉要精微论”：“衣被不敛，言语善恶不避亲疏者，此神明之乱也。”[3]31

“阳明脉解”：“病甚则弃衣而走，登高而歌，或至不食数日，逾垣上屋，所上之处，皆非素所能也。”[3]55

“八正神明论”：“神乎神，耳不闻……口弗能言，俱视独见……昭然独明。”[3]61

《难经·六十一难》：“望而知之谓之神。”[5]87

《四言举要》：“四时百病，胃气为本，脉贵有神，不可不审。”[6]91

《类经·脉色类》：“故善为脉者，贵在察神，不在察形。察形者，形千形万，不得其要；察神者，惟一惟精，独见其真也。”[7]84

《景岳全书·神气存亡论》：“善于神之为义，此死生治本，不可不察也……以形证言之，则目光精彩，言语清亮，神思不乱，肌肉不削，气息如常，大小便不脱，若此者，虽其脉有可疑，尚无足虑，以其形之神在也。若目暗睛迷，形羸色败，喘急异常，泄泻不止，或通身大肉已脱，或两手循衣摸床，或无邪而言语失伦……或忽然暴病，即沉迷烦躁，皆不知人，或一时卒倒，即眼闭口开，手撒遗尿，若此者，虽其脉无凶候，必死无疑，以其形之神去也。”[9]93

《医门法律·望色论》：“察色之妙，全在察神。血以养气，气以养神，病则交病。”[10]2

“一明望色之法”：“察色之妙，全在察神，血以养气，气以养神，病则交病。失睡之人，神有饥色；丧亡之子，神有呆色，气索则神失所养耳。”[10]3

《医宗金鉴·四诊心法要诀》：“医家造精微，通幽显，未有不先望而得之者。近世惟事切巧，不事望神，大失古圣先贤之旨。”[8]3

《医原·望病须察神气论》：“无论何色，均要有神气。神气云者，有光有体是也，光者，外面明朗；体者，里面润泽。光无形，主阳主气；体有象，主阴主血。气血无乖，阴阳不争，自然光体具备。”[11]41

《中医诊断学讲义》(广州中医学院诊断教研组，1960)：“诊神是望诊中重要一环，也是诊断的第一个步骤，古人认为应‘一望得之’。就是说我们接触病人的时候，骤然一望，要求对病人的‘神’有一个概念。这个骤然一望的重点应首先注意病人的目光神态，所谓奕奕有神，盎冉外见。”[12]4

《中医诊断学讲义》(广州中医学院，1964)：“望神是望诊中一个重要的部分，也是诊断的第一个步骤。就是说，当我们接触病人的时候，要求经过短暂的观察，就能对病人的‘神’有一个概念。这个短暂的观察，应首先注意病人的目光神态，所谓奕奕有神，盎然外见。”[13]7

《中医诊断学》(邓铁涛)：“神既是一身之主宰，必然于全身皆有表现，但却突出地表现于目光。眼睛是心灵之窗，人的精神活动，往往于无意中流露于目光，所以眼睛是可以传神的。当接触病人时，要求经过短暂的观察，就能对病人的神气有一个初步的印象。这短暂的观察，应首先注意病人的目光神态，所谓奕奕有神，盎然外见。此外，言谈举止，应答反应，面部表情等，也都表现了人的精神状态和情志变化。至于脏腑气血的机能状态，也是神的表现，又需从面色、声息、体态、脉象等方面来了解，并不局限于望诊所见了。所谓‘色之有神’‘声之有神’‘脉贵有神’等便是。”[14]9,10

《中医诊断学》(朱文锋)：“望神是通过观察人体生命活动的整体表现来判断病情的方法。神有多种含义，此处所说的神是指机体脏腑组织功能活动和精神意识状态的综合，包括精神意识、思维活动、面色眼神、形体动态、语言呼吸和对外界的而反应等各个方面。因此，也可以说神是对人体生命现象的高度概括。”[15]8-11

《中医药学名词》：“望神：用视觉观察人体

生命活动的整体外在表现和精神状态的诊断方法。”[16]58

《中医大辞典》:“望神,四诊之一。运用视觉观察病人的神色、动态、体表各部、舌体与舌苔、大小便和其他分泌物,从而获取与疾病有关的辨证资料。一般以神色、舌诊为重点(小儿包括诊指纹)。辨别色泽时,以在自然光线较充足的地方为好。”[17]1626

[1] 杜松.中医诊法之“望神”的理论框架与内涵[J].世界中医药,2014,9(11):1419-1422.

[2] [汉]司马迁.史记全本:下[M].沈阳:万卷出版公司,2016:190.

[3] 未著撰人.黄帝内经素问[M].北京:人民卫生出版社,2005:19,26,31,55,61.

[4] 未著撰人.黄帝内经灵枢[M].北京:人民卫生出版社,2005:1,27,110.

[5] 未著撰人.难经[M].北京:中国医药科技出版社,1998:87,106.

[6] [宋]崔嘉彦.四言举要[M]//李时珍.濒湖脉学.王泽玉校注.上海:上海中医药大学出版社,2006:91.

[7] [明]张景岳.类经[M].北京:中国中医药出版社,1997:84.

[8] [清]吴谦.医宗金鉴[M].北京:人民卫生出版社,1963:3.

[9] [明]张景岳.景岳全书[M].上海:上海科学技术出版社,1959:93.

[10] [清]喻昌.医门法律[M].北京:中国医药科技出版社,2011:2,3.

[11] [清]石寿棠.医原[M].南京:江苏科学技术出版社,1983:41.

[12] 广州中医学院诊断教研组.中医诊断学讲义[M].广州:广东中医学院,1960:4.

[13] 广州中医学院.中医诊断学讲义[M].上海:上海科学技术出版社,1964:7.

[14] 邓铁涛.中医诊断学[M].上海:上海科学技术出版社,1984:9,10.

[15] 朱文锋.中医诊断学[M].上海:上海科学技术出版社,1995:8-11.

[16] 中医药学名词审定委员会.中医药学名词[M].北京:科学出版社,2005:58.

[17] 李经纬,余瀛鳌,蔡景峰,等.中医大辞典[M].北京:人民卫生出版社,2005:1626.

(申 力)

2·047

脾不统血证

pí bù tǒng xuè zhèng

一、规范名

【汉文名】脾不统血证。

【英文名】syndrome of spleen failing to manage blood。

【注释】脾虚气弱,不能统摄血行,以各种慢性出血,或紫癜,或妇女月经过多、先期、淋漓不尽,崩漏,伴面色萎黄,食少,腹胀,便溏,神疲乏力,舌淡,脉弱等为常见症的证候。

二、定名依据

“脾不统血证”一词首见于1976年由江苏新医学院中医系主编,江苏新医学院中医系出版的教材《中医诊断学》中。此前与之最对应的为“脾不统血”一词,见于明代周慎斋《慎斋遗书》中,其含义既有病机的含义,又包括了现在的证候含义,内涵与现在基本相似。

出现“脾不统血证”一词之前,在历代文献中,以“脾不摄血”“气不摄血”“气不统血”等名称出现。“脾不摄血”的含义与“脾不统血”一致,“气不摄血”的含义与“气不统血”一致,但“脾不统(摄)血”所指范围比“气不摄(统)血”要小。

1984年,由邓铁涛主编的教材《中医诊断学》中再次使用“脾不统血证”。1986年,由中国中医研究院广安门医院主编，卫生部重点科研课题研究《中医证候规范》(第一批)(征求意见稿)中亦定义了"脾不统血证"。随着中医证候规范化工作的持续推进，在其后的国家规划教材、国家标准中，"脾不统血证"一直沿用下来。

1997年出版的国标《中医临床诊疗术语·证候部分》中，用"脾不统血证"为规范名，其定义为：脾气虚弱，不能统摄血行，以各种慢性出血，或紫癜，或妇女月经淋漓、量多、先期、崩漏，食少，腹胀，便溏，神疲乏力，舌淡脉弱等为常见症的证候。同义词：脾不摄血证。其后，普通高等教育中医药类国家级规划教材《中医诊断学》(朱文锋)、《中医诊断学》(王忆勤)也使用了"脾不统血证"。2005年出版的全国科学技术名词审定委员会审定公布的《中医药学名词》等均以"脾不统血证"作为规范名。

三、同义词

【又称】"脾不摄血证"(《中医临床诊疗术语·证候部分》)。

【曾称】"气不摄血证"(《中医诊断学》)；"脾不统血"(《慎斋遗书》)；"脾不摄血"(《济阴纲目》)；"气不统血"(《中医学基础》)；"气不摄血"(《中医学基础》)。

四、源流考释

先秦两汉时期，无"脾不统血"之名，但却是"脾不统血"理论形成的雏形阶段。《内经》中记载了诸多出血现象，并最早提出了出血症与脾气虚相关，奠定了后世研究出血疾病的基础。如《黄帝内经素问·示从容论》曰："四肢解墯，喘咳血泄……是脾气之外绝，去胃外归阳明也……脾气不守，胃气不清，经气不为使，真脏坏决，经脉傍绝，五脏漏泄，不衄则呕"[1]193，提示脾气不守，固摄无权会导致血泄、衄血、呕血等表现。《黄帝内经灵枢·百病始生》则指出了出血的原因及部位，"卒然多食饮则肠满，起居不节、用力过度则络脉伤，阳络伤则血外溢，血外溢则衄血；阴络伤则血内溢，血内溢则后血"。[2]131《难经》在《内经》的基础上提出了"脾主裹血"，如《难经·四十二难》曰："脾重二斤三两……主裹血。"[3]99 认为脾有包裹血液不致外溢的生理功能，实际是脾气对血液的固摄作用，为后世"脾主统血"理论的雏形。东汉张仲景在柏叶汤、黄土汤的病脉证治中并未直接提出此为"脾不统血"所致，却采用温脾摄血的方法来治疗脾阳不足失于统摄的吐血、下血证，如《金匮要略·惊悸吐衄下血胸满瘀血病脉证治》云："病人面无血色，无寒热，脉沉弦者衄；浮弱，手按之绝者，下血；烦咳者，必吐血……吐血不止者，柏叶汤主之……下血，先便后血，此远血也，黄土汤主之。"[4]45,46

隋唐时期，"脾不统血"理论初步发展，部分医家针对各种出血证提出了从脾论治的治法和方药。如巢元方认为脏腑虚损是导致出血的重要因素，并在《诸病源候论》中对脾不统血引起的出血证临床表现形式和病机特点做出了论述。《诸病源候论·口舌出血候》曰："脾气通于口，心气通于舌，而心主血脉，血荣于脏腑，通于经络。若劳损脏腑，伤动经脉，随其所伤之经，虚者血则妄行。然口舌出血，心脾二脏之经伤也。"[5]1101 孙思邈认为"内衄"为劳倦、饮食失常而致脾气受损失于统血，于《千金翼方》卷十五中载有诸多健脾补气之方药，如"柔脾汤主脾气不定，下焦虚冷，胸中满塞，汗出，胁下支满，或吐血及下血方"。[6]426

宋金元时期，从脾论治出血证的理论得到了进一步的发展。陈自明的《妇人大全良方》指出气虚无以固摄血液是导致崩漏的重要原因，如《妇人大全良方·调经门》曰："夫妇人崩中者，由脏腑伤损冲脉、任脉，血气俱虚故也。"[7]27 危亦林丰富了严用和《济生方》为劳伤心脾所设的归脾汤的内容，认为归脾汤可以用于治疗由脾不统血引起的出血证。如《世医得效方·大方脉杂医科》云："归脾汤治思虑伤脾，心多健忘，为脾不能统摄心血，以致妄行，或吐血、下血"[8]284，这是运用归脾汤治疗脾不统血而致出血证的最早记载，并提出“脾不能统摄心血”之说。《世医得效方》中除了归脾汤，还载有许多益气健脾的方剂来治疗出血证，如加味理中汤、养荣汤和黄芪建中汤等。朱丹溪与上述诸家观点相近，于《丹溪心法·崩漏》云：“若劳动过极，脏腑俱伤，冲任之气虚，不能约制其经血，故忽然而下，谓之崩中暴下。治宜当大补气血之药，举养脾胃。”[9]248 说明劳累过度，脏腑虚损，化生无源，冲任之脉无所养，血不循经而致崩中下血，治宜健脾补气摄血，亦指出气虚无权统血是引起崩漏的重要原因。

明代盛寅最早提出了“脾虚不能统血”，在《医经秘旨·治病必求其本》曰：“有思虑伤脾，脾虚不能统血而失出者……此皆以回护中气为本，勿治其标。”[10]1 薛立斋丰富和发展了脾不统血理论及临床运用，且提出“脾统血”之说。如《薛氏医案·女科撮要》曰：“盖血生于脾土，故云脾统血。”[11]927 此外，薛立斋在《校注妇人良方·调经门》“月水不断”及“暴崩下血不止”附注医案中大量运用归脾汤。周慎斋在《慎斋遗书》中首次提出“脾不统血”之名，如《慎斋遗书·吐血》曰：“思虑伤脾，脾不统血，中气受伤，血不归络，积血中焦无疑。”[12]140 又如《慎斋遗书·咳嗽》云：“脾不统血，故吐血、肠风。”[12]196 王纶[13]99 和武之望[14]2 均认为脾能统血是基于脾能生血，且武之望提出“脾不摄血”之名，如《济阴纲目·产后门下》云：“以归脾而愈，岂尿血亦为脾不摄血欤，临症须酌之。”[14]465 孙一奎见解相同，在《赤水玄珠·妇人》云：“故虽心主血，肝藏血，亦皆统摄于脾，补脾和胃，血自生矣。”[15]358,359 张景岳对脾不统血的因机证治形成了一套完整的理法方药体系，如在《景岳全书·妇人规》中论述了脾不统血导致的崩淋经漏的临床表现、病因病机和治疗方法，“故凡见血脱等证，必当用甘药先补脾胃，以益发生之气。盖甘能生血，甘能养营，但使脾胃气强，则阳生阴长，而血自归经矣，故曰脾统血。治崩淋经漏之法……若脾气虚陷，不能收摄而脱血者，寿脾煎、归脾汤、四君子加芎归，再甚者，举元煎”[16]442,443。由此可见，明代医家开始陆续使用“脾不统血”和“脾不摄血”。清代，各家对脾不统血的病因病机及治疗进一步明确。罗国纲述脾阳虚所致血之妄行者应以温补脾土治疗，又在《罗氏会约医镜·论便血》云：“又有脾胃阳虚，而不能统血者……当用温剂以补脾土，使能统血而血有所归也。”[17]278 江涵暾称“肠血者，脾不统血也，归芍六君子汤主之”[18]29（《笔花医镜·脏腑证治》）。怀抱奇在《古今医彻·女科》曰：“脾不统血，而月事过多。”[19]122 程杏轩认同“有因脾不统血者”[20]844 是崩漏原因之一（《医述》卷十三“女科原旨”）。林珮琴亦在《类证治裁·内景综要》提出“诸血皆统于脾”。[21]3 唐容川在《血证论》中对脾不统血的论述更加详细，他认同治疗出血证应从脾论治，并提出脾阴通过滋生血脉影响统血功能，补充了历代医家只注重脾气和脾阳对统血的作用。如《血证论·脏腑病机论》云：“脾统血，血之运行上下，全赖乎脾。脾阳虚则不能统血，脾阴虚又不能滋生血脉。”[22]13 唐容川不仅应用“脾不统血”一词，亦称之为“脾不摄血”。又如《血证论·崩带》云：“古名崩中，谓血乃中州脾土所统摄，脾不摄血，是以崩溃，名曰崩中。”[22]107 综上，清代医家仍以“脾不统血”和“脾不摄血”二词并用。

近代，“脾不统血”一词并无变化，直至1960年代由国家组织陆续出版的系列规划教材中开始出现中医证候分类的内容。1972年由上海中医学院主编，上海中医学院出版社出版的“高等学校教材《中医学基础》”的脾、胃和肠的辨症施治中出现了“脾不统血”一词。[23]112 1976年，由江苏新医学院中医系主编，江苏新医学院中医系出版的教材《中医诊断学》中，首次使用了“脾不统血证”一词，其定义为：“‘气为血帅’，如果气虚不能摄血，血不循经而妄行，可发生出血证候，如皮肤紫斑、便血、月经过多，或崩漏等，称为‘脾不统血证’。血小板减少性紫癜、功能性子宫出血等可见此证。”治法：益气摄血。例方：

归脾汤或黄土汤。[24]39,40 但在其他院校编著的《中医学基础》《中医诊断学》教材以及辞书类著作《中医大辞典》[25]1535 中，仍使用"脾不统血"一词。1984年，由邓铁涛主编的教材《中医诊断学》中再次使用"脾不统血证"一词。[26]115 1986年由中国中医研究院广安门医院主编，卫生部重点科研课题研究《中医证候规范》(第一批)(征求意见稿)中定义了"脾不统血证"。[27]11,12 1987年由赵金铎主编，人民卫生出版社出版的《中医证候鉴别诊断学》中亦使用了"脾不统血证"。[28]123 随着中医证候规范化工作的持续推进，在其后的国家规划教材、国家标准中，"脾不统血证"一直沿用下来。如1997年出版的国标《中医临床诊疗术语·证候部分》[29]3 以及2005年出版的全国科学技术名词审定委员会审定公布的《中医药学名词》[30]94 等均以"脾不统血证"作为规范名。普通高等教育中医药类国家级规划教材《中医诊断学》(朱文锋)[31]187、《中医诊断学》(王忆勤)[32]165 也均使用"脾不统血证"。

五、文献辑录

《黄帝内经灵枢·百病始生》："卒然多食饮则肠满，起居不节、用力过度则络脉伤，阳络伤则血外溢，血外溢则衄血；阴络伤则血内溢，血内溢则后血。"[2]131

《黄帝内经素问·示从容论》："四肢解墯，喘咳血泄……今夫脉浮大虚者，是脾气之外绝，去胃外归阳明也……脾气不守，胃气不清，经气不为使，真脏坏决，经脉傍绝，五脏漏泄，不衄则呕。"[1]193

《难经·四十二难》："脾重二斤三两，扁广三寸，长五寸，有散膏半斤，主裹血，温五脏，主藏意。"[3]99

《金匮要略·惊悸吐衄下血胸满瘀血病脉证治》："病人面无血色，无寒热，脉沉弦者衄；浮弱，手按之绝者，下血；烦咳者，必吐血……吐血不止者，柏叶汤主之……下血，先便后血，此远血也，黄土汤主之。"[4]45,46

《诸病源候论·口舌出血候》："脾气通于口，心气通于舌，而心主血脉，血荣于脏腑，通于经络。若劳损脏腑，伤动经脉，随其所伤之经，虚者血则妄行。然口舌出血，心脾二脏之经伤也。"[5]1101

《千金翼方》卷十五："柔脾汤主脾气不定，下焦虚冷，胸中满塞，汗出，胁下支满，或吐血及下血方。"[6]426

《妇人大全良方·调经门》："夫妇人崩中者，由脏腑伤损冲脉、任脉，血气俱虚故也。"[7]27

《世医得效方·大方脉杂医科》："归脾汤治思虑伤脾，心多健忘，为脾不能统摄心血，以致妄行，或吐血、下血。"[8]284

《丹溪心法·崩漏》："若劳动过极，脏腑俱伤，冲任之气虚，不能约制其经血，故忽然而下，谓之崩中暴下。治宜当大补气血之药，举养脾胃。"[9]248

《医经秘旨·治病必求其本》："有思虑伤脾，脾虚不能统血而失出者；有思虑伤脾，脾虚不能消谷而作泻者，此皆以回护中气为本，勿治其标。"[10]1

《薛氏医案·女科撮要》："盖血生于脾土，故云脾统血。"[11]927

《慎斋遗书·吐血》："盖酒是邪阳，色亦邪阳，邪阳胜则正阳衰，又兼怒气伤肝，肝不纳血，思虑伤脾，脾不统血，中气受伤，血不归络，积血中焦无疑。"[12]140

"咳嗽"："一人咳嗽，喉咙紧急，渐渐吐红，又兼肠风，已半年矣。予看得久病伤脾，脾脏润泽之气不升于肺，肺气不降而成火，故咳嗽喉紧；脾不统血，故吐血、肠风。"[12]196

《明医杂著·续医论》："盖血生于脾土，故云脾统血。"[13]99

《济阴纲目·调经门》："苟或七情内伤，六淫外侵，饮食失节，起居失宜，脾胃虚损，心火妄动，则月经不调矣。大抵血生于脾土，故云脾统血。"[14]2

"产后门下"："以归脾而愈，岂尿血亦为脾不摄血欤，临症须酌之。"[14]465

《赤水玄珠·妇人》："故虽心主血，肝藏血，

亦皆统摄于脾，补脾和胃，血自生矣。”[15]358,359

《景岳全书·妇人规》：“故凡见血脱等证，必当用甘药先补脾胃，以益发生之气。盖甘能生血，甘能养营，但使脾胃气强，则阳生阴长，而血自归经矣，故曰脾统血。治崩淋经漏之法……若脾气虚陷，不能收摄而脱血者，寿脾煎、归脾汤、四君子加芎归，再甚者，举元煎。”[16]442,443

《罗氏会约医镜·论便血》：“虽血之妄行多由于火，然火证之外，又有脾胃阳虚，而不能统血者……当用温剂以补脾土，使能统血而血有所归也。”[17]278

《笔花医镜·脏腑证治》：“肠血者，脾不统血也，归芍六君子汤主之。”[18]29

《古今医彻·女科》：“脾不统血，而月事过多。”[19]122

《医述·女科原旨》：“崩如山冢崒崩……有因脾不统血者。”[20]844

《类证治裁·内景综要》：“诸血皆统于脾。”[21]3

《血证论·脏腑病机论》：“脾统血，血之运行上下，全赖乎脾。脾阳虚则不能统血，脾阴虚又不能滋生血脉。”[22]13

“崩带”：“古名崩中，谓血乃中州脾土所统摄，脾不摄血，是以崩溃，名曰崩中。”[22]107

《中医学基础》：“脾不统血：脾的统血功能失常所致的出血，称作脾不统血。由于脾为气血生化之源，故其病机即是气不摄血。但临床上，习惯将便血和月经失调时的崩漏，归属于脾不统血，也可称为气不摄血；而将其他因气虚所致的出血、尿血、吐血、皮下出血等，多称为气不摄血，少称为脾不统血。”[23]112

《中医诊断学》（江苏新医学院中医系）：“脾不统血证：‘气为血帅’，如果气虚不能摄血，血不循经而妄行，可发生出血证候，如皮肤紫斑、便血、月经过多，或崩漏等，称为‘脾不统血证’。血小板减少性紫癜、功能性子宫出血等可见此证。”[24]39,40

《中医诊断学》（邓铁涛）：“脾不统血证，是指脾气亏虚不能统摄血液所表现的证候。多由久病脾虚，或劳倦伤脾等引起。临床表现：便血，尿血，肌衄，齿衄，或妇女月经过多，崩漏等。常伴见食少便溏，神疲乏力，少气懒言，面色无华，舌淡苔白，脉细弱等症。”[26]115

《中医证候规范（第一批）（征求意见稿）》：“脾不统血证：本证常由脾气虚，或脾阳虚发展而来。是以脾虚统摄无权，血不归经，而出血为主要表现的证候。”[27]11,12

《中医证候鉴别诊断学》：“脾不统血证：是指由于脾气虚、中气下陷而不摄血，或由于脾阳虚而不摄血，所造成的以出血症状为主的一种复合证候。多因劳倦内伤损及脾气所致。”[28]123

《中医大辞典》：“脾不统血：脾气虚弱，运化失常而致血不循经的证候。主要表现为诸失血证，如皮下出血、便血、溺血，同时伴有面色淡白少华，神疲，气少，脉虚弱，指纹淡，舌质淡等。治宜补脾摄血。用归脾汤加减。”[25]1585

《中医临床诊疗术语·证候部分》：“脾不统［摄］血证：脾气虚弱，不能统摄血行，以各种慢性出血，或紫癜，或妇女月经淋漓、量多、先期、崩漏，食少，腹胀，便溏，神疲乏力，舌淡脉弱等为常见症的证候。”[29]3

《中医诊断学》（朱文锋）：“脾不统血证：指脾气虚弱，不能统摄血行，以各种慢性出血为主要表现的虚弱证候。又名脾［气］不摄血证。”[31]187

《中医诊断学》（王忆勤）：“脾不统血证是指脾气虚弱，不能统摄血液，而致血溢脉外，以慢性出血为主要表现的证候。病因：多由久病脾气虚弱，或劳倦、思虑过度，损伤脾气。临床表现：便血、尿血、肌衄、齿衄、鼻衄、或妇女月经过多、崩漏等各种慢性出血表现。常伴见食少腹胀，便溏，面色无华或萎黄，神疲乏力，少气懒言，舌淡苔白，脉细弱。”[32]165

《中医药学名词》：“脾不统血证：脾虚气弱，不能统摄血行，以各种慢性出血，或紫癜，或妇女月经过多、先期、淋漓不尽，崩漏，伴面色萎黄，食少，腹胀，便溏，神疲乏力，舌淡，脉弱等为常见症的证候。”[30]94

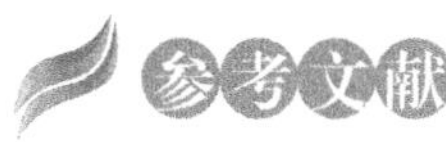

参考文献

[1] 未著撰人. 黄帝内经素问[M]. 田代华整理. 北京：人民卫生出版社，2005：193.

[2] 未著撰人. 黄帝内经灵枢[M]. 北京：人民卫生出版社，2005：131.

[3] 南京中医学院. 难经校释[M]. 北京：人民卫生出版社，1979：99.

[4] [汉] 张仲景. 金匮要略[M]. 北京：中医古籍出版社，1997：45，46.

[5] [隋] 巢元方. 诸病源候论校释：下[M]. 南京中医学院校释. 北京：人民卫生出版社，1982：1101.

[6] [唐] 孙思邈. 千金翼方校注[M]. 上海：上海古籍出版社，1999：426.

[7] [宋] 陈自明. 妇人大全良方[M]. 北京：中国中医药出版社，2007：27.

[8] [元] 危亦林. 世医得效方[M]. 北京：中国中医药出版社，2009：284.

[9] [元] 朱丹溪. 丹溪心法[M]. 北京：中国中医药出版社，2008：248.

[10] [明] 盛寅. 医经秘旨[M]南京：江苏科学技术出版社，1984：1.

[11] [明] 薛己. 薛氏医案[M]. 北京：中国中医药出版社，1997：927.

[12] [明] 周慎斋. 慎斋遗书[M]. 南京：江苏科学技术出版社，1987：140，196.

[13] [明] 王纶. 明医杂著[M]. 北京：中国中医药出版社，2009：99.

[14] [明] 武之望. 济阴纲目[M]. 北京：中国中医药出版社，1998：2，465.

[15] [明] 孙一奎. 赤水玄珠[M]. 北京：中国中医药出版社，1996：358，359.

[16] [明] 张介宾. 景岳全书[M]. 北京：中国中医药出版社，1994：442，443.

[17] [清] 罗国纲. 罗氏会约医镜[M]. 北京：中国中医药出版社，2015：278.

[18] [清] 江涵暾. 笔花医镜[M]. 北京：中国医药科技出版社，2011：29.

[19] 裘庆元. 珍本医书集成：第 2 册[M]. 北京：中国中医药出版社，1999：122.

[20] [清] 程杏轩. 医述[M]. 合肥：安徽科学技术出版社，1983：844.

[21] [清] 林珮琴. 类证治裁[M]. 北京：人民卫生出版社，1988：3.

[22] [清] 唐容川. 血证论[M]. 金香兰校注. 北京：中国中医药出版社，1996：13，107.

[23] 上海中医学院. 中医学基础[M]. 上海：上海中医学院出版社，1972：112.

[24] 江苏新医学院中医系. 中医诊断学[M]. 江苏新医学院中医系，1976：39，40.

[25] 李经纬，邓铁涛，等. 中医大辞典[M]. 北京：人民卫生出版社，1995：1535.

[26] 邓铁涛. 中医诊断学[M]. 上海：上海科学技术出版社，1984：115.

[27] 中国中医研究院广安门医院. 中医证候规范[M]. 北京：中国中医研究院广安门医院，1986：11，12.

[28] 赵金铎. 中医证候鉴别诊断学[M]. 北京：人民卫生出版社，1987：123.

[29] 国家技术监督局，中医临床诊疗术语：证候部分[M]. 北京：中国标准出版社，1997：3.

[30] 中医药学名词审定委员会. 中医药学名词[M]. 北京：科学出版社，2005：94.

[31] 朱文锋. 中医诊断学[M]. 北京：中国中医药出版社，2002：187.

[32] 王忆勤. 中医诊断学[M]. 北京：中国中医药出版社，2004：165.

（栾依含）

2・048

脾胃湿热证

pǐ wèi shī rè zhèng

一、规范名

【汉文名】脾胃湿热证。

【英文名】syndrome of dampness - heat of spleen and stomach。

【注释】湿热内蕴，脾胃失运，以脘腹痞闷，食少纳呆，恶心呕吐，肢体困重，便溏不爽，或面目发黄，或身热不扬，汗出热不解，渴不多

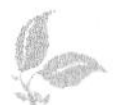

饮，舌红苔黄腻，脉濡数等为常见症的证候。

二、定名依据

“脾胃湿热证”指湿热蕴结脾胃，脾失健运胃失纳降而形成的证候。证候包含了病因病机和症状表现等内容。在“脾胃湿热证”一词出现之前，历代文献以“脾胃湿热”名称出现，概念内涵与本术语“脾胃湿热证”既有重合也有区别。

秦汉至宋代的中医文献如《内经》《脉经》《诸病源候论》《太平惠民和剂局方》《类证活人书》《严氏济生方》《脾胃论》等虽未提及“脾胃湿热”，但文献中涉及了“脾胃湿热”的病因病机和症状表现。元代《丹溪治法心要·卷二》首先提到“脾胃湿热”。其后，一些著作沿用了“脾胃湿热”一词，如元代《丹溪治法心要》，明代《赤水玄珠》《玉机微义》《证治准绳》《简明医彀》，清代《金匮要略广注》《慎柔五书》《外科心法要诀》《绛雪园古方》《医学妙谛》《读医随笔》《医原》《重订通俗伤寒论》等。

1959年《中医学辨证术语的探讨》一书中提及的“脾湿热”列有“病因”“证象”等内容，内涵与现在“脾胃湿热证”基本相同。1964年程莘农主编出的《中国针灸学》一书在“脾与胃病辨证”中。提到了“脾胃湿热”[23]380，并附有“临床表现”及“病因病机”等内容，内涵即“脾胃湿热(证)”。1966年吕汉光的“急性无黄疸型传染性肝炎21例临床分析”一文中首次提出“脾胃湿热证”一词。

1997年出版的国标《中医临床诊疗术语·证候部分》将“脾胃[中焦]湿热证”作为标准证名。2009年出版的《传统医学名词术语国际标准》也将“脾胃湿热证”作为标准证名。2005年出版的全国科学技术名词审定委员会审定公布的《中医药学名词》将“脾胃湿热证”作为规范名。全国科学技术名词审定委员会是经国务院授权，代表国家审定、公布科技名词的权威性机构，经全国自然科学名词审定委员会审定公布的名词具有权威性和约束力，所以“脾胃湿热证”作为规范名也符合术语定名的协调一致原则。

三、同义词

【曾称】“湿热中阻证”(《中医临床诊疗术语·证候部分》)“中焦湿热证”(《传统医学名词术语国际标准》)。

四、源流考释

秦汉时期《内经》对于“湿”“热”单独邪气蕴结侵袭脾胃的症状表现进行了阐述。

《黄帝内经素问·至真要大论》云：“诸湿肿满，皆属于脾。”[1]188 热邪侵袭胃腑，会导致消谷善饥。如《灵枢经·大惑论》云：“热气留于胃，胃热则消谷。”[2]165 晋隋医学著作出现了“湿热”侵袭“脾”“胃”经络的相关论述。晋代王叔和引《医律》认为湿热邪气侵袭足太阴脾经，可以发为湿温，症状表现为腹满、足冷、语言错妄等。《脉经》卷七云：“其人常伤于湿，因而中暍，湿热相薄，则发湿温。病苦两胫逆冷，腹满叉胸，头目痛苦，妄言，治在足太阴，不可发汗。”[3]104 隋代巢元方提出湿热邪气夹杂风邪侵犯足太阴脾经、足阳明胃经，可以发为口吻疮。《诸病源候论》卷三十：“足太阴为脾之经，其气通于口。足阳明为胃之经，手阳明为大肠之经，此二经脉交并于口。其腑脏虚，为风邪湿热所乘，气发于脉，与津液相搏，则生疮。”[4]817

宋金时期医学著作中虽然没有明言“脾胃湿热”，但已经涉及“脾胃湿热”的相关内容如病因、病机、诊断、治法、方药等，且有了较大的增拓。如《太平惠民和剂局方》卷六认为“脾胃湿热”与饮酒或饱食等因素损伤脾胃有关，“醉饱房劳”“脾胃受湿，瘀热在里”，导致水湿郁热相合博结，表现为“黄疸，身面皆肿，胸满气短，大便不调，小便黄涩，或时身热”[5]162 等症状。《类证活人书》卷第十一：“病人寒湿在里不散，热蓄于脾胃，腠理不开。”[6]131 认为脾胃湿热是由于

身体素患寒湿不解，久而化热，湿热蓄积于脾胃所致。《严氏济生方·大便门》认为先有脾胃亏虚，再感湿热之邪，可导致脾胃湿热。如载戊巳丸可以治疗“脾胃不足，湿热乘之，泄泻不止，米谷不化，肠鸣腹痛”[7]85。这一时期对于“脾胃湿热”理论贡献最大的是李东垣。他认为外感内伤均可导致脾胃湿热。外感为长夏湿热侵袭脾胃，表现为体重节痛、神疲肢倦；或纳呆、自汗、渴或不渴；或气高而喘，身热而烦，心下膨痞，小便黄数，大便溏频，或痢黄如糜，或如泔色[8]43,44。内伤为饮食不节，劳役内伤，导致脾胃虚弱，心、小肠及肝之火热乘犯脾胃。因心主火，小肠主热，脾胃主湿，热来乘土位，湿热相合，导致脾胃湿热。表现为烦躁闷乱，或四肢发热，或口干舌干咽干。《脾胃论·脾胃胜衰论》曰：“心与小肠来乘脾胃也……其病或烦躁闷乱，或四肢发热，或口干舌干咽干。盖心主火，小肠主热，火热来乘土位，乃湿热相合，故烦躁闷乱也。四肢者，脾胃也，火乘之，故四肢发热也。”[8]10 心火旺能令肝母实，肝木旺则挟火势也可以乘犯脾胃，导致脾胃湿热。此外李氏还提出了相应的治疗方药。如长夏湿热侵袭脾胃立清暑益气汤清暑益气，除湿健脾以治疗。心、小肠火乘脾胃者治疗当以甘温之药为之主，以苦寒之药为之使，以酸味为之臣佐。

元代朱丹溪在承继先前医家关于“脾胃湿热”的理论认识的基础上，首次提出了“脾胃湿热”一词。《丹溪治法心要》卷二云：“若脾胃湿热之毒，熏蒸清道而上，以致胃口闭塞，遂成禁口证。”[9]54

明清时期，“脾胃湿热”含义又进一步丰富，主要表现为以下三方面。一是“脾胃湿热”的症状表现从脾胃本脏延伸到脾胃相关的形体官窍部位。如脾胃湿热也可以表现为四肢症状。孙一奎就认为手足汗属于脾胃湿热的表现。《赤水玄珠》第十一卷云：“手足汗乃脾胃湿热内郁所致，脾胃主四肢。”[10]429 二是脾胃主肌肉，脾胃湿热郁伏，外透肌肤可以表现为黄汗。《金匮要略广注》卷上云：“黄汗出者，脾胃湿热外注，以味伤则脾胃困也。”[11]68 三是眼眶赤烂也属于脾胃湿热的表现范畴。《慎柔五书》卷五云：“两目眵泪不干，眼眶赤烂，此脾胃湿热。”[12]88 眼眶肌肉按照脏腑归类属于脾胃，脾胃湿热内蕴，可以出现上下眼睑肌肉红赤糜烂的症状。

明清医家认为，脾胃湿热除了脾胃脏腑本身及与之相关的形体官窍部位的症状表现外，还可以上攻下注到其他部位。其一可表现为脾胃经络循行部位出现相应症状。如吴谦在《外科心法要诀》卷六十三：“燕窝疮……此证生于下颏……由脾胃湿热而成。”[13]757 认为燕窝疮属于脾胃湿热。因足阳明胃经循行于下颌部位，湿热内蕴，循经上攻，可发为燕窝疮。又如王子接在《绛雪园古方》云：“自其饮酒湿热，脾胃湿热上攻而为咽痛。”[14]163《玉机微义》卷五云：“痢而能食，知胃未病也。若脾胃湿热之毒熏蒸清道而上，以致胃口闭塞而成禁口之症。”[15]29 指出脾胃湿热上攻可致咽痛，因足太阴脾经循行“挟咽”，脾胃湿热之毒，上熏清道，可以导致噤口痢。其二表现为其他脏腑出现相应症状。如王肯堂认为脾胃湿热可以下注肾、膀胱等下焦脏腑，出现遗精滑精、小便淋浊及女子带下等症状。《证治准绳·杂病》云：“遗滑之证，予累见人多作肾虚，而用补涩之药无效，殊不知此因脾胃湿热所乘……肾虽藏精，其精本于脾胃，饮食生化而输于肾，若脾胃受伤，湿热内郁，使中气淆而不清，则所输皆浊气，邪火扰动，水不得而安静，故遗滑也。”[16]248《医学妙谛》曰：“浊症原分赤与白，白属气分赤属血。脾胃湿热注脾胃，水液浑浊皆属热。”[17]458 认为脾胃受伤，湿热内郁，中气混浊，下输于肾膀，浊气扰动二藏而出现遗精滑精、小便淋浊等症。脾胃湿热也可以表现为女子带下证。脾胃湿热下注冲任，带脉不固，而出现白黄带下等症。《简明医彀》云：“妇人、女子带下之证，又多由脾胃湿热所致。”[18]421 此外，脾胃湿热可以流积于肾导致黑疸。《读医随笔》卷三："尝考《金匮》黑疸，亦即脾胃湿热流积于肾之所致也。"[19]68

这一时期关于脾胃湿热的舌诊内容有所丰富。白厚苔，或舌中灰黄是脾胃湿热的典型诊断依据。如《医原》云："其脾胃湿热素重者，往往终年有白厚苔，或舌中灰黄。"[20]45《重订通俗伤寒论》也说："舌胀自消，舌苔白厚黏腻，口甜，吐浊涎沫，为脾瘅。乃脾胃湿热气聚，与谷气相搏，满则上溢。"[21]162

民国时期，中医文献中脾胃湿热的论述没有超出明清医家范围，内涵未见变化。中华人民共和国成立后，中医界开始了中医证候分类的研究。一些书籍和教材中开始出现中医证候分类的内容，如出现了"某某证"的表述方式。

1959年《中医学辩证术语的探讨》提及的"脾湿热"[22]26 列有"病因""证象"等内容，内涵与现在"脾胃湿热证"基本相同。1964年程莘农主编出的《中国针灸学》一书在"脾与胃病辨证"中。提到了"脾胃湿热"[23]380，并附有"临床表现"及"病因病机"等内容，内涵即"脾胃湿热（证）"。1966年吕汉光在《急性无黄疸型传染性肝炎21例临床分析》[24]61 一文中首次提到了"脾胃湿热证"这一名词。1987年，由赵金铎等主编，人民卫生出版社出版的《中医证候鉴别诊断学》中，使用了"脾胃湿热证"一词，定义为"指湿热蕴结脾胃，脾失健运胃失纳降而形成的证候。本证可因饮食不调，膏粱厚味，酿成湿热，内蕴脾胃而引起，亦可因感受湿热，交阻于中焦而致病。主要临床表现为：脘腹痞闷，呕恶厌食，肢体困重，大便溏泄而恶臭，小便短赤，面目或肌肤发黄，身热而汗出不解，舌质红，舌苔黄腻，脉濡数"。[25]209

随着中医证候规范化工作的持续推进，在其后的国际标准、辞书中，"脾胃湿热证"一直沿用下来。如1997年出版的国标《中医临床诊疗术语·证候部分》[26]28 将"脾胃［中焦］湿热证"作为标准证名。2009年出版的《传统医学名词术语国际标准》[27]133 也将"脾胃湿热证"作为标准证名。2005年出版的由全国科学技术名词审定委员会审定公布的《中医药学名词》[28]95 将"脾胃湿热证"作为规范名。说明"脾胃湿热"作为中医辨证的规范名已成为共识。需要指出的是中医学规划教材《中医诊断学》各个版本都没有提及"脾胃湿热证"，而是以"湿热蕴脾证""胃热炽盛证"等单脏腑证分别论述。此外，"脾胃湿热"内涵与先前有所分离，现在的"脾胃湿热"特指脾胃脏腑症状表现，而脾胃经络湿热相关症状则分离于经络辨证中。如《中医临床诊疗术语·证候部分》的"湿热阻络证"云："湿热之邪阻滞经脉，以发热口不甚渴，肢体重痛、麻木，患处糜烂、瘙痒，苔黄腻，脉滑数等为常见症的证候。"[26]51 隐含了脾胃经络湿热的相关内容。

五、文献辑录

《黄帝内经素问·至真要大论》："诸湿肿满，皆属于脾。"[1]188

《灵枢经·大惑论》："热气留于胃，胃热则消谷。"[2]165

《脉经》卷七："其人常伤于湿，因而中暍，湿热相薄，则发湿温。病苦两胫逆冷，腹满叉胸，头目痛苦，妄言，治在足太阴，不可发汗。"[3]104

《诸病源候论》卷三十："口吻疮候……足太阴为脾之经，其气通于口。足阳明为胃之经，手阳明为大肠之经，此二经脉交并于口。其腑脏虚，为风邪湿热所乘，气发于脉，与津液相搏，则生疮。"[4]817

《太平惠民和剂局方》卷六："脾胃受湿，瘀热在里，或醉饱房劳，湿热相搏，致生疸病，身面皆黄，肢体微肿，胸满气短，大便不调，小便黄涩，或时身热，并皆治之。"[5]162

《类证活人书》卷十一："病人寒湿在里不散，热蓄于脾胃，腠理不开，瘀热与宿谷相搏，郁蒸不消化，故发黄。"[6]131

《严氏济生方·大便门》："脾胃不足，湿热乘之，泄泻不止，米谷不化，肠鸣腹痛。”[7]85

《脾胃论·长夏湿热胃困尤甚用清暑益气汤论》：“时当长夏，湿热大胜，蒸蒸而炽，人感之多四肢困倦，精神短少，懒于动作，胸满气促，肢节沉疼；或气高而喘，身热而烦，心下膨痞，小便黄而数，大便溏而频，或痢出黄如糜，或如泔色；或渴或不渴，不思饮食，自汗体重；或汗少者，血先病而气不病也。其脉中得洪缓，若湿气相搏，必加之以迟，迟、病虽互换少瘥，其天暑湿令则一也。宜以清燥之剂治之。”[8]43，44

“脾胃胜衰论”：“心与小肠来乘脾胃也……其病或烦躁闷乱，或四肢发热，或口干舌干咽干。盖心主火，小肠主热，火热来乘土位，乃湿热相合，故烦躁闷乱也。四肢者，脾胃也，火乘之，故四肢发热也。”[8]10

《丹溪治法心要》卷二：“若脾胃湿热之毒，熏蒸清道而上，以致胃口闭塞，遂成禁口证。”[9]54

《赤水玄珠》卷十一：“手足汗乃脾胃湿热内郁所致，脾胃主四肢。”[10]492

《金匮要略广注》卷上：“黄汗出者，脾胃湿热外注，以味伤则脾胃困也。”[11]68

《慎柔五书》卷五：“两目眵泪不干，眼眶赤烂，此脾胃湿热。”[12]88

《外科心法要诀》卷六十三：“燕窝疮……此证生于下颏……由脾胃湿热而成。”[13]757

《绛雪园古方》下：“自其饮酒湿热，脾胃湿热上攻而为咽痛。”[14]163

《玉机微义》卷五：“痢而能食，知胃未病也。若脾胃湿热之毒熏蒸清道而上，以致胃口闭塞而成禁口之症。”[15]29

《证治准绳·杂病》：“遗滑之证，予累见人多作肾虚，而用补涩之药无效，殊不知此因脾胃湿热所乘……肾虽藏精，其精本于脾胃，饮食生化而输于肾，若脾胃受伤，湿热内郁，使中气淆而不清，则所输皆浊气，邪火扰动，水不得而安静，故遗滑也。”[16]248

《医学妙谛》卷下：“浊症原分赤与白，白属气分赤属血。脾胃湿热注脾胃，水液浑浊皆属热。”[17]458

《简明医彀》卷七：“妇人、女子带下之证，又多由脾胃湿热所致。”[18]421

《读医随笔》卷三：“尝考《金匮》黑疸，亦即脾胃湿热流积于肾之所致也。”[19]68

《医原》卷上：“其脾胃湿热素重者，往往终年有白厚苔，或舌中灰黄。”[20]45

《重订通俗伤寒论》第五章：“舌胀自消，舌苔白厚黏腻，口甜，吐浊涎沫，为脾瘅。乃脾胃湿热气聚，与谷气相搏，满则上溢。”[21]162

《中医学辨证术语的探讨》：“脾湿热 证象：腹胀痞满，胸闷不饥，身重，口不渴，小便黄，苔黄腻，脉濡数，甚则目黄，身黄。病因：① 饮食不节，饮酒过多，或食辛香之品过多，湿热郁滞，损伤脾胃。② 湿邪内犯，郁久化热。病机：脾喜燥恶湿，脾为湿困，运化失职，则见腹胀痞满，胸闷不饥，湿郁留滞肌肤则身重，湿热熏蒸可致目黄，肤黄。”[22]26

《中国针灸学》：“脾胃湿热，临床表现，脘腹痞闷，不思饮食，恶心呕吐，口苦黏腻，身重困倦，面目身黄，色泽鲜明，大便溏泄，小便短黄，舌苔黄腻，脉濡数。病因病机，本证多因感受湿热外邪或嗜食肥甘酒酪，湿热内生所致。湿热郁遏脾胃，受纳运化失职，故脘腹痞闷，不思饮食，恶心呕吐，大便溏泄；湿热熏蒸，故口苦黏腻，小便短黄；湿性黏滞，重浊、湿阻气机，故身重困倦；湿热交蒸、胆汁外溢于肌肤，故面目黄且鲜明；舌苔黄腻，脉濡数，为湿热内蕴之象。”[23]380

《急性无黄疸型传染性肝炎 21 例临床分析》：“本文 21 例根据症状、舌苔、脉搏，结合八纲辨证，并参照北京中医研究所内科肝病研究组的八大类型(注)，将患者作如下分型：① 湿热未清型 16 人，其中肝胆湿热证 8 人，脾胃湿热证 6 人，胃腑热毒证 2 人。② 肝郁脾虚型 2 人。③ 肝肾阴亏型 3 人。”[24]61

《中医证候鉴别诊断学》：“脾胃湿热证，指湿热蕴结脾胃，脾失健运胃失纳降而形成的证候。本证可因饮食不调，膏粱厚味，酿成湿热，内蕴脾胃而引起，亦可因感受湿热，交阻于中焦而致病。主要临床表现为：脘腹痞闷，呕恶厌食，肢体困重，大便溏泄而恶臭，小便短赤，面目或肌肤发黄，身热而汗出不解，舌质红，舌苔黄腻，脉濡数。”[25]209

《中医临床诊疗术语·证候部分》：“脾胃[中焦]湿热证：湿热内蕴，脾胃失运，以脘腹痞胀，呕恶纳呆，肢体困重，便溏不爽，或面目发黄，或身热不扬，汗出热不解，渴不多饮，舌红苔黄腻，脉滑数等为常见症状表现的证候。”[26]28“湿热阻络证：湿热之邪阻滞经脉，以发热口不甚渴，肢体重痛、麻木，患处糜烂、瘙痒，苔黄腻，脉滑数等为常见症的证候。”[26]51

《传统医学名词术语国际标准》：“脾胃湿热证：中焦湿热证。以脘腹痞满，不思饮食，恶心呕吐，体倦身重，面目肤色鲜黄，苔黄腻为表现的证候。”[27]133

《中医药学名词》：“脾胃湿热证：湿热内蕴，脾胃失运，以脘腹痞闷，食少纳呆，恶心呕吐，肢体困重，便溏不爽，或面目发黄，或身热不扬，汗出热不解，渴不多饮，舌红苔黄腻，脉濡数等为常见症的证候。”[28]95

[1] 未著撰人. 黄帝内经素问[M]. 北京：人民卫生出版社，2005：188.

[2] 未著撰人. 灵枢经[M]北京：人民卫生出版社，2005：165.

[3] [晋] 王叔和. 脉经[M]. 北京：人民卫生出版社，2007：104.

[4] [隋] 巢元方. 诸病源候论：下[M]. 北京：人民卫生出版社，1980：817.

[5] [宋] 太平惠民和剂局方[M]. 北京：人民卫生出版社，2007：162.

[6] [宋] 朱肱. 活人书[M]. 北京：人民卫生出版社，1993：131.

[7] [宋] 严用和. 重订严氏济生方[M]. 北京：人民卫生出版社，1980：85.

[8] [金] 李东垣. 脾胃论[M]. 北京：人民卫生出版社，2005. 43,44,10.

[9] [元] 朱震亨. 丹溪治法心要[M]. 济南：山东科学技术出版社，1985：54.

[10] [明] 孙一奎. 赤水玄珠[M]北京：人民卫生出版社，1986：492.

[11] [清] 李彣. 金匮要略广注校诠[M]. 北京：人民卫生出版社，1994：68.

[12] [明] 胡慎柔；慎柔五书[M]. 北京：人民卫生出版社，2006：88.

[13] [清] 吴谦等. 御纂医宗金鉴[M]. 北京：人民卫生出版社，1998：757.

[14] [清] 王子接. 绛雪园古方[M]. 北京：中国中医药出版社，1993：163.

[15] [明] 刘纯. 玉机微义[M]. 北京：中国医药科技出版社，2011：29.

[16] [明] 王肯堂. 证治准绳：上册[M]. 北京：人民卫生出版社，1991：248.

[17] [清] 何其伟. 医学妙谛[M]//裘庆元. 三三医书：第二集. 北京：中国中医药出版社，1998：458.

[18] [明] 孙志宏. 简明医彀[M]. 北京：人民卫生出版社，1984：421.

[19] [清] 周学海. 读医随笔[M]. 北京：中国医药科技出版社，2011：68.

[20] [清] 石寿棠. 医原[M]. 南京：江苏科学技术出版社，1983：45.

[21] [清] 俞根初. 重订通俗伤寒论[M]. 上海：上海卫生出版社，1956：162.

[22] 重庆市西医学习中医研究班. 中医学辨证术语的探讨[M]. 重庆：重庆人民出版社，1959：26.

[23] 程莘农. 中国针灸学[M]. 北京：人民卫生出版社，1964：380.

[24] 吕汉光. 急性无黄疸型传染性肝炎 21 例临床分析[J]. 福建中医药，1966：17(61).

[25] 赵金铎，张镜人，张震. 中医证候鉴别诊断学[M]. 北京：人民卫生出版社，1987：209.

[26] 国家技术监督局，中医临床诊疗术语：证候部分[M]. 北京：中国标准出版社，1997：28,51.

[27] 世界卫生组织（西太平洋地区）. 传统医学名词术语国际标准[M]. 北京大学第一医院中西医结合研究所译. 北京：北京大学医学出版社，2009：133.

[28] 中医药学名词审定委员会. 中医药学名词[M]. 北京：科学出版社，2005：95.

（范逸品）

2 · 049

腹 诊

fù zhěn

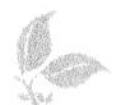

一、规范名

【汉文名】腹诊。

【英文名】abdominal examination。

【注释】以按、触诊为主，结合望、闻、问诊手段来诊察患者胸腹部位，以了解病情的诊断方法。

二、定名依据

"腹诊"作为诊断学专有名词，出现较晚，首见于清代伤寒学家俞根初所著《通俗伤寒论》一书。但其理论来源却可上溯至《内经》《难经》时代。《内经》有关于五脏六腑发生疾病时在胸腹部会有不同表现的记载。《难经》中更有在五脏发生疾病的时候，通过按触腹部来获知腹部病情、病状的详细记述。汉代张仲景在其所著《伤寒论》及《金匮要略》中更加重视对疾病腹部特征的描述，相关内容达百余条。隋唐时期腹诊作为中医诊法的一种，在内科疾病的诊断中得到较为广泛的应用，至宋代以后腹诊的临床应用渐趋衰落，主要应用于诊察伤寒病。虽然这一时期，诊察腹部、了解病情的方法在中医临床中一直得以传承应用，但尚无公认的专有名词用来概括这一诊断方法。清代伤寒学家俞根初，在其所著《通俗伤寒论》"伤寒诊法"一章中设"按胸腹"一节，并且首名"腹诊"一词，被认为是中医学中"腹诊"一词的首次提出，俞根初阐释"腹诊"主要是通过按摸胸腹的办法，了解脏腑气血阴阳状况，概念与本术语"腹诊"略有差异。与此同时，"腹诊"在日本的兴起和在日本汉医学中作为专有名词的使用反过来影响到我国"腹诊"的发展，使得清以后"腹诊"作为腹部触诊的规范名，达成了共识。

现代相关著作，如《中医大辞典》《中国医学百科全书·中医学》《中医药常用名词术语辞典》均以"腹诊"作为通用名；并且有以"腹诊"为内容的专著出现，如王琦的《中国腹诊》《中国腹诊研究与临床说明》。

我国2005年出版的由全国科学技术名词审定委员会审定公布的《中医药学名词》已以"腹诊"作为规范名。全国科学技术名词审定委员会是经国务院授权，代表国家审定、公布科技名词的权威性机构，经全国自然科学名词审定委员会审定公布的名词具有权威性和约束力，"腹诊"作为规范名也符合术语定名的协调一致原则。

三、同义词

未见。

四、源流考释

先秦两汉时期，"腹诊"的理论基础及临床应用在我国已经初具雏形。《内经》《难经》是成书于这一时期的代表著作，其已经开始应用"腹诊"来诊断疾病，并辨别疾病的寒热、虚实，推断疾病的预后。张仲景所著的《伤寒论》《金匮要略》则是应用腹诊进行疾病诊断治疗的"临床应用手册"。

《灵枢经·本脏》云："视其外应，以知其内脏，则知所病矣。"[1]100 而《灵枢经·胀论》中言："夫胸腹者，脏腑之郭也……故五脏六腑者，各有畔界，其病各有形状。"[1]80 说明通过诊察胸腹部可以判断脏腑的病变。如《黄帝内经素问·腹中论》提到的三种疾病："黄帝问曰：有病心腹满，旦食则不能暮食，此为何病？岐伯对曰：名为鼓胀……帝曰：有病胸胁支满者，妨于食，病

至则先闻腥臊臭，出清液，先唾血，四肢清，目眩，时时前后血，病名为何？何以得之？岐伯曰：病名血枯……帝曰：病有少腹盛，上下左右皆有根，此为何病？可治不？岐伯曰：病名曰伏梁”[2]79，都是通过诊察患者胸腹部不同部位的临床表现而诊断疾病的。《灵枢经·师传》云：“胃中热则消谷，令人县心善饥，脐以上皮热；肠中热则出黄如糜，脐以下皮寒。胃中寒则腹胀，肠中寒则肠鸣飧泄。胃中寒、肠中热则胀而且泄；胃中热、肠中寒则疾饥，小腹痛胀。”[1]73《黄帝内经素问·脏气法时论》中提到“虚则腹满肠鸣，飧泄食不化”[2]48，则是通过腹部出现的不同体征，如“脐以上皮热”“脐以下皮寒”“腹胀”“肠鸣”等来辨别疾病的寒热、虚实。而《灵枢经·水胀》通过腹诊对水、肤胀、鼓胀、肠覃等加以鉴别诊断：“黄帝问于岐伯曰：水与肤胀、鼓胀、肠覃、石瘕、石水，何以别之？岐伯答曰：水始起也……以手按其腹，随手而起，如裹水之状……肤胀者……腹大，身尽肿，皮厚，按其腹窅而不起，腹色不变……鼓胀何如？岐伯曰：腹胀，身皆大，大与肤胀等也，色苍黄，腹筋起……肠覃何如？岐伯曰：……其始生也，大如鸡卵，稍以益大，至其成如怀子之状，久者离岁，按之则坚，推之则移。”[1]114《灵枢经·玉版》提出：“腹胀，身热，脉小，是一逆也；腹鸣而满，四肢清，泄，其脉大，是二逆也……如是者，不过十五日而死矣。其腹大胀，四末清，脱形，泄甚，是一逆也；腹胀便血，其脉大时绝，是二逆也……咳呕腹胀，且飧泄，其脉绝，是五逆也。如是者，不及一时而死矣。”[1]119 则是根据腹诊推断疾病的预后。

《难经》关于腹诊的内容主要体现在《难经·十六难》《难经·五十六难》中。其中《十六难》记载了五脏发生疾病时腹部的不同表现：“假令得肝脉……脐左有动气，按之牢若痛”“假令得心脉……脐上有动气，按之牢若痛”“假令得脾脉……当脐有动气，按之牢若痛；其病：腹胀满”“假令得肺脉……脐右有动气，按之牢若痛”“假令得肾脉……脐下有动气，按之牢若痛；其病：逆气，少腹急痛，泄如下重。”[3]33《难经·五十六难》记述了五脏患积时胸腹部不同部位的临床表现，如“肝之积名曰肥气，在左胁下，如覆杯，有头足”“心之积名曰伏梁，起脐上，大如臂，上至心下”“脾之积名曰痞气，在胃脘，覆大如盘”“肺之积名曰息贲，在右胁下，覆大如杯”“肾之积名曰贲豚，发于少腹，上至心下，若豚状，或上或下无时”[3]98-100。这些内容对后世医家发展腹诊理论和临床应用起到了重要的推动作用。

汉代张仲景所著《伤寒论》《金匮要略》中其将“腹诊”运用于鉴别不同疾病，辨别病位、病因、病性，指导治疗，判断预后。书中腹诊的部位包括“心下”“腹”“少腹”“胸胁”等，如“心下痞”“心下满”“腹中痛”“腹中寒”“少腹拘急”“少腹硬满”“胸胁苦满”等语。并且书中关于腹诊的论述仅次于脉诊，可见这一时期腹诊在诊断疾病中的重要作用及临床应用之广泛。如《伤寒论·辨太阳病脉证并治》提到，“伤寒五六日中风，往来寒热，胸胁苦满，嘿嘿不欲饮食，心烦喜呕，或胸中烦而不呕，或渴，或腹中痛，或胁下痞硬，或心下悸，小便不利，或不渴，身有微热，或咳者，与小柴胡汤主之……若腹中痛者，去黄芩，加芍药三两。若胁下痞硬，去大枣，加牡蛎四两。若心下悸，小便不利者，去黄芩，加茯苓四两”[4]46，就是通过“腹诊”所得的不同体征，对药物进行加减。而《伤寒论·辨太阳病脉证并治》中的“结胸”“脏结”等症也是通过腹诊加以判定的，如“问曰：病有结胸，有脏结，其状何如？答曰：按之痛，寸脉浮，关脉沉，名曰结胸也。何谓脏结？答曰：如结胸状，饮食如故，时时下利，寸脉浮，关脉小细沉紧，名曰脏结……太阳病，脉浮而动数……医反下之，动数变迟，膈内拒痛，胃中空虚，客气动膈，短气躁烦，心中懊憹，阳气内陷，心下因硬，则为结胸，大陷胸汤主之”[4]56。又如《金匮要略·腹满寒疝宿食病脉证并治》对“腹满病”的寒热虚实，皆通过腹诊判断，“病者腹满，按之不痛为虚，痛者为实，可下之…… 腹满时减，复如故，此为寒，当与温药”[5]33；对大建中汤一证腹部病状的描述，内容详尽，涵盖了四诊信息，“心胸中大寒痛，呕不能饮食，腹中寒，上冲皮起，出见有头足，上下痛而不可触近，大建中汤主之”[5]35。《金匮要略·痉湿暍病脉证并治》中则以“腹中和”为寒湿在表无里证的依据，“湿家病身疼发热，面黄而喘，头痛鼻塞而烦，其脉大，自能饮食，腹中和无病，病在头中寒湿”[5]8。

晋隋唐时期，腹诊理论较前有一定发展，在治疗疾病的范围上也有所扩大。晋代葛洪的《肘后方》记载有“治卒心痛、腹痛方，治卒心腹俱痛方，治卒心腹烦满方”等。隋代巢元方的《诸病源候论》一书广泛应用了腹诊诊法，内容涉及内、外、妇、儿各科，并描述了“推移”“摸揣”等多种腹诊手法，如“若病虽有结瘕，而可推移者，名为瘕”“其病在腹，摸揣亦有蛇状，谓蛇瘕也”[6]100。唐代孙思邈所著的《备急千金要方》中，在描述疾病症状时也多注重胸腹部的临床表现。如《备急千金要方》卷第十一“肝水者，其人腹大，不能自转侧，而胁下腹中痛，时时津液微生，小便续通。肝胀者，胁下满，而痛引少腹”[7]163；卷第十五“脾水者，其人腹大，四肢苦重，津液不生，但苦少气，小便难”[7]212；卷第十六“胃胀者，腹满，胃脘痛，鼻闻焦臭，妨于食，大便难”[7]228所言。王焘的《外台秘要》卷七中记载了治疗胸腹疾病的方药近200首。由此可见这一时期腹诊在疾病的诊断治疗中得到较广泛的应用。

宋金元时期，由于社会意识形态的变化，腹诊的发展出现了停滞。这一时期，医家在延续前人腹诊的相关理论上亦有所阐发，对腹诊在诊察伤寒病中的应用也较为重视，但在其他方面的临床应用则较少。如《伤寒明理论》指出：“大抵看伤寒，必先观两目，次看口舌，然后自心下至少腹，以手摄按之，觉有满硬者，则当审而治之。如少腹觉有硬满，便当问其小便。”[8]58《脾胃论》中言“难经云：脾病当脐有动气，按之牢若痛。动气筑筑然坚牢如有积而硬，若似痛也，甚则亦大痛，有是则脾虚病也，无则非也”[9]49，则是以腹诊来辨别脾胃病的虚实。《丹溪心法》中论述了十二经的不同病证，其中亦有以腹诊辨别疾病的内容，如足太阳膀胱经见证“小腹胀痛，按之欲小便不得”，足阳明胃经见证“腹大水肿，奔响腹胀”，足太阴脾经见证“心下急痛。有动痛，按之若牢，痛当脐，心下若痞。腹胀肠鸣，飧泄不化”等[10]1,2。

明清时期，腹诊理论得到了融合和发展。清代医家俞根初在其所著《三订通俗伤寒论》中专设“按胸腹”一节，较系统的对腹诊腹证进行了论述，并且首名“腹诊”一词。其言“胸腹为五脏六腑之宫城，阴阳气血之发源。若欲知脏腑何如，则莫如按胸腹，名曰腹诊”。书中应用腹诊尤其重视虚里及脐部的诊察，将腹诊视为“中医诊断之第四要诀”，其言“惟左乳下虚里脉，脐间冲任脉，其中虚实，最为生死攸关。故于望闻问切四诊之外，更增一法。推为诊法上第四要诀”[11]149,150。并以脉诊与之类比，“其诊法，宜按摩数次，或轻或重，或击或抑，以察胸腹之坚软，拒按与否？并察胸腹之冷热，灼手与否？以定其病之寒热虚实。又如轻手循抚，自胸上而脐下，知皮肤之润燥，可以辨寒热。中手寻扪，问其痛不痛，以察邪气之有无。重手推按，察其硬否？更问其痛苦，以辨脏腑之虚实，沉积之何如。即诊脉中浮中沉之法也”[11]149。而这一时期，腹诊在日本逐渐兴起并发展出其独特的理论体系，出现了大量的腹诊专著。日本汉方医的腹诊又分“难经派”“伤寒派”以及“折衷派”。“难经派”以《诊病奇侅》为腹诊之总代表著作；“伤寒派”以《腹证奇览》为腹诊之代表著作。并且日本的腹诊理论对我国腹诊的发展亦有所影响，如《厘正按摩要术》一书中“按胸腹”章就引用了众多日本腹诊著作的内容。

近现代的有关著作均沿用清代俞根初《三订通俗伤寒论》的记载，以“腹诊”作为通用名，如《中医大辞典》[12]1847《中国医学百科全书·中医学》[13]603《中医药常用名词术语辞典》[14]414 等，并且以“腹诊”为内容的专著亦有出现，如王琦的《中国腹诊》《中国腹诊研究与临床说明》。2005年出版的全国科学技术名词审定委员会审定公布的《中医药学名词》[15]80 也将“腹诊”收入其中，可见“腹诊”作为一种中医诊法的规范名已成为共识。

五、文献辑录

《灵枢经·师传》：“胃中热则消谷，令人悬心善饥，脐以上皮热；肠中热则出黄如糜，脐以下皮寒。胃中寒则腹胀，肠中寒则肠鸣飧泄。胃中寒、肠中热则胀而且泄；胃中热、肠中寒则疾饥，小腹痛胀。”[1]73

“胀论”：“夫胸腹者，脏腑之郭也。膻中者，心主之宫城也。胃者，太仓也。咽喉、小肠者，传送也。胃之五窍者，闾里门户也。廉泉玉英者，津液之道也。故五脏六腑者，各有畔界，其病各有形状。”[1]80

“本脏”：“视其外应，以知其内脏，则知所病矣。”[1]100

“水胀”：“黄帝问于岐伯曰：水与肤胀、鼓胀、肠覃、石瘕、石水，何以别之？岐伯答曰：水始起也……以手按其腹，随手而起，如裹水之状……肤胀者……腹大，身尽肿，皮厚，按其腹窅而不起，腹色不变……鼓胀何如？岐伯曰：腹胀，身皆大，大与肤胀等也，色苍黄，腹筋起……肠覃何如？岐伯曰：……其始生也，大如鸡卵，稍以益大，至其成如怀子之状，久者离岁，按之则坚，推之则移。”[1]114

“玉版”：“腹胀，身热，脉小，是一逆也；腹鸣而满，四肢清，泄，其脉大，是二逆也……如是者，不过十五日而死矣。其腹大胀，四末清，脱形，泄甚，是一逆也；腹胀便血，其脉大时绝，是二逆也……咳呕腹胀，且飧泄，其脉绝，是五逆也。如是者，不及一时而死矣。”[1]119

《黄帝内经素问·脏气法时论》：“虚则腹满肠鸣，飧泄食不化。”[2]48

“腹中论”：“黄帝问曰：有病心腹满，旦食则不能暮食，此为何病？岐伯对曰：名为鼓胀……帝曰：有病胸胁支满者，妨于食，病至则先闻腥臊臭，出清液，先唾血，四肢清，目眩，时时前后血，病名为何？何以得之？岐伯曰：病名血枯……帝曰：病有少腹盛，上下左右皆有根，此为何病？可治不？岐伯曰：病名曰伏梁。”[2]79

《难经·十六难》：“假令得肝脉……脐左有动气，按之牢若痛。”“假令得心脉……脐上有动气，按之牢若痛。”“假令得脾脉……当脐有动气，按之牢若痛；其病：腹胀满。”“假令得肺脉……脐右有动气，按之牢若痛。”“假令得肾脉……脐下有动气，按之牢若痛；其病：逆气，少腹急痛，泄如下重。”[3]33

“五十六难”：“肝之积名曰肥气，在左胁下，如覆杯，有头足。”“心之积名曰伏梁，起脐上，大如臂，上至心下。”“脾之积名曰痞气，在胃脘，覆大如盘。”“肺之积名曰息贲，在右胁下，覆大如杯。”“肾之积名曰贲豚，发于少腹，上至心下，若豚状，或上或下无时。”[3]98-100

《伤寒论·辨太阳病脉证并治》：“伤寒五六日中风，往来寒热，胸胁苦满，嘿嘿不欲饮食，心烦喜呕，或胸中烦而不呕，或渴，或腹中痛，或胁下痞硬，或心下悸，小便不利，或不渴，身有微热，或咳者，与小柴胡汤主之……若腹中痛者，去黄芩，加芍药三两。若胁下痞硬，去大枣，加牡蛎四两。若心下悸，小便不利者，去黄芩，加茯苓四两。”[4]46 “问曰：病有结胸，有脏结，其状何如？答曰：按之痛，寸脉浮，关脉沉，名曰结胸也。何谓脏结？答曰：如结胸状，饮食如故，时时下利，寸脉浮，关脉小细沉紧，名曰脏结……太阳病，脉浮而动数……医反下之，动数变迟，膈内拒痛，胃中空虚，客气动膈，短气躁烦，心中懊憹，阳气内陷，心下因硬，则为结胸，大陷胸汤主之。”[4]56

《金匮要略·痉湿暍病脉证并治》：“湿家病

身疼发热，面黄而喘，头痛鼻塞而烦，其脉大，自能饮食，腹中和无病，病在头中寒湿。”[5]8

“腹满寒疝宿食病脉证并治”：“病者腹满，按之不痛为虚，痛者为实，可下之……腹满时减，复如故，此为寒，当与温药。”[5]33“心胸中大寒痛，呕不能饮食，腹中寒，上冲皮起，出见有头足，上下痛而不可触近，大建中汤主之。”[5]35

《诸病源候论》卷十九：“若病虽有结瘕，而可推移者，名为瘕。”[6]100“其病在腹，摸揣亦有蛇状，谓蛇瘕也。”[6]100

《备急千金要方》卷十一：“肝水者，其人腹大，不能自转侧，而胁下腹中痛，时时津液微生，小便续通。肝胀者，胁下满，而痛引少腹。”[7]163

卷十五：“脾水者，其人腹大，四肢苦重，津液不生，但苦少气，小便难。”[7]212

卷十六：“胃胀者，腹满，胃脘痛，鼻闻焦臭，妨于食，大便难。”[7]228

《伤寒明理论》卷中：“大抵看伤寒，必先观两目，次看口舌，然后自心下至少腹，以手摄按之，觉有满硬者，则当审而治之。如少腹觉有硬满，便当问其小便。”[8]58

《脾胃论》卷上：“《难经》云：脾病当脐有动气，按之牢若痛。动气筑筑然坚牢如有积而硬，若似痛也，甚则亦大痛，有是则脾虚病也，无则非也。”[9]49

《丹溪心法·十二经见证》：“足太阳膀胱经见证……小腹胀痛，按之欲小便不得……足阳明胃经见证……腹大水肿，奔响腹胀……足太阴脾经见证……心下急痛。有动痛，按之若牢，痛当脐，心下若痞。腹胀肠鸣，飧泄不化。”[10]1,2

《三订通俗伤寒论》第四节：“胸腹为五脏六腑之宫城，阴阳气血之发源。若欲知其脏腑何如，则莫如按胸腹，名曰腹诊。其诊法，宜按摩数次，或轻或重，或击或抑，以察胸腹之坚软，拒按与否？并察胸腹之冷热，灼手与否？以定其病之寒热虚实。又如轻手循抚，自胸上而脐下，知皮肤之润燥，可以辨寒热。中手寻扪，问其痛不痛，以察邪气之有无。重手推按，察其硬否？更问其痛苦，以辨脏腑之虚实，沉积之何如。即诊脉中浮中沉之法也。惟左乳下虚里脉，脐间冲任脉，其中虚实，最为生死攸关。故于望闻问切四诊之外，更增一法。推为诊法上第四要诀。”[11]149,150

《中医大辞典》：“腹诊：即以按、触诊为主，结合望、闻、问诊手段来诊察患者胸腹部位，以了解病情的诊断方法。”[12]1847

《中国医学百科全书·中医学》：“腹诊是医生用手指触摸按压患者腹部，以探查疾病的一种方法，为切诊的内容之一。”[13]603

《中医药常用名词术语辞典》：“腹诊，诊法。又称诊腹、按腹。以按、触诊为主，望、闻、问、切四诊结合运用，以诊察患者胸腹一定部位病变反应的诊断方法。”[14]414

《中医药学名词》：“腹诊，以按、触诊为主，结合望、闻、问诊手段来诊察患者胸腹部位，以了解病情的诊断方法。”[15]80

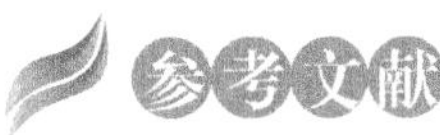

参考文献

[1] 未著撰人. 灵枢经[M]. 北京：人民卫生出版社，2005：73,80,100,114,119.

[2] 未著撰人. 黄帝内经素问[M]. 北京：人民卫生出版社，2005：48,79.

[3] [旧题][战国] 秦越人. 难经[M]. 科学技术文献出版社，1996：30,99-100.

[4] [汉] 张仲景. 伤寒论[M]. [晋] 王叔和撰次. 钱超尘，郝万山整理. 北京：人民卫生出版社，2005：46,56.

[5] [汉] 张仲景. 金匮要略[M]. 何任，何若苹整理. 北京：人民卫生出版社，2005：8,33,35.

[6] [隋] 巢元方. 诸病源候论[M]. 沈阳：辽宁科学技术出版社，1997：100.

[7] [唐] 孙思邈. 千金方[M]. 北京：华夏出版社，1993：163,212,228.

[8] [金] 成无己. 伤寒明理论[M]. 北京：中国中医药出版社，2007：58.

[9] [元] 李杲. 脾胃论[M]. 北京：中华书局，1985：49.

[10] [元] 朱丹溪. 丹溪心法[M]. 田思胜校注. 北京：中国中医药出版社，2008：1,2.

[11] [清] 俞根初. 三订通俗伤寒论[M]. 连建伟订校. 北京：中医古籍出版社，2002：149,150.

[12] 李经纬，余瀛鳌，蔡景峰，等. 中医大辞典[M]. 北京：

人民卫生出版社，2004：1847.
[13] 《中医学》编委员.中医学[M]//钱信忠.中国医学百科全书.上海：上海科学技术出版社，1997：603.
[14] 李振吉.中医药常用名词术语辞典[M].北京：中国中医药出版社，2001：414.
[15] 中医药学名词审定委员会.中医药学名词[M].北京：科学出版社，2005：80.

（高宏杰）

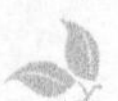

2 • 050

痰瘀互结证

tán yū hù jié zhèng

一、规范名

【汉文名】痰瘀互结证。

【英文名】syndrome of intermingled phlegm and blood stasis。

【注释】痰浊与瘀血相互搏结，以局部肿块刺痛，或肢体麻木、痿废，胸闷多痰，或痰中带紫暗血块，舌紫暗或有斑点，苔腻，脉弦涩等为常见症的证候。

二、定名依据

“痰瘀互结”的提出见于金元时期《丹溪心法》，但其理论渊源可以上溯到2000年前。马王堆汉墓出土的《五十二病方》首先记载半夏、茜草等化痰、祛瘀药物。《内经》虽无痰瘀之名，但有“汁沫”“水湿”“津液涩渗”“恶血”“留血”“衃”等痰、瘀相关论述，并阐发了痰湿与瘀血相互搏结，凝聚成积的思想，为“痰瘀互结证”的提出奠定了基础。

甘肃武威出土的东汉汉简记载了由当归、芎䓖、牡丹皮、漏芦及虻组成的首张痰瘀同治方。张仲景在《金匮要略》中首先提出了“痰饮”“瘀血”之名，并用痰瘀同治方治疗疟母、肝着、月经不调等多种临床疑难杂症。朱丹溪首次在《丹溪心法》中提出“痰挟瘀血，遂成窠囊”的观点，并将痰瘀互结作为临床疾病的重要病机。同时，极力倡导痰瘀同治。至此，痰瘀互结理论初步形成。明清时期医家对痰瘀互结证的形成、临床表现、治法等各方面都进行了深入探讨，完善了痰瘀互结理论。

《中医临床诊疗术语・证候部分》将“痰瘀互结证”作为标准证名。普通高等教育“十二五”规划教材全国高等医药院校规划教材《中医诊断学》（何建成）以及辞书类著作《中医大辞典》《简明中医病证辞典》等均以“痰瘀互结证”作为通用名词，已经广泛应用于中医药学文献的标引和检索的《中国中医药学主题词表》也以“痰瘀互结证”作为正式主题词。我国2005年出版的全国科学技术名词审定委员会审定公布的《中医药学名词》已以“痰瘀互结证”作为规范名，说明“痰瘀互结证”作为中医辨证的规范证名已成为共识。

三、同义词

【曾称】“痰挟瘀血”（《丹溪心法》）；“痰瘀搏结证”“瘀痰内阻证”“血瘀痰凝证”（《简明中医病证辞典》）。

四、源流考释

从现存的文献来看，湖南长沙马王堆汉墓出土的《五十二病方》首次记载了半夏、服零（茯苓）、皂荚、虻、川芎、茜草等化痰、祛瘀药物。

《内经》中虽无痰瘀之名，但有“饮”“汁沫”“积饮”“津液涩渗”“水湿”[1]154 等有关痰的描述，以及“凝血”“恶血”“留血”“菀陈”等有关瘀血论述。《灵枢经・百病始生》：“肠外之络伤，则血溢于肠外，肠外有寒，汁沫与血相抟，则并合凝聚不得散，而积成矣……凝血蕴里而不散，津液涩渗，着而不去，而积皆成矣。”[2]228 论述了因忧愤恼怒、气机逆乱，影响血液、津液运行，致痰瘀互结成积；以及溢于肠外的血，因寒凝结与汁沫相互搏结，并合凝聚成积的过程。

甘肃武威出土的东汉汉墓医简记载首张痰瘀同治方，由干当归、芎穹、牡丹皮、漏芦、虻组成。当归、芎劳、牡丹皮活血养血，贝母化痰散结。汉代张仲景明确提出了“痰饮”“瘀血”之名，《金匮要略·咳嗽痰饮病脉证并治》：“夫饮有四，何谓也，师曰：有痰饮，有悬饮。”[3]30 虽然此处“痰饮”以“饮”为主，但与痰相关。[4]195-197《金匮要略·惊悸吐衄下血胸满瘀血病脉证治》则论述了瘀血内停，出现胸满、唇痿舌青、口燥但欲漱水不欲咽的临床表现。此外，张仲景亦注重痰瘀同治，用痰瘀同治法治疗多种疑难杂症。如用瓜蒌薤白酒汤治胸痹证，大黄䗪虫丸治虚劳，鳖甲煎丸治疟母，旋覆花汤治肝着等。

隋巢元方首将痰、饮分论，并提出瘀血致痰的观点。《诸病源候论》记载：“诸痰者，此由血脉壅塞，饮水积聚不消散，故成痰也。”[5]102 瘀血停滞，脉络不通，则气不往来，津液不布，聚为痰涎，与瘀血相并，形成同病。

唐代同样重视痰瘀同治，此时期重要医学典籍中都有大量痰瘀同治方剂的记载。孙思邈《备急千金要方·肺痈》千金苇茎汤治疗肺痈，桃仁活血，薏苡仁、冬瓜仁、苇茎化痰[6]265；王焘《外台秘要》款冬花散治咳嗽、吐血，款冬、贝母、杏仁化痰，当归、川芎活血。[7]147

宋代陈无择从痰饮与气血关系角度认识痰瘀互结的形成。《三因极一病证方论·痰饮叙论》：“人之有痰饮病者，由营卫不清，气血败浊，凝结而成也。”[8]174 陈无择认为营行脉中，卫行脉外，运行有序，如果营卫运行失其常道，气血逆乱壅塞停滞，则凝结为痰。许叔微最早提出痰饮成癖囊的观点。金元朱丹溪把许叔微的痰成癖囊之说与瘀血联系，首次提出了“痰挟瘀血”的观点。《丹溪心法·痰饮》：“自郁成积，自积成痰，痰挟瘀血，遂成窠囊。”[9]84 朱丹溪认为痰瘀互结是手足麻木、积聚、肺胀等诸多疾病的重要病机，并指出因痰瘀互结，治疗起来颇为顽固。

明代虞抟从阴阳关系角度阐述痰瘀相因为病。《医学正传》：“盖气阳也，血阴也……气得邪而郁，津液稠黏，为痰为饮，积久渗入脉中，血为之浊，此阴滞于阳也。血得邪而郁，隧道阻隔，或溢或结，积久渗出脉外，气为之乱，此阳滞于阴也。”[10]350 虞抟认为临床多种疾病都因阴阳相滞而生，阴阳相滞是痰瘀互结的重要原因，阴滞于阳，因痰致瘀；阳滞于阴，因瘀生痰。张景岳阐发了瘀血化痰的观点。《景岳全书》：“精凝血败，皆化痰耳！岂以精血之外而别有所谓痰者耶。”[11]363 张景岳认为痰是人体内津液精血运行失常而生，并非人体本身所有。津液败可停聚成痰，此外血败亦为痰。万密斋认为妇人以血为本，而血病宜从痰论治。肥胖女子月经不调、不孕因“脂痰凝涩”“痰涎壅滞，血海之波不流”痰瘀互阻于胞宫所致。[12]4 罗赤诚将痰瘀互结分为痰挟瘀血和瘀血挟痰两种，曰：“如先因伤血，血逆则气滞，气滞则生痰，与血相聚，名曰瘀血挟痰……治宜导痰破血……若素有郁痰，后因血滞，与痰相聚，名曰痰挟瘀血……治宜先破其血，而后消痰，或消痰破血二者兼治。”(《医述》引罗赤诚论)[13]397 痰先生者，则痰挟瘀血；瘀先生者，则瘀血挟痰，二者病因病机、症状体征及治法用药上均有差异。

清代王清任重视气血在发病中的重要性，《医林改错》：“治病之要诀，在明白气血……所伤者无非气血。”[14]16 并提出“诸病之因，皆由血瘀”的观点，认为久病、怪症、他药无效者均可辨为血瘀。此外，他还重视“痰”的论治，自拟癫狂梦醒汤治疗癫痫，桃仁、木通、赤芍活血逐瘀，陈皮、桑皮、半夏等燥湿化痰、降气开结，同时配伍疏肝理气之品。全方痰瘀同治，逐瘀、化痰、行气三者兼顾。[15]51,52 唐容川撰血证专著《血证

论》，详述各种血证的因、机、证、治，对痰瘀互结理论亦多有发挥。他指出："血瘀既久，亦能化为痰水。"[16]69"盖失血之家，所以有痰，皆血分之火，所结而成。"[16]31"瘀血流注，亦发肿胀者，乃血变成水之证。"[16]80 论述了瘀血久留化痰，瘀血内阻致津液停滞成痰以及血分虚火炼液为痰等不同血证致痰的过程。何梦瑶提出食积、痰积、血积与邪结为窠囊之说。《医碥》："而亦有不痛者，日久则正气另辟行径，不复与邪相争，或邪另结窠囊，不碍气血隧道之故。"[17]337 何梦瑶认为积为有形之邪，可因食、因痰、因血等积滞而成，食积、痰积、血积成块后可阻碍正气，也可不阻碍正气，而与邪另结为窠囊，窠囊形成则难治。清代叶天士对痰瘀理论的发展亦有贡献。叶天士："百日久恙，血络必伤。""气血俱伤，化为败瘀凝痰，混处经络。"[18]428 叶氏创立了"久病入络"学说，认为久病者必入络，败瘀凝痰，相互胶结，阻滞经络，众多疑难、幽深、久耽之疾均可称为络病。他主张用虻虫、鳖甲、地龙等虫类药物来搜经剔络，荡涤固结之痰瘀，并将痰瘀同治法用于治疗痛证、郁证、痹证、积聚、癥瘕、噎膈以及多种妇科病证。清代吴鞠通强调气机在痰瘀阻络形成中的作用。他认为凡精微物质之敷布、气血津液之运行，均与肝气疏泄正常与否有关。若肝失疏泄，久则或津液不布变为痰饮，或血行不畅留而为瘀，此即《吴鞠通医案》："肝气久郁，痰瘀阻络。"[19]158

近现代有关著作将"痰瘀互结证"作为规范名。《中医临床诊疗术语·证候部分》将"痰瘀互结证"作为标准证名，同义词有"痰瘀内阻证""血瘀痰凝证"[20]495。我国 2005 年出版的全国科学技术名词审定委员会审定公布的《中医药学名词》[21]82 和普通高等教育"十二五"规划教材全国高等医药院校规划教材《中医诊断学》[22]312（何建成）以及辞书类著作《中医大辞典》[23]1866《简明中医病证辞典》[24]1370 等均以"痰瘀互结证"作为规范名。《中国中医药学主题词表》[25]734 也以"痰瘀互结证"作为正式主题词。说明"痰瘀互结证"作为中医辨证的规范名已成为共识。

五、文献辑录

《黄帝内经素问·六元正纪大论》："太阴所至为积饮否膈。"[1]154

《灵枢经·百病始生》："肠外之络伤，则血溢于肠外，肠外有寒，汁沫与血相抟，则并合凝聚不得散，而积成矣。卒然外中于寒，若内伤于忧怒，则气上逆，气上逆则六输不通，湿气不行，凝血蕴里而不散，津液涩渗，着而不去，而积皆成矣。"[2]228

《金匮要略·咳嗽痰饮病脉证并治》："夫饮有四，何谓也，师曰：有有痰饮，有悬饮，有溢饮，有支饮。问曰：四饮何以为异？师曰：其人素盛今瘦，水走肠间，沥沥有声，谓之痰饮；饮后水流在胁下，咳唾引痛，谓之悬饮；饮水流行，归于四肢，当汗出而不汗出，身体疼痛重，谓之溢饮；咳逆倚息，短气不得卧，其形如肿，谓之支饮。"[3]30

《诸病源候论·诸痰候》："诸痰者，此由血脉壅塞，饮水结聚而不消散，故成痰也。或冷或热，或结实，或食不消，或胸腹否满，或短气好眠，诸候非一，故云诸痰。"[5]102

《备急千金要方》卷十七："治咳有微热，烦满；胸中甲错，是为肺痈。苇茎二升、薏苡仁半升、桃仁五十枚、瓜瓣半升，上四味，以水一斗，先煮苇茎，得五升，去滓，内诸药，煮取二升，服一升，再服，当吐如脓。"[6]265

《外台秘要》："治肺损，胸中应肺偏痛，唾血气咳方。款冬花、当归各六分，桂心、附子、川芎、五味子各七分，贝母、细辛各四分，干姜、干地黄各八分，杏仁、白术、炙甘草各五分，紫菀三分。研为散，每服方寸匕，清酒调下。"[7]147

《三因极一病证方论·痰饮叙论》："人之有痰饮病者，由营卫不清，气血败浊，凝结而成也。"[8]174

《丹溪心法·痰饮》："自郁成积，自积成痰，痰挟瘀血，遂成窠囊。"[9]84

《医学正传·痈疽门》："痈疽因阴阳相滞而

生。盖气阳也，血阴也，血行脉内，气行脉外，相并周流。寒与湿搏之，则凝涩而行迟，为不及；热与火搏之，则沸腾而行速，为太过。气得邪而郁，津液稠黏，为痰为饮，积久渗入脉中，血为之浊(瘀)，此阴滞于阳也。血得邪而郁，隧道阻隔，或溢或结，积久渗出脉外，气为之乱，此阳滞于阴也。百病皆由于此，又不止于痈疽而已。”[10]350

《景岳全书·痰饮》：“痰即人身之津液，无非水谷之所化。此痰亦既化之物，而非不化之属也。但化得其正，则形体强，荣卫充，而痰皆本气血，若化失其正，则脏腑病，津液败，而气血即成痰涎……精凝血败，皆化痰耳！岂以精血之外而别有所谓痰者耶。”[11]363

《万氏妇人科·调经》：“盖妇女之身，内而肠胃开通，无所阻塞，外而经隧流利，无所碍滞，则血气和畅，经水应期。惟彼肥硕者，膏脂充满，脂痰凝涩，元室之户不开，夹痰者痰涎壅滞，血海之波不流，故有过期而经始行，或数月而经一行，乃为浊为带为闭经，为无子之病。”[12]4

《医述》卷六：“子知有痰挟瘀血，不知有瘀血挟痰。如先因伤血，血逆则气滞，气滞则生痰，与血相聚，名曰瘀血挟痰。患处按之则痛而不移，其证或吐或衄，或大便黑，其脉轻举则滑重按则涩。治宜导痰破血，先用导痰汤，如苍术、香附、枳壳、白芥子开郁导痰，次用芎、归、桃仁、红花、苏木、丹皮、莪术以破其血。若素有郁痰，后因血滞，与痰相聚，名曰痰挟瘀血。患处则痛而少移，其证或为胀闷，或为寒热，其脉轻举则芤重按则滑。治宜先破其血，而后消痰，或消痰破血二者兼治。”[13]397

《医林改错·气血合脉说》：“治病之要诀，在明白气血。无论外感内伤，要知初病伤人何物，不能伤脏腑，不能伤筋骨，不能伤皮肉，所伤者无非气血。”[14]16

《血证论·咳血》：“盖失血之家，所以有痰，皆血分之火，所结而成。然使无瘀血，则痰气有消容之地，尚不致喘息欬逆，而不得卧也。”[16]31

“瘀血”：“血积既久，亦能化为痰水。”[16]69

“肿胀”：“瘀血流注，亦发肿胀者，乃血变成水之证，此如女子胞水之变血，男子胞血之变精，疮科血积之变脓也，血既变水，即从水治之。”[16]80

《医碥》卷之二：“有形之积，阻碍正气，故痛也。而亦有不痛者，日久则正气另辟行径，不复与邪相争，或邪另结窠囊，不碍气血隧道之故。此为难治，以药不易到也。”[17]337

《临证指南医案·疝》：“风寒湿三气合而为痹，经年累月，外邪留著，气血俱伤，化为败瘀凝痰，混处经络，须用虫类搜剔，以动药使血无凝著，气可宣通。”[18]394“百日久恙，血络必伤。”[18]428

《吴鞠通医案》：“肝气久郁，痰瘀阻络。”[19]158

《中医临床诊疗术语·证候部分》：“指因痰浊瘀血相互搏结，以局部肿块刺痛，或肢体麻木、痿废，胸闷痰多，或痰中带紫暗血块，舌紫暗或有斑点，苔腻，脉弦涩等为常见症的证候。同义词：瘀痰内阻证；血瘀痰凝证。”[20]495

《中医药学名词》：“痰浊与瘀血相互搏结，以局部肿块刺痛，或肢体麻木、痿废，胸闷多痰，或痰中带紫暗血块，舌紫暗或有斑点，苔腻，脉弦涩等为常见症的证候。”[21]82

《中医诊断学》：“指痰浊和瘀血相互搏结而停滞于人体某一部位所引起的证候。”[22]312

《中医大辞典》：“证候名。即痰浊与瘀血相互搏结，以局部肿块刺痛，或肢体麻木、痿废，胸闷多痰，或痰中带紫黯血块，舌紫黯或有斑点，苔腻，脉弦涩等为常见症的证候。”[23]1866

《简明中医病证辞典》：“病证名。为《中医临床诊疗术语·证候部分》标准证名。又名痰瘀搏结证、瘀痰内阻证、血瘀痰凝证。指因痰浊瘀血相互搏结，以局部肿块刺痛，或肢体麻木、痿废，胸闷痰多，或痰中带紫暗血块，舌紫暗或有斑点，苔腻，脉弦涩等为常见症的证候。”[24]1370

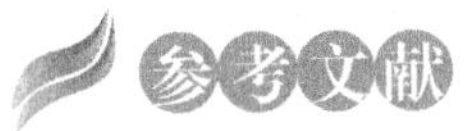

[1] 未著撰人. 黄帝内经素问[M]. 田代华整理. 北京：人民卫生出版社，2005：154.

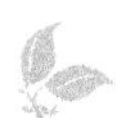

[2] 灵枢经[M]. 田代华，刘更生整理. 北京：人民卫生出版社，2005：228.
[3] [东汉] 张仲景 · 金匮要略[M]于志贤，张智基点校. 北京：中医古籍出版社，1997：30.
[4] 王东坡，王琦. “痰”道源流论[J]. 中华中医药杂志，2007,22[4]：195-197.
[5] [隋] 巢元方. 诸病源候论[M]. 黄作阵点校. 沈阳：辽宁科学技术出版社，1997：102.
[6] [唐] 孙思邈. 备急千金要方[M]. 鲁兆麟主校. 沈阳：辽宁科学技术出版社，1997：265.
[7] 王焘. 外台秘要集要[M]. 余瀛鳌，林菁，田思胜，等编选. 沈阳：辽宁科学技术出版社，2007：147.
[8] [宋] 陈言. 三因极一病证方论[M]. 北京：人民卫生出版社，1957：174.
[9] [元] 朱震亨. 丹溪心法[M]. 北京：中国书店，1986：84.
[10] [明] 虞抟. 医学正传[M]. 郭瑞华，马祥，王爱华，等点校. 北京：中医古籍出版社，2002：350.
[11] [明] 张景岳. 景岳全书[M]. 北京：中国中医药出版社，1994：363.
[12] [明] 万全. 万氏妇人科[M]. 罗田县卫生局校注. 武汉：湖北人民出版社. 1983：4.
[13] [清] 程杏轩. 医述[M]. 合肥：安徽科学技术出版社，1983：397.
[14] [清] 王清任. 医林改错[M]. 李占永，岳雪莲校注. 北京：中国中医药出版社，1995：16.
[15] 张玲，毛娅，李官红，等. 王清任论治癫狂痫初探[J]. 四川中医，2009,27(11)：51,52.
[16] [清] 唐宗海. 血证论[M]. 魏武英，曹健生点校. 北京：人民卫生出版社，1990：31,69,80.
[17] [清] 何梦瑶. 医碥[M]. 上海：上海科学技术出版社，1982：337.
[18] [清] 叶天士. 临证指南医案[M]. [清] 华岫云编订. 北京：华夏出版社，1995：428.
[19] [清] 吴瑭. 吴鞠通医案[M]. 北京：人民卫生出版社，1960：158.
[20] 中国标准出版社总编室. 中国国家标准汇编中医临床诊疗术语：证候部分[M]. 北京：中国标准出版社，1998：495.
[21] 中医药学名词审定委员会. 中医药学名词[M]. 北京：科学出版社，2005：82.
[22] 何建成. 中医诊断学[M]. 北京：清华大学出版社，2012：312.
[23] 李经纬，邓铁涛，等. 中医大辞典[M]. 北京：人民卫生出版社. 1995：1866.
[24] 邹积隆，丛林，杨振宁. 简明中医病证辞典. 上海：上海科学技术出版社. 2005：1370.
[25] 吴兰成. 中国中医药学主题词表[M]. 北京：中医古籍出版社，1996：734.

（卢红蓉）

2 · 051

膀胱湿热证

páng guāng shī rè zhèng

一、规范名

【汉文名】膀胱湿热证。

【英文名】syndrome of dampness-heat of bladder。

【注释】湿热侵袭，蕴结膀胱，以小便频数、急迫、灼热、涩痛，或尿液浑浊，或尿血，或尿中有砂石，发热口渴，小腹胀痛，舌红苔黄腻，脉滑数等为常见症的证候。

二、定名依据

“膀胱湿热证”作为中医临床诊疗术语证候名最早出现在1961年南京中医学院编著的《中医学概要》一书中。“膀胱湿热证”相关内容在中华人民共和国成立之前，分散在历代中医文献“膀胱湿热”的论述当中，内涵范围大于现在术语范围。

明初戴元礼在其校补《金匮钩玄》卷二中首先提出“膀胱湿热”。其后，一些著作沿用了“膀胱湿热”一词，如元代《金匮钩玄》，明代《医学正传》，清代《素问悬解》《伤寒说意》《幼科指南》《王旭高临证医案》《外科理例》《外科正宗》《医宗金鉴》《疡科心得集》《口齿类要》《辨证奇闻》等。这些著作均为历代的重要著作，对后世有较大影响，说明“膀胱湿热”一词已经成为明清医家共识。此外，不少历代医学著作虽然未直言“膀胱湿热”，但却不同程度涉及膀胱湿热证的病因、病机、症状等内涵，如明代《医学正传》《医学入门》《景岳全书》《万氏秘传外科心法》，清代《妇科玉尺》《医门法律》《医宗金鉴》《医述》《秘传内府经验女科》等，为“膀胱湿热证”内涵的确立和丰富奠定了基础。

1996年出版的关于中医药学文献标引和检索的《中国中医药学主题词表》将“膀胱湿热证”作为正式主题词，1997年出版的国标《中医临床诊疗术语·证候部分》将“膀胱湿热证”作为标准证名，2005年出版的由全国科学技术名词审定委员会审定公布的《中医药学名词》将“膀胱湿热证”作为规范名，说明“膀胱湿热证”作为中医辨证的规范名已成为共识。

三、同义词

【曾称】“膀胱湿热”（《金匮钩玄》）。

四、源流考释

《内经》对于膀胱生理、病理状态及与湿、热之间的关系进行了初步论述。《黄帝内经素问·灵兰秘典论》云：“膀胱者，州都之官，津液藏焉，气化则能出矣。”[1]17《灵枢经·经水》云：“足太阳外合于清水，内属于膀胱，而通水道焉。”[2]43《黄帝内经素问·宣明五气》云：“膀胱不利为癃，不约为遗溺。”[1]49《灵枢经·邪气藏府病形》云：“膀胱病者，小腹偏肿而痛，以手按之，即欲小便而不得。”[2]16《内经》对于湿热邪气导致的症状及疾病也进行了阐述。《黄帝内经素问·生气通天论》云：“湿热不攘，大筋软短，小筋弛长，软短为拘，弛长为萎。”[1]5《黄帝内经素问·六元正纪大论》云：“湿热相薄，民病黄瘅而为跗肿。”[1]163 此为膀胱湿热的提出奠定了理论基础。

隋代杨上善的《黄帝内经太素》卷第三言：“膀胱盛尿，故谓之胞，即尿脬。邪客膀胱及足太阳，膀胱中热，故按之髀热，下则小便有涩，上则鼻清涕出也。”[3]97 指出膀胱受邪热侵袭则会出现的诸如小便涩、髀热等症。《黄帝内经太素》卷第二十六曰：“女子胞中有热，传与膀胱尿胞，尿胞得热，故为淋病尿血也。”[3]856 描述了女子胞中邪热传与膀胱则会出现淋病之症。书中两处“热”没有明指热邪类别，湿热当涵盖其中。

宋代《圣济总录》卷第九十八：“论曰肾虚则不能制小便，膀胱挟热则水道涩，肾虚膀胱热，则胞内气胀，小腹坚满，而生淋涩之病也，其候出少喜数，尿有余沥是也，亦曰气癃，诊其脉，少阴脉数者，则为气淋。”[4]1180 书中“膀胱挟热”亦未明确指出热邪类别，湿热当涵盖其中。元代罗天益提出湿热内蓄膀胱可以导致尿频、尿少等症状。在《卫生宝鉴》卷十七论述道：“今右丞平素膏粱湿热内蓄，不得施行，膀胱窍涩，是以起频而见少也。”[5]274

明代戴元礼在其校补《金匮钩玄》卷第二中首先提出“膀胱湿热”一词。书载：“戴云：‘滑者，小便精滑下也。俱是膀胱湿热，虽有赤白之异，终无寒热之别。河间云：天气热则水混浊，寒则澄澈清冷，由此观之，浊之为病，湿热明矣。’”[6]42 戴元礼提出膀胱湿热可以表现为滑精病症，其实是膀胱湿热扰动精室，导致精室不固所致。不过其只提到膀胱湿热所表现的症状，对于病因、病机未见探讨。戴元礼之后，众多医学著作对于“膀胱湿热”的相关内容如病因、病机、诊断、治法、方药等进行了阐述。膀胱湿热的病机来自脾胃湿热或肝郁脾湿下注膀胱，虞抟在所著《医学正传》卷之六云：“夫便浊之证，因脾胃之湿热下流，渗入膀胱。”[7]281 沈金鳌提出膀胱湿热来自胃中湿热。所著《妇科玉尺》卷五云：“因胃中湿热及痰，流注于带脉，溢于膀胱，故下浊液也。”[8]128 黄元御《素问悬解》卷二：“溺黄赤者，脾土湿陷，肝木抑遏，郁生下热，传于膀胱，膀胱湿热，故溺黄赤。”[9]73 认为脾湿肝郁，进而化热，传于膀胱，导致膀胱湿热。

明清时期，医家认为膀胱湿热症状表现为

本腑病证与膀胱经湿热病症两个方面。具体而言，膀胱本腑病可以表现为小便混浊、小便不利，尿频、尿少、小便淋漓涩痛、血淋、石淋、癃闭等。虞抟认为膀胱湿热可以导致小便混浊。《医学正传》卷之六曰："夫便浊之证，因脾胃之湿热下流，渗入膀胱，故使便溲或白或赤而混浊不清也。"[7]281 黄元御认为膀胱湿热可以表现为小便不利。《伤寒说意》卷一曰："小便不利者，是膀胱湿热。"[10]557 喻昌等认为膀胱湿热可以导致小便淋漓涩痛。如喻昌在《医门法律》卷四说："盖膀胱之气化，先为湿热所壅而不行，是以既上之湿，难于下趋……然有阳实阳虚二候：阳实者，小便色赤而痛。"[11]183 周震《幼科指南·淋证门》云："石淋，膀胱湿热，蓄积日久，而成石淋之证。致溲出如沙石之状，茎中疼痛。"[12]375 王旭高提出膀胱湿热可以导致癃闭。《王旭高临证医案》卷之四曰："小便短赤，塞而不通，为膀胱湿热。"[13]153 而膀胱经湿热病症可以分为上身病症和下身病症。上半身病证涉及脑疽、玉枕疽、发脑、发鬓、发眉、发颐、鱼尾毒、腰痛等病。汪机将"膀胱经湿热证"等同于"膀胱湿热证"，认为膀胱湿热可以表现为脑疽。《外科理例》卷四记载病案："一人脑疽已十余日，面目肿闭，头焮如斗……此膀胱湿热所致。"[14]126"一夫人年逾八十，脑疽已溃，发背，继生头如粟许，脉大无力，此膀胱经湿热所致。"[14]129 前案的"膀胱湿热"根据病症表现实际上是"膀胱经湿热"，后案直言"膀胱经湿热"，显然作者认为"膀胱经湿热"等同于"膀胱湿热"。陈实功认为膀胱经湿热凝滞可以导致玉枕疽。《外科正宗》卷之四载："玉枕疽生在脑后枕骨中，坚而难溃，痛引肩项，鼻塞气粗，此太阳膀胱湿热凝滞而成。"[15]327 李梴在《医学入门·外集》论述了湿热侵袭膀胱经可以导致发脑、发鬓、发眉、发颐、发背等病症。"六腑阳毒聚顶，惟太阳膀胱主之。久积痰火湿热，上蒸于脑，古谓发脑、发鬓、发眉、发颐、发背，谓之五发，至险。"[16]932 吴谦等认为湿热侵袭膀胱经可以表现为鱼尾毒。《医宗金鉴·外科卷上》云："此毒生于项后发际两旁角处，由足太阳膀胱经湿热凝结而发。"[17]760 张景岳认为湿热侵袭膀胱经，可以产生腰痛。《景岳全书》卷之二十五记载："资禀素壮，因好饮火酒，以致湿热聚于太阳，忽病腰痛不可忍，至求自尽，其甚可知。"[18]585 下身病症涉及鱼口疮、臀痈、上马痈、下马痈、肚门痈、委中毒、青蛇毒、接骨发等。万密斋在《万氏秘传外科心法》卷之八论述了湿热侵袭膀胱经，发为鱼口疮症。"鲤鱼便毒即鱼口也，生于两胯之侧。阴头尽处，乃肾与膀胱之所司也，盖由湿热透于膀胱。"[19]73 吴谦等认为湿热侵袭膀胱经可以导致臀痈、上马痈、下马痈、肚门痈、委中毒、青蛇毒、接骨发等。《医宗金鉴·外科卷》云："上马痈与下马痈，上左下右折纹生，膀胱湿热忧愤起，黑陷属重高肿轻。"[17]838"臀痈，此证属膀胱经湿热凝结而成。"[17]838"二证俱属湿热凝结而成。肚门痈生于大腿肚，属足太阳膀胱经；箕门痈生于股内近膝，属足太阴脾经。"[17]847"委中毒……由胆经积热，流入膀胱，壅遏不行而成……亦有焮痛、色赤、溃速者，由湿热凝结所致。"[17]851"接骨发，此证生于腿肚之下，接骨之上，胫骨与足后跟骨相接处，故名接骨发，属膀胱经湿热凝结而成。"[17]854"青蛇毒生腿肚下，形长三寸紫块僵，肾与膀胱湿热结，急针蛇头血出良。"[17]854 高秉钧提出膀胱湿热可以表现为臀痈。他在《疡科心得集》卷中论述道："臀痈生于臀上胯下近大腿处，由太阳膀胱湿热流结，气血凝聚而成。"[20]69

明清一些医学著作将膀胱湿热流注其他脏腑经络出现的相关湿热病症也归于膀胱湿热证中。明代薛己认为湿热侵袭膀胱经可以出现咽喉疼痛病症。薛氏著作《口齿类要·喉痛》记载："职方卢抑斋，咽喉肿痛，两目蒙昧，小便赤涩，此膀胱湿热。"[21]31 因膀胱经起于目内眦，湿热侵袭膀胱经，会出现两目蒙昧病症。膀胱津液气化不利，则小便赤涩。又膀胱主卫表，肺主皮毛合肺，故膀胱经病邪常常可以由卫表侵袭肺系统。膀胱湿热经由卫表侵袭肺系统，咽喉为肺之门户，故表现为咽喉肿痛，咽喉肿痛其实是肺经湿热所致。清代陈士铎《辨证奇闻》卷七认为膀胱湿热可以导致黄疸。“一小便点滴不出，小腹膨胀，足肿身黄，此膀胱湿热结而成瘅也。”[22]156 黄疸其实是膀胱湿热流注胆腑，导致胆液不循常道所致。清代程文囿总结《临证指南医案》遗精的相关理论，论述道：“遗精一证，不越乎有梦、无梦、湿热三者范围。有梦为心病，无梦为肾病，湿热为小肠膀胱病。”[23]596 肾与膀胱为表里，肾藏精。膀胱湿热所致的遗精其实是膀胱湿热扰动精室，精关不固所致。清代吴悔庵认为膀胱湿热导致赤白带。他在《秘传内府经验女科》卷二说：“带下者……有赤有白……或素有湿热，使浊气渗入膀胱，留滞下焦。”[24]23 赤白带其实是膀胱湿热流注任脉、带脉所致。

民国时期，中医文献中膀胱湿热的论述没有超出明清医家范围，内涵未见明显变化。中华人民共和国成立后，中医界开始了中医证候分类的研究。一些书籍和教材中开始出现中医证候分类的内容，如出现了“某某证”的表述方式。1961 年南京中医学院编著的《中医学概要》[25]5 一书中首次使用了“膀胱湿热证”这一名词，曰：“膀胱湿热证：湿热停留膀胱，下焦气化不行，小便短赤不利，或浑浊不清，且觉灼热，甚至淋沥不畅，疼痛难忍，带有脓血。”1987 年，由赵金铎等主编，人民卫生出版社出版的《中医证候鉴别诊断学》[26]199，使用了“膀胱湿热证”一词，定义为：“膀胱湿热证是湿热蕴结膀胱而出现的膀胱气化不利，开阖失常以及灼伤阴络等临床表现的概称。多因外感湿邪或饮食不节，湿热内生，下注膀胱所致。主要临床表现为：尿频、尿急、尿涩少淋漓、尿道灼痛，尿黄赤混浊或尿血、或尿有砂石，或少腹拘急、或伴有发热、心烦、舌红苔黄，脉数等。”随着中医证候规范化工作的持续推进，在其后的国家规划教材、国家标准中，“膀胱湿热证”则一直沿用下来。如 1996 年出版的关于中医药学文献标引和检索的《中国中医药学主题词表》[27]177 将“膀胱湿热证”作为正式主题词，1997 年出版的国标《中医临床诊疗术语 · 证候部分》[28]34 将“膀胱湿热证”作为标准证名。普通高等教育中医药类国家级规划教材《中医诊断学》[29]201（朱文锋）及 2005 年出版的全国科学技术名词审定委员会审定公布的《中医药学名词》[30]98,99 都将“膀胱湿热证”作为规范名。说明“膀胱湿热”作为中医辨证的规范名已成为共识。

需要说明的是，1949 年以来，“膀胱湿热”内涵较前期有所分离，具体而言“膀胱湿热”特指膀胱腑的症状表现，如表现为小便不利、尿血，或尿有砂石等，而膀胱经湿热相关症状则分离于经络辩证中。如国标《中医临床诊疗术语 · 证候部分》[28]51 中“湿热阻络证”解释为“湿热之邪阻滞经脉，以发热口不甚渴，肢体重痛、麻木，患处糜烂、瘙痒，苔黄腻，脉滑数等为常见症的证候”。包含了膀胱经络湿热的相关内容。

五、文献辑录

《灵枢 · 邪气藏府病形》：“膀胱病者，小腹偏肿而痛，以手按之，即欲小便而不得。”[2]16

“经水”：“足太阳外合于清水，内属于膀胱，而通水道焉。”[2]43

《黄帝内经素问 · 生气通天论》：“湿热不攘，大筋软短，小筋弛长，软短为拘，弛长为萎。”[1]5

“灵兰秘典论”：“膀胱者，州都之官，津液藏焉，气化则能出矣。”[1]17

“宣明五气篇”：“膀胱不利为癃，不约为遗溺。”[1]49

“六元正纪大论”：“湿热相薄，民病黄瘅而为跗肿。”[1]163

《黄帝内经太素》卷三：“膀胱盛尿，故谓之胞，即尿脬。邪客膀胱及足太阳，膀胱中热，故按之髀热，下则小便有涩，上则鼻清涕出也。”[3]97

卷二十六：“女子胞中有热，传与膀胱尿胞，尿胞得热，故为淋病尿血也。”[3]856

《圣济总录》卷九十八：“论曰肾虚则不能制小便，膀胱挟热则水道涩，肾虚膀胱热，则胞内气胀，小腹坚满，而生淋涩之病也，其候出少喜数，尿有余沥是也，亦曰气癃，诊其脉，少阴脉数者，则为气淋。”[4]1180

《卫生宝鉴》卷十七：“今右丞平素膏粱湿热内蓄，不得施行，膀胱窍涩，是以起频而见少也。”[5]274

《金匮钩玄》卷二：“戴云：‘滑者，小便精滑下也。俱是膀胱湿热，虽有赤白之异，终无寒热之别。河间云：天气热则水混浊，寒则澄澈清冷，由此观之，浊之为病，湿热明矣。’”[6]42

《医学正传》卷之六：“夫便浊之证，因脾胃之湿热下流，渗入膀胱。”[7]281“夫便浊之证，因脾胃之湿热下流，渗入膀胱，故使便溲或白或赤而混浊不清也。”[7]281

《妇科玉尺》卷五：“因胃中湿热及痰，流注于带脉，溢于膀胱，故下浊液也。”[8]128

《素问悬解》卷二：“溺黄赤者，脾土湿陷，肝木抑遏，郁生下热，传于膀胱，膀胱湿热，故溺黄赤。”[9]73

《伤寒说意》卷一：“小便不利者，是膀胱湿热。”[10]557

《医门法律》卷四：“湿上甚为热，其人小便必不利。盖膀胱之气化，先为湿热所壅而不行，是以既上之湿，难于下趋……然有阳实阳虚二候：阳实者，小便色赤而痛。”[11]183

《幼科指南·淋证门》：“石淋，膀胱湿热，蓄积日久，而成石淋之证。致溲出如沙石之状，茎中疼痛。此病譬如汤瓶久经火炼，底结白礁也。如轻者，须用葵子散主之，重则用八正散，可相从也。”[12]375

《王旭高临证医案》卷四：“小便短赤，塞而不通，为膀胱湿热。”[13]153

《外科理例》卷四：“一人脑疽已十余日，面目肿闭，头焮如斗……此膀胱湿热所致。”[14]126“一夫人年逾八十，脑疽已溃，发背，继生头如粟许，脉大无力，此膀胱经湿热所致。”[14]129

《外科正宗》卷四：“玉枕疽生在脑后枕骨中，坚而难溃，痛引肩项，鼻塞气粗，此太阳膀胱湿热凝滞而成。”[15]327

《医学入门·外集》：“六腑阳毒聚顶，惟太阳膀胱主之。久积痰火湿热，上蒸于脑，古谓发脑、发鬓、发眉、发颐、发背，谓之五发，至险。”[16]932

《医宗金鉴·外科卷》：“此毒生于项后发际两旁角处，由足太阳膀胱经湿热凝结而发。”[17]760“上马痈与下马痈，上左下右折纹生，膀胱湿热忧愤起，黑陷属重高肿轻。”“臀痈……此证属膀胱经湿热凝结而成。”[17]838“二证俱属湿热凝结而成。肚门痈生于大腿肚，属足太阳膀胱经；箕门痈生于股内近膝，属足太阴脾经。”[17]847“委中毒……由胆经积热，流入膀胱，壅遏不行而成……亦有焮痛、色赤、溃速者，由湿热凝结所致。”[17]851“接骨发……此证生于腿肚之下，接骨之上，胫骨与足后跟骨相接处，故名接骨发，属膀胱经湿热凝结而成。”“青蛇毒生腿肚下，形长三寸紫块僵，肾与膀胱湿热结，急针蛇头血出良。”[17]854

《景岳全书》卷二十五：“资禀素壮，因好饮火酒，以致湿热聚于太阳，忽病腰痛不可忍，至求自尽，其甚可知。”[18]585

《万氏秘传外科心法》卷八：“鲤鱼便毒即鱼口也，生于两胯之侧。阴头尽处，乃肾与膀胱之所司也，盖由湿热透于膀胱。”[19]73

《疡科心得集》卷中：“臀痈生于臀上胯下近大腿处，由太阳膀胱湿热流结，气血凝聚而成。”[20]69

《口齿类要·喉痛》：“职方卢抑斋，咽喉肿痛，两目蒙昧，小便赤涩，此膀胱湿热。”[21]31

《辨证奇闻》卷七：“一小便点滴不出，小腹膨胀，足肿身黄，此膀胱湿热结而成癃也。”[22]156

《医述》卷九：“遗精一证，不越乎有梦、无梦、湿热三者范围。有梦为心病，无梦为肾病，湿热为小肠膀胱病。”[23]596

《秘传内府经验女科》卷二：“带下者……有

赤有白……或素有湿热，使浊气渗入膀胱，留滞下焦。”[24]23

《中医学概要》：“膀胱湿热证：湿热停留膀胱，下焦气化不行，小便短赤不利，或浑浊不清，且觉灼热，甚至淋沥不畅，疼痛难忍，带有脓血。”[25]5

《中医证候鉴别诊断学》：“膀胱湿热证是湿热蕴结膀胱而出现的膀胱气化不利，开阖失常以及灼伤阴络等临床表现的概称。多因外感湿邪或饮食不节，湿热内生，下注膀胱所致。主要临床表现为：尿频、尿急、尿涩少淋漓、尿道灼痛，尿黄赤混浊或尿血、或尿有砂石，或少腹拘急、或伴有发热、心烦、舌红苔黄，脉数等。”[26]199

《中国中医药学主题词表》：“膀胱病辨证 Differentiation，bladder diseases…… 膀胱湿热证……六腑辨证。”[27]177

《中医临床诊疗术语・证候部分》：“膀胱湿热证……湿热侵袭，蕴结膀胱，以小便频数、急迫、灼热、涩痛，或混浊，或有脓血、砂石，发热口渴，舌红苔黄腻，脉滑数等为常见症的证候。”[28]34“湿热阻络证：湿热之邪阻滞经脉，以发热口不甚渴，肢体重痛、麻木，患处糜烂、瘙痒，苔黄腻，脉滑数等为常见症的证候。”[28]51

《中医诊断学》：“膀胱湿热证指湿热侵袭，蕴结膀胱，以小便频急、灼涩疼痛及湿热症状为主要表现的证候……临床表现……小便频数、急迫、短黄、排尿灼热、涩痛，或小便浑浊、尿血、有砂石，或腰部、小腹胀痛，发热，口渴，舌红，苔黄腻，脉滑数或濡数。”[29]201

《中医药学名词》：“膀胱湿热证……湿热侵袭，蕴结膀胱，以小便频数、急迫、灼热、涩痛，或尿液浑浊、或尿血、或尿中有砂石，发热口渴，小腹胀痛，舌红苔黄腻，脉滑数等为常见症的证候。”[30]98,99

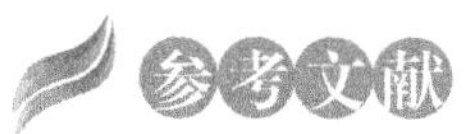

参考文献

[1] 未著撰人. 黄帝内经素问[M]. 北京：人民卫生出版社，2005：5，17，49，163.

[2] 未著撰人. 灵枢经[M]. 北京：人民卫生出版社，2005：16，43.

[3] 李克光，郑孝昌. 黄帝内经太素校注：上. 北京：人民卫生出版社，2003. 97，856.

[4] [宋] 赵佶. 圣济总录. 北京：人民卫生出版社，1998：1180.

[5] [元] 罗天益. 卫生宝鉴[M]. 北京：人民卫生出版社，1983：274.

[6] [元] 朱震亨. 金匮钩玄[M]. 北京：人民卫生出版社，2006：42.

[7] [明] 虞抟. 医学正传[M]. 北京：人民卫生出版社，1981：281.

[8] [清] 沈金鳌. 妇科玉尺[M]. 上海：上海科学技术出版社，1958：128.

[9] [清] 黄元御. 素问悬解[M]. 北京：学苑出版社，2008：73.

[10] [清] 黄元御. 伤寒说意. [M]//麻瑞亭，孙洽熙，徐淑凤. 黄元御医书十一种. 北京：人民卫生出版社，1990：557.

[11] [清] 喻昌. 医门法律[M]. 北京：人民卫生出版社，2006：183.

[12] [清] 周震. 幼科指南[M]//陆拯. 近代中医珍本集：儿科分册. 杭州：浙江科学技术出版社，2003：375.

[13] [清] 王旭高. 王旭高医案[M]. 北京：人民卫生出版社，1987：153.

[14] [明] 汪机. 外科理例[M]. 北京：人民卫生出版社，1963：126，129.

[15] [明] 陈实功. 外科正宗[M]. 北京：人民卫生出版社，2007：327.

[16] [明] 李梴. 医学入门[M]. 北京：人民卫生出版社，2006：932.

[17] [清] 吴谦. 御纂医宗金鉴[M]. 北京：人民卫生出版社，1998：760，838，847，851，854.

[18] [明] 张景岳. 景岳全书[M]. 李继明，王大淳整理. 北京：人民卫生出版社：1991：585.

[19] [明] 万全. 万氏秘传外科心法[M]. 武汉：湖北科学技术出版社，1984：73.

[20] [清] 高秉钧. 疡科心得集[M]. 北京：人民卫生出版社，2006：69.

[21] [明] 薛已. 口齿类要[M]. 北京：人民卫生出版社，2006：31.

[22] [清] 陈士铎. 辨证奇闻[M]. 北京：中国中医药出版社，2011：156.

[23] [清] 程杏轩. 医述[M]. 合肥：安徽科学技术出版社，1983：596.

[24] [清] 吴悔庵. 秘传内府经验女科[M]. 北京：：中国中医药出版社，2015：23.

[25] 南京中医学院. 中医学概要[M]. 北京：人民卫生出

版社，1961.5.

[26] 赵金铎，等. 中医证候鉴别诊断学[M]. 北京：人民卫生出版社，1987：199.

[27] 吴兰成. 中国中医药学主题词表[M]. 北京：中医古籍出版社，1996：177.

[28] 国家技术监督局. 中医临床诊疗术语：证候部分[M]. 北京：中国标准出版社，1997：34，51.

[29] 朱文锋. 中医诊断学[M]. 上海：上海科学技术出版社，2014：201.

[30] 中医药学名词审定委员会. 中医药学名词[M]. 北京：科学出版社，2005：98，99.

（范逸品）

中 / 医 / 名 / 词 / 考 / 证 / 与 / 规 / 范

治　法

2·052

[攻]下法

[gōng] xià fǎ

一、规范名

【汉文名】[攻]下法。

【英文名】purgation method。

【注释】用具有通便、逐水、润肠作用的方药治疗胃肠积滞、大便秘结、水饮积聚停滞病证的治法。

二、定名依据

"下法"作为规范名，最早见于金代张从正《儒门事亲》，此前有"泻下""通下""攻下"等称呼，此后还有"攻法""通里"等名称。

"下法"出现之后，历代医家多有沿用，如元代曾世荣《活幼心书》，明代《普济方》《古今医统大全》《医学纲目》《本草汇言》《医学入门》《医宗必读》等，清代《本草新编》《张氏医通》《医学心悟》《四圣悬枢》《杂病源流犀烛》《吴鞠通医案》等。这些医家的著作对后世影响较大，因此，以"下法"作为本词的正名符合约定俗成的原则。

现代著作多以"下法"作为规范名，"攻下法"作为别称，如《中医药学名词》《中医药常用名词术语辞典》《中医大辞典》《中医辞海》《中国中医药主题词表》、国标《中医临床诊疗术语·治法部分》，同时《中医大辞典》《中医辞海》还把"泻下、攻下、通里、通下"作为"下法"的又称。也有仅以"下法"作为规范名的，如《中医基本名词术语中英文对照国际标准》《中国医学百科全书·中医学》等，还有以"下法"为规范名，以"泻下法"为别称的，如《传统医学名词术语国际标准》。因此，"下法"作为规范名符合协调一致和简明性原则。

三、同义词

【全称】"攻下法"(《中医药学名词》)。

【又称】"泻下"(《诸病源候论》)；"攻下"(《素问病机气宜保命集》)；"通里"(《世医得效方》)；"通下"(《仙授理伤续断秘方》)；"泻下法"《传统医学名词术语国际标准》。

【曾称】"攻法"(《卫生保鉴》)。

四、源流考释

"下法"作为中医治法之一可追溯到春秋至秦汉时期的《内经》，如《黄帝内经素问·阴阳应象大论》曰："其下者，引而竭之；中满者，泻之于内；其实者，散而泻之。"[1]42《黄帝内经素问·三部九候论》云："帝曰：以候奈何？岐伯曰：必先度其形之肥瘦，以调其气之虚实，实则泻之，虚则补之。"[1]13 这里的"泻之于内""实则泻之"属于下法的理论渊源。

东汉张仲景《伤寒杂病论》也有"下法"的相关记载，同时创制了用下法治疗疾病的方剂大承气汤，如《伤寒论·辨阳明病脉证并治》："汗出谵语者，以有燥屎在胃中，此为风也。须下者，过经乃可下之。下之若早，语言必乱，以表虚里实故也。下之愈，宜大承气汤。"[2]61

隋代，"泻下"首次出现在巢元方的《诸病源候论》中[3]45，如《诸病源候论》卷之八记载："伤寒病诸候下……伤寒病后胃气不和利候：此由初受病时，毒热气盛，多服冷药，以自泻下，病折以后，热势既退，冷气乃动，故使心下愊牢，噫哕食臭，腹内雷鸣而泄利，此由脾胃气虚冷故也。"[3]45 此处记载了服用冷药泻下热毒的方法。

唐代，"通下"一词首次出现，其记载于蔺道人《仙授理伤续断秘方》[4]14，如《仙授理伤续断秘方》方序："大成汤……此乃专治男子伤重瘀血不散，腹肚膨胀，大小便不通，上攻心腹，闷乱至死者。急将此药通下瘀血后，方可服损药。"[4]14 此处记载了大成汤通下瘀血的方药。

宋代，"下法"在临床上得到了不断发展，如钱乙《小儿药证直诀》卷上云："脉证治法……吐乳……吐乳，泻黄，伤热乳也。吐乳泻青，伤冷乳也。皆当下。"[5]15 该书记载了小儿伤乳当用下法。

金代，"攻下"首次出现在刘完素的《素问病机气宜保命集》[6]26，如《素问病机气宜保命集》卷上："本草论第九……所以七方者四制之法，奇偶、四制何以明之？假令小承气、调胃承气为奇之小方也，大承气、抵当汤为奇之大方也，所谓因其攻下而为之用者如此；麻黄、桂枝为偶之小方，葛根、青龙为偶之大方，所谓因其发而用之者如此。"[6]26

金代，"下法"一词首次出现，最早见于金代张从正《儒门事亲》[7]67,68，如《儒门事亲》卷二："所谓三法可以兼众法者，如引涎、漉涎、嚏气、追泪，凡上行者，皆吐法也。炙、蒸、熏、渫、洗、熨、烙、针刺、砭射、导引、按摩，凡解表者，皆汗法也。催生下乳，磨积逐水，破经泄气，凡下行者，皆下法也。"该书明确了下法的内涵和外延，催生下乳、磨积逐水、破经泄气，具有下行作用的方法，皆为下法。[7]67,68

元代，"攻法"首见于《卫生保鉴》，在《卫生保鉴》重刊后序记载："二公所著《脾胃论》《卫生宝鉴》诸书，皆补前人之未备，分门辨误，不执于一偏，以至针法、本草，无不详尽，诚医家切要而不可缺者。或乃论其用药不施攻法而多补，迂缓难用，此不能深究其旨而妄为之说也。"[8]重刊后序，这里的"攻法"与"下法"一词的内涵是一致的。

元末，"通里"首见于危亦林《世医得效方》[9]286，如《世医得效方》卷第八："茯神丸：治心虚，或癫或疼。附子（大者一枚，作罂，入块粒朱砂半两，依旧用元物塞之，以茯神和面作剂通里，煨）上为末，豮猪心血为丸。人参汤下。"[9]286

元明清时期，自"下法"作为规范名出现后，此后历代对后世有影响的医家多有沿用，如元代曾世荣《活幼心书》[10]78 等，明代朱橚《普济方》[11]467、徐春甫《古今医统大全》[12]47、楼英《医学纲目》[13]370、倪朱谟《本草汇言》[14]1176、李梴《医学入门》[15]99、李中梓《医宗必读》[16]236 等，清代陈士铎《本草新编》[17]33、张璐《张氏医通》[18]141、程国彭《医学心悟》[19]21、黄元御《四圣悬枢》[20]218、沈金鳌《杂病源流犀烛》[21]305、吴瑭《吴鞠通医案》[22]436 等。如《活幼心书》卷下记载："信效方……日生汤一……此后应诸汤散丸剂，所述服药次序，不过言其大略。然煎煮调化，分数汤使下法，尤在临时量儿大小，以意加减。或多或少，随病轻重用之。余皆仿此，再不繁引。"[10]78

现代，辞书类著作多以"下法"作为规范名，"攻下法"作为别称，如《中医药学名词》[23]111《中医药常用名词术语辞典》[24]15《中医大辞典》[25]79《中医辞海》[26]174《中国中医药主题词表》[27]288《中医临床诊疗术语 · 治法部分》[28]4，同时《中医大辞典》[25]79《中医辞海》[26]174 还把"泻下、攻下、通里、通下"作为"下法"的又称。也有仅以下法作为规范名的，如《中医基本名词术语中英文对照国际标准》[29]196《中国医学百科全书 · 中医学》[30]694 等，还有以"下法"为规范名，以"泻下法"为别称的，如《传统医学名词术语国际标准》[31]210。

总之，"下法"作为规范名，最早见于金代张从正《儒门事亲》，此前有"泻下""通下""攻下"等称呼，此后还有"攻法""通里"等名称。这些名称的概念是指采用不同的方法达到下行作用的治疗方法，也即"下法"。"下法"出现之后，此后历代对后世影响的医家多有沿用。现代辞书类著作多以"下法"作为规范名的，"攻下法"作为别称。因此，"下法"作为规范名符合名词定名的约定俗成和简明性原则。

五、文献辑录

《黄帝内经素问 · 阴阳应象大论》："其高者，因而越之；其下者，引而竭之；中满者，泻之于内。"[1]13

"三部九候论"："帝曰：以候奈何？岐伯曰：必先度其形之肥瘦，以调其气之虚实，实则泻之，虚则补之。"[1]42

《伤寒论 · 辨阳明病脉证并治》："汗出谵语

者，以有燥屎在胃中，此为风也。须下者，过经乃可下之。下之若早，语言必乱，以表虚里实故也。下之愈，宜大承气汤。”[2]61

《诸病源候论》卷之八：“伤寒病诸候下……伤寒病后胃气不和利候：此由初受病时，毒热气盛，多服冷药，以自泻下，病折以后，热势既退，冷气乃动，故使心下愊牢，噫哕食臭，腹内雷鸣而泄利，此由脾胃气虚冷故也。”[3]45

《仙授理伤续断秘方》方序：“大成汤……此乃专治男子伤重瘀血不散，腹肚膨胀，大小便不通，上攻心腹，闷乱至死者。急将此药通下瘀血后，方可服损药。”[4]14

《小儿药证直诀》卷上：“脉证治法……吐乳……吐乳，泻黄，伤热乳也。吐乳泻青，伤冷乳也。皆当下。”[5]15

《素问病机气宜保命集》卷上：“本草论第九……所以七方者四制之法，奇偶、四制何以明之？假令小承气、调胃承气为奇之小方也，大承气、抵当汤为奇之大方也，所谓因其攻下而为之用者如此；麻黄、桂枝为偶之小方，葛根、青龙为偶之大方，所谓因其发而用之者如此。”[6]26

《儒门事亲》卷二：“儒门事亲二……汗下吐三法该尽治病诠十三……所谓三法可以兼众法者，如引涎、漉涎、嚏气、追泪，凡上行者，皆吐法也。炙、蒸、熏、渫、洗、熨、烙、针刺、砭射、导引、按摩，凡解表者，皆汗法也。催生下乳，磨积逐水，破经泄气，凡下行者，皆下法也。”[7]67,68

《卫生宝鉴》重刊后序：“二公所著《脾胃论》《卫生宝鉴》诸书，皆补前人之未备，分门辨误，不执于一偏，以至针法、本草，无不详尽，诚医家切要而不可缺者。或乃论其用药不施攻法而多补，迂缓难用，此不能深究其旨而妄为之说也。”[8]重刊后序

《活幼心书》卷下：“信效方……日生汤一……此后应诸汤散丸剂，所述服药次序，不过言其大略。然煎煮调化，分数汤使下法，尤在临时量儿大小，以意加减。或多或少，随病轻重用之。余皆仿此，再不繁引。”[10]78

《世医得效方》卷第八：“大方脉杂医科……茯神丸：治心虚，或癫或疼。附子（大者一枚，作罂，入块粒朱砂半两，依旧用元物塞之，以茯神和面作剂通里，煨）上为末，猜猪心血为丸。人参汤下。”[9]286

《普济方》卷四百二十三“针灸门”“尸厥中恶”：“治溺死一宿尚可救。解死人衣，灸脐中即活，灸亶中季肋间二七壮也。又灸鼻下人中七壮，又灸阴囊下法下部一寸百壮，若妇人灸两乳中间。”[11]467

《古今医统大全》卷之一：“历世圣贤名医姓氏……皇明……吴显忠：字用良，号雪窗，休阳人，家世业儒。忠性好医，以戴人汗吐下法，而补之以利温和方，足以尽其医道之妙，名曰《医学权衡》行世。”[12]47

《医学纲目》卷之十八：“心小肠部……肿疡……以时令言之，可收不可汗，经与病俱禁下法，当结者散之，咸以软之。然寒受邪而禁咸，遂制黄连消毒饮治之。”[13]370

《本草汇言》卷之二十：“七方十剂……一泄剂：徐之才曰：泄可去闭，葶苈、大黄之属是也。张子和曰：实则泻之，诸痛为实，痛随利减，芒硝、大黄、牵牛、甘遂、巴豆之属，皆泻剂也。催生、下乳、磨积、逐水、破坚、泄气，凡下行者，皆下法也。”[14]1176

《医学入门》卷一：“杂病脉法……凡汗吐下，脉弦而小紧，与肌肉相得久持之至者宜下；弦迟者宜温；弦紧者宜发汗针灸；浮大者宜吐；弦数者风发也，以饮食消息止之。此汗吐下法，推之百病皆然。”[15]99

《医宗必读》卷五：“伤寒……下者，攻其里也，而下法有五：痞满在气，燥实在血，四证具者，攻之宜峻也；但见满燥实者，攻之稍缓；但见痞实者，攻之更缓；或行血畜，或逐水停，轻重缓急，随证灵通也。”[16]236

《本草新编》卷之一（宫集）：“甘草……愚谓甘草解毒，当分上、中、下三法。上法治上焦之毒，宜引而吐之；中法治中焦之毒，宜和而解之；下法治下焦之毒，宜逐而泻之。”[17]33

《张氏医通》卷六："诸风门……颤振……心虚挟血而振，龙齿清魂散。肾虚而行步振掉者，八味丸、十补丸选用。实热积滞，可用汗吐下法。"[18]141

《医学心悟》首卷："医门八法……论下法……昔张子和《儒门事亲》三法，即以下法为补，谓下去其邪而正气自复。谷肉果菜无往而非补养之物。虽其说未合时宜，而于治病攻邪之法正未可缺。"[19]21

《四圣悬枢》卷四："攻下缓急……若表证未解，须以青萍、石膏、知母、生地清润肠胃，凉泻肺心，而透发其表，不可攻下。如六日之外，经尽腑郁，势不可待，乃用下法。"[20]218

《杂病源流犀烛》卷十九："外感……如恶热烦渴腹满，舌黄燥或黑干，五六日不大便，须用下法(宜凉膈散、三乙承气汤)。"[21]305

《吴鞠通医案》卷四："痘症……初二日：十一天，痘已结痂，浆未十分满足之故，皆因连日便频，受暑积滞而成痢积。先拟温下其积，今视四肢鼓立，胸前全陷，并非正结，恐一进沉降，并四肢而亦陷矣。前方系必不可不用之药，兹且暂停，勉与实脾利水以结痂，少加化积，俟十四日之后，痘势收场，如积滞未化，再与下法。"[22]436

《中医药学名词》："[攻]下法……用具有通便、逐水、润肠作用的方药治疗胃肠积滞、大便秘结、水饮积聚停滞病证的治法。"[23]111

《中医药常用名词术语辞典》："[攻]下法……治法。出《医学心悟·医门八法》。又称泻下法，属八法。运用泻下药物，以通导大便，排除积滞，荡涤实热，攻逐水饮、寒积、瘀血的治疗方法。适用于实热内结、宿食积滞、寒积内停、水饮、痰湿、瘀血等停留体内的里实证。由于病机和体质差异，下法有寒下、温下、润下、逐水、攻补兼施以及峻下、缓下之分。"[24]15

《中医大辞典》："[攻]下法……八法之一。是运用有泻下、攻逐、润下的药物以通导大便、消除积滞、荡涤实热、攻逐水饮的治法。又称泻下、攻下、通里、通下。凡是胃肠实热积滞，燥屎内结，以及体内蓄水，冷积等邪实之证，而正气未虚者，均可使用。分寒下、温下、润下等，除润下药较和缓外，其余多较峻烈，年老体弱慎用，孕妇和月经期勿用，无实结者不要轻易采用。② 推拿方法名③ 专用于小儿的一种推拿方法。"[25]79

《中医辞海》："[攻]下法……中医治法。八法之一。是指运用有泻下、攻逐、润下作用的药物，以通导大便、消除积滞、荡涤实热、攻逐水饮、积聚的治疗方法。又称泻下、攻下、通里、通下。是根据《素问·阴阳应象大论》'其下者引而竭之，中满者泻之于内，其实者散而泻之'的原则确立的。"[26]174

《中国中医药主题词表》："[攻]下法……运用攻下药治疗疾病的方法。"[27]288

《中医临床诊疗术语·治法部分》："[攻]下法……"[28]4

《中医基本名词术语中英文对照国际标准》："下法……Purgative method。"[29]196

《中国医学百科全书·中医学》："下法……用具有排泻、攻逐、润下的药物以通导大便，排除胃肠积滞、荡涤实热、攻逐水饮积聚的治疗方法称下法。"[30]694

《传统医学名词术语国际标准》："下法……泻下法 Purgation one of the eight principal therapeutic methods used to relieve constipation, remove stagnant food, static blood, internal heat or excessive fluid through the bowels。"[31]210

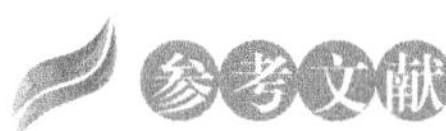

[1] 未著撰人. 黄帝内经素问[M]. 田代华整理. 北京：人民卫生出版社，2005：13，42.

[2] [汉] 张仲景. 伤寒论[M]. 北京：中国医药科技出版社，2016：61.

[3] [隋] 巢元方. 诸病源候论[M]. 黄作阵点校. 沈阳：辽宁科学技术出版社，1997：45.

[4] [唐] 蔺道人. 仙授理伤续断秘方[M]. 北京：人民卫生出版社，1957：14.

[5] [宋] 钱乙. 小儿药证直诀[M]. 北京：中国医药科技出版社，2011：15.

[6] [金] 刘完素. 素问病机气宜保命集[M]. 刘阳校注. 北京：中国医药科技出版社，2012：26.
[7] [金] 张子和. 儒门事亲[M]. 张勤俭主校. 上海：第二军医大学出版社，2008：67，68.
[8] [元] 罗天益. 卫生宝鉴[M]. 许敬生校注. 北京：中国中医药出版社，2007：重刊后序.
[9] [元] 危亦林. 世医得效方[M]. 王育学点校. 北京：人民卫生出版社，1990：286.
[10] [元] 曾世荣. 活幼心书[M]. 翁宁榕校注. 北京：中国中医药出版社，2016：78.
[11] [明] 朱橚. 普济方[M]. 北京：人民卫生出版社，1959：467.
[12] [明] 徐春甫. 古今医统大全：上[M]. 崔仲平，王耀廷，主校. 北京：人民卫生出版社，1991：47.
[13] [明] 楼英. 医学纲目[M]. 阿静，闫志安，牛久旺校注. 北京：中国中医药出版社，1996：370.
[14] [明] 倪朱谟. 本草汇言[M]. 戴慎，陈仁寿，虞舜点校. 上海：上海科学技术出版社，2005：1176.
[15] [明] 李梴. 医学入门[M]. 何永，韩文霞校注. 北京：中国医药科技出版社，2011：99.
[16] [明] 李中梓. 医宗必读[M]. 邹高祈点校. 北京：人民卫生出版社，1996：236.
[17] [清] 陈士铎. 本草新编[M]. 柳璇，宋白杨校注. 北京：中国医药科技出版社，2011：33.
[18] [清] 张璐. 张氏医通[M]. 李静芳，建一校注. 北京：中国中医药出版社，1995：141.
[19] [清] 程国彭. 医学心悟[M]. 闫志安，徐文兵校注. 北京：中国中医药出版社，1996：21.
[20] [清] 黄元御. 黄元御医籍经典——四圣心源·四圣悬枢[M]. 刘丽，余继文，余小非，等点校. 太原：山西科学技术出版社，2011：218.
[21] [清] 沈金鳌. 杂病源流犀烛[M]. 李占水，李晓琳校注. 北京：中国中医药出版社，1994：305.
[22] [清] 吴瑭. 吴鞠通医案[M]. 王绪鳌点校. 北京：人民卫生出版社，1985：436.
[23] 中医药学名词审定委员会. 中医药学名词[M]. 北京：科学出版社，2004：111.
[24] 李振吉. 中医药常用名词术语辞典[M]. 北京：中国中医药出版社，2001：15.
[25] 李经纬，余瀛鳌，蔡景峰，等. 中医大辞典[M]. 北京：人民卫生出版社，2011：79.
[26] 袁钟，图娅，彭泽邦，等. 中医辞海：上册[M]. 北京：中国医药科技出版社，1999：174.
[27] 吴兰成. 中国中医药主题词表[M]. 北京：中医古籍出版社，2008：288.
[28] 国家技术监督局. 中医临床诊疗术语：治法部分[M]. 北京：中国标准出版社，1997：4.
[29] 世界中医药学会联合会. 中医基本名词术语中英文对照国际标准[M]. 北京：人民卫生出版社，2008：196.
[30] 《中医学》编辑委员会. 中医学[M]//钱信忠. 中国医学百科全书. 上海：上海科学技术出版社：1997：694.
[31] 世界卫生组织(西太平洋地区). 传统医学名词术语国际标准[M]. 北京：北京大学医学出版社，2009：210.

（崔利宏）

2·053

[涌]吐法

[yǒng]tù fǎ

一、规范名

【汉文名】[涌]吐法。

【英文名】emesis method。

【注释】用具有催吐作用的方药或物理刺激方法引起呕吐，治疗痰涎、宿食或毒物停蓄而病位偏上之病证的治法。

二、定名依据

"吐法"作为规范名最早见于唐代王焘《外台秘要》。"探吐法"最早见于明代虞抟《苍生司命》，探吐法属于吐法的一种治疗方法。"涌吐法"最早见于明代万密斋《育婴家秘》，与吐法含义基本相同。

自"吐法"一名出现后，历代医家均有沿用。如宋代苏颂《本草图经》、唐慎微《证类本草》、赵佶《圣济总录》，金代张从正《儒门事亲》等，元代危亦林《世医得效方》，明代朱橚《普济方》、龚廷贤《寿世保元》、徐春甫《古今医统大全》、李时珍《本草纲目》、王肯堂《证治准绳·杂病》等，清代陈士铎《辨证录》、汪昂《本草备要》、张璐《张氏医通》、程国彭《医学心悟》、吴瑭《温病条辨》等均沿用了吐法作为规范词，这些均为历代重要的医著，对后世影响较大。

现代著作中多把“吐法”作为规范名使用，如《中医药学名词》《中医大辞典》《中医辞海》《中国医学百科全书·中医学》、国标《中医临床诊疗术语·治法部分》等，把“吐法”作为规范名符合约定俗成和简明性原则。

三、同义词

【又称】“涌吐法”(《育婴家秘》)。

【曾称】“探吐法”(《苍生司命》)。

四、源流考释

吐法的理论依据可追溯到春秋战国至秦汉时期《内经》，如《素问·阴阳应象大论》曰：“其高者，因而越之；其下者，引而竭之；中满者，泻之于内。”[1]13 秦汉时期的《神农本草经》也记载了吐法常用的药物瓜蒂、大盐等。如卷四记载：“下经……瓜蒂，味苦寒，主大水，身面四肢浮肿，下水，杀蛊毒，咳逆上气，及食诸果病在胸腹中皆吐下之。”[2]95 东汉张仲景《伤寒论》中记载了开吐法先河的方子“瓜蒂散”，如《伤寒论·辨厥阴病脉证并治》云：“病人手足厥冷，脉乍紧者，邪结在胸中。心下满而烦，饥不能食者，病在胸中，当须吐之，宜瓜蒂散。”[3]92

“吐法”作为规范名最早见于唐代王焘《外台秘要》，如《外台秘要·胃病第六灸》曰：“徐仁则疗疟方四首……宜合当归等六味散服之取利。方：当归(五两)，白术(五两)，细辛(四两)，桂心(三两)，大黄(五两)，朴硝(四两)。上药捣筛为散，平旦空肚以酒饮下，初服一方寸匕，日再服，稍稍加之，得利为度，候气力强羸，取利多少。一一如前取吐法。忌桃李雀肉生葱生菜。”[4]167,168 此后历代医家均有沿用。如宋代苏颂《本草图经》[5]99、唐慎微《证类本草》[6]171、赵佶《圣济总录》[7]579，金代张从正《儒门事亲》[8]70等，元代危亦林《世医得效方》[9]69，明代朱橚《普济方》[10]793、龚廷贤《寿世保元》[11]144、徐春甫《古今医统大全》[12]944、李时珍《本草纲目》[13]26、王肯堂《证治准绳·杂病》[14]240 等，清代陈士铎《辨证录》[15]160、汪昂《本草备要》[16]150、张璐《张氏医通》[17]85、程国彭《医学心悟》[18]24、吴瑭《温病条辨》[19]83 等均沿用了规范词“吐法”。

与“吐法”相近的“探吐法”一词，最早出现在明代虞抟《苍生司命》，在《苍生司命·郁证方》记载：“郁证(十一)……郁证方……盐汤探吐法：烧盐，温汤和服，探吐。”[20]82 认为是吐法的一种，运用物理刺激的方法使患者呕吐。后世医家也有沿用，但是没有吐法使用广泛。另外，也有同一医家既使用“探吐法”也使用“吐法”的情况，如在虞抟《医学正传》中也使用了“吐法”，如《医学正传》卷之六记载：“黄疸……又方：治气实伤湿，浑身发黄，宜吐法。扶芎、栀子、桔梗(各二钱)，上细切，作一服，加姜煎，入韭汁服，探吐之。”[21]343

“涌吐法”最早见于明代万密斋《育婴家秘》，《育婴家秘》卷之二云：“惊风总论……先用涌吐法，宜瓜蒂散，吐出积食，痰散气顺后，和其胃气，以藿香正气散主之。”[22]491 此后民国何廉臣在《增订通俗伤寒论》[23]52 中也有使用“涌吐法”一词。同时，也有同一医家既使用“涌吐法”也使用“吐法”的情况，如万密斋《片玉心书》中也使用了吐法，如《片玉心书》卷之四记载：“惊风门……凡急惊风，痰气喘急着，用定喘汤加竹沥治之。痰涎涌塞不开者，可用吐法……吐法：用土牛膝根，取自然汁灌入口中，其涎自吐。”[24]35,36

现代，书籍中多把“吐法”作为规范名使用，如《中医药学名词》[25]111《中医大辞典》[26]604《中医辞海》[27]1157《中国医学百科全书·中医学》[28]698 国标《中医临床诊疗术语·治法部分》[29]4 等，如《中医大辞典》：“[涌]吐法……八法之一。使用催吐药或其他能引起呕吐的物理刺激(如羽毛探喉引吐)，使停痰宿食或毒物随呕吐排出的方法。临床上常用于诸如痰涎阻塞咽喉，妨碍呼吸；或食物停滞胃脘，胀满疼痛；或误食毒物时间不久，尚在胃中等急证。催吐常用药物，实证用瓜蒂、藜芦、胆矾等；虚证用参芦饮。吐法一般对孕妇禁用，虚弱人慎用。”[26]604也有把“涌吐法”作为正名的，如《中医基本名词术语中英文对照国际标准》[30]222《中国中医药主题词表》[31]1228 等，如《中国中医药主题词表》：“涌吐法……属八法。通过涌吐而达到祛除病邪的治疗方法。”[30]222

总之，自“吐法”作为规范名出现后，历代医家均有沿用。在明代先后出现了“探吐法”“涌吐法”“吐法”并存的现象，“探吐法”后世医家也有沿用，但是没有“吐法”的使用广泛，并逐渐被废弃不用。“涌吐法”出现后，民国何廉臣在《增订通俗伤寒论》中沿用。现代书籍中多把“吐法”作为规范名使用，而把“涌吐法”作为“吐法”的又称。因此，把“吐法”作为规范名符合名词定名的约定俗成和简明性原则。

五、文献辑录

《黄帝内经素问·阴阳应象大论》：“其高者，因而越之；其下者，引而竭之；中满者，泻之于内。”[1]13

《神农本草经》卷四：“下经……瓜蒂，味苦寒，主大水，身面四肢浮肿，下水，杀蛊毒，咳逆上气，及食诸果病在胸腹中皆吐下之。”[2]95

《伤寒论·辨厥阴病脉证并治》：“病人手足厥冷，脉乍紧者，邪结在胸中。心下满而烦，饥不能食者，病在胸中，当须吐之，宜瓜蒂散。”[3]92

《外台秘要·胃病第六灸》：“徐仁则疗疟方四首……宜合当归等六味散服之取利。方：当归（五两），白术（五两），细辛（四两），桂心（三两），大黄（五两），朴硝（四两）。上药捣筛为散，平旦空肚以酒饮下，初服一方寸匕，日再服，稍稍加之，得利为度，候气力强羸，取利多少。一一如前取吐法。忌桃李雀肉生葱生菜。”[4]167,168

《本草图经·草部》：“羌活……吐法用羌活五大两，以水一大斗，煎取五升，去滓，更入好酒半升和之，以牛蒡子半升炒，下筛，令极细，以前汤酒斟酌调服，取吐。”[5]99

《证类本草》第六卷：“独活……吐法：用羌活五大两，以水一大斗，煎取五升，去滓，更入好酒半升和之，以牛蒡子半升炒，下筛，令极细，以前汤酒斟酌调服，取吐。如已昏眩，即灌之。更不可用下药及缪针灸，便用补治汤饵，自瘥。”[6]171

《圣济总录》卷二十五：“《论》曰‘伤病发于阴’，而医误下之，邪气入里，胃中虚，客气上逆，心下满不痛，按之不坚，此为痞也……其脉微浮，而气上冲咽喉不能息者非痞，有寒在胸中故也。治属吐法。”[7]579

《儒门事亲》卷二：“凡在上者皆可吐式十四……惜乎黄帝、岐伯之书，伊挚、仲景之论，弃为闲物。纵有用者，指为山野无韵之人，岂不谬哉！予之用此吐法，非偶然也。尝见病之在上者，诸医尽其技而不效，余反思之，投以涌剂，少少用之，颇获征应。”[8]70

《世医得效方》：“大方脉杂医科……盐汤吐法：治心腹绞痛，冷汗出，胀闷欲绝，俗谓搅肠沙。今考之，此证乃名干霍乱。此亦由山岚瘴气，或因饥饱失时，阴阳暴乱而致。急用盐汤吐法，此法救人不一。”[9]69

《普济方》卷一百二十一：“凡取吐法，服吐药后不大吐，则当以手指探之便吐矣，不吐稍增药，以吐为度。若吐少病不除，明日再服吐药，可至再三。但虚人宜少吐，药力过多者饮水解之。”[10]793

《苍生司命》卷二：“郁证 ……郁证方……盐汤探吐法：烧盐，温汤和服，探吐。”[20]82

《医学正传》卷六：“黄疸……又方：治气实伤湿，浑身发黄，宜吐法。扶芎、栀子、桔梗（各二钱），上细切，作一服，加姜煎，入韭汁服，探吐之。”[21]343

《片玉心书》卷四：“惊风门……凡急惊风，痰气喘急着，用定喘汤加竹沥治之。痰涎涌塞不开者，可用吐法……吐法：用土牛膝根，取自然汁灌入口中，其涎自吐。”[24]35,36

《育婴家秘》卷二：“惊风总论……先用涌吐

法，宜瓜蒂散，吐出积食，痰散气顺后，和其胃气，以藿香正气散主之。”[22]491

《寿世保元》卷三：“夫哮吼以声响名，喉中如水鸡声者是也，专主于痰，宜用吐法，亦有虚而不可吐者。”[11]144

《古今医统大全》卷二十七：“咳逆门……咳逆呃逆自有所别……呃逆者，即下文云入声是也。有咳、呃兼声击发，连续千万之声而不已者，服药不效即用吐法，吐出痰涎立已。”[12]944

《本草纲目》第一卷：“十剂……宣剂……吐中有汗，如引涎追泪嚏鼻，凡上行者，皆吐法也。”[13]26

《证治准绳·杂病》：“若此条所叙之证，皆用吐法，盖因气道闭塞，升降不前者而用耳。何尝舍众法而独施是哉。丹溪偿曰，吾以吐通小便，譬如滴水之器，上窍闭则下窍无以自通，必上窍开而下窍之水出焉。”[14]240

《辨证录》卷三：“目痛门（十四则）……此乃吐之变法也，凡虚人而宜用吐法者，皆可照此法治之。”[15]160

《本草备要》卷四：“谷菜部……甜瓜蒂（宣，涌吐，与淡豉、赤小豆并为吐药），苦寒，阳明胃吐药，能吐风热痰涎，上隔宿食（……故予尝曰：吐法兼汗以此夫。昂按：汗、吐、下、和，乃治疗之四法，仲景瓜蒂散、栀豉汤，并是吐药。子和治病，用吐尤多。丹溪治许白云，大吐二十余日，治小便不通，亦用吐法，甚至用四物、四君以引吐，成法具在。今人惟知汗、下、和，而吐法绝置不用……）。”[16]150

《张氏医通》卷四：“诸气门下……喘（短气、少气、逆气、哮）……哮：哮证多属寒包热邪，所以遇寒即发，喉中水鸡声，有积痰在肺络中，必用吐法以提散之，不可纯用寒凉，常须兼带辛散，小青龙汤探吐最妙，年高气弱人忌吐。”[17]85

《医学心悟》首卷：“医门八法……论吐法……又有停痰蓄饮，阻塞清道，日久生变，或妨碍饮食，或头眩心悸，或吞酸嗳腐，手足麻痹，种种不齐，宜用吐法导祛其痰，诸症如失。”[18]24

《温病条辨》卷二：“中焦篇……《医方集解》中，治霍乱用阴阳水一法，有协和阴阳，使不相争之义。又治干霍乱用盐汤探吐一法，盖闭塞至极之证，除针灸之外，莫如吐法通阳最速。”[19]83

《增订通俗伤寒论》：“若干霍乱证，其人吐泻不得，腹痛昏闷，俗名绞肠痧，病虽险急而易愈，急用涌吐法，川椒五七粒和食盐拌炒微黄，开水泡汤，调入飞马金丹十四五粒，作速灌服，使其上吐下泻，急祛其邪以安正，历验如神。”[23]52

《中医药学名词》：“[涌]吐法……用具有催吐作用的方药或物理刺激方法引起呕吐，治疗痰涎、宿食或毒物停蓄而病位偏上之病证的治法。”[25]111

《中医大辞典》：“[涌]吐法……八法之一。使用催吐药或其他能引起呕吐的物理刺激（如羽毛探喉引吐），使停痰宿食或毒物随呕吐排出的方法。临床上常用于诸如痰涎阻塞咽喉，妨碍呼吸；或食物停滞胃脘，胀满疼痛；或误食毒物时间不久，尚在胃中等急证。催吐常用药物，实证用瓜蒂、藜芦、胆矾等；虚证用参芦饮。吐法一般对孕妇禁用，虚弱人慎用……专指小儿推拿术的催吐方法。”[26]604

《中医辞海》：“吐法……中医治法。八法之一。使用催吐药或其他能引起呕吐的物理刺激（如羽毛探吐、指压舌根引吐），通过呕吐使停痰宿食或毒物随吐排出的治疗方法。适用于某些适应本法的急证，如痰涎阻隔咽喉，妨碍呼吸；或食物停滞胃脘，胀满疼痛；或误食毒物时间不久，尚留胃中。方法引起呕吐，治疗痰涎、宿食或毒物停蓄而病位偏上之病证的治法。”[27]1157

《中国医学百科全书·中医学》：“吐法……使用催吐药物或用机械刺激咽部而引起呕吐，使停蓄于咽喉、胸膈、胃脘等部位的痰涎、宿食或毒物随呕吐而出的方法，称吐法。”[28]698

《中医临床诊疗术语·治法部分》：“[涌]吐法。”[29]4

《中医基本名词术语中英文对照国际标准》：“涌吐法……Emetic therapy。”[30]222

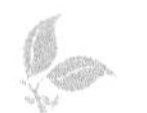

《中国中医药主题词表》："涌吐法……属八法。通过涌吐而达到祛除病邪的治疗方法。"[31]1228

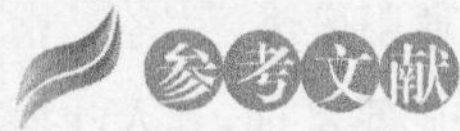

[1] 未著撰人. 黄帝内经素问[M]. 田代华整理. 北京：人民卫生出版社，2005：13.

[2] 未著撰人. 神农本草经[M].［清］顾观光重辑. 北京：人民卫生出版社，1955：95.

[3]［汉］张仲景. 伤寒论[M]. 北京：中国医药科技出版社，2016：92.

[4]［唐］王焘. 外台秘要[M]. 北京：人民卫生出版社，1955：167，168.

[5]［宋］苏颂. 本草图经[M]. 尚志钧辑校. 合肥：安徽科学技术出版社，1994：99.

[6]［宋］唐慎微. 证类本草[M]. 郭君双校注. 北京：中国医药科技出版社，2011：171.

[7]［宋］赵佶. 圣济总录：上册[M]. 北京：人民卫生出版社，1962：579.

[8]［金］张子和. 儒门事亲[M]. 张勤俭主校. 上海：第二军医大学出版社，2008：70.

[9]［元］危亦林. 世医得效方[M]. 王育学点校. 北京：人民卫生出版社，1990：69.

[10]［明］朱橚. 普济方[M]. 北京：人民卫生出版社，1960：793.

[11]［明］龚廷贤. 寿世保元[M]. 孙洽熙，徐淑凤，李艳梅校注. 北京：中国中医药出版社，1993：144.

[12]［明］徐春甫. 古今医统大全：上[M]. 崔仲平，王耀廷主校. 北京：人民卫生出版社，1991：944.

[13]［明］李时珍. 本草纲目[M]. 张守康，张向群，王国辰主校. 北京：中国中医药出版社，1998：26.

[14]［明］王肯堂. 证治准绳[M]. 北京：人民卫生出版社，1991：240.

[15]［清］陈士铎. 辨证录[M]. 王永谦，任翼，曲长江点校. 北京：人民卫生出版社，1989：160.

[16]［清］汪昂. 本草备要[M]. 陈婷校注. 北京：中国医药科技出版社，2012：150.

[17]［清］张璐. 张氏医通[M]. 李静芳，建一校注. 北京：中国中医药出版社，1995：85.

[18]［清］程国彭. 医学心悟[M]. 闫志安，徐文兵校注. 北京：中国中医药出版社，1996：24.

[19]［清］吴瑭. 温病条辨[M]. 张志斌校点. 福州：福建科学技术出版社，2010：83.

[20]［明］虞抟. 苍生司命[M]. 王道瑞，申好真校注. 北京：中国中医药出版社，2004：82.

[21]［明］虞抟. 医学正传[M]. 郭瑞华，马湃，王爱华校注. 北京：中国古籍出版社，2002：343.

[22] 傅沛藩. 万密斋医学全书[M]. 北京：中国中医药出版社，1999：491.

[23] 何廉臣. 增订通俗伤寒论[M]. 连智华点校. 福州：福建科学技术出版社，2004：52.

[24]［明］万全. 万氏秘传片玉心书：5卷[M]. 罗田县卫生局校注. 武汉：湖北人民出版社，1981：35，36.

[25] 中医药学名词审定委员会. 中医药学名词[M]. 北京：科学出版社，2004：111.

[26] 李经纬，余瀛鳌，蔡景峰，等. 中医大辞典[M]. 北京：人民卫生出版社，2011：604.

[27] 袁钟，图娅，彭泽邦，等. 中医辞海：上册[M]. 北京：中国医药科技出版社，1999：1157.

[28]《中医学》编辑委员会. 中医学[M]//钱信忠. 中国医学百科全书. 上海：上海科学技术出版社：1997：698.

[29] 国家技术监督局. 中医临床诊疗术语：治法部分[M]. 北京：中国标准出版社，1997：4.

[30] 世界中医药学会联合会. 中医基本名词术语中英文对照国际标准[M]. 北京：人民卫生出版社，2008：222.

[31] 吴兰成. 中国中医药主题词表[M]. 北京：中医古籍出版社，2008：1228.

（崔利宏）

2·054

反治法

fǎn zhì fǎ

一、规范名

【汉文名】反治法。

【英文名】retrograde treatment。

【注释】针对疾病出现假象或大寒证、大热证用正治法发生格拒的情况，采用与表面症状性质相同的药物进行治疗，亦即顺从疾病假象而治，与常规相反的治法。

二、定名依据

“反治法”一词始见于金元李杲《脾胃论》，之前有的著作称为“反治”，有的称为“从治”，三者的概念是相同的。

“反治法”一词出现后，有的著作称为“从治法”，例如《明医杂著》《伤寒论翼》等，有的称为“反治”，例如《推求师意》《医学正传》《医学纲目》等，有的称之为“从治”，例如《医方考》《医门法律》《医学心悟》等。“从治法”“从治”“反治”与“反治法”概念是相同的。

“反治法”一词出现后，很多中医著作《读素问钞》《医学纲目》《伤寒论翼》《冯氏锦囊秘录》《医学实在易》等均使用该词，说明使用该词作为规范名词，业内已经达成共识，符合规范名词约定俗成的原则。使用“反治法”一词作为规范词还符合名词定名原则的系统性原则。

我国目前已经出版的相关著作，如《中医临床诊疗术语·治法部分》《传统医学名词术语国际标准》《中医药学名词》《中医大辞典》《中国中医药主题词表》等均使用“反治法”一词。这说明在中医界将“反治法”作为正名使用已达成共识。

我国2005年出版的由全国科学技术名词审定委员会审定公布的《中医药学名词》已使用“反治法”一词作为规范名词，所以“反治法”作为规范名符合术语定名的协调一致原则。

三、同义词

【曾称】“反治”(《内经》)；“从治”(《刘河间伤寒医鉴》)。

四、源流考释

“反治法”一词原称“反治”，始见于秦汉时期的著作《黄帝内经》，其中《黄帝内经素问·至真要大论》记载：“帝曰：反治何谓？岐伯曰：热因寒用，寒因热用，塞因塞用，通因通用，必伏其所主，而先其所因。”[1]189 这里的“反治”即是指顺从疾病假象而治的治法。其后的著作，有的称为“反治”，例如宋代赵佶《圣济总录》卷四：“从者反治，此理之权也……假有疾势过甚，要在顺其性而调和之，惟能知热因寒用，寒因热用，则气体相求者，得其宜，且逆者正治，其为制伏，自有差数，从者反治，则一同二异，二同三异，又有从少从多之不齐。”[2]115 南宋许叔微《普济本事方》卷九：“予尝读《素问》云：微者逆之，甚者从之，逆者正治，从者反治，从少从多，观其事也。帝曰：何谓反治？岐伯曰：塞因塞用，通因通用。”[3]146 金代成无已《注解伤寒论》卷六：“又曰：逆者正治，从者反治。”[4]133 元代马宗素《刘河间伤寒医鉴·论好用寒药》：“是故《经》曰以热治热，以寒治寒。反治之法，犹巨谏君非，顺其君性而说之，其始则从，其终则逆，可以谏君去其邪而归于正也。”[5]397 有的称为“从治”，同在《刘河间伤寒医鉴·伤寒医鉴》中论述到：“其反治者，亦名从治，盖药气从顺于病气也，是故以热治热，以寒治寒，是谓反治。夫逆治从治，皆是违性之药，病人岂有不恶者。”[5]389

“反治法”一词最早见于金元李杲《脾胃论》，在卷上“补脾胃泻阴火升阳汤”中：“《经》云：病有逆从，治有反正，除四反治法，不须论之。”[6]12 其后的著作即沿用“反治法”一词为本词的正名。例如，元代《读素问钞》[7]92，明代《医学纲目》[8]684，清代《伤寒来苏集》[9]206《冯氏锦囊秘录》[10]59《医学实在易》[11]495。有的著作称之为“从治法”，例如，明代《明医杂著》[12]90，清代《伤寒来苏集》[9]206《冯氏锦囊秘录》[10]189《医学实在易》[11]495《医述》[13]622。有的著作称之为“反治”，例如，元代《脉因证治》[14]130《原机启微》[15]12，明代《推求师意》[16]22《医学正传》[17]6《医学纲目》[8]57《类经》[18]151《医学入门》[19]12，清代《本草备要》[20]83《冯氏锦囊秘录》[10]743。有的著作称之为“从治”，例如，明代《医方考》[21]34《素问吴注》[22]360《类经》[18]152，清代《医门法律》[23]25《本草新编》[24]105《医学心悟》[25]85。其中，在明代徐春甫《古今医统大全》中“从治法”[26]638“反治”[26]202

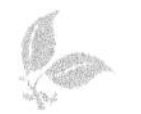

"从治"[26]936 一同出现。

现代有关著作，有的以"反治"作为本名词的正名。例如《中医辞海》[27]675《中国医学百科全书·中医学》[28]689《中国中医药学术语集成·治则治法与针灸学》[29]62《中医基础理论术语》[30]79。有的以"反治法"为本词的正名。例如，《中医大辞典》[31]336《中国中医药主题词表》[32]218《中医临床诊疗术语·治法部分》[33]2《传统医学名词术语国际标准》[34]204《中医药学名词》[35]109。其中《中医药学名词》："反治法，又称'从治法'。针对疾病出现假象或大寒证、大热证用正治法发生格拒的情况，采用与表面症状性质相同的药物进行治疗，亦即顺从疾病假象而治，与常规相反的方法。"[35]109

总之，《黄帝内经素问》中最早记载"反治"，金代马宗素记载为"从治"，金代李杲在《脾胃论》中最早记载"反治法"一词，有的医家称为"从治法"。近现代中医著作有的记载本治法为"反治"，有的记载为"反治法"。以"反治法"为正名，名称更加完整，语义更加明确，符合术语相关定名原则。

五、文献辑录

《黄帝内经素问·至真要大论》："帝曰：反治何谓？岐伯曰：热因寒用，寒因热用，塞因塞用，通因通用，必伏其所主，而先其所因"[1]189

《圣济总录》卷四："从者反治，此理之权也……假有疾势过甚，要在顺其性而调和之，惟能知热因寒用，寒因热用，则气体相求者，得其宜，且逆者正治，其为制伏，自有差数，从者反治，则一同二异，二同三异，又有从少从多之不齐。"[2]115

《普济本事方》卷九："予尝读《素问》云：微者逆之，甚者从之，逆者正治，从者反治，从少从多，观其事也。帝曰：何谓反治？岐伯曰：塞因塞用，通因通用。"[3]146

《注解伤寒论》卷六："又曰：逆者正治，从者反治。"[4]133

《刘河间伤寒医鉴·论好用寒药》："是故《经》曰以热治热，以寒治寒。反治之法，犹巨谏君非，顺其君性而说之，其始则从，其终则逆，可以谏君去其邪而归于正也。"[5]397

"伤寒医鉴"："其反治者，亦名从治，盖药气从顺于病气也，是故以热治热，以寒治寒，是谓反治。夫逆治从治，皆是违性之药，病人岂有不恶者。"[5]389

《脾胃论》卷上："《经》云：病有逆从，治有反正，除四反治法，不须论之。"[6]12

《脉因证治·杂证》："人火正治，诸龙火反治。"[14]130

《原机启微·强阳抟实阴之病》："大抵强者则不易入，故以酒为之导引，欲其气味投合，入则可展其长，此反治也，还阴救苦汤主之，疗相火药也。"[15]12

《推求师意·杂病门梦遗》："阳虚补气，阴虚补血，阳旺者泻火，火有正治、反治，从少、从多，随其攸利。"[16]22

《医学正传》卷一："其色青而带白，是为贼邪，难治故多死，法曰甚者从之，谓反治也。夫热药治热病，《素问》谓之从治，又谓之反治，又谓之劫剂。"[17]6

《读素问钞》卷中："曰：何谓逆从？曰：逆者正治，从者反治，从少从多，观其事也（续逆者，正治。逆病气而正治也。从者反治，须从顺病气，乃反治法也）。"[7]92

《明医杂著》卷三："故点眼用辛热，而洗眼用热汤，是火郁则发，因而散之，从治法也。"[12]90

《古今医统大全》卷三："甫观今世医者，多不工于脾胃，只用反治之法攻击疾病，以治其标，惟知以寒治热，以热治寒，以通治塞，以塞治通而已。"[26]202

卷十三："恶寒反不欲近衣，热在骨髓，寒在肌表，从治法，先用白虎加人参汤，次用桂枝麻黄各半汤。"[26]638

卷二十六："如肝性急怒气逆，胠胁或胀，火时上炎，治以苦寒辛散而不愈者，则用升发之药，加以厥阴报使，而从治之。”[26]936

《医学纲目》卷四：“虚热又分二法，一治新病属虚热者，反治条求之；一治久病属劳瘵者，骨蒸门求之。”[8]57

卷三十：“上七法，补兼发散，随所见症加姜附，甚者熟附，微者干姜，又甚者姜附兼施，皆反治法也。”[8]684

《医方考》卷一：“盖少阴肾水也，主禁固二便，肾水为火所灼，不能济火，火热克伐大肠金，故下利且便脓血；此方用赤石脂，以其性寒而涩，寒可以济热，涩可以固脱；用干姜者，假其热以从治，犹之白通汤加人尿、猪胆，干姜黄连黄芩人参汤用芩、连，彼假其寒，此假其热，均之假以从治尔。”[21]34

《素问吴注》二十二卷：“太阳，寒水也，治之以咸，从治也，治之以热，正治也。异者从之，谓主客异气，用从治也。”[22]360

《类经》十二卷：“病之甚者，如热极反寒，寒极反热，假证难辨，其病则甚，故当从之，从即下文之反治也。是以下文曰：逆者正治，从者反治，从少从多，观其事也。”[18]151“此皆假病，假寒者清其内热，内清则浮阴退舍矣；假热者温其真阳，中温则虚火归原矣，是当从治者也。”[18]152

《医学入门》卷四：“寒郁甚者须反治，伏阴在内之时，避暑贪凉，外又袭阴冷之气，郁遏周身阳气，宜辛温解散，薷藿汤之类。”[19]12

《医门法律》卷一：“假热者温其真阳，中温则虚火归元矣，是当从治者也。”[23]25

《伤寒来苏集》卷下：“若君火太盛，有烦躁消渴等症，恐不戢而自焚，故清火是太阳伤寒之反治法……若君火衰微不足以自守，风寒内侵于脏腑，必扶阳以御之，故温补是太阳伤寒之从治法。”[9]206

《本草新编》卷二：“以肉桂治火者，从治也。故正治心火而反热者，必从治心火之为安，而从治心火者，又不若大补肾水之为得。盖君火宜正治，而相火宜从治也。”[24]105

《本草备要·草部》：“用热药冷饮，下嗌之后，冷体既消，热性便发，情且不违，而致大益，此反治之妙也。《经》曰：正者正治，反者反治。或以寒治寒，以热治热，此反治也。”[20]83

《冯氏锦囊秘录》卷首下：“逆病气而正治，则以寒攻热，以热攻寒，虽从顺病气，乃反治法也。”[10]59

卷六：“故点药用辛热，洗眼用热汤，是火郁则发之从治法也。”[10]189

卷三十六：“逆者正治，从者反治，反佐即从治也，盖热在下而上有寒邪拒格，则寒药中入热药为佐，下膈之后热气既散，寒性随发。寒在下而上有浮火拒格，则热药中入寒药为佐，下膈之后寒气既消，热性随发，此所谓寒因热用，热因寒用之妙也。”[10]743

《医学心悟》卷二：“治少阴中寒，阴盛隔阳，热药相拒不入，故加寒味，以立从治之法。”[25]85

《医学实在易》卷四：“又以导赤散加桔梗、贝母、射干治之，是为反治法……二证若服凉药不愈，宜用附子片以白蜜蒸熟，含咽其汁；又以通脉四逆汤加猪胆汁、人尿与服；又以桂附八味汤，加黄连少许，水浸冷服，是为从治法。”[11]495

《医述》卷十：“寒痰用气药固然，至于热痰，虽用芩、连，亦必以气药助之，所谓从治法也。”[13]622

《中医辞海》：“反治，中医治则。《素问·至真要大论》：‘从者反治。’指和常规相反的治法。当疾病出现假象，或大寒证，大热证用正治法发生格拒现象时所使用的治法。例如：病属于真寒假热，若按正治法投以温热药治其真寒，往往会出现格拒现象，服药后立即吐出，药物不能产生治疗作用。这种情况下，应采用反治法，一种是仍用原来的温热药，煎成后候冷服下；另一种是在原来的温热药中加入少许寒凉药作为反佐以使病人能受纳药物，达到治疗目的。反治法又叫从治，即采取顺从疾病假象的治法。《医门法律》：‘从者反治，辨之最难。’热因热用，寒因寒用，塞因塞用，通因通用，均属反治法。”[27]675

《中国医学百科全书·中医学》：“反治，是

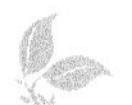

指与常规相反的治疗方法。在特殊情况下，特别是在某些复杂、严重的疾病，由于临床所表现的症状，是一种假象，与内在的本质不相符合；或大寒证、大热证时对正治法发生格拒时所采用的治法。"[28]689

《中国中医药学术语集成·治则治法与针灸学》："反治，当疾病出现假象，或大寒证、大热证用正治法发生格拒时，采用与表面症状相同的药物来进行治疗，亦即顺从疾病的假象而治。"[29]62

《中医基础理论术语》："反治……与正治相对。顺从疾病假象性质的治疗原则。包括寒因寒用、热因热用、塞因塞用、通因通用。"[30]79

《中医大辞典》："反治法，指和常规相反的治法。当疾病出现假象，或大寒证，大热证对正治法发生格拒时所采用的方法。因治法和疾病的假象相从，故亦称从治。《素问·至真要大论》：'从者反治。'《医门法律》：'从者反治，辨之最难。'热因热用、寒因寒用、塞因塞用、通因通用，均属反治法。"[31]336

《中国中医药主题词表》："反治法，属治则和常规相反的治法。当疾病出现假象，或大寒证、大热证用正治法发生格拒时，采用与表面症状相同的药物来进行治疗，亦即顺从疾病假象而治，如热因热用、寒因寒用之类。"[32]218

《中医临床诊疗术语·治法部分》："反(从)治法，和常规相反的治法。当疾病出现假象，或大寒证、大热证用正治法发生格拒时，采用与表面症状相同的药物来进行治疗，亦即顺从疾病假象而治，如热因热用、寒因寒用之类。"[33]2

《传统医学名词术语国际标准》："反治法，Paradoxical treatment use of medicines similar in nature to the disease。"[34]204

《中医药学名词》："反治法，针对疾病出现假象或大寒证、大热证用正治法发生格拒的情况，采用与表面症状性质相同的药物进行治疗，亦即顺从疾病假象而治，与常规相反的方法。"[35]109

[1] 未著撰人. 黄帝内经素问[M]. 北京：人民卫生出版社，2005：189.

[2] [宋] 赵佶. 圣济总录：下[M]. 郑金生，汪惟刚，犬卷太一校点. 北京：人民卫生出版社，2013：115.

[3] [宋] 许叔微. 普济本事方[M]. 刘景超，李具双校注. 北京：中国中医药出版社，2007：146.

[4] [金] 成无己. 注解伤寒论[M]. 北京：中国医药科技出版社，2011：133.

[5] [元] 马宗素. 刘河间伤寒医鉴[M]//[金]刘完素. 河间六书. 太原：山西科技出版社，2010：389，397.

[6] [金] 李东垣. 脾胃论[M]. 北京：中国医药科技出版社，2011：12.

[7] [元] 滑寿. 读素问钞[M]// 滑寿医学全书. 太原：山西科学技术出版社，2013：92.

[8] [明] 楼英. 医学纲目[M]. 北京：中国中医药出版社，1996：57，684.

[9] [清] 柯琴. 伤寒来苏集[M]. 太原：山西科学技术出版社，2010：206.

[10] [清] 冯兆张. 冯氏锦囊秘录[M]. 北京：中国中医药出版社，1996：59，189，743.

[11] [清] 陈修园. 医学实在易[M]//陈修园医学全书. 太原：山西科学技术出版社，2011：495.

[12] [明] 王纶. 明医杂著[M]. 北京：中国中医药出版社，2009：90.

[13] [清] 程杏轩. 医述[M]. 合肥：安徽科学技术出版社，1983：622.

[14] [元] 朱丹溪. 脉因证治[M]. 北京：中国医药科技出版社，2012：130.

[15] [元] 倪维德. 原机启微[M]. 上海：上海卫生出版社，1958：12.

[16] [明] 戴思恭. 推求师意[M]. 南京：江苏科学技术出版社，1984：22.

[17] [明] 虞抟. 医学正传[M]. 北京：中医古籍出版社，2002：6.

[18] [明] 张介宾. 类经[M]. 北京：中国中医药出版社，1997：151，152.

[19] [明] 李梴. 医学入门：下[M]. 太原：山西科学技术出版社，2013：20.

[20] [清] 汪昂. 本草备要[M]. 太原：山西科学技术出版社，2015：83.

[21] [明] 吴昆. 医方考[M]. 北京：中国中医药出版社，1998：34.

[22] [明] 吴昆. 素问吴注[M]. 济南：山东科学技术出版社，1984：360.

[23] [清] 喻嘉言. 医门法律[M]. 太原：山西科学技术出

版社，2006：25.
[24] [清] 陈士铎．本草新编[M]// 陈士铎医学全书．太原：山西科学技术出版社，2012：105.
[25] [清] 程国彭．医学心悟[M]．天津：天津科学技术出版社，1999：85.
[26] [明] 徐春甫．古今医统大全：上[M]．北京：人民卫生出版社，1991：202，638，936.
[27] 袁钟，图娅，彭泽邦，等．中医辞海：上册[M]．北京：中国医药科技出版社，1999：675.
[28] 《中医学》编辑委员会．中医学[M]//钱信忠．中国医学百科全书．上海：上海科学技术出版社，1997：689.
[29] 李剑，曾召．中国中医药学术语集成：治则治法与针灸学[M]．北京：中医古籍出版社，2006：62.
[30] 中华人民共和国国家质量监督检验检疫总局，中国国家标准化管理委员会．中医基础理论术语[M]．北京：中国标准出版社，2006：79.
[31] 李经纬，余瀛鳌，蔡景峰，等．中医大辞典[M]．北京：人民卫生出版社，2011：336.
[32] 吴兰成．中国中医药主题词表[M]．北京：中医古籍出版社，2008：218.
[33] 国家技术监督局．中医临床诊疗术语：治法部分[M]．北京：中国标准出版社，1997：2.
[34] 世界卫生组织(西太平洋地区)．传统医学名词术语国际标准[M]．北京：北京大学医学出版社，2009：204.
[35] 中医药学名词审定委员会．中医药学名词[M]．北京：科学出版社，2005：109.

（郭凤鹏）

2·055

火烙疗法

huǒ lào liáo fǎ

一、规范名

【汉文名】火烙疗法。

【英文名】cauterization therapy。

【注释】用金属器械烙烫病变局部组织，以治疗外科、皮肤科、喉科、眼科等多种疾病的方法。

二、定名依据

“火烙疗法”的相关内容可追溯到《金匮要略方论》，“烙法”最早见于宋代《太平圣惠方》，“火烙”一词最早见于晋代《肘后备急方》，唐宋时期虽无医家使用“火烙”一词，但是却有相关记载。

“火烙”一词在明代开始使用增多，虽然尚无“火烙疗法”之专名，但火烙疗法在明清时期得到了广泛应用，如明代的《外科理例》《外科理例》《古今医统大全》《幼科发挥》《医学原理》《证治准绳》《医学入门》《济阳纲目》等，清代的《目经大成》《疡医大全》《验方新编》《医门补要》等都有记载。

现代，国标《中医临床诊疗术语·治法部分》《中医药学名词》等都使用“火烙疗法”作为规范名。也有使用“烙法”的著作，如《中医基本名词术语中英文对照国际标准》《传统医学名词术语国际标准》等。而《中医大辞典》则既有“火烙疗法”，也有“烙法”，但二者概念不完全相同。

国标《中医临床诊疗术语·治法部分》及全国科学技术名词审定委员会审定公布的《中医药学名词》已以“火烙疗法”作为规范名，所以“火烙疗法”作为规范名也符合术语定名的协调一致原则。

三、同义词

【曾称】“烙法”(《太平圣惠方》)。

四、源流考释

火烙疗法的相关记载，最早见于东汉张仲景的《金匮要略方论·妇人杂病脉证并治》：“〔小儿疳虫蚀齿〕方(疑非仲景方)雄黄、葶苈，上二味，末之，取腊月猪脂，熔，以槐枝绵裹头四五枚，点药烙之。”[1]77 此为最早的关于“火烙疗法”的相关记载，为使用槐枝点热药烙。

晋代皇甫谧《针灸甲乙经》卷八沿用了“烙”的记载：“五脏传病发寒热第一（上）……弗治，肝传之脾，病名曰脾风，发瘅，腹中热，烦心汗出，黄瘅，当此之时，可汗可药可烙。”[2]136 葛洪的《肘后备急方》最早使用“火烙”一词，卷七记载：“治卒蜈蚣蜘蛛所螫方第五十六……胜金方，治蠼螋尿人成疮。初如糁粟，渐大如豆，更大如火烙浆疱，疼痛至甚。宜速用草茶，并蜡茶俱可，以生油调，敷上，其痛药至立止，妙。”[3]162,163 意谓火灼伤。卷五记载了用烧铁烙治，指出：“治痈疽妒乳诸毒肿方第三十六……恶肉病者，身中忽有肉如赤小豆粒，突出便长如牛马乳，亦如鸡冠状，内宜服漏芦汤，外可以烧铁烙之。日三烙，令稍焦。以升麻膏敷之。”[3]111

唐代孙思邈的《备急千金要方》记载了“烧铁钉烙”“烧铁烙”“银钗烙”和用桃枝烙等，如《备急千金要方》卷六记载：“治舌肿起如猪胞方……凡此患人皆不识，或错治益困，杀人甚急。但看其舌下自有噤虫形状，或如蝼蛄，或如卧蚕子，细看之有头尾，其头少白，烧铁钉烙头上使熟，即自消。”[4]109 卷二十四曰：“治妒精疮方：用银钗绵裹，以腊月猪脂熏黄，火上暖，以钗烙疮上令热，取干槐枝烧（湽），涂之。”[4]429 卷十五记载：“治疳痢不止方……其重者肛大难瘥，当取桃枝绵裹头，以前件汁适寒温烙之，近脊烙之，一上三十度烙，乃瘥，神验。”[4]275 该书记载了用不同的金属器具或借助其他的物品进行火烙治疗的方法。

宋代王怀隐的《太平圣惠方》首次提出了“烙法”，还记载了“铜筋烙”等不同金属器具的烙法。在卷第六十一记载：“辨痈疽宜针烙不宜针烙法……痈则皮薄宜针，疽则皮厚宜烙。古法无烙，唯有针刺。烙即火也，亦谓之燔。针劫刺以其有劫病之功也。今用烙法多差殊稳。本用铍针。烙法当用火针。如似火筋。磨头令小大如枣核圆滑。用灯焰烧。须臾火作。炬数揾油烧令赤。皆须近下面烙之。一烙不透。即再烙之。令透。”[5]1907 如卷第三十四：“治齿浮动，龈肿出血方……上烧铜筋烙血出处，以白矾灰敷之。”[5]1018《圣济总录》[6]1943 沿用“烙法”一词。《证类本草》卷第十三沿用《肘后备急方》“火烙”一词及相关记载。[7]426《严氏济生方》卷之八有“烧铁筋头烙”记载：“烙肿法：凡舌肿，舌下必有噤虫，状如蝼蛄，或似卧蚕子，亦有头尾，其头少白，可烧铁筋头烙，烙肿，则自消也。”[8]138,139

明代，“火烙”一词沿用广泛，如明代汪机的《外科理例》：“痈者……又有皮色不变，但肌肉内微痛，甚发热恶寒，烦渴，此证热毒深沉，日久按之，中心微软，脓成，用火烙烙开，以决大脓，宜服托里之药。”[9]11《普济方》[10]310《古今医统大全》[11]568《幼科发挥》[12]5,6《医学原理》[13]484《证治准绳・疡医》[14]1243《医学入门》[15]352《济阳纲目》[16]2 等也都有所记述。

清代《目经大成》[18]43《疡医大全》[19]184《验方新编》[20]180《医门补要》[21]74 等仍沿用“火烙”。同时，也有“热砖烙”（《奇方类编》[22]71）、“熨斗烙”（《种福堂公选良方》[23]43）、“皂荚炙烙”（《奇效简便良方》[24]32）等。

现代，国标《中医临床诊疗术语・治法部分》[25]53《中医药学名词》[26]129 等使用“火烙疗法”作为火烙治疗方法的规范名。如《中医临床诊疗术语・治法部分》：“用金属器械烙烫病变局部组织，以治疗疾病的一种方法。主要适用于外科和皮肤科疾病，如赘疣、息肉等。喉科有烙铁烧灼喉核疗法；眼科有胬肉攀睛切除烧烙法、角巩膜缘割烙法。”[25]53 还有使用“烙法”的著作，如《中医基本名词术语中英文对照国际标准》[27]224《传统医学名词术语国际标准》[28]229 等。而《中医大辞典》[29]381,1474 则既有“火烙疗法”，也有“烙法”，但二者概念不完全相同，烙法属于火烙疗法的范畴。

总之，“火烙疗法”的相关内容可追溯到《金匮要略方论》，“烙法”最早见于宋代《太平圣惠方》,“火烙”一词最早见于晋代《肘后备急方》,唐宋时期虽无医家使用“火烙”一词,但是却有相关记载。“火烙”一词在明代开始使用增多,虽然尚无“火烙疗法”之专名,但火烙疗法在明清时期得到了广泛应用,现代多使用“火烙疗法”作为规范名。

五、文献辑录

《金匮要略方论·妇人杂病脉证并治》:“〔小儿疳虫蚀齿〕方(疑非仲景方)雄黄,葶苈。上二味,末之,取腊日猪脂,熔,以槐枝绵裹头四五枚,点药烙之。”[1]77

《针灸甲乙经》卷八:“五脏传病发寒热第一(上)……弗治,肝传之脾,病名曰脾风,发瘅,腹中热,烦心汗出,黄瘅,当此之时,可汗可药可烙。”[2]136

《肘后备急方》卷五:“治痈疽妒乳诸毒肿方第三十六……恶肉病者,身中忽有肉如赤小豆粒,突出便长如牛马乳,亦如鸡冠状,内宜服漏芦汤,外可以烧铁烙之。日三烙,令稍焦。以升麻膏敷之。”[3]111

卷七:“治卒蜈蚣蜘蛛所螫方第五十六……胜金方,治蠼螋尿人成疮。初如糁粟,渐大如豆,更大如火烙浆疱,疼痛至甚。宜速用草茶,并蜡茶俱可,以生油调敷上,其痛药至立止,妙。”[3]162,163

《备急千金要方》卷六:“治舌肿起如猪胞方……凡此患人皆不识,或错治益困,杀人甚急。但看其舌下自有噤虫形状,或如蝼蛄,或如卧蚕子,细看之有头尾,其头少白,烧铁钉烙头上使熟,即自消。”[4]109

卷十五:“治疳痢不止方:苦参、甘草、熏黄、各二两,豉一升半,葱白五茎,蜀椒三十粒,上六味,以苦参等三物各捣下筛,以水五升煮葱白、豉、椒,取三升,以三指撮苦参末等,各一撮内汁中,冷暖如人体,先饮少许豉汁,食一口饭,乃侧卧徐徐灌之,讫,多时卧,不出为佳,大急,乃出之于净地,当有疳湿虫如白马尾状,头黑,是其效也。其重者肛大难瘥,当取桃枝绵裹头,以前件汁适寒温烙之,近脊烙之,一上三十度烙,乃瘥,神验。”[4]275

卷二十四:“阴㿗第八……治妒精疮方:用银钗绵裹,以腊月猪脂熏黄,火上暖,以钗烙疮上令热,取干槐枝烧(湽),涂之。”[4]429

《太平圣惠方》卷第三十四:“治齿浮动,龈肿出血方……上烧铜筋烙血出处。以白矾灰敷之。”[5]1018

卷六十一:“辨痈疽宜针烙不宜针烙法……痈则皮薄宜针,疽则皮厚宜烙。古法无烙,唯有针刺。烙即火也,亦谓之燔,针劫刺以其有劫病之功也。今用烙法多差殊稳,本用铍针,烙法当用火针,如似火筋,磨头令小大如枣核圆滑,用灯焰烧,须臾火作,炬数揾油烧令赤,皆须近下面烙之。一烙不透,即再烙之,令透。”[5]1907

《证类本草》卷第十三:“本部中品总九十二种……茗、苦茶……《胜金方》:治蠼螋尿人成疮,初如糁粟,渐大如豆,更大如火烙浆疱,疼痛至甚。速用草茶并蜡茶俱可,以生油调敷上,其痛药至立止,妙。”[7]426

《圣济总录》卷第一百一十三“熨烙”:“治热病后失明,或生白膜极厚者,烧针烙法。上取平头针,可瞖大小者,烧赤,当瞖中烙之,须轻下手。若烙后瞖已破,即少傅除瞖药。”[6]1943

《严氏济生方》卷之八:“烙肿法:凡舌肿,舌下必有噤虫,状如蝼蛄,或似卧蚕子,亦有头尾,其头少白,可烧铁筋头烙,烙肿,则自消也。”[8]138,139

《普济方》卷二百八十二:“予一日髀上生一疖,以火烙之作效。数日疮口欲合,四边痒甚不可忍,令人以绢帛蘸汤熨洗甚快。快定复痒,再熨再痒,三熨觉倦。”[10]310

《外科理例》卷一:“痈者……又有皮色不变,但肌肉内微痛,甚发热恶寒,烦渴,此证热毒深沉,日久按之,中心微软,脓成,用火烙烙开,以决大脓,宜服托里之药。”[9]11

《急救良方》卷一:“诸虫蛇伤第六……又方:急于无风处,以麻皮缚咬处上下。重者,刀剜去伤肉，小便洗，令净，烧铁物烙之。然后填蚯蚓泥，次填陈年石灰末，绢扎住。轻者，针刺疮口，并四旁出血，小便洗净，以蒜片着咬处，艾灸三五壮。”[17]14

卷二：“舌第三十二：治舌强肿如猪胞，以针刺舌下两边大脉，血出即消。勿刺着中央脉，令人血不止，则以火烧铜箸烙之。或以杂草烧镬锈，醋调敷舌上下，脱去再敷，须臾而消。此患人多不识，失治则死。凡舌肿，舌下必有虫状，如蝼蛄卧蚕，有头有尾。头小白，可烧铁钉烙头上，即消。”[17]42

《古今医统大全》卷八十：“外科理例(上)……疮疡针法总论……火烙针，其针圆如箸，大头圆长六七寸，一样二枚，捻蘸香油，于炭火中烧红，于疮头近下烙之，宜斜入向软处，一烙不透，再烙必得脓出疮口，烙者名熟疮，脓水当流，不假按抑，仍须纴之，勿令口合。”[11]568

《幼科发挥》卷一：“儿之初生，断脐护脐，不可不慎。故断脐之时，隔衣咬断者，上也；以火燎而断之，次也；以剪断之，以火烙之，又其次也。护脐之法，脐既断矣，用软布缠裹。待干自落，勿使犯去也。三朝洗儿，当护其脐，勿使水渍入也。脐落之后，当换抱裙，勿使尿湿浸及脐中也。如此调护，则无脐风之病。所谓上工治未病，十得十全也。”[12]5,6

《医学原理》卷之十一：“治痈疽大法……凡痈初生，红肿突起，阔三四寸，发热，烦渴，恶寒，或不热，抽掣疼痛，四五日后按之微软，此症毒气浮浅，宜防风败毒散……如春夏加葱、姜、枣，秋冬去葱、姜、枣加丁香、瓜蒌。又有皮色不变，但肌肉微肿痛，甚则发热，恶寒，烦渴，此乃热毒深沉，日久按之中心微软。脓成，用火烙烙开以决其脓，再宜服托里药。”[13]484

《证治准绳·疡医》：“如起第一颗顶上白粒，虽有脓而纴引不透，按之犹硬，或渐不疼，便宜用火烙开透。”[14]1243

《医学入门》卷四：“凡暴赤肿，血壅气凝者，一时连点三五次亦可，如气血稍虚者，宜服药以塞其源，药水洗之。生有云膜，方可用点，若无翳膜，纵久，但可洗之，却忌过用凉药冷洗，冰血开化为水。至于针刀火烙，古人忌用，惟太阳经热，生偷针痣，可刺去血。如烂翳用茜草根烧灰，灯心草蘸点之，须臾大痛，以百节草刮去。”[15]352

《济阳纲目》卷一百零一：“论……外治点洗，须要手巧，凡暴赤肿，血壅气凝者，一时连点三五次亦可。如气血稍虚者，宜服药以塞其源，药水洗之，生有云膜，方可用点，若无翳膜，纵久但可洗之，却忌过用凉药，冷洗冰血，眼化为水。至于针刀火烙，古人忌用，惟太阳经热生偷针痣，可刺去血。如烂翳用茜草根烧灰，灯心草蘸点之，须臾大痛，以百节草刮去。他如金针拨转瞳仁等法，另是一家传授。”[16]2

《奇方类编》卷下：“治阴症回生膏：枯矾、藁本、干姜各五钱，连须葱数茎，捣烂，敷脐上，热砖烙之。”[22]71

《目经大成》卷一：“钩割针烙……若障属血分，割如再长，务火烙以断之始平，且藉其能止血，不致亡阴。”[18]43

《疡医大全》卷八：“论针烙法……胡公弼曰：凡火烙针圆如箸，大如苇，挺头圆平长六七寸，一样二枚，蘸香油于炭火中烧红，看疮头形处烙之，宜斜入向软处一烙，不透再烙，必得脓。非其时所出皆生血，当其时所出黄脓瘀肉。不假按抑，仍以纸捻纴之，勿令口合。”[19]184

《种福堂公选良方》卷二：“痞块……治大人小儿痞积。将水红花子为细末，以面和作一处，少加麝一厘，放痞上以熨斗烙之，数次即愈。”[23]43

《验方新编》卷十九：“脚底板红肿热痛，名为脚隐。大蒜头量用多少，和盐捣烂，敷过一夜，次日即愈。又方，用何首乌研末，以醋调敷足底，再用熨斗火烙之，自愈。”[20]180

《奇效简便良方》卷二：“四肢……脚上风疮痒甚，皂荚炙烙之。”[24]32

《医门补要》卷下：“一妇伤子过悲，舌尖生一红菌，其大如豆，蒂小痛极，妨碍饮食，名曰舌菌。先以药线，扣住线头，将膏药贴藏于面，便于进食，渐收线紧，七日菌枯而落，次以火烙烫平菌根，乃愈。”[21]74

《中医临床诊疗术语·治法部分》：“火烙疗法……用金属器械烙烫病变局部组织，以治疗疾病的一种方法。主要适用于外科和皮肤科疾病，如赘疣、息肉等。喉科有烙铁烧灼喉核疗法；眼科有胬肉攀睛切除烧烙法、角巩膜缘割烙法。”[25]53

《中医药学名词》：“火烙疗法……用金属器械烙烫病变局部组织，以治疗外科、皮肤科、喉科、眼科等多种疾病的方法。”[26]129

《中医基本名词术语中英文对照国际标准》：“烙法 Cauterization。”[27]224

《传统医学名词术语国际标准》：“烙法 Cauterization application of a searing iron to destroy diseased tissue。”[28]229

《中医大辞典》：“火烙疗法……指用烧热得金属器械，烙烫局部病变组织的一种治疗方法。主要有火针疗法和烙铁疗法。适用于喉科以及外科、皮肤科等疾病。”[29]381

《中医大辞典》：“烙法……外治法之一。古代用大小形式不同的金属器械，烧红后用以烙破脓疡，使脓液流出，以代刀针的方法。”[29]1474

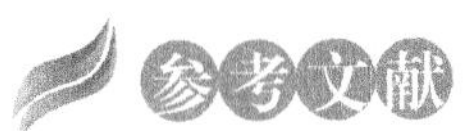

参考文献

[1] [汉] 张仲景. 金匮要略方论[M]. [晋] 王叔和集. 北京：人民卫生出版社，1963：77.

[2] [晋] 皇甫谧. 针灸甲乙经[M]. 韩森宁，张春生，徐长卿点校. 郑州：河南科学技术出版社，2017：136.

[3] [晋] 葛洪. 肘后备急方[M]. 汪剑，邹运国，罗思航整理. 北京：中国中医药出版社，2016：111，162，163.

[4] [唐] 孙思邈. 备急千金要方[M]. 焦振廉，胡玲，张琳叶，等校注. 北京：中国医药科技出版社，2011：109，275，429.

[5] [宋] 王怀隐，等. 太平圣惠方：上[M]. 北京：人民卫生出版社，1958：1018，1907.

[6] [宋] 赵佶. 圣济总录：下册[M]. 北京：人民卫生出版社，1962：1943.

[7] [宋] 唐慎微. 证类本草[M]. 郭君双校注. 北京：中国医药科技出版社，2011：426.

[8] [宋] 严用和. 严氏济生方[M]. 刘阳校注. 北京：中国医药科技出版社，2012：138，139.

[9] [明] 汪石山. 外科理例[M]. 北京：中国中医药出版社，2010：11.

[10] [明] 朱橚. 普济方：第7册[M]. 北京：人民卫生出版社，1959：310.

[11] [明] 徐春甫. 古今医统大全：下[M]. 崔仲平，王耀廷主校. 北京：人民卫生出版社，1991：568.

[12] [明] 万全. 幼科发挥[M]. 傅沛藩校注. 北京：中国中医药出版社，2007：5，6.

[13] [明] 汪机. 医学原理[M]. 储全根，万四妹校注. 北京：中国中医药出版社，2009：484.

[14] [明] 王肯堂. 证治准绳[M]. 北京：人民卫生出版社，1991：1243.

[15] [明] 李梴. 医学入门[M]. 金嫣莉，何源，乔占兵校注. 北京：中国中医药出版社，1995：352.

[16] [明] 武之望. 济阳纲目[M]. 泾阳：宏道书院藏板，1856(清咸丰六年)：2.

[17] [明] 张时彻，辑. 急救良方[M]. 康维点校. 北京：中医古籍出版社，1987：14，42.

[18] [清] 黄庭镜. 目经大成[M]. 汪剑，张晓琳，徐梅校注. 北京：中国中医药出版社，2015：43.

[19] [清] 顾世澄. 疡医大全[M]. 叶川，夏之秋校注. 北京：中国中医药出版社，1994：184.

[20] [清] 鲍相璈. 验方新编：下册[M]. [清] 梅启照增辑. 周光优，严肃云，禹新初点校. 北京：人民卫生出版社，1990：180.

[21] [清] 赵濂. 医门补要[M]. 职延广点校. 北京：人民卫生出版社，1994：74.

[22] [清] 吴世昌，王远. 奇方类编[M]. 朱定华，曹秀芳点校. 北京：中医古籍出版社，2004：71.

[23] [清] 叶天士. [清] 华岫云订. 种福堂公选良方[M]. 张浩良点校. 北京：人民卫生出版社，1992：43.

[24] [清] 丁尧臣. 奇效简便良方[M]. 庆诗，王力点校. 北京：中医古籍出版社，1992：32.

[25] 国家技术监督局. 中医临床诊疗术语：治法部分[M]. 北京：中国标准出版社，1997：53.

[26] 中医药学名词审定委员会. 中医药学名词[M]. 北京：科学出版社，2004：129.

[27] 世界中医药学会联合会. 中医基本名词术语中英对照国际标准[M]. 北京：人民卫生出版社，2008：224.

[28] 世界卫生组织(西太平洋地区). 传统医学名词术语国际标准[M]. 北京：北京大学医学出版社，2009：229.

[29] 李经纬，余瀛鳌，蔡景峰，等. 中医大辞典[M]. 北京：人民卫生出版社，2005：381，1474.

（崔利宏）

引火归原

yǐn huǒ guī yuán

一、规范名

【中文名】引火归原。

【英文名】returning fire to its origin。

【注释】用具有温补阳气作用的方药，适当加入引经药，使浮越的阳气得以敛藏，亦即使肾阳寓于肾阴之中，治疗命门火衰，虚阳浮越证候的治法。

二、定名依据

"引火归原"作为治法规范名首见于《景岳全书》，相关术语"引火归源"首见于宋代《外科精要》，"引火归元"首见于明代《滇南本草》，"引火下行"首见于明代《医学正传》，"导龙入海"作为同义词首见于明代《医宗必读》。

自明代《景岳全书》使用"引火归原"之后，后世著作多有沿用，如明代的《删补颐生微论》《寓意草》等，清代的《喉科指掌》《医门补要》《证治汇补》《医学心悟》《杂病源流犀烛》《类证治裁》等。这些著作为明清时期的重要著作，对后世影响较大。所以"引火归原"作为规范名已广泛使用。

中医药学名词审定委员会审定公布的《中医药学名词》、中华人民共和国国家标准《中医临床诊疗术语·治法部分》和世界中医药学会联合会《中医基本名词术语中英文对照国际标准》及辞书类著作《中医大辞典》《中医辞海》《中国中医药主题词表》等均以"引火归原"作为规范名。其中，《中医临床诊疗术语·治法部分》还把"导龙入海"作为同义词。而《传统医学名词术语国际标准》则把"引火归元""引火下行"作为正名。可见，"引火归原"作为治法的一种规范名已成为普遍共识。

三、同义词

【又称】"引火归元"(《滇南本草》)；"引火下行"(《医学正传》)；"导龙入海"(《医宗必读》)。

【曾称】"引火归源"(《外科精要》)。

四、源流考释

"引火归原"的有关记载始见于《伤寒论》："其面戴阳，下虚故也。"

宋代《外科精要》卷上首次记载了"引火归源"名称："脑疽灸法第十……若肾水干涸，中传末症，急用加减八味丸及补中益气汤，以固根本，引火归源。"[1]15

明代，"引火归原"及相关术语"引火归源""引火归元""引火下行""导龙入海"等在不同著作中有所使用。"引火归原"作为治法规范名首见于《景岳全书》卷七："论虚邪治法（二十七）……若阴盛格阳，真寒假热者，则当以大补元煎、右归饮、崔氏八味丸料之类，此引火归原之治也。"[2]149,150 还见于《医学穷源集》[3]205《删补颐生微论》[4]192《寓意草》[5]47 等著作中。"引火归源"见于《幼科证治准绳》集之六"心脏部四"："痘后余毒证治……如大便不秘，小便不赤，坐立振摇，饮食不甚进者，此虚热也，以保元汤（大法）加知母、麦门冬，虚甚者加炒干姜、成熟附子少许，引火归源。"[6]2001"引火归源"还见于《本草正》[7]50《折肱漫录》[8]95《审视瑶函》[9]186 等。而《滇南本草》卷二首次记载了"引火归元"："天门冬、地龙松……地龙松，即天冬草也。……此草引火归元，气归气海，疼痛即消。"[10]563,564"引火归元"还见于《医验大成》[11]26。"引火下行"见于《医学正传》[12]264《苍生司命》[13]118，也见于《古今医统大全》[14]815《本草纲目》[15]1198《瘴疟指南》[16]49 等。《医宗必读》卷九首次记载了"导龙入海"："喘……肾虚火不归经，导龙入海，八味丸主之。"[17]352"引火归原"及相关术语也有在同一著作中同时出现的情况。如《景岳全书》同时使用了"引火归原"[2]149,150"引火归源"[2]15"引火归元"[2]207 几种术语。

清代，"引火归原"及相关术语"引火归源""引火归元""引火下行""导龙入海"等在这一时期仍出现并存现象。清代有关"引火归原"的记载见于《证治汇补》[18]195《医学心悟》[19]105《喉科指掌》[20]2《杂病源流犀烛》[21]332《类证治裁》[22]506《医门补要》[23]67 等。有关"引火归源"的记载见于《辨证录》[24]126《症因脉治》[25]124《银海指南》[26]135 等。有关"引火归元"的记载见于《本经逢原》[27]173《医学源流论》[28]48 等。有关"引火下行"的记载见于《伤寒论纲目》[29]301《慈幼便览》[30]59 等。有关"导龙入海"的记载见《医宗说约》[31]51《女科要旨》[32]29《金匮方歌括》[33]175 等。同一著作中几种术语同时并存的现象见于《医宗说约》("引火归原""引火下行")等书。

现代，《中医临床诊疗术语・治法部分》[34]46《中医辞海》[35]764《中医药学名词》[36]127《中国中医药主题词表》[37]1222《中医基本名词术语中英文对照国际标准》[38]207《中医大辞典》[39]395 等，均以"引火归原"作为规范名，也有以"导龙入海"作为同义词的，如《中医临床诊疗术语》[40]79。

总之，"引火归原"的相关术语"引火归源"首见于宋代《外科精要》，"引火归元"首见于明代《滇南本草》，"引火下行"首见于明代《医学正传》，"引火归原"作为规范名首见于《景岳全书》，之后"导龙入海"作为同义词首见于明代《医宗必读》。在明清期间有其相关术语并存的现象，也有在不同著作中使用不同的术语或者在同一著作中混合使用不同的术语。现代则多使用"引火归原"作为规范名，"引火归元""引火下行"作为"引火归原"的又称，"导龙入海"则作为"引火归原"的同义词。

五、文献辑录

《外科精要》卷上："脑疽灸法第十……愚按……若因阴火，则元气病气俱不足，常用补中益气丸及六味地黄丸，以滋肾水。若肾水干涸，中传末症，急用加减八味丸及补中益气汤，以固根本，引火归源。"[1]15

《景岳全书》卷一："寒热真假篇(八)……急当以四逆、八味、理阴煎、回阳饮之类，倍加附子填补真阳，以引火归源，但使元气渐复，则热必退藏，而病自愈，所谓火就燥者，即此义也。"[2]15

卷七：："伤寒典(上)……若阴盛格阳，真寒假热者，则当以大补元煎、右归饮、崔氏八味丸料之类，此引火归原之治也。"[2]149,150

卷四十九："官桂……若下焦虚寒，法当引火归元者，则此为要药，不可误执。"[2]207

《医学穷源集》卷六："少阴君火在泉，而用药从足少阴为多者，以病由真阴失守，故用从治之法，引火归原，以熄少阴之焰也。"[3]205

《删补颐生微论》卷四："七味地黄丸……即六味丸加肉桂(一两。去皮，忌火)。肾水不足，虚阳僭上，必用此方引火归原。夫五志之火可以湿伏，可以直折龙雷之火，惟当从其性而伏之。"[4]192

《寓意草》："为顾枚先议失血证治并论病机……但未久血复至，咳复增，又以为龙雷之火所致。思用八味丸中之些微桂、附，以引火归元。"[5]47

《幼科证治准绳》集之六"心脏部四"："发热……痘疮自初以来一向发热，至于差后犹不少减者，此有虚实二证……如大便不秘，小便不赤，坐立振摇，饮食不甚进者，此虚热也，以保元汤(大法)加知母、麦门冬，虚甚者加炒干姜或熟附子少许，引火归源。"[6]2001

《本草正》："附子……大能引火归源，制伏虚热，善助参芪成功，尤赞术地建效。"[7]50

《折肱漫录》卷七："予甥孙烂溪周祥候，年四旬，患痰火上冲，吐痰甚多，喘嗽不能眠。医者以清火降痰治之，愈甚，几危。祥候自谓宜服人参，告诸医者，请以数分试之。医者曰：'若用，则须多，不可少，更宜加桂。'遂治药服之，安平无事，乃放胆连服数剂，竟愈。引火归源，先哲已言之，而医者不识耳。犹幸此医能虚心商量，得免于危。(痰火)"[8]95

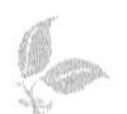

《审视瑶函》卷五："黑夜睛明症……夫五味滋肾水要药也，津液既生，肾水自壮，水足而神光内敛，何有失序之虞？得桂辛热，能引火归源，其患必瘳。"[9]186

《滇南本草》："天门冬……地龙松……地龙松，即天冬草也……此草引火归元，气归气海，疼痛〔即〕消。"[10]563,564

《医验大成》："呕吐章……一人上部脉紧，下部脉伏，时觉有气自下冲上，即作呕哕、喘嗽。此由阴虚于下，而令孤阳上浮，正合《脉法》无阴则呕之意，宜滋养肾气，引火归元。"[11]26

《医学正传》卷五："耳聋，以茱萸、乌头尖、大黄三味为末，津调帖涌泉穴，以引火下行。"[12]264

《苍生司命》卷三"亨集"："痢证方……纳脐膏：用田螺捣烂，加麝香少许，纳脐中，引火下行。"[13]118

《古今医统大全》卷二十："火证门……相火动为诸证……盖相火起于九泉之下，此病十不救一。治以四物加降火药服之。以附子末津调，贴涌泉穴，引火下行。"[14]815

《本草纲目》卷五十二："小便性温不寒，饮之入胃，随脾之气上归于肺，下通水道而入膀胱，乃其旧路也。故能治肺病，引火下行。"[15]1198

《瘴疟指南》卷下："温中固下方……既济汤……若附子之用。妙在于引火下行。不令华盖焦熬也。"[16]49

《医宗必读》卷九："喘……肾虚火不归经，导龙入海，八味丸主之。"[17]352

《证治汇补》卷四："上窍门……眩晕章……桂附八味丸：治眩晕，属阳气孤浮，引火归原。"[18]195

《医学心悟》卷三："类中风……一曰火中……面赤烦躁者，火不归原也。惟桂附八味能引火归原，火归水中，则水能生木，木不生风，而风自息矣。"[19]105

《喉科指掌》卷一："喉舌分经说……凡舌苔不论黄焦黑，以指摸之而滑有津者，非真热也，不可一味凉药，用八味丸引火归原之法。"[20]2

《杂病源流犀烛》卷二十一："痧胀源流……然他症患目，惟在于目。若因痧为患，必心中烦闷，而目疾因之，不早治，则痧毒已参阳位，其火炎极，轻则坏目，重则殒命，治宜先刺巅顶百会穴以泄毒气，用清火活血顺气药，加牛膝、石斛引火归原，良法也。"[21]332

《类证治裁》卷八："舌色辨（芝本著）……有杂症，舌中心绛干，须清营热。有杂症，舌中心灰色，有津，须引火归原。有杂症舌黄，味苦味酸，皆脾经有热，宜芩、连、知母。亦有脾虚，口甜舌淡，宜四君、六君。"[22]506

《医门补要》卷下："一人上下牙床隐痛腐烂，脉象迟细，此阴虚浮火上炎，以熟地、泽泻、茯苓、肉桂、丹皮、山药、萸肉，八帖即痊。第虚火如雨中雷电之火，见日则消（六味中加肉桂，引火归原，乃雨中电火而见日光矣），倘用苦寒，阴霾反盛，更益其病。"[23]67

《辨证录》卷三："咽喉痛门（七则）……夫桂附为引火归源之圣药，胡为弃而不用，不知此等之病，因水之不足，而火乃沸腾，今补水而仍用大热之药，虽曰引火于一时，毕竟耗水于日后，予所以不用桂附而用巴戟天，取其能引火而又能补水，则肾中无干燥之虞，而咽喉有清肃之益，此巴戟天所以胜桂附也。"[24]126

《症因脉治》卷一："胁痛论……内伤胁痛……八味肾气丸……主治……肝肾真阳不足，无根之火，失守上炎，法当引火归源。"[25]124

《银海指南》卷四："陆（左）：精血两亏，心肾不交，相火上炎，以致大眦发痒出血，宜引火归源法。"[26]135

《本经逢原》卷三："香木部……龙脑香……治火证，舌出寸许用冰片掺上即缩，引火归元也。目病属阴虚者不宜入点。"[27]173

《医学源流论》卷上："热药误人最烈论……医者及病家俱不察，或云更宜引火归元，或云此是阴症，当加重其热药，而佐以大补之品，其人七窍皆血，呼号宛转，状如服毒而死。"[28]48

《伤寒论纲目》卷十："陈士铎曰：伤寒发狂，至登高弃衣詈骂，去生远矣。仲景以竹叶石膏汤救之，妙矣……我更有一方，用白虎汤之半，而另加药味，方名祛热生胃汤……茯苓、车前引火下行于膀胱从小便出，且火盛必渴，渴必多饮水，用此二味以分湿，则水流而火自随水以散。”[29]301

《慈幼便览》：“口舌牙疳咽喉简便方……口疮久不愈虚火也：用生附子一个，切，焙为末，醋和作饼，男左女右，贴脚心，引火下行自愈。”[30]59

《医宗说约》卷首：“药性炮制歌……病在上而求诸下：示吉曰：凡病头痛、目痛、耳红、腮肿、咽喉肿痛一切上焦等症，除清凉发散正治外，更有三法：大便结、脉沉实者，用酒煮大黄三钱加入汤中微下之，名釜底抽薪之法；大便如常、脉无力，用牛膝、车前引下之，名引火归原之法；如大便泄泻、脉沉、足冷者，宜六味地黄丸加牛膝、车前、肉桂，足冷甚者，加熟附子，是冷极于下而迫其浮火上升也，名导龙入海之法。若不知此，不免头痛医头之诮也。”[31]51“药性炮制歌 病在上而求诸下……一同学年二十余岁，患腮肿。医以清凉散火之剂不效，一夜舌忽肿塞口，命在须臾，叩门求救。予诊其脉微细而数，大便四五日不行矣。微数虽属虚火，而便结又已属实。予用百草霜吹舌上，内用酒蒸大黄五钱，肉桂一钱，引火下行，一剂而愈。”[31]51,52

《女科要旨》卷二：“胎前……白术散……蛎潜龙性得真铨（牡蛎水气所结。味咸性寒。寒以制热燎原。咸以导龙入海）。”[32]29

《金匮方歌括》卷六：“妇人妊娠病方……白术散……蛎潜龙性得真诠（牡蛎水气所结，味咸性寒，寒以制热燎原，咸以导龙入海）。”[33]175

《中医临床诊疗术语》：“引火归原……采用温补阳气为主，适当加入引经药，使浮越的阳气得以敛藏，亦即使肾阳寓于肾阴之中的治疗方法。适用于命门火衰，虚阳浮越的证候。同义词 导龙入海。”[34]46

《中医辞海》：“引火归原……中医治则。是治疗肾虚火上升的方法。肾火上升为浮火或浮阳。表现为上热下寒、面色浮红、头晕耳鸣、口舌糜烂、牙齿痛、腰酸腿软、两足发冷、舌质嫩红、脉虚，可于滋肾药中加附子、肉桂之类以引火下行，使阴阳可调，虚火不升。”[35]764

《中医药学名词》：“引火归原……用具有温补阳气作用的方药，适当加入引经药，使浮越的阳气得以敛藏，亦即使肾阳寓于肾阴之中，治疗命门火衰，虚阳浮越证候的治法。”[36]127

《中国中医药主题词表》：“引火归原……属肾病治法……采用温补阳气为主，适当加入引经药，使浮越的阳气得以敛藏，亦即使肾阳寓于肾阴之中的治疗方法。适用于命门火衰、虚阳浮越的症候。”[37]1222

《中医基本名词术语中英文对照国际标准》：“引火归原 Returning fire to its origin。”[38]207

《中医大辞典》：“引火归原……治法。治疗肾火上升的方法。肾火上升，表现为上热下寒、面色浮红、头晕耳鸣、口舌糜烂、牙齿痛、腰酸腿软、两足发冷，舌质嫩红，脉虚。可于滋肾药中加入附子、肉桂之类以引火下行，使阴阳平调，虚火不升。”[39]395

《传统医学名词术语国际标准》：“引火归元……引火下行 Conduct fire back to its origin a therapeutic principle for the ascending of asthenic fire, by adding drugs for tonifying the kidney yang to those for nourishing the kidney yin to lead the ascending deficiency fire back down to the kidney, the same as to conduct fire downward。”[40]79

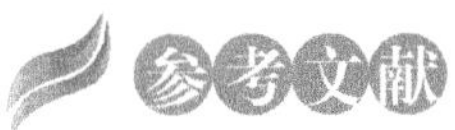

[1] [宋]陈自明.外科精要[M].[明]薛已校注.北京：人民卫生出版社，1982：15.

[2] [明]张介宾.景岳全书[M].赵立勋校.北京：人民卫生出版社，1991：15，149，150，207.

[3] [明]王肯堂.医学穷源集[M].[明]殷宅心评释，李兆健，苏姗，荆丽娟校注.北京：中国中医药出版社，2015：205.

[4] [明]李中梓.删补颐生微论[M].包来发，郑贤国校注.北京：中国中医药出版社，1998：192.

[5] [清]喻昌.寓意草[M].艾军校注.北京：中国中医药出版社，2008：47.

[6] [明] 王肯堂. 证治准绳[M]. 北京：人民卫生出版社，1991：2001.

[7] [明] 张景岳. 本草正[M]. 吴少祯总主编. 北京：中国医药科技出版社，2017：50.

[8] [明] 黄承昊. 折肱漫录[M]. 乔文彪，邢玉瑞注释. 上海：上海中医药大学出版社，2011：95.

[9] [明] 傅仁宇. 审视瑶函[M]. 郭君双，赵艳整理. 北京：人民卫生出版社，2006：186.

[10] [明] 兰茂. 滇南本草[M]. 于乃义，于兰馥整理主编. 昆明：云南科学技术出版社，2004：563，564.

[11] [明] 秦昌遇. 医验大成[M]. 俞景茂，胡滨，竹剑平点校. 北京：中医古籍出版社，1985：26.

[12] [明] 虞抟. 医学正传[M]. 郭瑞华，马湃，王爱华校注. 北京：中国古籍出版社，2002：264.

[13] [明] 虞抟. 苍生司命[M]. 王道瑞，申好真校注. 北京：中国中医药出版社，2004：118.

[14] [明] 徐春甫. 古今医统大全(上)[M]. 崔仲平，王耀廷主校. 北京：人民卫生出版社，1991：815.

[15] [明] 李时珍. 本草纲目[M]. 张守康，张向群，王国辰主校. 北京：中国中医药出版社，1998：1198.

[16] 郑灵渚. 瘴疟指南[M]//裘吉生. 珍本医书集成：7 内科类. 上海：上海科学技术出版社，1986：49.

[17] [明] 李中梓. 医宗必读[M]. 邹高祈点校. 北京：人民卫生出版社，1996：352.

[18] [清] 李用粹. 证治汇补[M]. 竹剑平，江临圳，王英整理. 北京：人民卫生出版社，2006：195.

[19] [清] 程国彭. 医学心悟[M]. 闫志安，徐文兵校注. 北京：中国中医药出版社，1996：105.

[20] [清] 张宗良. 喉科指掌[M]. 熊大经点校. 北京：人民卫生出版社，1989：2.

[21] [清] 沈金鳌. 杂病源流犀烛[M]. 李占水，李晓琳校注. 北京：中国中医药出版社，1994：332.

[22] [清] 林珮琴. 类证治裁[M]. 刘荩文主校. 北京：人民卫生出版社，1988：506.

[23] [清] 赵濂. 医门补要[M]. 职延广点校. 北京：人民卫生出版社，1994：67.

[24] [清] 陈士铎. 辨证录[M]. 王永谦，任翼，曲长江点校. 北京：人民卫生出版社，1989：126.

[25] [明] 秦昌遇. 症因脉治[M]. [清] 秦之桢辑，王晨校点. 北京：中国中医药出版社，2008：124.

[26] [清] 顾锡. 银海指南[M]. 谭红兵，党思捷校注. 北京：中国中医药出版社，2017：135.

[27] [清] 张璐. 本经逢原[M]. 赵小青，裴晓峰，杜亚伟校注. 北京：中国中医药出版社，2007：173.

[28] [清] 徐大椿. 医学源流论[M]. 刘洋校注. 北京：中国中医药出版社，2008：48.

[29] [清] 沈金鳌. 伤寒论纲目[M]. 蔡永敏，刘文礼，王铭，等校注. 北京：中国中医药出版社，2015：301.

[30] 文晟，张献辉. 慈幼便览[M]. 文延庆堂藏板，1890(光绪十六庚寅)：59.

[31] [清] 蒋示吉. 医宗说约[M]. 王道瑞，申好真校注. 北京：中国中医药出版社，2004：51，52.

[32] [清] 陈修园. 女科要旨[M]. 北京：人民卫生出版社，1982：29.

[33] [清] 陈修园. 金匮方歌括[M]. 武跃进，赵宏岩校注. 上海：上海中医药大学出版社，2006：175.

[34] 国家技术监督局. 中医临床诊疗术语：治法部分[M]. 北京：中国标准出版社，1997：46.

[35] 袁钟，图娅，彭泽邦，等. 中医辞海：上册[M]. 北京：中国医药科技出版社，1999：764.

[36] 中医药学名词审定委员会. 中医药学名词[M]. 北京：科学出版社，2004：127.

[37] 吴兰成. 中国中医药主题词表[M]. 北京：中医古籍出版社，2008：1222.

[38] 世界中医药学会联合会. 中医基本名词术语中英文对照国际标准[M]. 北京：人民卫生出版社，2008：207.

[39] 李经纬，余瀛鳌，蔡景峰，等. 中医大辞典[M]. 北京：人民卫生出版社，2011：395.

[40] 世界卫生组织(西太平洋地区). 传统医学名词术语国际标准[M]. 北京：北京大学医学出版社，2009：79.

（崔利宏）

2・057

正治法

zhèng zhì fǎ

一、规范名

【中文名】正治法。

【英文名】orthodox treatment。

【注释】又称"逆治法"。针对疾病的本质，从正面进行治疗，即逆病性而治的常规方法。

二、定名依据

“正治法”一词作为治法名词，首见于明代楼英《医学纲目》，此前的中医著作中有的使用“正治”一词，如《本草纲目》《瘟疫论》《医门法律》等，有的使用“逆治”一词，如《医学入门》《医学纲目》《素问悬解》等。三者的概念相同。

“正治法”一词出现后，很多中医著作《医学纲目》《医旨绪余》《医学入门》《医经原旨》《医门棒喝》《温热逢源》等均使用该词。这些著作均为历代重要的著作，对后世有较大影响。所以使用该词作为规范名词，业内便于达成共识，符合规范名词约定俗成的原则。“逆治”一词除了表示正治这一治法之外，还有错误的治疗方法的意思，不符合规范名词的单义性原则。

我国目前已经出版的标准用书《中医临床诊疗术语·治法部分》《中医药学名词》《中国中医药主题词表》《传统医学名词术语国际标准》《中国中医药学名词术语集成·治则治法与针灸学》均使用“正治法”一词。这说明在中医界将“正治法”作为正名使用已达成共识。

我国2005年出版的由全国科学技术名词审定委员会审定公布的《中医药学名词》已使用“正治法”一词作为规范名词。所以“正治法”作为规范名符合术语定名的协调一致原则。

三、同义词

【曾称】“正治”(《内经》)；“逆治”(《素问病机气宜保命集》)。

四、源流考释

“正治法”一词原称“正治”，始见于秦汉时期的《黄帝内经素问·至真要大论》，该篇记载：“帝曰：何谓逆从？岐伯曰：逆者正治，从者反治，从少从多，观其事也。”[1]189 这里的“正治”即是指逆病性而治疗的方法。其后的著作有的沿用“正治”一词，如隋代杨上善《黄帝内经太素》[2]38，宋代赵佶《圣济总录》[3]115、许叔微《普济本事方》[4]146，明代陶华《伤寒六书》[5]167，有的著作称为“逆治”，例如金代刘完素《素问病机气宜保命集》卷中：“治法曰：少热之气，凉以和之。大热之气，寒以取之。甚热之气，则汗发之。发之不尽，则逆治之。制之不尽。求其属以衰之。”[6]56 这里所提到的“逆治”也是逆病性而治之意。其后的医家多沿用之，如元代齐德之《外科精义》[7]34，以及明代徐春甫《古今医统大全》[8]135 等。

“正治法”一词，作为本治法的正名，始见于明代楼英《医学纲目》卷三十：“上四方兼补发散，随所见脉症，加炒柏、龙、荟，皆正治法也。”[9]685 其后的医家多沿用“正治法”一词作为本治法的正名。例如明代孙一奎《医旨绪余》[10]32《赤水玄珠》[11]58、李梴《医学入门》[12]342、张介宾《类经》[13]325，清代柯琴《伤寒来苏集》[14]187、薛雪《医经原旨》[15]175、章楠《医门棒喝》[16]38、柳宝饴《温热逢源》[17]52，民国何廉臣《全国名医验案类编》[18]88。“正治法”一词出现后，还有的医学著作继续沿用“正治”一词。例如，明代李时珍《本草纲目》[19]27、李中梓《内经知要》[20]54、吴又可《温疫论》[21]54，清代喻昌《尚论篇》[22]144、喻昌《医门法律》[23]22、张璐《伤寒缵论》[24]77、杨栗山《伤寒瘟疫条辨》[25]47。其中，清代喻昌《医门法律》卷一曰：“一申治病不审逆从之律(律一条 发明《内经》二条) 凡治病有当逆其势而正治者，有当从其势而反治者，若不悬鉴对照，而随手泛应，医之罪也。逆者正治，辨之无难。盖寒有真寒假寒，热有真热假热，真寒真热，以正治之即愈。假寒假热，以正治之则死矣。”[23]22 还有的医学著作中使用“逆治”一词。例如，明代楼英《医学纲目》[9]46、吴昆《素问吴注》[26]369，清代沈金鳌《伤寒论纲目》[27]11、高士宗《黄帝素问直解》[28]576、黄元御《素问悬解》[29]318。其中清代高士宗《黄帝素问直解》卷七：“申明寒热盛衰，有从治之法，有逆治之法。治温以清，冷而行之，以清药而治温病，且冷服以行其温，治清以温，热而行之，以温药而治清病，且热服以行其清，此以清治温而且冷，以温治清而且热，为逆治之法也。"[28]576

现代有关著作有的以"正治"作为本名词的正名。例如《中医大辞典》[30]417《中医辞海》[31]808《中医基本名词术语中英文对照国际标准》[32]185《中国医学百科全书·中医学》[33]689《中国中医药学名词术语集成·治则治法与针灸学》[34]72《中医基础理论术语》[35]78。有的以"正治法"作为本词的正名，例如《中国中医药主题词表》[36]1282《中医临床诊疗术语·治法部分》[37]2《传统医学名词术语国际标准》[38]204《中医药学名词》[39]109。

总之，《黄帝内经素问》最早记载"正治"一词，《素问病机气宜保命集》使用"逆治"一词，明代医家楼英在《医学纲目》中记载"正治法"一词，后世医家多以"正治法"为正名。现代中医著作有的以"正治"为正名，有的以"正治法"为正名。建议将"正治"(《黄帝内经素问》)、"逆治"(《素问病机气宜保命集》)作为曾称。

五、文献辑录

《黄帝内经素问·至真要大论》："帝曰：何谓逆从？岐伯曰：逆者正治，从者反治，从少从多，观其事也。"[1]189

《黄帝内经太素》卷三："故阳蓄积病死，而阳气当隔，隔者当泻，不亟正治，旦乃败亡。"[2]38

《圣济总录》卷四："病有小大，则以感于邪者，有浅有深，治有逆从，则以达于理者，有正有权。盖微者逆之，逆者正治，此理之正也。甚者从之，从者反治，此理之权也……假有疾势过甚，要在顺其性而调和之，惟能知热因寒用，寒因热用，则气体相求者，得其宜，且逆者正治，其为制伏，自有差数，从者反治，则一同二异，二同三异，又有从少从多之不齐。"[3]115

《普济本事方》卷九："予尝读《素问》云：微者逆之，甚者从之，逆者正治，从者反治，从少从多，观其事也。"[4]146

《素问病机气宜保命集》卷中："治法曰：少热之气，凉以和之。大热之气，寒以取之。甚热之气，则汗发之。发之不尽，则逆治之。制之不尽。求其属以衰之。"[6]56

《外科精义》卷上："其间有正有权者何也？盖病有微有甚，微者逆治，理之正也；甚者从治，理之权也。"[7]34

《伤寒六书》卷五："寒热真假，不可不知，正治逆治，岂可不辨！假如热病服寒药热不退，后用热药而热方退；假如寒病服热药而寒不退，后用寒药而寒方退者，此为从治也。治热病以寒药而愈，治寒病以热而愈者，逆治也。逆治者，正治也。"[5]167

《古今医统大全》卷二："病之微者，可以逆治，以寒攻热，以热攻寒是也。病之甚者，不可逆治，当顺其性而从之，所谓以热而攻热也。"[8]135

《医学纲目》卷三："盖内气失调之病，根本不固，惟病邪微者，可逆治之。苟病邪甚者，逆治之则病邪格拒，必变危矣，故反从其病势而治之也。"[9]46

卷三十："上四方兼补发散，随所见脉症，加炒柏、龙、荟，皆正治法也。"[9]685

《医旨绪余》上卷："《经》曰：'上者抑之'，为其当下而不下，故用此辛酸苦寒之剂，以泄其冲逆沸腾之势，使之降下，以致于平而已，此正治法也，群皆识其为泻也。"[10]32

《本草纲目·序例》："逆者正治，从者反治。反佐即从治也。"[19]27

《赤水玄珠》卷三："若独以阴虚火动而用滋阴降火者，此正治法也。"[11]58

《素问吴注》卷二十二："此释上文逆从二字之义，言所谓逆者，正是顺治，若所谓顺者，乃逆治也。"[26]369

《医学入门》卷五："古人治痢以寒药者正治法也；治疽以热药者，从治法也。"[12]342

《伤寒论纲目》卷首上："若夫以寒治热，以热治寒，此为逆治。逆治者，正治也。"[27]11

《类经》卷十二："寒者热之，热者寒之，治寒以热，治热以寒，此正治法也。"[13]325

《内经知要》卷下："逆者正治，从者反治，从少从多，观其事也(从少谓一从而二逆，从多为二从而一逆也。事即病也。观其病之轻重，而为之多少也)。"[20]54

《温疫论》卷下:"凡遇此等,不可以常法正治,当从其损而调之,调之不愈者,稍以常法治之,治之不及者,损之至也。"[21]54

《尚论篇》卷四:"即在太阳已有种种危候,至传少阴,其辨证之际,仲景多少迟徊顾惜,不得从正治之法,清热夺邪,以存阴为先务也。今以从权温经之法,疏为前篇;正治存阴之法,疏为后篇,俾业医者免临歧之惑云。"[22]144

《医门法律》卷一:"一申治病不审逆从之律……凡治病有当逆其势而正治者,有当从其势而反治者,若不悬鉴对照,而随手泛应,医之罪也。逆者正治,辨之无难。盖寒有真寒假寒,热有真热假热,真寒真热,以正治之即愈。假寒假热,以正治之则死矣。"[23]22

《伤寒缵论》卷上:"仲景多少迟徊顾虑不得从正治之法清热夺邪以存阴为先务也。正治存阴之法疏为下篇。"[24]77

《伤寒来苏集·温暑指归第五》:"用白虎加人参,预保元气于清火之时,是凡病伤寒而成温者之正治法也。"[14]187

《黄帝素问直解》卷七:"申明寒热盛衰,有从治之法,有逆治之法。治温以清,冷而行之,以清药而治温病,且冷服以行其温,治清以温,热而行之,以温药而治清病,且热服以行其清,此以清治温而且冷,以温治清而且热,为逆治之法也。"[28]576

《医经原旨》卷三:"(治寒以热,治热以寒,此正治法也。)微者逆之,甚者从之(病之微者,如阳病则热,阴病则寒,真形易见,其病则微,故可逆之,逆即正治也),逆者正治,从者反治,从少从多,观其事也。正治,反治、注见上文。真者正治,假者反治。真寒者宜温其寒,真热者宜解其热,是当正治者也。"[15]175

《素问悬解》·卷十二:"其有气调而得者,则全是六气之外淫,亦用逆治从治之法,疏通其气,令之调和也。微者得药而安,则逆治之,甚者得药而剧,故从治之。"[29]318

《伤寒瘟疫条辨》卷一:"凡遇此等,不可以常法正治,当从其损而调之。调之不愈者,稍以常法正治之,正治不愈者,损之至也。"[25]47

《医门棒喝》卷二:"独怪夫《贯珠集》,若于路玉先生之后,不知折衷乎此,而犹将黄芩、白虎,列于太阳伤寒正治法内。既曰伤寒,而在太阳,则未曾化热,岂可以黄芩白虎为正治法乎。若不辨正其名,列于伤寒正治法内,后学不察,妄用凉药,以治寒邪,害孰甚焉。"[16]38

《温热逢源》卷中:"于理未尝不是,特嫌其于热病正治法,未免喧宾夺主耳。"[17]52

《全国名医验案类编》二卷:"此案因寒凉误遏,顿变阴厥,故用陶氏再造散,温中散寒,回阳醒厥,是为救误之重剂,非寒疟之正治法也。"[18]88

《中医大辞典》:"正治,是一般常规的治疗方法,即针对疾病的性质、病机、从正面治疗。如寒证用热药,热证用寒药,实证用攻法,虚证用补法等。因药性与病性相逆,故又称逆治。《素问·至真要大论》:'逆者正治。'《医门法律》:'逆者正治,辨之无难。从者反治,辨之最难。盖寒有真寒假寒,热有真热假热,以正治之即愈,假寒假热,以正治之则死矣。'"[30]417

《中医辞海》:"正治,中医术语。是一般常规的治疗方法,即针对疾病的性质、病机,从正面治疗。如寒证用热药(寒则热之),热证用寒药(热则寒之),实证用攻法(实则泻之),虚证用补法(虚则补之)等。因药性与病性相逆,故又称逆治。"[31]808

《中医基本名词术语中英对照国际标准》:"逆者正治,Counteraction being routine treatment。"[32]185

《中国医学百科全书·中医学》:"正治,是指一般的常规治疗方法。即针对疾病的性质、病机而治疗,具体治疗方法较多。在一般情况下,疾病的临床表现(即症状)与疾病的本质(病因病机)是一致的,即寒病见寒象,热病见热象,虚病见虚象,实病见实象。通过对临床证候的分析,辨明疾病本质的寒热虚实,然后分别采用'寒者热之''热者寒之''虚者补之''实者泻之'等逆其证候而治的方法。因其属逆其证候而治，所以称'逆者正治'。这是临床上最常用的一种治疗方法。"[33]689

《中国中医药学名词术语集成·治则治法与针灸学》："正治，指针对疾病的本质，从正面进行治疗，亦即逆病性而施治。"[34]72

《中医基础理论术语》："正治……逆治，与反治相对。与证候性质相反的治疗原则，包括寒者热之、热者寒之、虚者补之、实者泻之。"[35]78

《中国中医药主题词表》："正治法，为常规的治法，指针对疾病的本质，从正面进行治疗，亦即逆病性而施治。如用寒以治热、用热以治寒、实证用攻、虚证用补等。"[36]1282

《中医临床诊疗术语·治法部分》："正（逆）治法，为常规的治法。指针对疾病的本质，从正面进行治疗，亦即逆病性而施治。如用寒以治热、用热以治寒、实证用攻、虚证用补等。"[37]2

《传统医学名词术语国际标准》："正治法，Routine treatment use of medicines opposite in nature to the disease, e. g., treating heat syndrome with medicines cold in nature."[38]204

《中医药学名词》："正治法，又称'逆治法'。针对疾病的本质，从正面进行治疗，即逆病性而治的常规方法。"[39]109

[1] 未著撰人. 黄帝内经素问[M]. 北京：人民卫生出版社，2005：189.

[2] [隋] 杨上善. 黄帝内经太素[M]. 北京：人民卫生出版社，1965：38.

[3] [宋] 赵佶. 圣济总录：下[M]. 郑金生，汪惟刚，犬卷太一校点. 北京：人民卫生出版社，2013：115.

[4] [宋] 许叔微. 普济本事方[M]. 刘景超，李具双校注. 北京：中国中医药出版社，2007：146.

[5] [明] 陶节庵. 伤寒六书[M]. 黄瑾明，傅锡钦点校. 北京：人民卫生出版社，1990：167.

[6] [金] 刘完素. 素问病机气宜保命集[M]. 北京：中国医药科技出版社，2012：56.

[7] [元] 齐德之. 外科精义[M]. 裘钦豪点校. 北京：人民卫生出版社，1990：34.

[8] [明] 徐春甫. 古今医统大全：上[M]. 合肥：安徽科学技术出版社，1995：135.

[9] [明] 楼英. 医学纲目[M]. 北京：中国中医药出版社，1996：46，685.

[10] [明] 孙一奎. 医旨绪余[M]. 北京：中国医药科技出版社，2012：32.

[11] [明] 孙一奎. 赤水玄珠[M]. 北京：中国医药科技出版社，2011：58.

[12] [明] 李梴. 医学入门：下[M]. 太原：山西科学技术出版社，2013：342.

[13] [明] 张景岳. 类经[M]. 太原：山西科学技术出版社，2013：325.

[14] [清] 柯琴. 伤寒来苏集[M]. 北京：中国中医药出版社，2006：187.

[15] [清] 薛雪. 医经原旨[M]. 上海：上海中医学院出版社，1992：175.

[16] [清] 章楠. 医门棒喝[M]. 北京：中国医药科技出版社，2011：38.

[17] [清] 柳宝诒. 温热逢源[M]. 北京：人民卫生出版社，1959：52.

[18] 何廉臣. 全国名医验案类编[M]. 北京：北京科学技术出版社，2014：88.

[19] [明] 李时珍. 本草纲目[M]. 太原：山西科学技术出版社，2014：27.

[20] [明] 李中梓. 内经知要[M]. 北京：中国医药科技出版社，2011：54.

[21] [明] 吴又可. 温疫论[M]. 北京：中国医药科技出版社，2011：54.

[22] [清] 喻嘉言. 尚论篇[M]//喻嘉言医学三书. 南昌：江西人民出版社，1984：144.

[23] [清] 喻嘉言. 医门法律[M]. 北京：中国医药科技出版社，2011：22.

[24] [清] 张璐. 伤寒缵论[M]. 北京：中国中医药出版社，2015：77.

[25] [清] 杨璿. 伤寒瘟疫条辨[M]. 福州：福建科学技术出版社，2010：47.

[26] [明] 吴昆. 素问吴注[M]. 济南：山东科学技术出版社，1984：369.

[27] [清] 沈金鳌. 伤寒论纲目[M]. 北京：中国医药科技出版社，2014：11.

[28] [清] 高士宗. 黄帝素问直解[M]. 北京：科学技术文献出版社，1982：576.

[29] [清] 黄元御. 素问悬解[M]//黄元御医书全集. 北京：中医古籍出版社，2016：318.

[30] 李经纬，余瀛鳌，蔡景峰，等. 中医大辞典[M]. 北京：人民卫生出版社，2011：417.

[31] 袁钟，图娅，彭泽邦，等. 中医辞海：中册[M]. 北京：中国医药科技出版社，1999：808.

[32] 李振吉. 中医基本名词术语中英对照国际标准[M]. 北京：人民卫生出版社，2008：185.

[33] 《中医学》编辑委员会. 中医学[M]//钱信忠. 中国医

学百科全书. 上海：上海科学技术出版社，1997：689.

[34] 李剑，曾召. 治则治法与针灸学[M]//曹洪欣，刘保延. 中国中医药学术语集成. 北京：中医古籍出版社，2006：72.

[35] 中华人民共和国国家质量监督检验检疫总局，中国国家标准化管理委员会. 中医基础理论术语[M]. 北京：中国标准出版社，2006：78.

[36] 吴兰成. 中国中医药主题词表[M]. 北京：中医古籍出版社，2008：1282.

[37] 国家技术监督局. 中医临床诊疗术语：治法部分[M]. 北京：中国标准出版社，1997：2.

[38] 世界卫生组织(西太平洋地区). 传统医学名词术语国际标准[M]. 北京：北京大学医学出版社，2009：204.

[39] 中医药学名词审定委员会. 中医药学名词[M]. 北京：科学出版社，2005：109.

（郭凤鹏）

2 • 058

平肝息风

píng gān xī fēng

一、规范名

【汉文名】平肝息风。

【英文名】suppressing hyperactive liver for calming endogenous wind。

【注释】又称“潜阳息风”。用具有重镇潜阳、平肝息风作用的方药，治疗肝阳化风证、肝阳暴亢证的治法。

二、定名依据

“平肝息风”作为治法的中医术语规范名最早见于清代何廉臣的《感症宝筏》，关于这一治法尚有相关术语“平肝熄风”“潜阳熄风”“潜阳息风”“镇肝熄风”等记载，含义与本术语“平肝息风”基本相同，但是现在应用较少。

自清代何廉臣《感症宝筏》明确提出“平肝息风”之后，历代著作多有沿用，如清代《医方论》《感症宝筏》等。这些著作为历代的重要著作，对后世影响较大。可见“平肝息风”作为规范名已达成共识。

中医药学名词审定委员会审定公布的《中医药学名词》《中医大辞典》等均以“平肝息风”作为规范名。有以“平肝熄风”作为正名，如《中国中医药学主题词表》《中医基本名词术语中英文对照国际标准》《中医辞海》《中医临床诊疗术语·治法部分》《中医药常用名词术语辞典》等；也有以“镇肝熄风”“潜阳熄风”作为又称的，如《中医药常用名词术语辞典》。有以“平肝熄风法”作为正名，以“镇肝熄风法”作为又称，如《中国医学百科全书·中医学》。可见，“平肝息风”名称较多，亟待统一，而“平肝息风”作为规范名符合名词定名的简明性原则。

全国科学技术名词审定委员会审定公布的《中医药学名词》已以“平肝息风”作为规范名。全国科学技术名词审定委员会是经国务院授权，代表国家审定、公布科技名词的权威性机构，经全国自然科学名词审定委员会审定公布的名词具有权威性和约束力，所以“平肝息风”作为规范名也符合术语定名的协调一致原则。

三、同义词

【又称】“潜阳息风”(《未刻本叶氏医案》)；“潜阳熄风”(《程杏轩医案》)；“平肝熄风”(《敖氏伤寒金镜录》)；“镇肝熄风”(《临症经应录》)；“平肝熄风法”“镇肝熄风法”(《中国医学百科全书》)。

四、源流考释

“平肝息风”的相关记载始见于我国元代第一部论舌的专著《敖氏伤寒金镜录》，称“平肝熄风”，该书的结语记载：“蓝色……蓝色者，绿与青碧相合，犹染色之三蓝也。如微蓝而不满舌，是邪热鸱张，肝液被灼之候，治宜平肝熄风化毒为主。”[1]61 其后有所沿用，如清代《程杏轩医案》[2]46,47《中风斠诠》[3]124《本草正义》[4]35,36 等。如《中风斠诠》卷第三：“近世平肝熄风之法，知有珍珠母者，实自叔微此方开其端，是不可以不录。”[3]124《本草正义》：“天麻……然洁古诸家，又谓其主虚风眩晕头痛，则平肝熄风，适与袪风行痹宣散之法相背。使其果属辛温宣散，则用以治虚风之眩晕头痛，宁不助其升腾而益张其焰，何以罗天益且谓眼黑头旋，风虚内作，非天麻不能治？以此知果是风寒湿邪之痹着瘫痪等证，非天麻之所能奏效也。”[4]35,36

清代何廉臣《感症宝筏》首次记载了“平肝息风”一词，如卷一：“查色八法……如微蓝而不满舌者，法宜平肝息风化毒。旧法主用姜桂。然邪鸱鸱张，肝阴焦灼，逼其本脏之色外见，再用姜桂，是抱薪救火也。”[5]39 其后多有沿用，如清代费伯雄《医方论》卷二：“袪风之剂……侯氏黑散……此方佳处，全在平肝息风。内风不动，则不与外风勾结，此便是阻截之法。”[6]46 民国吴瑞甫《中西温热串解》卷三“察色八法”：“如微蓝而不满舌者，法宜平肝息风化毒。旧法主用姜、桂，然邪热鸱张，肝阴焦灼，逼其本脏之色外见，再用姜、桂，是抱薪救火也。瘟疫湿温，热郁不解，亦有此舌，治宜芳香清泄。”[7]79《全国名医验案类编》第十二卷：“疫痘夹惊案……疗法：平肝息风，透热发痘，痘出则惊搐自止，钱氏消毒饮加味。”[8]507

关于这一治法还有其他名称，如有使用“潜阳息风”的，如清代叶天士《未刻本叶氏医案》：“方案……痫厥议非痰病。用填摄下焦，潜阳息风颇应。但风木司气，春三月发陈，尤宜屏除烦劳恼怒，恐厥阳鼓动，厥复发耳。”[9]10 王学权《重庆堂随笔》卷上：“论治案……此证风动火升，故以纯阴之品潜阳息风也。可与喻氏并传。”[10]27 也有使用“潜阳熄风”的，如《程杏轩医案》[2]1《类证治裁》[11]326《徐养恬方案》[12]79《沈菊人医案》[13]169《慎五堂治验录》[14]110《王旭高临证医案》[15]60《和缓遗风》[16]213《中风斠诠》[3]139《本草正义》[4]82 等，如《类证治裁》卷之五：“室人：烦劳伤阳，无寐耳鸣，头晕欲呕，伏枕稍定，虚阳上巅，风动痰升，眩呕乃作，宜潜阳熄风，牡蛎（煅研）、白芍、五味、甘菊炭、天麻（煨）、半夏（青盐炒）、生地（炒）、茯神、枣仁、桑叶，二服随愈。”[11]326《徐养恬方案》：“（案9）脉弦大，肢麻，心悸，时或头眩上气。年已八旬，精液就衰，肝木失所涵养，禀质又素系木旺。法宜潜阳熄风。”[12]79《中风斠诠》卷三：“古人虽尚未发明神经之病，而立方如此，实能一一暗合潜阳熄风之旨，此是古方中之最不可多得者。”[3]139《本草正义》：“防风……究竟产后痉厥、金疮破伤两者，虽自有猝为寒风所来，宜于解表之一证，要知二者皆在血脱之后，阴不涵阳，肝风内煽，发为痉瘛，尤其多数。此则宜于潜阳熄风，镇定为亟，万不可再用风药助其暴戾。”[4]82 还有使用“镇肝熄风”的，如《临症经应录》卷一：“（案1）某，土虚生湿，木虚生风，肝既失于条达，清阳不能展舒，诊脉右关濡细，左关滑数，一呼一吸之中俱带动跃，宜乎湿乘风势而肿胀愈见，风藉湿淫而搐搦更深。仍有连搐不已，痉厥之虞，理拟实脾镇肝熄风胜湿为要。统望应手，方得图功，否则根深蒂固，虽神丹亦莫极矣。”[17]10《医学刍言》：“怒伤肝：怒伤肝腹胁胀痛，宜疏肝，如香附、苏梗、吴萸、乌药，青、陈皮；肝火肝风上升，头眩火升者，宜镇肝熄风，如石决明、刺蒺藜、天麻、钩藤，虚者加沙苑、女贞、生地、牡蛎之类。”[18]4

中医药学名词审定委员会审定公布的《中医药学名词》[19]121《中医大辞典》[20]451 等均以“平肝息风”作为规范名。如《中医大辞典》：“平肝息风治法。息风法之一种，与‘镇肝息风’同义。是治疗由于肝阳上亢而引动内风的方法。病人头部掣痛、头晕目眩、口眼㖞斜、肢体发麻或震颤、舌头发硬、舌体偏斜抖动、语言不清、甚至突然昏倒、手足拘急或抽搐、苔薄质红，脉弦。可用钩藤、天麻、白蒺藜、菊花、地龙、珍珠母、牡蛎、石决明等药。”[22]451 有著作以“平肝熄风”作为正名的，如《中国中医药学主题词表》[21]642《中医基本名词术语中英对照国际标准》[22]215《中医辞海》[23]802《中医临床诊疗术语・治法部分》[24]31《中医药常用名词术语辞典》[25]100 等，同时也有以“镇肝熄风”作为又称的，如《中医辞海》，还有以“镇肝熄风”“潜阳熄风”作为又称的，如《中医药常用名词术语辞典》。有以“平肝熄风法”作为正名，以“镇肝熄风法”作为又称的，如《中国医学百科全书・中医学》[26]701。

总之，“平肝熄风”是“平肝息风”相关术语的最早记载，清代及近代“平肝息风”及相关术语“平肝熄风”“潜阳息风”“潜阳熄风”“镇肝熄风”在不同著作中有所使用，也有在同一著作中几种术语同时出现的情况。现代著作有使用“平肝息风”作为规范名，如《中医药学名词》《中医大辞典》等，也有以“平肝熄风”作为正名，“潜阳息风”“潜阳熄风”“平肝熄风”“平肝熄风法”“镇肝熄风法”“镇肝熄风”作为又称的。可见，“平肝息风”名称较多，亟待统一，而“平肝息风”作为规范名符合名词定名的约定俗成和简明性原则。

五、文献辑录

《敖氏伤寒金镜录》：“蓝色……蓝色者，绿与青碧相合，犹染色之三蓝也。如微蓝而不满舌，是邪热鸱张，肝液被灼之候，治宜平肝熄风化毒为主。”[1]61

《未刻本叶氏医案》：“方案……痫厥议非痰病。用填摄下焦，潜阳息风颇应。但风木司气，春三月发陈，尤宜屏除烦劳恼怒，恐厥阳鼓动，厥复发耳。”[9]10

《感症宝筏》卷之一：“查色八法……如微蓝而不满舌者，法宜平肝息风化毒。旧法主用姜桂。然邪鸱鸱张，肝阴焦灼，逼其本脏之色外见，再用姜桂，是抱薪救火也。”[5]39

《程杏轩医案》：“庆敬斋方伯耳鸣……人身之阴失其平，阳失其秘，化风盘旋，上干清窍，汩汩之声，昼夜不息，其义亦然，议与潜阳熄风，静以制动之治。”[2]1 “汪孚占翁乃系暑风惊证反复治法……九朝惊定复作，余烬复燃，肝风熄而复动。幸病不由吐泻而来，证属急惊，犹可无妨。热蕴在里，外反不热，肢反厥冷，所谓热深厥亦深也。若谓热盛伤阴，理则有之。若直指为虚寒，思投温补，断乎不可，仍当涤邪清热，平肝熄风。”[2]46,47

《重庆堂随笔》卷上：“论治案……此证风动火升，故以纯阴之品潜阳息风也。可与喻氏并传。”[10]27

《类证治裁》卷之五：“室人：烦劳伤阳，无寐耳鸣，头晕欲呕，伏枕稍定，虚阳上巅，风动痰升，眩呕乃作，宜潜阳熄风，牡蛎(煅研)、白芍、五味、甘菊炭、天麻(煨)、半夏(青盐炒)、生地(炒)、茯神、枣仁、桑叶，二服随愈。”[11]326

《临症经应录》卷一：“(案 1)某，土虚生湿，木虚生风，肝既失于条达，清阳不能展舒，诊脉右关濡细，左关滑数，一呼一吸之中俱带动跃，宜乎湿乘风势而肿胀愈见，风藉湿淫而搐搦更深。仍有连搐不已，痉厥之虞，理拟实脾镇肝熄风胜湿为要。统望应手，方得图功，否则根深蒂固，虽神丹亦莫极矣。”[17]10

《医方论》卷二：“祛风之剂……侯氏黑散……此方佳处，全在平肝息风。内风不动，则不与外风勾结，此便是阻截之法。”[6]46

《徐养恬方案》：“(案 9)脉弦大，肢麻，心悸，时或头眩上气。年已八旬，精液就衰，肝木失所涵养，禀质又素系木旺。法宜潜阳熄风。”[12]79

《沈菊人医案》卷下：“(案 4)季。向日营虚伏热，经事趱前而多，今值产后营阴大夺，血液重虚，以致肝无藏血，化风上旋，头痛眩晕，痛掣右臂，麻木。病属肝经外风，引动内风，血不养筋，以潜阳熄风为治。”[13]169

《慎五堂治验录》卷五：“(案 170)范三，王家石桥。初病似感非感，杨医进药，通宵不寐，随即神狂妄语，仆而欲起，颧红足冷，两目直视，喘咳痰声。诊脉细，舌苔薄黄。平日喜醉多怒，怒伤肝，肝为风木之脏，将息失宜，风阳掀僭莫制。今春雷早发声，雷动而龙随，龙见而痰涌，非平常小恙也。勉拟潜阳熄风。”[14]110

《王旭高临证医案》卷二:“肝风痰火门……陆:阳升头痛,心虚善忘,痰火迷心,若昧若狂。安神定志,人参可用,而腻补且缓,以其纳少痰多也。舒郁化痰,川贝最妙,而燥劫须忌,以其舌苔干白也。潜阳熄风,须参重镇,而收涩当戒,恐反敛其痰也。”[15]60

《医学刍言》:“怒伤肝:怒伤肝腹胁胀痛,宜疏肝,如香附、苏梗、吴萸、乌药,青、陈皮;肝火肝风上升,头眩火升者,宜镇肝熄风,如石决明、刺蒺藜、天麻、钩藤,虚者加沙苑、女贞、生地、牡蛎之类。”[18]4

《和缓遗风》卷上:“二方:隔昨风痰内阻外窜,发现似痉似痫,牵及全体脉络,甚而角弓反张,昨晚离坎水下火上变幻,独言独语,遂使损及精神,几有亡见鬼神,幸而寤寐,通宵安谧,精神得以相交,语言亦不错乱,时觉脘宇杂。时或头目眩晕,身体并不灼热,舌苔亦见润泽。左脉弦而且细,右脉沉而带滑。外感之暑湿少,内伤之神志多,大便不下,小溲滴少。半由风胜则肠燥,半由垢留则物阻。湿痰气火难免蕴蓄,治法潜阳熄风,参用除痰利窍,录方仍请艺成远乎先生酌政。”[16]213

《中西温热串解》卷三“察色八法”:“如微蓝而不满舌者,法宜平肝息风化毒。旧法主用姜、桂,然邪热鸱张,肝阴焦灼,逼其本脏之色外见,再用姜、桂,是抱薪救火也。瘟疫湿温,热郁不解,亦有此舌,治宜芳香清泄。”[7]79

《全国名医验案类编》第十二卷:“疫痘夹惊案……疗法:平肝息风,透热发痘,痘出则惊搐自止,钱氏消毒饮加味。”[8]507

《中风斠诠》卷第三:“近世平肝熄风之法,知有珍珠母者,实自叔微此方开其端,是不可以不录。”[3]124“古人虽尚未发明神经之病,而立方如此,实能一一暗合潜阳熄风之旨,此是古方中之最不可多得者。”[3]139

《本草正义》:“天麻……然洁古诸家,又谓其主虚风眩晕头痛,则平肝熄风,适与祛风行痹宣散之法相背。使其果属辛温宣散,则用以治虚风之眩晕头痛,宁不助其升腾而益张其焰,何以罗天益且谓眼黑头旋,风虚内作,非天麻不能治?以此知果是风寒湿邪之痹着瘫痪等证,非天麻之所能奏效也。”[4]35,36“防风……究竟产后痉厥、金疮破伤两者,虽自有猝为寒风所来,宜于解表之一证,要知二者皆在血脱之后,阴不涵阳,肝风内煽,发为痉瘛,尤其多数。此则宜于潜阳熄风,镇定为亟,万不可再用风药助其暴戾。古人板法,直同鸩毒。《别录》‘内痉’二字,必非防风之辛温发散者所可妄试。凡读古书,不可不窥破此中疑窦者也。”[4]82

《中医药学名词》:“平肝息风又称‘潜阳息风’。用具有重镇潜阳、平肝息风作用的方药,治疗肝阳化风证、肝阳暴亢证的治法。”[19]121

《中医大辞典》:“平肝息风……治法。息风法之一种,与镇肝息风同义。是治疗由于肝阳上亢而引动内风的方法。病人头部掣痛、头晕目眩、口眼㖞斜、肢体发麻或震颤、舌头发硬、舌体偏斜抖动、语言不清、甚至突然昏倒、手足拘急或抽搐、苔薄质红,脉弦。可用钩藤、天麻、白蒺藜、菊花、地龙、珍珠母、牡蛎、石决明等药。”[20]451

《中国中医药学主题词表》:“平肝熄风属肝病治法……属熄风……用重镇潜阳、平肝熄风方药,适用于肝阳化风证、肝阳暴亢证的治疗方法。”[21]642

《中医基本名词术语中英对照国际标准》:“平肝熄风 Pacifying liver and extinguishing wind。”[22]215

《中医辞海》:“平肝熄风……中医术语。熄风法之一。与镇肝熄风同义。是治疗由肝阳上亢而引动内风的方法。”[23]802

《国家标准治法部分》:“平(镇)肝熄风……用有重镇潜阳、平肝熄风作用方药,适用于肝阳化风证、肝阳暴亢证的治疗方法。”[24]31

《中医药常用名词术语辞典》:“平肝熄风。治法。又名镇肝熄风、潜阳熄风。用滋阴潜阳的方药治疗肝阳化风证的方法。适用于肝阳上亢，升动无制而化风的眩晕耳鸣，肢麻震颤，头痛，面红目赤等症。常用药物有天麻、牛膝、生白芍、珍珠母、生龙骨、生牡蛎、羚羊角等。代表方剂如天麻钩藤饮、镇肝熄风汤。”[25]100

《中国医学百科全书·中医学》：“平肝熄风法　即镇肝熄风法，是治疗肝阳上亢，肝风内动的方法。适用于肝肾阴虚，阴不制阳，气血上逆，肝阳化风所致的头痛眩晕、目胀面赤、耳鸣如潮；甚则眩晕颠仆、卒然昏倒、不省人事，或半身不遂等病证。”[26]701

参考文献

[1] [元] 杜清碧．(史氏重订)敖氏伤寒金镜录[M]．史介生重订．杭州：新医书局，1955：61.

[2] [清] 程杏轩．程杏轩医案：辑录三[M]．曹炳章主编．上海：大东书局，1936：1，46，47.

[3] 张山雷．中风斠诠[M]．吴文清点校．福州：福建科学技术出版社，2007：62，124，139.

[4] 张山雷．本草正义[M]．程东旗点校．福州：福建科学技术出版社，2006：35，36，82.

[5] 何廉臣．感症宝筏[M]．阎卫青，王雅琴，郝大勇校注．太原：山西科学技术出版社，2011：39.

[6] [清] 费伯雄著．医方论[M]．李铁君点校．北京：中医古籍出版社，1987：46.

[7] [民国] 吴瑞甫．中西温热串解[M]．刘德荣，金丽点校．福州：福建科学技术出版社，2003：79.

[8] 何廉臣编．全国名医验案类编[M]．福州：福建科学技术出版社，2003：507.

[9] [清] 叶天士．未刻本叶氏医案[M]．上海：上海科学技术出版社，2010：10.

[10] [清] 王学权．重庆堂随笔[M]．王燕平，候酉娟，张华敏校注．北京：人民军医出版社，2012：27.

[11] [清] 林珮琴．类证治裁[M]．太原：山西科学技术出版社，2010：326.

[12] [清] 徐养恬．徐养恬方案[M]．周铭心点校．上海：上海科学技术出版社，2004：79.

[13] [清] 沈菊人．沈菊人医案[M]．上海：上海科学技术出版社，2004：151，169.

[14] [清] 钱艺．慎五堂治验录[M]．钱雅乐纂辑，杨杏林点校．上海：上海科学技术出版社，2004：110.

[15] [清] 王旭高．王旭高临证医案[M]．张殿民，史兰华点校．北京：人民卫生出版社，1987：60.

[16] [清] 马培之，李文荣，邵同珍．马氏医论；知医必辨；医易一理；和缓遗风合集[M]．太原：山西科学技术出版社，2013：213.

[17] [清] 刘金方．临症经应录[M]．程磐基，郑彩慧点校．上海：上海科学技术出版社，2004：10.

[18] [清] 王旭高．医学刍言[M]．北京中医学院诊断教研组整理．北京：人民卫生出版社，1960：4.

[19] 中医药学名词审定委员会．中医药学名词[M]．北京：科学出版社，2004：121.

[20] 李经纬，余瀛鳌，蔡景峰，等．中医大辞典[M]．北京：人民卫生出版社，2005：451.

[21] 吴兰成．中国中医药主题词表[M]．北京：中医古籍出版社，2008：642.

[22] 世界中医药学会联合会．中医基本名词术语中英对照国际标准[M]．北京：人民卫生出版社，2008：215，451.

[23] 袁钟，图娅，彭泽邦，等．中医辞海[M]．北京：中国医药科技出版社，1999：802.

[24] 国家技术监督局．中医临床诊疗术语：治法部分[M]．北京：中国标准出版社，1997：31.

[25] 李振吉．中医药常用名词术语辞典[M]．北京：中国中医药出版社，2001：100.

[26] 《中医学》编辑委员会．中医学[M]//钱信忠．中国医学百科全书．上海：上海科学技术出版社：1997：701.

（崔利宏）

2·059

平肝潜阳

píng gān qián yáng

一、规范名

【汉文名】平肝潜阳。

【英文名】suppressing hyperactive liver and subsiding yang。

【注释】用具有平肝潜阳重镇作用的方

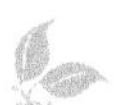

药，治疗肝阳上亢证的治法。

二、定名依据

“平肝潜阳”一词原指中药的功效，作为治法名称始见于《中风斠诠》，以“平肝潜阳”作为规范名，并沿用至今。

现代文献著作多以“平肝潜阳”记载本治法，如我国2005年出版的行标《中医药学名词》，国标如《中医临床诊疗术语·治法部分》，辞书类著作《中医大辞典》《中医药常用名词术语辞典》《中国中医药学术语集成·治则治法与针灸学》《中国医学百科全书·中医学》《中国大百科全书·中国传统医学》等均以“平肝潜阳”作为本治法正名。说明“平肝潜阳”作为本治法正名已成为共识，符合名词定名的约定俗成原则。

古代文献多以“潜阳”记载本治法，但“潜阳”的词意较为简单，并且可以和其他词组合，形成另外一种治法，如“育阴潜阳”等；也可指治疗其他脏腑，如“潜肾阳”。比较而言，“平肝潜阳”所表达的本治法的含义更为准确，不会造成歧义，符合中医药名词定名的科学性原则。因此建议以“平肝潜阳”作为本治法的规范名称。

我国2005年出版的中医药学名词审定委员会审定的《中医药学名词》已将“平肝潜阳”作为本词正名，故将“平肝潜阳”作为本词正名符合科技名词协调一致的原则。

三、同义词

【曾称】“息风阳”(《王氏医案绎注》)；“潜阳”(《类证治裁》)。

四、源流考释

“平肝潜阳”是用具有平肝潜阳、重镇作用的方药，治疗肝阳上亢证的治法。较早记载这种治法的著作是明代胡慎柔的《慎柔五书》，该书以“潜阳”记载本治法，如《慎柔五书》卷一：“师训第一……凡久病，用补脾、补命门之药，皆燥剂，须用当归身以润肝，恐燥能起肝火故也(立意极是，而以当归为能润肝燥，贻误非浅，其辛温正起肝火也。血分虚寒宜之。虚燥者复与燥剂同用，必致头眩、肋胀，不若鳖甲、牡蛎，介类潜阳而又清灵不腻)。”[1]12 其后的记载也多采用“潜阳”的记载，如清代叶桂《种福堂公选良方》卷一：“续医案……(三十)阴筋曰宗筋，肝主之，冷则筋缩，热则弛长……法当苦以坚阴，燥以胜湿，介以潜阳，湿去热清，自有愈期。”[2]313 清代陈念祖《时方歌括》卷上：“大补阴丸……地黄知柏滋兼降。龟板沉潜制亢阳……是介以潜阳法。”[3]22 清代郭诚勋《证治针经》卷一：“眩晕……下虚必从肝治，潜阳镇摄宜参。”[4]28 清代林珮琴《类证治裁》卷之五：“眩晕脉案……室人，烦劳伤阳，无寐耳鸣，头晕欲呕，伏枕稍定，虚阳上巅，风动痰升，眩呕乃作。宜潜阳熄风。牡蛎(煅研)，白芍、五味、甘菊炭、天麻(煨)、半夏(青盐炒)、生地(炒)、茯神、枣仁、桑叶，二服随愈。”[5]209

以“平肝潜阳”作为正名记载本治法始见于清代张山雷《中风斠诠》卷第三：“第七节清热之方，药用犀、羚、贝子，平肝潜阳，清热熄风，而兼镇逆，以治内风，皆是吻合，必有捷效。”[6]138 这一正名出现之后，在清代时期，本治法的名称也没有固定，主要有三种情况，第一，采用“平肝潜阳”的正名记载本治法。第二，继续沿用“潜阳”记载本治法，如清代张山雷《中风斠诠》卷第二：“第六节论肝阳宜于潜镇……而闭与脱之合辙，则无论为肝为肾，皆相火之不安于窟宅，斯潜藏为急要之良图。潜阳之法，莫如介类为第一良药。”[6]97 何秀山《何秀山医话·话六经方药》：“阿胶鸡子黄汤……然心血虚者，肝阳必亢，故佐以决明、牡蛎，介类潜阳。”[7]45 吴瑭《吴鞠通医案》卷三：“肝厥……一日厥去四五次。脉弦细数，按之无力，危急已极，勉与定风珠潜阳育阴，以熄肝风。”[8]248 第三种情况，出现了本词的又一个名称“息风阳”，如石念祖《王氏医案绎注》卷七：“肝阳上浮，肺气不降，痰热阻痹，邪乃逗遛，予小陷胸合温胆雪羹加旋薤投之。脉左弦洪而数，为阴虚挟热。右滑而溢，为痰挟风阳……治法涤痰热即所以息风阳。”[9]1117 近代名医陆士谔《王孟英医案》卷二：“内风……体质素属阴亏，风阳内煽，烁其津液，故右脉软滑而虚……冬虫夏草、石英、牡蛎息风阳。”[10]180

现代有关著作有的以“平肝潜阳”作为本词正名，如《中医药学名词》[11]131《中医大辞典》[12]451《中医药常用名词术语辞典》[13]101《中国中医药学术语集成·治则治法与针灸学》[14]77《中国医学百科全书·中医学》[15]736 国标《中医临床诊疗术语·治法部分》[16]31《中国大百科全书·中国传统医学》[17]305，如国标《中医临床诊疗术语治法部分》：“平肝潜阳，用重镇之品平肝潜阳，适用于肝阳上亢证、肝阳暴亢证的治疗方法。”[16]31《中医大辞典》：“平肝潜阳，治法。见《中医临床诊疗术语·治法》。用滋阴养血和平肝息风之品治疗肝阳上亢证、肝阳暴亢证的方法。适用于阴虚阳亢、气火上扰的眩晕耳鸣，面红目赤，急躁易怒，失眠多梦等。”[12]451《中医药学名词》：“平肝潜阳，用具有平肝潜阳重镇作用的方药，治疗肝阳上亢证、肝阳暴亢证的治法。”[11]131 有的以“潜阳”为正名，如《中国中医药学主题词表》：“潜阳：属阴阳治法；指治疗阴虚而致肝阳上亢的方法或指用重镇坠的药物收敛虚阳。”[18]291

须予以说明的是，“平肝潜阳”也可指中药功效。平肝潜阳药多为质重的介类或矿石类药物。如明代李中梓《本草征要》第三卷：“石决明……味咸、性平，无毒。入肝，肾二经。盐水煮、水飞。平肝潜阳，息风止眩。”[19]155

关于“平肝潜阳”的含义，我国 2005 年出版的由中医药学名词审定委员会审定公布的《中医药学名词》释义为“用具有平肝潜阳重镇作用的方药，治疗肝阳上亢证、肝阳暴亢证的治法”。该释义客观、准确地表达了“平肝潜阳”的科学内涵和本质属性。

五、文献辑录

《本草征要》第三卷：“石决明……味咸、性平，无毒。入肝，肾二经。盐水煮、水飞。平肝潜阳，息风止眩。”[19]155

《慎柔五书》卷一：“师训第一……凡久病，用补脾、补命门之药，皆燥剂，须用当归身以润肝，恐燥能起肝火故也(立意极是，而以当归为能润肝燥，贻误非浅，其辛温正起肝火也。血分虚寒宜之。虚燥者复与燥剂同用，必致头眩、肋胀，不若鳖甲、牡蛎，介类潜阳而又清灵不腻)。”[1]12

《种福堂公选良方》卷一：“续医案……(三十)阴筋曰宗筋，肝主之，冷则筋缩，热则弛长……法当苦以坚阴，燥以胜湿，介以潜阳，湿去热清，自有愈期。”[2]313

《时方歌括》卷上：“大补阴丸……地黄知柏滋兼降。龟板沉潜制亢阳……是介以潜阳法。”[3]22

《证治针经》卷一：“眩晕……下虚必从肝治，潜阳镇摄宜参。”[4]28

《类证治裁》卷之五：“眩晕脉案……室人，烦劳伤阳，无寐耳鸣，头晕欲呕，伏枕稍定，虚阳上巅，风动痰升，眩呕乃作。宜潜阳熄风。牡蛎(煅研)，白芍、五味、甘菊炭、天麻(煨)、半夏(青盐炒)、生地(炒)、茯神、枣仁、桑叶，二服随愈。”[5]209

《中风斠诠》卷第二：“第六节论肝阳宜于潜镇……而闭与脱之合辙，则无论为肝为肾，皆相火之不安于窟宅，斯潜藏为急要之良图。潜阳之法，莫如介类为第一良药。”[6]97

卷第三：“第七节清热之方，药用犀、羚、贝子，平肝潜阳，清热熄风，而兼镇逆，以治内风，皆是吻合，必有捷效。”[6]138

《何秀山医话·话六经方药》：“阿胶鸡子黄汤……然心血虚者，肝阳必亢，故佐以决明、牡蛎，介类潜阳。”[7]45

《吴鞠通医案》卷三：“肝厥……一日厥去四五次。脉弦细数，按之无力，危急已极，勉与定风珠潜阳育阴，以熄肝风。”[8]248

《王氏医案绎注》卷七：“肝阳上浮，肺气不降，痰热阻痹，邪乃逗遛，予小陷胸合温胆雪羹加旋薤投之。脉左弦洪而数，为阴虚挟热。右滑而溢，为痰挟风阳……治法涤痰热即所以息风阳。”[9]1117

《王孟英医案》卷二：“内风……体质素属阴亏，风阳内煽，烁其津液，故右脉软滑而虚……冬虫夏草、石英、牡蛎息风阳。”[10]180

《中医药学名词》：“平肝潜阳，用具有平肝潜阳重镇作用的方药，治疗肝阳上亢证、肝阳暴亢证的治法。”[11]131

《中医大辞典》：“平肝潜阳，治法。见《中医临床诊疗术语·治法》。用滋阴养血和平肝息风之品治疗肝阳上亢证、肝阳暴亢证的方法。适用于阴虚阳亢、气火上扰的眩晕耳鸣，面红目赤，急躁易怒，失眠多梦等。”[12]451

《中医药常用名词术语辞典》：“平肝潜阳，简称潜阳。① 治法。用滋阴养血和平肝息风之品治疗肝阳上亢证、肝阳暴亢证的方法。适用于阴虚阳亢、气火上扰的眩晕耳鸣，面红目赤，急躁易怒，失眠多梦等。② 中药功效。平肝潜阳药多为质重的介类或矿石类药物。对于其中的介类药物，又称为‘介类潜阳’。平肝潜阳药具有平肝潜阳或平抑肝阳及清肝热、安心神等作用。”[13]101

《中国中医药学术语集成·治则治法与针灸学》：“平肝潜阳，异名平肝潜镇。治法。用重镇之品平肝潜阳，适用于肝阳上亢证、肝阳暴亢证的治疗方法。”[14]77

《中国医学百科全书·中医学》：“平肝潜阳法　是以重镇潜阳类药物为主组方，治疗因肝阴不足，肝阳上亢所致眼病的治法。肝肾阴虚，肝阳上亢所致之眼病，多见两眼发胀，眼前黑花缭乱，视物昏暗，或突然盲而不见，白睛溢血或眼内积血，瞳神散大，目珠偏斜得便感。且每兼见头晕目眩，耳鸣耳聋，心悸失眠，烦躁易怒，面红赤，胁痛，胸满，口咽干燥，舌红绛，苔少或无苔，脉弦细数。治宜平肝潜阳。方用保阴煎（《顾氏医镜》），加石决明、牡蛎等品，送服磁朱丸（《千金要方》）；若兼见肝风内动者，可有肢体麻木，或胞睑、面颊及四肢抽搐震颤，双目上视，舌体抖动，语言不利，头目眩晕或胀痛，舌红，脉弦数。治宜镇肝熄风。方用镇肝熄风汤（《医学衷中参西录》），加菊花、钩藤、白僵蚕等。平肝潜阳药物，多为金石介类，质重而体降，易伤气血，克伐胃气，故宜配伍柔肝养血，益气健脾之品。”[15]736

《中国中医药学主题词表》：“潜阳：属阴阳治法；指治疗阴虚而致肝阳上亢的方法或指用重镇坠的药物收敛虚阳。”[18]291

《中医临床诊疗术语·治法部分》：“平肝潜阳，用重镇之品平肝潜阳，适用于肝阳上亢证、肝阳暴亢证的治疗方法。”[16]31

《中国大百科全书·中国传统医学》：“平肝潜阳……治疗肝阳上亢证的方法。在生理上人体阴阳维持着动态平衡。肝阳不足，阴不制阳，即出现肝阳上亢证。肝阴不足主要是由肾阴虚，肾水不能滋养肝木及气郁化火，内耗肝阴所致。平肝潜阳，一方面能补肝阴不足，又能使亢盛的肝阳得到抑制，使人体阴阳恢复相对的平衡。肝阳上亢所致的眩晕耳鸣，头痛且胀，面红目赤，急躁易怒，失眠多梦，健忘心悸，腰膝酸软，舌质红绛，脉弦细数等病症，即可使用平肝潜阳法。”[17]305

参考文献

[1] [明] 胡慎柔. 慎柔五书[M]. 北京：中国中医药出版社，2011：12.

[2] [清] 叶天士. 叶天士医学全书[M]. 太原：山西科学技术出版社，2012：313.

[3] [清] 陈修园. 新校注陈修园医书：时方歌括[M]. 黄大理校注. 福州：福建科学技术出版社，1964：22.

[4] [清] 郭诚勋. 证治针经[M]. 江一平，等校注. 北京：中国中医药出版社，1996：28.

[5] [清] 林珮琴. 类证治裁[M]. 北京：中国医药科技出版社，2011：209.

[6] [清] 张山雷. 中风斠诠[M]. 福州：福建科学技术出版社，2007：97，138.

[7] [清] 何秀山. 何秀山医话[M]. 北京：中国中医药出版社，2014：45.

[8] [清] 吴鞠通. 吴鞠通医学全书[M]. 太原：山西科学技术出版社，2015：248.

[9] [清] 王孟英. [清] 石念祖注. 王氏医案绎注[M]//曹洪欣. 温病大成：第5部下[M]. 福州：福建科学技术

出版社,2008：1117.

[10] [清]王士雄.王孟英医案[M].北京：中国中医药出版社,2006：180.

[11] 中医药学名词审定委员会.中医药学名词[M].北京：科学出版社,2005：131.

[12] 李经纬,余瀛鳌,蔡景峰,等.中医大辞典[M].北京：人民卫生出版社,2005：451.

[13] 李振吉.中医药常用名词术语辞典[M].北京：中国中医药出版社,2001：101.

[14] 李剑,曾召.治则治法与针灸学[M]//曹洪欣,刘保延,中国中医药学术语集成.北京：中医古籍出版社,2006：77.

[15] 《中医学》编辑委员会.中医学[M]//钱信忠.中国医学百科全书.上海：上海科学技术出版社,1997：736.

[16] 国家技术监督局.中医临床诊疗术语：治法部分[M].北京：中国标准出版社,1997：31.

[17] 中国大百科全书总编辑委员会,《中国传统医学》编辑委员会,中国大百科全书出版社编辑部.中国大百科全书：中国传统医学[M].北京：中国大百科全书出版社,1992：305.

[18] 吴兰成.中国中医药学主题词表[M].北京：中医古籍出版社,2008：291.

[19] [明]李中梓.本草征要[M]//李中梓医学全书.北京：中国中医药出版社,1999：155.

（贺亚静）

2·060

托里排脓

tuō lǐ pái nóng

一、规范名

【中文名】托里排脓。

【英文名】lifting interior toxin and expelling pus。

【注释】用具有补益内托、托毒外出、排除脓液作用的方药治疗脓毒证的治法。

二、定名依据

"托里排脓"一词始见于宋代王怀隐《太平圣惠方》,作为治法名词始见于北宋赵佶《圣济总录》。此前中医著作中相关的记载尚有"排脓",两者的概念不完全相同。

"托里排脓"这一名称出现后,很多中医著作《普济本事方》《古今医统大全》《外科精要》《外科正宗》《成方切用》《简明医彀》等使用该词,中医著作中尚有"内托排脓"见于《外科集验方》《疡医大全》,"排脓内托"见于《医方选要》《痰火点雪》,"排脓托毒"见于《本草汇言》《疡医大全》,"托里透脓"见于《全国名医验案类编》。但都没有"托里排脓"使用广泛。使用"托里排脓"的著作多为历代重要著作,对后世有重要影响。说明使用"托里排脓"作为正名,已经达成共识,符合规范名词约定俗成的原则。

我国目前已经出版的国标《中医临床诊疗术语·治法部分》《中医药学名词》《中医大辞典》《中国医学百科全书·中医学》《中国中医药主题词表》均使用"托里排脓"一词。这说明将"托里排脓"作为正名使用已达成共识。

全国科学技术名词审定委员会审定公布的《中医药学名词》已使用"托里排脓"一词作为规范名词。所以"托里排脓"作为规范名符合术语定名的协调一致原则。

三、同义词

【曾称】"内托排脓"(《外科集验方》);"排脓内托"(《医方选要》);"排脓托毒"(《本草汇言》);"托里透脓"(《全国名医验案类编》)。

四、源流考释

"托里排脓"源自"排脓",始见于秦汉时期著作《神农本草经》,如该书记载黄芪："黄

芪……味甘微温。主痈疽久败创，排脓止痛，大风，痢疾，五痔，鼠瘘，补虚，小儿百病。一名戴糁。生山谷。"[1]37 这里的"排脓"一词是指药物黄芪的功效。之后的著作，如东汉张仲景《金匮要略》中记载有排脓汤。例如，在"疮痈肠痈浸淫病脉证并治"中记载："排脓汤方，甘草二两，桔梗三两，生姜一两，大枣十枚。"[2]72

宋金元时期，"托里排脓"名称始见于宋代王怀隐《太平圣惠方》，该书卷第六十一"治痈有脓诸方"："治痈疽一切疮肿，托里排脓散方，木香(一分)、黄芪(三分锉)、白蔹(一分)占斯(一分)、芎䓖(一分)、当归(一分锉微炒)、细辛(一分)、桔梗(一分去芦头)、赤芍药(一分)、槟榔(一分)、败酱(一分)、甘草(一分炙微赤锉)、桂心(一分)、羌活(一分)、白芷(一分)。"[3]1922 在这里"托里排脓"作为方名出现。而"托里排脓"作为本治法的正名始见于北宋赵佶《圣济总录》，如该书卷第一百三十"诸痈疽托里法"："治发背痈疽，一切疮肿，托里排脓。木香散方：木香、黄芪(细锉)、白蔹、木占斯、芎䓖、当归(切焙)、细辛(去苗叶)、桔梗(炒)、赤芍药、槟榔(生锉)、败酱、甘草(炙)、桂(去粗皮)、羌活(去芦头)、白芷(各一两)。"[4]1490 其后的著作，沿用"托里排脓"一词。如宋代许叔微《普济本事方》："生犀散，托里排脓。皂角刺(不计多少，粗大紫色者)上藏瓶中，盐泥固济，炭火烧过存性，放冷，出碾为细末。每服一钱，薄酒微温调下，暑月用陈米饮下。"[5]101

明代医家仍沿用《圣济总录》的记载，以"托里排脓"为正名。如明代徐春甫《古今医统大全》："以黄连消毒散一剂，湿热顿除，惟肿硬作痛，以仙方活命饮二剂，肿痛悉退，但疮头不消，投十宣，去桂，加金银花、藁本、白术、茯苓、陈皮以托里排脓。"[6]621 明代陈实功《外科正宗》："次用托里排脓之药，外以桑木灸法，肿硬渐腐，脓毒渐出，换服十全大补汤加麦冬、五味数服，腐肉自脱，饮食渐进，疮口渐合，调理两月余而愈。"[7]24 明代孙志宏《简明医彀》："如待溃穿，多难收敛而殂，针破后宜托里排脓、补养气血，十全大补汤之类。"[8]481 明代本词异名还有"内托排脓"(《外科集验方》)、"排脓内托"(《医方选要》《痰火点雪》)、"排脓托毒"(《本草汇言》)等。例如，明代赵宜真《外科集验方》："治法，初起则当发散流气之药；若已成脓，又当内托排脓，养血顺气。"[9]481 明代周文采在其著作《医方选要》："治之当流气活血，解毒散热，排脓内托，必使气血宣通，热毒外散，然后可也。"[10]260 明代倪朱谟《本草汇言》："若夫阴中之火，非配知母、白芍药，不能去；产后诸疾，非配归、芎、益母不能行；又欲顺气疏肝，和以青皮、柴胡；达痰开郁，和以贝母、半夏；若用于疡科，排脓托毒，凉血之际，必协乳香、没药、白芷、羌活、连翘、金银花辈，乃有济也。"[11]138 明代龚居中《痰火点雪》："已溃者，则宜排脓内托，脓散毒解则愈。"[12]29

清代，"托里排脓""托里透脓""内托排脓""排脓托毒"等多种名称并存，但是"托里排脓"使用频率更高。沿用"托里排脓"的著作有：清代吴仪洛《成方切用》[13]459、谢星焕《谢映庐医案》[14]188、易凤翥《外科备要》[15]235、孙采邻《竹亭医案》[16]770、丁甘仁《丁甘仁医案》[17]90。有的著作使用"托里透脓"一词，如清代何廉臣《全国名医验案类编》："前医以托里透脓，不独不效，反至燥渴神昏谵语，而痘转黑黯，骨节起痈，势成危急不治之证。又用八珍汤加减，取其托里透脓，活血补气。"[18]455 清代还有同一著作中使用不同名称的记载，如清代顾世澄《疡医大全》："如有气已结聚，不可用内消之法，宜用排脓托毒之药，此皆先后之次也。"[19]159《疡医大全》："已成跳痛者，此肉腐作脓也，宜内托排脓。"[19]149

现代有关中医著作均沿用《圣济总录》的记载以"托里排脓"为本词的正名。如《中医大辞典》[20]593《中国中医药主题词表》[21]907《中国医学百科全书·中医学》[22]746《中医临床诊疗术语·治法部分》[23]41《中医药学名词》[24]125。其中《中医药学名词》："托里排脓，用具有补益内托、托毒外出、排除脓液作用的方药治疗脓毒证的治法。"[24]125 也有的著作使用"托毒排脓"一词，如《中国中医药学术语集成·治则治法与针灸学》："托毒排脓，运用具有透邪托毒，补益内托作用的方药，达到托毒外出，排除脓液的目的。"[25]100

总之，"托里排脓"一词源自排脓，"排脓"一词始见于《神农本草经》。"托里排脓"一词始见于宋代《太平圣惠方》，作为治法名词始见于宋代《圣济总录》。其后的著作多沿用该词。同时在古代的中医著作中还有"内托排脓""排脓内托""排脓托毒""托里透脓"等相关记载。现代中医著作多沿用"托里排脓"一词。

五、文献辑录

《神农本草经·黄芪》："味甘微温。主痈疽久败创，排脓止痛，大风，痢疾，五痔，鼠瘘，补虚，小儿百病。一名戴糁。生山谷。"[1]37

《金匮要略·疮痈肠痈浸淫病脉证并治》："排脓汤方，甘草二两，桔梗三两，生姜一两，大枣十枚。"[2]72

《太平圣惠方》卷六十一："治痈疽一切疮肿，托里排脓散方，木香（一分），黄芪（三分锉），白蔹（一分），占斯（一分），芎䓖（一分），当归（一分锉微炒），细辛（一分），桔梗（一分去芦头），赤芍药（一分），槟榔（一分），败酱（一分），甘草（一分炙微赤锉），桂心（一分），羌活（一分），白芷（一分）。"[3]1922

《圣济总录》卷一百三十："治发背痈疽，一切疮肿，托里排脓。木香散方：木香、黄芪（细锉）、白蔹、木占斯、芎䓖、当归（切焙）、细辛（去苗叶）、桔梗（炒）、赤芍药、槟榔（生锉）、败酱、甘草（炙）、桂（去粗皮）、羌活（去芦头）、白芷（各一两）。"[4]1490

《普济本事方》卷六："生犀散，托里排脓。皂角刺（不计多少，粗大紫色者）上藏瓶中，盐泥固济，炭火烧过存性，放冷，出碾为细末。每服一钱，薄酒微温调下，暑月用陈米饮下。"[5]101

《外科集验方》卷下："治法，初起则当发散流气之药；若已成脓，又当内托排脓，养血顺气。"[9]481

《医方选要》卷九："治之当流气活血，解毒散热，排脓内托，必使气血宣通，热毒外散，然后可也。"[10]260

《古今医统大全》卷八十一："以黄连消毒散一剂，湿热顿除，惟肿硬作痛，以仙方活命饮二剂，肿痛悉退，但疮头不消，投十宣，去桂，加金银花、藁本、白术、茯苓、陈皮以托里排脓。"[6]621

《外科正宗》卷一："次用托里排脓之药，外以桑木灸法，肿硬渐腐，脓毒渐出，换服十全大补汤加麦冬、五味数服，腐肉自脱，饮食渐进，疮口渐合，调理两月余而愈。"[7]24

《本草汇言》卷二："若夫阴中之火，非配知母、白芍药，不能去；产后诸疾，非配归、芎、益母不能行；又欲顺气疏肝，和以青皮、柴胡；达痰开郁，和以贝母、半夏；若用于疡科，排脓托毒，凉血之际，必协乳香、没药、白芷、羌活、连翘、金银花辈，乃有济也。"[11]138

《简明医彀》卷八："如待溃穿，多难收敛而殂，针破后宜托里排脓、补养气血，十全大补汤之类。"[8]481

《痰火点雪》卷二："已溃者，则宜排脓内托，脓散毒解则愈。"[12]29

《疡医大全》卷六："已成跳痛者，此肉腐作脓也，宜内托排脓。"[19]149

卷七："如有气已结聚，不可用内消之法，宜用排脓托毒之药，此皆先后之次也。"[19]159

《成方切用》卷十一："解毒定痛，托里排脓，使毒气不至内攻，故为诸症所必用。"[13]459

《谢映庐医案》卷五："后又将原方加疏肝导气一剂，诸症潜消，视其乳房，果红肿迸迫，欲作脓溃之势，继将原方加公英、香附、白芷，托里排脓，果得出脓一碗，肿痛悉瘥。"[14]188

《外科备要》卷一："始先，身发寒热，当急表里施治，若延至宣窍成，疮面全腐，但当托里排脓追毒出外。"[15]235

《竹亭医案》卷二："脉象浮数，有溃脓之□，再议托里排脓之法。”[16]770

《全国名医验案类编》卷十二:“前医以托里透脓,不独不效,反至燥渴神昏谵语,而痘转黑黯,骨节起痈,势成危急不治之证。又用八珍汤加减,取其托里透脓,活血补气。”[18]455

《丁甘仁医案》卷四:“鞠左……肺痈已延两月,咳嗽脓多血少,稠浊腥臭,纳谷减少,形瘦神疲,脉数无力,肺叶已腐,蕴毒留恋,症势入险,姑拟托里排脓,清肺化痰,未识能得转机否?”[17]90

《中医大辞典》:“托里排脓,治法。疮疡中期脓成以后,运用托里法促进脓液排出,防止毒邪内陷。一般用托里排脓汤。若正气未虚而邪毒盛者,托毒以排脓,可用透脓散;若正气已虚,脓液清晰而排出不畅者,宜补托法,可用托里消毒散。”[20]593

《中国中医药主题词表》:“托里排脓,属排脓托毒。运用补益内托之类方药,达到托毒外出、排出脓液的目的,适用于脓毒证的治疗方法。”[21]907

《中国医学百科全书·中医学》:“托里排脓,是用具有透托和补托作用的药物为主,组成方剂,治疗创伤感染或附骨痈疽的方法。”[22]746

《中华人民共和国国家标准·中医治法部分》:“托里排脓(透)脓,运用补益内托之类方药,达到托毒外出、排除脓液目的,适用于脓毒证的治疗方法。”[23]41

《中医药学名词》:“托里排脓,用具有补益内托、托毒外出、排除脓液作用的方药治疗脓毒证的治法。”[24]125

《中国中医药学术语集成·治则治法与针灸学》:“托毒排脓,运用具有透邪托毒,补益内托作用的方药,达到托毒外出,排除脓液的目的。”[25]100

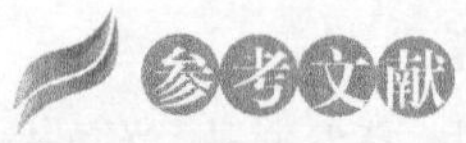

参考文献

[1] 未著撰人.神农本草经[M].[清]顾观光重辑.北京:人民卫生出版社,1955:37.

[2] [汉]张仲景.金匮要略[M].北京:人民卫生出版社,2005:72.

[3] [宋]王怀隐.太平圣惠方[M].北京:人民卫生出版社,1982:1922.

[4] [宋]赵佶.圣济总录:下[M].郑金生,汪惟刚,犬卷太一校点.北京:人民卫生出版社,2013:1490.

[5] [宋]许叔微.普济本事方[M].刘景超,李具双校注.北京:中国中医药出版社,2007:101.

[6] [明]徐春甫.古今医统大全:下[M].北京:人民卫生出版社,1991:621.

[7] [明]陈实功.外科正宗[M].北京:中国中医药出版社,2002:24.

[8] [明]孙志宏.简明医彀[M].北京:人民卫生出版社,1984:481.

[9] [明]赵宜真.外科集验方[M].长沙:湖南科学技术出版社,2014:481.

[10] [明]周文采.医方选要[M].北京:中国中医药出版社,1993:260.

[11] [明]倪朱谟.本草汇言[M].上海:上海科学技术出版社,2005:138.

[12] [明]龚居中.痰火点雪[M].北京:人民卫生出版社,1996:29.

[13] [明]吴仪洛.成方切用[M].北京:中医古籍出版社,2013:459.

[14] [清]谢映庐.谢映庐医案[M].上海:上海科学技术出版社,2010:188.

[15] [清]易凤翥.外科备要[M]//潘远根.湖湘名医典籍精华.长沙:湖南科学技术出版社,2000:235.

[16] [清]孙采邻.竹亭医案:下[M].上海:上海科学技术出版社,2004:770.

[17] [清]丁甘仁.丁甘仁医案[M].太原:山西科学技术出版社,2013:90.

[18] [清]何廉臣.全国名医验案类编[M].太原:山西科学技术出版社,2011:455.

[19] [清]顾世澄.疡医大全[M].北京:中国中医药出版社,1994:149,159.

[20] 李经纬,余瀛鳌,蔡景峰,等.中医大辞典[M].北京:人民卫生出版社,2011:593.

[21] 吴兰成.中国中医药主题词表[M].北京:中医古籍出版社,2008:907.

[22] 《中医学》编辑委员会.中医学[M]//钱信忠.中国医学百科全书.上海:上海科学技术出版社,1997:746.

[23] 国家技术监督局.中医临床诊疗术语:治法部分[M].北京:中国标准出版社,1997:41.

[24] 中医药学名词审定委员会.中医药学名词[M].北京:科学出版社,2005:125.

[25] 李剑,曾召.治则治法与针灸学[M]//曹洪欣,刘保延.中国中医药学术语集成.北京:中医古籍出版社,2006:100.

（郭凤鹏）

同病异治

tóng bìng yì zhì

一、规范名

【汉文名】同病异治。

【英文名】treating same disease with different methods。

【注释】表现相同的疾病，可因人、因时、因地的不同，或由于病情的发展、病机的变化、正邪的消长等差异，采取不同治法的治疗原则。

二、定名依据

“同病异治”最早见于《内经》，此后历代文献沿用至今。如隋代杨上善的《黄帝内经太素》、唐代王冰的《黄帝内经素问》、宋代朱肱的《类证活人书》、赵佶《圣济总录》、明代朱橚的《普济方》、吴昆《黄帝内经素问吴注》、清代吴谦《订正仲景全书伤寒论注》、黄元御《素问悬解》、魏之琇《续名医类案》等。

我国著名的国标、行标，如国标《中医基础理论术语》《传统医学名词术语国际标准》《中医药学名词》，普通高等教育中医药类规划教材《中医基础理论》，以及辞书类著作《中医大辞典》《中医辞海》均以“同病异治”作为规范名。已经广泛应用于中医药学文献的标引和检索的《中国中医药主题词表》也以“同病异治”作为正式主题词，说明“同病异治”作为规范名称已成为共识。

全国科学技术名词审定委员会审定公布的《中医药学名词》已以“同病异治”作为规范名，所以“同病异治”作为规范名也符合术语定名的协调一致原则。

三、同义词

未见。

四、源流考释

“同病异治”的相关记载首见于《内经》，如《黄帝内经素问·病能论》记载：“有病颈痈者，或石治之，或针灸治之，而皆已，其真安在？岐伯曰：此同名异等者也。夫痈气之息者，宜以针开除去之。夫气盛血聚者，宜石而泻之。此所谓同病异治也。”[1]91,92 指出虽同为颈痈，但是表现有所不同，有病在气，病在血之不同，即同名异等，所以相应的也采用不同的治疗方法，皆痊愈，这就是同病异治。《黄帝内经素问·五常政大论》也有记载：“帝曰：善。其病也，治之奈何？岐伯曰：西北之气，散而寒之，东南之气，收而温之，所谓同病异治也。”[1]149,150 此处也提出了同病异治的方法，虽然同一种疾病，但是地域不同，体质不同，应因地制宜，采用不同的治疗方法。

自《内经》奠定了同病异治的治疗方法之后，历代医家一直沿用，如隋代杨上善的《黄帝内经太素》记载并注释了“同病异治”：“黄帝问岐伯曰：有病颈痈者，或石治之，或以针灸治之，而皆已，其真安在？岐伯曰：此同名异等者也(同称痈名，针灸石等异疗之。平按：《素问》针上无以字。《甲乙》其真安在作其治何在，异上有而字)。夫痈气之息者，宜以针开除去(息者，增长也。痈气长息，宜以针刺开其穴，泻去其气。平按：《素问》《甲乙》去下有之字)，夫气盛血聚，宜石而泻之，皆所谓同病异治者(气盛血聚，未为脓者，可以石熨，泻其盛气也。气盛脓血聚者，可以砭石之针破去也。平按：《素问》《甲乙》聚下有者字，皆作此)。”[2]335 此处注释了颈痈的不同表现，痈气增长、未成脓、已成脓，同时对应有三种治疗方法即针刺其穴、石熨、砭石针破。说明同一种疾病，表现不同，治法则异。唐代王冰的《黄帝内经素问》[3]75 也注释了《内经》原文中关于同病异治的内容。

宋代朱肱的《类证活人书》[4]51、赵佶的《圣济总录》[5] 等也引用了“同病异治”。如《圣济总录》卷第四“治法篇”记载：“砭石……治石丁疮，则忌瓦砾砖石之类。治刀镰丁疮，则忌铁刃伤割。若是者，可以药治也。《素问》又曰：人病颈痈，或石治之，或针灸治之，而皆已，此盖同病异治也。夫痈疽之气息者，宜针开除去之。气盛血聚者，宜石而写之。若然则砭石九针之用，各有所利，善治血脉之变，痈肿之病者，当审轻重而制之。”[5]185

明代朱橚《普济方》[6]915、吴昆《黄帝内经素问吴注》[7]210 等同样沿用了“同病异治”一词。如朱橚《普济方》曰：“凡发汗后，汗不止为漏风，桂枝加附子汤主之。腹满者太阳证，脉浮者，可服桂枝汤……虽然桂枝汤，自西北二方居人，四时行之，无不应验，自江淮间，唯冬及春初可行。自春末及夏至以前，桂枝证，可加黄芩半两。夏至后，有桂枝证，可加知母一两、石膏二两，或加升麻半两。若病人素虚寒者，正用古方，不在加减也。岐伯所谓同病异治者，此也。”[6]915 该处指出桂枝汤西北二方之人四时皆可用，而江淮人则冬春可用，其他时间需加黄芩、知母等，若素体虚寒者则可用。说明不同地域，不同季节，不同患者，同一种疾病所用方药有所不同，即同一疾病因时、因地、因人三因制宜的治疗方法，也是同病异治。

清代吴谦《订正仲景全书伤寒论注》[8]317,318、黄元御《素问悬解》[9]215、魏之琇《续名医类案》[10]73 等也使用了“同病异治”。如吴谦《订正仲景全书伤寒论注》叙述：“世人通名曰伤寒，又名曰时气。医工见其传变六经，表里情状皆同，故同乎一治也。其温病、热病无汗者，宜大青龙汤；时无汗、时有汗者，宜桂枝二越婢一汤；有汗者，宜桂枝合白虎汤。内热者，防风通圣散，表实者，倍麻黄；里实者，倍大黄。量其病之轻重，药之多少而解之，三日之前，未有不愈者。其有外感邪重，内早伤阴，已经汗下而不愈者，则当审其表里，随其传变所见之证，治之可也。此法惟西、北二方四时皆可行之，无不随手取效。若江淮间地偏暖处，冬月初春乃可用之。若春末秋前，即脉证允合，当用麻、桂、青龙等汤者，亦必轻而减之，随证消息，适可即止，慎不可过，过则反致变逆。经所谓同病异治者，此之谓也。”[8]317,318

总之，“同病异治”最早见于《内经》，此后历代文献沿用至今。现代，国标，辞书、教材等也均以“同病异治”作为正名使用。可见，以“同病异治”作为规范名已达成共识。

五、文献辑录

《黄帝内经素问》卷十三：“病能论篇第四十六……有病颈痈者，或石治之，或针灸治之，而皆已，其真安在？岐伯曰：此同名异等者也。夫痈气之息者，宜以针开除去之；夫气盛血聚者，宜石而泻之。此所谓同病异治也。”[1]91,92

卷二十：“五常政大论篇第七十……帝曰：善。其病也，治之奈何？岐伯曰：西北之气散而寒之，东南之气收而温之，所谓同病异治也。故曰：气寒气凉，治以寒凉，行水渍之。”[1]149,150

《黄帝内经太素》卷十九：“黄帝问岐伯曰：有病颈痈者，或石治之，或以针灸治之，而皆已，其真安在？岐伯曰：此同名异等者也（同称痈名，针灸石等异疗之。平按：《素问》针上无以字。《甲乙》其真安在作其治何在，异上有而字）。夫痈气之息者，宜以针开除去（息者，增长也。痈气长息，宜以针刺开其穴，泻去其气。平按：《素问》《甲乙》去下有之字），夫气盛血聚，宜石而泻之，皆所谓同病异治者（气盛血聚，未为脓者，可以石熨，泻其盛气也。气盛脓血聚者，可以砭石之针破去也。平按：《素问》《甲乙》聚下有者字，皆作此）。”[2]335

《黄帝内经素问》卷十三：“夫痈气之息者，宜以针开除去之，夫气盛血聚者，宜石而泻之，此所谓同病异治也。"[3]75

《类证活人书》卷六:"此名伤风也……虽然桂枝汤自西北二方居人,四时行之,无不应验。自江淮间,唯冬及春初可行。自春末及夏至以前,桂枝证可加黄芩半两[阳旦汤是也(杂百十六)]。夏至后,有桂枝证。可加知母一两,石膏二两,或加升麻半两。若病人素虚寒者,正用古方,不在加减也(岐伯所谓同病异治者,此也。大抵用温药当避春,用热药当避夏。素问所谓用温远温,用热远热者也)。"[4]51

《圣济总录》卷四:"砭石……治石丁疮,则忌瓦砾砖石之类。治刀镰丁疮,则忌铁刃伤割。若是者,可以药治也。《素问》又曰:人病颈痈,或石治之,或针灸治之,而皆已,此盖同病异治也。夫痈疽之气息者,宜针开除去之。气盛血聚者,宜石而写之。若然则砭石九针之用,各有所利,善治血脉之变、痈肿之病者,当审轻重而制之。"[5]185

《普济方》卷一百二十六:"凡发汗后,汗不止为漏风,桂枝加附子汤主之。腹满者太阳证,脉浮者,可服桂枝汤……虽然桂枝汤,自西北二方居人,四时行之,无不应验,自江淮间,唯冬及春初可行。自春末及夏至以前,桂枝证,可加黄芩半两。夏至后,有桂枝证,可加知母一两,石膏二两,或加升麻半两。若病人素虚寒者,正用古方,不在加减也。岐伯所谓同病异治者,此也。"[6]915

《黄帝内经素问吴注》黄帝内经素问二十卷:"岐伯曰:此同名异等者也。夫痈气之息者,宜以针开除去之('息',腐肉也。'针',铍针也,所以去腐肉);夫气盛血聚者,宜石而泻之('石',砭石也,所以去大脓);肤顽内陷者,宜灸以引之('顽',坚而不痛也。'内陷',平而不起也,是为阴毒,故宜灸至痛而止。此十字旧本无,以上文有其问,故僭补之)。此所谓同病异治也。"[7]210

《订正仲景全书伤寒论注》卷十二:"辨温病脉证并治篇……世人通名曰伤寒,又名曰时气,医工见其传变六经,表里情状皆同,故同乎一治也。其温病、热病无汗者,宜大青龙汤;时无汗、时有汗者,宜桂枝二越婢一汤;有汗者,宜桂枝合白虎汤。内热者,防风通圣散。表实者,倍麻黄;里实者,倍大黄。量其病之轻重,药之多少而解之,三日之前,未有不愈者。其有外感邪重,内早伤阴,已经汗下而不愈者,则当审其表里,随其传变所见之证,治之可也。此法惟西、北二方四时皆可行之,无不随手取效。若江淮间地偏暖处,冬月初春乃可用之。若春末秋前,即脉证允合,当用麻、桂、青龙等汤者,亦必轻而减之,随证消息,适可即止,慎不可过,过则反致变逆。经所谓同病异治者,此之谓也。"[8]317,318

《素问悬解》卷六:"病态论四十四……夫痈气之息者,宜以针开除去之;气盛而血聚者,宜石而泻之。此所谓同病异治也。"[9]215

《续名医类案》卷二十二:"《素问》又曰:人病颈痈,或石治之,或针灸治之而皆已,此盖同病异治也。夫痈疽之气弱者,宜针开除去之,气盛血聚者,宜石而泻之。若然,则砭石九针之用,各有所利,善治血脉之变,痈疽之病者,当审轻重而治之。(并《圣济总录》,自王执中下)"[10]73

《中医基础理论术语》:"同病异治……疾病相同,证候各异,采取不同的方法治疗。"[11]80

《传统医学名词术语国际标准》:"同病异治 Different treatments for the same disease applying different methods of treatment to the same kind of disease but have different patterns、syndrome。"[12]205

《中医药学名词》:"同病异治……表现相同的疾病,可因人、因时、因地的不同,或由于病情的发展、病机的变化、正邪的消长等差异,采取不同治法的治疗原则。"[13]109

《中医基础理论》:"同病异治,指同一种病,由于发病的时间、地域不同,或所处的疾病的阶段或类型不同,或患者的体质有异,故反映出的证不同,因而治疗也有异。"[14]17

《中医大辞典》:"同病异治……同一病证,可因人、因时、因地的不同,或由于病情的发展,

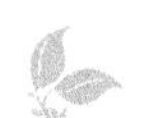

病型的各异，病机的变化，以及用药过程中正邪消长等差异，治疗上应根据不同的情况，采取不同的治法。《素问·五常政大论》：'西北之气，散而寒之，东南之气，收而温之，所谓同病异治也。'"[15]608

《中医辞海》："同病异治……中医术语。一般情况下，同病同证用同一治法治疗。但有些情况下，同一疾病由于人的个体反应，时地不同，病情发展，病机变化不同，以及用药过程中正邪消长等差异而出现不同的病证表现，治疗上应根据不同的情况，采用不同治法。出《素问·五常政大论》：'西北之气，散而寒之，东南之气，收而温之，所谓同病异治也。'"[16]1164

《中国中医药主题词表》："同病异治……属治则。同一种疾病由于发病的时间、地区以及患者机体的反应性不同，或处于不同的发展阶段，所以表现的证不同，因而治法不一样。"[17]894

[1] 未著撰人.黄帝内经素问[M].田代华整理.北京：人民卫生出版社，2005：91，92，149，150.

[2] [隋]杨上善.黄帝内经太素[M].北京：人民卫生出版社，1965：335.

[3] [唐]王冰.黄帝内经素问[M].鲁兆麟主校.沈阳：辽宁科学技术出版社，1997：75.

[4] [宋]朱肱.类证活人书[M].唐迎雪，张成博，欧阳兵点校.天津：天津科学技术出版社，2003：51.

[5] [宋]赵佶.圣济总录[M].北京：人民卫生出版社，1962：185.

[6] [明]朱橚.普济方[M].北京：人民卫生出版社，1959：915.

[7] [明]吴昆.黄帝内经素问吴注[M].孙国中，方向红点校.北京：学苑出版社，2012：210.

[8] [清]吴谦.医宗金鉴：第一分册 订正仲景全书伤寒论注[M].北京：人民卫生出版社.1980：317，318.

[9] [清]黄元御.素问悬解[M].孙国中，方向红点校.北京：学苑出版社，2008：215.

[10] [清]魏之琇.续名医类案[M].黄汉儒，蒙木荣，廖崇文点校.北京：人民卫生出版社，1997：73.

[11] 中华人民共和国国家质量监督检验检疫总局，中国国家标准化管理委员会.中医基础理论术语[M].北京：中国标准出版社，2006：80.

[12] 世界卫生组织(西太平洋地区).传统医学名词术语国际标准[M].北京：北京大学医学出版社，2009：205.

[13] 中医药学名词审定委员会.中医药学名词[M].北京：科学出版社，2004：109.

[14] 孙广仁，郑洪新.中医基础理论[M].北京：中国中医药出版社，2012：17.

[15] 李经纬，余瀛鳌，蔡景峰，等.中医大辞典[M].北京：人民卫生出版社，2011：608.

[16] 袁钟，图娅，彭泽邦，等.中医辞海：上册[M].北京：中国医药科技出版社，1999：1164.

[17] 吴兰成.中国中医药主题词表[M].北京：中医古籍出版社，2008：894.

（崔利宏）

2·062

因人制宜

yīn rén zhì yí

一、规范名

【中文名】因人制宜。

【英文名】treatment in accordance with patient's individuality.

【注释】考虑到病人的体质、性别、年龄、生活习惯以及过去病史等个体差异性而选择适宜的治法、方药的治疗原则。

二、定名依据

"因人制宜"一词作为中医治法名词，最早见于民国张锡纯《医学衷中参西录》，此前中医著作中虽有很多有关"因人制宜"治疗学思想论述，但是未出现相似的名词。

"因人制宜"是唯一论述这一治疗学概念的名词，将此词作为规范名词符合中医名词的科学性原则。

我国目前已经出版的标准用书国标《中医临床诊疗术语·治法部分》以及工具书《中医药学名词》《中医大辞典》《中医辞海》《中国中医药主题词表》《中国中医药学术语集成·治则治法与针灸学》均使用"因人制宜"一词。这说明在中医界将"因人制宜"作为正名使用已达成共识。

我国2005年出版的由全国科学技术名词审定委员会审定公布的《中医药学名词》已使用"因人制宜"一词作为规范名词，所以"因人制宜"作为规范名符合术语定名的协调一致原则。

"因人制宜"与治则"因时制宜""因地制宜"采用同样的表达方式，也体现了规范术语定名的系统性原则。

三、同义词

未见。

四、源流考释

因人制宜，是指考虑到病人的体质、性别、年龄、生活习惯以及过去病史等个体差异性而选择适宜的治法、方药的治疗原则。"因人制宜"的名称出现较晚，但是因人制宜的治疗原则早在《内经》中就有论述。

战国至秦汉成书的《内经》已经较为系统地阐释了根据人的体质、年龄、生活状态等治疗的思想。《黄帝内经素问·三部九候论》说："必先度其形之肥瘦，以调其气之虚实，实则泻之，虚则补之。"[1]42《黄帝内经素问·示从容论》指出诊治疾病当考虑年龄因素，所谓"年长则求之于腑，年少则求之于经，年壮则求之于脏"[1]193。《灵枢经·营卫生会》："黄帝曰：老人之不夜瞑者，何气使然？少壮之人不昼瞑者，何气使然？岐伯答曰：壮者之气血盛，其肌肉滑，气道通，荣卫之行，不失其常，故昼精而夜瞑。老者之气血衰，其肌肉枯，气道涩，五脏之气相搏，其营气衰少而卫气内伐，故昼不精，夜不瞑。"[2]54 这一认识与因人制宜相关。汉代张仲景著《伤寒论》，将人分为虚人、强人、羸人、酒客、肥人、瘦人等。例如《伤寒论》中记载："若酒客病，不可与桂枝汤，得之则呕，以酒客不喜甘故也。"[3]27

唐代孙思邈《备急千金要方》卷一中论述了因地、因人制宜说："凡用药皆随土地所宜，江南岭表，其地暑湿，其人肌肤薄脆，腠理开疏，用药轻省。关中河北，土地刚燥，其人皮肤坚硬，腠理闭塞，用药重复。"[4]2

宋金元时期很多医家就因人制宜的治疗原则进行论述。金代刘完素《素问玄机原病式·火类》"论体质差异"谓："血实气虚则肥，气实血虚则瘦。所以肥者能寒不能热，瘦者能热不能寒。"[5]37 金代张从正也重视因人制宜的治疗原则，在其著作《儒门事亲·风门》中论述道："凡富贵之人痰嗽，多是厚味所致。《内经》云：所谓味厚则发热。可服通圣散加半夏以止嗽，更服人参半夏丸，以化痰坠涎、止嗽定喘。贫乏之人，多感风冷寒湿。《内经》曰：秋伤于湿，冬生咳嗽。可服宁神散、宁肺散加白术之类。"[6]211 南宋代陈自明《妇人大全良方·调经门》中男女治疗之差异："大率治病，先论其所主。男子调其气，女子调其血。气血，人之神也，不可不谨调护。"[7]12 南宋代严用和在《济生方·序》曰："世变有古今之殊，风土有燥湿之异，故人禀亦有厚薄之不齐，若概执古方以疗今病，往往枘凿之不相入者。"[8]1 宋代杨士瀛《仁斋直指方论》卷一"火湿分治"论述到："肥人气虚生寒，寒生湿，湿生痰。瘦人血虚生热，热生火，火生燥。故肥人多寒湿，瘦人多热燥也。"[9]34

明清时期的医家十分重视因人制宜的治疗原则。明代张介宾《景岳全书·噎膈》说："凡肥胖之人，鲜有噎证，间或有之，宜用二陈加人参、白术之类。血虚瘦弱之人，用四物合二陈，加桃仁、红花、韭汁、童便、牛羊乳之类。七情郁结而成噎膈者，二陈合香附、抚芎、木香、槟榔、栝蒌、

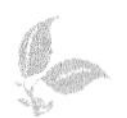

砂仁之类。饮酒人患噎膈，以二陈加黄连、砂仁、砂糖之类。”[10]252 明代吴有性《温疫论》卷上提出：“老年慎泻，少年慎补。”[11]145 清代陈士铎在《石室秘录》中提出男治法、女治法、肥治法、瘦治法等，充分体现了因人制宜的治疗原则。例如：“瘦治法。天师曰：瘦人多火，人尽知之。然而火之有余，水之不足也，不补水以镇阳光，又安能去火而消其烈焰哉。”[12]92 清代徐大椿《医学源流论》卷上“病同人异论”做了较为系统的阐述：“天下有同此一病，而治此则效，治彼则不效，且不惟无效而反有大害者，何也？则以病同而人异也。夫七情六淫之感不殊，而受感之人各殊。或气体有强弱，质性有阴阳，生长有南北，性情有刚柔，筋骨有坚脆，肢体有劳逸，年力有老少，奉养有膏粱藜藿之殊，心境有忧劳和乐之别，更加天时有寒暖之不同，受病有深浅之各异。一概施治，则病情虽中，而于人之气体，迥乎相反，则利害亦相反矣！故医者必细审其人之种种不同，而后轻重缓急、大小先后之法因之而定。”[13]12 清代王燕昌在《王氏医存·贫富劳佚证治不同》中论述到：“医膏粱病，忌大发汗，宜兼渗湿消食固本；医藜藿病，忌大温补，宜兼解肌润燥。”[14]28

“因人制宜”的名称出现较晚，民国时期，中西医汇通的医家张锡纯《医学衷中参西录·医方》中首先使用因人制宜一词：“是在临证者，相其药力之优劣，而因时、因地、因人制宜也。”[15]11

近现代的中医名词类相关著作大多使用“因人制宜”一词，来表达因人而异的治疗学思想。如《中医大辞典》[16]609《中医辞海》[17]1164《中国中医药主题词表》[18]1208、国标《中医临床诊疗术语·治法部分》[19]1《中国中医药学术语集成·治则治法与针灸学》[20]102《中医基础理论术语》[21]80《中医药学名词》[22]109。其中《中医药学名词》：“因人制宜，考虑到病人的体质、性别、年龄、生活习惯以及过去病史等个体差异性而选择适宜的治法、方药的治疗原则。”[22]109

总之，因人制宜的治疗原则，早在《黄帝内经素问》中就已涉及，以后的历代医家都有重要论述。但是，“因人制宜”一词作为中医治法名词，直至民国时期的医家张锡纯才在其著作《医学衷中参西录》首次使用。近现代的中医著作多使用“因人制宜”一词，建议将“因人制宜”一词作为规范名词进行使用。

五、文献辑录

《灵枢经·营卫生会》：“黄帝曰：老人之不夜瞑者，何气使然？少壮之人不昼瞑者，何气使然？岐伯答曰：壮者之气血盛，其肌肉滑，气道通，荣卫之行不失其常，故昼精而夜瞑。老者之气血衰，其肌肉枯，气道涩，五脏之气相搏，其营气衰少而卫气内伐，故昼不精，夜不瞑。”[2]54

《黄帝内经素问·三部九候论》：“必先度其形之肥瘦，以调其气之虚实，实则泻之，虚则补之！”[1]42

“示从容论”：“年长则求之于腑，年少则求之于经，年壮则求之于脏。”[1]193

《伤寒论》卷二：“若酒客病，不可与桂枝汤，得之则呕，以酒客不喜甘故也。”[3]27

《备急千金要方》卷一：“凡用药皆随土地所宜，江南岭表，其地暑湿，其人肌肤薄脆，腠理开疏，用药轻省。关中河北，土地刚燥，其人皮肤坚硬，腠理闭塞，用药重复。”[4]2

《素问玄机原病式·火类》：“血实气虚则肥，气实血虚则瘦。所以肥者能寒不能热，瘦者能热不能寒。”[5]37

《儒门事亲·风门》：“凡富贵之人痰嗽，多是厚味所致。《内经》云：所谓味厚则发热。可服通圣散加半夏以止嗽，更服人参半夏丸，以化痰坠涎、止嗽定喘。贫乏之人，多感风冷寒湿。《内经》曰：秋伤于湿，冬生咳嗽。可服宁神散、宁肺散加白术之类。”[6]211

《妇人大全良方·调经门》：“大率治病，先论其所主。男子调其气，女子调其血。气血，人之神也，不可不谨调护。”[7]12

《济生方·序》：“世变有古今之殊，风土有燥湿之异，故人禀亦有厚薄之不齐，若概执古方以疗今病，往往枘凿之不相入者。”[8]1

《仁斋直指方论》卷一：“肥人气虚生寒，寒生湿，湿生痰。瘦人血虚生热，热生火，火生燥。故肥人多寒湿，瘦人多热燥也。”[9]34

《景岳全书・噎膈》：“凡肥胖之人，鲜有噎证，间或有之，宜用二陈加人参、白术之类。血虚瘦弱之人，用四物合二陈，加桃仁、红花、韭汁、童便、牛羊乳之类。七情郁结而成噎膈者，二陈合香附、抚芎、木香、槟榔、栝楼、砂仁之类。饮酒人患噎膈，以二陈加黄连、砂仁、砂糖之类。”[10]252

《温疫论》卷上：“老年慎泻，少年慎补。”[11]145

《石室秘录》卷三：“瘦治法。天师曰：瘦人多火，人尽知之。然而火之有余，水之不足也，不补水以镇阳光，又安能去火而消其烈焰哉。”[12]92

《医学源流论》卷上：“天下有同此一病，而治此则效，治彼则不效，且不惟无效而反有大害者，何也？则以病同而人异也。夫七情六淫之感不殊，而受感之人各殊。或气体有强弱，质性有阴阳，生长有南北，性情有刚柔，筋骨有坚脆，肢体有劳逸，年力有老少，奉养有膏粱藜藿之殊，心境有忧劳和乐之别，更加天时有寒暖之不同，受病有深浅之各异。一概施治，则病情虽中，而于人之气体，迥乎相反，则利害亦相反矣！故医者必细审其人之种种不同，而后轻重缓急、大小先后之法因之而定。”[13]12

《王氏医存・贫富劳佚证治不同》：“医膏粱病，忌大发汗，宜兼渗湿消食固本；医藜藿病，忌大温补，宜兼解肌润燥。”[14]28

《医学衷中参西录》：“是在临证者，相其药力之优劣，而因时、因地、因人制宜也。”[15]11

《中医大辞典》：“因人制宜，治疗基本法则之一。按照病人的体质、性别、年龄、生活习惯以及过去病史的不同，而制定适宜的治疗方法。例如性别方面，男女的生理不同，各有特殊疾患，治疗时要考虑其生理、病理特点；年龄方面小儿脏腑柔弱，老人气血衰少，各有其常见疾病；体质方面，每个人的先天禀赋和后天调养往往有别，所以身体素质也不同；过去病史和现在疾病也有关系。此外，个别体质对药物的宜忌也各有不同，应有所了解，治疗时都要考虑，不能孤立地看待病证。”[16]609

《中医辞海》：“因人制宜，中医治则。根据病人年龄、性别、体质、生活习惯、职业、既往病史等不同特点，来考虑治疗用药的原则，叫做因人制宜。如不同年龄生理状况和气血盈亏不同，治疗用药应有区别。老年人生机减退，气血亏虚，患病多虚证，或虚实夹杂。治疗虚证当补，祛邪则要慎重，用药剂量轻于青壮年；又儿童气血未充，脏腑娇嫩，易寒易热，易虚易实，故治疗忌峻攻，少补益，药量宜轻。如男女性别不同，生理特点有异，妇女用药应注意经带胎产期的特点。体质有强弱寒热之偏，阳盛或阴虚者，慎用温热之剂；阳虚或阴盛者，慎用寒凉伤阳之药。此外患者的情志因素职业病史等个体差异在诊治中均需注意。”[17]1164

《中国中医药主题词表》：“因人制宜，属三因治宜。在治病时，应考虑到病人体质等个体差异，而选择适宜的方法、药物等进行治疗的原则。”[18]1208

《中医临床诊疗术语・治法部分》：“在治病时，应考虑到病人的体质等的个体差异，而选择适宜的方法、药物等进行治疗的原则。”[19]1

《中国中医药学术语集成・治则治法与针灸学》：“因人制宜，在治病时，应考虑到病人体质等个体差异，而选择适宜的方法、药物等进行治疗的原则。”[20]102

《中医基础理论术语》：“因人制宜……根据病人的个体差异而采取适宜的治疗方法。”[21]80

《中医药学名词》：“因人制宜，考虑到病人的体质、性别、年龄、生活习惯以及过去病史等个体差异性而选择适宜的治法、方药的治疗原则。”[22]109

[1] 未著撰人. 黄帝内经素问[M]. 北京：人民卫生出版社，2005：42，193.

[2] 未著撰人. 灵枢经[M]. 北京：人民卫生出版社，2005：54.

[3] [汉] 张仲景. 伤寒论[M]. 北京：人民卫生出版社，2005：27.

[4] [唐] 孙思邈. 备急千金要方[M]. 北京：人民卫生出版社，1982：2.

[5] [金] 刘完素. 素问玄机原病式[M]. 北京：中国中医药出版社，2007：37.

[6] [金] 张从正. 儒门事亲[M]. 北京：中国医药科技出版社，2011：211.

[7] [宋] 陈自明. 妇人大全良方[M]. 余瀛鳌点校. 北京：中国医药科技出版社，2012：12.

[8] [宋] 严用和. 严氏济生方[M]. 刘阳校注. 北京：中国医药科技出版社，2012：1.

[9] [宋] 杨士瀛. 仁斋直指方论[M]. 盛维忠，王致谱，傅芳，等校注. 福州：福建科学技术出版社，1989：34.

[10] [明] 张景岳. 景岳全书[M]. 北京：中国医药科技出版社，2011：252.

[11] [明] 吴有性. 瘟疫论[M]// 曹炳章. 中国医学大成：13. 上海：上海科学技术出版社，1990：145.

[12] [清] 陈士铎. 石室秘录[M]. 太原：山西科学技术出版社，2011：92.

[13] [清] 徐灵胎. 医学源流论[M]. 北京：中国医药科技出版社，2011：12.

[14] [清] 王燕昌. 王氏医存[M]. 南京：江苏科学技术出版社，1983：28.

[15] 张锡纯. 医学衷中参西录[M]. 北京：中国医药科技出版社，2011：11.

[16] 李经纬，余瀛鳌，蔡景峰，等. 中医大辞典[M]. 北京：人民卫生出版社，2011：609.

[17] 袁钟，图娅，彭泽邦，等. 中医辞海：上册[M]. 北京：中国医药科技出版社，1999：1164.

[18] 吴兰成. 中国中医药主题词表[M]. 北京：中医古籍出版社，2008：1208.

[19] 国家技术监督局. 中医临床诊疗术语：治法部分[M]. 北京：中国标准出版社，1997：1.

[20] 李剑，曾召. 治则治法与针灸学[M]//曹洪欣，刘保延. 中国中医药学术语集成. 北京：中医古籍出版社，2006：102.

[21] 中华人民共和国国家质量监督检验检疫总局，中国国家标准化管理委员会. 中医基础理论术语[M]. 北京：中国标准出版社，2006：80.

[22] 中医药学名词审定委员会. 中医药学名词[M]. 北京：科学出版社，2005：109.

（郭凤鹏）

2·063

因地制宜

yīn dì zhì yí

一、规范名

【汉文名】因地制宜。

【英文名】treatment in accordance with local conditions。

【注释】考虑到地域环境的不同而选择适宜的治法、方药的治疗原则。

二、定名依据

“因地制宜”一词作为中医治法名词，最早出现于清代黄元御《素问悬解》。

自清代黄元御《素问悬解》提出“因地制宜”之词，其后多有沿用，如同时代的《友渔斋医话》《医原》《医门棒喝》《温热经纬》等，这些重要的著作对后世影响较大。说明使用该词作为规范名词，符合规范名词约定俗成的原则。

我国目前已经出版的国标《中医临床诊疗术语·治法部分》《中医药学名词》《中医大辞典》《中医辞海》《中国中医药主题词表》《中国中医药学术语集成·治则治法与针灸学》《中医基础理论术语》均使用“因地制宜”一词。这说明在中医界将“因地制宜”作为正名使用已达成共识。

我国2005年出版的全国科学技术名词审定委员会审定公布的《中医药学名词》已使用“因地制宜”一词作为规范名词，所以“因地制宜”作为规范名符合术语定名的协调一致原则。而且“因地制宜”同治则“因时制宜”“因人制宜”采用同样的表达方式，也体现了规范术语定名的系统性原则。

三、同义词

【曾称】“地宜”(《医门法律》)。

四、源流考释

“因地制宜”的相关记载最早见于《黄帝内经素问·异法方宜论》：“黄帝问曰：医之治病也，一病而治各不同，皆愈何也？岐伯对曰：地势使然也。故东方之域，天地之所始生也。鱼盐之地，海滨傍水，其民食鱼而嗜咸，皆安其处，美其食。鱼者使人热中，盐者胜血，故其民皆黑色疏理。其病皆为痈疡，其治宜砭石。故砭石者，亦从东方来。”[1]24 这里篇名中的“异法方宜”是指根据不同的地域而制宜，采用不同的治疗方法，这正是因地制宜治疗原则的体现。

魏晋南北朝时期是中医药理论发展的重要时期。《针灸甲乙经》为这一时期的代表性著作之一。在《针灸甲乙经》卷六记载有：“东方滨海傍水，其民食鱼嗜咸；西方水土刚强，其民华食而脂肥。故圣离合以治，各得其宜。”[2]99 这里的“离合以治”，也充分体现了因地制宜的治疗学思想。

隋唐时期，唐代孙思邈《备急千金要方》重视因地制宜的治疗学思想。在《备急千金要方》卷一中记载：“凡用药皆随土地所宜，江南岭表，其地暑湿，其人肌肤薄脆，腠理开疏，用药轻省。关中河北，土地刚燥，其人皮肤坚硬，腠理闭塞，用药重复。”[3]2 上文说明地域不同，病人体质不同，医生治病用药特点也不相同。这也体现了因地制宜的治疗学思想。

宋金元时期，中医学门户分立、新学肇兴，出现金元四大家，促进中医理论的创新和发展。这一时期的医家对因地制宜的治疗学思想也有论述。金代张从正《儒门事亲》卷一中指出：“东方濒海卤斥，而为痈疡；西方陵居华食，而多颠腄赘瘿；南方瘴雾卑湿，而多痹疝；北方乳食，而多藏寒满病；中州食杂，而多九疸、食痨、中满、留饮、吐酸、腹胀之病。盖中州之地，土之象也，故脾胃之病最多。其食味、居处、情性、寿夭、兼四方而有之。其用药也，亦杂诸方而疗之。”[4]1 这一论述说明不同地域居民易感疾病不同，中州居中，易得脾胃病，应当杂合以治。体现因地制宜的治疗学思想。元代朱震亨《丹溪心法》卷一记载了：“仓卒感受大寒之气，其病即发，非若伤寒之邪，循经以渐而深也。以上治法，宜用于南，不宜北。”[5]26 这一论述说明同是卒感寒邪，治疗方法有南北之别。

明清时期是中医药理论发展的重要时期。医家对因地制宜的治疗原则进行了总结。“因地制宜”一词开始出现。清代黄元御《素问悬解》卷十一第一次使用“因地制宜”一词：“反其外之寒温，以热治寒，以寒治热也(清药冷行，温药热行，亦反治之法也)，以其所在之寒热盛衰而调之(因地制宜)。”[6]172 其他的医家也使用“因地制宜”一词。《友渔斋医话·以药得名为善得子》：“医贵集大成，而秦越人过洛阳为老人医，入赵为带下医，入秦为小儿医。又似入国问境，因地制宜者。”[7]64《医原·吴序》中记载：“叩之以其故，则曰世人习用之方，大率类此，而轻重之准，刚柔之质，先后之宜，非识者难言之矣！客冬以团练之役，访之于涟城，就询时务，虽一乡一邑之设施，而洞见癥结，因地制宜，亦如随证立方焉！洵医国之妙手，而非无本之谈也。”[8]476《谢映庐医案》卷四记载：“夫药犹兵也，方犹阵也，务在识机观变，因地制宜，相时取用，乘势而举，方乃有功。”[9]143《医门棒喝》卷之一记载：“南方伤寒，如挟时气者，当用十神汤，挟热宜通圣散，挟暑宜正气散，挟寒宜五积散，此后贤因地制宜之说。”[10]32《温热经纬》卷三记载：“此论先生口授及门，以吴人气质薄弱，故用药多轻淡，是因地制宜之法，与

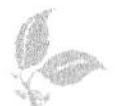

仲景之理法同，而方药不同。”[11]67 这时也有医家使用“地宜”一词来表达因地制宜的治疗学思想。清代喻嘉言《医门法律》卷一：“一申治病不审地宜之律(律一条 发明《内经》六条) 凡治病，不察五方风气，服食居处，各不相同，一概施治，药不中窍，医之过也。”[12]20

近现代的中医相关著作多沿用《素问悬解》的记载，以“因地制宜”作为规范名。例如《中医大辞典》[13]609《中医辞海》[14]1164《中国中医药主题词表》[15]1208、国标《中医临床诊疗术语·治法部分》[16]1《中国中医药学术语集成·治则治法与针灸学》[17]102《中医基础理论术语》[18]80《中医药学名词》[19]109。其中《中医药学名词》：“因地制宜，考虑到地域环境的不同而选择适宜的治法、方药的治疗原则。”[19]109

需要指出的是“因地制宜”一词，最早见于《吴越春秋·阖闾内传》：“阖闾曰：‘善，夫筑城廓，立仓库，因地制宜，岂有天气之数以威邻国者乎？’子胥曰：‘有。’阖闾曰：‘寡人委计于子。’子胥乃使相土尝水，象天法地，造筑大城。周回四十七里，陆门八，以象天八风，水门八，以法地八聪。”[20]13 这里的“因地制宜”一词是指根据地形的走势来建立城墙和仓库。这和中医因地制宜的治疗原则不同。

总之，因地制宜的治疗学思想在《内经》中就有所体现，后世医家都重视这一治疗学思想。清朝医家使用“地宜”一词来表达因地制宜的医学思想。清代黄元御《素问悬解》中最早使用“因地制宜”一词，以后的医家多使用“因地制宜”一词。“地宜”一词也曾具有因地制宜的含义，但是现在主要是指土地之所宜，不同的土质适宜于不同生物的生长。因此建议将“因地制宜”作为中医药规范术语名词使用。

五、文献辑录

《黄帝内经素问·异法方宜论》：“黄帝问曰：医之治病也，一病而治各不同，皆愈何也？岐伯对曰：地势使然也。故东方之域，天地之所始生也。鱼盐之地，海滨傍水，其民食鱼而嗜咸，皆安其处，美其食。鱼者使人热中，盐者胜血，故其民皆黑色疏理。其病皆为痈疡，其治宜砭石。故砭石者，亦从东方来。”[1]24

《针灸甲乙经》卷六：“东方滨海傍水，其民食鱼嗜咸；西方水土刚强，其民华食而脂肥。故圣离合以治，各得其宜。”[2]99

《备急千金要方》卷一：“凡用药皆随土地所宜，江南岭表，其地暑湿，其人肌肤薄脆，腠理开疏，用药轻省。关中河北，土地刚燥，其人皮肤坚硬，腠理闭塞，用药重复。”[3]2

《儒门事亲》卷一：“东方濒海卤斥，而为痈疡；西方陵居华食，而多颓肿赘瘿；南方瘴雾卑湿，而多痹疝；北方乳食，而多藏寒满病；中州食杂，而多九疸、食痨、中满、留饮、吐酸、腹胀之病。盖中州之地，土之象也，故脾胃之病最多。其食味、居处、情性、寿夭、兼四方而有之。其用药也，亦杂诸方而疗之。”[4]1

《丹溪心法》卷一：“仓卒感受大寒之气，其病即发，非若伤寒之邪，循经以渐而深也。以上治法，宜用于南，不宜北。”[5]26

《医门法律》卷一：“一申治病不审地宜之律(律一条 发明《内经》六条) 凡治病，不察五方风气，服食居处，各不相同，一概施治，药不中窍，医之过也。”[12]20

《素问悬解》卷十一：“反其外之寒温，以热治寒，以寒治热也(清药冷行，温药热行，亦反治之法也)，以其所在之寒热盛衰而调之(因地制宜)。”[6]172

《友渔斋医话·以药得名为善得子》：“医贵集大成，而秦越人过洛阳为老人医，入赵为带下医，入秦为小儿医。又似入国问境，因地制宜者。”[7]64

《医门棒喝》卷一：“南方伤寒，如挟时气者，当用十神汤，挟热宜通圣散，挟暑宜正气散，挟寒宜五积散，此后贤因地制宜之说。”[10]32

《温热经纬》卷三：“此论先生口授及门，以吴人气质薄弱，故用药多轻淡，是因地制宜之法，与仲景之理法同，而方药不同。”[11]67

《医原·吴序》：“叩之以其故，则曰世人习用之方，大率类此，而轻重之准，刚柔之质，先后之宜，非识者难言之矣！客冬以团练之役，访之于涟城，就询时务，虽一乡一邑之设施，而洞见癥结，因地制宜，亦如随证立方焉！洵医国之妙手，而非无本之谈也。”[8]476

《谢映庐医案》卷四：“夫药犹兵也，方犹阵也，务在识机观变，因地制宜，相时取用，乘势而举，方乃有功。”[9]143

《中医大辞典》：“因地制宜，治疗基本法则之一。按照地域环境的不同，而制定适宜的治疗方法。各个地区的气候不同，人群的生活习惯和体质特点、发病情况亦有差异。如南方炎热多雨，地势卑湿，病人往往出现湿热的证候；北方少雨干燥，容易出现燥证；高原沿海，某些地区水土不同，对体质和疾病亦造成不同影响，治疗用药时均应照顾这些特点。”[13]609

《中医辞海》：“因地制宜，中医治则。根据不同地区的地理特点，来考虑治疗用药的原则，即为因地制宜。不同地区，地势高低，气候条件及生活习惯不同，人的生理活动和病变特点不同，所以治疗用药应根据当地环境及生活习惯而有所不同。如同一外感风寒证，西北严寒地区，用辛温解表，药量宜重，常以麻桂；东南温热地区，用辛温解表，药量宜轻，多用荆防。即为此意。”[14]1164

《中国中医药主题词表》：“因地制宜，属三因治宜 在治病时，应考虑到地域环境等的不同，而选择适宜的方法、药物等进行治疗的原则。”[15]1208

《中医临床诊疗术语·治法部分》：“因地制宜，在治病时，应考虑到地域环境等的不同，而选择适宜的方法、药物等进行治疗的原则。”[16]1

《中国中医药学术语集成·治则治法与针灸学》：“因地制宜，在治病时，应考虑到地域环境等的不同，而选择适宜的方法、药物等进行治疗的原则。”[17]102

《中医基础理论术语》：“因地制宜……根据地域环境的差异而采取适宜的治疗方法。”[18]80

《中医药学名词》：“因地制宜，考虑到地域环境的不同而选择适宜的治法、方药的治疗原则。”[19]109

《吴越春秋·阖闾内传》：“阖闾曰：‘善，夫筑城廓，立仓库，因地制宜，岂有天气之数以威邻国者乎？’子胥曰：‘有。’阖闾曰：‘寡人委计于子。’子胥乃使相土尝水，象天法地，造筑大城。周回四十七里，陆门八，以象天八风，水门八，以法地八聪。”[20]13

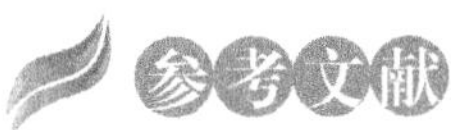

[1] 未著撰人.黄帝内经素问[M].北京：人民卫生出版社，2005：24.

[2] [晋] 皇甫谧.针灸甲乙经[M].韩森宁，张春生，徐长卿点校.郑州：河南科学技术出版社，2017：99.

[3] [唐] 孙思邈.备急千金要方[M].北京：人民卫生出版社，1982：2.

[4] [金] 张子和.儒门事亲[M].太原：山西科学技术出版社，2009：1.

[5] [元] 朱丹溪.丹溪心法[M].北京：中国医药科技出版社，2012：26.

[6] [清] 黄元御.素问悬解[M]//黄元御医学全书.太原：山西科学技术出版社，2010：172.

[7] [清] 黄凯钧.友渔斋医话[M].上海：上海中医药大学出版社，2011：64.

[8] [清] 石寿棠.医原[M]//曹炳章辑，胡国臣校.中国医学大成：5 内科杂病分册.北京：中国中医药出版社，1997：476.

[9] [清] 谢映庐.谢映庐医案[M].上海：上海科学技术出版社，2010：143.

[10] [清] 章楠.医门棒喝[M].北京：中国医药科技出版社，2011：32.

[11] [清] 王士雄.温热经纬[M].北京：中国中医药出版社，2007：67.

[12] [清] 喻嘉言.医门法律[M].北京：中国医药科技出版社，2011：20.

[13] 李经纬，余瀛鳌，蔡景峰，等.中医大辞典[M].北京：人民卫生出版社，2011：609.

[14] 袁钟，图娅，等.中医辞海：上册[M].北京：中国医药科技出版社，1999：1164.

[15] 吴兰成.中国中医药主题词表[M].北京：中医古籍出版社，2008：1208.

[16] 国家技术监督局.中医临床诊疗术语：治法部分

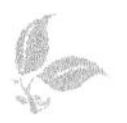

[M]. 北京：中国标准出版社，1997：1.
[17] 李剑，曾召. 治则治法与针灸学[M]//曹洪欣，刘保延. 中国中医药学术语集成. 北京：中医古籍出版社，2006：102.
[18] 中华人民共和国国家质量监督检验检疫总局，中国国家标准化管理委员会. 中医基础理论术语[M]. 北京：中国标准出版社，2006：80.
[19] 中医药学名词审定委员会. 中医药学名词[M]. 北京：科学出版社，2005：109.
[20] [东汉]赵晔. 吴越春秋[M]//陆费逵. 四部备要：史部. 上海：中华书局，1936：13.

（郭凤鹏）

2・064

因时制宜

yīn shí zhì yí

一、规范名

【中文名】因时制宜。

【英文名】treatment in accordance with climate.

【注释】考虑到时令气候寒热燥湿的不同而选择适宜的治法、方药的治疗原则。

二、定名依据

"因时制宜"一词，首见于元代滑寿《读素问钞》，此前有"四时加减""随时用药"等词，但其概念不完全相同。

"因时制宜"一词出现后，王肯堂《证治准绳》中使用"四时加减"；程文囿《医述》中使用"因时用药"、楼英在《医学纲目》中使用"四时增损"。

将"因时制宜"作为规范词，原因有二：首先在古代中医著作中使用的频率远远高于"四时加减""随时用药""因时用药""四时增损"等词；其次"四时加减""随时用药""因时用药""四时增损"在现代很少被沿用。

自《读素问钞》使用"因时制宜"一词后，其后历代著作多有沿用。例如《古今医统大全》《类经》《医旨绪余》《医学心悟》《素问悬解》《冯氏锦囊秘录》《医述》《疡医大全》《时病论》等。这些著作是历代重要著作，对后世有重要影响。因此，使用"因时制宜"一词作为规范名词，符合中医名词定名原则的约定俗成原则。

我国目前已经出版的国标《中医临床诊疗术语・治法部分》《中医药学名词》《中医大辞典》《中医辞海》《中国中医药主题词表》《中国中医药学术语集成・治则治法与针灸学》均使用"因时制宜"一词。这说明在中医界将"因时制宜"作为正名使用已达成共识。

我国2005年出版的全国科学技术名词审定委员会审定公布的《中医药学名词》已使用"因时制宜"一词作为规范名词，所以"因时制宜"作为规范名符合术语定名的协调一致原则。

三、同义词

【曾称】"四时加减"(《圣济总录》)；"随时用药"(《脾胃论》)；"因时用药"(《医述》)；"四时增损"(《医学纲目》)。

四、源流考释

"因时制宜"的有关记载始见于我国春秋战国至秦汉时代的医学著作《内经》。该书非常重视时间因素对人的生理、病理、治疗的影响。首先在生理方面，指出时间因素会影响到人的生理变化，如《黄帝内经素问・八正神明论》："月始生，则血气始精，卫气始行；月郭满，则血气实，肌肉坚；月郭空，则肌肉减，经络虚，卫气去，形独居。"[1]54 其次在治疗方面，《黄帝内经素问·通评虚实论》指出："春亟治经络，夏亟治经俞，秋亟治六腑，冬则闭塞，闭塞者，用药而少针石也。"[1]59 在养生方面也要注意时间因素，如《黄帝内经素问·四气调神大论》指出："夫四时阴阳者，万物之根本也，所以圣人春夏养阳，秋冬养阴，以从其根，故与万物沉浮于生长之门。"[1]4 这些论述为因时制宜治则理论的形成奠定了基础。

汉代张仲景在《伤寒论》中也十分重视时间因素对疾病治疗的影响。如《伤寒论·伤寒例》："伤寒之病，逐日浅深，以施方治。今世人伤寒，或始不早治，或治不对病，或日数久淹，困乃告医。医人又不依次第而治之，则不中病。皆宜临时消息制方，无不效也。"[2]19

晋唐时期是我国中医药理论发展的重要时期，这一时期的医家对因时制宜的治疗原则描述得更加具体。如晋代皇甫谧《针灸甲乙经》卷一指出："脏主冬，冬刺井；色主春，春刺荥；时主夏，夏刺腧；音主长夏，长夏刺经；味主秋，秋刺合。"[3]3 上文指不同的季节应针刺不同的五腧穴。在针灸方面，唐代孙思邈《备急千金要方》也强调不同的季节应取不同的穴位来进行治疗。例如《备急千金要方》卷二十九："灸刺大法：春取荥，夏取输，季夏取经，秋取合，冬取井。"[4]514 唐代王焘《外台秘要》也很重视因时制宜的治疗原则。如《外台秘要》卷第一记载："春夏无大吐、下，秋冬无大发汗。发汗法，冬及始春大寒，宜服神丹丸，亦可摩膏火灸。若末春、夏月、初秋凡此热月，不宜火灸，又不宜厚覆，宜服六物青散。"[5]58 这里的"春夏无大吐、下""秋冬无大发汗""始春大寒"用"神舟丸"等来发汗，末春、夏月、初秋因为天气炎热而禁灸等，均是因时制宜治则的具体体现。

宋金元时期是我国中医学门户分立新学肇兴的时期，这时期的医家非常重视因时制宜的治疗原则，首次出现了"因时制宜""四时加减""随时用药"等名称。元代滑寿《读素问钞》卷中首载"因时制宜"，如："偶古之复方也，有两味相配之偶方，有二方相合之偶方，有数合阴数之偶方。谓二四六八十皆阴数也。以药味之数皆偶也。君二臣四君四臣六亦合阴数也。病在下而远者宜偶方。制者有因时制宜之义。以病有远近，治有轻重所宜故云制也。"[6]61 其他医家重视因时制宜的原则，只是所用表达词语不同。宋代赵佶《圣济总录》卷第九十三使用"四时加减"一词："治男子女人，一切劳疾骨蒸风气等，随四时加减，青蒿丸。"[7]1103 使用"四时加减"的还有《苏沈良方》[8]9《内外伤辨惑论》[9]17 等，另外医家还使用"随时用药"一词来表示因时制宜。如医家李杲在著作《脾胃论》卷中指出："夏月宜少加酒洗黄柏大苦寒之味，冬月宜加吴茱萸大辛苦热之药以从权，乃随时用药，以泄浊气之不降也。"[10]38

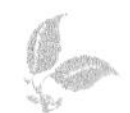

治法

明清时期是中医发展的重要时期，很多医家沿用"因时制宜"一词。如明代徐春甫《古今医统大全》[11]34、张介宾《类经》[12]364、孙一奎《医旨绪余》[13]28，清代程国彭《医学心悟》[14]207 冯兆张《冯氏锦囊秘录》[15]600、黄元御《素问悬解》[16]135、程文囿《医述》[17]989、顾世澄《疡医大全》[18]664、雷丰《时病论》[19]63。其中明代徐春甫《古今医统大全》卷一中记载："活泼施药，不泥古方，其言运气不齐，古今易辙，旧方新病难相合附，所贵因时制宜之妙耳。"[11]34 这一时期医家还使用"四时增损""四时加减""因时用药""随时用药"等词来表达因时制宜这一原则。例如明代楼英在《医学纲目》卷之三十四曰："四物汤常宜服饵，令立四时增损法于后。"[20]775 明代王肯堂在《证治准绳·类方》中记载："如得春气候，减冬所加药，四时加减类此。虽立此四时加减，更宜临病之际，审证之虚实，土地之所宜，邪气之多少。如解利四时伤寒，随四时加减服。"[21]337 清代沈金鳌在《杂病源流犀烛》卷十二曰："有汗恶风脉浮缓者，当解肌，随时用药。"[22]200 清代程文囿在《医述》卷十五中记载："治疹须因时用药：温暖时月，发以辛凉，防风解毒汤；暄热时月，发以辛寒，黄连解毒汤；时寒时暖，发以辛平，升麻葛根汤；大寒时月，发以辛温，桂枝解毒汤。”[17]1039

现代有关著作均沿用《读素问钞》的记载以“因时制宜”作为规范名，如《中医大辞典》[23]609《中医辞海》[24]1164《中国中医药主题词表》[25]1208 国标《中医临床诊疗术语·治法部分》[26]1《中国中医药学术语集成·治则治法与针灸学》[27]102《中医药学名词》[28]109《中医基础理论术语》[29]80。

总之，早在秦汉时期中医学就奠定了因时制宜的治疗学思想，但是“因时制宜”一词直至元代滑寿在其著作《读素问钞》中才第一次出现。古代有的医家还使用“因时用药”“四时加减”“四时增损”“随时用药”等词来表达因时制宜的治疗学原则。“因时制宜”一词出现后，明清大多医家使用因时制宜一词，并且近现代医家也多使用该词。建议将因时制宜作为中医药规范名词术语使用。

五、文献辑录

《黄帝内经素问·四气调神大论》：“夫四时阴阳者，万物之根本也，所以圣人春夏养阳，秋冬养阴，以从其根，故与万物沉浮于生长之门。”[1]4

“八正神明论”：“月始生，则血气始精，卫气始行；月郭满，则血气实，肌肉坚；月郭空，则肌肉减，经络虚，卫气去，形独居。”[1]54

“通评虚实论”：“春亟治经络，夏亟治经俞，秋亟治六腑，冬则闭塞，闭塞者，用药而少针石也。”[1]59

《伤寒论·伤寒例》：“伤寒之病，逐日浅深，以施方治。今世人伤寒，或始不早治，或治不对病，或日数久淹，困乃告医。医人又不依次第而治之，则不中病。皆宜临时消息制方，无不效也。”[2]19

《针灸甲乙经》卷一：“脏主冬，冬刺井；色主春，春刺荥；时主夏，夏刺腧；音主长夏，长夏刺经；味主秋，秋刺合。”[3]3

《备急千金要方》卷二十九：“灸刺大法：春取荥，夏取输，季夏取经，秋取合，冬取井。”[4]514

《外台秘要》卷一：“春夏无大吐、下，秋冬无大发汗。发汗法，冬及始春大寒，宜服神丹丸，亦可摩膏火灸。若末春、夏月、初秋凡此热月，不宜火灸，又不宜厚覆，宜服六物青散。”[5]58

《苏沈良方》卷二：“盖古方，本以四时加减，但传药料耳。”[8]9

《圣济总录》卷九十三：“治男子女人，一切劳疾骨蒸风气等，随四时加减，青蒿丸。”[7]1103

《内外伤辨惑论》卷中：“其为病也不一，故随时证于补中益气汤中，权立四时加减法于后。”[9]17

《脾胃论》卷中：“夏月宜少加酒洗黄柏大苦寒之味，冬月宜加吴茱萸大辛苦热之药以从权，乃随时用药，以泄浊气之不降也。”[10]38

《古今医统大全》卷一：“活泼施药，不泥古方，其言运气不齐，古今易辙，旧方新病难相合附，所贵因时制宜之妙耳。”[11]34

《医学纲目》卷三十四：“四物汤常宜服饵，令立四时增损法于后。”[20]775

《类经》十三卷：“或讳之曰：河间当胡元之世，其风声气习，本有不同，因时制宜，故为是论。”[12]364

《医旨绪余》上卷：“至于治痢，有用补法者，有用涩法者，有燥湿者，有升提者，有消之者，有温之者，有分利者，有下之者：然初时不敢遽以药下之，因时制宜，必审其胃实积固，乃敢推荡耳。”[13]28

《读素问钞》卷中：“偶古之复方也，有两味相配之偶方，有二方相合之偶方，有数合阴数之偶方。谓二四六八十皆阴数也。以药味之数皆偶也。君二臣四君四臣六亦合阴数也。病在下而远者宜偶方。制者有因时制宜之义。以病有远近，治有轻重所宜故云制也。”[6]61

《证治准绳·类方》：“如得春气候，减冬所加药，四时加减类此。虽立此四时加减，更宜临病之际，审证之虚实，土地之所宜，邪气之多少。如解利四时伤寒，随四时加减服。”[21]337

《医学心悟》卷三："然而治法，可以仿佛前丸加减，或轻或重，因时制宜也。"[14]207

《冯氏锦囊秘录·痘疹全集》卷二十一："至于久雨阴湿，天之气阨塞，人之气亦阨塞者，久晴旱暵，天之气散逸，人之气亦散逸者，久雨亢阳，久旱亢阴，而气血自病者，并须因时制宜也。"[15]600

《素问悬解》卷九："夫圣人之治病，循法守度，援物比类，虽顺其常，不遗其变，及其化之冥冥，则循上及下，因时制宜，何必守经，拘而不化也。"[16]135

《疡医大全》卷三十二："至于久雨阴湿，天之气厄塞，人之气亦厄塞者，久晴旱暵天之气散逸，人之气亦散逸者，久雨亢阳，久旱亢阴，而气血自病，并须因时制宜也。"[18]664

《杂病源流犀烛》卷十二："有汗恶风脉浮缓者，当解肌，随时用药。"[22]200

《医述》卷十五："古人治痘，初出只有升提达表一法，表既开而痘不出，其咎安在？予直以升提之品，纳入滋水药中，名曰化雨煎，所谓因时制宜也。"[17]989"治疹须因时用药：温暖时月，发以辛凉，防风解毒汤；暄热时月，发以辛寒，黄连解毒汤；时寒时暖，发以辛平，升麻葛根汤；大寒时月，发以辛温，桂枝解毒汤。"[17]1039

《时病论》卷四："然而土寄于四季之末，四时皆有湿病，总当因时制宜，不必拘于常例。"[19]63

《中医大辞典》："因时制宜，治疗基本法则之一。按照季节寒热的不同，而制定适宜的治疗方法。气候变化对人体产生一定的影响，治疗也应注意气候的特点。例如夏季气候炎热，腠理疏开，对于患风寒感冒者不能过用辛温，以免汗多而耗伤阳气，损伤阴液。冬季气候寒冷，腠理致密，对于患风寒感冒者，用辛温药可以稍重，使风寒从汗而解。"[23]609

《中医辞海》："因时制宜，中医治则。人与天地相应，四时气候的变化，对人体生理功能，病理变化均产生一定的影响，根据不同季节气候特点，来考虑治疗用药的原则，即为因时制宜。如春夏季节，气候由温渐热，阳气升发，人体腠理疏松开泄，即使患外感风寒，也不宜过用辛温发散药，以免开泄太过，耗伤气阴。《素问·六元正纪大论》：'用寒远寒，用凉远凉，用温远温，用热远热，食宜同法。'正是此意。"[24]1164

《中国中医药主题词表》："因时制宜，属三因治宜。在治病时，应考虑到时令气候等的不同，而选择适宜的方法、药物等进行治疗的原则。"[25]1208

《中医临床诊疗术语·治法部分》："因时制宜，在治病时，应考虑到时令气候等的不同，而选择适宜的治法、药物等进行治疗的原则。"[26]1

《中国中医药学术语集成·治则治法与针灸学》："因时制宜，在治病时，应考虑到时令气候等的不同，而选择适宜的方法、药物等进行治疗的原则。"[27]102

《中医药学名词》："因时制宜，考虑到时令气候寒热燥湿的不同而选择适宜的治法、方药的治疗原则。"[28]109

《中医基础理论术语》："因时制宜……根据四时气候的阴阳消长变化而采取适宜的治疗方法。"[29]80

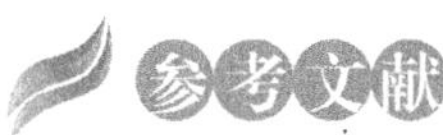

参考文献

[1] 未著撰人.黄帝内经素问[M].北京：人民卫生出版社，2005：4，54，59.

[2] [汉]张仲景.伤寒论[M].北京：人民卫生出版社，2005：19.

[3] [晋]皇甫谧.针灸甲乙经[M].韩森宁，张春生，徐长卿点校.郑州：河南科学技术出版社，2017：3.

[4] [唐]孙思邈.备急千金要方[M].北京：人民卫生出版社，1982：514.

[5] [唐]王焘.外台秘要[M].北京：人民卫生出版社，1955：58.

[6] [元]滑寿.读素问钞[M]//滑寿医学全书.北京：中国中医药出版社，2006：61.

[7] [宋]赵佶.圣济总录上[M].郑金生，汪惟刚，犬卷太一校点.北京：人民卫生出版社，2013：1103.

[8] [宋]沈括，苏轼.苏沈良方[M].杨俊杰，王振国校注.上海：上海科学技术出版社，2003：9.

[9] [金]李东垣.内外伤辨惑论[M].北京：中国医药科

技出版社，2011：17.

[10] [金] 李东垣. 脾胃论[M]. 北京：中国医药科技出版社，2011：38.

[11] [明] 徐春甫. 古今医统大全：上[M]. 崔仲平，王耀廷主校. 北京：人民卫生出版社，1991：34.

[12] [明] 张景岳. 类经[M]. 太原：山西科学技术出版社，2013：364.

[13] [明] 孙一奎. 医旨绪余[M]. 北京：中国医药科技出版社，2012：28.

[14] [清] 程国彭. 医学心悟[M]. 北京：中国中医药出版社，2009：207.

[15] [清] 冯兆张. 冯氏锦囊秘录[M]//田思胜. 冯兆张医学全书[M]. 北京：中国中医药出版社，2015：600.

[16] [清] 黄元御. 素问悬解[M]//黄元御医学全书. 太原：山西科学技术出版社，2010：135.

[17] [清] 程杏轩. 医述[M]. 合肥：安徽科学技术出版社，1983：989，1039.

[18] [清] 顾世澄. 疡医大全[M]. 叶川，夏之秋校注. 北京：中国中医药出版社，1994：664.

[19] [清] 雷丰. 时病论[M]. 北京：中国医药科技出版社，2011：63.

[20] [明] 楼英. 医学纲目[M]. 阿静，等校注. 北京：中国中医药出版社，1996：775.

[21] [明] 王肯堂. 证治准绳[M]. 吴唯，等校注. 北京：中国中医药出版社，1997：337.

[22] [清] 沈金鳌. 杂病源流犀烛[M]//沈氏尊生书. 北京：中国医药科技出版社，2011：200.

[23] 李经纬，余瀛鳌，蔡景峰，等. 中医大辞典[M]. 北京：人民卫生出版社，2011：609.

[24] 袁钟，图娅，彭泽邦，等. 中医辞海：上册[M]. 北京：中国医药科技出版社，1999：1164.

[25] 吴兰成. 中国中医药主题词表[M]. 北京：中医古籍出版社，2008：1208.

[26] 国家技术监督局. 中医临床诊疗术语：治法部分[M]. 北京：中国标准出版社，1997：1.

[27] 李剑，曾召. 中国中医药学术语集成：治则治法与针灸学[M]. 北京：中医古籍出版社，2006：102.

[28] 中医药学名词审定委员会. 中医药学名词[M]. 北京：科学出版社，2005：109.

[29] 中华人民共和国国家质量监督检验检疫总局，中国国家标准化管理委员会. 中医基础理论术语[M]. 北京：中国标准出版社，2006：80.

（郭凤鹏）

2・065

壮水制阳

zhuàng shuǐ zhì yáng

一、规范名

【中文名】壮水制阳。

【英文名】strengthening water to restrain yang。

【注释】用具有滋补阴液作用的方药，使阴液充足而能抑制阳气偏亢，治疗因阴虚而阳亢的证候的治法。

二、定名依据

"壮水制阳"一词首见于明代张介宾《景岳全书》，此前中医著作中尚有"壮水之主以制阳光"的记载，两者的概念相同。"壮水制阳"一词出现后，中医著作中尚有"滋水制火""滋阴潜阳""滋阴抑阳"等词，诸词的概念不完全相同。

"壮水制阳"一词出现后，很多中医著作如《续名医类案》《医述》《杂病源流犀烛》《银海指南》《类证治裁》等使用该词。这些著作为历代重要著作，对后世有较大影响。说明使用该词作为规范名词，便于业内达成共识，符合规范名词定名的约定俗成原则。

我国目前已经出版的《中医临床诊疗术语・治法部分》《中医药学名词》《中医大辞典》《中国中医药主题词表》《中国中医药学术语集成・治则治法与针灸学》均使用"壮水制阳"一词。这说明在中医界将"壮水制阳"作为正名使用已成为共识。

全国科学技术名词审定委员会审定公布的

《中医药学名词》已使用“壮水制阳”一词作为规范名词，所以“壮水制阳”作为规范名符合术语定名的协调一致原则。

三、同义词

【全称】“壮水之主以制阳光”(《补注黄帝内经素问》)。

【曾称】“滋阴抑阳”(《万病回春》)；“滋阴潜阳”(《类证治裁》)；“滋水制火”(《医学心悟》)。

四、源流考释

“壮水制阳”的相关内容可追溯至秦汉时期的《黄帝内经素问》，该书“至真要大论”指出：“帝曰：论言治寒以热，治热以寒，而方士不能废绳墨而更其道也。有病热者寒之而热，有病寒者热之而寒，二者皆在，新病复起，奈何治？岐伯曰：诸寒之而热者取之阴，热之而寒者取之阳，所谓求其属也。”[1]189 这里的“诸寒之而热者取之阴”即是指的壮水制阳这一治法。

隋唐时期是我国中医药理论重要的总结时期，壮水制阳的治疗学思想得到具体的阐发。唐代王冰在注释《黄帝内经素问·至真要大论》时论述到：“益火之源以消阴翳，壮水之主以制阳光，故曰求其属也。”[2]609 首次明确了壮水制阳的治疗方法。

宋金元时期，医家仍然沿用王冰“壮水之主以制阳光”这一表达方式。如元代滑寿《读素问钞》卷中论述到：“治寒以热，治热以寒，而方士不能废绳墨而更其道也。有病热者寒之而热，有病寒者热之而寒，二者皆在，新病复起。奈何治？(续谓治之而病不衰退，反回药寒热而随生寒热病之新者也)曰诸寒之而热者取之阴(壮水之主以制阳光)，热之而寒者取之阳(益火之源以消阴翳)。所谓求其属也。”[3]93

明清时期是我国中医药学理论高度发达的时期，“壮水制阳”一词也在这一时期首次出现。明代张介宾《景岳全书》卷七中首先使用“壮水制阳”一词：“若虚在阴分，而液涸水亏，不能作汗，则当用补阴益气煎、三柴胡饮，或三阴煎、左归饮之类，此壮水制阳，精化为气之治也。”[4]78 其后很多医家使用“壮水制阳”一词来表达这一治疗方法。例如《续名医类案》[5]383《医述》[6]724《杂病源流犀烛》[7]133《银海指南》[8]77《类证治裁》[9]86 这一时期也有医家使用“壮水制阳光”一词。例如明代缪希雍《先醒斋医学广笔记》[10]69、清代吴谦《医宗金鉴》[11]467。有的医家仍然使用“壮水之主以制阳光”一词，如明代李中梓《内经知要》[12]54 还有医家使用“滋水制火”一词，例如清代程国彭《医学心悟》[13]8、陈修园《医医偶录》[14]868、吴谦《医宗金鉴》[11]468、明代王肯堂《医学穷源集》[15]159。也有医家使用“滋阴潜阳”一词，例如清代王士雄《王氏医案续编》[16]327。更有医家使用“滋阴抑阳”一词，例如明代龚廷贤《万病回春》[17]181、龚居中《痰火点雪》[18]43、胡慎柔《慎柔五书》[19]126。这些名词中“壮水制阳”使用最为广泛。

现代相关著作，有的使用“壮水之主以制阳光”一词，例如《中医大辞典》[20]712《中医辞海》[21]1317。但是更多著作采用“壮水制阳”一词作为正名，例如《中国中医药主题词表》[22]1346《中医临床诊疗术语·治法部分》[23]46《中国中医药学术语集成·治则治法与针灸学》[24]118《中医药学名词》[25]127 等。

总之，壮水制阳的治疗方法在《黄帝内经素问》中就已论述，唐代王冰在注释《黄帝内经素问》时明确提出了“益火之源以消阴翳，壮水之主以制阳光”的治法。宋金元时期医家仍沿用“壮水之主以制阳光”的记载。明代张介宾首先将“壮水之主以制阳光”简称为“壮水制阳”。明清时期，还有一些著作记载有“滋水制火”“滋阴潜阳”“滋阴抑阳”等词。现代相关著作多沿用“壮水制阳”一词。

五、文献辑录

《黄帝内经素问·至真要大论》：“帝曰：论言治寒以热，治热以寒，而方士不能废绳墨而更其道也。有病热者寒之而热，有病寒者热之而寒，二者皆在，新病复起，奈何治？岐伯曰：诸寒之而热者取之阴，热之而寒者取之阳，所谓求其属也。”[1]189

《重广补注黄帝内经素问·至真要大论》：“益火之源以消阴翳，壮水之主以制阳光。”[2]609

《读素问钞》卷中：“治寒以热，治热以寒，而方士不能废绳墨而更其道也。有病热者，寒之而热，有病寒者，热之而寒。二者皆在，新病复起。奈何治？（续谓治之而病不衰退，反回药寒热而随生寒热病之新者也。）曰诸寒之而热者取之阴（壮水之主以制阳光），热之而寒者取之阳（益火之源以消阴翳）。所谓求其属也。”[3]93

《万病回春》卷三：“此药最能流湿润燥，推陈致新，滋阴抑阳，败郁破结，活血通经，治气分之圣药也。”[17]181

《先醒斋医学广笔记》卷二：“后友人询其故，予谓此病虽属虚，幸脏腑无损，心经虽有火，幸不至烁肺，多服补阴收敛之剂，则水火自然升降，所云壮水制阳光正此耳。”[10]69

《景岳全书》卷七：“若虚在阴分，而液涸水亏，不能作汗，则当用补阴益气煎、三柴胡饮，或三阴煎、左归饮之类，此壮水制阳，精化为气之治也。”[4]78

《医学穷源集》卷五：“此时虽用滋水制火之味，其如土气壅滞而水气不能上行何！计惟有用木味以化土，用金味以泄土，沟浍既成，水道庶可流通耳。”[15]159

《痰火点雪》卷二：“痰火诸证，孰酷此耶？所谓龙雷之火，不可水伏，惟滋阴抑阳，使水升火降，津液复回而后可止。”[18]43

《慎柔五书》卷五：“宜滋阴抑阳，用四物汤以养血为君，加山药以扶中气为臣，佐山萸以助阴养肝，使黑柏二分以引经，陈皮理胃气为俾佐。”[19]126

《内经知要》卷下：“一水一火，皆于肾中求之，故王太仆曰：益火之源以消阴翳，壮水之主以制阳光，六味、八味二丸是也。”[12]54

《医学心悟》卷一：“然邪盛正虚之时，而用攻补兼行之法，或滋水制火之法，往往取效。”[13]8

《医宗金鉴·杂病心法要诀》：“桂附益火消阴翳，知柏壮水制阳光，车牛桂附名肾气，阳虚水肿淋浊方。”[11]467“阴虚火旺，无水以制，宜用大补阴丸滋水制火。”[11]468

《续名医类案》卷十五：“古人虽有肾肝同治之论，然细格病情，多属肾水枯竭，肝脏多火之证，所以只宜壮水制阳。”[5]383

《杂病源流犀烛》卷八：“《内经》曰：喉气通于天，咽气通于地，伤于风上先受之，伤于湿下先受之也。消渴（益火之源使溺有余，乌附；壮水之主使渴不想饮，蛤蚧），消中（调中、人参、五味子、茯苓、枸杞子），消肾（益火消阴，八味丸加五味子；壮水制阳八味丸加五味子、地黄）。”[7]133

《医医偶录》卷一：“六味地黄汤……滋水制火，专治血虚，亦可为丸。”[14]868

《银海指南》卷二：“大抵肾水枯竭，肝脏多火，故及于目，只宜壮水制阳，如六味加麦冬五味子之类，堪称善治。”[8]77

《医述》卷十一：“如心、肾两亏，肝阳亢逆，与内风上旋蒙窍而为耳鸣暴聋者，用熟地、磁石、龟甲、二冬、牛膝、秋石、山萸、白芍味厚质重之药，壮水制阳，填阴镇逆，佐以酸味入阴，咸以和阳。”[6]724

《王氏医案续编》卷四：“续用二至（丸）二冬、生地、石英、苁蓉、龟板、茯苓，滋阴潜阳而瘳。”[16]327

《类证治裁》卷二：“此龙火不潜，上为咯红，下为漏脓，劳则淋遗溺痛，非壮水制阳，漏卮何已，势将由下损上，为劳嗽，为吐衄，肛漏安可平也。”[9]86

《中医大辞典》：“状水之主以制阳光……治则。出《素问·至真要大论》王冰注语。后人简称为状水制阳或滋阴治火，滋阴抑火。”[20]712

《中医辞海》：“状水之主以制阳光……中医术语。指用滋阴状水之法，以抑制阳亢火盛。”[21]1317

《中国中医药主题词表》：“壮水制阳……用滋阴之法，抑制阳亢火盛的治疗方法。”[22]1346

《中医临床诊疗术语·治法部分》："壮水制阳……采用滋补阴液为主，使阴液充足而能抑制阳气偏亢的治疗方法。适用于阴虚而阳亢的证候。同义词滋阴抑阳。"[23]46

《中国中医药学术语集成·治则治法与针灸学》："壮水制阳……采用滋补阴液为主，使阴液充足而能抑制阳气偏亢的治疗方法。"[24]118

《中医药学名词》："壮水制阳……用具有滋补阴液作用的方药，使阴液充足而能抑制阳气偏亢，治疗因阴虚而阳亢的证候的治法。"[25]127

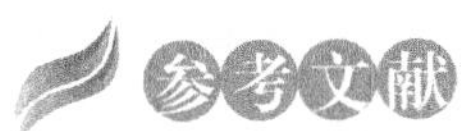

参考文献

[1] 未著撰人.黄帝内经素问[M].北京：人民卫生出版社，2005：189.

[2] [唐]王冰.重广补注黄帝内经素问[M].北京：学苑出版社，2004：609.

[3] [元]滑寿.读素问钞[M]//滑寿医学全书.太原：山西科学技术出版社，2013：93.

[4] [明]张景岳.景岳全书[M].北京：中国医药科技出版社，2011：78.

[5] [清]魏之琇.续名医类案[M].北京：人民卫生出版社，1957：383.

[6] [清]程杏轩.医述[M].合肥：安徽科学技术出版社，1983：724.

[7] [清]沈金鳌.杂病源流犀烛[M]//沈氏尊生书.北京：中国医药科技出版社，2011：133.

[8] [清]顾锡.银海指南[M]//曹炳章.中国医学大成.北京：中国中医药出版社，1997：77.

[9] [清]林珮琴.类证治裁[M].北京：中国医药科技出版社，2011：86.

[10] [明]缪希雍.先醒斋医学广笔记[M].北京：中国医药科技出版社，2011：69.

[11] [清]吴谦.医宗金鉴[M].北京：中国医药科技出版社，2011：467，468.

[12] [明]李中梓.内经知要[M].北京：中国医药科技出版社，2011：54.

[13] [清]程国彭.医学心悟[M].北京：人民卫生出版社，1963：8.

[14] [清]陈修园.医医偶录[M]//裘庆元.珍本医书集成.北京：中国中医药出版社，1999：868.

[15] [明]王肯堂.医学穷源集[M].北京：中国中医药出版社，2015：159.

[16] [清]王孟英.王氏医案续编[M]//盛增秀.王孟英医学全书.北京：中国中医药出版社，2015：327.

[17] [明]龚廷贤.万病回春[M].太原：山西科学技术出版社，2013：181.

[18] [明]龚居中.痰火点雪[M].北京：人民卫生出版社，1996：43.

[19] [明]胡慎柔.慎柔五书[M].北京：中国中医药出版社，2011：126.

[20] 李经纬，余瀛鳌，蔡景峰，等.中医大辞典[M].北京：人民卫生出版社，2011：712.

[21] 袁钟，图娅，等.中医辞海：上册[M].北京：中国医药科技出版社，1999：1317.

[22] 吴兰成.中国中医药主题词表[M].北京：中医古籍出版社，2008：1346.

[23] 国家技术监督局.中医临床诊疗术语：治法部分[M].北京：中国标准出版社，1997：46.

[24] 李剑，曾召.治则治法与针灸学[M]//曹洪欣，刘保延.中国中医药学术语集成.北京：中医古籍出版社，2006：118.

[25] 中医药学名词审定委员会.中医药学名词[M].北京：科学出版社，2005：127.

（郭凤鹏）

2·066

交通心肾

jiāo tōng xīn shèn

一、规范名

【汉文名】交通心肾。

【英文名】restoring normal coordination between heart and kidney。

【注释】用具有滋肾阴、敛肾阳、降心火、安心神作用的方药，以滋阴潜阳，沟通心肾，治疗心肾不交证的治法。

二、定名依据

"交通心肾"最早见于明代卢之颐的《本草乘雅半偈》一书，是作为功效使用的，此前尚有相关术语"既济心肾""交济心肾""交心肾"等名称，此后有"通心肾"一词，但多作为药物的功效使用。

自明代卢之颐的《本草乘雅半偈》提出"交通心肾"之后，其后很多著作都有沿用。有作为功效使用的，如清代的《本草崇原》《医方集解》《目经大成》《本草从新》《成方切用》《兰台轨范》等，同时也有作为治法使用的，如清代的《银海指南》《医述》《医略十三篇》《类证治裁》《成方便读》《中西温热串解》《医方絜度》《王九峰医案》等。

现代的一些著作中以"交通心肾"为治法规范名，如国标《中医临床诊疗术语·治法部分》《中医辞海》《中医药常用名词术语辞典》《中医药学名词》《中国中医药主题词表》《中医基本名词术语中英文对照国际标准》《传统医学名词术语国际标准》《中医大辞典》等。可见，"交通心肾"作为规范明已达成共识，符合术语定名的约定俗成原则。

全国科学技术名词审定委员会审定公布的《中医药学名词》已以"交通心肾"作为规范名。所以，以"交通心肾"作为规范名也符合术语定名的协调一致原则。

三、同义词

【曾称】"既济心肾"(《太平惠民和剂局方》)；"交心肾"(《周慎斋遗书》)；"交济心肾"(《本草纲目》)；"通心肾"(《伤寒绪论》)。

四、源流考释

"交通心肾"的有关记载最早见于宋代的《太平惠民和剂局方》，该书卷之五记载："养正丹……常服济心火，强肾水，进饮食……此药升降阴阳，既济心肾，空心、食前，枣汤送下，神效不可具述。"[1]152 此处"既济心肾"指养正丹的功效。

宋元时期著作中沿用了《太平惠民和剂局方》中的"既济心肾"，也是作为丹药的功效，如宋代方书《传信适用方》[2]46,47《活人事证方后集》[3]74,75 等，元代方书《世医得效方》[4]276,277 等。《传信适用方》记载："神仙养气丹：补虚养五脏，接气助真阳。治男子五劳七伤，肾气冷惫，精耗髓竭，耳鸣目眩，腰膝冷痛，小便频数，怔忡健忘，神思不乐；妇人血海虚冷，脐腹疞痛，经脉愆期，赤白带下，久无子孕，虽孕不成。及治脾胃虚弱，浮肿气满，全不思食，肠鸣切痛，大便滑泄；新病差后，气短力微，真气不复，形容憔悴，但是虚冷并皆治之。此是煅炼，非火力僭燥既济心肾之功，速有神效。(沈德器传)"[2]46,47 是作为神仙养气丹的功效。

明代，"交心肾""交济心肾""交通心肾"开始出现，同时也有医家沿用"既济心肾"。"交心肾"最早见于明代《慎斋遗书》，是作为治法出现的，如卷之一记载："升降者水火，其所以使之升降者，水火中之真阴真阳也。真阴真阳者，心肾中之真气也。故肾之后天，心之先天也。心之后天，肾之先天也。欲补心者须实肾，使肾得升；欲补肾者须宁心，使心得降。六味丸丹皮、茯苓，所以宁心也；地黄、山药，所以实肾也，乃交心肾之法也。"[5]11"交济心肾"最早见于《本草纲目》，是作为功效使用的，如第十四卷："莎草、香附子……〔时珍曰〕香附之气平而不寒，香而能窜。其味多辛能散，微苦能降，微甘能和。乃足厥阴肝、手少阳三焦气分主药，而兼通十二经气分。生则上行胸膈，外达皮肤；熟则下走肝肾，外彻腰足……得茯神则交济心肾，得茴香、破故纸则引气归元，得厚朴、半夏则决壅消胀，得紫苏、葱白则解散邪气，得三棱、莪茂则消磨积块，得艾叶则治血气暖子宫，乃气病之总司，女科之主帅也。"[6]386 值得提及的是，卢之颐的《本草乘雅半偈》中首次出现了"交通心肾"一词，如第一帙记载："黑芝……紫芝赤黑相间，则

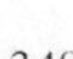

交通心肾，偏得一色一味，则各从其类矣。"[7]9-10 是作为药物的功效出现。有些医家仍沿用《太平惠民和剂局方》中"既济心肾"一词，如《普济方》[8]3367 和《本草纲目》[6]288。同时，李时珍的《本草纲目》还沿用了"交心肾"[6]806 是作为药物的功效使用。可见，李时珍《本草纲目》是一书多词并见。

清代，也有医家沿用了"既济心肾""交济心肾"的名称，如杨时泰《本草述钩元》卷五曰："灵砂……此药虽曰升降阴阳，既济心肾，然硫汞有毒性，亦下坠，救急则可，补养无功。"[9]49 黄宫绣《本草求真》卷四："香附米……香附米得茯苓则交济心肾；得茴香、补骨脂则引气归元；得三棱、莪术则消磨积块；得厚朴、半夏决壅消胀；得紫苏、葱白则解散邪气；得艾叶则暖子宫；乃气病之总司。"[10]105,106 但是，使用的频次并不多。"交心肾"也有沿用，如陈士铎《本草新编》卷之四："沉香温肾而又通心。用黄连、肉桂以交心肾者，不若用沉香更为省事，一药而两用之也。但用之以交心肾，须用之一钱为妙。不必水磨，切片为末，调入于心肾补药中，同服可也。"[11]274,275 "通心肾"首次在清代张璐的《伤寒绪论》卷上记载："若夫遭风溺水，最忌热酒火烘，惟宜温暖覆盖，原其溺水之时，必多惊恐，心肾受伤，虽有发热头痛，骨节疼痛等证，解表药中，必兼通心肾，在冬月麻黄附子细辛汤，或小青龙加生附子三五分，盖麻黄发汗通心，附子温经通肾，细辛通彻表里之邪，更宜稍加苓半以开豁惊痰。"[12]74 但是，仅散见于一些著作中，使用次数并不多。

自《本草乘雅半偈》使用"交通心肾"之后，后世医家多有沿用，有作为功效使用的，如清代的《本草崇原》[13]23《医方集解》[14]236《目经大成》[15]291,292《未刻本叶氏医案》[16]192《本草从新》[17]22《成方切用》[18]107《兰台轨范》[19]6《怡堂散记》[20]19《时方歌括》[21]22 等，同时也有作为治法使用的，如清代《银海指南》[22]46《王九峰医案》[23]32《证治针经》[24]36《医述》[25]668《医略十三篇》[26]75《类证治裁》[27]398《成方便读》[28]115《医方絜度》[29]95,96，民国的《中西温热串解》[30]158,159 等。作为治法使用首次见于《银海指南》卷二："经带兼目疾论……或因心肾不交，相火蒸烁膏液，宜交通心肾。若兼目疾，因于风寒湿热者，必翳障羞明。"[22]46

现代，有关著作多以"交通心肾"作为规范名，如国标《中医临床诊疗术语·治法部分》[31]47《中医药学名词》[32]128《中医基本名词术语中英文对照国际标准》[33]195《传统医学名词术语国际标准》[34]212《中医大辞典》[35]689《中医辞海》[36]1289《中国中医药主题词表》[37]424《中医药常用名词术语辞典》[38]147 等。

总之，"交通心肾"见于明代卢之颐的《本草乘雅半偈》一书，是作为功效使用的，此前尚有相关术语"既济心肾""交济心肾""交心肾"等名称，此后有"通心肾"，但多作为药物的功效使用。自明代薛己的《本草约言》提出"交通心肾"之后，其后很多著作都有沿用，有作为功效使用的，也有作为治法使用的。现代很多著作中以"交通心肾"作为治法规范名，可见，"交通心肾"作为治法规范明已达成共识。

五、文献辑录

《太平惠民和剂局方》卷之五："养正丹……常服济心火，强肾水，进饮食……此药升降阴阳，既济心肾，空心、食前，枣汤送下，神效不可具述。"[1]152

《传信适用方》卷上："补益……神仙养气丹：补虚养五脏，接气助真阳。治男子五劳七伤，肾气冷惫，精耗髓竭，耳鸣目眩，腰膝冷痛，小便频数，怔忡健忘，神思不乐；妇人血海虚冷，脐腹疠痛，经脉愆期，赤白带下，久无子孕，虽孕不成。及治脾胃虚弱，浮肿气满，全不思食，肠鸣切痛，大便滑泄；新病差后，气短力微，真气不复，形容憔悴，但是虚冷并皆治之。此是煅炼，非火力僭燥既济心肾之功，速有神效。（沈德器传）"[2]46,47

《活人事证方后集》卷八："霍乱门……养正

丹：治霍乱转筋，咳逆不定。出宝林真人谷伯阳方，一名交泰丹……此药升降阴阳，既济心肾。空心、食前，枣汤送下。神效不可具述。"[3]74,75

《世医得效方》卷八："大方脉杂医科……养正丹 却邪辅正，助阳接真……此药升降阴阳，既济心肾，空心，枣汤送下。神效不可俱述。"[4]276,277

《普济方》卷二百十九："养正丹：升降水火。助阳接真。治元气虚亏……黑锡（先熔成汁，一丸，上漉去滓，再熔再漉，三次，取净秤），水银（以皮纸裹三重，于厚绢内作包紧系口，悬于紫背天葵汁内，煮一伏时）。上将建盏一只，先熔黑锡成汁，次下水银，用柳木篦不住手搅至无星，入硫黄搅至黑色如有烟，以醋酒入朱砂搅熟，倾在椀内，仍搅吹令冷，取出研如粉，糯米为丸如绿豆大。每服二十丸，以枣汤盐汤下。此药升降阴阳，既济心肾。食前服。"[8]3367

《慎斋遗书》卷之一："升降者水火，其所以使之升降者，水火中之真阴真阳也。真阴真阳者，心肾中之真气也。故肾之后天，心之先天也。心之后天，肾之先天也。欲补心者须实肾，使肾得升；欲补肾者须宁心，使心得降。六味丸：丹皮、茯苓，所以宁心也；地黄、山药，所以实肾也，乃交心肾之法也。"[5]11

《本草纲目》第九卷："石部……灵砂……养正丹：又名交泰丹，乃宝林真人谷伯阳方也。却邪辅正，助阳接真……此药升降阴阳，既济心肾，神效。不可具述。和剂局方。"[6]288

第十四卷："草部……莎草、香附子……〔时珍曰〕香附之气平而不寒，香而能窜。其味多辛能散，微苦能降，微甘能和。乃足厥阴肝、手少阳三焦气分主药，而兼通十二经气分。生则上行胸膈，外达皮肤；熟则下走肝肾，外彻腰足……得茯神则交济心肾，得茴香、破故纸则引气归元，得厚朴、半夏则决壅消胀，得紫苏、葱白则解散邪气，得三棱、莪茂则消磨积块，得艾叶则治血气暖子宫，乃气病之总司，女科之主帅也。"[6]386

第三十三卷："果部……莲藕……莲实……交心肾，厚肠胃，固精气，强筋骨，补虚损，利耳目，除寒湿，止脾泄久痢，赤白浊，女人带下崩中诸血病。（时珍）"[6]806

《本草乘雅半偈·第一帙》："黑芝……紫芝赤黑相间，则交通心肾，偏得一色一味，则各从其类矣。"[7]9,10

《本草述钩元》卷五："灵砂……此药虽曰升降阴阳，既济心肾，然硫汞有毒性，亦下坠，救急则可，补养无功。"[9]49

《本草崇原》卷上："远志……心肾不交，则咳逆伤中。远志主交通心肾，故治咳逆伤中。"[13]23

《伤寒绪论》卷上："总论……若夫遭风溺水，最忌热酒火烘，惟宜温暖覆盖，原其溺水之时，必多惊恐，心肾受伤，虽有发热头痛，骨节疼痛等证，解表药中，必兼通心肾，在冬月麻黄附子细辛汤，或小青龙加生附子三五分，盖麻黄发汗通心，附子温经通肾，细辛通彻表里之邪，更宜稍加苓半以开豁惊痰。"[12]74

《本草求真》卷四："香附米……香附米得茯苓则交济心肾；得茴香、补骨脂则引气归元；得三棱、莪术则消磨积块；得厚朴、半夏决壅消胀；得紫苏、葱白则解散邪气；得艾叶则暖子宫；乃气病之总司。"[10]105,106

《本草新编》卷之四："沉香温肾而又通心。用黄连、肉桂以交心肾者，不若用沉香更为省事，一药而两用之也。但用之以交心肾，须用之一钱为妙。不必水磨，切片为末，调入于心肾补药中，同服可也。"[11]274,275

《医方集解》卷下之十七："金锁固精丸……此足少阴药也。蒺藜补肾益精，莲子交通心肾，牡蛎清热补水，芡实固肾补脾，合之莲须、龙骨，皆涩精秘气之品，以止滑脱也。"[14]236

《目经大成》卷之三："固阵……秘真丸八……是方也，有人参、山药、甘草立胎顾母，则万汇咸宁；有枣仁、远志、柏子仁交通心肾，则淫火不作。"[15]291,292

《未刻本叶氏医案》："膀胱主肾，睡熟小便自遗，足征神气衰微所致。于此可见消痰理嗽辛燥和阳，均非善治。拟润补法中佐以交通心肾，使水升火降，精灵复职，方为中的。若仅从事于脾胃，与《经》旨本末有乖矣。用是力辟通套，迸弃习俗弊窦，谨按《内经》撰方。"[16]192

《本草从新》卷一"上"："远志……远志交通心肾，并无补性，虚而夹滞者，同养血补气药用，资其宣导，臻于太和，不可多用独用。纯虚无滞者忌。"[17]22

《成方切用》卷二"下"："金锁固精丸……蒺藜补肾益精；莲子交通心肾；牡蛎清热补水；芡实固肾补脾；合之莲须、龙骨；皆涩精秘气之品，以止滑脱也。"[18]107

《兰台轨范》卷一："通治方……还少丹（杨氏）：大补心肾，脾胃虚寒，饮食少思，发热盗汗，遗精白浊，及真气亏损，肌体羸瘦，肢节倦怠等症（此交通心肾之方）。"[19]6

《怡堂散记》卷上："方脉治验随录十五症……请予治。诊其脉弦大，重按无力，唇红面赤。予曰：'脉大无力，非实火也。此由用心过度，心火上浮，不能下交于肾，肾水虚不能上潮于心，当用交通心肾之法。'以予自服八仙长寿丸，辰砂为衣，令早晚各服三钱，纳心火于肾水之中，以成既济之象。服之数日，神安脉静，守服此丸，病遂愈。"[20]19

《时方歌括》卷上："补可扶弱……十六、还少丹……陈修园：此交通心肾之方也。姜、附、椒、桂，热药也，热药如夏日可贵。此方诸品，固肾补脾，温热也，温药如冬日可爱。"[21]22

《银海指南》卷二："经带兼目疾论……或因心肾不交，相火蒸烁膏液，宜交通心肾。若兼目疾，因于风寒湿热者，必翳障羞明。"[22]46

《王九峰医案》正卷："痎疟……（案7）……前进交通心肾，熟寐连宵，总服壮水之主，形神复振。"[23]32

《证治针经》卷一："不寐……所以夜卧多惊（心气不归于肾），泻南不如补北（宜交通心肾，《石室秘录》）；左关脉弱（此肝虚也，当补其母），益肾即以滋肝（以熟地为君，佐以人参、当归、茯苓、防风、枣仁、远志，服二十剂，至春而愈。《芷园臆草》）。"[24]36

《医述》卷十："癫狂痫……三证治法，大旨不越乎此。他如肝风痰火者，则苦辛开泄；神虚火炎者，则清补并施；肝胆厥阳，化风旋逆者，以极苦之药折之；神志两虚者，用交通心肾法；劳神太过者，宗静以生阴意，为敛补镇摄。"[25]668

《医略十三篇》卷第九："脉来软数无力，证本脏阴有亏。疟后中土受伤，怒郁肝阳苦逆，土不载木，肝病传脾。阴不配阳，水不济火，乃见竟夜无眠，食少无味，体倦神疲，虚阳上越等证。前进交通心肾，熟寐连宵。继服壮水之主，形神复振。曾患血崩，素多抑郁，肝木久失条舒，木郁化火，耗液伤阴，以故气从胁肋上升，贯膈冲咽，环脐作胀。仍以壮水济火为主，崇土安木辅之。"[26]75

《类证治裁》卷之七："闭癃遗溺论治……睡中自遗，多属下元虚冷，宜螵蛸丸。然遗失不知，必交通心肾，寇氏桑螵蛸散。小儿自遗多属热，沈氏闷泉丸。间或因寒，闷泉丸去山栀，加山萸、补骨脂。"[27]398

《成方便读》卷三："十味温胆汤……用远志者，取其辛散宣泄之品，一则可行补药之滞，一则可交通心肾，心肾交则魂亦可赖以安耳。"[28]115

《医方絜度》："妙香散……今精、神两伤，气孤无偶，故急以人参保之，黄芪固气以固精，龙骨敛神以敛精，益智补命而涩精，茯神补心而安神，桔梗宣思虑之郁结，朱砂镇妄动之心阳，远志醒脾气以上安心神，山药补胃气以下涩肾精，甘草调和中气，以交通心肾。"[29]95,96

《中西温热串解》卷六："下焦篇……璜按：此等方治虚烦不寐亦效。然据《金匮要略》，非治温病后之虚烦也。西人于温热不寐之症，每以为脑神经不安，注射安脑药，或服安脑宁睡之品，惟服之则得寐，越日不服，仍复不寐，非良法也。余试效方用莲子心（二十多个）、青盐（三分），开水泡服。临卧再泡一服，存贮茶瓶中，如未卧随意服之，无不即卧。后晚再服，可以痊愈。盖交通心肾，宁睡之良方也。方无安脑之品，而可以宁睡。呜呼，不寐岂尽脑病耶。附录于此，以质于世之习西医者。”[30]158,159

《中医临床诊疗术语·治法部分》：“交通心肾……通过滋肾阴、敛肾阳、降心火、安心神，达到滋阴潜阳、沟通心肾目的的治疗方法。适用于心肾不交、阴阳失调的证候。”[31]47

《中医药学名词》：“交通心肾……用具有滋肾阴、敛肾阳、降心火、安心神作用的方药，以滋阴潜阳，沟通心肾，治疗心肾不交证的治法。”[32]128

《中医基本名词术语中英文对照国际标准》：“交通心肾…… Restoring coordination between heart and kidney.”[33]195

《传统医学名词术语国际标准》：“Coordinate the heart and kidney a therapeutic method of treating heart-kidney non-interaction by clearing heart fire and nourishing kidney yin.”[34]212

《中医大辞典》：“治疗心肾不交的方法。心肾不交，症见心悸心烦、头晕失眠、健忘遗精、耳鸣耳聋、腰酸腿软、小便短赤、舌质红，脉细数，用生地、麦冬、百合、枸杞子、女贞子、旱莲草、何首乌等药，或用交泰丸。”[35]689

《中医辞海》：“交通心肾……中医治法。治疗心肾不交之法。心肾不交由肾阴不足，不能上济心火。或心火独盛，不及肾水，致肾阴耗伤，水亏于下，火炽于上。症见心悸心烦，头晕失眠。健忘遗精，耳鸣耳聋，腰腿酸软，梦遗。方选交泰丸。”[36]1289

《中国中医药主题词表》：“交通心肾……属脏腑兼治法通过滋肾阴、敛肾阳，降心火、安心神，达到滋阴潜阳、沟通心肾目的的治疗方法。适用于心肾不交、阴阳失调的症候。”[37]424

《中医药常用名词术语辞典》：“交通心肾……治法。用清心火滋肾阴的方药治疗心肾不交的治法。适用于心烦不眠，头晕耳鸣，烦热盗汗，腰膝酸软等症。常用药物有黄连、肉桂、丹皮、熟地、麦冬、当归等。代表方剂如磁朱丸、黄连阿胶汤。”[38]147

[1] [宋] 太平惠民和剂局. 太平惠民和剂局方[M]. 刘景源整理. 北京：人民卫生出版社，2007：152.

[2] [宋] 吴彦夔. 传信适用方[M]. 臧守虎校注. 上海：上海科学技术出版社，2003：46，47.

[3] [宋] 刘信甫. 活人事证方后集[M]. 刘小兵校注. 上海：上海科学技术出版社，2014：74，75.

[4] [元] 危亦林. 世医得效方[M]. 王育学点校. 北京：人民卫生出版社，1990：276，277.

[5] [明] 周之干. 慎斋遗书[M]//武国忠点校. 周慎斋医学全书. 海口：海南出版社，2010：11.

[6] [明] 李时珍. 本草纲目[M]. 张守康，张向群，王国辰主校. 北京：中国中医药出版社，1998：288，386，806.

[7] [明] 卢之颐. 本草乘雅半偈[M]. 冷方南，王齐南校点. 北京：人民卫生出版社，1986：9，10.

[8] [明] 朱橚. 普济方：第5册[M]. 北京：人民卫生出版社，1959：3367.

[9] [清] 杨时泰.《本草述钩元》释义[M]. 黄雄，崔晓艳编著. 太原：山西科学技术出版社，2009：49.

[10] [清] 黄宫绣. 本草求真[M]. 席与民，朱肇和点校. 北京：人民卫生出版社，1987：105，106.

[11] [清] 陈士铎. 本草新编[M]. 柳长华，徐春波校注. 北京：中国中医药出版社，1996：274，275.

[12] [清] 张璐. 伤寒绪论[M]. 许敬生，施森，范敬校注. 北京：中国中医药出版社，2015：74.

[13] [明] 张志聪. 本草崇原[M]. 刘小平点校. 北京：中国中医药出版社，1992：23.

[14] [清] 汪昂. 医方集解[M]. 鲍玉琴，杨德利校注. 北京：中国中医药出版社，2007：236.

[15] [清] 黄庭镜. 目经大成[M]. 汪剑，张晓琳，徐梅校注. 北京：中国中医药出版社，2015：291，292.

[16] [清] 叶天士. 未刻本叶氏医案[M]. 程门雪校. 上海：上海科学技术出版社，2010：192.

[17] [清] 吴仪洛. 本草从新[M]. 阎忠涵校注. 北京：中国医药科技出版社，2016：22.

[18] [清] 吴仪洛. 成方切用[M]. 李志庸，廖俊翔，济靓校注. 北京：中医古籍出版社，2013：107.

[19] [清] 徐灵胎著. 兰台轨范[M]. 北京：中国医药科技出版社，2011：6.

[20] [清] 许豫和. 怡堂散记[M]. 项长生点校. 合肥：安徽科学技术出版社，1990：19.

[21] [清] 陈修园. 时方歌括[M]. 黄大理校注. 福州：福建科学技术出版社，2007：22.

[22] [清] 顾锡. 银海指南[M]. 谭红兵，党思捷校注. 北京：中国中医药出版社，2017：46.

[23] [清] 王之政. 王九峰医案[M]. 李其忠，张挺点校. 上

海：上海科学技术出版社，2004：32.

[24] [清]郭诚勋.证治针经[M].江一平，等校注.北京：中国中医药出版社，1996：36.

[25] [清]程杏轩.医述[M].李明回，王乐匋校注.合肥：安徽科学技术出版社，1983：668.

[26] [清]蒋宝素.医略十三篇[M].康兴军，李颖峰，王妮，等校注.北京：中国中医药出版社，2016：75.

[27] [清]林珮琴.类证治裁[M].刘荩文主校.北京：人民卫生出版社，1988：398.

[28] [清]张秉成.成方便读[M].杨威校注.北京：中国中医药出版社，2002：115.

[29] [清]钱敏捷.医方絜度[M]//段逸山，吉文辉主审.中医古籍珍稀抄本精选：4.上海：上海科学技术出版社，2004：95，96.

[30] [民国]吴瑞甫.中西温热串解[M].刘德荣，金丽点校.福州：福建科学技术出版社，2015：158，159.

[31] 国家技术监督局.中医临床诊疗术语：治法部分[M].北京：中国标准出版社，1997：47.

[32] 中医药学名词审定委员会.中医药学名词[M].北京：科学出版社，2004：128.

[33] 世界中医药学会联合会.中医基本名词术语中英文对照国际标准[M].北京：人民卫生出版社，2008：195.

[34] 世界卫生组织(西太洋地区).传统医学名词术语国际标准[M].北京：北京大学医学出版社，2009：212.

[35] 李经纬，余瀛鳌，蔡景峰，等.中医大辞典[M].北京：人民卫生出版社，2011：689.

[36] 袁钟，图娅，彭泽邦，等.中医辞海：上册[M].北京：中国医药科技出版社，1999：1289.

[37] 吴兰成.中国中医药主题词表[M].北京：中医古籍出版社，2008：424.

[38] 李振吉.中医药常用名词术语辞典[M].北京：中国中医药出版社，2001：147.

(崔利宏)

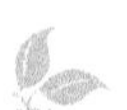

2·067

安神法

ān shén fǎ

一、规范名

【中文名】安神法。

【英文名】tranquillization method。

【注释】又称“安神定志”。用具有镇静宁心作用的方药，治疗神志不安等病证的治法。

二、定名依据

“安神法”一词首见于清代何澹安的著作《何澹安医案》，此前中医著作中尚有“安神定志”“安神宁心”“安神定惊”“安神定魄”“安神定悸”等，这些词的概念不完全相同。

“安神法”一词和其他相关词语比较，“安神法”符合规范名词的简明性原则，故应将其作为规范名词使用。

我国目前已经出版的《中医药学名词》《中国医学百科全书·中医学》《中医大辞典》等著作均使用“安神法”一词。这说明在中医界将“安神法”作为正名使用已达成共识。

我国2005年出版的全国科学技术名词审定委员会审定公布的《中医药学名词》已使用“安神法”一词作为规范名词。所以“安神法”作为规范名符合术语定名的协调一致原则。

三、同义词

【又称】“安神定志”(《黄帝内经太素》)。

【曾称】“安神宁心”(《简明医彀》)；“安神定魄”(《奇效良方》)；“安神定悸”(《临诊医案》)。

四、源流考释

“安神法”的有关记载始见于《神农本草经》卷一：“黄芝，味甘，平。主心腹五邪，益脾气，安神，忠信和乐。久食，轻身、不老、延年、神仙。”[1]33 这里的“安神”是指药物黄芝具有安神的功效。

其后医家多沿用“安神”一词来指药物的功

效。例如南北朝梁代陶弘景《本草经集注》卷三记载："草木上品……黄芝……主治心腹五邪，益脾气，安神，忠信和乐。"[2]185 唐代孙思邈《千金翼方》卷二"本草上"："黄芝味甘，平。主治心腹五邪，益脾气，安神，忠信和乐。久食轻身不老，延年神仙。一名金芝。生嵩山。"[3]38 唐代李珣《海药本草》卷第二"草部"："人参……主腹腰，消食，补养藏腑，益气，安神，止呕逆，平脉，下痰，止烦躁，变酸水。"[4]13

"安神"作为治法名词始见于宋代，如北宋王怀隐《太平圣惠方》卷二十六"治脉极诸方"："治脉极，惊跳乍安乍发。宜服补虚安神。人参丸方。"[5]738 同时，尚出现了本治法的异名"安神定志"，如该书卷二十："治风惊悸诸方治风经五脏，恍惚，惊悸。安神定志。宜服犀角散方。"[5]559 北宋赵佶《圣济总录》卷一百六十："论曰愁忧思虑则伤心，心虚故邪从之，新产之人，内亡津液，而血虚志弱。使人精神昏乱，语言错谬，恍惚不宁，甚者变狂癫之证。治宜补血益心，安神定志。"[6]1809 这里的"安神定志"就是指的治疗方法。

元明时期相关著作记载本治法，有的沿用《太平圣惠方》记载称为"安神定志"，如元代曾世荣《活幼口议》卷十五"痫疾症候"："议治惊痫，先凉三焦，利惊去热，安神定志，平调脏腑，一温化痰涎，然后与治惊痫药服之。"[7]111 明代鲁伯嗣《婴童百问》卷二："惊风……据脉观之，虚则散而濡，实则数而駃，治法镇惊化痰，安神定志，亦须究竟何脏受病之处，而调理之。"[8]70 明代朱橚《普济方》卷三百五十一："产后诸疾门……夫人忧愁思虑则伤心，心虚故邪从之。新产之人，内亡津液而血虚气弱，使人精神昏乱，言语错谬，恍惚不宁，甚者变狂癫之证。治宜补血益心，安神定志，则病自愈矣。"[9]889 有的沿用"安神"一词代表本治法。例如明代李梴《医学入门》外集卷四："初起在腑为表，当除风散热；久则入脏为里，当养血安神。又肝之系，虽总于目，而照彻光彩，实肾精、心神所主，故补精气安神者，乃治眼之本也。"[10]749 明代孙一奎《赤水玄珠》卷三："在脏为里，当养血安神。如昏弱不欲视物，内瞳见黑花，瞳散，皆里也，血少神劳，肾虚也，宜养血补水安神以调之。养血安神者，定志丸主之。"[11]52 同时尚出现了本词异名"安神宁心""安神定魄"等。如明代孙志宏《简明医彀》卷四："不寐……寸脉浮滑痰火，洪大阴虚阳盛，涩为血亏。治当养阴抑阳，清痰降火，安神宁心。"[12]237 明代董宿《奇效良方》卷三十三："消渴门……治热中，消渴止燥，补精血，益诸虚，解劳倦，去骨节间热，宁心强志，安神定魄，固脏腑，进饮食，免生疮疡。"[13]256

"安神法"作为本词名称始见于清代何澹安《何澹安医案·吐血》："呕泻蓄血，明阳络俱伤，气滞脾困，不克输津生新，下焦真气不充，清浊艰于升降，运谷无权，腹膨便溺，六脉软弱无力。理当温补佐安神法，再视消息，附方呈政。"[14]358 在古代医学著作中"安神法"一词应用极少。同时，清代有的著作仍沿用《太平圣惠方》记载称本词为"安神定志"或"安神"，如清代王旭高《王旭高临证医案》卷二："肝风痰火门……姑拟熄风和阳，安神定志。冀得神清觳进，或可再商。"[15]58 清代冯兆张《冯氏锦囊秘录》卷三"杂症大小合参"："治宜大补真阴，兼以安神，则火自降，而神自清。"[16]112 此外，尚出现了本词异名"安神定悸"，如张骧孙《临诊医案》："此系思虑太过，伤神气营卫，拟调养安神定悸法。"[17]27

现代的中医相关著作有的简称为"安神"。例如《中医辞海》："安神中医治法。治疗神志不安之法。分重镇安神、养血安神。"[18]1320《中国中医主题词表》："安神，属病症防治，用具有镇静宁心作用的方药治疗神志不安等病证的治法。"[19]4《传统医学名词术语国际标准》："安神，Tranquilize a general term for tranquilizing measures。"[20]225《中国中医药术语集成·治则治法与针灸学》："安神，运用具有安神作用的药物治疗神志不安疾患的方法。"[21]120 还有的著作称为"安神定志"。如国标《中医临床诊疗术语·

中医治法部分》："安神定志，泛指具有祛邪、养心等作用，适用于心虚神怯证所见惊悸、失眠、胆怯等症的治疗方法。"[22]36 也有的使用"安神法"一词作为本词的正名。《中国医学百科全书·中医学》："安神法，是治疗神志不安的方法。具有安神镇静作用，适用于阳气躁动、心悸、失眠、惊狂、烦躁易怒等病证。"[23]702《中医大辞典》："安神法即安神，治疗神志不安、心悸失眠的方法。适用于阳气躁动，心悸、失眠、惊痫、狂妄、烦躁易怒等病证。分重镇安神和养心安神。如因胆气虚或胆热引起心烦失眠，则用温胆或清胆安神。"[24]719《中医药学名词》："安神法又称'安神定志'，用具有镇静宁心作用的方药，治疗神志不安等病证的治法。"[25]123

需要指出的是，"安神定志""安神定魄""安神定悸"在古代医学著作中也常常作为某一药物或方剂的功效记载。如明代李时珍《本草纲目·金石部》卷八"银膏"："主治……热风，心虚惊悸，恍惚狂走，膈上热，头面热，风冲心上下，安神定志，镇心明目，利水道，治人心风健忘，亦补牙齿缺落（苏恭）。"[26]206 清代喻昌《医门法律》卷六"消渴门"："烂金丸 治热中消渴止后，补精血，益诸虚，解劳倦，去骨节间热，宁心强志，安神定魄，固脏腑，进饮食，免生疮疡。"[27]226 明代汪机《医学原理》卷九"怔忡惊悸门"："治宜补气豁痰为主，安神定气为标。用菖蒲以通心神，人参、白术、茯苓以补心气，远志、茯神、牛黄安神定悸，麦门冬以清烦热。"[28]433

此外，本词的异名"安神定志"在古代尚指医生在给病人治病时应处的状态。如隋代医家杨上善《黄帝内经太素》卷二十四："补泻……黄帝曰：补虚奈何？岐伯对曰：持针勿置，以定其意（持针勿置于肉中，先须安神定意，然后下针。若医者志意散乱，针下气之虚实有无皆不得知，故须定意也。平按：注安神定意，袁刻意作志）。"[29]421 唐代孙思邈《备急千金要方》卷一"诸论"："凡大医治病，必当安神定志，无欲无求，先发大慈恻隐之心，誓愿普救含灵之苦。"[30]1

总之，"安神定志"一词见于《黄帝内经太素》，"安神宁心"一词见于《简明医彀》，"安神定魄"见于《奇效良方》，"安神定悸"见于《临诊医案》，"安神法"见于《何澹安医案》。近现代中医著作多使用"安神法"一词。也有的使用"安神"一词。

五、文献辑录

《神农本草经》卷一："黄芝，味甘，平。主心腹五邪，益脾气，安神，忠信和乐。久食，轻身、不老、延年、神仙。"[1]33

《本草经集注》卷三："草木上品……黄芝……味甘平。主治心腹五邪，益脾气，安神，忠信和乐。"[2]185

《黄帝内经太素》："黄帝曰：补虚奈何？岐伯对曰：持针勿置，以定其意（持针勿置于肉中，先须安神定意，然后下针。若医者志意散乱，针下气之虚实有无皆不得知，故须定意也。平按：注安神定意，袁刻意作志）。"[29]421

《备急千金要方》卷一"诸论"："凡大医治病，必当安神定志，无欲无求，先发大慈恻隐之心，誓愿普救含灵之苦。"[30]1

《千金翼方》卷二："黄芝味甘，平。主治心腹五邪，益脾气，安神，忠信和乐。久食轻身不老，延年神仙。一名金芝。生嵩山。"[3]38

《海药本草》卷第二"草部"："人参……主腹腰，消食，补养藏腑，益气，安神，止呕逆，平脉，下痰，止烦躁，变酸水。"[4]13

《太平圣惠方》："治风经五脏，恍惚，惊悸。安神定志。宜服犀角散方。"[5]559

卷二十六"治脉极诸方"："治脉极，惊跳乍安乍发。宜服补虚安神。人参丸方。"[5]738

《圣济总录》："论曰：愁忧思虑则伤心，心虚故邪从之，新产之人，内亡津液，而血虚志弱。使人精神昏乱，语言错谬，恍惚不宁，甚者变狂癫之证。治宜补血益心，安神定志，则病自愈。"[6]1809

《活幼口议》："议治惊痫，先凉三焦，利惊去热，安神定志，平调脏腑，一温化痰涎，然后与治惊痫药服之。"[7]111

《普济方》："夫人忧愁思虑则伤心，心虚故邪从之。新产之人，内亡津液而血虚气弱，使人精神昏乱，言语错谬，恍惚不宁，甚者变狂癫之证。治宜补血益心，安神定志，则病自愈矣。"[9]889

《医学入门》卷四"外集"："初起在腑为表，当除风散热；久则入脏为里，当养血安神。又肝之系，虽总于目，而照彻光彩，实肾精、心神所主，故补精气安神者，乃治眼之本也。"[10]749

《本草纲目·金石部》卷八"银膏"："主治……热风，心虚惊悸，恍惚狂走，膈上热，头面热，风冲心上下，安神定志，镇心明目，利水道，治人心风健忘，亦补牙齿缺落（苏恭）。"[26]206

《赤水玄珠》卷三："在脏为里，当养血安神。如昏弱不欲视物，内瞳见黑花，瞳散，皆里也，血少神劳，肾虚也，宜养血补水安神以调之。养血安神者，定志丸主之。"[11]52

《婴童百问》："据脉观之，虚则散而濡，实则数而駃，治法镇惊化痰，安神定志，亦须究竟何脏受病之处，而调理之。"[8]70

《简明医彀》："寸脉浮滑痰火，洪大阴虚阳盛，涩为血亏。治当养阴抑阳，清痰降火，安神宁心。"[12]237

《奇效良方》："治热中，消渴止燥，补精血，益诸虚，解劳倦，去骨节间热，宁心强志，安神定魄，固脏腑，进饮食，免生疮疡。"[13]256

《医学原理》卷九"怔忡惊悸门"："治宜补气豁痰为主，安神定气为标。用菖蒲以通心神，人参、白术、茯苓以补心气，远志、茯神、牛黄安神定悸，麦门冬以清烦热。"[28]433

《医门法律》卷六"消渴门"："烂金丸治热中消渴止后，补精血，益诸虚，解劳倦，去骨节间热，宁心强志，安神定魄，固脏腑，进饮食，免生疮疡。"[27]226

《冯氏锦囊秘录》卷三"杂症大小合参"："治宜大补真阴，兼以安神，则火自降，而神自清。"[16]112

《何澹安医案》："呕泻蓄血，明阳络俱伤，气滞脾困，不克输津生新，下焦真气不充，清浊艰于升降，运谷无权，腹膨便溺，六脉软弱无力。理当温补佐安神法，再视消息，附方呈政。"[14]358

《王旭高临证医案》："姑拟熄风和阳，安神定志。冀得神清觳进，或可再商。"[15]58

《临诊医案》："此系思虑太过，伤神气营卫，拟调养安神定悸法。"[17]27

《中医辞海》："安神中医治法。治疗神志不安之法。分重镇安神、养血安神。"[18]1320

《中国中医主题词表》："安神，属病症防治，用具有镇静宁心作用的方药治疗神志不安等病证的治法。"[19]4

《传统医学名词术语国际标准》："安神，Tranquilize a general term for tranquilizing measures。"[20]225

《中国中医药术语集成·治则治法与针灸学》："安神，运用具有安神作用的药物治疗神志不安疾患的方法。"[21]120

《中医临床诊疗术语·中医治法部分》："安神（宁心）定志（悸），泛指具有祛邪、养心等作用，适用于心虚神怯证所见惊悸、失眠、胆怯等症的治疗方法。"[22]36

《中国医学百科全书·中医学》："安神法，是治疗神志不安的方法。具有安神镇静作用，适用于阳气躁动、心悸、失眠、惊狂、烦躁易怒等病证。"[23]702

《中医大辞典》："安神法即安神，治疗神志不安、心悸失眠的方法。适用于阳气躁动，心悸、失眠、惊痫、狂妄、烦躁易怒等病证。分重镇安神和养心安神。如因胆气虚或胆热引起心烦失眠，则用温胆或清胆安神。"[24]719

《中医药学名词》："安神法，又称'安神定志'。用具有镇静宁心作用的方药，治疗神志不安等病证的治。"[25]123

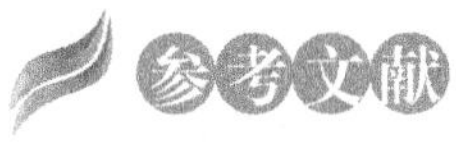

[1] [汉] 神农本草经[M]. [清] 顾观光辑. 兰州：兰州大学出版社,2009：33.
[2] [梁] 陶弘景. 本草经集注[M]. 尚志钧,尚元胜辑校. 北京：人民卫生出版社,1994：185.
[3] [唐] 孙思邈. 千金翼方[M]. 太原：山西科学技术出版社,2010：38.
[4] [五代]李珣. 海药本草[M]. 尚志钧辑校. 北京：人民卫生出版社,1997：13.
[5] [宋] 王怀隐. 太平圣惠方[M]. 北京：人民卫生出版社,1958：559,738.
[6] [宋] 赵佶. 圣济总录：下[M]. 郑金生,汪惟刚,犬卷太一校点. 北京：人民卫生出版社,2013：1809.
[7] [元] 曾世荣. 活幼口议[M]. 北京：中国中医药出版社,2015：111.
[8] [明] 鲁伯嗣. 婴童百问[M]. 上海：第二军医大学出版社,2005：70.
[9] [明] 朱橚. 普济方：8[M]. 北京：人民卫生出版社,1959：889.
[10] [明] 李梴. 医学入门[M]. 南昌：江西科学技术出版社,1988：749.
[11] [明] 孙一奎. 赤水玄珠[M]. 北京：中国医药科技出版社,2011：52.
[12] [明] 孙志宏. 简明医彀[M]. 北京：人民卫生出版社,1984：237.
[13] [明] 董宿. 奇效良方[M]. 北京：中国中医药出版社,1995：256.
[14] [清] 何澹安.《何澹安医案》[M]// 曹炳章. 中国医学大成. 北京：中国中医药出版社,1997：358.
[15] [清] 王旭高. 王旭高临证医案[M]. 北京：人民卫生出版社,1987：58.
[16] [清] 冯兆张. 冯氏锦囊秘录[M]. 北京：中国中医药出版社,1996：112.
[17] [清] 张骧孙. 临诊医案[M]// 段逸山,等. 中医古籍珍稀抄本精选. 上海：上海科学技术出版社,2004：27.
[18] 袁钟,图娅,等. 中医辞海：中册[M]. 北京：中国医药科技出版社,1999：1320.
[19] 吴兰成. 中国中医药主题词表[M]. 北京：中医古籍出版社,2008：4.
[20] 世界卫生组织(西太平洋地区). 传统医学名词术语国际标准[M]. 北京：北京大学医学出版社,2009：225.
[21] 李剑,曾召主编. 中国中医药学术语集成：治则治法与针灸学[M]. 北京：中医古籍出版社,2006：120.
[22] 国家技术监督局. 中医临床诊疗术语：治法部分[M]. 北京：中国标准出版社,1997：36.
[23] 中医学编辑委员会. 中医学[M]//钱信忠. 中国医学百科全书. 上海：上海科学技术出版社,1997：702.
[24] 李经纬,余瀛鳌,蔡景峰,等. 中医大辞典[M]. 北京：人民卫生出版社,2011：719.
[25] 中医药学名词审定委员会. 中医药学名词[M]. 北京：科学出版社,2005：123.
[26] [明] 李时珍. 本草纲目[M]. 太原：山西科学技术出版社,2014：206.
[27] [清] 喻嘉言. 医门法律[M]. 北京：中国医药科技出版社,2011：226.
[28] [明] 汪机. 医学原理：下[M]. 北京：中国中医药出版社,2009：433.
[29] [隋] 杨上善. 黄帝内经太素[M]. 北京：人民卫生出版社,1965：421.
[30] [唐] 孙思邈. 备急千金要方[M]. 北京：中国医药科技出版社,2011：1.

（郭凤鹏）

2·068

扶正祛邪

fú zhèng qū xié

一、规范名

【中文名】扶正祛邪。

【英文名】strengthening healthy qi to eliminate pathogen。

【注释】对于正虚为主、因虚致实的病证，应采取扶助正气为主，使正气加强，从而驱除病邪的治疗原则。

二、定名依据

"扶正祛邪"一词首见于明代李梴的著作《医学入门》，此前中医著作中相关的名词术语有“养正去邪”，二者的概念不完全相同。

“扶正祛邪”出现后，有的医家使用“扶正驱邪”一词，如柯韵伯《伤寒来苏集》、周扬俊《温热暑疫全书》、顾靖远《顾松园医镜》等，还有的医家使用“扶正达邪”一词，如丁甘仁《丁甘仁医案》等。但很多中医著作如《彤园医书》《王九峰医案》《诊余举隅录》《温热逢源》《丁甘仁医案》《增订通俗伤寒论》等均使用“扶正祛邪”，说明使用该词作为规范名词在业内已经达成共识，符合规范名词约定俗成的原则。

我国目前已经出版的标准用书国标《中医临床诊疗术语·治法部分》《中医基础理论术语》《WHO中医药学名词术语国家标准》《中医药学名词》《中医大辞典》《中医辞海》《中国中医药学术语集成·治则治法与针灸学》均使用“扶正祛邪”一词。说明在中医界已普遍将“扶正祛邪”作为正名使用。

我国2005年出版的全国科学技术名词审定委员会审定公布的《中医药学名词》已使用“扶正祛邪”一词作为规范名词。所以“扶正祛邪”作为规范名符合术语定名的协调一致原则。

三、同义词

【曾称】“扶正驱邪”(《伤寒来苏集》);“扶正达邪”(《丁甘仁医案》);“养正去邪”(《此事难知》)。

四、源流考释

“扶正祛邪”是中医重要的治疗原则。早在秦汉时期的《黄帝内经》中就有这一治法的相关论述。例如,《黄帝内经素问·刺法论》:“正气存内,邪不可干。”[1]207《黄帝内经素问·评热病论》:“邪之所凑,其气必虚。”[1]66《灵枢经·百病始生》:“风雨寒热,不得虚,邪不能独伤人,卒然逢疾风暴雨而不病者,盖无虚,故邪不能独伤人。此必因虚邪之风,与其身形,两虚相得,乃客其形。”[2]130 说明正虚则邪气易侵袭机体,提示了“扶正祛邪”的重要性。东汉时期的重要著作张仲景的《金匮要略方论》卷上记载:“房室勿令竭乏,服食节其冷、热、苦、酸、辛、甘,不遗形体有衰,病则无由入其腠理。”[3]4 该处论述了通过饮食起居的节制达到形体不衰而病邪不侵犯腠理的目的,说明正气的重要性。元代医家罗天益《卫生宝鉴》卷十四:“洁古云:养正积自除。譬如满座皆君子,纵有一小人,自无容地而出。令其真气实胃气强,积自消矣。”[4]123 该处是正气足则邪气自然消失的具体运用。

“养正去邪”始见于元代王好古《此事难知》,在该书卷下记载:“中治之道,法当宽猛相济,为病得之非新非久,当以缓疾得中之养正去邪相兼济而治之。”[5]70 该书记载的“养正去邪”是指扶助正气和去除邪气都要兼顾。其后有著作沿用《此事难知》的相关内容。比如明代徐春甫《古今医统大全》卷之三:“中治之道,法当宽猛相济,为病得之非新非久,当以缓疾得中,养正去邪相兼济而治之。”[6]224 明代医家楼英在其著作《医学纲目》卷之三:“中治之道,法当宽猛相济,为病得之非新非久,宜以缓疾得中之药,养正去邪,相济而治之。”[7]40

明清时期,“扶正祛邪”一词作为本词的正名始见于明代医家李梴《医学入门》,在“外集卷四”记载:“扶正祛邪虫亦亡。虫亦气血凝滞,痰与瘀血化成。但平补气血为主,加以乌梅、青蒿、朱砂之类,而虫自亡矣。”[8]178 该书明确指出了“扶正祛邪”是以扶正为主兼以祛邪。其后有医学著作沿用“扶正祛邪”一词。例如,清代郑玉坛《彤园妇科》[9]138、王九峰《王九峰医案》[10]1、陈廷儒《诊余举隅录》[11]423、柳宝饴《温热逢源》[12]25,也有医家使用“扶正驱邪”一词,该词首次出现在清代柯韵伯《伤寒来苏集》卷上:“补虚于余邪未平之时,预治其本也。扶正驱邪,神自安。”[13]265 医家有所沿用,如清代医家周扬俊在《温热暑疫全书》卷四:“老君神明散、东坡圣散子等方,皆一派辛热燥烈;打毒之药,全无扶正驱邪逐秽解毒之品,不知医书何以列之疫条?必系后人伪托,学者慎勿徇名妄用,害人非浅。”[14]85 清代医家顾靖远在《顾松园医镜》卷八:“烦热口干加黄芩,日二三服,以愈为度。此扶正驱邪之方也。”[15]139

民国时期,出现“扶正祛邪”“扶正达邪”两词并存的局面。著名医家丁甘仁在《丁甘仁临证医集》卷一记载:“辗转思维,惟有扶正祛邪,培补中土,冀正旺则伏邪自达,土厚则虚火自敛,未识能弋获否。今拟制小其剂,扶正祛邪,理脾和胃,冀胃气来复,自能入于坦途。”[16]55 民国何廉臣《增订通俗伤寒论》第九章记载:“如虚劳兼挟外感,宜扶正祛邪而治之。”[17]424 二位医家都使用了“扶正祛邪”一词。“扶正达邪”一词在此时期出现,例如民国医家丁甘仁《丁甘仁医案》卷二记载:“今拟小柴胡汤加味,扶正达邪,和胃化痰。”[18]53 民国汪艺香《汪艺香先生医案》上记载:“扶正达邪,本属善治,无如邪固可达,痰湿难化,尝考薛叶诸家每以辛香解逐,由此而论,扶正为督战之师,达邪作剿贼之将,然危笃若是,百中图一而已。”[19]23

现代有关著作,均沿用明代李梴《医学入门》的记载,以“扶正祛邪”为本词的正名。例如《中医大辞典》[20]826《中医辞海》[21]107《中医临床诊疗术语·治法部分》[22]1《WHO中医名词术语国家标准》[23]204《中国中医药学术语集成·治则治法与针灸学》[24]132《中医基础理论术语》[25]79《中医药学名词》[26]109。

总之,《内经》《金匮要略》中就有关于扶正祛邪的相关论述。元代王好古《此事难知》将此治法称为“养正去邪”。“扶正祛邪”一词始见于明代李梴《医学入门》,此后有著作记载为“扶正驱邪”,有著作记载为“扶正达邪”,更多著作沿用“扶正祛邪”这一记载。现代著作均以“扶正祛邪”为正名记载本治法。

五、文献辑录

《灵枢经·百病始生》:“风雨寒热,不得虚,邪不能独伤人,卒然逢疾风暴雨而不病者,盖无虚,故邪不能独伤人。此必因虚邪之风,与其身形,两虚相得,乃客其形。”[2]130

《黄帝内经素问·评热病论》:“邪之所凑,其气必虚。”[1]66

“刺法论”:“正气存内,邪不可干。”[1]207

《金匮要略》卷上:“房室勿令竭乏,服食节其冷、热、苦、酸、辛、甘,不遗形体有衰,病则无由入其腠理。”[3]4

《卫生宝鉴》卷十四:“洁古云:养正积自除。譬如满座皆君子,纵有一小人,自无容地而出。令其真气实胃气强,积自消矣。”[4]123

《此事难知》卷下:“中治之道,法当宽猛相济,为病得之非新非久,当以缓疾得中之养正去邪相兼济而治之。”[5]70

《古今医统大全》卷三:“中治之道,法当宽猛相济,为病得之非新非久,当以缓疾得中,养正去邪相兼济而治之。”[6]224

《医学纲目》卷三:“中治之道,法当宽猛相济,为病得之非新非久,宜以缓疾得中之药,养正去邪,相济而治之。”[7]40

《医学入门》卷四:“扶正祛邪虫亦亡。虫亦气血凝滞,痰与瘀血化成。但平补气血为主,加以乌梅、青蒿、朱砂之类,而虫自亡矣。”[8]178

《伤寒来苏集》卷上:“补虚于余邪未平之时,预治其本也。扶正驱邪,神自安。”[13]265

《温热暑疫全书》卷四:“老君神明散、东坡圣散子等方,皆一派辛热燥烈:打毒之药,全无扶正驱邪逐秽解毒之品,不知医书何以列之疫条?必系后人伪托,学者慎勿徇名妄用,害人非浅。”[14]85

《顾松园医镜》卷八:“烦热口干加黄芩,日二三服,以愈为度。此扶正驱邪之方也。”[15]139

《彤园妇科》卷三:“但孕妇患此,法当扶正祛邪,忌用克伐也。”[9]138

《王九峰医案》上卷:“表邪渐达,里邪渐清,仍然骨痛发热,腰背酸痛,皆缘平素肝肾两亏,刻当扶正祛邪为法。”[10]1

《诊余举隅录》卷上:“前于虚人感冒症,特申扶正祛邪,标本兼顾之说,盖欲主治者,遇此

等虚弱证情，为之早筹全局也。”[11]423

《温热逢源》卷中：“大法有三：攻邪为上策，扶正祛邪为中策，养阴固守为下策。”[12]25

《丁甘仁临证医集》卷一：“辗转思维，惟有扶正祛邪，培补中土，冀正旺则伏邪自达，土厚则虚火自敛，未识能弋获否。今拟制小其剂，扶正祛邪，理脾和胃，冀胃气来复，自能入于坦途。”[16]55

《丁甘仁医案》卷二：“今拟小柴胡汤加味，扶正达邪，和胃化痰。”[18]53

《汪艺香先生医案》上：“扶正达邪，本属善治，无如邪固可达，痰湿难化，尝考薛叶诸家每以辛香解逐，由此而论，扶正为督战之师，达邪作剿贼之将，然危笃若是，百中图一而已。”[19]23

《增订通俗伤寒论》第九章：“如虚劳兼挟外感，宜扶正祛邪而治之。”[17]424

《中医大辞典》：“扶正祛邪，治则。扶正是扶助正气，使正气加强以消除病邪。祛邪是驱除病邪，目的也是为了保存正气。临床运用时，应根据正邪盛衰的具体情况而采取扶正祛邪、祛邪扶正或攻补兼施。扶正祛邪通常是针对正虚而邪稍衰的病情，以扶正为主、祛邪为辅的治则。”[20]826

《中医辞海》：“扶正祛邪，中医治则。正是人体的正气，邪是治病的病邪。扶正是用药扶助正气，使正气加强，以消除病邪。祛邪是用药祛除病邪，目的也是扶助正气。临床应用时，应根据正邪盛衰的具体情况而采取扶正祛邪，祛邪扶正或攻补兼施。凡病邪盛而正气也较强的实证，如某些感染性疾病的实证期可单用祛邪法，如解表、清热、解毒、泻下等。但在转为阴寒证有虚脱倾向时，病邪旺盛，正气衰微，须采用扶正法，如‘回阳救逆法’。此外，在感染性疾病过程中，也可按照具体情况，分别处理。如邪实而正较虚时，重在扶正，佐以祛邪。有如杂病肝硬变腹水晚期，病程拖延日久，病邪顽固，正气也往往不足，治疗也应以扶正、祛邪同用，攻补兼施，一方面用逐水或利尿药，另一方面适当用补益药扶助正气。扶正祛邪就是针对正虚而邪稍衰的病情，以扶正为主，祛邪为辅的治则。”[21]107

《中医临床诊疗术语·治法部分》：“扶正祛（达）邪，对于正虚为主、因虚致实的病证，应采取扶助正气为主，使正气加强，从而达到驱除病邪目的的治疗原则。”[22]1

《WHO中医名词术语国家标准》：“扶正祛邪，Reinforce the healthy qi and eliminate the pathogenic factors two general treatment principals of treatment — to reinforce the patient's healthy qi and to eliminating the invading pathogenic factors which can be applied separately or in combination according to the particular condition of the case.”[23]204

《中国中医药学术语集成·治则治法与针灸学》：“扶正祛邪，指对于正虚为主、因虚而实的病证，应采取扶助正气为主，使正气加强，从而达到驱除病邪为目的的治疗原则。”[24]132

《中医基础理论术语》：“扶正祛邪……扶正与祛邪的总称。”[25]79

《中医药学名词》：“扶正祛邪，对于正虚为主、因虚致实的病证，应采取扶助正气为主，使正气加强，从而达到驱除病邪目的的治疗原则。”[26]109

[1] 未著撰人.黄帝内经素问[M].北京：人民卫生出版社，2005：66，207.

[2] 未著撰人.灵枢经[M].北京：人民卫生出版社，2005：130.

[3] [东汉]张仲景.金匮要略[M].北京：人民卫生出版社，2005：4.

[4] [元]罗天益.卫生宝鉴[M]//许敬生.罗天益医学全书.北京：中国中医药出版社，2006：123.

[5] [元]王好古.此事难知[M].北京：中国中医药出版社，2008：70.

[6] [明]徐春甫.古今医统大全：上[M].北京：人民卫生出版社，1991：224.

[7] [明]楼英.医学纲目[M].北京：中国中医药出版社，1996：40.

[8] [明]李梴.医学入门：下[M].太原：山西科学技术

出版社,2013: 178.

[9] [清] 郑玉坛. 彤园妇科[M]. 天津: 天津科学技术出版社,2010: 138.

[10] [清] 王九峰. 王九峰医案[M]. 北京: 中国中医药出版社,2007: 1.

[11] [清] 陈廷儒. 诊余举隅录[M]//裘吉生. 珍本医书集成. 北京: 中国中医药出版社,1999: 423.

[12] [清] 柳宝诒. 温热逢源[M]//裘庆元. 三三医书. 北京: 中国中医药出版社,1998: 25.

[13] [清] 柯琴. 伤寒来苏集[M]. 太原: 山西科学技术出版社,2010: 265.

[14] [清] 周扬俊. 温热暑疫全书[M]. 上海: 上海中医学院出版社,1993: 85.

[15] [清] 顾靖远. 顾松园医镜[M]. 北京: 中国医药科技出版社,2014: 139.

[16] 丁甘仁. 丁甘仁临证医集[M]. 沈仲理主编. 上海: 上海中医药大学出版社,2000: 55.

[17] 何廉臣. 增订通俗伤寒论[M]. 福州: 福建科学技术出版社,2004: 424.

[18] 丁甘仁. 丁甘仁医案[M]. 太原: 山西科学技术出版社,2013: 53.

[19] 汪艺香. 汪艺香先生医案[M]. 上海: 上海科学技术出版社,2004: 23.

[20] 李经纬,余瀛鳌,蔡景峰,等. 中医大辞典[M]. 北京: 人民卫生出版社,2011: 826.

[21] 袁钟,图娅,彭泽邦,等. 中医辞海: 中册[M]. 北京: 中国医药科技出版社,1999: 107.

[22] 国家技术监督局. 中医临床诊疗术语: 治法部分[M]. 北京: 中国标准出版社,1997: 1.

[23] 世界卫生组织(西太平洋地区). 传统医学名词术语国际标准[M]. 北京: 北京大学医学出版社,2009: 204.

[24] 李剑、曾召主编. 治则治法与针灸学[M]//曹洪欣,刘保延. 中国中医药学术语集成. 北京: 中医古籍出版社,2006: 132.

[25] 中华人民共和国国家质量监督检验检疫总局,中国国家标准化管理委员会. 中医基础理论术语[M]. 北京: 中国标准出版社,2006: 79.

[26] 中医药学名词审定委员会. 中医药学名词[M]. 北京: 科学出版社,2005: 109.

(郭凤鹏)

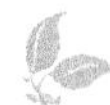

2 • 069

攻补兼施

gōng bǔ jiān shī

一、规范名

【汉文名】攻补兼施。

【英文名】reinforcement and elimination in combination。

【注释】对于虚实夹杂,或虚实病情相当的病证,可采用既祛邪又培补,即攻邪与扶正并重的治疗原则。

二、定名依据

"攻补兼施"作为规范词最早见于宋代方书《仁斋直指方论》,此后历代医家沿用该词至今。如元代朱震亨的《格致余论》,明代虞抟《医学正传》、龚廷贤《寿世保元》、王肯堂《证治准绳·疡医》、李梴《医学入门》、张景岳《景岳全书》、武之望《济阳纲目》等,清代喻昌《医门法律》、罗美《古今名医汇粹》、陈士铎《辨证录》、吴谦《订正仲景全书伤寒论注》、魏之琇《续名医类案》、沈金鳌《杂病源流犀烛》、吴瑭《温病条辨》、王孟英《温热经纬》等。

现代辞书类书籍也把"攻补兼施"作为规范名,如《中医药学名词》《中医药常用名词术语辞典》《中医大辞典》《中医辞海》《中国中医药主题词表》《国家标准治法部分》《传统医学名词术语国际标准》等。

三、同义词

未见。

四、源流考释

"攻补兼施"作为规范词最早见于宋代方书《仁斋直指方论》,在"虚实分治论"篇曰:"审其为老衰久病，又当半攻半补焉。如气虚而有湿热痰火，则以四君子汤补气而兼燥湿清热、豁痰泻火；如血虚而有痰火湿热，则以四物汤补血而兼泻火豁痰、清热燥湿。如此则攻补兼施，庶乎可也。”[1]35,36 此后历代医家沿用至今。如元代朱震亨的《格致余论·倒仓论》记载：“先哲制为万病丸、温白丸等剂，攻补兼施，寒热并用，期中病情，非不工巧，然不若倒仓之为便捷也。”[2]53

明代，虞抟《医学正传》[3]24、龚廷贤《寿世保元》[4]67、王肯堂《证治准绳·疡医》[5]1408、李梴《医学入门》[6]634、张景岳《景岳全书》[7]46、武之望《济阳纲目》[8]2 等也都沿用了规范名“攻补兼施”。如《医学正传》卷之一：“夫外感重者，宜先攻而后补（攻者汗下之类）；内伤重者，宜先补而后攻；二证俱重，宜攻补兼施。或曰：劳倦饮食二者俱甚而为大热之证，欲补则饮食填塞胸中，恐愈增饱闷，欲消导则恐元气愈虚而病益甚，其将何法以处治乎？曰：此正王安道所论不足中之有余证也，必宜攻补兼施，以补中益气汤，间与丹溪导痰补脾饮，加神曲、麦芽之属，甚者以东垣枳实导滞丸之类，与补中益气汤间而服之，食去而虚证亦除，是亦攻补兼施之法也。”[3]24《景岳全书·反佐论》曰：“至其变也，则泾渭不分者以之，模糊疑似者以之，寒热并用者以之，攻补兼施者以之，甚至广络妄投，十寒一暴，无所不谬，皆相藉口，此而不辨，医乎难矣。”[7]46

清代，医家们仍沿用“攻补兼施”，如喻昌《医门法律》[9]279、罗美《古今名医汇粹》[10]22、陈士铎《辨证录》[11]455、吴谦《订正仲景全书伤寒论注》[12]305、魏之琇《续名医类案》[13]7、沈金鳌《杂病源流犀烛》[14]60、吴瑭《温病条辨》[15]137、王孟英《温热经纬》[16]234 等。如《医门法律·消渴绪论》记载：“昌谓久蒸大黄，与甘草合用，则急缓互调；与人参合用，则攻补兼施。”[9]279《温病条辨·湿温》曰：“一则正虚留邪在络，至其年月日时复发，而见积滞腹痛之实证者，可遵仲景凡病至其年月日时复发者当下之例，而用少少温下法，兼通络脉，以去其隐伏之邪；或丸药缓攻，俟积尽而即补之；或攻补兼施，中下并治，此虚中之实证也。”[15]137

现代，辞书类书籍也把“攻补兼施”作为规范名，如《中医药学名词》[17]109《中医药常用名词术语辞典》[18]170《中医大辞典》[19]788《中医辞海》[20]16《中国中医药主题词表》[21]287《国家标准治法部分》[22]2《传统医学名词术语国际标准》[23]205 等。如《中医大辞典》：“攻邪与扶正并用的治法。适用于邪实体虚，攻邪和扶正需要同时进行的病证。如热病邪结肠胃，气虚而便结，用黄龙汤，以甘草、人参、当归补虚；大黄、芒硝、枳实、厚朴泻下。”[19]788

总之，“攻补兼施”作为规范词最早见于宋代方书《仁斋直指方论》，此后历代医家沿用该词至今。现代辞书类书籍也把“攻补兼施”作为规范名，因此，把“攻补兼施”作为规范名符合命名的约定俗成原则。

五、文献辑录

《仁斋直指方论》卷之一：“夫疾病之生也，皆因外感内伤生火生湿，湿而生热，火而生痰，四者而已……审其为老衰久病，又当半攻半补焉。如气虚而有湿热痰火，则以四君子汤补气而兼燥湿清热、豁痰泻火；如血虚而有痰火湿热，则以四物汤补血而兼泻火豁痰、清热燥湿。如此则攻补兼施，庶乎可也。”[1]35,36

《格致余论·倒仓论》：“经曰：肠胃为市。以其无物不有，而谷为最多，故谓之仓，若积谷之室也。倒者，倾去积旧而涤濯，使之洁净也……先哲制为万病丸、温白丸等剂，攻补兼施，寒热并用，期中病情，非不工巧，然不若倒仓之为便捷也。”[2]53

《医学正传》卷之一：“夫外感重者，宜先攻而后补（攻者汗下之类）；内伤重者，宜先补而后攻；二证俱重，宜攻补兼施。或曰：劳倦饮食二者俱甚而为大热之证，欲补则饮食填塞胸中，恐愈增饱闷，欲消导则恐元气愈虚而病益甚，其将何法以处治乎？曰：此正王安道所论不足中之有余证也，必宜攻补兼施，以补中益气汤，间与丹溪导痰补脾饮，加神曲、麦芽之属，甚者以东垣积实导滞丸之类，与补中益气汤间而服之，食去而虚证亦除，是亦攻补兼施之法也。”[3]24

《寿世保元》卷二：“一论瘫痪之症，因虚而痰火流注为病，当时速治为妙。若失之于初，痰火停久便成郁，郁久便生火，火能伤气耗血，而痰犹难治矣。如疼痛，则为实，用疏通关节之药，而与脑、麝少许为引经。如不痛，则为虚，服此疏通关节之药；亦要兼服补气血药如此攻补兼施，而瘫痪可愈矣。”[4]67

《证治准绳·疡医》卷三：“脾发疽……皆为马刀疮。属手少阳三焦经、足阳明胃经、手厥阴心包络，郁火怒气积痰所致。宜灸、宜汗，攻补兼施则消，宜服胜金丹、乌金散。”[5]1408

《医学入门·外集》卷七：“杂治赋……痰火湿热，百病关键。少壮新病，燥湿、清热、豁痰、泻火；老衰久病，攻补兼施。”[6]634

《景岳全书》卷二：“反佐论（二十一）……至其变也，则泾渭不分者以之，模糊疑似者以之，寒热并用者以之，攻补兼施者以之，甚至广络妄投，十寒一暴，无所不谬，皆相藉口，此而不辨，医乎难矣。”[7]46

《济阳纲目》卷四十一：“积聚癖块……苟或积气之甚。难养其正。恐日积月累之邪。根深基固。欲其潜消默散。不可得也。必攻补兼施。然后可。”[8]2

《医门法律》卷六：“消渴续论……然则欲除胃中火热，必如之何而后可？昌谓久蒸大黄与甘草合用，则急缓互调；与人参合用，则攻补兼施。”[9]279

《古今名医汇粹》卷一：“附：格言一……当其衰老久病，又当攻补兼施：如气虚而有湿热痰火，则以四君补气，而兼燥湿清热，泻火豁痰；血虚而有痰火湿热，则以四物补血，而兼泄火豁痰，清热燥湿，如此则攻补合宜。”[10]22

《辨证录》卷八：“疟疾门（十则）……方用平阳汤……此方以人参、白术助脾胃之气，干葛、石膏泻阳明之火邪，贝母、橘红消阳明之痰食，麦冬滋肺经之炎，柴胡舒胆经之郁，茯苓泻太阳之滞，既攻补兼施，复彼此相制，邪安得不退避哉。”[11]455

《订正仲景全书伤寒论注》卷十一：“辨坏病脉证并治篇……以柴胡加龙骨牡蛎汤主之，其大意在和解镇固，攻补兼施也。”[12]305

《续名医类案》卷一：“伤寒……朱远齐治从祖近湖公。少年，因房劳食犬肉伤寒，诸医以其虚也，攻补兼施，至发狂登屋，奔走号呼，（阳明府症实热）日夜令壮夫看守，几月余矣。急走使延朱。朱先命煎人参膏二斤以待，用润字号丸药数钱下之，去黑粪无算，热遂定，奄奄一息，邻于死矣。徐以参膏灌之，至一百二十日全瘳。（以上《广笔记》。）”[13]7

《杂病源流犀烛》卷四：“脾……李绛治反胃久闭不通，攻补兼施，每用小青龙丸，渐次加之，关局自透，再用人参利膈丸，然或服通剂过多，血液耗竭，转加闭结，宜另治之（宜猪脂丸）。”[14]60

《温病条辨》卷三：“湿温……一则正虚留邪在络，至其年月日时复发，而见积滞腹痛之实证者，可遵仲景凡病至其年月日时复发者当下之例，而用少少温下法，兼通络脉，以去其隐伏之邪。或丸药缓攻，俟积尽而即补之；或攻补兼施，中下并治。此虚中之实证也。”[15]137

《温热经纬》卷五：“方论……《金匮》惟此方与薯蓣丸药品最多，皆治正虚邪著，久而不去之病，非汇集气血之药，攻补兼施，未易奏功也。”[16]234

《中医临床诊疗术语·治法部分》：“攻补兼施……对于虚实夹杂，或虚实病情相当的病证，可采用既扶正又祛邪，即攻邪与扶正并重的治疗原则。”[22]2

《中医辞海》：“攻补兼施……中医治则。攻邪与扶正并用的治法。适用于邪实体虚，攻邪与补正需要同时进行的病证。邪气实而正气虚的病，需要攻邪。但单用攻下就会使正气不支，单用补益又能使邪气更为壅滞，所以须用攻中有补，补中有攻的攻补兼施法，使邪气去而正气不伤。方法分为两种：① 补气泻下：把泻下药和补气药同用，治疗热结肠胃，正气衰竭，大便秘结或下利清水，腹部胀痛拒按，高热口渴，神昏说胡话，舌苔焦黄起刺，脉滑数无力，用黄龙汤。② 滋阴泻下：把泻下药和滋阴药同用，治疗唇燥口裂，咽干，口渴要喝水，身热不退，腹硬满而痛，大便不通，用承气养营汤。"[20]16

《中医药常用名词术语辞典》："攻补兼施……① 治则。泛指攻伐与补益相结合。② 治法。攻下与扶正并用的治法。适用于里实正虚之证，如热结便秘而兼气血不足者，或兼见津液大亏者，常用泻下药如大黄、芒硝，与补气药人参、当归，滋阴液的生地黄、玄参等配伍使用。代表方有黄龙汤、增液承气汤等。"[18]170

《中医药学名词》："攻补兼施……对于虚实夹杂，或虚实病情相当的病证，可采用既祛邪又培补，即攻邪与扶正并重的治疗原则。"[17]109

《中国中医药主题词表》："攻补兼施……属补法。对于虚实夹杂，或虚实病情相当的病证，可采用即扶正又祛邪、即祛邪与扶正并重的治疗原则。"[21]287

《传统医学名词术语国际标准》："攻补兼施 Treat with both eliminating and reinforcement a principle of treatment with eliminating and reinforcing methods used in combination, suitable for patients with a weak constitution suffering from an excess syndrome。"[23]205

《中医大辞典》："攻补兼施……攻邪与扶正并用的治法。适用于邪实体虚，攻邪和扶正需要同时进行的病证。如热病邪结肠胃，气虚而便结，用黄龙汤，以甘草、人参、当归补虚；大黄、芒硝、枳实、厚朴泻下。"[19]788

[1] [宋] 杨士瀛. 仁斋直指方论[M]. 盛维忠，王致谱，傅芳，等校注. 福州：福建科学技术出版社，1989：35，36.

[2] [元] 朱震亨. 格致余论[M]. 毛俊同点注. 南京：江苏科学技术出版社，1985：53.

[3] [明] 虞抟. 医学正传[M]. 郭瑞华，马湃，王爱华校注. 北京：中国古籍出版社，2002：24.

[4] [明] 龚廷贤. 寿世保元[M]. 孙治熙，徐淑凤，李艳梅校注. 北京：中国中医药出版社，1993：67.

[5] [明] 王肯堂. 证治准绳[M]. 北京：人民卫生出版社，1991：1408.

[6] [明] 李梴. 医学入门[M]. 何永，韩文霞校注. 北京：中国医药科技出版社，2011：634.

[7] [明] 张介宾. 景岳全书[M]. 赵立勋校. 北京：人民卫生出版社，1991：46.

[8] [明] 武之望. 济阳纲目[M]. 泾阳：宏道书院藏板，1856(清咸丰六年)：2.

[9] [清] 喻昌. 医门法律[M]. 张晓梅点校. 北京：中国中医药出版社，2002：279.

[10] [清] 罗美. 古今名医汇粹[M]. 北京：中医古籍出版社，1999：22.

[11] [清] 陈士铎. 辨证录[M]. 王永谦，任翼，曲长江点校. 北京：人民卫生出版社，1989：455.

[12] 吴谦. 医宗金鉴(第一分册)：订正仲景全书伤寒论注[M]. 北京：人民卫生出版社. 1980：305.

[13] [清] 魏之琇. 续名医类案[M]. 黄汉儒，蒙木荣，廖崇文点校. 北京：人民卫生出版社，1997：7.

[14] [清] 沈金鳌. 杂病源流犀烛[M]. 李占水，李晓琳校注. 北京：中国中医药出版社，1994：60.

[15] [清] 吴瑭. 温病条辨[M]. 张志斌校点. 福州：福建科学技术出版社，2010：137.

[16] [清] 王士雄. 温热经纬[M]. 达美君，周金根，王荣根校注. 北京：中国中医药出版社，2007：234.

[17] 中医药学名词审定委员会. 中医药学名词[M]. 北京：科学出版社，2004：109.

[18] 李振吉. 中医药常用名词术语辞典[M]. 北京：中国中医药出版社，2001：170.

[19] 李经纬，等. 中医大辞典[M]. 北京：人民卫生出版社，2011：788.

[20] 袁钟，图娅，彭泽邦，等. 中医辞海：中册[M]. 北京：中国医药科技出版社，1999：16.

[21] 吴兰成. 中国中医药主题词表[M]. 北京：中医古籍出版社，2008：287.

[22] 国家技术监督局. 中医临床诊疗术语：治法部分[M]. 北京：中国标准出版社，1997：2.

[23] 世界卫生组织(西太平洋地区). 传统医学名词术语国际标准[M]. 北京：北京大学医学出版社，2009：205.

（崔利宏）

2·070
吹耳疗法

chuī ěr liáo fǎ

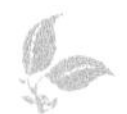

一、规范名

【汉文名】吹耳疗法。

【英文名】ear-insufflating therapy。

【注释】将药物研成极细粉末，吹布于外耳道内或鼓膜上，以治疗耳部疾病的治法。

二、定名依据

“吹耳疗法”作为治疗耳部疾病的治法名称在古代文献中未见记载。晋代葛洪《肘后备急方》中的“吹耳”，虽然与本术语概念基本相同，且在古代有较多沿用，但是在现代沿用的较少。

明代《仁术便览》记载的“吹药法”的含义较广，非仅指“吹耳疗法”，因此将“吹耳疗法”作为本治法的规范名，符合术语定名的单义性原则。

现代很多著作如国标《中医临床诊疗术语·治法部分》《中医药学名词》《中医大辞典》等均以“吹耳疗法”作为规范名，说明“吹耳疗法”作为本治法的规范名已成为共识，符合术语定名的约定俗成原则。

全国科学技术名词审定委员会审定公布的相关中医治法名词是“某某疗法”，因此将吹耳疗法作为本治法的规范名，符合术语定名的系统性原则。

三、同义词

【又称】“吹药法”(《仁术便览》)。

四、源流考释

“吹耳疗法”的相关记载最早见于晋代葛洪《肘后备急方》，该书卷一云：“救卒死尸蹶方第二……又方，熨其两胁下，取灶中墨如弹丸，浆水和饮之，须臾，三四，以管吹耳中，令三四人更互吹之。又小管吹鼻孔，梁上尘如豆，着中吹之，令人，瘥。”[1]4 此处记载了以管吹耳治疗卒死的方法。

隋唐时期，唐代孙思邈的《备急千金要方》和王焘的《外台秘要》沿用了《肘后备急方》的“吹耳”一词，同时，《备急千金要方》首次使用“吹药”一词，也是治疗耳部疾病的方法。如唐代孙思邈《备急千金要方》卷六上记载：“耳疾第八……治底耳方：黄矾烧，绵裹纳耳中，不过二三日愈，或以苇管吹耳中。(《肘后备急方》以疗耳卒肿出脓。)”[2]119 王焘的《外台秘要》卷第二十二记载：“耳卒肿方二首……肘后疗耳卒肿出肿方。矾石烧末。以苇管吹耳中。日三四过。或以绵裹塞耳孔内。取差。”[3]592 而《备急千金要方》卷六上也记载了“吹药”的治疗方法：“鼻病第二……治齆鼻，鼻中息肉，不得息方：矾石六铢，藜芦六铢，瓜蒂二七枚，附子十一铢，上四味各捣筛，合和，以小竹管吹药如小豆许于鼻孔中，以绵絮塞鼻中，日再，以愈为度。(《古今录验》葶苈半两。)”[2]104 但此处“吹药”是把药物吹到鼻孔中治疗鼻病的方法。

宋金元时期，宋代王怀隐的《太平圣惠方》沿用了“吹耳”一词，在卷第八十九记载：“治小儿百虫入耳诸方：治小儿百虫入耳方……又方。上閇气。以芦管使人吹耳中。即出。”[4]2857 宋代沿用“吹耳”的还有很多有较大影响的医籍，如《证类本草》[5]608《圣济总录》[6]1971《千金宝要》[7]71《幼幼新书》[8]761《小儿卫生总微论方》[9]504 等。

明清时期，多沿用《肘后备急方》的记载“吹耳”一词，如明代朱橚《普济方》卷五十五：“塞耳黄矾散(出圣惠方)：治聤耳。及卒肿出脓。用黄矾半两。内瓶中火烧。令汁尽。细研为散。绵裹一钱匕。塞耳中。或以苇管吹耳中。一方用白矾为末。塞耳。并瘥。”[10]262 清代《外科大成》卷三曰：“红绵散：治耳内流脓。肿痛已消。脓尚不止者……一用鸡肫皮焙或文蛤末。吹之。一用人牙煅存性。去火毒为末。用少许。吹耳内。”[11]227 明清时期还有很多医家沿用了“吹耳”，如明代的《卫生易简方》[12]193《奇效良方》[13]475《医学纲目》[14]655《本草纲目》[15]1036《种杏仙方》[16]41《寿世保元》[17]366《本草汇言》[18]1032《本草正》[19]105《医学入门》[20]352 等，清代的《济世神验良方》[21]43《慈幼新书》[22]39《奇方类编》[23]5,6《疡医大全》[24]280《兰台轨范》[25]194《杂病源流犀烛》[26]366 等。

“吹药法”一词最早出现于明代张浩的《仁术便览》卷四：“杨梅疮：加味遗粮汤……一方吹药法。水银一钱、银朱一钱、黑铅一钱、雄黄五分。水银与铅死一处，枣三个去皮核，共研匀，作三丸，阴干。每一日用一丸。入罐中盛，火烧，饱食以口吹药丸，待烧通红，烟尽则止，数日愈，诸物不忌。”[27]175 此处“吹药法”是指用口吹药丸，其含义与吹耳疗法不同。清代《青囊全集秘旨》上卷也记载有“吹药法”，《青囊全集秘旨》上卷：“吹药法方：通关散：不省人事。白细辛（一钱），牙皂（一钱），石菖（一钱五分），生半夏（三钱），生南星（一钱五分，炒，研），蟾酥（一钱五分），元寸（八分），和乳收听用。”[28]4 此处的“吹药法”是用通关散治疗不省人事疾病的方法。可见，古籍中的吹药及吹药法非单指吹药治疗耳部疾病，还指吹药物到其他部位治疗疾病的方法。

现代，很多著作使用“吹耳疗法”作为规范名，如《中医临床诊疗术语・治法部分》[29]54《中医药学名词》[30]130《中医大辞典》[31]867 等，也有使用“吹药法”的，如《中国医学百科全书》：“吹药法　用纸筒或喷粉器，将药散少许吹入耳内，或掺于患部，以达到清热解毒、收敛除湿干燥疮面的目的。常用此法治疗耳疮、旋耳疮、脓耳等症。药散有烂耳散、耳灵散、冰硼散等。”[32]726

总之，自晋代葛洪的《肘后备急方》中使用“吹耳”以后，后世医家多有沿用，但现代“吹耳”使用较少，著作中多使用“吹耳疗法”作为规范名，如国标《中医临床诊疗术语・治法部分》《中医药学名词》《中医大辞典》等，也有使用“吹药法”的，如《中国医学百科全书・中医学》。但是“吹药法”古籍中治疗范围很广，非仅指“吹耳疗法”。所以，使用“吹耳疗法”作为规范名更易达成共识，符合约定俗成、单义性和协调一致原则。

五、文献辑录

《肘后备急方》卷一：“救卒死尸蹶方第二……又方，熨其两胁下，取灶中墨如弹丸，浆水和饮之，须臾，三四，以管吹耳中，令三四人更互吹之。又小管吹鼻孔，梁上尘如豆，着中吹之，令入，瘥。”[1]4

《备急千金要方》卷六上：“鼻病第二……治齆鼻，鼻中息肉，不得息方：矾石六铢，藜芦六铢，瓜蒂二七枚，附子十一铢，上四味各捣筛，合和，以小竹管吹药如小豆许于鼻孔中，以绵絮塞鼻中，日再，以愈为度。（《古今录验》葶苈半两）”[2]104“耳疾第八……治底耳方：黄矾烧，绵裹纳耳中，不过二三日愈，或以苇管吹耳中。（《肘后备急方》以疗耳卒肿出脓）”[2]119

《外台秘要》卷第二十二：“耳卒肿方二首……肘后疗耳卒肿出肿方。矾石烧末。以苇管吹耳中。日三四过。或以绵裹塞耳孔内。取差。”[3]592

《太平圣惠方》卷第八十九：“治小儿百虫入耳诸方：治小儿百虫入耳方……又方。上閇气。以芦管使人吹耳中。即出。”[4]2857

《证类本草》第二十二卷：“虫部下品总八十一种……白颈蚯蚓……《孙真人》：小儿患聤耳，出脓水成疮污方。以蚯蚓粪碾末傅之，兼吹耳中，立效。”[5]608

《圣济总录》卷第一百一十五“百虫入耳”：“治蚰蜒入耳。硇砂吹耳方：硇砂（研）、胆矾（研各一分），上二味研细。用鸡翎管子。吹一字许入耳。虫化为水。”[6]1971

《千金宝要》卷之三：“舌耳心目等大小便第十一……治底耳，黄矾烧，绵裹内耳中，不过三日愈。或以苇管吹耳中。”[7]71

《幼幼新书》卷第三十三:“聤耳第十六……孙真人方:小儿患聩耳,出脓水成疮污方。上以蚯蚓粪碾末敷之,兼吹耳中立效。”[8]761

《小儿卫生总微论方》卷十八:“耳内疮肿出脓……治耳中肿或生疮。以白矾烧灰研细,每用少许,以苇筒吹耳内,日三四次,或以绵裹塞耳中,生疮者胡桃油调药著耳。”[9]504

《普济方》卷五十五:“聤耳……塞耳黄矾散(出《圣惠方》):治聤耳,及卒肿出脓。用黄矾半两,内瓶中火烧,令汁尽,细研为散,绵裹一钱匕,塞耳中,或以苇管吹耳中。一方用白矾为末,塞耳,并瘥。”[10]262

《卫生易简方》卷之七“耳疾”:“治耳内肿痛,脓血出 用白矾烧末,入少麝,吹耳中,日三四度,或绵裹塞耳中,立差。”[12]193

《奇效良方》卷之五十八:“蝎倍散:治聤耳,脓汁不止。全蝎(三钱,烧存性),五倍子(一两,炒),白矾(一钱,枯),麝香(少许),上为细末,研匀,每用少许吹耳中。一方加干胭脂。”[13]475

《医学纲目》卷之二十九:“肾膀胱部……耳肿痛……〔《肘》〕疗耳内卒肿痛,出脓水不止方。矾石烧灰,加麝香,以笔管吹耳内,日三四度。”[14]655

《本草纲目》第四十四卷:“鳞部……乌贼鱼……骨:一名海螵蛸……同麝香吹耳,治聤耳有脓及耳聋。”[15]1036

《种杏仙方》卷二:“耳病……一方:治仃耳,俗云‘耳底’,脓出。用五倍子,烧存性,为末吹耳。”[16]41

《仁术便览》卷四:“杨梅疮:加味遗粮汤……一方吹药法。水银一钱、银朱一钱、黑铅一钱、雄黄五分。水银与铅死一处,枣三个去皮核,共研匀,作三丸,阴干。每一日用一丸。入罐中盛,火烧,饱食以口吹药丸,待烧通红,烟尽则止,数日愈,诸物不忌。”[27]175

《寿世保元》卷六“耳病”:“治耳卒肿,出脓水,用枯矾为末,以笔管吹耳内,日三四次,或以棉裹塞耳中。”[17]366

《本草汇言》卷之十七:“虫部(化生类)……蚱蝉……蝉花,味甘,气寒,无毒……两耳溃脓不干者,肝肾有火郁也,加黑山栀、白芍药、黄柏、白芷。久溃不敛,加桂枝、黄耆、白芍药、外用吹耳散。”[18]1032

《本草正》:“虫鱼部……海螵蛸……同麝香吹耳,治聤耳耳聋。乌贼鱼善补益精气,尤治妇人血枯经闭。”[19]105

《医学入门·外集》卷四:“风类……脓耳,风热上壅,流脓,外用枯矾五分,陈皮、胭脂俱烧灰各二分,麝五厘,为末,吹耳;重者,内服犀角饮子。”[20]352

《外科大成》卷三:“耳部……耳疳……红绵散:治耳内流脓,肿痛已消,脓尚不止者……一用鸡肫皮焙或文蛤末,吹之。一用人牙煅存性,去火毒为末,用少许,吹耳内。”[11]227

《济世神验良方》:“耳病门……治耳内红肿痛极:连翘,黄芩,玄参,桔梗,栀子(炒),生甘草,牛蒡子,龙胆草(炒),板蓝根(即靛子),如感恼,加香附,煎服。外用蛇蜕(烧存性)吹耳。”[21]43

《慈幼新书》卷二:“目……粉丹散:轻粉 黄丹等分为末,盛小竹筒吹耳内,左翳吹右,右翳吹左,奇效。”[22]39

《奇方类编》卷上:“治耳出脓水:海螵蛸(末)一钱,枯矾一钱,麝香一分,干胭脂五分,共为末。吹耳内即效。”[23]5,6

《疡医大全》卷十三:“耳衄门主方:验方:白龙骨研细吹耳内。”[24]280

《兰台轨范》卷七:“耳……麝香佛手散(《奇效》):治五般耳出血水者。麝香(少许)、人牙(煅过存性,出火毒。以人牙换石首鱼齿,亦良),上为细末。每用少许,吹耳内,即干。及治小儿痘疮出现压者,酒调一字服之,即出。”[25]194

《杂病源流犀烛》卷二十三:“耳病源流……有雨水入耳,浸渍肿痛,谓之湿聋(宜凉膈散倍入酒大黄、酒黄芩,加羌活、防风、荆芥,或五苓散加陈皮、枳壳、紫苏、生姜),外用吹耳之法(宜黄龙散)。”[26]366

《青囊全集秘旨》上卷："吹药法方：通关散：不省人事。白细辛（一钱），牙皂（一钱），石菖（一钱五分），生半夏（三钱），生南星（一钱五分，炒，研），蟾酥（一钱五分），元寸（八分），和乳收听用。"[28]4

《中医临床诊疗术语·治法部分》："吹耳疗法 将药物研成极细粉末，吹布于外耳道内或鼓膜上，以治疗耳部疾病的一种方法。同义词耳内吹粉疗法。"[29]54

《中医药学名词》："吹耳疗法……将药物研成极细粉末，吹布于外耳道内或鼓膜上，以治疗耳部疾病的治法。"[30]130

《中医大辞典》："吹耳疗法……治法。治耳疳脓水不清，时或作痛。可用红棉散（《寿世保元》方）。用前先滴入双氧水，用棉签擦净耳中脓水，再取药粉少许，出入耳内。"[31]867

《中国医学百科全书·中医学》："吹药法 用纸筒或喷粉器，将药散少许吹入耳内，或掺于患部，以达到清热解毒、收敛除湿干燥疮面的目的。常用此法治疗耳疮、旋耳疮、脓耳等症。药散有烂耳散、耳灵散、冰硼散等。"[32]726

参考文献

[1] [晋] 葛洪. 肘后备急方[M]. 汪剑，邹运国，罗思航整理. 北京：中国中医药出版社，2016：4.

[2] [唐] 孙思邈. 备急千金要方[M]. 焦振廉，等校注. 北京：中国医药科技出版社，2011：104，119.

[3] [唐] 王焘. 外台秘要[M]. 北京：人民卫生出版社，1955：592.

[4] [宋] 王怀隐，等. 太平圣惠方：下[M]. 北京：人民卫生出版社，1958：2857.

[5] [宋] 唐慎微. 证类本草[M]. 郭君双校注. 北京：中国医药科技出版社，2011：608.

[6] [宋] 赵佶. 圣济总录：下册[M]. 北京：人民卫生出版社，1962：1971.

[7] [宋] 郭思. 千金宝要[M]. 苏礼，杨承祖点校. 北京：人民卫生出版社，1986：71.

[8] [宋] 刘昉. 幼幼新书[M]. 白极校注. 北京：中国医药科技出版社，2011：761.

[9] [宋] 不著撰者. 小儿卫生总微论方[M]. 吴康健点校. 北京：人民卫生出版社，1990：504.

[10] [明] 朱橚. 普济方：第2册[M]. 北京：人民卫生出版社，1959：262.

[11] [清] 祁坤. 外科大成[M]. 上海：科技卫生出版社，1958：227.

[12] [明] 胡濙. 卫生易简方[M]. 北京：人民卫生出版社，1984：193.

[13] [明] 董宿. 奇效良方[M]. 可嘉校注. 北京：中国中医药出版社，1995：475.

[14] [明] 楼英. 医学纲目[M]. 阿静，闫志安，牛久旺校注. 北京：中国中医药出版社，1996：655.

[15] [明] 李时珍. 本草纲目[M]. 张守康，张向群，王国辰主校. 北京：中国中医药出版社，1998：1036.

[16] [明] 龚廷贤. 种杏仙方 鲁府禁方[M]. 王志洁点校. 北京：中医古籍出版社，1991：41.

[17] [明] 龚廷贤. 寿世保元[M]. 孙洽熙，徐淑凤，李艳梅校注. 北京：中国中医药出版社，1993：366.

[18] [明] 倪朱谟. 本草汇言[M]. 戴慎，陈仁寿，虞舜点校. 上海：上海科学技术出版社，2005：1032.

[19] [明] 张景岳. 本草正[M]//吴少祯. 景岳全书系列. 北京：中国医药科技出版社，2017：105.

[20] [明] 李梴. 医学入门[M]. 金嫣莉，何源，乔占兵校注. 北京：中国中医药出版社，1995：352.

[21] [清] 佚名. 济世神验良方[M]. 广诗，文正点校. 北京：中医古籍出版社，1991：43.

[22] [明] 程云鹏. 慈幼新书[M]. 刘寨华，等校注. 北京：人民军医出版社，2012：39.

[23] [清] 吴世昌，王远辑. 奇方类编[M]. 朱定华，曹秀芳点校. 北京：中医古籍出版社，2004：5，6.

[24] [清] 顾世澄. 疡医大全[M]. 叶川，夏之秋校注. 北京：中国中医药出版社，1994：280.

[25] [清] 徐灵胎. 兰台轨范[M]. 北京：中国医药科技出版社，2011：194.

[26] [清] 沈金鳌. 杂病源流犀烛[M]. 李占水，李晓琳校注. 北京：中国中医药出版社，1994：366.

[27] [明] 张洁. 《仁术便览》释义[M]. 周德生，何清湖总主编. 太原：山西科学技术出版社，2013：175.

[28] [清] 黄廷爵，家藏. 青囊全集秘旨[M]. 南京：金陵一得斋，年代不详：4.

[29] 国家技术监督局. 中医临床诊疗术语治法部分[M]. 北京：中国标准出版社，1997：54.

[30] 中医药学名词审定委员会. 中医药学名词[M]. 北京：科学出版社，2004：130.

[31] 李经纬，余瀛鳌，蔡景峰，等. 中医大辞典[M]. 北京：人民卫生出版社，2011：867.

[32] 《中医学》编辑委员会. 中医学[M]//钱信忠. 中国医学百科全书. 上海：上海科学技术出版社：1997：726.

（崔利宏）

吹喉疗法

chuī hóu liáo fǎ

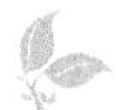

一、规范名

【汉文名】吹喉疗法。

【英文名】larynx-blowing therapy。

【注释】将具有清热消肿、解毒利咽、收敛祛腐作用的药物碾成极细药末，用喷粉器吹布于咽喉部，以治疗咽喉、口腔等疾病的方法。

二、定名依据

"吹喉"一词最早见于唐代王焘的《外台秘要》中，此后尚有"吹药法""吹喉法"等名称，"吹药法"含义与"吹喉疗法"不完全一样，"吹喉法"含义与"吹喉疗法"相同。

自唐代王焘的《外台秘要》使用"吹喉"以来，历代医家多有沿用。如宋代的《太平圣惠方》《证类本草》《圣济总录》《鸡峰普济方》《叶氏录验方》《活人事证方后集》《仁斋直指方论》《类编朱氏集验医方》等，明代的《卫生易简方》《滇南本草》《奇效良方》《医学正传》《古今医统大全》《医学纲目》《本草纲目》《种杏仙方》《寿世保元》《医学入门》等，清代的《秘方集验》《济世神验良方》《洞天奥旨》《冯氏锦囊秘录》《本草备要》《张氏医通》《奇方类编》《医学心悟》《杂病源流犀烛》等。

现代的著作多使用"吹喉疗法"作为规范名，如国标《中医临床诊疗术语・治法部分》《中医药学名词》《中医大辞典》，也有使用简称"吹喉法"的，如《中国医学百科全书・中医学》《中医辞海》，还有使用"吹药法"作为正名的，如《中医耳鼻咽喉科学》。

国标《中医临床诊疗术语・治法部分》及全国科学技术名词审定委员会审定公布的《中医药学名词》已以"吹喉疗法"作为规范名，因此，以"塞耳疗法"作为规范名符合术语定名的协调一致原则。

三、同义词

【称】"吹喉法"(《证治汇补》)；"吹药法"(《仁术便览》)。

四、源流考释

"吹喉疗法"中的"吹喉"二字，最早见于唐代王焘的《外台秘要》卷第二十八："猝魇方二十一首……又方：以芦管吹两耳。并取其人发一七茎作绳。内鼻孔中。割雄鸡冠取血。以管吹喉咽中。大良。"[1]757 此处记载的是取雄鸡血用芦管吹咽喉治疗猝魇的方法。

宋金元时期，有部分著作虽未使用"吹喉"一词，但却记载有相关内容。如王怀隐的《太平圣惠方》卷第三十五："治喉痹诸方……治喉痹气闷。白矾散方……细研为散。每服半钱，纳竹管中，吹入喉内，须臾即通。"[2]1029,1030 此处记载的是把药物放入竹管中吹喉治疗喉痹气闷的方法。不过此时期，沿用"吹喉"的著作很多，如《证类本草》[3]299《圣济总录》[4]1993《鸡峰普济方》[5]315《叶氏录验方》[6]99《活人事证方后集》[7]160《仁斋直指方论》[8]584《类编朱氏集验医方》[9]203《瑞竹堂经验方》[10]114 等。如《圣济总录》卷第一百一十七"口齿门"记载："治口疮及喉闭，吹喉朴消散方……捣研为细散和匀。每用少许，渗疮上，遇喉闭，用笔管吹一字在喉中，立破。"[4]1993 此处记载了用笔管吹喉朴硝散在喉中治疗喉闭的方法。

明清时期，明代张浩撰写的《仁术便览》卷四首次记载了"吹药法"："加味遗粮汤，治杨梅疮，并杨梅疯毒，及误服轻粉等。筋骨疼痛瘫痪，不能动履者……一方吹药法……每一日用一丸，入罐中盛，火烧，饱食以口吹药丸。”[11]175 此处“吹药法”是指用“口吹药丸”治疗杨梅疮的方法，和现代“吹药法”使用药粉吹喉有所不同。“吹喉法”首次出现在李用粹的《证治汇补》卷之四：“上窍门……咽喉章……吹喉法：凡见嗌喉干痛，喉咙作肿，饮不可咽，舌不可吞，水浆难入，入则或从鼻孔出者，先用薄荷、冰片、玄明粉、硼砂、青黛、牛黄、朴硝、僵蚕等，研末吹入喉中，坠痰清火。”[12]227 指将药物研末吹喉中治疗咽喉疾病的方法，但“吹喉法”一词古籍中应用较少。

明清时期，很多医家仍沿用“吹喉”一词，如明代朱橚的《普济方》卷五十九：“舌缩口噤（附论）……吹喉散：治三焦大热，口舌生疮，咽喉肿塞，神思昏闷，并能治之。”[13]332 此处记载的吹喉治疗疾病的方法，治疗范围变广。清代蒋示吉的《医宗说约》卷之三：“治咽喉肿痛法：用青黛一钱，白硼五分，寒水石一钱，紫车前、山豆根、元明粉、朴硝各一钱，冰片一分，为极细末，竹管吹喉中，入至病处。”[14]163 记载了用竹管吹药末治疗咽喉肿痛的方法。可见随着时间的推移，“吹喉疗法”的治疗范围增加，且借助吹喉的器具也有所不同，如芦管、笔管、竹管等。明清时期沿用吹喉的医家很多，如明代《卫生易简方》[15]164《滇南本草》[16]581,582《奇效良方》[17]497,498《医学正传》[18]279,280《古今医统大全》[19]1107《医学纲目》[20]295《本草纲目》[21]1021《种杏仙方》[22]53《寿世保元》[23]398《医学入门》[24]168 等，清代的《秘方集验》[25]25《济世神验良方》[26]50《洞天奥旨》[27]201《冯氏锦囊秘录》[28]204《本草备要》[29]88,89《张氏医通》[30]210《奇方类编》[31]18《医学心悟》[32]118《杂病源流犀烛》[33]338 等。

现代，一些著作多使用“吹喉疗法”作为规范名，如《中医临床诊疗术语治法部》[34]55,56《中医药学名词》[35]130《中医大辞典》[36]867，也有使用简称“吹喉法”的，如《中国医学百科全书·中医学》[37]721《中医辞海》[38]132，还有使用“吹药法”作为名称的，如《中医耳鼻咽喉科学》：“吹药法将药物制成极细粉末，吹布于咽喉患处，以达到清热解毒、消肿止痛、祛腐生肌的治疗目的。”[39]29

总之，“吹喉”最早见于唐代王焘的《外台秘要》中，此后尚有“吹药法”“吹喉法”等名称，“吹药法”含义与“吹喉疗法”不完全一样，“吹喉法”含义与“吹喉疗法”相同。现代，一些著作多使用“吹喉疗法”作为规范名，如《中医临床诊疗术语治法部》《中医药学名词》《中医大辞典》，也有使用简称“吹喉法”的，如《中国医学百科全书·中医学》《中医辞海》，还有使用“吹药法”作为名称的，如《中医耳鼻咽喉科学》。国标《中医临床诊疗术语·治法部分》及全国科学技术名词审定委员会审定公布的《中医药学名词》已以“吹喉疗法”作为规范名，因此，以“吹喉疗法”作为规范名符合术语定名的协调一致原则。

五、文献辑录

《外台秘要》卷第二十八：“猝魇方二十一首……又方：以芦管吹两耳，并取其人发一七茎作绳，内鼻孔中，割雄鸡冠取血，以管吹喉咽中，大良。”[1]757

《太平圣惠方》卷第三十五：“治喉痹诸方……治喉痹气闷。白矾散方：白矾（半两）、硇砂（半两）、马牙硝（半两），上件药，于瓷合子内盛，用盐泥固济，候干，以炭火煅令通赤，取出，细研，用纸两重匀摊，置于湿地上，以物盖一宿，出火毒后，再细研为散。每服半钱，纳竹管中，吹入喉内，须臾即通。如是咽门肿，只以箆子抄药，点于肿处，咽津即差。”[2]1029,1030

《证类本草》第十卷：“草部下品上总六十二种……附子……《千金翼》：治大风，冷痰癖，胀满诸痹等病。用大附子一枚重半两者，二枚亦得，炮之酒渍，春冬五日，夏秋三日，服一合，以瘥为度。日再服，无所不治。又方：治口噤卒不开。捣附子，末内管中，开口吹喉中，瘥。”[3]299

《圣济总录》卷第一百一十七“口齿门”：“治

口疮及喉闭。吹喉朴消散方：朴消，消石，胆矾，白矾，芒消（五味皆枯干），寒水石（烧），白僵蚕（直者炒），甘草（炙剉），青黛（研各等分）。上九味，捣研为细散和匀，每用少许，渗疮上。遇喉闭，用笔管吹一字在喉中，立破。”[4]1993

《鸡峰普济方》卷第二十一：“吹喉散：治咽喉闭塞，铜绿、胆矾、白僵蚕、朴硝，上等分，用乳钵细研为末，吹在喉中，神效。”[5]315

《叶氏录验方》下卷：“治咽喉口齿……吹喉散：治大人小儿喉闭肿塞，水浆不下。硼砂（一分），龙脑（一钱），白僵蚕（二十一个，直者，别研），青黛（一钱），硝石（三钱），马牙硝（一钱半），白矾（一钱半），生胆矾（一钱半）。上件各研细，再同研令匀，用好新笔管抄少许吹在咽喉内，立效。”[6]99

《活人事证方后集》卷之十六：“吹喉散：治咽喉肿痛。朴硝（四两，别研），甘草末（生，一两）。上研匀，每用半钱，干掺喉中。如肿甚者，用竹筒子吹入喉中为佳。”[7]160

《仁斋直指方论》卷之二十一“咽喉”：“吹喉散……治咽喉热肿，口舌生疮。盆硝（四两），青黛（七钱半），真蒲黄（半两）。上以生荷汁半斤，和三件入磁铫，慢火熬干，研细，每半钱，筒吹入口内。”[8]584

《类编朱氏集验医方》卷之九：“咽喉评……吹喉散：治咽喉肿痛。朴硝（四两，别研）、甘草（生末，一两），上研匀。每用半钱，干擦喉中。如肿甚者，用竹管子吹入喉中为佳。”[9]203

《瑞竹堂经验方》十一“咽喉门”：“粉香散：吹乳蛾即开。白矾（三钱），巴豆（二粒，去皮），轻粉（少许），麝香（少许，研）。上于铁器上飞白矾至沸，入巴豆在上，矾枯，去巴豆不用，为细末，三味和合吹喉。”[10]114

《普济方》卷五十九：“舌缩口噤（附论）……吹喉散：治三焦大热，口舌生疮，咽喉肿塞，神思昏闷，并能治之。”[13]332

《仁术便览》卷四：“治杨梅疮，并杨梅疯毒，及误服轻粉等。筋骨疼痛瘫痪，不能动履者……一方吹药法。水银一钱，银朱一钱 黑铅一钱，雄黄五分。水银与铅死一处，枣三个去皮核，共研匀，作三丸，阴干。每一日用一丸。入罐中盛，火烧，饱食以口吹药丸，待烧通红，烟尽则止，数日愈，诸物不忌。”[11]175

《证治汇补》卷之四：“上窍门……咽喉章……吹喉法：凡见嗌喉干痛，喉咙作肿，饮不可咽，舌不可吞，水浆难入，入则或从鼻孔出者，先用薄荷、冰片、玄明粉、硼砂、青黛、牛黄、朴硝、僵蚕等，研末吹入喉中，坠痰清火。”[12]227

《卫生易简方》卷之六：“治咽喉单双乳蛾……又方：用白矾三钱，巴豆二粒去皮，轻粉、麝香研各少许，于铁器上飞白矾沸，入巴豆在上，矾枯去巴豆不用，为末。三味和合吹喉，乳蛾即开。”[15]164

《滇南本草》：“射干……又附吹喉散，治乳〔蛾、痄〕腮、咽喉疼痛，喉风痰塞等症，立效。射干（五钱），山豆根（三钱），硼砂（五钱），枯白矾（二钱），冰片（五分），雄黄（一钱）。以上六味，共为细末吹喉〔一日即消散〕。”[16]581,582

《奇效良方》卷之六十一：“夺命散：治急喉风等证。白矾（枯），南硼砂，猪牙皂角（去皮弦子，各等分）。上为细末，每用少许吹喉中，痰出即愈。”[17]497,498

《医学正传》卷之五“喉病”：“吹喉散……治咽喉一切肿痛。胆矾（五钱，别用青鱼胆一个，以矾研细入胆内，阴干），巴豆七粒（去壳），朴硝二钱五分（另研），铜青一钱，轻粉五分，青黛些少（另研）。上将胆矾同巴豆肉于铜铫内飞过，去巴豆，合朴硝以下四味，再加麝香少许研匀，每用一字，吹入喉中，吐出痰血，立愈。”[18]279,280

《古今医统大全》卷之九十三：“经验秘方……治鸡骨哽：用活鸡一只打死，趁热取出腹中鸡肫里面黄皮，洗净以灯草裹鸡肫黄皮，火上烧成灰，研末，以小竹筒吹喉中，骨哽即消化。不可见肉。”[19]1107

《医学纲目》卷之十五：“乳蛾……粉香散：吹乳蛾即开……白矾（三钱），巴豆（三粒，去皮油),轻粉、麝香(各少许)。上于铁器上飞白矾沸,入巴豆在矾上枯去,不用巴豆,为细末。三味和合吹喉中。”[20]295

《本草纲目》第四十四卷:“鳞部……青鱼……乳蛾喉痹:青鱼胆含咽。一方:用汁灌鼻中,取吐。万氏:用胆矾盛青鱼胆中,阴干。每用少许,吹喉取吐。一方:用朴硝代胆矾。”[21]1021

《种杏仙方》卷二:“咽喉:喉痹一名为乳蛾,多因酒色七情过。痰火上壅为肿痛,祛风清火得平和。治喉痹及喉中热痛。用好消梨杵汁,频频饮之……一方:用蚕孔三个(烧存性)、蛇退皮一寻长(分四份,只用一份,烧存性)、枯矾、硼砂各一钱、朱砂五分,为末,少许吹喉中。”[22]53

《寿世保元》卷六“喉痹补遗”:“一治咽喉肿痛,生疮声哑,危急之甚,及治虚劳声嘶喉痛。神仙通隘散(贾兰峰秘方。)白硼砂(一钱),孩儿茶(一钱),蒲黄(六分),青黛(一钱),牙硝(六分),枯矾(六分),白滑石(一钱),片脑(二分),黄连(末,五分),黄柏(末,五分)。上为细末,吹喉中。立效。”[23]398

《医学入门·内集》卷二:“治湿门……灯心草:灯心草甘寒无毒,清心利水通淋缩,烧吹喉痹止儿啼,破伤嚼涎敷一掬。”[24]168

《秘方集验》卷上:“危笃诸症……急锁喉风:其症先二日,胸膈气紧,呼吸短促,蓦然咽喉肿痛,手足厥冷,气闭不通,急用巴豆七粒(三生四熟,生者去壳研,熟者去壳炒,去油存性,研),明雄黄(研)、郁金一个(蝉肚者,研,市中多以姜黄伪充,必光明脆澈,苦中带甘味者为真),每用末半匙,茶调下。如口噤咽塞,用小竹管纳药吹喉中,须臾吐利,即醒(此方兼治单蛾、双蛾)。”[25]25

《济世神验良方》:“咽喉门……春风散:腊月初一,用僵蚕、黄连、朴硝、白矾、青黛,等分,贮猪胆内,悬于地坑中,至立春日,置有风处,吹干研末,吹喉。”[26]50

《洞天奥旨》卷十六:“奇方下……太仓公蜂房散:治喉痹肿痛。露蜂房(烧灰,一分),冰片(二厘),白僵蚕(一条),乳香(二分),为细末,吹喉即安。”[27]201

《冯氏锦囊秘录·杂症大小合参》卷六:“方脉喉病合参……七宝散:治喉痹。僵蚕(直者)十个,牙皂一挺(去皮、弦),全蝎十个(头角全者,去毒),硼砂、雄黄、明矾各一钱,胆丸五分。为末,每用一字,吹喉中即愈。”[28]204

《本草备要》卷一:“草部……马勃……治喉痹咽痛(吹喉中良,或加白矾,或硝扫喉,取吐痰愈),鼻衄失音。外用敷诸疮良。”[29]88,89

《张氏医通》卷八:“七窍门下……咽喉(哽)……若喉两傍有块者,涎出自消,后以人中白段过,入冰片少许吹喉中,日吹一次,不过三四日愈。或硼砂丹涌去顽痰;或荔枝草捣汁,和醋含漱;或天名精捣自然汁,鹅翎扫入去痰;或用马鞭草捣汁灌漱。”[30]210

《奇方类编》卷上:“吹喉散:冰片二分,僵蚕五厘,硼砂二钱五分,牙硝七钱五分,共为末,用苇管吹喉内患处。”[31]18

《医学心悟》卷三:“虚劳……己字号方……柳华散:治喉疮,并口舌生疮,咽喉肿痛诸症。真青黛,蒲黄(炒),黄柏(炒),人中白(各一两),冰片(三分),硼砂(五钱)。共为细末,吹喉极效。”[32]118

《杂病源流犀烛》卷二十一:“痧胀源流……二十五号震象方:天竺黄,硼砂(各二钱),朱砂(一分),元明粉(八厘),冰片(五厘)。共为细末,吹喉中。此方专治痧症咽喉肿痛。”[33]338

《医宗说约》卷之三:“治咽喉肿痛法:用青黛一钱,白硼五分,寒水石一钱,紫车前、山豆根、元明粉、朴硝各一钱,冰片一分,为极细末,竹管吹喉中,入至病处。”[14]163

《中医临床诊疗术语治法部》:“吹喉疗法……将清热消肿、解毒利咽、收敛祛腐之类药末用喷粉器吹布于咽喉部,以治疗疾病的一种方法。主要用于咽喉、口腔等的疾病。同义词咽部涂药疗法。”[34]55,56

《中医药学名词》:“吹喉疗法……将具有清

热消肿、解毒利咽、收敛祛腐作用的药物碾成极细药末，用喷粉器吹布于咽喉部，以治疗咽喉、口腔等疾病的方法。”[35]130

《中医大辞典》：“吹喉疗法……治法。即吹喉法。喉科外治法。在祖国医学的吹喉药常以清热解毒，去腐生肌，消肿止痛，润肺利咽之药组成。共为极细末，吹入咽喉患处，使药物直接作用于患部。常用之吹喉药有冰硼散、清咽利喉散、锡类散等。”[36]867

《中国医学百科全书·中医学》：“吹喉法……是用药末吹入喉部的外治方法。如锡类散吹喉，治疗喉蛾。冰硼散吹入口内，治疗口疮。”[37]721

《中医辞海》：“吹喉法……喉科治法。外治方法之一。多以清热解毒、去腐生肌、消肿止痛、润肺利咽之药物组方，并将各药共研极细末备用。使用时将药末吹至病变之局部，以使药物直接作用于病所。常用的吹喉药有冰硼散、清咽利喉散、锡类散。”[38]132

《中医耳鼻咽喉科学》：“吹药法……将药物制成极细粉末，吹布于咽喉患处，以达到清热解毒、消肿止痛、祛腐生肌的治疗目的。”[39]29

参考文献

[1] [唐]王焘. 外台秘要[M]. 北京：人民卫生出版社，1955：757.

[2] [宋]王怀隐. 太平圣惠方：上[M]. 北京：人民卫生出版社，1958：1029，1030.

[3] [宋]唐慎微. 证类本草[M]. 郭君双校注. 北京：中国医药科技出版社，2011：299.

[4] [宋]赵佶. 圣济总录：下册[M]. 北京：人民卫生出版社，1962：1993.

[5] [宋]张锐. 鸡峰普济方[M]. 上海：上海科学技术出版社，1987：315.

[6] [宋]叶大廉. 叶氏录验方[M]. 李群校注. 上海：上海科学技术出版社，2014：99.

[7] [宋]刘信甫. 活人事证方后集[M]. 刘小兵校注. 上海：上海科学技术出版社，2014：160.

[8] [宋]杨士瀛. 仁斋直指方论[M]. 盛维忠，王致谱，傅芳，等校注. 福州：福建科学技术出版社，1989：584.

[9] [宋]朱佐. 类编朱氏集验医方[M]. 郭瑞华，等点校. 上海：上海科学技术出版社，2003：203.

[10] [元]萨谦斋. 瑞竹堂经验方[M]. 浙江省中医研究所文献组，湖州中医院重订. 北京：人民卫生出版社，1982：114.

[11] [明]张洁.《仁术便览》释义[M]. 太原：山西科学技术出版社，2013：175.

[12] [清]李用粹. 证治汇补[M]. 竹剑平，江临圳，王英整理. 北京：人民卫生出版社，2006：227.

[13] [明]朱橚. 普济方：第2册[M]. 北京：人民卫生出版社，1959：332.

[14] [清]蒋示吉. 医宗说约[M]. 王道瑞，申好真校注. 北京：中国中医药出版社，2004：163.

[15] [明]胡濙. 卫生易简方[M]. 北京：人民卫生出版社，1984：164.

[16] [明]兰茂. 滇南本草[M]. 于乃义，于兰馥整理. 昆明：云南科学技术出版社，2004：581，582.

[17] [明]董宿. 奇效良方[M]. 可嘉校注. 北京：中国中医药出版社，1995：497，498.

[18] [明]虞抟. 医学正传[M]. 郭瑞华，马湃，王爱华校注. 北京：中国古籍出版社，2002：279，280.

[19] [明]徐春甫. 古今医统大全：下[M]. 崔仲平，王耀廷主校. 北京：人民卫生出版社，1991：1107.

[20] [明]楼英. 医学纲目[M]. 阿静校注. 北京：中国中医药出版社，1996：295.

[21] [明]李时珍. 本草纲目[M]. 张守康，张向群，王国辰主校. 北京：中国中医药出版社，1998：1021.

[22] [明]龚廷贤. 种杏仙方；内府药方；药性分类[M]. 张镐京，李云，任廷苏，等点校. 海口：海南出版社，2002：53.

[23] [明]龚廷贤. 寿世保元[M]. 孙洽熙，徐淑凤，李艳梅校注. 北京：中国中医药出版社，1993：398.

[24] [明]李梴. 医学入门[M]. 金嫣莉，何源，乔占兵校注. 北京：中国中医药出版社，1995：168.

[25] [清]王梦兰. 秘方集验[M]. 王玉英，王作林点校. 北京：中医古籍出版社，1990：25.

[26] [清]佚名. 济世神验良方[M]. 广诗，文正点校. 北京：中医古籍出版社，1991：50.

[27] [清]陈士铎. 洞天奥旨[M]. 柳璇，宋白杨点校. 北京：中国医药科技出版社，2011：201.

[28] [清]冯兆张. 冯氏锦囊秘录[M]. 田思胜，高萍，戴敬敏，等校注. 北京：中国中医药出版社，1996：204.

[29] [清]汪昂. 本草备要[M]. 陈婷校注. 北京：中国医药科技出版社，2012：88，89.

[30] [清]张璐. 张氏医通[M]. 李静芳，建一校注. 北京：中国中医药出版社，1995：210.

[31] [清]吴世昌，王远. 奇方类编[M]. 朱定华，曹秀芳点校. 北京：中医古籍出版社，2004：18.

[32] [清]程国彭. 医学心悟[M]. 闫志安，徐文兵校注. 北京：中国中医药出版社，1996：118.

[33] [清]沈金鳌.杂病源流犀烛[M].李占水,李晓琳校注.北京:中国中医药出版社,1994:338.
[34] 国家技术监督局.中医临床诊疗术语:治法部分[M].北京:中国标准出版社,1997:55,56.
[35] 中医药学名词审定委员会.中医药学名词[M].北京:科学出版社,2004:130.
[36] 李经纬,余瀛鳌,蔡景峰,等.中医大辞典[M].北京:人民卫生出版社,2005:867.
[37] 《中医学》编辑委员会.中医学[M]//钱信忠.中国医学百科全书.上海:上海科学技术出版社,1997:721.
[38] 袁钟,图娅,彭泽邦,等.中医辞海:中册[M].北京:中国医药科技出版社,1999:132.
[39] 王士贞.中医耳鼻咽喉科学[M].北京:中国中医药出版社,2006:29.

(崔利宏)

2・072

吹鼻疗法

chuī bí liáo fǎ

一、规范名

【汉文名】吹鼻疗法。

【英文名】nose-insufflating therapy。

【注释】将药物研为极细末,以小竹管、小纸管,或喷药器把药粉吹入鼻内,经鼻黏膜吸收而治疗头面及五官疾病的方法。

二、定名依据

"吹鼻疗法"一词见于现代,此前有相关术语"吹鼻",二者的概念不完全相同。"吹药法"的概念同吹鼻疗法也不完全相同,"吹药法"所指范围较广,非特指"吹鼻疗法"。"吹鼻法"与"吹鼻疗法"概念相同,但是"吹鼻法"一词应用不多。吹鼻疗法更能表达名词内涵和本质属性,因此,符合名词定名的科学性原则。

现代的一些著作多使用"吹鼻疗法",如国标《中医临床诊疗术语・治法部分》《中医药学名词》《中医大辞典》等。因此,以"吹鼻疗法"作为规范名符合约定俗成原则。

全国科学技术名词审定委员会审定公布的《中医药学名词》已以"吹鼻疗法"作为规范名。所以"吹鼻疗法"作为规范名也符合术语定名的协调一致原则。

全国科学技术名词审定委员会审定公布的相关中医治法名词是"某某疗法",因此将"吹鼻疗法"作为本治法的规范名,符合术语定名的系统性原则。

三、同义词

【曾称】"吹药法"(《仁术便览》);"吹鼻法"(《万氏家藏育婴秘诀》);"吹鼻"(《备急千金要方》)。

四、源流考释

"吹鼻疗法"的相关记载可追溯到晋代葛洪的《肘后备急方》卷二记载:"治伤寒时气温病方第十三……比岁又有肤黄病,初唯觉四体沉沉不快,须臾见眼中黄,渐至面黄及举身皆黄,急令溺白纸,纸即如柏染者,此热毒已入内,急治之。若初觉,便作瓜蒂赤豆散,吹鼻中,鼻中黄汁出数升者,多瘥。"[1]32,33 此处记载了用"吹鼻疗法"治疗伤寒时气温病的方药和方法。

隋唐时期,孙思邈的《备急千金要方》卷六上沿用了"吹鼻"一词:"治鼻室,气息不通方:小蓟一把㕮咀,以水三升煮取一升,分二服。又方:瓜蒂末少许,吹鼻中。亦可绵裹塞鼻中。"[2]103 同时在《备急千金要方》卷六上也记载有"吹鼻疗法"的内容:"治齆鼻,鼻中息肉,不得息方:矾石六铢,藜芦六铢,瓜蒂二七枚,附子十一铢，上四味各捣筛，合和，以小竹管吹药如小豆许于鼻孔中，以绵絮塞鼻中，日再，以愈为度（《古今录验》葶苈半两）。”[2]104 在此，记载了吹鼻治疗鼻病的药方以及器材和具体的方法。

宋金元期间，很多医家都沿用了“吹鼻”，此时期“吹鼻”的治疗范围较广，还治疗脐风、黄疸、产后血晕等病。如《幼幼新书》[3]79《小儿卫生总微论方》[4]411《卫生家宝产科备要》[5]68《三因极一病证方论》[6]192《山居四要》[7]44 等。

明清时期，“吹鼻法”和“吹药法”都在明代首次出现。“吹鼻法”首次出现在明代万密斋《万氏家藏育婴秘诀》卷之二：“惊风诸证……宜用沐体法、涂囟法治其外，吹鼻法搐之，内服对证之药，以扶正气为主，正气胜则邪气自退也（并用酿乳汤）。”[8]81 但是，其后，“吹鼻法”之词用的频次并不多。明代张浩撰写的《仁术便览》一书中卷四首次记载了“吹药法”：“一方吹药法。水银一钱，银朱一钱，黑铅一钱，雄黄五分。水银与铅死一处，枣三个去皮核，共研匀，作三丸，阴干。每一日用一丸。入罐中盛，火烧，饱食以口吹药丸，待烧通红，烟尽则止，数日愈，诸物不忌。”[9]175 此处“吹药法”是指用“口吹药丸”和现代中医耳鼻咽喉科使用的“吹药法”不同。

该时期，很多医家沿用了“吹鼻”之词，如明代的《原机启微》[10]59《丹溪心法》[11]103《厚生训纂》[12]32《古今医统大全》[13]46《医学纲目》[14]325,326《赤水玄珠》[15]235,236《外科正宗》[16]215《医学入门》[17]568《景岳全书》[18]1589《济阳纲目》[19]21《医宗必读》[20]269 等，清代的《医宗说约》[21]121《证治汇补》[22]216《张氏医通》[23]418《症因脉治》[24]353《医学心悟》[25]25《外科全生集》[26]130《目经大成》[27]287《外科心法要诀》[28]189《幼幼集成》[29]290,291《疡医大全》[30]340《兰台轨范》[31]167《杂病源流犀烛》[32]194《寿世编》[33]98《咽喉秘集》[34]30 等。

现代，一些著作多以“吹鼻疗法”作为规范名，如国标《中医临床诊疗术语·治法部分》[35]55《中医药学名词》[36]130《中医大辞典》[37]1831 等。《中医临床诊疗术语治法部分》还以“（散剂）吹鼻（吸药）疗法”作为又称。也有以“吹鼻”“吹药法”作为正名的，如《中医辞海》：“吹鼻……中医治法。即口畜鼻。”[38]132《中国医学百科全书·中医学》：“吹药法……将药粉吹入鼻腔内，以达到治疗目的。”[39]722《中医耳鼻咽喉科学》：“吹药法……将药物研为极细药末，吹入鼻腔，以治疗目的。吹鼻药粉有不同的治疗作用，如消肿通鼻窍、滋润鼻腔黏膜、止血等。”[40]29

总之，“吹鼻疗法”的相关记载最早见于《肘后备急方》，“吹鼻”一词首见于唐代孙思邈的《备急千金要方》，此后也有其他的表述，比如“吹鼻法”等，但是后代使用的逐渐减少。而“吹药法”所指范围较广，非仅指“吹鼻疗法”。现代一些书籍多以“吹鼻疗法”作为规范名。

五、文献辑录

《肘后备急方》卷二：“治伤寒时气温病方第十三……比岁又有肤黄病，初唯觉四体沉沉不快，须臾见眼中黄，渐至面黄及举身皆黄，急令溺白纸，纸即如柏染者，此热毒已入内，急治之。若初觉，便作瓜蒂赤豆散，吹鼻中，鼻中黄汁出数升者，多瘥。”[1]32,33

《备急千金要方》卷六上：“治鼻窒，气息不通方：小蓟一把㕮咀，以水三升煮取一升，分二服。又方：瓜蒂末少许，吹鼻中。亦可绵裹塞鼻中。”[2]103

《备急千金要方》卷六上：“治齆鼻，鼻中息肉，不得息方：矾石六铢，藜芦六铢，瓜蒂二七枚，附子十一铢，上四味各捣筛，合和，以小竹管吹药如小豆许于鼻孔中，以绵絮塞鼻中，日再，以愈为度（《古今录验》葶苈半两）。”[2]104

《幼幼新书》卷五：“初生中脐风第十五……《吉氏家传》治脐风锁口。金头蜈蚣（一个），青州蝎梢（四个），白僵蚕（七个），瞿麦（二字），上为末。用一字许吹鼻内，啼时可医。更用薄荷水下一字在口。”[3]79

《小儿卫生总微论方》卷十五：“黄疸论……

丁香散：治黄病遍身如金色。上六月六日收瓜蒂四十九个，丁香四十九个，入干锅子内，火烧烟尽，取出放冷，研细末，每用半字吹鼻中，及揩牙。”[4]411

《卫生家宝产科备要》卷四：“产后血晕方四道：一产后血晕。五灵脂（炒令烟尽）为细末。温酒调下一钱，童子小便尤佳。又方，干荷叶为细末，每服一钱，温酒调下。又方，生半夏为末一大豆许，吹鼻中。”[5]68

《三因极一病证方论》卷十：“半夏散：治魇寐卒死，及为墙壁竹木所压，水溺金疮，卒致闷绝；产妇恶血冲心，诸暴绝证。半夏（七次汤洗去滑，不拘多少）上为末。每一大豆许，吹鼻中，即活。但心头温者，一日可治。”[6]192

《山居四要》卷三：“治通身黄肿：用瓜蒂焙干三四钱，为细末，每用半字吹鼻内，一日一度，并吹三日。不愈，再用茯苓末五钱煎汤下，甚效。”[7]44

《原机启微》附录：“附方……通顶散：治小儿脑热。脑枕骨疼。闭目不开。或头风痛。攒眉啼哭。并赤目。川芎、薄荷（各半两），茵陈、甘草（各四钱），朴硝（三钱甜硝亦可）为末。用少许吹鼻中既效。如要嚏喷。加踯躅花一钱。只用朴硝吹鼻亦止。”[10]59

《丹溪心法》卷二：“衄血二十二……外迎法：以井花水湿纸，顶上贴之。左鼻衄，以线扎左手中指；右出，扎右手；俱出，两手俱札。或炒黑蒲黄吹鼻中，又龙骨末吹亦可。”[11]103

《厚生训纂》卷三：“起居（附诸忌）……卧魇不语，是魂魄外游，为邪所执，宜暗唤或以梁上尘吹鼻中即醒，忌以火照，则神魂不入。或于灯前魇者，本由明出，不忌火，并不宜近唤及急唤，亦恐失神魂也。”[12]32

《古今医统大全》卷五十三：“头痛门……风热头痛诸剂……青火金针：治头风，牙痛，赤眼，脑泻耳鸣。火硝（一两），青黛、薄荷、川芎（各等分），上为末，口噙冷水勿咽，此药吹鼻。”[13]46

《医学纲目》卷十七：“心小肠部……衄血……〔梅〕治鼻衄出血，眩冒欲死。烧乱发细研，水服方寸匕。须臾吹鼻中瘥。”[14]325,326

《万氏家藏育婴秘诀》卷二：“惊风诸证……宜用沐体法、涂囟法治其外，吹鼻法搐之，内服对证之药，以扶正气为主，正气胜则邪气自退也（并用酿乳汤）。”[8]81

《赤水玄珠》卷十二：“痹门……产后身痛……金枣丹：治一切风疾等症……偏正头风，及夹脑风，研末吹鼻中，吐涎，再用生姜汁调药涂两太阳穴，仍用茶清调服。”[15]235,236

《仁术便览》卷四：“杨梅疮：加味遗粮汤：治杨梅疮，并杨梅疯毒，及误服轻粉等。筋骨疼痛瘫痪，不能动履者……一方吹药法。水银一钱，银朱一钱，黑铅一钱，雄黄五分。水银与铅死一处，枣三个去皮核，共研匀，作三丸，阴干。每一日用一丸。入罐中盛，火烧，饱食以口吹药丸，待烧通红，烟尽则止，数日愈，诸物不忌。”[9]175

《外科正宗》卷四：“鼻痔……回香草散……回香草、高良姜晒干等分为末，用此先吹鼻痔上二次，片时许，随后方行取法，其痔自然易脱。”[16]215

《医学入门》卷七：“妇人小儿外科用药赋……仓公散：瓜蒂、藜芦、白矾、雄黄等分为末。每用少许吹鼻嚏，内服白薇汤。治产后血厥而冒。”[17]568

《景岳全书》卷六：“吹鼻六神散……治眼目暴发赤肿，热泪昏涩，及头脑疼痛。焰硝（提净，五钱），白芷、雄黄、乳香（制）、没（制）、脑荷叶（各一钱），右为细末，磁罐收贮。左吹左，右吹右，先令病人口含水吹之，其气上行，须臾觉效。头痛吹法亦然，或两鼻皆吹之。若久患眼疾者，不可吹。”[18]1589

《济阳纲目》卷一：“中风（中）……通顶散……治中风中气。昏愦不知人事。口噤不能开。急用此吹鼻即苏。”[19]21

《医宗必读》卷五：“摘陶氏十法……鼻衄不止，山栀炒黑为末，吹鼻中，外用湿草纸搭于鼻冲血止。”[20]269

《医宗说约》卷二："鼻病……鼻孔生疮气不通，香臭莫辨息肉塞，辛夷川芎与防风，木通细辛藁本的，白芷甘草及升麻(等分)，为末三钱茶调益，外用冰片吹鼻中，内外兼治法有力。"[21]121

《证治汇补》卷四："上窍门……鼻病章……附：脑砂：胆移热于脑，鼻流浊涕，或时出黄水，甚者脑亦作痛，俗名脑砂。此是虫食脑中。用丝瓜藤近根五尺，烧灰存性，为末，酒调服。外用白牛尾毛、橙叶，焙干，各等分为末，吹鼻内。若虚寒者，川乌散主之。"[22]216

《张氏医通》卷十五："婴儿门上……石南散：治小儿通睛。石南叶(一两)，藜芦(三分)，瓜蒂(七枚)，为细末，每用少许吹鼻中，日三，内服牛黄平肝药。"[23]418

《症因脉治》卷三："正黄疸……正黄疸之治……黄结上焦者，权用瓜蒂散吐之，然不若吹鼻出黄水。"[24]353

《医学心悟》卷首："医门八法……论吐法……更有牙关紧急，闭塞不通者，以搐鼻散，吹鼻取嚏，嚏出牙开，或痰或食，随吐而出，其人遂苏，如此者尤众。盖因症用药，随药取吐，不吐之吐，其意更深，此皆古人之成法，而予稍为变通者也。"[25]25

《外科全生集》卷四："水金散：治舌上出血。并治鼻衄。茅柴根、车前子、血余(各等分)，为末，吹擦即止。以此煎服。治尿血。鼻衄加龙骨末吹鼻。立止。"[26]130

《目经大成》卷三："通天散二十九：鹅不食草(二钱)，羊踯躅花、白芷、青黛、雄黄(一钱)，细辛、当归、芎䓖、附子(各七分)，麝香(五分)，药俱生用，为极细末，锡罐收藏。吹鼻中。"[27]287

《外科心法要诀·生肌类方》："喉部……喉闭……若肿发于项外，脓胀痛者，防透咽喉不可轻针，急用皂角末吹鼻取嚏，其肿即破；或兼用皂角末醋调，厚敷项肿，须臾即破。"[28]189

《幼幼集成》卷四："鼻病证治……鼻衄者，五脏积热所致。盖血随气行，得热而妄动，溢出于鼻。宜凉血降火，加减地黄汤；外用吹鼻散。"[29]290,291

《疡医大全》卷十七："喉痹门主方……秘法：如初觉咽喉壅塞，即以纸捻取嚏，或皂角末吹鼻中取嚏，可散热也。"[30]340

《兰台轨范》卷六："头痛方……治头内如虫蛀响：此名天白蚁。用茶子末吹鼻中(此奇病不可不知)。"[31]167

《杂病源流犀烛》卷十二："六淫门……通关散〔取嚏〕细辛 皂角 薄荷 雄黄(各一钱) 为末，每少许，吹入鼻中，有嚏可治，无嚏不可治……此方专治卒中风，中噤不省，气寒，用以吹鼻。"[32]194

《寿世编》卷下："中症门……中风(不省人事 牙关紧闭)生南星、生半夏、皂角子各等分，研末，吹鼻内，得嚏则吉，无嚏则危。"[33]98

《咽喉秘集·张氏咽喉七十二症治图》："缠喉风：缠喉风，因肺感时邪，风痰上壅，阴阳闭结，内外不通，如蛇缠紧，关下壅塞，甚者角弓反张，牙关紧闭，先用开关药吹鼻擦牙，以吐为度，再速针颊车左右两穴，灸艾数壮，或用鸡蛋清冲白矾灌之。"[34]30

《中医临床诊疗术语·治法部分》："(散剂)吹鼻(吸药)疗法……将药物研为极细末，以小竹管或小纸管、喷药器把药粉吹入鼻内，经鼻黏膜吸收而治疗疾病的一种方法。适用于头面及五官疾病，如头痛、牙痛、鼻衄、鼻塞、感冒、鼻鼽、天行赤眼等。"[35]55

《中医药学名词》："吹鼻疗法……将药物研为极细末，以小竹管、小纸管，或喷药器把药粉吹入鼻内，经鼻黏膜吸收而治疗头面及五官疾病的方法。"[36]130

《中医大辞典》："吹鼻疗法……即嗅鼻。同吹鼻。把药物研成细粉，吹入或自行吸入鼻腔内，起通窍取嚏的作用，以治疗鼻道炎证，鼻塞不通，或作为对小儿惊风、口噤发搐的应急措施之一。"[37]1831

《中医辞海》："吹鼻……中医治法。即口畜鼻。"[38]132

《中国医学百科全书·中医学》："吹药法……将药粉吹入鼻腔内，以达到治疗目的。"[39]722

《中医耳鼻咽喉科学》："吹药法……将药物研为极细药末，吹入鼻腔，以治疗目的。吹鼻药粉有不同的治疗作用，如消肿通鼻窍、滋润鼻腔粘膜、止血等。"[40]29

[1] [晋] 葛洪. 肘后备急方[M]. 汪剑，邹运国，罗思航整理. 北京：中国中医药出版社，2016：32，33.

[2] [唐] 孙思邈. 备急千金要方[M]. 焦振廉，等校注. 北京：中国医药科技出版社，2011：103，104.

[3] [宋] 刘昉. 幼幼新书[M]. 白极校注. 北京：中国医药科技出版社，2011：79.

[4] [宋] 不著撰者. 小儿卫生总微论方[M]. 吴康健点校. 北京：人民卫生出版社，1990：411.

[5] [宋] 朱瑞章. 卫生家宝产科备要[M]. [宋] 徐安国整理，杨金萍点校. 上海：上海科学技术出版社，2003：68.

[6] [宋] 陈无择著. 三因极一病证方论[M]. 王象礼，张玲，赵怀舟点校. 北京：中国中医药出版社，2007：192.

[7] [元] 汪汝懋. 山居四要[M]. 李崇超校注. 北京：中国中医药出版社，2015：44.

[8] [明] 万全. 万氏家藏育婴秘诀[M]. 武汉：湖北科学技术出版社，1986：81.

[9] [明] 张洁.《仁术便览》释义[M]. 周德生，何清湖总主编. 太原：山西科学技术出版社，2013：175.

[10] [元] 倪维德. 原机启微：2卷[M]. [明] 薛己校补. 上海：上海卫生出版社，1958：59.

[11] [元] 朱震亨. 丹溪心法[M]. 周琦校注. 北京：中国医药科技出版社，2012：103.

[12] [明] 周臣. 厚生训[M]. 张孙彪校注. 北京：中国中医药出版社，2016：32.

[13] [明] 徐春甫. 古今医统大全：下[M]. 崔仲平，王耀廷主校. 北京：人民卫生出版社，1991：46.

[14] [明] 楼英. 医学纲目[M]. 阿静，闫志安，牛久旺校注. 北京：中国中医药出版社，1996：325，326.

[15] [明] 孙一奎. 赤水玄珠[M]. 叶川，建一，许峰校注. 北京：中国中医药出版社，1996：235，236.

[16] [明] 陈实功. 外科正宗[M]. 吴少祯，许建平点校. 北京：中国中医药出版社，2002：215.

[17] [明] 李梴. 医学入门[M]. 何永，韩文霞校注. 北京：中国医药科技出版社，2011：568.

[18] [明] 张介宾. 景岳全书[M]. 赵立勋校. 北京：人民卫生出版社，1991：1589.

[19] [明] 武之望. 济阳纲目[M]. 泾阳：宏道书院藏板，1856(清咸丰六年)：21.

[20] [明] 李中梓. 医宗必读[M]. 邹高祈点校. 北京：人民卫生出版社，1996：269.

[21] [清] 蒋示吉. 医宗说约[M]. 王道瑞，申好真校注. 北京：中国中医药出版社，2004：121.

[22] [清] 李用粹. 证治汇补[M]. 竹剑平，江临圳，王英整理. 北京：人民卫生出版社，2006：216.

[23] [清] 张璐. 张氏医通[M]. 李静芳，建一校注. 北京：中国中医药出版社，1995：418.

[24] [明] 秦昌遇. 症因脉治[M]. [清] 秦之桢辑，王晨校点. 北京：中国中医药出版社，2008：353.

[25] [清] 程国彭. 医学心悟[M]. 闫志安，徐文兵校注. 北京：中国中医药出版社，1996：25.

[26] [清] 王洪绪. 外科全生集[M]. [清] 潘器之编. 上海：上海卫生出版社，1956：130.

[27] [清] 黄庭镜. 目经大成[M]. 汪剑，张晓琳，徐梅校注. 北京：中国中医药出版社，2015：287.

[28] [清] 吴谦. 外科心法要诀[M]. 北京：中国医药科技出版社，2012：189.

[29] [清] 陈复正. 幼幼集成[M]. 芦锰，姜瑞雪点校. 上海：第二军医大学出版社，2005：290，291.

[30] [清] 顾世澄. 疡医大全[M]. 叶川，夏之秋校注. 北京：中国中医药出版社，1994：340.

[31] [清] 徐灵胎. 兰台轨范[M]. 北京：中国医药科技出版社，2011：167.

[32] [清] 沈金鳌. 杂病源流犀烛[M]. 李占水，李晓琳校注. 北京：中国中医药出版社，1994：194.

[33] [清] 青甫诸君子. 寿世编[M]. 北京：中医古籍出版社，2004：98.

[34] [清] 佚名. 咽喉秘集[M]. 张建伟校注. 北京：中国中医药出版社，2015：30.

[35] 国家技术监督局. 中医临床诊疗术语：治法部分[M]. 北京：中国标准出版社，1997：55.

[36] 中医药学名词审定委员会. 中医药学名词[M]. 北京：科学出版社，2004：130.

[37] 李经纬，等. 中医大辞典[M]. 北京：人民卫生出版社，2011：1831.

[38] 李经纬，余瀛鳌，蔡景峰，等. 中医大辞典[M]. 北京：人民卫生出版社，2011：132.

[39]《中医学》编辑委员会. 中医学[M]//钱信忠. 中国医学百科全书. 上海：上海科学技术出版社：1997：722.

[40] 王士贞. 中医耳鼻咽喉科学[M]. 北京：中国中医药出版社，2006：29.

（崔利宏）

利 咽

lì yān

一、规范名

【汉文名】利咽。

【英文名】relieving throat disorder。

【注释】通过祛邪扶正，以通利咽喉，治疗咽喉病证的方法。

二、定名依据

"利咽"一词作为治法首见于宋代叶大廉《叶氏录验方》，而作为方药功效的"利咽"一词最早见于宋代王怀隐的《太平圣惠方》。

自宋代《太平圣惠方》《叶氏录验方》开始使用"利咽"之后，历代医家都有沿用。沿用作为功效的利咽，如宋金元时期的《太平惠民和剂局方》《圣济总录》《幼幼新书》《医学启源》《世医得效方》等，明代的《奇效良方》《本草纲目》《寿世保元》《医学入门》《济阳纲目》等，清代的《医门法律》《冯氏锦囊秘录》《汤头歌诀》《疡医大全》《伤寒论纲目》等。沿用作为治法的利咽，如明代《普济方》《赤水玄珠》《证治准绳·幼科》等，以及清代《痘疹心法要诀》《麻科活人全书》《疡医大全》《杂病源流犀烛》《验方新编》《焦氏喉科枕秘》等。

现代，一些著作均以治法"利咽"作为规范名，如国标《中医临床诊疗术语·治法部分》《中医药学名词》《中国中医药主题词表》《传统医学名词术语国际标准》《中医大辞典》等。所以，利咽作为治法规范名已达成共识，符合名词定名的约定俗成原则。

三、同义词

未见。

四、源流考释

"利咽"一词作为功效最早见于宋代王怀隐的《太平圣惠方》卷第三十五："治咽喉不利诸方……治脾肺壅热，咽喉不利，宜服通津液，利咽喉龙脑丸方。"[1]1031 而"利咽"一词作为治法，最早见于宋代叶大廉《叶氏录验方》中卷："积热……利咽汤，治脾肺蕴热，外搏风邪，乘阳上攻，咽喉肿痛口干。"[2]31 "利咽"作为功效和治法，历代都有沿用。

宋元间，"利咽"多作为功效使用，如宋代的《太平惠民和剂局方》[3]16《圣济总录》[4]430,431《幼幼新书》[5]354《医学启源》[6]77《世医得效方》[7]164 等。在《太平惠民和剂局方》卷之一"治诸风篇"记载："薄荷煎圆，消风热，化痰涎，利咽膈，清头目。"[3]16

明代，沿用作为功效的古籍有《奇效良方》[8]497《本草纲目》[9]397《寿世保元》[10]356《医学入门》[11]570《济阳纲目》[12]2 等，作为治法利咽的古籍有《普济方》[13]341《赤水玄珠》[14]104《证治准绳·幼科》[15]1964 等。如《普济方》卷一百十五："利咽汤，治咽喉诸疾。桔梗、枳壳、牛蒡子、荆芥、甘草、升麻、玄参、大黄、紫苏、人参(各等分)。上㕮咀，每服五钱，水二盏，煎服。"[13]341

清代，"利咽"作为功效的医籍有《医门法律》[16]251《冯氏锦囊秘录》[17]174《汤头歌诀》[18]159《疡医大全》[19]670《伤寒论纲目》[20]395 等。使用治法利咽的医籍有《痘疹心法要诀》[21]94《麻科活人全书》[22]187《杂病源流犀烛》[23]392《验方新编》[24]358,359《焦氏喉科枕秘》[25]72 等。如《痘疹心法要诀》卷四："咽喉之地司出入，毒火冲炽痛难堪，内用甘桔利咽剂，外吹牛黄散即安。"[21]94

现代，一些著作以"利咽"作为治法规范名，如国标《中医临床诊疗术语·治法部分》[26]44《中医药学名词》[27]127《中国中医药主题词表》[28]891《传统医学名词术语国际标准》[29]207《中医大辞典》[30]1511等。如《中医大辞典》:"治法。利咽药大多具有辛凉通利、甘寒滋润或清热化痰的属性,适用于急、慢性咽喉肿痛,或咽中如物阻隔,或受痰涎黏稠难咯的不适症状。代表方如利咽解毒汤、利咽散等。"[27]127

总之,"利咽"一词出现以后,后世医家一直沿用至今,但是需要指出的是,利咽有指功效的,有指治法的,本篇作为规范名的利咽是指的治法。现代,一些著作也以"利咽"作为治法规范名。所以,利咽作为治法规范名已达成共识。

五、文献辑录

《太平圣惠方》卷三十五:"治咽喉不利诸方……治脾肺壅热,咽喉不利,宜服通津液,利咽喉龙脑圆方。龙脑(一钱细研),牛黄(一钱细研),朱砂(半两细研水飞过),赤茯苓(一两),羚羊角屑(半两),犀角屑(半两),麦门冬(一两半去心焙)。上件药,捣罗为末,入研了药令匀,炼蜜和圆,如梧桐子大。每服不计时候,以温水下十圆。"[1]1031

《太平惠民和剂局方》卷一:"(薄荷煎圆)消风热,化痰涎,利咽膈,清头目。治遍身麻痹,百节酸痛,头昏目眩,鼻塞脑痛,语言声重,项背拘急,皮肤瘙痒,或生瘾疹。及治肺热喉腥,脾热口甜,胆热口苦。又治鼻衄、唾血,大小便出血,及脱着伤风。并沐浴后,并可服之。"[3]16

《圣济总录》卷一十七:"风痰治……清头目,利咽膈。玉霜丸方:半夏(汤洗七遍去滑),滑石(研各二两),寒水石(煅研四两),白矾(飞过一两半),白附子(生用一两)。上五味,捣罗为末,以白面糊和丸,如梧桐子大,每服十丸,食后生姜汤下。"[4]430,431

《幼幼新书》卷十六:"痰嗽……太医局辰砂化痰丸:治风化痰,安神定志,利咽膈,清头目,止咳嗽,除烦闷,兼治小儿风壅痰嗽。辰砂(飞研),白矾(枯过者,别研,各半两),天南星(炮,一两),半夏(洗七遍,生姜汁同拌和,作曲三两)。上半夏、天南星为末,合和令匀,用生姜汁煮面糊和丸梧桐子大,别用朱砂末为衣。每服十丸,生姜汤下,食后服。亦治小儿风壅痰嗽,一岁儿服一丸,槌碎,用生姜薄荷汤下。"[5]354

《叶氏录验方》中卷:"积热……利咽汤:治脾肺蕴热,外搏风邪,乘阳上攻,咽喉肿痛口干。桔梗(一两),枳壳(麸炒去瓤,半两),甘草(炙,半两)。上为细末,每服二钱,用沸汤调,放温服,食后,临卧服。"[2]31

《医学启源》卷中:"神芎丸:治一切热证,常服保养,除痰,消酒食,清头目,利咽膈,能令遍身结滞宣通,气利而愈。神强体健,耐伤省病。并妇人经病,产后血滞,腰脚重痛,小儿积热,惊风潮搐,藏用丸,亦曰显仁丸。加黄连、薄荷、川芎各半两,名曰神芎丸。大黄、黄芩(各二两),牵牛、滑石(各四两)。上为末,滴水丸如小豆大,或炼蜜丸亦妙。每十五丸加至五七十丸,温水下,冷水亦得。"[6]77

《世医得效方》卷五:"蜡煎散,顺肺气,利咽膈,止咳嗽,化痰涎。款冬花、紫菀(洗土焙干)、甘草(炙,各七钱),五味子(炒,半两)、桑白皮(炒)、桔梗、杏仁(去皮,炒)、紫苏叶(各一两)。上锉散,每服四钱,水一盏,黄蜡少许煎,食后临卧温服。"[7]164

《普济方》卷六十:"喉痹……利咽汤:治咽喉诸疾。桔梗、枳壳、牛蒡子、荆芥、甘草、升麻、玄参、大黄、紫苏、人参(各等分)。上㕮咀,每服五钱,水二盏,煎服。"[13]341

《奇效良方》卷六十一:"(如圣汤)治痰,去热利咽喉。治咽中有疮,咽物不下,及咳嗽咯血,肺痿痰唾气促,并小儿疮疹,毒攻咽喉肿痛。麦门冬(半两),牛蒡子(炒)、桔梗、甘草(生用,各一两)。上为细末,沸汤调,细细服,入竹叶煎尤妙。"[8]497

《本草纲目》第十四卷:"假苏……茎穗……散风热,清头目,利咽喉,消疮肿,治项强,目中黑花，及生疮阴癞，吐血衄血，下血血痢，崩中痔漏。”[9]397

《赤水玄珠》第六卷：“辰砂化痰丸：治风化痰，安神定志，利咽膈，清头目。白矾(枯)、辰砂(飞。各五钱)，天南星(炮，一两)，半夏(洗，三两)。上为末，以姜汁面糊丸，梧子大，辰砂为衣。每服二十丸，姜汤下。”[14]104

《证治准绳·幼科》集六：“(利咽解毒汤)治痘咽喉痛，首尾皆可用。山豆根、麦门冬(各一钱)，牛蒡子(炒)、玄参、桔梗(各七分)，甘草(二分)，防风(五分)，绿豆(四十九粒)。上水煎服。”[15]1964

《寿世保元》卷六头痛：“追风散……防风(去芦，一两)，荆芥穗(一两)，羌活(五钱)，川芎(一两)，白芷(五钱)，石膏(煨一两)，全蝎(去头尾，五钱)，白僵蚕(炒，二两)，白附子(炮，五钱)，天南星(炮，一两)，天麻(五钱)，地龙(五钱)，川乌(炮，去皮尖，一两)，草乌(炮，去皮尖，一两)，雄黄(二钱五分)，乳香(二钱五分)，没药(二钱五分)，甘草(炙，一两)。上为细末，每服五分，茶汤调，食后临卧服。清头目，利咽膈，消风化痰。”[10]356

《医学入门》外集：“(辰砂化痰丸)辰砂、枯矾各五钱，南星一两，半夏曲三两，为末，姜汁煮，面糊丸梧子大，另用辰砂为衣，每十丸姜汤下。亦治风壅，小儿痰嗽，生姜、薄荷煎汤化下一丸。治风化痰，安神定志，利咽膈，清眼目，止咳嗽，除烦闷。”[11]570

《济阳纲目》卷二十八：“(玉液丸)治风壅，化痰涎，利咽膈，清头目，除咳嗽，止烦热。寒水石(煅令赤，出火毒，水飞过，二十两)，半夏(汤洗，焙为末，十两)，白矾(枯，研细，十两)。上合研，面糊丸如桐子大，每服三十丸，食后淡姜汤下。”[12]2

《医门法律》卷五：“(大川芎丸)消风壅，化痰涎，利咽膈，清头目。治头痛旋运，心忪烦热，颈项紧急，肩背拘倦，肢体烦疼，皮肤瘙痒，脑昏目疼，鼻塞声重，面上游风，犹如虫行。川芎、龙脑、薄荷叶(炒干，各七十五两)，桔梗(一百两)，甘草(炙，三十五两)，防风(去苗，二十五两)，细辛(洗，五两)。上为细末，炼蜜搜和，每一两半，分作五十丸，每服一丸，腊茶清细嚼下，食后临卧服。”[16]251

《冯氏锦囊秘录》卷五：“通脉四逆汤……附子(大者，一枚生用)，干姜一两，甘草(炙)二两。冷汗面赤者，格阳于上也，加葱九茎以通阳(如腹痛者，真阴不足也，加芍药二两以敛阴；咽痛阴气上结也，加结梗一两以利咽；利止脉不出，加人参二两以助阳补气血；呕吐加生姜二两以散逆气。以上皆通脉四逆汤加减法也)。”[17]174

《汤头歌诀·祛寒之剂》：“四逆汤(仲景)中姜附草，三阴厥逆太阳沉〔附子一枚(生用)，干姜一两，炙甘草二两，冷服。专治三阴厥逆，太阳初证脉沉亦用之〕。或益姜葱参芍桔，通阳复脉力能任(音仁。面赤，格阳于上也，加葱白通阳，腹痛，加芍药和阴，咽痛，加桔梗利咽，利止、脉不出，加人参补气复脉，呕吐，加生姜以散逆气)。”[18]159

《痘疹心法要诀》卷五十九：“咽喉之地司出入，毒火冲炽痛难堪，内用甘桔利咽剂，外吹牛黄散即安。”[21]94

《麻科活人全书》卷二：“初热不见麻路，未明是否不可发表。略宜清解，用利咽散主之。”[22]187

《疡医大全》卷三十三：“(利咽散)治痘咽喉疼痛，难进饮食。山豆根(一钱)，桔梗(七分)，甘草(一分)，元参(一分五厘)，绿豆(十粒)，水煎服。”[19]670

《伤寒论纲目》卷十四：“咽痛咽干口燥……仲景曰：少阴病，下利咽痛，胸满心烦者，猪肤汤主之……方中行曰：猪肤，本草不载，但猪属亥，宜入少阴。肤乃外皮，宜能解外，其性则凉，固能退热，邪散而热退，烦满可除也。白蜜润燥以利咽，痛可愈也。白粉益土以胜水，利可止也。意者义取于此乎。”[20]395

《杂病源流犀烛》卷二十四：“清心利咽汤……黄连，黄芩，防风，荆芥，薄荷，桔梗，山栀，连翘，元参，大黄，朴硝，甘草，牛蒡子。”[23]392

《验方新编》卷二十一：“利咽解毒汤……山豆根一钱，麦冬（去心）一钱，元参（酒洗）一钱，桔梗一钱，牛子（炒）一钱，防风五分，甘草五分，生姜引。”[24]358,359

《焦氏喉科枕秘》卷二：“清气利咽汤……茯苓，苏梗，甘草，山栀，陈皮，桔梗，贝母，香附，花粉，枳壳，半夏，引加姜一片。水二钟。煎服。”[25]72

《中医临床诊疗术语·治法部分》：“（利咽）泛指通过祛邪扶正，以通利咽喉的治疗方法。”[26]44

《中医药学名词》：“利咽……通过祛邪扶正，以通利咽喉，治疗咽喉病证的方法。”[27]127

《中国中医药主题词表》：“（利咽）属病症防治泛指通过祛邪扶正、以通利咽喉的治疗方法。”[28]891

《传统医学名词术语国际标准》：“利咽……Soothe the throat a therapeutic method that relieves a sore throat。”[29]207

《中医大辞典》：“利咽……治法。利咽药大多具有辛凉通利或甘寒滋润、或清热化痰的属性，适用于急、慢性咽喉肿痛，或咽中如物阻隔，或受痰涎黏稠难咯的不适症状。代表方如利咽解毒汤、利咽散等。”[30]1511

参考文献

[1] [宋] 王怀隐. 太平圣惠方：上[M]. 北京：人民卫生出版社，1958：1031.

[2] [宋] 叶大廉. 叶氏录验方[M]. 李群校注. 上海：上海科学技术出版社，2014：31.

[3] [宋] 太平惠民和剂局. 太平惠民和剂局方[M]. 刘景源整理. 北京：人民卫生出版社，2007：16.

[4] [宋] 赵佶. 圣济总录：上册[M]. 北京：人民卫生出版社，1962：430,431.

[5] [宋] 刘昉. 幼幼新书[M]. 白极校注. 北京：中国医药科技出版社，2011：354.

[6] [金] 张元素. 医学启源[M]. 郑洪新校注. 北京：中国中医药出版社，2007：77.

[7] [元] 危亦林. 世医得效方[M]. 王育学点校. 北京：人民卫生出版社，1990：164.

[8] [明] 董宿. 奇效良方[M]. 可嘉校注. 北京：中国中医药出版社，1995：497.

[9] [明] 李时珍. 本草纲目[M]. 张守康，张向群，王国辰主校. 北京：中国中医药出版社，1998：397.

[10] [明] 龚廷贤. 寿世保元[M]. 孙治熙，徐淑凤，李艳梅校注. 北京：中国中医药出版社，1993：356.

[11] [明] 李梴. 医学入门[M]. 金嫣莉，何源，乔占兵校注. 北京：中国中医药出版社，1995：570.

[12] [明] 武之望. 济阳纲目[M]. 泾阳：宏道书院藏板，1856（清咸丰六年）：2.

[13] [明] 朱橚. 普济方：第二册[M]. 北京：人民卫生出版社，1959：341.

[14] [明] 孙一奎. 赤水玄珠[M]. 叶川，建一，许峰校注. 北京：中国中医药出版社，1996：104.

[15] [明] 王肯堂. 证治准绳[M]. 北京：人民卫生出版社，1991：1964.

[16] [清] 喻昌. 医门法律[M]. 张晓梅点校. 北京：中国中医药出版社，2002：251.

[17] [清] 冯兆张. 冯氏锦囊秘录[M]. 田思胜，高萍，戴敏，等校注. 北京：中国中医药出版社，1996：174.

[18] [清] 汪昂. 汤头歌诀[M]. 粟栗校注. 上海：上海中医药大学出版社，2006：159.

[19] [清] 顾世澄. 疡医大全[M]. 叶川，夏之秋校注. 北京：中国中医药出版社，1994：670.

[20] [清] 沈金鳌. 伤寒论纲目[M]. 蔡永敏，刘文礼，王铭，等校注. 北京：中国中医药出版社，2015：395.

[21] [清] 吴谦. 等编. 医宗金鉴：第9分册 痘疹心法要诀[M]. 北京：人民卫生出版社，1963：94.

[22] 张如青，朱锦善. 麻科活人全书[M]//周仲瑛，于文明. 中医古籍珍本集成：儿科卷. 长沙：湖南科学技术出版社，2014：187.

[23] [清] 沈金鳌. 杂病源流犀烛[M]. 李占水，李晓琳校注. 北京：中国中医药出版社，1994：392.

[24] [清] 鲍相璈. 验方新编：下册[M]. [清] 梅启照增辑，周光优，严肃云，禹新初点校. 北京：人民卫生出版社，1990：358,359.

[25] [清] 金德鉴. 焦氏喉科枕秘[M]. 上海：科技卫生出版社，1958：72.

[26] 国家技术监督局. 中医临床诊疗术语：治法部分[M]. 北京：中国标准出版社，1997：44.

[27] 中医药学名词审定委员会. 中医药学名词[M]. 北京：科学出版社，2004：127.

[28] 吴兰成. 中国中医药主题词表[M]. 北京：中医古籍出版社，2008：891.

[29] 世界卫生组织（西太平洋地区）. 传统医学名词术语国际标准[M]. 北京：北京大学医学出版社，2009：207.

[30] 李经纬，余瀛鳌，蔡景峰，等. 中医大辞典[M]. 北京：人民卫生出版社，2011：1511.

（崔利宏）

2 • 074

辛凉解表

xīn liáng jiě biǎo

一、规范名

【中文名】辛凉解表。

【英文名】releasing exterior with pungent-cool medicinal。

【注释】又称“疏风散热”。用性味辛凉，具有疏风散热作用的方药治疗风热表证的解表法。

二、定名依据

“辛凉解表”作为用性味辛凉，具有疏风散热作用的方药，治疗风热表证的治法名称最早见于元代杜本《敖氏伤寒金镜录》，其后的重要著作如明代孙一奎《赤水玄珠》、王肯堂《证治准绳》、肖京《轩岐救正论》，清代张璐《伤寒绪论》、秦之桢《伤寒大白》、王孟英《温热经纬》均以“辛凉解表”作为规范名，并一直沿用至今，说明“辛凉解表”作为用性味辛凉，具有疏风散热作用的方药，治疗风热表证的治法规范名已成为共识，将其作为规范名符合术语定名的约定俗成原则。

明代《普济方》记载的“疏风散热”以及清代《张氏医通》记载的“辛凉透表”虽与本术语概念相同，且在明清时期沿用较多，但“疏风散热”“辛凉透表”在现代著作中仅作为“辛凉解表”又称。

现代相关著作，如《中医大辞典》《中国医学百科全书·中医学》《中医药常用名词术语辞典》、国标《中医临床诊疗术语·治法部分》《中医辞海》《中国中医药学术语集成·治则治法与针灸学》等均以“辛凉解表”作为规范名。已经广泛应用于中医药学文献的标引和检索的《中国中医药学主题词表》也以“辛凉解表”作为正式主题词。说明“辛凉解表”作为用性味辛凉，具有疏风散热作用的方药，治疗风热表证的治法的规范名已成为共识。

我国2005年出版的由全国科学技术名词审定委员会审定公布的《中医药学名词》已以“辛凉解表”作为规范名。所以“辛凉解表”作为规范名也符合术语定名的协调一致原则。

三、同义词

【又称】“疏风散热”（《普济方》）；“辛凉透表”（《张氏医通》）。

四、源流考释

“辛凉解表”的有关记载始见于春秋战国至秦汉时代的医学著作《黄帝内经》，如《素问·至真要大论》：“风淫于内，治以辛凉”“风淫所胜，平以辛凉”[1]473，此为有关术语“辛凉解表”的最早记载。

由于受广义伤寒学说的影响，汉代张仲景之前，辛凉解表法几乎停滞不前。如《素问·热论》认为“今夫热病者，皆伤寒之类也”“人之伤于寒也，则为病热”[1]183，把外感热病的病因归结为感受寒邪所致。《难经》也认为“伤寒有五：有中风、有伤寒、有湿温、有热病、有温病”[2]207,208，把温病也归于广义的伤寒学说之中。

晋唐时期出现了一些辛凉解表方。如《肘后备急方》即载有辛凉解表方葱豉汤：“伤寒有数种，人不能别，令一药尽治之者，若初觉头痛肉热，脉洪起，一二日，便作葱豉汤，用葱白一虎口，豉一升……不汗复更作，加葛根二两。”[3]53《千金要方》和《外台秘要》也首创的解肌汤、葳蕤汤等著名的辛凉解表方。这些用辛凉解表方来治疗外感表证的思想，对后世辛凉解表法的创立奠定了基础。

宋金元时期，辛凉解表法得以创立，始见

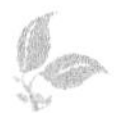

"辛凉解表"一词。北宋韩祗和有感于辛温解表难用,在《伤寒微旨论》中指出"夫伤寒之病,医者多不审察病之本原,但只云病伤寒,即不知其始阳气郁结,而后成热病矣"[4]1,指出阳气郁结也可导致伤寒热病。金元时期张子和《儒门事亲》首次明确提出了辛凉解表法,如《儒门事亲》载:"发汗亦有数种,世俗只知惟温热者可为汗药,岂知寒凉亦能汗也。"[5]46 自此,辛温解表法和辛凉解表法开始明确区分。随着辛凉解表法的创立,为了区分起见,在《敖氏伤寒金镜录·黄苔舌》中首载"辛凉解表"一词,如:"太阳主表。阳明主里。故舌苔见尖白根黄。或见白中带黄。如或微黄而薄者。其舌必黄燥。此是表邪初入于里之候也。外证必见恶寒身热,治宜辛凉解表。"[6]22

明清时期大多医家仍沿用元代杜本《敖氏伤寒金镜录》的记载,称本概念为"辛凉解表",同时本概念出现多种名称并存的状况,主要有"疏风散热""辛凉透表"。继续称本概念为"辛凉解表"的有明代孙一奎《赤水玄珠》[7]12-14、王肯堂《证治准绳》[8]1201、肖京《轩岐救正论》[9]94,清代张璐《伤寒绪论》[10]84、秦之桢《伤寒大白》[11]67、王孟英《温热经纬》[12]21 等。称本概念为"疏风散热"的有明代朱橚《普济方》[13]417-611、兰茂《滇南本草》[14]325,326、汪机《医学原理》[15]289-294,清代沈金鳌《杂病源流犀烛》[16]447、张秉成《成方便读》[17]22,23。如明代朱橚《普济方》卷三百七十三:"总论……急风为疾。其证有四。有惊、有风、有痰、有热……疏风化痰。散热镇惊。四证相须。用药斟酌。古人处方。各有深意。后学宗之。随症施治。总以疏风散热为主。"[13]417-611 称本概念为"辛凉透表"的有清代张璐《张氏医通》[18]327、谢玉琼《麻科活人全书》[19]93,94、吴瑭《温病条辨》[20]151 等。如《张氏医通》卷十二:"亦有胸背腰腹暖处起发而红。头面手足乍有乍无。此证必缠绵难已。且有没后五七日。复发如前。两三天而愈者。此气候之异。当非不透之比。只宜辛凉透表。"[18]327

现代有关著作均沿用《敖氏伤寒金镜录》的记载以"辛凉解表"作为规范名,如《中国中医药学主题词表》[21]1020《中医大辞典》[22]911《中医药常用名词术语辞典》[23]195 国标《中医临床诊疗术语·治法部分》[24]3《中医药学名词》[25]32《中医辞海》[26]240《中国医学百科全书·医学史》[27]693《中国中医药学术语集成·治则治法与针灸学》[28]153 等。同时以"疏风散热""辛凉透表"作为其又称。如《中医药学名词》:"辛凉解表……又称'疏风散热'。用性味辛凉,具有疏风散热作用的方药,治疗风热表证的治法。"[25]32《中国中医药学术语集成·治则治法与针灸学》:"辛凉解表……(异名)辛凉透表……治法。用味辛性凉的方药,以疏散风热,适用于风热犯表证的治疗方法。"[28]153

根据"辛凉解表"古今名实的演变,《中医药学名词》修正版将"辛凉解表"定义为:"又称'疏风散热'。用性味辛凉,具有疏风散热作用的方药治疗风热表证的解表法。"[25]32 该释义客观、准确地表达了"辛凉解表"的科学内涵和本质属性。

五、文献辑录

《素问·热论》:"今夫热病者,皆伤寒之类也。""人之伤于寒也,则为病热。"[1]183

"至真要大论":"风淫于内,治以辛凉""风淫所胜,平以辛凉。"[1]473

《难经》:"伤寒有五:有中风、有伤寒、有湿温、有热病、有温病。"[2]207,208

《补辑肘后方》:"伤寒有数种,人不能别,令一药尽治之者,若初觉头痛肉热,脉洪起,一二日,便作葱豉汤,用葱白一虎口,豉一升……不汗复更作,加葛根二两。"[3]53

《伤寒微旨论》:"夫伤寒之病,医者多不审察病之本原,但只云病伤寒,即不知其始阳气郁结,而后成热病矣。"[4]1

《儒门事亲》载:"发汗亦有数种,世俗只知惟温热者可为汗药,岂知寒凉亦能汗也。"[5]46

《敖氏伤寒金镜录·黄苔舌》:"太阳主表,阳明主里,故舌苔见尖白根黄,或见白中带黄。如或微黄而薄者,其舌必黄燥,此是表邪初入于里之候也。外证必见恶寒身热,治宜辛凉解表。"[6]22"凡表证如风热暑燥,皆有黄舌,惟伤寒由表入里,传至阳明之府,其舌必黄,由浅转深。今见尖白根黄,此系太阳感寒,阳明内热,或风热之邪,客于阳明之表,均宜凉散为治。盖以白苔主表,黄苔主里,太阳主表,阳明主里,故舌苔见尖白根黄,或见白中带黄。如或微黄而薄者,其舌必黄燥,此是表邪初入于里之候也。外证必见恶寒身热,治宜辛凉解表。"[6]22

《普济方》卷三百七十三:"总论……急风为疾,其证有四:有惊、有风、有痰、有热……疏风化痰,散热镇惊。四证相须,用药斟酌。古人处方,各有深意,后学宗之。随症施治,总以疏风散热为主。"[13]417-611

《滇南本草》第二卷:"木通、风藤草……风藤草,气味甘、苦,性平。主治一切风痒,筋骨疼痛,补血、和血、散血、疏风散热,一切疮疥,煎汤浴之最良。捣叶,散疮毒之肿痛。"[14]325,326

《赤水玄珠》第一卷:"外内君相篇(祁邑汪子良著)……又如冬月过于房劳,精气内竭,至春则无发生之气,而为瘟疫者,治宜补中加以辛凉解表之剂。"[7]12-14

《医学原理》卷之七:"治眼药方……风热饮:治一切风热上壅,眼目疼痛。治宜疏风散热可也。是以用防风、羌活、荆芥等以散风,佐片芩以清热。防风(辛温,一钱),羌活(辛温,七分),荆芥(辛凉,一钱),片芩(苦寒,二钱),水煎,食后日三服。"[15]289-294

《证治准绳·疡医》卷之一:"辛凉解表……脉有力而数者,春夏者宜之。其药则前条东垣、谦甫、丹溪诸方(除托里温经汤)皆是也。〔丹〕吕孺人,恶寒发热,腹上有小疽,此血少有热,与此药。白术、川芎(三钱),赤芍药、连翘(二钱半),陈皮、黄芩、防风(二钱),木通(一钱半),甘草(五分),分五帖,水煎服。又治一好酒老媪脑疽,脉弦紧急且涩,用大黄,酒煨、细切,酒拌炒为末,又酒拌炒人参,入姜煎调一钱重,过两时再与,得睡而上半身汗,睡觉病已,亦辛凉解表之意。"[8]1201

《轩岐救正论》卷之四:"蓄血伤寒……癸未冬西城边有陈姓老军一女适因行经浣衣受寒,发热喘渴,小腹胀痛。初治或用辛凉解表,或用降气清热,或以冒寒而投温剂,展转增剧,脉寸关浮数,两尺沉结,余曰此蓄血症也。治本非难,特诸医未识病源耳,以桃仁承气汤两剂下黑血数碗而愈。"[9]94

《伤寒绪论》卷上:"总论……又有胸中寒丹田热者,黄连汤或小陷胸合理中,其在感邪之初,未见痞满之时,可用辛凉解表,然必兼理痰气为要,至若停食感冒,更兼痰湿内盛,则当胸逆满,气道阻碍,津液固结,三四日间,便见舌苔芒刺,喘胀闷乱者,不急治,胀闷而死。"[10]84

《张氏医通》卷十二:"例治(四十则)……如肌肤不燥,唇色淡白,二便如常而不透者,中气本虚也。消毒饮加连翘、木通、车前、茯苓。虽有蕴热,不可轻用寒凉,即用峻剂升发,亦必不能复透。但当解利,使之内化为主。亦有胸背腰腹暖处起发而红,头面手足乍有乍无,此证必缠绵难已。且有没后五七日,复发如前。两三天而愈者,此气候之异,当非不透之比,只宜辛凉透表,渐次向安,欲求速效,转增危殆。"[18]327

《伤寒大白》卷一:"项强……麻黄加葛根汤。葛根,麻黄,桂枝,甘草,芍药,生姜,大枣。此仲景治太阳症,项背强𠘧𠘧,无汗之方。加葛根者,以颈项三阳交会,阳明亦所主者。然辛温太过,三时热令,化立辛凉解表方法。"[11]67

《麻科活人全书》卷之二:"不透表第三十七……此症皮肤不燥,唇口淡白,二便如常。虽有蕴热,不可轻用寒凉,即用峻剂升发,亦终不得出透,但当分利,使之内化可也。宜以消毒饮(见二十二条)去甘草,合三苓散加连翘、枳壳以分利之。假使虚热内炽,唇口虽红,其色亦淡。此等症候,虽欲透而不能透也。只宜消毒,以消毒饮(见二十二条)去甘草,加山豆根、连翘主之。又有一等,惟胸腹腰背暖处,止有一二处现有麻疹,粒头赤红,头面手足之间,乍见乍无,此症必缠绵难已,且有收后五七日复发如前,两三次而愈者,此乃气候之异,非不透之症,此只宜辛凉透表,以清热透肌汤(见二十五条)去甘草治之,渐次求安,欲冀速效,转增危殆。"[19]93,94

《杂病源流犀烛》卷二十七:"腰脐病源流……(流注之属)薛之斋曰:有马瘨串者,名走散流注,外形微肿,骨内疼痛,因风热走散四肢,治当疏风散热,不可针烙。缪仲淳曰:马瘨串,名不一种,但有热者用去热散,有表者用荆防败毒散,有里者用内疏黄连汤,有表又有里者用追疔夺命汤。又曰:马瘨,有热未成,服药退之。已成者,但出脓,其热方退。若生堆核四五,必尽出脓方退。若溃烂者,依溃疡法治之。"[16]447

《温病条辨》卷二:"风温、温热、温疫、温毒、冬温……阳明温病,脉浮而促者,减味竹叶石膏汤主之。脉促,谓数而时止,如趋者遇急,忽一蹶然,其势甚急,故以辛凉透表重剂,逐邪外出则愈。"[20]151

《温热经纬》:"叶香岩外感温热篇……凡言邪之在心者,皆心之包络受之,盖包络为心之衣也。心属火,肺属金,火本克金,而肺邪反传于心,故曰逆传也。风寒先受于足经,当用辛温发汗。风温先受于手经,宜用辛凉解表。"[12]21

《成方便读》卷一:"苍耳散:白芷(一两),薄荷、辛夷(各五钱),苍耳子(炒二钱五分)为末,食前葱茶汤调下二钱。治鼻渊证浊涕不止,时时下流。乃热灼于脑,而液下渗为涕也。经有云:胆移热于脑,则辛頞鼻渊,以胆火最易上升,而其经又络于脑也。然病虽悉由热致,但清者即化而为浊,病在上焦,不得不用辛香上达之品,以解散之。若徒以苦寒清降之品服之,不特浊不能化,即上热亦不能遽除。故以白芷辛温香燥、入阳明而疏邪胜湿者为君;阳明之脉,络于脑而挟于鼻,白芷又治头面之疾也。薄荷散风热于上焦,辛夷宣浊邪于清窍。苍耳之疏风散热,能上通脑顶,外达皮肤,所以成其升散之力。引以葱、茶调服,葱可升清阳而上达,茶乃引热势以下行,其浊自降耳。然此方总嫌其辛散之药多,苦降之药少,不如用藿香叶净末,猪胆汁泛丸服之愈为妙也。"[17]22,23

《中国中医药学主题词表》上卷:"辛凉解表……属解表;IM 用于总论;NIM 为组配词,宜用专指词用味辛性凉的方药,以疏散风热,适用于风热犯表证的治疗方法。"[21]1020

《中医大辞典》:"辛凉解表……指用性味辛凉,具有疏风解热作用的药物,治疗风热表证或温病初起的治法。适用于恶寒轻而发热较重,有汗的风热表证。麻疹初起疹未透时亦可应用。常用药物有薄荷、荆芥、淡豆豉、桑叶、金银花、连翘、升麻、葛根等。代表方有桑菊饮、银翘散、升麻葛根汤等。"[22]911

国标《中医临床诊疗术语·治法部分》:"辛凉解[透]表用味辛性凉的方药,以疏散风热,适用于风热犯表证的治疗方法。同义词:疏散风热。"[24]3

《中医辞海》上:"辛凉解表……中医治法。指使用药物性味辛凉、发汗力弱但有退热作用的方法治疗表证。本法适用于怕冷轻微、发热较重或有汗的风热表证,麻疹初起疹未透出等症。如果风寒表证误用辛凉解表,可使病情加重或拖延。常用的辛凉平剂,治风热表证的银翘散(银花、连翘、苦桔梗、薄荷、竹叶、生甘草、荆芥穗、淡豆豉、牛蒡子),其中荆芥穗辛温,但与多数辛凉清热药同用,本方仍是辛凉解表方。辛凉解表也有配伍峻烈的辛温药的,如麻杏石甘汤的麻黄辛温、石膏甘辛寒,二者的配伍,能宣肺泄热,加杏仁,甘草,合成辛凉宣泄之剂,适用于外感风热,肺气壅塞,出现咳嗽气急、鼻煽、口渴、高热、舌红、苔白或黄、脉滑数等症。"[26]240

《中国医学百科全书·医学史》:"辛凉解表法……选用性味辛凉,具有疏风解热作用的药物，以治疗风热表证。当风热之邪侵袭于表，邪气郁于肺卫，病虽轻浅，津液易伤。症见发热重，恶寒轻，无汗或少汗，或仅头汗出，或咳嗽，咽喉肿痛，舌红苔薄黄，脉浮数，证属卫分有热当从汗解。宜用性味辛凉之品。辛可宣郁，凉可清热，轻清宣上、邪去而尽肺气宣、三焦畅，营卫和而津液得布。《温病条辨》的银翘散、桑菊饮为辛凉解表之常用方。一般无明显发热口渴，但咳嗽痰稀不畅，是风热伤肺的轻证，用辛凉轻剂桑菊饮化裁，桑叶、菊花、薄荷等为主，适当配伍祛痰止咳的桔梗、杏仁等。如果受邪重，发热明显，口渴思饮，当用辛凉平剂银翘散化裁，用银花、连翘、牛蒡子之类。此类方药具有轻清辛凉清解之作用，服后微微汗出，则表清里和。”[27]693

《中医药常用名词术语辞典》：“辛凉解表……① 治法。用辛凉疏散药治疗外感风热表证的治法。适用于发热重恶寒轻、咽痛口渴的风热表证。麻疹初起疹出不透时亦应用。据病邪的深浅，相应用药又可分为辛凉轻剂、辛凉平剂和辛凉重剂。参见各条。代表方剂如银翘散，桑菊饮等。② 中药功效。辛凉疏散以治风热表证常用药物有薄荷、牛蒡子、桑叶、菊花、葛根等。”[23]195

《中医药学名词》：“辛凉解表……又称‘疏风散热’。用性味辛凉，具有疏风散热作用的方药，治疗风热表证的治法。”[25]32

《中国中医药学术语集成·治则治法与针灸学》：“辛凉解表……（异名）辛凉透表（国标《中医临床诊疗术语·治法部分》）。（定义）治法。用味辛性凉的方药，以疏散风热，适用于风热犯表证的治疗方法（国标《中医临床诊疗术语·治法部分》）。”[28]153

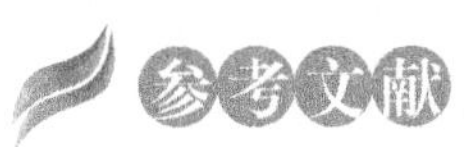

［1］ 未著撰人. 素问[M]. 何文彬，谭一松主编. 北京：中国医药科技出版社，1998：183，473.

［2］ 未著撰人. 难经[M]. 刘渊，吴潜智主编. 成都：四川科学技术出版社，2008：207，208.

［3］ [晋] 葛洪. 补辑肘后方：修订版[M]. [梁] 陶弘景增补. [金] 杨用道再补. 尚志钧辑校. 合肥：安徽科学技术出版社，1996：53.

［4］ [宋] 韩只和. 伤寒微旨论[M]. 北京：中华书局，1985：1.

［5］ [金] 张从正. 儒门事亲[M]. 刘更生点校. 天津：天津科学技术出版社，1999：46.

［6］ [元] 杜清碧. 史氏重订敖氏伤寒金镜录[M]. 史久华重订. 上海：上海卫生出版社，1956：22.

［7］ [明] 孙一奎. 赤水玄珠[M]. 叶川，建一校注. 北京：中国中医药出版社，1996：12－14.

［8］ [明] 王肯堂. 证治准绳[M]. 北京：人民卫生出版社，1991：1201.

［9］ [明] 萧京. 轩岐救正论[M]. 北京：线装书局，2011：94.

［10］ [清] 张璐. 伤寒绪论[M]. 北京：中国中医药出版社，2015：84.

［11］ [清] 秦之桢. 伤寒大白[M]. 北京：人民卫生出版社，1982：67.

［12］ [清] 王士雄. 温热经纬[M]. 图娅点校. 沈阳：辽宁科学技术出版社，1997：21.

［13］ [明] 朱橚. 普济方（精华本）[M]. 余瀛鳌，等编著. 北京：科学出版社，1998：417－611.

［14］ [明] 兰茂. 滇南本草[M]. 于乃义，于兰馥整理主编. 昆明：云南科技出版社，2004：325，326.

［15］ [明] 汪机. 医学原理：上[M]. 储全根，万四妹校注. 北京：中国中医药出版社，2009：289－294.

［16］ [清] 沈金鳌. 杂病源流犀烛[M]. 李占永，李晓林校注. 北京：中国中医药出版社，1994：447.

［17］ [清] 张秉成. 成方便读[M]. 上海：科技卫生出版社，1958：22，23.

［18］ [清] 张璐. 张氏医通[M]. 李静芳，建一校注. 北京：中国中医药出版社，1995：327.

［19］ [清] 谢玉琼. 麻科活人全书：4卷[M]. 朱礼棠评注. 上海：上海卫生出版社，1957：93，94.

［20］ [清] 吴瑭. 温病条辨[M]. 文棣校注. 北京：中国书店，1994：151.

［21］ 吴兰成，中国中医研究院中医药信息研究所编制. 中国中医药学主题词表[M]. 北京：中医古籍出版社，1996：1020.

［22］ 李经纬，邓铁涛，等. 中医大辞典[M]. 北京：人民卫生出版社，1995：911.

［23］ 李振吉. 中医药常用名词术语辞典[M]. 北京：中国中医药出版社，2001：195.

［24］ 赵艳玲，张志芳. 国家标准中医临床诊疗术语：证治要览[M]. 长沙：湖南科学技术出版社，1999：3.

［25］ 中医药学名词审定委员会审定. 中医药学名词[M].

北京：科学出版社，2005：32.

[26] 袁钟，图娅，彭泽邦，艾景录．中医辞海 上[M]．北京：中国医药科技出版社，1999：240.

[27] 李经纬，程之范．医学史[M]//钱信忠．中国医学百科全书．上海：上海科学技术出版社，1987：693.

[28] 李剑，曾召．治则治法与针灸学[M]//曹洪欣，刘保延．中国中医药学术语集成．北京：中医古籍出版社，2006：153.

（石景洋）

2・075

辛温解表

xīn wēn jiě biǎo

一、规范名

【中文名】辛温解表。

【英文名】releasing exterior with pungent-warm medicinal。

【注释】又称“疏风散寒”。用性味辛温，具有疏风散寒作用的方药治疗风寒表证的解表法。

二、定名依据

“辛温解表”作为解表法名称最早见于元代杜本《敖氏伤寒金镜录》，虽此前尚有相关术语“汗”“发表”“发表出汗”“发汗”“解表”等，且其概念与本术语基本相同，但在元代以后的著作已很少见有沿用。

自元代杜本所撰的《敖氏伤寒金镜录》提出“辛温解表”之名，其后历代的著作多有沿用，如明代徐春甫《古今医统大全》、武之望《济阴济阳纲目》、孙志宏《简明医彀》，清代杨璿《伤寒瘟疫条辨》、吴瑭《温病条辨》、齐有堂《齐氏医案》等等。这些著作均为历代的重要著作，对后世有较大影响。所以“辛温解表”作为规范名便于达成共识，符合术语定名的约定俗成原则。

我国最新出版的由全国科学技术名词审定委员会审定公布的《中医药学名词》和辞书类著作《中医大辞典》《中国医学百科全书・中医学》《中医药常用名词术语辞典》《中医临床诊疗术语・治法部分》《中医辞海》《中国中医药学术语集成・治则治法与针灸学》等均以“辛温解表”作为规范名。已经广泛应用于中医药学文献的标引和检索的《中国中医药学主题词表》也以“辛温解表”作为正式主题词。说明“辛温解表”作为用性味辛温，具有疏风散寒作用的方药治疗风寒表证的解表法规范名已成为共识。

三、同义词

【又称】“疏风散寒”（《本草约言》）。

【曾称】“汗”“发表”（《内经》）；“发表出汗”（《神农本草经》）；“发汗”“解表”（《伤寒论》）；“解表散寒”（《景岳全书》）；“辛温发汗”（《伤寒绪论》）；“发表散寒”（《医方考》）。

四、源流考释

“辛温解表”的相关记载可以追溯到我国已发现的最早医方书《五十二病方》，该书首次提出以熨烫法治疗寒邪的方法，如：“更（熬）盐以熨，熨勿绝。一熨寒汗出，汗出多，能诎信，止”[1]47，此为有关发汗解表法治疗伤寒的最早记载。

春秋战国至秦汉时代的医学著作《内经》是中医理论体系确立的标志，开创了辛温解表法治疗风寒表证的理论先河，并以“汗”“发表”等来作为本概念的名称。如《黄帝内经素问・玉机真藏论》认为发汗法可以治疗风寒表证：“今风寒客于人使人毫毛毕直，皮肤闭而为热，当是之时，可汗而发也。”[2]130 对于发汗法治疗风寒表证作用机理，《黄帝内经素问・生气通天论》云：“体若燔炭，汗出而散。”[2]30 此外《内经》还进一步提出要用温热性质的药物来取汗，如《黄帝内经素问・六元正纪大论》云：“发表不远热，攻里不远寒。”[2]412 由此可见，《内经》奠定了用热性药来发汗解表，以治疗风寒风表证的思想基础。

我国现存第一部药学专著《神农本草经》明确注明可治疗伤寒、中风的药物有十多味，其中乌头、麻黄、葱实三味药明确注明可以发汗解表治疗伤寒，并首次以“发表出汗”作为本概念的名称，如：“麻黄……味苦，温。主中风，伤寒头痛，温疟，发表出汗，去邪热气，止咳逆上气，除寒热，破症坚积聚。”[3]110

汉代张仲景在之前有关辛温解表知识的基础上，创立了辛温解表法，首次以“发汗”“解表”来作为本概念的名称。如《伤寒论》164 条载：“伤寒大下后复发汗，心下痞、恶寒者，表未解也。不可攻痞，当先解表……解表宜桂枝汤”[4]143；又如该书 234 条载：“阳明病，脉迟、汗出多、微恶寒者，表未解也，可发汗，宜桂枝汤。”[4]214

晋唐时期，主要还是继续沿用前代用辛温解表法治疗表证以及用“发汗”“解表”等来作为本概念的名称。如晋代葛洪《肘后备急方》：“凡伤寒发汗，皆不可使流离过多，一服得微汗。”[5]39 唐代孙思邈《千金翼方》：“伤寒大下后，复发汗，心下痞，恶寒者，不可攻痞，当先解表，宜桂枝汤。”[6]83

宋金元时期，随着辛凉解表法的创立，为了区别起见首次出现了“辛温解表”一词。北宋韩祗和有感于辛温解表的难用，在《伤寒微旨论》中指出“夫伤寒之病，医者多不审察病之本原，但只云病伤寒，即不知其始阳气郁结，而后成热病矣”[7]1，指出阳气郁结也可导致伤寒热病。张子和在《儒门事亲》中首次明确提出了辛凉解表法，如：“发汗亦有数种，世俗只知惟温热者可为汗药，岂知寒凉亦能汗也。”[8]19 自此辛凉解表法创立，辛温解表法和辛凉解表法开始明确区分。随着辛凉解表法的创立，元代杜本在《敖氏伤寒金镜录・第一》中首载“辛温解表”一词，如：“凡受风寒。先入皮毛……此是风寒初感也。治宜辛温解表。”[9]25

明清时期大多医家仍沿用元代杜本《敖氏伤寒金镜录》的记载，称本概念为“辛温解表”，同时本概念亦出现多种名称并存的状况，主要有“解表散寒”“辛温发汗”“疏风散寒”“发表散寒”等。继续称本概念为“辛温解表”的有明代徐春甫《古今医统大全》[10]593、武之望《济阴济阳纲目》[11]110、孙志宏《简明医彀》[12]90、清代杨璿《伤寒瘟疫条辨》[13]29、吴瑭《温病条辨》[14]50、齐有堂《齐氏医案》[15]168 等。同时，明代王纶《明医杂著》[16]107、张介宾《景岳全书》[17]247、李盛春《医学研悦》[18]31，清代汪昂《汤头歌诀》[19]19、叶桂《景岳全书发挥》[20]68 等称本概念为“解表散寒”，如《景岳全书》：“一以风寒外感，或伤寒，或咳疟……治宜解表散寒，以柴陈煎、小柴胡汤、正柴胡饮之类主之。”[17]247 称本概念为“辛温发汗”的有清代张璐《伤寒绪论》[21]84、钱潢《伤寒溯源集》[22]189、秦之桢《伤寒大白》[23]262、杨璿《伤寒瘟疫条辨》[13]29 等。如《伤寒绪论》卷上：“凡温病之热，咸从内而发于表，所以最忌辛温发汗，发汗多致不救也。其邪既郁为热，不宜辛温发汗，不得复言为寒。”[21]84 明代吴昆《医方考》始以“发表散寒”来指称本概念，如该书卷五载：“小续命汤……得之寒者，令人无汗恶寒，名曰刚痉，昔人以葛根汤主之是也。是方也，有麻黄、杏仁，则可以发表散寒。”[24]196 采用此称谓的还有李中梓《本草征要》[25]26、清代汪琥《伤寒论辨证广注》[26]107、汪昂《医方集解》[27]72、吴仪洛《成方切用》[28]150 等。

明代薛已《本草约言》始以“疏风散寒”来指称本概念，如该书卷之二：“乌药……味辛而薄，性轻，热而散，气胜于味也……用于气阻，则能发散，且疏风寒，又治腹疼。乃疏风散寒之剂，正以其热而辛散也。"[29]69 明代汪机《医学原理》[30]274、清代李用粹《证治汇补》[31]352、沈金鳌《杂病源流犀烛》[32]383、张德裕《本草正义》[33]144等也采用了此称谓。同时尚有同一本书采用不同称谓的现象，如明代龚廷贤《寿世保元》在卷二称本概念为"解表散寒"如："中暑……其病必头痛恶寒，身战而急，肢节痛而心烦，肌肤大热无汗，为房室之阴寒所遏，使周身阳气不得伸越，宜辛温之剂，以解表散寒。"[34]49 而在卷五则称本概念为"发表散寒"，如："痉病……得之寒湿者，令人无汗恶寒，名曰刚痉，昔人以葛根汤主之是也。小续命汤有麻黄、附子、杏仁，可以发表散寒。"[34]147

现代有关著作均沿用《敖氏伤寒金镜录》的记载以"辛温解表"作为规范名，如《中国中医药学主题词表》[35]1021《中医大辞典》[36]911《中医临床诊疗术语・治法部分》[37]3《中医药学名词》[38]67《中医辞海》[39]240《中国医学百科全书》[40]693《中国中医药学术语集成・治则治法与针灸学》[41]153《中医药常用名词术语辞典》[42]195 等；同时以"疏风散寒""解表散寒""辛温发汗""发表散寒"作为其又称。如《中医药常用名词术语辞典》："辛温解表……治法。即疏风散寒、解表散寒。用辛温发散药治疗外感风寒表证的治法。"[42]195《中医临床诊疗术语・治法部分》："辛温解表[发汗]用味辛性温的方药，以发散风寒，适用于风寒束表证的治疗方法。同义词：发表散寒。"[37]3

五、文献辑录

《五十二病方》："更（熬）盐以熨，熨勿绝。一熨寒汗出，汗出多，能诎信，止。"[1]47

《黄帝内经素问・生气通天论》云："体若燔炭，汗出而散。"[2]30

"玉机真藏论"："今风寒客于人使人毫毛毕直，皮肤闭而为热，当是之时，可汗而发也。"[2]130

"六元正纪大论"："发表不远热，攻里不远寒。"[2]412

《神农本草经》："麻黄……味苦，温。主中风，伤寒头痛，温疟，发表出汗，去邪热气，止咳逆上气，除寒热，破症坚积聚。"[3]110

《伤寒论》164 条："伤寒大下后复发汗，心下痞、恶寒者，表未解也。不可攻痞，当先解表……解表宜桂枝汤。"[4]143

234 条："阳明病，脉迟、汗出多、微恶寒者，表未解也，可发汗，宜桂枝汤。"[4]214

《肘后备急方》："凡伤寒发汗，皆不可使流离过多，一服得微汗。"[5]39

《千金翼方》："伤寒大下后，复发汗，心下痞，恶寒者，不可攻痞，当先解表，宜桂枝汤。"[6]83

《伤寒微旨论》："夫伤寒之病，医者多不审察病之本原，但只云病伤寒，即不知其始阳气郁结，而后成热病矣。"[7]1

《儒门事亲》："发汗亦有数种，世俗只知惟温热者可为汗药，岂知寒凉亦能汗也。"[8]19

《史氏重订敖氏伤寒金镜录・第一》中首载"辛温解表"一词，如："凡受风寒。先入皮毛……此是风寒初感也。治宜辛温解表。"[9]25

《明医杂著》卷之三："暑病……其病必头痛，恶寒，身形拘急，肢节疼痛而烦心，肌肤大热，无汗。此为阴寒所遏，使周身阳气不得伸越，宜用辛温之剂以解表散寒，用厚朴、紫苏、干葛、藿香、羌活、苍术之类。"[16]107

《古今医统大全》卷之十二："历节风审风寒湿痰流注分治……风寒搏于筋则不能屈伸，手指挛曲，关节疼痛不可忍。或肿如瓠，或痛如掣，或遍身走痒，四肢不举，此皆风寒湿之邪。宜辛温解表，以逐风寒，羌活汤、应效酒之属是也。"[10]593

《医方考》卷五："小续命汤……得之寒者，令人无汗恶寒，名曰刚痉，昔人以葛根汤主之是也。是方也，有麻黄、杏仁，则可以发表散寒。"[24]196

《本草约言》卷之二："乌药……味辛而薄，性轻，热而散，气胜于味也……用于气阻，则能发散，且疏风寒，又治腹疼。乃疏风散寒之剂，正以其热而辛散也。"[29]69

《医学原理》卷之七："治头痛方……治风寒伏留阳经以成痰厥头疼，治宜疏风散寒为主。用防风、天麻以疏风，川乌、干姜以散寒，二者治本。佐南星、半夏豁痰厥，川芎止头疼，二者治标。少加甘草和药。"[30]274

《寿世保元》卷二："中暑……其病必头痛恶寒，身战而急，肢节痛而心烦，肌肤大热无汗，为房室之阴寒所遏，使周身阳气不得伸越。宜辛温之剂，以解表散寒。"[34]49

卷五："痉病……得之寒湿者，令人无汗恶寒，名曰刚痉，昔人以葛根汤主之是也。小续命汤有麻黄、附子、杏仁，可以发表散寒。"[34]147

《景岳全书》卷之二十"明集"："一以风寒外感，或伤寒，或咳疟……治宜解表散寒，以柴陈煎、小柴胡汤、正柴胡饮之类主之。"[17]247

《济阴济阳纲目》卷六："治方……清肺化痰汤。治肺经素蕴火邪，但遇风寒便鼻塞声重，此火郁之甚也。用此药降火利气，不可过用辛温解表。"[11]110

《医学研悦》卷之二："朱丹溪……丹溪曰：若暑之时，无病之人，或避暑热纳凉于深堂大厦、凉台冷馆，大扇风车得之者，是静而得之阴症也。其病必头痛恶寒，身形拘急，肢节疼痛而心烦，肌肤大热，无汗。此为阴寒所遏，使周身阳气不得伸越。宜用辛温之剂以解表散寒，用厚朴、紫苏、干葛、藿香、羌活、苍术之类。若外既受寒，内复伤冰水生冷瓜果之类，前药再加干姜、缩砂、神曲之类。此皆非治暑也，治因暑而致之病也。"[18]31

《简明医彀》卷之二："历节风……秋冬腠理闭塞，风寒湿邪与气血相并，手指挛曲，腿膝肿胀，作非常之痛不可忍。亦有湿痰流注作痛者，如风寒则夜尤甚，湿痰日夜皆然。脉浮大为风寒；弦细湿；滑多痰。治宜辛温解表、逐风寒湿邪，当归拈痛汤之类。"[12]90

《伤寒绪论》卷上："总论……今世遇冬温之证，鲜能辨识，概以伤寒法，混治，致变斑黄喉痹唾利脓血等证者，皆由误治所致也。若误用辛温发汗，而发斑成温毒者，当用犀角升麻甘草等分煎服，或升麻葛根汤加犀角黑参，甚则犀角黑参汤之类选用。凡温病之热，咸从内而发于表，所以最忌辛温发汗，发汗多致不救也。其邪既郁为热，不宜辛温发汗，不得复言为寒。"[21]84

《重订本草征要》第一卷："细辛发表散寒，祛风止痛。温肺化痰饮，用之得当，收效甚捷。然其性燥烈，凡血虚内热，因而头痛咳嗽者，痛戒之。"[25]26

《伤寒论辨证广注》卷之五："九味羌活汤……琥按上论云：发表之药，如升麻汤、败毒散、柴胡散、葛根汤，是兼主阳明少阳之剂。又五积散，乃发表散寒积之杂方，治法举要中皆不载，惟载冲和汤一方。今录于后。"[26]107

《医方集解·表里之剂第五》："香苏饮……此手太阴药也。紫苏疏表气而散外寒，香附行里气而消内壅，橘红能兼行表里以佐之橘(红利气，兼能发表散寒，盖气行则寒散，而食亦消矣，甘草和中，亦能解表，为使也)。"[27]72

《证治汇补》卷之六："霍乱乃湿土兼风木为害。治宜疏风散寒，利湿降火。"[31]352

《汤头歌诀》表里之剂："五积散……(《局方》)治五般积(寒积、食积、气积、血积、痰积)。麻黄苍芷芍归芎，枳桔桂姜甘茯朴，陈皮半夏加姜葱(当归、川芎、白芍、茯苓、桔梗各八分，苍术、白芷、厚朴、陈皮各六分，枳壳七分，麻黄、半夏各四分，肉桂、干姜、甘草各三分)。重表者用桂枝。桂、麻解表散寒，甘、芍和里止痛，苍、朴平胃，陈、夏行痰，芎、归养血，茯苓利水，姜、芷祛寒湿，枳、桔利膈肠。"[19]19

《伤寒溯源集》卷之六："阳明中风……脉浮为邪在阳明之经，紧则入于里矣。解见上文第十三条。胃开窍于口，咽则胃之门户也。邪热在胃，故咽燥口苦而腹满也。喘者，腹满而胀，气不得息，非肺家之痰喘，即'阴阳应象论'所谓身热喘粗也。发热汗出，阳明表证也。不恶寒反恶

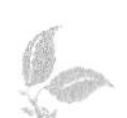

热，邪入阳明之本症也。腹满身重，本属太阴，《经》云：脾胃以膜相连，邪热在胃，阳明胃腑受病，则太阴脾土亦病，故身重也，表里皆有邪。若治其表，而以辛温发汗，则亡津液而胃中热燥，必使心神愦愦，反增谵语。”[22]189

《伤寒大白》卷四：“不语……治表邪不语，若身表尚热，两足无汗六脉浮滑数动，或脉沉伏模糊，治宜辛温发汗，冬三月北方口不干者，可用麻黄汤；若口干者，用羌活败毒散。”[23]262

《成方切用》卷五下：“香苏饮……紫苏疏表气而散外寒，香附行里气而消内壅，橘红能兼行表里以佐之（橘红利气，兼能发表散寒，盖气行则寒散而食亦消矣），甘草和中，亦能解表为使也。”[28]150

《杂病源流犀烛》卷二十四：“咽喉音声病源流……若头痛，则兼伤寒，须疏风散寒，必问二便，便利者乃浮游之火上攻，宜消风清热，降气解毒之剂（宜清上丸）。”[32]383

《伤寒瘟疫条辨》卷一：“发表为第一关节辨……若温病得于天地之杂气，怫热在里，由内而达于外（伤寒得于常气，温病得于杂气，本又可《温疫论》，王、刘亦未言及，论温病无外感，而内之郁热自发，以补王、刘所未及。——眉批），故不恶寒而作渴，此内之郁热为重，外感为轻，兼有无外感，而内之郁热自发者，又多发在春夏，若用辛温解表，是为抱薪投火，轻者必重，重者必死。”[13]29

《温病条辨》卷一“上焦篇”：“补秋燥胜气论……若治燥病，则以凉投凉，必反增病剧。殊不知燥病属凉，谓之次寒，病与感寒同类。经以寒淫所胜，治以甘热，此但燥淫所胜，平以苦温，乃外用苦温辛温解表，与冬月寒冷而用麻桂姜附，其法不同，其和中攻里则一，故不立方。”[14]50

《齐氏医案》卷四：“头痛……久头痛病，略感风寒便发，夏日须棉帕包裹者，此属郁热，本热而标寒。世医不识，率用辛温解散之药，暂可得效，误认为寒，殊不知其本有郁热，毛窍常疏，故风寒易入，外寒束具，内热闭逆，而为头痛。辛热之药，虽开通闭逆，散其标之寒邪，然以热济热，病本益深，恶寒愈甚矣。惟当泄火凉血为主，而佐以辛温解表之剂，则其病可愈而根可除也。”[15]168

《本草正义》卷之三：“苍耳子……[正义]苍耳，《本经》谓之枲耳，即《毛诗》之卷耳，吾乡俗称为野茄树，以其茎叶之有似于茄也。为疏风散寒，驱湿逐痹，疏利关节，通调脉络之良药，古今皆以主治风寒湿痹。《别录》又主溪毒，亦除湿解毒之旨。”[33]144

《景岳全书发挥》卷二：“实呕证治……凡邪在少阳，表邪未解，而渐次入里，所以外为寒热，内为作呕，治宜解表散寒。解表散寒，未为切当。”[20]68

《中国中医药学主题词表》上卷：“……辛温解表……属解表……宜用专指词用味辛性温的方药，以发散风寒，适用于风寒束表证的治疗方法。”[35]1021

《中医大辞典》：“辛温解表……指用辛温发散药物治疗风寒表证的治法。适用于恶寒重而发热较轻，全身酸痛，无汗的风寒表证。上半身浮肿较重的早期水肿证，兼有发热恶风的风湿骨痛及外感风寒诱发的哮喘证等均可酌情应用。常用药物有麻黄、桂枝、苏叶、藿香、防风、荆芥等。代表方有麻黄汤、桂枝汤、香苏散等。”[36]911

《中医临床诊疗术语·治法部分》：“解表法……辛温解表。[发汗]用味辛性温的方药，以发散风寒，适用于风寒束表证的治疗方法。同义词：发表散寒。”[37]3

《中医药学名词》：“辛温解表……又称‘疏风散寒’。用性味辛温，具有疏风散寒作用的方药治疗风寒表证的治法。”[38]67

《中医辞海》上：“辛温解表……中医治则。指使用药物性味辛温、发汗力强的方法治疗表证。本法适用于怕冷重而发热较轻、身体疼痛无汗的风寒表证，水肿早期上半身肿较显著，或兼怕风发热的风湿在表的骨节疼痛，外感风寒兼发哮喘等症。夏季天气炎热，容易出汗，辛温解表法宜慎用。通用的辛温解表方，如香苏饮（香附、苏叶、陈皮、甘草、生姜、葱白），适用于四时感冒的风寒表证，或兼胸膈满闷，嗳气恶食。辛温与辛凉同用，仍属辛温解表方的，如葱豉汤（葱白，淡豆豉），适用于感冒风寒的轻证。”[39]240

《中国医学百科全书·治法》：“辛温解表法……选用性味辛温具有疏风散寒作用的药物，以治疗风寒表证。当风寒袭肺，肺气失宣，玄府郁闭，正邪相争，皮毛经络之阳气不得宣畅而出现恶寒而发热轻，无汗，口不渴，头身痛，鼻塞，流涕，舌苔薄白，或喘，或肿。脉浮紧者，当选用性味辛温，具有疏风散寒作用的药物，以宣散表邪。”[40]693

《中国中医药学术语集成·治则治法与针灸学》：“辛温解表……异名……辛温发汗定义……治法。用味辛性温的方药，以发散风寒，适用于风寒束表证的治疗方法。”[41]153

《中医药常用名词术语辞典》：“辛温解表……① 治法。即疏风散寒、解表散寒。用辛温发散药治疗外感风寒表证的治法。适用于恶寒发热，头痛身疼的风寒表证。水肿、痹证、咳喘、疮疡、麻疹等初起，见有风寒表证者，均可应用。代表方剂如麻黄汤、桂枝汤、九味羌活汤等。② 中药功效。疏风散寒以治风寒表证。常用药物有麻黄、桂枝、紫苏、荆芥等。”[42]195

参考文献

[1] 未著撰者．五十二病方[M]．马王堆汉墓帛书整理小组编．北京：文物出版社．1979：47．

[2] 未著撰人．黄帝内经素问[M]．崔应珉，王淼校注．郑州：中州古籍出版社．2010：30，130，412．

[3] 未著撰人．神农本草经[M]．长春：时代文艺出版社．2008：110．

[4] 张仲景．伤寒论[M]．姜建国主编．北京：中国中医药出版社．2004：143，214．

[5] [晋] 葛洪．肘后备急方[M]．王均宁点校．天津：天津科学技术出版社．2005：39．

[6] [唐] 孙思邈．千金翼方[M]．彭建中，魏嵩有点校．沈阳：辽宁科学技术出版社．1997：83．

[7] [宋] 韩只和．伤寒微旨论[M]．北京：中华书局．1985：1．

[8] [金] 张从正．儒门事亲[M]．张宝春点校．沈阳：辽宁科学技术出版社．1997：19．

[9] [元] 杜清碧．史氏重订敖氏伤寒金镜录[M]．史久华重订．上海：上海卫生出版社．1956：25．

[10] [明] 徐春甫．古今医统大全：上[M]．崔仲平，王耀廷主校．北京：人民卫生出版社．1991：593．

[11] [明] 武之望．济阴济阳纲目[M]．苏礼，等校注．北京：中国中医药出版社．1996：110．

[12] [明] 孙志宏．简明医彀[M]．余瀛鳌点校．北京：人民卫生出版社．1984：90．

[13] [清] 杨栗山．伤寒瘟疫条辨[M]．宋乃光，张晓梅，等校注．北京：中国中医药出版社．2002：29．

[14] [清] 吴瑭．温病条辨[M]．文棣校注．北京：中国书店．1994：50．

[15] [清] 齐秉慧．齐氏医案[M]．姜兴俊，毕学琦校注．北京：中国中医药出版社．1997：168．

[16] [明] 王纶．明医杂著[M]．[明] 薛已注，王新华点校．南京：江苏科学技术出版社．1985：107．

[17] [明] 张介宾．景岳全书[M]．北京：中国中医药出版社．1994：247．

[18] [明] 李盛春．医学研悦[M]．田思胜，等校注．北京：中国中医药出版社．1997：31．

[19] [清] 汪昂．汤头歌诀[M]．黄斌校注．北京：中国书店．1993：19．

[20] [清] 叶天士．景岳全书发挥[M]．北京：中国中医药出版社．2015：68．

[21] [清] 张璐．伤寒绪论[M]．北京：中国中医药出版社．2015：84．

[22] [清] 钱潢．伤寒溯源集：10卷[M]．上海：上海卫生出版社．1957：189．

[23] [清] 秦之桢．伤寒大白[M]．北京：人民卫生出版社．1982：262．

[24] [明] 吴昆．医方考[M]．洪青山校注．北京：中国中医药出版社．2007：196．

[25] [明] 李中梓．重订本草征要[M]．北京：北京科学技术出版社．1986：26．

[26] [清] 汪琥．伤寒论辨证广注[M]．上海：上海卫生出版社．1958：107．

[27] [清] 汪讱庵．医方集解[M]．叶显纯点校．上海：上海科学技术出版社．1991：72．

[28] [清] 吴仪洛．成方切用[M]．北京：科学技术文献出版社．1996：150．

[29] [明] 薛己．本草约言[M]．北京：中国中医药出版社．2015：69．

[30] [明] 汪机．医学原理：下[M]．储全根，万四妹校注．北京：中国中医药出版社．2009：274．

[31] [清]李用粹.证治汇补[M].上海：上海卫生出版社.1958：352.
[32] [清]沈金鳌.杂病源流犀烛[M].李占永，李晓林校注.北京：中国中医药出版社.1994：383.
[33] [清]张山雷.本草正义[M].程东旗点校.福州：福建科学技术出版社.2006：144.
[34] [明]龚廷贤.寿世保元[M].袁钟点校.沈阳：辽宁科学技术出版社.1997：49,147.
[35] 吴兰成.中国中医药学主题词表：上[M].北京：中医古籍出版社.2008：1021.
[36] 李经纬，等.中医大辞典[M].北京：人民卫生出版社.1995：911.
[37] 中国标准出版社.中医临床诊疗术语：治法部分[M].北京：中国标准出版社.1997：3.
[38] 中医药学名词审定委员会审定.中医药学名词[M].北京：科学出版社.2005：67.
[39] 袁钟，图娅，彭泽邦，等.中医辞海：上[M].北京：中国医药科技出版社.1999：240.
[40] 黄量.治法[M]//钱信忠.中国医学百科全书.上海：上海科学技术出版社.1988：693.
[41] 李剑，曾召.治则治法与针灸学[M]//曹洪欣，刘保延.中国中医药学术语集成.北京：中医古籍出版社.2006：153.
[42] 李振吉.中医药常用名词术语辞典[M].北京：中国中医药出版社.2001：195.

（石景洋）

2·076

补气养血

bǔ qì yǎng xuě

一、规范名

【汉文名】补气养血。

【英文名】benefiting qi and nourishing blood。

【注释】泛指具有补益气血作用，适用于气血两虚证的治疗方法。

二、定名依据

“补益气血”又称“补气养血”，是通过补益气血，治疗气血两虚证治法的始载名称，始见于宋代赵佶《圣济总录》，以“补益气血”作为本治法的正名。自《圣济总录》提出“补益气血”之名，其后历代的著作多有沿用，如明代楼英《医学纲目》、孙一奎《赤水玄珠》、汪机《医学原理》，清代程文囿《医述》、周学海《脉义简摩》等载录本治法时即以“补益气血”作为规范名，并一直沿用至今。这些著作均为历代的重要著作，对后世有较大影响。因此，以“补益气血”为正名符合科技名词的约定俗成定名原则。

现代相关著作，我国2005年出版的中华人民共和国国家标准《中医临床诊疗术语治·法部分》和《中国中医药学主题词表》均以“补益气血”作为本治法规范名。前者是国家标准，后者是已经广泛应用于中医药学文献的标引和检索的工具书，与其保持一致符合协调一致的原则。

从治疗方法上看，本治法主要用于气血两虚证，无论病因是气虚还是血虚，导致的都是气虚和血虚同时存在的病理状态，因此治疗应以补气药与补血药并用，缺一不可，但“气”所化生的速度相较于“血”化生的速度快。“补益气血”这个名词能形象地表达出本治疗方法的治疗过程。因此，使用以“补益气血”命名符合规范名词定名的科学性的原则。

我国2005年出版的由中医药学名词审定委员会审定的《中医药学名词》称本治法为“补气养血”，通过以上比较，应当以《中医临床诊疗术语治法部分》所收载的正名“补益气血”更合适。

三、同义词

【又称】“补气养血”“补养气血”（《普济方》）；“益气养血”（《外科理例》）；“气血双补”

(《神农本草经疏》)。

四、源流考释

"补益气血"的相关名称始见于宋代赵佶的《圣济总录》:"论曰:虚劳羸瘦者,五脏之气伤损也,经所谓一损,损于皮毛,皮聚而毛落,二损,损于血脉,血脉虚少,不能荣于五脏六腑也……治虚劳羸瘦,补益气血,壮筋骨,暖水脏,十补丸方。"[1]905 其中的"补益气血"系本治法的最早记载。

其后的相关著作记载本治法名称,有的沿用《圣济总录》[1]905,称之为"补益气血"。如明代楼英《医学纲目》卷三十四:"经闭,宜泻胃之燥热,补益气血,经自行矣。"[2]3389 明代孙一奎《赤水玄珠》卷二十:"月经不调(出《妇人良方》)……妇人脾胃久虚,形体羸弱,气血俱衰,而致经水断绝不行。或病中消,胃热善食,渐瘦津液不生……宜泻胃之燥热,补益气血,经自行矣。"[3]362 明代汪机《医学原理》卷五:"治痨瘵方气血虚败已极,以致相火炽盛,煎熬真阴而成痨瘵、骨蒸发热、盗汗、遗精、咳嗽等症。治宜补益气血,滋阴制火为本,清热止嗽,固精为标。"[4]188 有的则称之为补气养血、补养气血、益气养血、气血双补。如我国古代最大的方书,明代朱橚等编修的《普济方》[5]325,417,收录了"补气养血"和"补养气血"两个名称,该书卷三百三十曰:"血暴下兼带下,既病人周身气血皆不生长。谷气又不升,其肌肉消少,是两仪之气俱将绝。既下元二阴俱脱,血气消竭……以助升长,补养气血。"[5]325 卷三百四十五记载:"产后恶露不下……血液衰竭,不可强行,宜补气养血。"[5]417 明代汪机《外科理例》则首次记载了"益气养血"这一名称,如该书卷五曰:"一女背胛结一核如钱大,不焮,但倦怠少食,日晡发热,脉软而涩,此虚劳气郁所致。予用益气养血开郁之药。"[6]370 明代缪希雍《神农本草经疏》最早记载了本治法的名称"气血双补",如该书卷二:"六淫门……宜滋补,阳虚者补气,阴虚者补血,阴阳两虚则气血双补,兼宜清热、降气、豁痰,及保脾胃。"[7]49

清代,医学著作数量大量增加,通过补益气血、治疗气血两虚证治法的名称亦出现了以上几种名称并存的情况,并对其概念论述也更加明确。如"补养气血"的记载,清代张璐《伤寒绪论》卷上曰:"若汗多亡阳,下多亡阴,致筋脉失养不柔和,而成痉,无外邪可解者,惟宜补养气血,十全大补、人参养荣、大建中汤选用。"[8]141 明确指出在汗法、下法之后,机体阴阳俱亏,气血俱虚,便当使用补养气血之法,使气血并补。无独有偶,清代戴天章《广瘟疫论》卷二曰:"腕痛……初起解表,汗、下后益气养血,与肩臂痛同治。"[9]29 同样是在汗法、下法之后,使用益气养血之法,使气血同补。又如清代陈士铎《洞天奥旨》卷六:"两胁双发……夫胆多气少血,肝多血少气,总宜气血双补,决不可猛浪用热剂也。"[10]53 清代程文囿《医述》卷十五:"痘科纲领……调养真元,补益气血,诚治痘完策,不得已而欲攻他证,中病即止。"[11]970 清代王清任《医林改错》卷下:"半身不遂论……有云气血虚弱而中风邪者,于散风清火方中,加以补气养血之药;有云阴虚亏损而中风邪者,于滋阴补肾药内,佐以顺气化痰之品。"[12]40 以上论述虽记载的名称不同,但均明确指出本治法的适应证为气血俱虚。

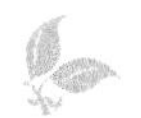

现代文献对本治法正名的记载亦出现了几种不同情况:有的沿用宋代赵佶《圣济总录》[1]905 的记载,以"补益气血"作为正名,如《中华人民共和国国家标准·中医临床诊疗术语治法部分》[13]23;有的沿用明代朱橚《普济方》[5]325 的记载,以"补气养血"和"补养气血"作为正名,如《中医药学名词》[14]127 和《中医药常用名词术语辞典》[15]199;有的沿用明代汪机《外科理例》[6]370 以"益气养血"作为正名,如《中医大辞典》[16]319《中医辞海》[17]285;还有的沿用明代缪希雍《神农本草经疏》[7]49 将本治法称为"气血双补",如《中国医学百科全书·中医学》[18]697《中国中医药学术语集成》[19]55。此外,尚有将"补益气血""气血双补"均作为正名视为两种治法者

(《中国中医药学主题词表》[20]72),以及把“益气养血”“气血双补”作为两个词条者(《中医大辞典》[16]319 和《中医辞海》[17]285)。同时尚有“气血两补”名称作为“气血双补”异名者(《中国中医药学术语集成·治则治法与针灸学》[19]55)。

另有一点须指出,本治法的相关名称在方药著作中尚用于表达方药的功效,如唐代孙思邈《千金翼方》卷二:“丹参,主心腹邪气,肠鸣幽幽……止烦满,益气养血。”[21]45 宋代陈承等的《太平惠民和剂局方》卷五:“妙香散,常服补益气血,安神镇心。”[22]48 中医治法与方药功效属于不同范畴的概念,治法是针对特定病证的治疗方法,功效是体现治法的具体措施实施于特定病证后呈现出来的效用。不可混为一谈[23]154-157。

至于“补益气血”的含义,《中医药学名词》[14]127 并没有使用该词做正名,故建议采用《中医临床诊疗术语·治法部分》的释义:“泛指具有补益气血作用,适用于气血两虚证的治疗方法。”[13]23

五、文献辑录

《千金翼方》卷二:“丹参,主心腹邪气,肠鸣幽幽……止烦满,益气养血。”[21]45

《太平惠民和剂局方》卷五:“妙香散,常服补益气血,安神镇心。”[22]48

《医述》卷十五:“痘科纲领……调养真元,补益气血,诚治痘完策,不得已而欲攻他证,中病即止。”[11]970

《圣济总录》:“论曰虚劳羸瘦者,五脏之气伤损也,经所谓一损,损于皮毛,皮聚而毛落,二损,损于血脉,血脉虚少,不能荣于五脏六腑也……治虚劳羸瘦,补益气血,壮筋骨,暖水脏,十补丸方。”[1]905

《医学纲目》卷三十四:“经闭,宜泻胃之燥热,补益气血,经自行矣。”[2]3389

《赤水玄珠》卷二十:“月经不调(出《妇人良方》)……妇人脾胃久虚,形体羸弱,气血俱衰,而致经水断绝不行。或病中消,胃热善食,渐瘦津液不生……宜泻胃之燥热,补益气血,经自行矣。”[3]362

《医学原理》卷五:“治痨瘵方气血虚败已极,以致相火炽盛,煎熬真阴而成痨瘵、骨蒸发热、盗汗、遗精、咳嗽等症。治宜补益气血,滋阴制火为本,清热止嗽,固精为标。”[4]188

《普济方》卷三百三十:“血暴下兼带下,既病人周身气血皆不生长。谷气又不升。其肌肉消少。是两仪之气俱将绝。既下元二阴俱脱。血气消竭……以助升长。补养气血。”[5]325

卷三百四十五:“产后恶露不下……血液衰竭,不可强行,宜补气养血。”[5]417

《外科理例》卷五:“一女背胛结一核如钱大,不焮,但倦怠少食,日晡发热,脉软而涩。此虚劳气郁所致,予用益气养血开郁之药。”[6]370

《神农本草经疏》卷二:“六淫门……宜滋补,阳虚者补气,阴虚者补血,阴阳两虚则气血双补,兼宜清热、降气、豁痰,及保脾胃。”[7]49

《医林改错》卷下:“半身不遂论……有云气血虚弱而中风邪者,于散风清火方中,加以补气养血之药;有云阴虚亏损而中风邪者,于滋阴补肾药内,佐以顺气化痰之品。”[12]40

《洞天奥旨》卷六:“两胁双发……夫胆多气少血,肝多血少气,总宜气血双补,决不可猛浪用热剂也。”[10]53

《伤寒绪论》卷上:“若汗多亡阳,下多亡阴,致筋脉失养不柔和,而成痉,无外邪可解者,惟宜补养气血,十全大补、人参养荣、大建中汤选用。”[8]141

《广瘟疫论》卷二:“腕痛……初起解表,汗、下后益气养血,与肩臂痛同治。”[9]29

《中医大辞典》:“气血双补,补法之一。是以补气药与补血药并用治疗气血俱虚之证。气血俱虚多见面色苍白、头晕心悸、气短乏力,舌质嫩淡,脉细弱。用八珍汤之类。”[16]319“气血两虚,证候名。亦称气血两亏。指气血均亏损不足的证候。多由久病不愈,气血两伤所致。可因气虚不能生血而致血虚,亦可因血虚而致气虚。临床表现气虚与血虚同时存在,症见少气懒言、神疲乏力、自汗、眩晕、心悸失眠、面色淡白或委黄等。治当气血双补。可用八珍汤。”[16]320“补益气血：即益气养血。详该条。”[16]939“益气养血：补法之一。又称补益气血、气血双补。治疗气血两虚证的方法。常用于脾胃亏损，肌肉消瘦，失血伤精，或胎产崩漏，月经不调而见气血两虚者，方用八珍汤等。”[16]1478

《中医药常用名词术语辞典》：“补气生血 ① 治法。补益心脾之气以资生血液而治疗血虚之证的方法。方如归脾汤。参见补气摄血条。② 中药功效。如人参、黄芪、党参等，具有补气生血的作用。”[15]199“补养气血，治法。用补气养血方药治疗气血两虚证的治法。适用于头晕目眩，心悸气短，肢体倦怠，面色无华。代表方剂如当归补血汤，八珍汤。”[15]200

《中国中医药学术语集成·治则治法与针灸学》：“气血双补，异名气血两补(《汉英英汉中医大辞典》)。治法。补气药与补血药并用，适用于气血两虚证的治疗方法。”[19]55“补益(《汉英中医辞典》)……治法。八法之一。补养人体阴阳气血不足，治疗各种虚证的方法。通常可分为补气、补血、补阴、补阳等。”[19]55

《中国医学百科全书·中医学》：“气血双补法：具有补气补血两方面的作用。是以补气药与补血药并用治疗气血两虚证的方法。肝藏血，心主血，脾统血，血虚宜补血调肝，兼益脾气，养心安神。肺主气，气虚宜补气健脾。气血两虚症见面色苍白或萎黄，气短乏力，头晕心悸，舌淡苔白，脉细弱或虚大无力等。常以当归、白芍、熟地、枸杞等药补血调肝、养心安神；以党参、黄芪、白术、炙甘草等药益气健脾。以八珍汤、人参养营汤为常用方。”[18]697“益气生血，用甘平性微温之补血与补气药同用组方，以治疗气血不足所致眼病的治法。”[18]735

《中国中医药学主题词表》：“补气生血，Y 益气生血。”[20]72“补益气血，属气血治法具有补益气血作用，适用于气血两虚证治疗方法。2007D 补气养血。”[20]74“气血双补：属气血治法；治疗气血俱虚证的方法。”[20]287“益气生血：(REINFORCING QI NOURISH BLOOD)属补气和补血；治疗气血双虚的方法。”[20]536

《中医临床诊疗术语·治法部分》：“补[益]气生血：以补脾益气为主，佐以补血药，使气旺而助血化生，适用于气虚所致气血两虚证的治疗方法。”[13]23“补益气血：泛指具有补益气血作用，适用于气血两虚证的治疗方法。同义词：补气养血。”[13]27“益气养营，具有补气养营作用，适用于营气亏虚证、脾虚营亏证的治疗方法。”[13]27

《中医药学名词》：“益气生血，用具有补脾益气作用，并佐以补血的药物的方药，治疗气虚所致气血两虚证的治法。”[14]127“补气养血，用具有益气补血作用的方药治疗气血两虚证的治法。”[14]129“气血双补剂，以补气药与补血药为主配伍组成，治疗气血两虚证的补益剂。”[14]182

《中医辞海》：“补益气血，中医治法，即益气养血。见该条。”[17]285“气血双补，基础理论名词……补法之一，是以补气药与补血药并用治疗气血俱虚之证。气血俱虚多见于面色苍白、头晕心悸、气短乏力、舌质嫩淡，脉细弱，用八珍汤。”[17]610“益气养血，中医治则，补法之一。又称补益气血，气血双补。是治疗气血两虚证的方法。适用于脾胃气虚，血无化源而见体倦乏力，面白无华，肌肉消瘦；或失血伤精，或胎产崩漏等而见气血两虚者。宜用八珍汤。”[17]1157

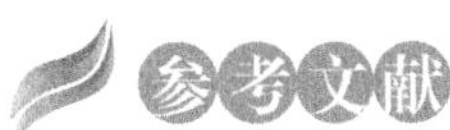

参考文献

[1] [宋]赵佶.圣济总录校注：上[M].上海：上海科学技术出版社，2016：905.

[2] [明]楼英.医学纲目[M].上海：上海科学技术出版社，2000：3389.

[3] [明]孙一奎.赤水玄珠[M].北京：中国中医药出版社，1996：362.

[4] [明]汪机.医学原理：上[M].北京：中国中医药出版社，2009：188.

[5] [明]朱橚.普济方精华本[M].北京：科学出版社，1998：325，417.

[6] [明]汪机.外科理例新释.[M].孙振杰注.北京：中

医古籍出版社，2004：370.
[7] [明] 缪希雍. 神农本草经疏[M]. 太原：山西科学技术出版社，2013：49.
[8] [清] 张璐. 伤寒绪论[M]//王振国. 四库全书存目伤寒类医著集成：下. 南京：江苏科学技术出版社，2010：141.
[9] [清] 戴天章. 广瘟疫论[M]. 北京：中国中医药出版社，2009：29.
[10] [清] 陈士铎. 洞天奥旨[M]. 太原：山西科学技术出版社，2011：53.
[11] [清] 程杏轩. 医述[M]. 合肥：安徽科学技术出版社，1983：970.
[12] [清] 王清任. 医林改错[M]. 北京：人民军医出版社，2007：40.
[13] 国家技术监督局・中医临床诊疗术语：治法部分[M]. 北京：中国标准出版社，1997：23，27.
[14] 中医药学名词审定委员会. 中医药学名词[M]. 北京：科学出版社，2005：127，129，182.
[15] 李振吉. 中医药常用名词术语辞典[M]. 北京：中国中医药出版社，2001：199，200.
[16] 李经纬. 中医大辞典[M]. 2版. 北京：人民卫生出版社，2005：319，320，939，1478.
[17] 袁钟，图娅，彭泽邦，等. 中医辞海：中[M]. 北京：中国医药科技出版社，1999：285，610，1157.
[18] 《中医学》编辑委员会. 中医学[M]//钱信忠. 中国医学百科全书. 上海：上海科学技术出版社，1997：697，735.
[19] 李剑，曾召. 治则治法与针灸学[M]//曹洪欣，刘保延. 中国中医药学术语集成. 北京：中医古籍出版社，2006：55.
[20] 吴兰成. 中国中医药学主题词表：上[M]. 北京：中医古籍出版社，2008：72，74，287，536.
[21] [唐] 孙思邈. 千金翼方[M]. 太原：山西科学技术出版社，2010：45.
[22] [宋] 陈承，等. 太平惠民和剂局方[M]. 沈阳：辽宁科学技术出版社，1997：48.
[23] 赵荣华，谢鸣. 论功效与治法的关系[J]. 山西中医学院学报，2012，12(3)：154－157.

（蔡永敏　贺亚静）

2・077

补 血

bǔ xuè

一、规范名

【中文名】补血。

【英文名】tonifying blood.

【注释】又称“养血”。具有补养血液作用，治疗血虚证的治法。

二、定名依据

“补血”一词见于唐代苏敬《新修本草》，该词是指药物的功效。“补血”作为治法，首见于宋代王怀隐《太平圣惠方》。此前中医著作尚有“养血”的记载，不过“养血”一词也是指药物的功效。

“补血”一词出现后，有的著作使用“养血”一词。例如宋代《圣济总录》《三因极一病证方论》，金代《素问病机气宜保命集》《儒门事亲》，明代《医学正传》《景岳全书》，清代《冯氏锦囊秘录》《医学心悟》等。“补血”和“养血”的概念内涵是一致的。

“补血”一词出现后，很多中医著作如宋代《圣济总录》《太平圣惠方》，元代《外科精要》《脉因证治》，明代《古今医统大全》《医学纲目》《景岳全书》，清代《医门法律》《古今名医方论》《冯氏锦囊秘录》《医学心悟》《杂病源流犀烛》等均使用该名词。这些著作为历代重要著作，对后世有较大影响。说明“补血”作为规范名词已经达成共识，符合术语定名的约定俗成原则。

我国目前已经出版的国标《中医临床诊疗术语・治法部分》《中医药学名词》《中医药学常用名词术语辞典》《中医基本名词术语中英文对照国际标准》《中医大辞典》《中医辞海》《中国中医药主题词表》《传统医学名词术语国际标准》《中国中医药术语集成・治则治法与针灸学》均

使用“补血”一词。这说明“补血”作为本名词的正名已达成共识，符合约定俗成原则。

我国2005年出版的全国科学技术名词审定委员会审定公布的《中医药学名词》已使用“补血”一词作为规范名词。所以“补血”作为规范名符合术语定名的协调一致原则。

三、同义词

【曾称】“养血”(《圣济总录》)。

四、源流考释

“补血”又称“养血”，是指具有补养血液作用，治疗血虚证的治法。“养血”一词最早见于南北朝梁代陶弘景著作《本草经集注》，该书“草木中品丹参”中记载：“丹参，味苦，微寒，无毒。主治心腹邪气，肠鸣幽幽如走水，寒热，积聚，破癥，除瘕，止烦满，益气，养血，去心腹痼疾结气，腰脊强脚痹，除风邪留热。”[1]275“养血”一词在这里是指丹参的功效而言。“补血”一词始见于唐代苏敬《新修本草》，该书卷第十三中记载：“折伤木……主伤折，筋骨疼痛，散血，补血，产后血闷，心痛，酒水煮浓汁饮之。”[2]334“补血”在这里是指折伤木的功效。

宋金元时期，医家重视中医理论的研究。“补血”一词作为治法，首见于宋代王怀隐《太平圣惠方》，如卷第四十一“治发白令黑诸方”：“治须发早白，却变令黑。齿已摇动，却得坚牢。补血治气益颜色。服之延年神验方。”[3]849 其后历代重要的中医药著作，多沿用该记载，以“补血”为正名记载本治法，如宋代赵佶《圣济总录》[4]1809、金代李杲《内外伤辨惑论》[5]30、宋代杨士瀛《仁斋直指方论》[6]285、元代朱丹溪《脉因证治》[7]83。“养血”一词作为治法，首见于宋代王怀隐《太平圣惠方》卷第二十六“治精极诸方”：“治精极，上焦热，下焦冷。补十二经脉，添髓养血。四时宜服，鹿茸丸方。”[3]510 其后也有相关著作使用“养血”一词，如宋代赵佶《圣济总录》[4]1525、陈言《三因极一病证方论》[8]319，金代刘完素《素问病机气宜保命集》[9]36、张从正《儒门事亲》[10]28、李杲《兰室秘藏》[11]32。

明清时期，有的医家沿用“补血”一词为正名。如明代医家楼英《医学纲目》[12]302、龚廷贤《万病回春》[13]198、张介宾《景岳全书》[14]204，清代喻昌《医门法律》[15]102、罗美《古今名医方论》[16]2、冯兆张《冯氏锦囊秘录》[17]135、程国彭《医学心悟》[18]47 沈金鳌《杂病源流犀烛》[19]36。其中明代张介宾《景岳全书》：“原病之由，有气虚者，乃清气不能上升，或汗多亡阳而致，当升阳补气；有血虚者，乃因亡血过多，阳无所附而然，当益阴补血，此皆不足之证也。”[14]204 清代冯兆张《冯氏锦囊秘录》：“若发热恶寒，大渴不止，烦躁肌热，不欲近衣，厥脉洪大，按之无力，或兼鼻干目痛者，是阴血虚发燥热也，治当补血。”[17]135 有的沿用“养血”一词为正名，如明代虞抟《医学正传》[20]304、徐春甫《古今医统大全》[21]578、张介宾《景岳全书》[14]107，清代喻昌《医门法律》[15]113、冯兆张《冯氏锦囊秘录》[17]187、程国彭《医学心悟》[18]243、沈金鳌《杂病源流犀烛》[19]35、王清任《医林改错》[22]56。其中明代张介宾《景岳全书》：“如是血弱不能养筋，宜养血而筋自荣，以大秦艽汤，羌活愈风汤主之。夫既无六经之外邪，而用散何为也？既无阻隔之火邪，而用寒何为也？寒散既多，又果能养血气而壮筋骨乎？秦艽汤且不可，愈风汤则尤其不可者也。”[14]107

现代相关著作有的使用“补血法”一词，例如《中国医学百科全书》：“补血法，类同养血法。是治疗一切营血亏虚病证的方法。”[23]697 但是大多中医著作沿用《太平圣惠方》的记载以“补血”作为本名词的正名，如《中医药学名词》[24]117《中医药学常用名词术语辞典》[25]198《中医基本名词术语中英文对照国际标准》[26]202《中医大辞典》[27]935《中医辞海》[28]278《中国中医药主题词表》[29]72《中医临床诊疗术语·治法部分》[30]22《传统医学名词术语国际标准》[31]221《中国中医药术语集成·治则治法与针灸学》[32]156 等。例如《中医药学名词》：“补血 用具有补养血液作用

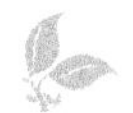

的方药，治疗血虚证的治法。”[24]117

总之，“养血”一词首见于梁代陶弘景《本草经集注》，本指药物的功效，“补血”一词首见于《新修本草》，也是指药物的功效。补血和养血作为治法均首见于宋代王怀隐《太平圣惠方》，其后的中医著作有的以补血为正名记载该治法，有的以养血为正名记载该治法。近现代的中医著作多使用补血为正名记载该治法。

五、文献辑录

《本草经集注·丹参》：“丹参，味苦，微寒，无毒。主治心腹邪气，肠鸣幽幽如走水，寒热，积聚，破癥，除瘕，止烦满，益气，养血，去心腹痼疾结气，腰脊强脚痹，除风邪留热。”[1]275

《新修本草》卷十三：“折伤木……主伤折，筋骨疼痛，散血，补血，产后血闷，心痛，酒水煮浓汁饮之。”[2]334

《太平圣惠方》卷二十六：“治精极，上焦热，下焦冷。补十二经脉，添髓养血。四时宜服，鹿茸圆方。”[3]510

卷四十一：“治须发早白，却变令黑。齿已摇动，却得坚牢。补血治气益颜色。服之延年神验方。”[3]849

《圣济总录》卷第一百三十三：“论曰形不足者，温之以气，气能养形故也，周官疡医掌肿疡、溃疡、金疡、折疡，有五气养之之法，盖以气不足则血不行，血不行则经久不瘥，所谓冷疮是也，盖诸疮既溃，风冷之气，客于营卫，伤于肌肉，故令疮冷而不痛痒，俗谓之冷瘘，治宜温肌养血，涤污除脓则愈。”[4]1525

卷第一百六十：“治宜补血益心，安神定志，则病自愈。”[4]1809

《三因极一病证方论》卷十八：“治之当养血通气、回津补肾方效。”[8]319

《素问病机气宜保命集》卷中：“是以热则风动，宜以静胜其躁，是养血也，治须少汗，亦宜少下。多汗则虚其卫，多下则损其荣，汗下各得其宜，然后宜治在经。”[9]36

《儒门事亲》卷一：“医者不察，便谓产后血出数斗，气血俱虚，便用温热之剂，养血补虚，止作寒治，举世皆然。”[10]28

《内外伤辨惑论》卷中：“补血益气，治虚劳少力。”[5]30

《仁斋直指方论》卷八：“气虚则补气，血虚则补血，兼郁则开郁。滋之、润之、敛之、降之，则治虚之法也。”[6]285

《兰室秘藏》卷上：“心者，君火也。主人之神，宜静而安。相火，化行其令。相火者，包络也，主百脉皆荣于目。既劳役运动，势乃妄行。又因邪气所并而损血脉，故诸病生焉。凡医者不理脾胃及养血安神，治标不治本，是不明正理也。”[11]32

《脉因证治》卷三：“妇人产后，或经事后，有此一证，是气虚也，治在调气补血。”[7]83

《医学正传》卷五：“先因劳倦伤血，疮后血愈虚而又感风寒，当用温药养血，辛凉散风，芍药、当归为君，川芎、青皮、钓钩藤为臣，白术、甘草为佐，桂枝、木香、黄连为使，更加红花少许，水煎服愈。”[20]304

《古今医统大全》卷十一：“治宜润燥、养血、滋阴，非若痹之气血凝滞，留而不行，或痛而手足为之麻木不仁，治以行气胜湿为主。”[21]578

《医学纲目》卷十六：“因其膝下无汗，形瘦病久，小便数，大便涩，两手皆见涩脉，当议补血，以防后患。”[12]302

《万病回春》卷六：“瘦人火多，子宫干燥无血，治宜清热补血，四物汤加人参、茯苓、黄芩、山栀、香附、生地、甘草、陈皮。”[13]198

《景岳全书》卷十：“如是血弱不能养筋，宜养血而筋自荣，以大秦艽汤，羌活愈风汤主之。夫既无六经之外邪，而用散何为也？既无阻隔之火邪，而用寒何为也？寒散既多，又果能养血气而壮筋骨乎？秦艽汤且不可，愈风汤则尤其不可者也。”[14]107

卷十七：“原病之由，有气虚者，乃清气不能上升，或汗多亡阳而致，当升阳补气；有血虚者，乃因亡血过多，阳无所附而然，当益阴补血，此皆不足之证也。”[14]204

《医门法律》卷三：“如和荣汤中，有补血活血之功，不至于滞；有健脾燥湿消痰之能，不致于燥；又清热运动疏风，开经络，通腠理；内固根本，外散病邪；王道剂也，多服可以见功。”[15]102“知血弱不能养筋，故手足不能运动，舌强不能言语，宜养血而筋自柔。按：此方既云养血而筋自柔，何得多用风燥之药？既欲静以养血，何复用风以动之，是其方与言悖矣。”[15]113

《古今名医方论》卷一：“而用之有不获效者，盖补气而不用行气之品，则气虚之甚者，无气以受其补；补血而仍用行血之物于其间，则血虚之甚者，更无血以流行。故加陈皮以行气，而补气者，悉得效其用；去川芎行血之味，而补血者，因以奏其功。”[16]2

《冯氏锦囊秘录》卷四：“若发热恶寒，大渴不止，烦躁肌热，不欲近衣，厥脉洪大，按之无力，或兼鼻干目痛者，是阴血虚发燥热也，治当补血。”[17]135

卷六：“大要治肝养血，兼理脾胃为主，更有目闭而不能开者，有因过服寒凉之剂，致使阳气下陷，不能升举而然。”[17]187

《医学心悟》卷一：“夫发散、解秽、清中、攻下，共四法耳，而谓治法有五，何也？大抵邪之所凑其气必虚，体虚受邪，必须以补法驾驭其间，始能收效万全，如气虚补气，血虚补血，古人所用参苏饮、人参白虎汤、人参败毒。”[18]47

卷四：“然散风之后，必继以养血，经曰：目得血而能视也。”[18]243

《杂病源流犀烛》卷二：“收没之后，则以滋阴养血为主，而兼带清凉。昔人云：麻疹出六腑，先动阳分，而后归于阴经，故当发热，必火在荣分煎熬，以至血多虚耗，又必内多实热，故须用养阴退阳之剂宜四物汤加黄连、防风、连翘。”[19]35“而此四证之外，容有烧热不退者，血虚血热也，只须滋阴补血，其热自除(宜四物汤为主，渴加麦冬、犀角，嗽加栝蒌霜，痰加贝母、陈皮，切忌参、术、半夏)。”[19]36

《医林改错》卷下：“孕妇体壮气足，饮食不减，并无伤损，三个月前后，无故小产，常有连伤数胎者，医书颇多，仍然议论滋阴养血、健脾养胃、安胎保胎，效方甚少。”[22]56

《中国医学百科全书·中医学》：“补血法，类同养血法。是治疗一切营血亏虚病证的方法。”[23]697

《中医药学名词》：“补血，用具有补养血液作用的方药，治疗血虚证的治法。”[24]117

《中医药学常用名词术语辞典》：“补血，又名养血。用补血方药治疗血虚病证的方法。适用于面色萎黄、头晕目眩、唇舌爪甲色淡、心悸失眠等症，或由冲任失血导致的经、带、胎、产等疾病。代表方如四物汤。”[25]198

《中医基本名词术语中英文对照国际标准》：“补血，Tonifying blood。”[26]202

《中医大辞典》：“补血，补法之一。亦称养血。是治疗血虚证的方法。症见面色萎黄、指甲苍白、头晕目眩、心悸气短以及妇女月经愆期，色淡量少，甚至闭经，唇舌色淡、脉细。常用方如归脾丸、四物汤、当归补血汤。”[27]935

《中医辞海·中册》：“补血，中医治法。补法之一。亦称养血。是治疗血虚证的方法。血虚证表现为面色苍白，唇舌爪甲色淡，头晕目眩，心悸，气短，女子月经不调，量少色淡等症。”[28]278

《中国中医药主题词表》：“补血，属气血治法……泛指具有补血作用，适用于血虚证的治疗方法。”[29]72

《中医临床诊疗术语·治法部分》：“补血，泛指具有补养血液作用，适用于血虚证的治疗方法。”[30]22

《传统医学名词术语国际标准》：“补血、养血，Tonify blood a therapeutic method to treat blood deficiency by using blood-tonifying medicinals, the same as to nourish or restore blood.”[31]221

《中国中医药术语集成·治则治法与针灸

学》："补血，泛指具有补血作用，适用于血虚证的治疗方法。"[32]156

[1] [梁] 陶弘景. 本草经集注[M]. 北京：人民卫生出版社，1994：275.

[2] [唐] 苏敬. 新修本草[M]. 尚志钧辑校. 合肥：安徽科学技术出版社，1981：334.

[3] [宋] 王怀隐. 太平圣惠方：上册[M]. 郑金生，汪惟刚，董志珍校点. 北京：人民卫生出版社，2016：849，510.

[4] [宋] 赵佶. 圣济总录：下[M]. 郑金生，汪惟刚，犬卷太一校点. 北京：人民卫生出版社，2013：1525，1809.

[5] [金] 李东垣. 内外伤辨惑论[M]. 北京：中国医药科技出版社，2011：30.

[6] [宋] 杨士瀛. 仁斋直指方论[M]. 盛维忠，王致谱，傅芳，等校注. 福州：福建科学技术出版社，1989：285.

[7] [元] 朱丹溪. 脉因证治[M]. 北京：中国医药科技出版社，2012：83.

[8] [宋] 陈无择. 三因极一病症方论[M]. 侯如燕校注. 北京：中国医药科技出版社，2011：319.

[9] [金] 刘完素. 素问病机气宜保命集[M]. 北京：中国医药科技出版社，2012：36.

[10] [金] 张从正. 儒门事亲[M]. 北京：中国医药科技出版社，2011：28.

[11] [金] 李东垣. 兰室秘藏[M]. 北京：中国中医药出版社，2007：32.

[12] [明] 楼英. 医学纲目[M]. 北京：中国中医药出版社，1996：302.

[13] [明] 龚廷贤. 万病回春[M]. 北京：中国医药科技出版社，2014：198.

[14] [明] 张景岳. 景岳全书[M]. 北京：中国医药科技出版社，2011：204，107.

[15] [清] 喻嘉言. 医门法律[M]. 北京：中国医药科技出版社，2011：102，113.

[16] [清] 罗美. 古今名医方论[M]. 北京：中国医药科技出版社，2012：2.

[17] [清] 冯兆张. 冯氏锦囊秘录[M]. 北京：中国中医药出版社，1996：135，187.

[18] [清] 程国彭. 医学心悟[M]. 北京：中国中医药出版社，2009：47，243.

[19] [清] 沈金鳌. 杂病源流犀烛[M]. 北京：中国中医药出版社，1994：35，36.

[20] [明] 虞抟. 医学正传[M]. 北京：中医古籍出版社，2002：304.

[21] [明] 徐春甫. 古今医统大全：上[M]. 北京：人民卫生出版社，1991：578.

[22] [清] 王清任. 医林改错[M]. 北京：中国医药科技出版社，2011：56.

[23] 《中医学》编辑委员会. 中医学[M]//钱信忠. 中国医学百科全书. 上海：上海科学技术出版社，1997：697.

[24] 中医药学名词审定委员会. 中医药学名词[M]. 北京：科学出版社，2005：117.

[25] 李振吉. 中医药常用名词术语辞典[M]. 北京：中国中医药出版社，2001：198.

[26] 李振吉. 中医基本名词术语中英对照国际标准[M]. 北京：人民卫生出版社，2008：202.

[27] 李经纬，余瀛鳌，蔡景峰，等. 中医大辞典[M]. 北京：人民卫生出版社，2011：935.

[28] 袁钟，图娅，彭泽邦，等. 中医辞海：中册[M]. 北京：中国医药科技出版社，1999：278.

[29] 吴兰成. 中国中医药主题词表[M]. 北京：中医古籍出版社，2008：72.

[30] 国家技术监督局. 中医临床诊疗术语：治法部分[M]. 北京：中国标准出版社，1997：22.

[31] 世界卫生组织(西太平洋地区). 传统医学名词术语国际标准[M]. 北京：北京大学医学出版社，2009：221.

[32] 李剑、曾召. 中国中医药学术语集成：治则治法与针灸学[M]. 北京：中医古籍出版社，2006：156.

（郭凤鹏）

2·078

取嚏疗法

qǔ tì liáo fǎ

一、规范名

【汉文名】取嚏疗法。

【英文名】sneezing therapy。

【注释】将芳香辛窜之药末吹入患者鼻腔，通过药物对鼻黏膜的刺激，引起喷嚏反射，以治疗疾病的方法。

二、定名依据

“取嚏疗法”一词见于现代，此前有相关术语“取嚏”，但是两者概念不完全相同。“嚏法”“取嚏法”与“取嚏疗法”概念基本相同，但是现在应用极少。

现代著作中多使用“取嚏疗法”，如国标《中医临床诊疗术语·治法部分》《中医药学名词》《中医大辞典》等。因此，“取嚏疗法”作为规范名符合约定俗成原则。

全国科学技术名词审定委员会审定公布的《中医药学名词》已以“取嚏疗法”作为规范名。所以“取嚏疗法”作为规范名也符合术语定名的协调一致原则。

全国科学技术名词审定委员会审定公布的相关中医治法名词是“某某疗法”，因此将“取嚏疗法”作为本治法的规范名，符合术语定名的系统性原则。

三、同义词

【曾称】“嚏法”（《伤寒总病论》）；“取嚏法”（《养生类纂》）。

四、源流考释

“取嚏疗法”的相关记载可见于晋代葛洪《肘后备急方》卷一：“救卒中恶死方第一：救卒死，或先病痛，或常居寝卧，奄忽而绝，皆是中死，救之方……又方：取皂荚如大豆，吹其两鼻中，嚏则气通矣。”[1]1 卷四曰：“治卒胃反呕方第三十……治卒啘不止方。饮新汲井水数升，甚良……又方，以物刺鼻中各一分来许，皂荚纳鼻中，令嚏，瘥。”[1]87 此处记载了用皂荚吹鼻中或者放鼻中治疗卒中、胃反的方法即为“取嚏疗法”的内容。

隋唐时期，也有“取嚏疗法”的相关记载，如孙思邈的《备急千金要方》卷十六记载：“治诸哽方……又方：用绵二两，以蜜煎使热的的尔，从外薄哽所在处，灼瓠，以熨绵上。若故未出，复煮一段绵以代前，并以皂荚屑少少吹鼻中，使得嚏，哽出。”[2]284 此处记载了用皂荚屑吹鼻中治疗鲠疾的方法。

宋金元时期，“取嚏”“嚏法”“取嚏法”的名称都在此时期出现，并且其含义基本相同。如“取嚏”最早见于宋代王怀隐的《太平圣惠方》卷第十六中：“治时气瘴疫诸方……治时气瘴疫赤散方。牡丹（二两），皂荚（一两去黑皮涂酥炙微黄去子），细辛、干姜（炮裂剉）、附子（炮裂去皮脐）、桂心、真珠、踯躅花（醋拌炒令干）（以上各半两），上件药。捣细罗为散。初觉头强恶寒。便以少许内鼻中吸之。取嚏为候。相次以温酒服二钱。厚覆取汗愈。”[3]462 此处记载了把药物放鼻中吸之取嚏治疗时气瘴疫的方法。“嚏法”最早见于宋代庞安时的《伤寒总病论》卷第五：“辟温疫论……入温家令不相染，研雄黄并嚏法。水研光明雄黄，以笔浓蘸涂鼻窍中，则疫气不能入，与病人同床亦不相染。”[4]123 此处记载了用“取嚏疗法”辟瘟疫的方法。“取嚏法”最早见于南宋周守忠的《养生类纂》卷上：“嚏：向日取嚏法：欲得延年，洗面精神，至日更洗漱也。日出三丈，正面向日，口吐死气，服日后便为之，死气四时吐之也。”[5]93 此处“取嚏法”是一种养生方法。但是，“嚏法”和“取嚏法”的名称后世古籍中记载的并不多。宋金元时期唐慎微的《证类本草》[6]449、元代齐德之的《外科精义》[7]63 等也沿用了“取嚏”一词。

明清时期，“取嚏”的使用更为普遍。如明代朱橚的《普济方》卷一百四十九记载：“时气热毒攻咽喉……通气散：治时气头面赤肿，或咽喉闭塞不通，用之取嚏喷七八遍，洩出其毒则差。若看病人，用此药必不传染。玄胡（一两半），藜芦（五钱），踯躅花（二钱五分），猪牙皂荚（一两），川芎（一两），上为细末。用纸撚子蘸一米许，纴于鼻中，取嚏为效。”[8]1538 此处记载了把药物放在鼻中取嚏治疗时气热毒攻咽喉的方法。清代潘辑的《医灯续焰》卷十二记载：“中恶脉证

第七十三……又方：百会穴、人中穴、足大拇指离甲一韭叶许名鬼眼穴，及丹田、气海诸穴，灸七壮，愈多愈妙。一二处醒，即止，不必俱灸也。以炭火烹米醋熏鼻亦妙。诸急证，宜先以牙皂末搐鼻取嚏。牙关紧者，以乌梅肉擦之自开。皆通关之法，后可进药。”[9]205 此处记载了用牙皂末搐鼻取嚏治疗急证的方法。可见“取嚏疗法”的内容在不断丰富，可以治疗卒中、瘟疫等急证。明清时期沿用“取嚏”一词的还有很多医家，如明代《古今医统大全》[10]653,654《医学纲目》[11]275《外科枢要》[12]180《本草纲目》[13]375《种杏仙方》[14]94《赤水玄珠》[15]377《证治准绳·杂病》[16]87《寿世保元》[17]104,105《外科正宗》[18]199《济阴纲目》[19]345《景岳全书》[20]1614 等，清代《医宗说约》[21]258《外科大成》[22]297《病机沙篆》[23]177《医方集解》[24]130《证治汇补》[25]354《张氏医通》[26]210《本经逢原》[27]124《医学心悟》[28]25《杂病源流犀烛》[29]448《急救广生集》[30]18 等。此外，明代薛己在注释《外科精要》卷上时使用了“取嚏法”一词：“背疽肿漫寻头灸法第六……愚按……若背疽大溃，欲验穿透内膜者，不可用皂角取嚏法，但以纸封患处，令病者用意呼吸，如纸不动者，未穿透也。倘用取嚏，鼓动内膜，反致穿透，慎之慎之。”[31]10,11 此处记载了背疽大溃是“取嚏疗法”的禁忌证。

现代，一些辞书类著作多使用“取嚏疗法”，如国标《中医临床诊疗术语·治法部分》[32]55《中医药学名词》[33]130《中医大辞典》[34]992 等。此外，国标《中医临床诊疗术语·治法部分》还把“(催)嚏(开窍)疗法”作为“取嚏疗法”的又称。

总之，“取嚏”一词最早见于宋代王怀隐的《太平圣惠方》中，此后有“嚏法”“取嚏法”等记载，但医家使用不多。自宋代王怀隐的《太平圣惠方》使用“取嚏”之后，后世医家多有沿用。现代著作中多使用“取嚏疗法”，如国标《中医临床诊疗术语·治法部分》《中医药学名词》《中医大辞典》等。此外，国标《中医临床诊疗术语·治法部分》还把“(催)嚏(开窍)疗法”作为“取嚏疗法”的又称。因此，“取嚏疗法”作为规范名符合约定俗成、协调一致原则。

五、文献辑录

《肘后备急方》卷一：“救卒中恶死方第一：救卒死，或先病痛，或常居寝卧，奄忽而绝，皆是中死，救之方……又方：取皂荚如大豆，吹其两鼻中，嚏则气通矣。”[1]1

《肘后备急方》卷四：“治卒胃反呕方第三十……治卒啘不止方。饮新汲井水数升，甚良……又方，以物刺鼻中各一分来许，皂荚纳鼻中，令嚏，瘥。”[1]87

《备急千金要方》卷十六：“治诸哽方……又方：用绵二两，以蜜煎使热的的尔，从外薄哽所在处，灼瓠，以熨绵上。若故未出，复煮一段绵以代前，并以皂荚屑少少吹鼻中，使得嚏，哽出。”[2]284

《太平圣惠方》卷第十六：“治时气瘴疫诸方……治时气瘴疫赤散方。牡丹(二两)，皂荚(一两去黑皮涂酥炙微黄去子)，细辛、干姜(炮裂剉)、附子(炮裂去皮脐)、桂心、真珠、踯躅花(醋拌炒令干)(以上各半两)，上件药，捣细罗为散。初觉头强恶寒，便以少许内鼻中吸之，取嚏为候。相次以温酒服二钱，厚覆取汗愈。”[3]462

《证类本草》第十四卷：“木部下品总九十九种……皂荚……又方：治误食物落鼻中及入眼不出，吹皂角取嚏。”[6]449

《伤寒总病论》卷第五：“辟温疫论……入温家令不相染，研雄黄并嚏法。水研光明雄黄，以笔浓蘸涂鼻窍中，则疫气不能入，与病人同床亦不相染。”[4]123

《养生类纂》卷上：“嚏：向日取嚏法：欲得延年，洗面精神，至日更洗漱也。日出三丈，正面向日，口吐死气，服日后便为之，死气四时吐之也。”[5]93

《外科精义》卷下：“通气散……治时气头面赤肿，或咽喉闭塞不通，用之取嚏喷七八遍，泄出其毒则差。若看病之人，用此药必不传染。”[7]63

《普济方》卷一百四十九“时气门”：“时气热

毒攻咽喉……通气散：治时气头面赤肿，或咽喉闭塞不通，用之取嚏喷七八遍，洩出其毒则差。若看病人，用此药必不传染。玄胡（一两半），藜芦（五钱），踯躅花（二钱五分），猪牙皂荚（一两），川芎（一两），上为细末，用纸撚子蘸一米许，纴于鼻中，取嚏为效。”[8]1538

《古今医统大全》卷之八十一：“外科理例（下）……外科附方……通圣散：治时毒焮肿，咽喉不利。取嚏，以泄其毒。玄明粉（一钱半），牙皂角、川芎（各一钱），藜芦（五分），踯躅花（二分半），上为细末，用纸捻蘸少许，纴鼻内，取嚏为效。”[10]653-654

《医学纲目》卷之十四：“肝胆部……霍乱转筋……〔梅〕治霍乱转筋。皂角末一小豆许，入鼻中，取嚏便瘥。”[11]275

《外科枢要》卷二：“论时毒……甚者，砭出恶血，并用通气散，嗃鼻内取嚏，以泄其毒，十日外自消。”[12]180

《外科精要》卷上：“背疽肿漫寻头灸法第六……愚按……若背疽大溃，欲验穿透内膜者，不可用皂角取嚏法，但以纸封患处，令病者用意呼吸，如纸不动者，未穿透也。倘用取嚏，鼓动内膜，反致穿透，慎之慎之。”[31]10，11

《本草纲目》第十四卷：“草部……高良姜……暴赤眼痛：以管吹良姜末入鼻取嚏，或弹出鼻血，即散。谈野翁试验方。”[13]375

《种杏仙方》卷四：“救急……中恶魇死者：不得近前呼唤，但唾其面，不醒，即咬其脚根及足拇指，略移动卧处，徐徐唤之。原无灯，不可点灯照。待少苏，用皂角末吹鼻取嚏，或用韭汁灌鼻内亦可。”[14]94

《赤水玄珠》第二十卷：“调经门……脬转小便不利……滑石散：脬转数日不通……一方：皂角为末，吹鼻内取嚏。”[15]377

《证治准绳》第三册“诸呕逆门”：“《直指》木瓜汤。皂角末一小豆许，入鼻中取嚏。蓼花一把，去两头，以水二升半，煮一升半，顿服之。灸承山二十七壮，神效。”[16]87

《寿世保元》卷二“瘴气”：“金不换正气散……一论伤风、伤寒，头目不清，如被疫气所侵之人，少觉头昏脑闷，急取嚏之，毒气随散，永无传染，真仙方也。”[17]104，105

《外科正宗》卷之三：“结毒应用方……碧云散……治结毒入于颠顶，以致头疼胀痛如破者，吹之。鹅不食草一两，川芎一两，青黛一钱，共为细末，患者口噙凉水，以芦筒吹药疼于左右鼻内，取嚏为效。”[18]199

《济阴纲目》卷之十一：“治血郁杂方……仓公散：治产后血厥而冒。瓜蒂、藜芦、白矾（各一分），雄黄（半分）上为末，每用少许吹鼻取嚏，内服白薇汤（眉批：取嚏治痰，先通其壅，后补其血也，妙妙）。”[19]345

《景岳全书》卷之六十：“古方八阵……通气散（二百一）：方在外科八十。治时毒肿甚，咽喉不利，取嚏以泄其毒。”[20]1614

《医灯续焰》卷十二：“中恶脉证第七十三……又方：百会穴、人中穴、足大拇指离甲一韭叶许名鬼眼穴，及丹田、气海诸穴，灸七壮，愈多愈妙。一二处醒，即止，不必俱灸也。以炭火烹米醋熏鼻亦妙。诸急证，宜先以牙皂末搐鼻取嚏。牙关紧者，以乌梅肉擦之自开。皆通关之法，后可进药。”[9]205

《医宗说约》卷之五：“结……碧云散：结毒入于巅顶，以致头痛眼痛如破者，吹之。鹅见不食草一两，川芎一两，青黛一钱，共为极细末，患者口噙凉水，以芦管吹药，疼之左右鼻中，取嚏为效。”[21]258

《外科大成》卷四：“内痈总论……倒发梅毒……结毒入巅顶，致头疼胀痛如破者，鹅不食草、川芎（各一两），青黛（一钱），为末。令患者噙水一口，以芦筒取药，吹左右鼻内，取嚏为效。”[22]297

《病机沙篆》卷下：“头痛……治卒头痛方。皂荚末搐鼻取嚏，又鹅儿不食草阴干为末，取嚏亦妙。”[23]177

《医方集解》卷中之九：“通顶散……此手太

阴、少阴药也……(凡诸卒中、尸厥、郁冒皆当发表,还魂汤用麻黄、桂枝;清魂汤用荆芥;及用皂角、半夏搐鼻取嚏;藜芦、砒石折齿取痰;皆所以开发三焦,使表邪流通也。中暑忌用冷水闭表,亦同此意。)"[24]130

《证治汇补》卷之七:"腰膝门……厥症章……急救法:男女涎潮于心,卒然中倒。当扶入暖室,正东端坐,作醋炭熏之,令醋气入鼻,其涎自退。轻者即醒,重者亦知人事。惟不可一点汤水入喉,使痰系心包,必成废人。初厥用生半夏末,或细辛、皂角、石菖蒲末,吹鼻取嚏,有嚏可治。"[25]354

《张氏医通》卷八:"七窍门下……咽喉(哽)……走马喉风,若有头痛发热,先与一味香豉浓煎,加葱涕探吐,后用荆、防、牛蒡、甘、桔、连翘、薄荷、犀角之类;如口不开者,以牙皂末吹鼻取嚏,方可下药。"[26]210

《本经逢原》卷二:"石胡荽……发明:鹅不食草气温而升,味辛而散,故能透达巅顶。人但知其搐鼻通而落瘜肉,不知其治头痛之功最捷,而除翳之功更奇,挼塞鼻中翳膜自落,故碧云散用以取嚏,则浊气宣通而翳自除,是昔人以开锅盖法喻之。"[27]124

《医学心悟》首卷:"医门八法……论吐法……更有牙关紧急,闭塞不通者,以搐鼻散,吹鼻取嚏,嚏出牙开,或痰或食,随吐而出,其人遂苏,如此者尤众。盖因症用药,随药取吐,不吐之吐,其意更深,此皆古人之成法,而予稍为变通者也。"[28]25

《杂病源流犀烛》卷二十七:"腰脐病源流……调气益黄散〔脐风〕:金头赤足蜈蚣(一条酒浸炙),蝎尾(四个),白僵蚕(七个炒),瞿麦(五分),每末一字,吹鼻取嚏,啼哭则可治,仍用薄荷汤调一字服。"[29]448

《急救广生集》卷二:"头疾……头痛不止:杨梅为末,以少许嗜鼻取嚏,妙(《本草纲目》)。"[30]18

《中医临床诊疗术语·治法部分》:"取(催)嚏(开窍)疗法……将芳香辛窜之药末吹入患者鼻腔,通过药物对鼻黏膜的刺激,使之引起喷嚏反射,从而达到祛除病邪、治疗疾病的一种方法。"[32]55

《中医药学名词》:"取嚏疗法……将芳香辛窜之药末吹入患者鼻腔,通过药物对鼻黏膜的刺激,引起喷嚏反射,以治疗疾病的方法。"[33]130

《中医大辞典》:"取嚏疗法……治法。将芳香辛窜之药末吹入患者鼻腔,通过药物对鼻黏膜的刺激,使之引起喷嚏反射,从而达到祛除病邪、治疗疾病的一种方法。多用于神昏厥脱或头面部疾病,也可用于癃闭、感冒等,还可用于某些胃肠病、尿潴留、黄疸、传染病的防治。晋代葛洪《肘后备急方》:'取皂荚豆大,吹其鼻中,嚏则气通矣。'"[34]992

[1] [晋]葛洪.肘后备急方[M].汪剑,邹运国,罗思航整理.北京:中国中医药出版社,2016:1,87.

[2] [唐]孙思邈.备急千金要方[M].焦振廉,等校注.北京:中国医药科技出版社,2011:284.

[3] [宋]王怀隐,等.太平圣惠方:上[M].北京:人民卫生出版社,1958:462.

[4] [宋]庞安时.伤寒总病论[M].邹德琛,刘华生点校.北京:人民卫生出版社,1989:123.

[5] [宋]周守忠.养生类纂[M].陈子杰,张小勇主编.北京:中国医药科技出版社,2017:93.

[6] [宋]唐慎微.证类本草[M].郭君双校注.北京:中国医药科技出版社,2011:449.

[7] [元]齐德之.外科精义[M].裘钦豪点校.北京:人民卫生出版社,1990:63.

[8] [明]朱橚.普济方:第4册[M].北京:人民卫生出版社,1959:1538.

[9] [清]潘楫.医灯续焰[M].何源注,闫志安,张黎临校注.北京:中国中医药出版社,1997:205.

[10] [明]徐春甫.古今医统大全:下[M].崔仲平,王耀廷主校.北京:人民卫生出版社,1991:653,654.

[11] [明]楼英.医学纲目[M].阿静,闫志安,牛久旺校注.北京:中国中医药出版社,1996:275.

[12] [明]薛己.薛氏医案选;外科枢要[M].吴玄有校.北京:人民卫生出版社,1983:180.

[13] [明]李时珍.本草纲目[M].张守康,张向群,王国辰主校.北京:中国中医药出版社,1998:375.

[14] [明]龚廷贤.种杏仙方;鲁府禁方[M].王志洁点校.

北京：中医古籍出版社，1991：94.
[15] [明] 孙一奎. 赤水玄珠[M]. 叶川，建一，许峰校注. 北京：中国中医药出版社，1996：377.
[16] [明] 王肯堂. 证治准绳[M]. 北京：人民卫生出版社，1991：87.
[17] [明] 龚廷贤. 寿世保元[M]. 孙治熙，徐淑凤，李艳梅校注. 北京：中国中医药出版社，1993：104，105.
[18] [明] 陈实功. 外科正宗[M]. 吴少祯，许建平点校. 北京：中国中医药出版社，2002：199.
[19] [明] 武之望. 济阴纲目[M]. [清] 汪淇笺释，张黎临，王清校注. 北京：中国中医药出版社，1998：345.
[20] [明] 张介宾. 景岳全书[M]. 赵立勋校. 北京：人民卫生出版社，1991：1614.
[21] [清] 蒋示吉. 医宗说约[M]. 王道瑞，申好真校注. 北京：中国中医药出版社，2004：258.
[22] [清] 祁坤. 外科大成[M]. 上海：科技卫生出版社，1958：297.
[23] [明] 李中梓. 病机沙篆[M]. 李花，胡方林校注. 长沙：湖南科学技术出版社，2014：177.
[24] [清] 汪昂. 医方集解[M]. 鲍玉琴，杨德利校注. 北京：中国中医药出版社，2007：130.
[25] [清] 李用粹. 证治汇补[M]. 竹剑平，江凌圳，王英整理. 北京：人民卫生出版社，2006：354.
[26] [清] 张璐. 张氏医通[M]. 李静芳，建一校注. 北京：中国中医药出版社，1995：210.
[27] [清] 张璐. 本经逢原[M]. 赵小青，裴晓峰，杜亚伟校注. 北京：中国中医药出版社，2007：124.
[28] [清] 程国彭. 医学心悟[M]. 闫志安，徐文兵校注. 北京：中国中医药出版社，1996：25.
[29] [清] 沈金鳌. 杂病源流犀烛[M]. 李占永，李晓琳校注. 北京：中国中医药出版社，1994：448.
[30] [清] 程鹏程. 急救广生集[M]. 张静生，王世杰，赵小青，等点校. 北京：中国中医药出版社，2008：18.
[31] [宋] 陈自明. 外科精要[M]. [明] 薛己校注. 北京：人民卫生出版社，1982：10，11.
[32] 国家技术监督局. 中医临床诊疗术语：治法部分[M]. 北京：中国标准出版社，1997：55.
[33] 中医药学名词审定委员会. 中医药学名词[M]. 北京：科学出版社，2004：130.
[34] 李经纬，余瀛鳌，蔡景峰，等. 中医大辞典[M]. 北京：人民卫生出版社，2011：992.

（崔利宏）

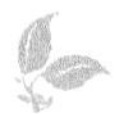

2·079

固齿

gù chǐ

一、规范名

【汉文名】固齿。

【英文名】strengthening tooth。

【注释】用祛邪扶正方药，以达牙齿健固的治法。

二、定名依据

"固齿"一词作为治法规范名，最早见于元代朱震亨《丹溪心法》。但"固齿"的相关记载却早有之，如："坚齿"最早见于汉代的《神农本草经》，是指药物的功效；南朝陶弘景《养生导引秘籍》记载了"齿坚"，是指养生保健的功效；与"固齿"作为治法相同涵义的"固牙齿法"一词最早见于宋代唐慎微《证类本草》。

自元代朱震亨《丹溪心法》使用"固齿"以来，后世医家多有沿用。如明代《古今医统大全》《本草纲目》《万病回春》《医学入门》《寿世保元》《济阳纲目》《医贯》等，清代《外科大成》《冯氏锦囊秘录》《外科心法要诀》《疡医大全》《本草纲目拾遗》《续名医类案》《急救广生集》《外科证治全书》《验方新编》等。

现代，一些辞书类著作使用"固齿"作为治法规范名，如《中医临床诊疗术语·治法部分》《中医药学名词》《中国中医药主题词表》《中医大辞典》等。因此，"固齿"作为规范名符合术语定名的约定俗成原则。

已出版的由全国科学技术名词审定委员会审定公布的《中医药学名词》已以"固齿"作为规范名，所以"固齿"作为规范名也符合术语定名的协调一致原则。

三、同义词

未见。

四、源流考释

“固齿”的相关记载“坚齿”最早见于汉代的《神农本草经》卷一：“上经……蔓荆实，味苦微寒，主筋骨间寒热痹拘挛，明目坚齿，利九窍，去白虫。久服轻身耐老。小荆实亦等。”[1]44 此处“坚齿”是指药物的功效。

南朝陶弘景《养生导引秘籍》“养性延命录”记载了“齿坚”：“导引按摩篇第五……常每旦啄齿三十六通，能至三百弥佳，令人齿坚不痛。次则以舌搅漱口中津液，满口咽之，三过止。次摩指少阳令热，以熨目，满二十七止，令人目明。”[2]34 此处“齿坚”是指养生保健的功效。

宋代，“固牙齿法”作为治法的相关内容最早见于唐慎微《证类本草》卷十七：“兽部中品总一十七种……牛角䚡……耳珠先生：固牙齿法良。杀牛齿三十枚，固济瓶中，煅令通赤，取细研为末。水一盏，末二钱匕，煎令热，含浸牙齿，冷即吐却，永坚牢。或有损动者，末揩之。”[3]506

元代，“固齿”作为治法规范名，最早见于朱震亨《丹溪心法》卷四：“口齿七十八……固齿：用羊胫骨烧存性二钱，当归、白芷、猪牙皂角、青盐各一钱为末，擦牙上。”[4]259

明代，医籍沿用《丹溪心法》“固齿”为治法名的有《古今医统大全》[5]1075,1076《本草纲目》[6]1130《医学入门》[7]502《万病回春》[8]158《寿世保元》[9]380《医贯》[10]73《济阳纲目》[11]63 等。如《寿世保元》卷六：“固齿明目乌须黑发良方……牙痛胃火，厚味所起，齿痛肾虚，房劳过矣，补肾牙牢，清火痛止，节欲甘淡，何疾下愈！经验良方，擦牙固齿，明目乌发，香口润体。久而用之，其妙无比。”[9]380

清代，仍沿用《丹溪心法》治法名“固齿”的著作有《外科大成》[12]245《冯氏锦囊秘录》[13]208《外科心法要诀》[14]176《疡医大全》[15]328《本草纲目拾遗》[16]182《续名医类案》[17]527《外科证治全书》[18]53《验方新编》[19]51《急救广生集》[20]7 等。如《外科大成》卷三：“牙齿部……牙痛……固齿白玉膏：治一切牙疼，及齿动摇而不坚固者。龙骨（一两），阳起石（五钱二味火煅通红淬后药汁内七次），铅粉（一两），珍珠（三钱），象牙（末五钱），麝香（二钱），各末和匀，黄蜡三两溶化，滤净再化，俟温方入前药，和匀，乘热摊纸上。如冷，烧热熨斗仰放，纸铺斗上摊之，用时先漱口净，剪小条贴齿根上。闭口勿语，过宿如失。”[12]245

现代，一些辞书类著作多使用“固齿”作为规范名，如国标《中医临床诊疗术语·治法部分》[21]46《中医药学名词》[22]127《中国中医药主题词表》[23]298《中医大辞典》[24]1042 等。如国标《中医临床诊疗术语·治法部分》：“固齿……泛指通过祛邪扶正，以达牙齿健固、牙龈充润目的的治疗方法。”[21]46

总之，自元代朱震亨《丹溪心法》使用“固齿”以来，后世医家多有沿用。现代，一些辞书类著作多使用“固齿”作为规范名，因此，“固齿”作为规范名符合术语定名的约定俗成原则。

五、文献辑录

《神农本草经》卷二：“上经……蔓荆实，味苦微寒，主筋骨间寒热痹拘挛，明目坚齿，利九窍，去白虫，久服轻身耐老。小荆实亦等。”[1]44

《养生导引秘籍》养性延命录：“导引按摩篇第五……常每旦啄齿三十六通，能至三百弥佳，令人齿坚不痛。次则以舌搅漱口中津液，满口咽之，三过止。次摩指少阳令热，以熨目，满二十七止，令人目明。”[2]34

《证类本草》十七卷：“兽部中品总一十七种……牛角䚡……耳珠先生：固牙齿法良。杀牛齿三十枚，固济瓶中，煅令通赤，取细研为末。水一盏，末二钱匕，煎令热，含浸牙齿，冷即吐却，永坚牢。或有损动者，末揩之。”[3]506

《丹溪心法》卷四：“口齿七十八……固齿：用羊胫骨烧存性二钱，当归、白芷、猪牙皂角、青盐各一钱为末，擦牙上。”[4]259

《古今医统大全》卷九十三：“经验秘方……固齿乌须返老还童丹：川芎、细辛、荆芥穗、当归（全用。各三两），青盐（四两）。上为细末，用陈仓米饭八两，将前末同一处捣成，每两作一饼，晒干以灰火烧红断烟存性，用碗覆在地上冷，复为细末，用生香附米八两捣头末四两，余不用，将前药共一处搅匀，以铅盒盛之。早晚擦牙，良久用水漱去。”[5]1075,1076

《本草纲目》五十卷：“兽部……羊……擦牙固齿：《食鉴》：用火煅羊胫骨为末，入飞盐二钱，同研匀。日用。又方：烧白羊胫骨灰一两，升麻一两，黄连五钱，为末，日用。濒湖方：用羊胫骨（烧过）、香附子（烧黑）各一两，青盐（煅过）、生地黄（烧黑）各五钱，研用。”[6]1130

《医学入门·外集》卷六：“杂病用药赋……乌须固齿补肾方：川芎、当归、熟地、芍药、香附、荆芥、枸杞、青盐、牛膝各三两为末，用糯米饭一升半拌匀，阴干，竹筒固济，置桑柴火中烧存性，为末，铅盒收贮，每早擦牙二次，药与水咽下，令牙不疼不落妙。又方用旱莲根一斤，酒洗，将青盐四两淹三宿，锅内炒存性，炒时将原汁旋倾入炒，为末，每早用一钱擦牙咽之。”[7]502

《万病回春》卷五：“牙齿……固齿丹：生地黄（二两），白蒺藜（炒去刺、二两），香附（四两，炒），青盐（一两半），破故纸（一两，炒），没石子（大者四个），上为细末，早晨擦牙，津液咽下。久用，自然能固齿乌须。”[8]158

《寿世保元》卷六：“固齿明目乌须黑发良方……牙痛胃火，厚味所起，齿痛肾虚，房劳过矣，补肾牙牢，清火痛止，节欲甘淡，何疾下愈！经验良方，擦牙固齿，明目乌发，香口润体。久而用之，其妙无比。”[9]380

《医贯》卷之五：“齿论……固齿方：雄鼠骨、当归、没石子、熟地、榆皮、青盐、细辛（各等分），上研为细末。绵纸裹成条，抹牙床上，则永固不落矣。常有人齿缝出血者，余以六味地黄，加骨碎补，大剂一服即瘥。间有不瘥者，肾中火衰也。本方加五味肉桂而愈。”[10]73

《济阳纲目》卷一百零七：“牙齿……固齿牢牙散（八十四）：虎骨（一两。火煅），青盐（用嫩槐枝。等分。同炒黄色。一两），细辛（五钱）。上为末。擦牙。”[11]63

《外科大成》卷三：“牙齿部……牙痛……固齿白玉膏：治一切牙疼，及齿动摇而不坚固者。龙骨（一两），阳起石（五钱二味火煅通红淬后药汁内七次），铅粉（一两），珍珠（三钱），象牙（末五钱），麝香（二钱），各末和匀，黄蜡三两溶化，滤净再化，俟温方入前药，和匀，乘热摊纸上。如冷，烧热熨斗仰放，纸铺斗上摊之。用时先漱口净，剪小条贴齿根上，闭口勿语，过宿如失。”[12]245

《冯氏锦囊秘录》杂症大小合参卷六：“方脉齿病合参……齿衄固齿擦药方：上好食盐块（煨）四两，骨碎补四两，生软石膏四两，鲜槐花（二两），捣烂为团，晒干，再磨末擦牙甚妙，且能固齿。”[13]208

《外科心法要诀》生肌类方：“齿部……牙宣……固齿白玉膏：官粉（研，一两），珍珠（末，二钱），阳起石（用僵蚕四十九条，防风、当归、川芎、牙皂、青盐、升麻、白芷、地骨皮各五钱，细辛、藁本各三钱，共研粗末。长流水五碗，同药入砂锅内，以桑柴火熬药至三碗，去渣；再入砂锅内，煎至一碗。将龙骨、阳起石火煅通红，入药汁内淬之。如此七次，去药汁，将龙骨、阳起石焙干，研末，一两），麝香（末，二钱），龙骨（二两），象牙（末，五钱），用黄蜡三两，溶化滤净，再化，离火候温，方入前药和匀，乘热摊纸上。如膏冷，将熨斗烧热仰放，纸铺熨斗底上摊之。用时先以温水漱口，将膏剪一小条，贴于患处，闭口勿语。”[14]176

《疡医大全》卷十六：“龈齿部……固齿将军散：治牙痛牙伤，胃火糜肿，久用牢牙固齿。青盐（四两），杜仲（炒半黑），锦文大黄（炒微焦，各十两），为末，清晨擦牙漱口，火盛者咽之亦可。”[15]328

《本草纲目拾遗》卷六：“木部……榕须……

固齿羲复方，止牙痛，取榕根须摘断，入竹管内，将监塞满，以泥封固，火煅存性为末，擦牙，摇动者亦坚，竹管不用。”[16]182

《续名医类案》卷十七：“固齿方：取老鼠头骨、牙，同盐煅存性，研细以擦动牙，即坚固不摇。”[17]527

《外科证治全书》卷二：“齿部证治……取齿牙……(附固齿方)：采旱莲草洗净，每斤用青盐四两淹十日取出，晒干为末，每日早晚擦牙。”[18]53

《验方新编》卷一：“齿部……固齿良法：前有骨碎补一方，甚效。牙痛方药最多，临时见效甚少，即有微效，难免复痛。余自十岁以后，屡患此症，每发必数日，痛甚不能饮食，甚至寒热交作，医药不效。后得一法，平日小便时咬紧牙关，则永无此患。依法行之一年之内，间发数次，久则不复再发，其妙无穷。又饭后漱齿，晚间洗齿，亦良法也。”[19]51

《急救广生集》卷一：“勿药须知……固齿：齿不保固，则经络不通，且生齿疾。清早睡醒时，则叩齿二三十下。每晚及食后必漱令洁净。小便时闭口咬牙，候毕方开，永无齿疾，受用多多。”[20]7

《中医临床诊疗术语·治法部分》：“固齿……泛指通过祛邪扶正，以达牙齿健固、牙龈充润目的的治疗方法。”[21]46

《中医药学名词》：“固齿……通过祛邪扶正，以使牙齿健固、牙龈充润，治疗牙齿酸弱，牙龈萎缩的方法。”[22]127

《中国中医药主题词表》：“固齿……属病症防治……泛指通过祛邪扶正，以达牙齿健固、牙龈充润目的的治疗方法。”[23]298

《中医大辞典》：“固齿……治法。通过祛邪扶正，以使牙齿健固、牙龈充润，治疗牙齿酸弱，牙龈萎缩的治法。”[24]1042

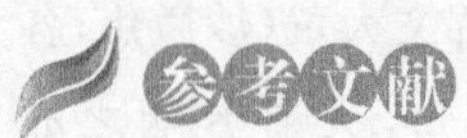

[1] 未著撰人.神农本草经[M].[清] 顾观光重辑.北京：人民卫生出版社，1955：44.

[2] [明] 胡文焕.《养生导引秘籍》释义[M].周德生，陈新宇主编.太原：山西科学技术出版社，2010：34.

[3] [宋] 唐慎微.证类本草[M].郭君双，金秀梅，赵益梅校注.北京：中国医药科技出版社，2011：506.

[4] [元] 朱震亨.丹溪心法[M].周琦校注.北京：中国医药科技出版社，2012：259.

[5] [明] 徐春甫.古今医统大全：下[M].崔仲平，王耀廷主校.北京：人民卫生出版社，1991：1075，1076.

[6] [明] 李时珍.本草纲目[M].张守康，张向群，王国辰主校.北京：中国中医药出版社，1998：1130.

[7] [明] 李梴.医学入门[M].金嫣莉，何源，乔占兵校注.北京：中国中医药出版社，1995：502.

[8] [明] 龚廷贤.万病回春[M].张秀琴校注.北京：中国医药科技出版社，2014：158.

[9] [明] 龚廷贤.寿世保元[M].孙洽熙，徐淑凤，李艳梅校注.北京：中国中医药出版社，1993：380.

[10] [明] 赵献可.医贯[M].北京：人民卫生出版社，1982：73.

[11] [明] 武之望.济阳纲目[M].泾阳：宏道书院藏板，1856(清咸丰六年)：63.

[12] [清] 祁坤.外科大成[M].上海：科技卫生出版社，1958：245.

[13] [清] 冯兆张.冯氏锦囊秘录[M].田思胜，高萍，戴敬敏，等校注.北京：中国中医药出版社，1996：208.

[14] [清] 吴谦.外科心法要诀[M].北京：中国医药科技出版社，2012：176.

[15] [清] 顾世澄.疡医大全[M].叶川，夏之秋校注.北京：中国中医药出版社，1994：328.

[16] [清] 赵学敏.本草纲目拾遗[M].闫志安，肖培新校注.北京：中国中医药出版社，2007：182.

[17] [清] 魏之琇.续名医类案[M].黄汉儒，蒙木荣，廖崇文点校.北京：人民卫生出版社，1997：527.

[18] [清] 许克昌，毕法.外科证治全书[M].曲祖贻点校.北京：人民卫生出版社，1987：53.

[19] [清] 鲍相璈.验方新编：上册[M].[清] 梅启照增辑.周光优，严肃云，禹新初点校.北京：人民卫生出版社，1990：51.

[20] [清] 程鹏程.急救广生集[M].张静生，王世杰，赵小青，等点校.北京：中国中医药出版社，2008：7.

[21] 国家技术监督局.中医临床诊疗术语：治法部分[M].北京：中国标准出版社，1997：46.

[22] 中医药学名词审定委员会.中医药学名词[M].北京：科学出版社，2004：127.

[23] 吴兰成.中国中医药主题词表[M].北京：中医古籍出版社，2008：298.

[24] 李经纬，余瀛鳌，蔡景峰，等.中医大辞典[M].北京：人民卫生出版社，2005：1042.

（崔利宏）

固涩法

gù sè fǎ

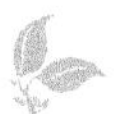

一、规范名

【中文名】固涩法。

【英文名】consolidating and astringing method。

【注释】用药味酸涩，具有收敛固涩作用的方药，治疗气血精液滑脱不禁的治法。

二、定名依据

“固涩法”一词首见于清代张聿青《张聿青医案》，此前中医著作中尚有“固涩”“收涩”等记载，有的作为药物的功效使用，有的作为治法使用。“固涩法”一词作为治法和相关词“固涩”“收涩”进行比较，“固涩法”更能表达方药的治疗方法，体现治法内涵，符合名词规范的科学性原则。

我国目前已经出版的《中医药学名词》《中国医学百科全书·中医学》《中医大辞典》《中医临床诊疗术语·治法部分》《传统医学名词术语国际标准》《中国中医药术语集成·治则治法与针灸学》等著作均使用“固涩法”一词。这说明在中医界将“固涩法”作为正名使用已达成共识，符合名词规范的约定俗成原则。

全国科学技术名词审定委员会审定公布的《中医药学名词》已使用“固涩法”一词作为规范名词。所以“固涩法”作为规范名符合术语定名的协调一致原则。

三、同义词

【曾称】“固涩”(《扁鹊心书》)；“收涩”(《仁斋直至方论》)。

四、源流考释

“固涩法”在秦汉时期的中医著作中就有相关记载。如《黄帝内经素问·至真要大论》：“散者收之。”[1]189《黄帝内经素问·脏气法时论》：“心苦缓，急食酸以收之。”[1]46《神农本草经》[2]29中也记载了大量具有固涩收敛作用的药物，如五味子、赤石脂等。东汉末年医圣张仲景在著作《伤寒论》[3]104 中记载了固涩的方剂，如桃花汤、赤石脂禹余粮丸等。

宋金元时期，“收涩”和“固涩”都作为治法载录于医书中。如“收涩”首见于宋代杨士瀛《仁斋直指方论》卷十三，曰：“亦有久泄，肠胃虚滑不禁者，宜收涩之。”[4]377“固涩”首见于元代窦材《扁鹊心书》卷中：“有肺气虚陷者，有肾阴不足者，有脾肾两亏者，有经脉内陷者，有肝木乘脾者，有腐秽不清者，有固涩太早者，有三焦失运者，有湿热伤脾者，有生阳不足者，有孤阴注下者，有暑毒未清者，有阴积肠蛊者，有风邪陷入者，一一体察，得其病情，审治的当，自能应手取效。”[5]36

明代，“固涩”和“收涩”均有沿用，但是二词有的作为功效使用，有作的为治法使用。“固涩”作为功效使用的，见于明代徐春甫《古今医统大全》[6]418、楼英《医学纲目》[7]513，作为治法沿用的见于王肯堂《证治准绳》[8]195、张介宾《景岳全书》[9]351、孙志宏《简明医彀》[10]102、李中梓《医宗必读》[11]283。如《医宗必读》卷之七：“一曰固涩，注泄日久，幽门道滑，虽投温补，未克奏功，须行涩剂，则变化不愆，揆度合节，所谓滑者涩之是也。”[11]283。此处的“固涩”是指治疗久泻的方法。“收涩”作为功效使用的，见于缪希雍《先醒斋医学广笔记》[12]29，作为治法沿用的见于李梴《医学入门》[13]200。

清代，“固涩法”一词首见于于清代张聿青《张聿青医案》卷十七：“带下不止，气撑而下坠则痛，大便闭阻。再温润大府，疏泄肝木，略参固涩法。"[14]240 此处，"固涩法"是指治疗带下不止的方法。在古代医学著作中"固涩法"一词应用不多。清代，"固涩"和"收涩"仍有沿用，且多作为治法沿用，但是"固涩"较"收涩"使用更广泛。如"固涩"作为治法见于清代汪昂《本草备要》[15]203、秦景明《症因脉治》[16]2、吴谦《删补名医方论》[17]290、刘奎《松风说疫》[18]97、罗国纲的《罗氏会约医镜》[19]286、林珮琴《类证治裁》[20]307、周学海《读医随笔》[21]131 等。有的书中使用"收涩"一词。例如冯兆张《冯氏锦囊秘录》[22]162。还有同一本书中"固涩"和"收涩"作为治法并用的现象。如沈金鳌《杂病源流犀烛》[23]240、170、程文囿《医述》[24]554、1054。

现代的中医相关著作多使用"固涩法"一词作为本词的正名。例如《中医大辞典》[25]1043《传统医学名词术语国际标准》[26]224《中国医学百科全书·中医学》[27]702《中医临床诊疗术语·治法部分》[28]37《中国中医药学术语集成·治则治法与针灸学》[29]177《中医药学名词》[30]124。其中《中医药学名词》："固涩法 用药味酸涩，具有收敛固涩作用的方药，治疗气血精液滑脱不禁的治法。"[30]124 也有的使用"固涩"一词。如《中国中医药主题词表》："固涩，用药味酸涩、具有收敛固涩作用的方药，治疗气血精液滑脱不禁的治法。"[31]299《中医辞海》："固涩，同收涩。"[32]457

总之，《内经》中就有收涩法的相关记载，《扁鹊心书》使用"固涩"一词，《冯氏锦囊秘录》使用"收涩"一词，清代《张聿青医案》最早使用"固涩法"一词。现代中医著作多使用"固涩法"一词。

五、文献辑录

《黄帝内经素问·脏气法时论》："心苦缓，急食酸以收之。"[1]46

"至真要大论"："散者收之。"[1]189

《神农本草经》卷一："五味子……味酸，温。主益气，咳逆上气，劳伤羸瘦。补不足，强阴，益男子精(《御览》引云：一名会及。《大观本》作黑字)生山谷。"[2]29

《伤寒论》卷六："少阴病，二三日至四五日，腹痛，小便不利，下利不止，便脓血者，桃花汤主之。"[3]104

《扁鹊心书》卷中："有肺气虚陷者，有肾阴不足者，有脾肾两亏者，有经脉内陷者，有肝木乘脾者，有腐秽不清者，有固涩太早者，有三焦失运者，有湿热伤脾者，有生阳不足者，有孤阴注下者，有暑毒未清者，有阴积肠蛊者，有风邪陷入者，一一体察，得其病情，审治的当，自能应手取效。"[5]36

《仁斋直指方论》：卷十三"亦有久泄，肠胃虚滑不禁者，宜收涩之。"[4]377

《古今医统大全》卷七十二："古人共方出治者，以其固涩之意无异。再若其固涩之药，庶可相同。若论病机犹当推察，不可一途一治，今固分门立方，医者宜加详审。"[6]418

《医学纲目》卷二十三："又有用御米壳等固涩之剂亦可愈，何也？曰：后重本因邪压大肠坠下，故大肠不能升上而重，是以用大黄、槟榔辈，泻其所压之邪。"[7]513

《证治准绳·杂病》："其固涩之，又皆足以增其气郁血泣之病，转生腹胀，下为足肿，上为喘呼，诸疾作焉。"[8]195

《先醒斋医学广笔记》卷一："切忌下行、破气、收涩，如大黄、芒硝、槟榔、枳实、乌梅、粟壳等。"[12]29

《医学入门·外集》："凡崩中带下，或用升提，如升阳调经汤；或用收涩，如伏龙肝散、白芷散。皆补卫厚脾，使气血自循故辙，而不专于收涩以劫夺之也。"[13]200

《景岳全书》卷二十九："若肾虚不禁，或病久精血滑泄者，宜固涩为主，以秘元煎、苓术菟丝丸、金樱膏、玉锁丹、金锁思仙丹之类主之。"[9]351

《简明医彀》卷二："又有寒凉太过，而成大孔如竹筒者，宜固涩之。"[10]102

《医宗必读》卷七："一曰固涩，注泄日久，幽门道滑，虽投温补，未克奏功，须行涩剂，则变化不愆，揆度合节，所谓滑者涩之是也。"[11]283

《本草备要·木部》："治湿热为病，泄泻久痢，崩带肠风，梦遗便数，有断下之功（痢疾滞气未尽者勿遽用，勉强固涩，必变他证）。”[15]203

《冯氏锦囊秘录》卷五："然尤宜分寒热新久，如泻久而元气下陷者，宜升提之；肠胃虚滑不禁者，宜收涩之。利水不可施于久病之后；收涩不可投于初起之时。”[22]162

《症因脉治》卷首："今先生言言牵带脾肾，妄存温补固涩横格胸中，致令痴人说梦，便有初起之痢，肠胃壅滞，热郁于内，反见外寒兼化之象，误认虚寒，竟以古人辛温发表方中，妄加补涩之药，混活湿热燥热之痢；不知古人辛温散表，乃治寒湿之痢也。”[16]2

《删补名医方论》卷一："是方不以泻火固涩立法，但安神固气，使精与神气相依，而梦少精秘矣。”[17]290

《杂病源流犀烛》卷十一："或余经湿热，屈滞于少腹之下，或下元虚冷，子宫湿淫，治之之法，或下或吐，或发中兼补，补中兼利，燥兼升发，润兼温养，或收涩，或温补，诸例不同，亦病机之活法也。”[23]170

卷十五："若但拘痢无止法一言，概行攻伐，必愈损血耗气，或又拘初则行、久则涩之语，每至固涩之后，壅滞气血，变为肿胀喘急（宜木香调气汤，苏子降气汤），非不审其经以治其根而及其流之过哉。”[23]240

《松峰说疫》卷二："一则因大下后而泄泻者，亦因元气亏损，气血伤败，或宜健脾，或宜补肾，或宜补气血，或宜淡渗，或宜固涩，视其病之轻重，人之虚实，而调治之。”[18]97

《罗氏会约医镜》卷十一："金生水，肺乃水之高源，肺虚则气不上升，下自不固，母虚而子亦虚也，宜补中益气汤以补其母，加山药、山茱萸、牡蛎之类，以固涩之。以参、芪、熟地、归、术、桂、附大剂为主，加以固涩之味为佐，则犹有可愈者。”[19]286

《医述》卷九："内伤不足，外感有余，二者天壤，先生言言牵带脾肾，妄存温补固涩，横格胸中，致有初痢肠胃壅滞，热郁于内，反见外寒兼化之象，误认虚寒，妄施温补，证重者为害匪轻，证轻者迁延变重。”[24]554

卷十六："故凡阴虚于下，而精血亏损者，忌利水；阴虚于上，而肺热干咳者，忌辛燥；阳虚于上者，忌消耗；阳虚于下者，忌沉寒；大便溏泄者，忌滑利；表邪未解者，忌收涩；气滞者，忌闭塞；经滞者，忌寒凝。”[24]1054

《类证治裁》卷八："惟血中有滞气，脐腹隐痛者，不宜骤用固涩，变成肿胀，须参经旨，通因通用。”[20]307

《读医随笔》卷四："肾气不纳，根本浮动，喘、呕、晕眩，酸咸重镇，高者抑之，中气虚陷，泄利无度，呼吸不及，固涩升补，下者举之。”[21]131

《张聿青医案》卷十七："带下不止，气撑而下坠则痛，大便闭阻。再温润大府，疏泄肝木，略参固涩法。”[14]240

《中医大辞典》："固涩法，治法。用药味酸涩，具有收敛固涩作用的方药，治疗气血精液滑脱不禁的治法。”[25]1043

《传统医学名词术语国际标准》："固涩法，Securing and astringing method a general term for therapeutic methods of using styptic or astringent medicinals to treat spontaneous sweating, seminal emission, chronic diarrhea, or hemorrhage。”[26]224

《中国医学百科全书·中医学》："固涩法，制止精气耗散，收涩固脱的治疗方法称固涩法。适用于正气虚乏而气血津精耗散滑脱的病证。”[27]702

《中医临床诊疗术语·治法部分》："固涩法。”[28]37

《中国中医药学术语集成·治则治法与针灸学》："固涩法：治法，运用具有固涩作用的药物，治疗脱证的方法。”[29]177

《中医药学名词》："固涩法，用药味酸涩，具有收敛固涩作用的方药，治疗气血精液滑脱不禁的治法。”[30]124

《中国中医药主题词表》："固涩，用药味酸涩、具有收敛固涩作用的方药，治疗气血精液滑脱不禁的治法。”[31]299

《中医辞海》："固涩，同收涩。"[32]457

[1] 未著撰人. 黄帝内经素问[M]. 北京：人民卫生出版社，2005：46，189.

[2] 未注撰人. 神农本草经[M]. [清] 孙星衍. [清] 孙冯翼辑. 北京：科学技术文献出版社，1996：29.

[3] [汉] 张仲景. 伤寒论[M]. 北京：科学技术文献出版社，2010：104.

[4] [宋] 杨士瀛. 仁斋直指方论[M]. 盛维忠，王致谱，傅芳，等校注. 福州：福建科学技术出版社，1989：377.

[5] [元] 窦材. 扁鹊心书[M]. 北京：中国中医药出版社，2015：36.

[6] [明] 徐春甫. 古今医统大全：下[M]. 北京：人民卫生出版社，1991：418.

[7] [明] 楼英. 医学纲目[M]. 北京：中国中医药出版社，1996：513.

[8] [明] 王肯堂. 证治准绳[M]. 北京：中国中医药出版社，1997：195.

[9] [明] 张景岳. 景岳全书[M]. 北京：中国医药科技出版社，2011：351.

[10] [明] 孙志宏. 简明医彀[M]. 北京：人民卫生出版社，1984：102.

[11] [明] 李中梓. 医宗必读[M]. 北京：中国中医药出版社，1998：283.

[12] [明] 缪希雍. 先醒斋医学广笔记[M]. 北京：中国医药科技出版社，2011：29.

[13] [明] 李梴. 医学入门：下[M]. 太原：山西科学技术出版社，2013：200.

[14] [清] 张乃修. 张聿青医案[M]. 北京：中国医药科技出版社，2014：240.

[15] [清] 汪昂. 本草备要[M]. 太原：山西科学技术出版社，2013：203.

[16] [清] 秦景明. 症因脉治[M]. 上海：第二军医大学出版社，2008：2.

[17] [清] 吴谦. 御纂医宗金鉴：删补名医方论[M]. 太原：山西科学技术出版社，2011：290.

[18] [清] 刘奎. 松峰说疫[M]. 北京：人民卫生出版社，1987：97.

[19] [清] 罗国纲. 罗氏会约医镜[M]. 北京：中国中医药出版社，2015：286.

[20] [清] 林珮琴. 类证治裁[M]. 北京：中国医药科技出版社，2011：307.

[21] [清] 周学海. 读医随笔[M]. 北京：中国医药科技出版社，2011：131.

[22] [清] 冯兆张. 冯氏锦囊秘录[M]. 北京：中国中医药出版社，1996：162.

[23] [清] 沈金鳌. 杂病源流犀烛[M]. 北京：中国中医药出版社，1994：170，240.

[24] [清] 程杏轩. 医述[M]. 合肥：安徽科学技术出版社，1983：554，1054.

[25] 李经纬，余瀛鳌，蔡景峰，等. 中医大辞典[M]. 北京：人民卫生出版社，2011：1043.

[26] 世界卫生组织(西太平洋地区). 传统医学名词术语国际标准[M]. 北京：北京大学医学出版社，2009：224.

[27] 《中医学》编辑委员会. 中医学[M]//钱信忠. 中国医学百科全书. 上海：上海科学技术出版社，1997：702.

[28] 国家技术监督局. 中医临床诊疗术语：治法部分[M]. 北京：中国标准出版社，1997：37.

[29] 李剑、曾召. 治则治法与针灸学[M]//曹洪欣，刘保延. 中国中医药学术语集成. 北京：中医古籍出版社，2006：177.

[30] 中医药学名词审定委员会. 中医药学名词[M]. 北京：科学出版社，2005：124.

[31] 吴兰成. 中国中医药主题词表[M]. 北京：中医古籍出版社，2008：299.

[32] 袁钟，图娅，彭泽邦，等. 中医辞海：中册[M]. 北京：中国医药科技出版社，1999：457.

（郭凤鹏）

2・081

刮痧

guā shā

一、规范名

【汉文名】刮痧。

【英文名】scraping therapy。

【注释】用特制的器具，依据中医经络腧穴理论，在体表进行相应的手法刮拭，以防治疾病的方法。

二、定名依据

刮痧的规范名称首见于1960年江静波的《刮痧疗法》，书中将刮痧、放痧、拍法等以“刮痧”概之。

作为一种外治法，刮痧是指用特制的器具，在体表进行相应的手法刮拭，出现皮肤潮红，或红色粟粒状，或紫红色，或暗红色的血斑、血泡等出痧变化，达到活血透痧、防治疾病等作用的一种治疗方法。“刮痧”名称的出现可能借义于沙病的概念，因其是痧证的主治方法之一，对痧证具有较好的疗效，然而刮法的起源在先，沙病的概念形成在后，故刮痧疗法的产生和运用究竟在何时，目前还不能肯定的下结论。刮痧及其相关技术作为一种医疗技术、保健技术，有研究者认为有关记载始见于我国已发现的最早的医方书《五十二病方》。痧证名称出现在南宋，叶大廉《叶氏录验方》“辨沙病论”篇首次记载了“沙病”名称。自《叶氏录验方》之后，痧证的记载渐多，但直接用“刮痧”亦或“刮沙”二字的较少，均是在痧病的治疗中提到“刮”这种治疗方法，且前期均不用“刮”字，多用“擦”“戛”等动作术语或地方方言。元代汪汝懋《山居四要·卫生之要》首用“刮”字。清代《痧胀玉衡》，明代李时珍《本草纲目》使用“刮沙”。

现代相关著作，《中医名词术语精华辞典》《中医大辞典》《中医辞海》《简明中医辞典》《中国医学百科全书·针灸学》《中国针灸辞典》《刮痧疗法》、国标《针灸技术操作规范·刮痧》等均有相关记载。

三、同义词

【全称】“刮痧疗法”(《中医药学名词》)。

【曾称】“刮沙”(《景兵全书》)；“括沙”(《本草纲目》)；“戛法”(《世医得效方》)。

四、源流考释

刮痧作为治疗痧证的主要方法之一，是痧证治疗中最重要且最普遍应用的外治法，贯穿于痧证治疗史的始终。然而，刮法的起源早于沙病概念的形成，故刮痧名称的出现可能借义于沙病的概念。

《辞海》中将“刮”解释为“劀：搜刮，《周礼·天官·疡医》：‘劀杀之剂。’郑玄注‘刮，刮去恶疮脓血’。”[1]230“刮”之本义即为刮去恶疮的脓血腐肉。源于此义，多数医家认为刮痧疗法与古代砭石疗法有一定渊源，现记载最早的有关刮的医疗器具为《山海经·东山经》中之砭针，“可以为砥(砭)针，治痈肿者”[2]103。《说文解字》注：“砭，以石刺病也。”[3]791 可见，砭石在远古时期是刮拭体表、切开排脓的有效工具。

刮痧及其相关技术作为一种医疗技术、保健技术，有研究者认为有关记载始见于我国已发现的最早的医方书《五十二病方》，该书“婴儿瘈”篇曰：“原文二十六 婴儿瘈者，目系斜然，胁痛，息嘤嘤然，屎不化而青。取屋荣蔡薪，燔之而口匕焉。为湮汲三浑，盛以杯。因唾匕，祝之曰：‘喷者剧喷，上如慧星，下如衃血，取若门左，斩若门右，为若不已，磔膊若市。’因此匕周揗婴儿瘈所，而洒之杯水中，候之，有血如蝇羽者，而弃之于垣。更取水，复唾匕浆以揗，如前。毋徵，数复之徵尽而止。令。”[4]375 其中的“匕”“揗”即为刮痧术语的最早记载。“匕”(bǐ，比)：《说文，匕部》：“匕，亦所以用比取饭。”段注：“匕即今之饭匙也。”《玉篇·匕部》：“匕，匙也。”“揗”，或作“揩”，义为摩、抚。《说文·手部》：“揗，抚也，从手，昏声。一曰摹也。”“揗”同“括”，旧用同“刮”[5]503，因涉及刮痧手法及刮痧器具，有研究者认为此为最古老的刮痧疗法。[6]104-106

痧在早期医籍中多作“沙”，宋以后“痧”“沙”或“砂”并见。“痧”作为中医特有病证名，是人类不同历史阶段对疾病的辨证认识，其含义的变化是基于医疗实践中对疾病本身的观察和认识基础而形成的，“痧”在不同历史时期，有其不同的内涵。

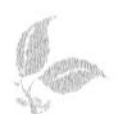

关于痧证的起源，明代李时珍《本草纲目》中已经有比较详细的考证。李时珍认为："今俗病风寒者，皆以麻及桃柳枝刮其遍身，亦曰刮沙，盖始于刮沙病也。沙病亦曰水沙、水伤寒，初起如伤寒，头痛，壮热，呕恶，手足指末微厥。或腹痛闷乱，须臾杀人者，谓之搅肠沙也。"[7]1575 同时，他通过分析"沙病"病因认为水中之虫沙虱能入人皮中为病，并指出发病不同阶段的治疗方法，即发病之初用刮法去沙虱虫，虫若深入，则用挑法，且沙病临床表现"如伤寒"，所以李时珍认为后世病风寒者多采用刮沙法。然而李时珍所指的刮沙、挑沙、刮沙病和沙病中的"沙"均指的是沙虱虫。受李时珍说法的影响，清代一些医家及现代某些学者都主张痧证源于水虫说。

此外，因将沙虱等各种水虫能"含沙射人"理解为所含"砂石"射入人体造成疾病，故又有刮出"砂石"之说。

由此可见，痧证源于水虫病，水虫射入皮中，治疗时以刮出沙虫为主，到后期认为水虫能"含沙射人"，刮出沙石，无论是病因、病机以及刮痧的目的，均与后世所指的痧证相差甚远。且痧证源于水虫病的推断，在唐代及其以前的文献中还缺乏确凿的依据。故大多数医家认为虽然沙子病病名源于沙虱病，但沙虱病不属于痧证范围，因为"痧"字含义较广，尤其是明清以后，痧证不论何种症状都不以先出皮疹作为特异症状[8]1。因此，无论从症状表现，还是病因，都无法认为痧证起源于沙虱毒，然此时应用刮法治疗病症已经很明确了，但此时刮之目的是刮出沙虫。

痧证名称出现在南宋，叶大廉《叶氏录验方》"辨沙病论"篇，首次记载了"沙病"名称[9]8。叶氏所指沙病的主要症状表现为"寒傈、头痛、壮热、手足厥冷"，并用饮艾汤试之，通过艾灸使皮肤充血，出现瘀斑，即为"得沙"，并因此得"沙病"之名。叶氏治疗"沙病"并未采取"刮法"，但其所指之"得沙"与后世通过刮拭使皮肤充血而出痧的概念较为相近。

自《叶氏录验方》之后，痧证的记载渐多，且涉及其病名、病因、病机、症状表现、治疗方法等。但直接用"刮痧"亦或"刮沙"二字的较少，均是在痧病的治疗中提到"刮"这种治疗方法，且前期均不用"刮"字，多用"擦""戛"等动作术语或地方方言，如宋代王棐《指迷方·瘴疟论》使用"挑草子"之法，此则为岭南方言。

元代孙仁存《仁存孙氏治病活法秘方》[10]319 卷三"沙子类"中有关于"麻绳擦"的记载，"沙子病，江南旧无，今所在有之，头痛，呕恶，闷乱，须臾能杀人，今人多用麻绳擦颈及膊间，出紫点则愈。或用针刺膝后委中穴，出血则愈"。孙氏与叶氏不同的是，治疗方法不是通过艾灸"得沙"，而是通过绳擦刮拭或刺血以治疗，其治疗机制与后世痧证的治疗更为接近，尤其是用绳擦皮肤出紫点的方法，即为后世之"出痧"。同时孙氏还指出绳擦的部位在颈及膊间，其作用为"今以绳擦之所，皆是太阳经脉所过之处，则邪气出而病愈矣"。

元代危亦林《世医得效方·卷二》中有关于"戛"法的记载，"戛"即刮也，"治沙证，但用苎麻蘸水于颈项、两肘臂、两膝腕等处戛掠，见得血凝皮肤中，红点如粟粒状，然后盖覆衣被，吃少粥汤，或清油生葱茶，得汗即愈。此皆使皮肤腠理开发郁利，诚不药之良法也"[11]36。孙氏"绳擦法"与危氏"麻戛法"，相同之处在于二者均要求使皮肤出现粟状紫色瘀血点，强调刮痧强度，旨在疏通腠理，使郁之邪气得出，解释了戛擦局部皮肤的外治法的作用原理；不同之处一是前者并未明确指出绳子的材质，而后者需要使用苎麻；二是操作部位略有不同；三是后者提到"蘸水"刮拭，类似于后世刮痧疗法中的刮痧介质，前者并无此类叙述。

元代汪汝懋《山居四要·卫生之要》卷三亦详细记载了刮痧法，且首用"刮"字，"沙子：以香油拍两小臂及脚心，苎绳刮起红紫泡亦好"[12]118。此法与危氏"麻戛法"大体相同，不同之处在于此法将刮痧介质“水”改换为“香油”。

刮痧方法发展至明代在诸多方面均有改进。一是对于刮痧治疗痧证的作用机制较前丰富，不仅仅局限于元代的“皮肤腠理开发郁利”“邪气出而病愈”，尚认为刮痧亦可通经络、行气血等，如明代虞抟《医学正传》认为刮法可“使腠理开通，血气舒畅”，丁凤《医方集宜》“北方刺青脉以出气血，南方括胸背手足以行气血，俱为散之义也”，王肯堂《肯堂医论》“痧胀由于十二经清浊不分……每见刮刺，开通经络，而效尤捷也”；二是刮痧适应范围较前扩大，可应用于外感风寒等，如《本草纲目》云“今俗病风寒者，皆以麻及桃柳枝刮其遍身，亦曰刮沙，盖始于刮沙病也”；三是刮痧工具的改变，其一表现为以麻弓代手持麻团刮痧，如明代万全《保命歌括》云“用苎麻作弓，蘸热水于遍身刮之”[13]1575，其二增加了桃柳枝、瓷碗作为刮痧工具，如明代张景岳《景岳全书》治疗绞肠痧时“择一光滑细口瓷碗，别用热汤一钟，入香油一二匙，却将碗口蘸油汤内，令其暖而且滑，乃两手覆执其碗，于病者背心轻轻向下刮之”；四是刮拭部位较前增加，如明代丁凤《医方集宜》载“南方治用麻弦小弓，蘸香油或熟水，括手足、胸背、额项即愈”；五是刮痧介质种类增多，除外此前提到的水、香油，增加了热水及熟水；六是提及刮痧顺序，如明代张景岳《景岳全书》采用瓷碗边蘸香油刮背部治疗绞肠痧时，指出“盖以五脏之系，咸附于背，故向下刮之，则邪气亦随而降。凡毒气上行则逆，下行则顺，改逆为顺，所以得愈”。

清代痧证的发展经历了起起落落之势，鼎盛时期甚至发展到“无人不痧，无症不痧”，宋、明以来的“沙病”水虫之说已经被淡化，此期“痧”的含义由症状与体征逐渐转向了病因方面，所能囊括的疾病越来越多，其治疗方法不论内治法亦或外治法也均得到了空前的发展。诸多医家将刮痧法作为治疗痧证的大法之一，其地位更加巩固，如清代郭志邃《痧胀玉衡》“其治之大略，其三法焉。如痧在肌肤者，刮之而愈；痧在血肉，放之而愈，此二者皆其痧之浅焉者也，虽重亦轻。若夫痧之深而重者，胀塞肠胃，壅阻经络，直攻乎少阴心君……痧症至此，信乎非药不能救醒，非药不能回生。则刮放之外又必用药以济之，然后三法兼备，救生而生全，庶乎斯人之得有其命也”[14]1；《痧症发微》亦指出“气分有痧必用刮，血分有痧必用放[15]15”；普净《痧证指微》提出根据表里刮刺灸熨药相结合的治疗大法，“身重懒动，头或微晕，胸闷，腹痛欲呕者，此为外也，宜刮[16]14”。

此期刮痧法地位的提高和巩固，更加促进了刮痧法系统化的发展，作用机制更加透彻，操作技术更加具体，主要表现在以下几个方面：一是刮痧工具的多样化，多用铜钱、刮舌刡子以及手，如清代《痧胀玉衡》云“背脊、颈骨上下及胸前胁肋、两背肩臂痧，用铜钱蘸香油刮之，或用刮舌刡子脚蘸香油刮之。头额、腿上痧，用绵纱线或麻线蘸香油刮之。大小腹软肉内痧，用食盐以手擦之”[14]27；二是刮痧部位更加精确，不再泛指某个部位，而是具体到穴位，如普净《痧证指微》“颠折、头痛舌麻，头摇不止，痛如打折，面带麻木，如久不治，邪入心经，则舌麻而舌尖吐出。用香油刮脑户穴（骨上一寸五分中，属督脉，禁针，针则令人哑）、风府穴（在项下入发际一寸，两筋间陷中。乃枕骨下五分，脑户下二寸是穴，若再下五分，是哑门穴，倘误针，则失音）”[16]5；三是刮痧适应范围扩大，刮痧法可治疗斜肩、伤寒发斑、五脏疾患、喉症等，如普净《痧证指微》“此秽邪在皮肤肌肉之间，如左肩作痛垂下，右亦如之，延久则手举不起，或半身不遂，若用官料药服反重，以三指拍曲池穴、尺泽穴，拍出紫块，刺出紫血，再以香油钱括臂臑穴，肩井穴……”[16]14；四是操作程序更加明确，如《验方新编》详细介绍了刮痧的部位、用具、操作过程、禁忌等，尤其是刮痧的方向和力度，“择一光滑细口瓷碗，另用热汤一钟，入香油一二匙，却将碗口蘸油汤内，令其暖而且滑，乃两手覆执其碗，于病者背心轻轻向下顺刮，以渐加重，碗

干则再蘸刮”[17]16；五是注意到刮痧的不良反应，如《沈俞医案合钞》有因刮痧震动经脉、体虚不耐而不安的记载。

刮痧疗法虽然在清代得到了发展，但是在清末由于西方医学的引进，许多原属于痧证范畴的疾病从痧病谱中分离出来，且痧证辨证标准及纲领存在不明确、不系统等缺点，导致痧病及其治疗方法在明末清初悄然衰落，甚至沉寂。直到1960年人民卫生出版社出版了江静波先生著的《刮痧疗法》一书，才打破局面，开创了现代研究刮痧之先河，将刮痧、放痧、拍法等以“刮痧”概之，使刮痧由原来局限的“痧病”和“出痧”走上了学术论坛，为之名正。虽然现代痧证疾病谱经过历史变迁，与清代以前大不相同，但其主要的治疗方法刮痧法的基本原理却延续、继承与发展下来。

综上，刮痧疗法的产生和运用具体产生于何时，目前尚未定论。总之，刮痧疗法发展到现在，已由原来粗浅、直观、单一的经验疗法，上升到有系统中医理论指导、有完整手法和改良工具、适应病种广泛的自然疗法之一。其中刮痧工具由刮剅子脚、苎麻、棉纱线、麻线、铜钱、磁碗、磁调羹，到今天人们最常用的水牛板和玉石刮痧；刮痧介质由水、香油、桐油、芫荽酒、盐姜汁，发展到今天刮痧专用的刮痧油和刮痧润肤乳；刮痧部位由从前单一的胸腹部、肩背部、四肢部、头项部，到今天循经走穴、内症外治，体表大部分部位均可刮拭的辨证刮痧；刮痧手法从由上而下，由轻渐重的刮摩擦之以及常常配合使用的“放痧”“扯痧”“粹痧”“拍痧”“撮痧”“钳痧”“拈痧”“扭痧”“夺痧”“提痧”“掐痧”，等等，发展到今天的轻刮法、重刮法、直线刮法、弧线刮法、点压法、按揉法、角刮法、边刮法、梳头法、摩擦法、弹拨法、拍打法、逆刮法、揪痧法、颤刮法、挑刮法以及刮痧与拔罐、刮痧与按摩配合的各种手法近30多种；刮痧治疗范围已在传统刮痧主要治疗痧症的基础上广为扩大，已能治疗内科、妇科、男科、儿科、外科、皮肤科、伤科、眼科等11大类400多种病症。它已不仅仅是仍然流行于民间的特色疗法，也是当今医疗机构针对骨关节疼痛性疾病的常用治疗方法，作为非药物外治法的刮痧疗法，源于古代，盛于明清，如今正以崭新的面貌为广大民众的健康服务[18]104[19]167[20]2[21]2。

在《中医药名词》中，将刮痧疗法定义为：“以汤匙等物蘸油（或水）刮动体表某些部位使之皮下毛细血管破裂出血的治疗方法。”

五、文献辑录

《辞海》：“劀：搜刮，《周礼·天官·疡医》：‘劀杀之剂。’郑玄注‘刮，刮去恶疮脓血’。”[1]230

《山海经·东山经》：“可以为砥（砭）针，治痈肿者。”[2]103

《五十二病方》：“原文二十六 婴儿瘛者，目系斜然，胁痛，息嘤嘤然，屎不化而青。取屋荣蔡薪，燔之而口匕焉。为湮汲三浑，盛以杯。因唾匕，祝之曰：‘喷者剧喷，上如慧星，下如衃血，取若门左，斩若门右，为若不已，磔膊若市。’因此匕周揗婴儿瘛所，而洒之杯水中，候之，有血如蝇羽者，而弃之于垣。更取水，复唾匕浆以揗，如前。毋徵，数复之徵尽而止。令。”[4]375

《本草纲目》：“今俗病风寒者，皆以麻及桃柳枝刮其遍身，亦曰刮沙，盖始于刮沙病也。沙病亦曰水沙、水伤寒，初起如伤寒，头痛，壮热，呕恶，手足指末微厥。或腹痛闷乱，须臾杀人者，谓之搅肠沙也。”[7]1575

《仁存孙氏治病活法秘方》：“沙子病，江南旧无，今所在有之，头痛，呕恶，闷乱，须臾能杀人，今人多用麻绳擦颈及膊间，出紫点则愈。或用针刺膝后委中穴，出血则愈。”[10]319

《世医得效方·卷二》：“治沙证，但用苎麻蘸水于颈项、两肘臂、两膝腕等处戛掠，见得血凝皮肤中，红点如粟粒状，然后盖覆衣被，吃少粥汤，或清油生葱茶，得汗即愈。此皆使皮肤腠理开发郁利，诚不药之良法也。”[11]36

《山居四要·卫生之要》：“沙子：以香油拍

两小臂及脚心，苎绳刮起红紫泡亦好。”[12]118

《保命歌括》：“用苎麻作弓，蘸热水于遍身刮之。”[13]1575

《痧胀玉衡》：“其治之大略，其三法焉。如痧在肌肤者，刮之而愈；痧在血肉，放之而愈，此二者皆其痧之浅焉者也，虽重亦轻。若夫痧之深而重者，胀塞肠胃，雍阻经络，直攻乎少阴心君……痧症至此，信乎非药不能救醒，非药不能回生。则刮放之外又必用药以济之，然后三法兼备，救生而生全，庶乎斯人之得有其命也。”[14]“背脊、颈骨上下及胸前胁肋、两背肩臂痧，用铜钱蘸香油刮之，或用刮舌刡子脚蘸香油刮之。头额、腿上痧，用绵纱线或麻线蘸香油刮之。大小腹软肉内痧，用食盐以手擦之。”[14]27

《痧症发微》：“气分有痧必用刮，血分有痧必用放。”[15]15

《痧证指微》：“颠折、头痛舌麻，头摇不止，痛如打折，面带麻木，如久不治，邪入心经，则舌麻而舌尖吐出。用香油刮脑户穴（骨上一寸五分中，属督脉，禁针，针则令人哑）、风府穴（在顶下入发际一寸，两筋间陷中。乃枕骨下五分，脑户下二寸是穴，若再下五分，是哑门穴，倘误针，则失音）。”[16]5“身重懒动，头或微晕，胸闷，腹痛欲呕者，此为外也，宜刮。”“此秽邪在皮肤肌肉之间，如左肩作痛垂下，右亦如之，延久则手举不起，或半身不遂，若用官料药服反重，以三指拍曲池穴、尺泽穴，拍出紫块，刺出紫血，再以香油钱括臂臑穴，肩井穴……”[16]14

《验方新编》：“择一光滑细口瓷碗，另用热汤一钟，入香油一二匙，却将碗口蘸油汤内，令其暖而且滑，乃两手覆执其碗，于病者背心轻轻向下顺刮，以渐加重，碗干则再蘸刮。”[18]16

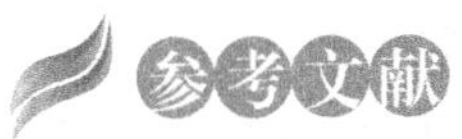

[1] 辞海编纂委员会.辞海[M].上海：上海辞书出版社，1999：230.

[2] 袁珂.山海经校注[M].上海：上海古籍出版社，1980：103.

[3] 许慎.说文解字注[M].段玉裁注，许惟贤整理.南京：凤凰出版社，2007：791.

[4] 马继兴.马王堆古医书考释[M].长沙：湖南科学技术出版社，1992：375.

[5] 商务印书馆辞书研究中心.古今汉语词典[M].北京：商务印书馆，2000：503.

[6] 杨金生，王莹莹，赵美丽，等."痧"的基本概念与刮痧的历史沿革[J].中国中医基础医学杂志，2007(2)：104-106.

[7] 李时珍.本草纲目[M].刘衡如，刘山永校注.北京：华夏出版社，1998：1575.

[8] 沈金鳌.痧症燃犀照·痧胀凡例[M].刻本.丛芝轩，1906：1.

[9] 杨金生，王莹莹.痧证文献整理与刮痧现代研究[M].北京：中国医药科技出版社，2015：8.

[10] 曹洪欣.珍版海外回归中医古籍丛书[M].北京：人民卫生出版社，2008：319.

[11] 危亦林.世医得效方[M].王育学点校.北京：中国中医药出版社，1996：36.

[12] 胡文焕.养寿丛书全集[M].北京：中国中医药出版社，1997：118.

[13] 万全撰.保命歌括[M].罗田县万密斋医院校注.武汉：湖北科学技术出版社，1986：1575.

[14] 郭志邃.痧胀玉衡：卷上[M].刻本.书业堂，1675(清康熙十四年乙卯)：1-3.

[15] 佚名.痧症发微[M].刻本.西鸿源堂，1845(清道光二十五年乙巳)：15.

[16] 普净.痧证指微[M].石印本.1893(年清光绪十九年癸巳)：5，14.

[17] 鲍相璈.验方新编[M].石印本.上海鸿宝斋书局，1911：16.

[18] 杨金生，王莹莹，赵美丽，等."痧"的基本概念与刮痧的历史沿革[J].中国中医基础医学杂志，2007(2)：104-106.

[19] 王莹莹，杨金生.刮痧疗法临床治疗病种研究与展望[J].中国针灸，2009，29(2)：167-171.

[20] 王敬，杨金生.中国刮痧健康法大全[M].北京：北京科学技术出版社，1997：2.

[21] 王敬，杨金生.中国刮痧健康疗法大全[M].北京：北京科学技术出版社，1997：2.

（杨金生　王莹莹　杨　莉）

2 · 082

放痧法

fàng shā fǎ

一、规范名

【汉文名】放痧法。

【英文名】scraping and pricking。

【注释】刮痧后，皮肤上出现明显凸起的瘀斑、痧疱或青紫肿块，消毒后用三棱针或一次性采血针头直刺或斜挑，放出瘀血少许，使瘀血、邪毒得泻的方法。

二、定名依据

“放痧法”作为刮痧手法名称，最早在宋代范成大《桂海虞衡志》中称“挑草子”。宋代李缪《岭南卫生方》、周去非《岭外代答》也记载了“挑草子”。但“挑草子”属于地方性语言，代表性略显不足。

与后世痧证内涵、治法和刮痧的概念较为贴近的记载见于元代孙仁存《仁存孙氏治病活法秘方》，称为“沙子病”。自此后世医家及医著均记录了放血法应用于痧证的治疗，但早期均未明确提出“放痧”之名。

清代郭志邃《痧胀玉衡》明确记载了“放痧”“挑痧”，其中“放痧”多为后世著作沿用，如王凯《痧症全书》、冯敬修《痧症燃犀照》、秦之桢《伤寒大白》、普净《痧证指微》、刘奎《松峰说疫》、寇兰皋《痧症传信方》、胡凤昌《痧症度针》等。而《痧症燃犀照》指出“刺痧”即“放痧”；《伤寒大白》记载为“放沙法”，亦即“放痧法”；《松峰说疫》明确指出“刺”“挑”“放”三者之间的关系；《霍乱燃犀说》记载为“捌痧”。

现代相关著作，多数以“放痧法”为规范名，如《刮痧疗法》《中医词释》《中医大辞典》《简明中医辞典》等。同时，《痧病杂谈》载“刺痧法”；《中医辞海》收录“放痧法”“挑痧法”。但《刮痧疗法》认为“放法”和“挑法”是放痧法的两种操作手法。

我国2005年出版的由全国科学技术名词审定委员会审定公布的《中医药学名词》未收录“放痧法”一词，所以修订版《中医药学名词》收录“放痧法”并作为规范名，符合术语定名的约定俗成原则。

三、同义词

【曾称】“放沙法”(《伤寒大白》)；“捌痧”(《霍乱燃犀照》)；“挑痧法”“挑放痧疗法”“刺络疗法”(《中医辞海》)；“刺痧法”(《简明中医辞典》《中医大辞典》《中医辞海》)。

四、源流考释

“放痧法”作为一种外治法，它的发展与“痧证”的演变紧密关联。“痧”作为中医特有病证名，在不同历史时期有不同写法，也有不同的内涵。痧在早期医籍中多作“沙”，宋以后“痧”“沙”或“砂”并见。

古代放痧法主要表现为将放血法应用于痧证的治疗。“放血”一词至清代才出现，此前称为刺血，在《内经》中称之为“刺络”。[1]329 刺血法是古代医家的主要针刺方法之一，尤其是在古代早期。马王堆帛书《五十二病方》对刺血方法已有一定的规范，而《内经》一书中则对刺血的方法、适应证、注意事项等都有系统的记载。[2]127

晋代葛洪《抱朴子·内篇》“登涉”记载：“初著人，便入其皮里，其所在如芒刺之状，小犯大痛，可以针挑取之……若不挑之，虫钻至骨便周行走入身……”[3]134 其中用针“挑”治疗沙虱的“挑沙法”被认为是后世挑沙法的最早起源。但此处所指之证并非后世之痧证，其病因源于

"虫",即水虫沙虱入侵人体,且用针"挑"之含义是将侵入人体的沙虱虫体挑出,与放痧法通过出血达到治疗的目的不同。

痧证名称出现在南宋。叶大廉《叶氏录验方·辨沙病论》首次记载了与后世痧证相关的"沙病",其云:"江南旧无,今东西皆有之……乡落多用艾灸,以得沙为良……云:初得病,以饮艾汤试,吐即是其证。急用伍月蚕退纸壹斤,碎剪,安碗中……乘热饮之,就卧,以厚衣被盖之,令汗透便愈。"[4]37 除外"艾灸得沙"和蚕蜕治疗痧证外,叶氏对"沙病"的治疗并无过多记载。

此阶段我国广东、广西地区少数民族盛行用针放血的疗法,多用于治疗一般的急性传染病(即土语所谓"草子"或热瘴),其中也包括了疟疾在内。"草子"即热性病的别名,见丹波元简《医賸》卷中引宋范成大《桂海虞衡志》:"草子,即寒热时疫,南中吏卒、小民,不问病源,使人以小锥刺唇及舌尖出血,谓之挑草子。""挑法"系南方人民治疗瘴疟的一种方法,俗称"挑草子"或"针挑草子"。[5]481 挑痧法之挑字,恐由此而来。李缪《岭南卫生方》载:"若夫热瘴……南方谓之中箭,亦谓之中草子。然挑草子法,乃以针刺头额及上下唇,仍以楮叶擦舌,皆令出血"[6]9,具体操作是"凡有瘴发一二日,卷其上、下唇之里,以针刺其正中,用手捻去紫血;又以楮叶擦舌出血;又令病人并足而立,于两足后腕横缝中青脉刺之,血出如注;乃以青蒿水与服,应手而愈"[6]21。周去非《岭外代答》亦载有该法,其云:"夫南方盛热,而服丹砂,非以热益热也……间有南人热瘴,挑草子而愈者。"[7]40 余针刺部位及注意事项等同李缪之《岭南卫生方》。有专家指出此用针放血之法,除外舌部、唇部,其在膝腘窝部放血来治病的方法,与我国汉族所用针灸疗法在委中穴放血之法并无二致。[5]654

元明时期痧证的名称更加丰富,如"绞肠沙""水沙""青筋""乾霍乱"等,针刺放血的方法广泛应用于痧证的治疗,并且在操作部位、操作工具及原理等方面得到发展。如元代孙仁存《仁存孙氏治病活法秘方》[8]319、元代危亦林《世医得效方》[9]36 分别记载了针刺放血治疗"沙子病""水沙",二者针刺部位仅为委中穴,较为单一,对于具体方法、工具等并未提及。元代杨清叟《仙传外科秘方》[10]16 及明代虞抟《医学正传》[11]110 分别对"绞肠沙"、"乾霍乱"的放血法予以记载,二者均对针刺部位进行了增补,在前人针刺部位"委中穴"的基础上增加了"十指背"的部位。与此同时,杨氏还论述了操作的技术要点,即"仍先自两臂捋下其恶血,会聚指头出血为好"。明代丁凤《医方集宜》载:"北方治以手蘸温水于病者膝腕及手腕内拍打,有紫黑点处用针刺其恶血即愈。"[12]74 丁氏较元代杨清叟针刺前"自两臂捋下其恶血,会聚指头出血为好"已明确将针刺放血与拍打法结合使用,且放血部位与前有不同,为拍打后出现痧斑之处,旨在增加邪出的力度。同时丁氏指出"北方刺青脉以出气血,南方括(刮)胸背手足以行气血,俱为散之义"。明代张景岳《景岳全书》亦阐明了此法的机理,即"今西北人,凡病伤寒热入血分而不解者,悉刺两手、腘中出血,谓之打寒,盖寒随血去,亦即红汗之类也。故凡病受寒霍乱者,亦宜此法治之"[13]255。明代龚信《古今医鉴》[14]64 及龚廷贤《云林神彀》[15]166 砭针放血虽与针刺出血在工具上有差异,但二者原理相同。但在放痧法名称上,仍未直接出现放痧之名。

这一时期,有的医家对痧证的起源进行了考证,亦提及使用放血法治疗痧证,如李时珍《本草纲目》"沙虱"篇云:"郭义恭《广志》云:沙虱在水中,色赤,大不过虮,入人皮中杀人。葛洪《抱朴子》云:沙虱,水陆皆有之。雨后及晨暮践沙,必着人,如毛发刺人,便入皮里,可以针挑取之,正赤如丹。不挑,入肉能杀人……岭南人初有此,以茅叶或竹叶挑刮去之,仍涂苦苣汁。已深者,针挑取虫子,正如疥虫也。愚按:溪毒、射工毒、沙虱毒,三者相近,俱似伤寒,故有挑沙、刮沙之法。"[16]1575 此处虽记载了"挑沙",但李氏所指挑沙、刮沙、刮沙病和沙病中的"沙"指

的是沙虱，不可归为后世之痧证。

明末清初，因瘟疫的流行，许多医家将刺络放血疗法用于瘟疫的治疗，并发挥了较大作用，与此同时刺血法的临床应用得到突破性的进步。痧证专著中广泛记载了放血疗法，甚至清代郭志邃《痧胀玉衡》被认为放血治疗急症的专著[17]3,4。该时期放痧部位、工具、注意事项等记载均较前明显丰富起来，放痧部位主要有刺络放血、痧筋放血和穴位放血三种，放血工具主要有银针、痧针、痧刀以及瓷锋等。

《痧胀玉衡》作为第一部系统的痧证专著，明确记载了"放痧""挑痧"之名，如"放痧有十""放痧须放尽"等，而不像之前的医书仅言及放痧法实质"刺"。《痧胀玉衡·序》记载："'此痧也。'挑之以针，血出，病随手愈……有知者曰：'此亦痧也。'用前法挑之，亦随愈焉。余时目击其事，归而与知医者言之，卒疑信交半，无何，则吾乡挑痧之法盛行矣。先是乡人有粪秽感痧，利用钱物蘸油而刮，及此多用挑。"[18]1 该序虽提及"挑"，但后文多言"放"，且该书认为"放"为治痧三法"刮、放、药"之一，其云："其治之大略，有三法焉：如痧在肌肤者，刮之而愈；痧在血肉者，放之而愈……若夫痧之深而重者……非药莫能回生。"[18]1 此外，该书不仅总结了10处常用放痧部位[18]7,8，亦对放痧程度、放痧针刺深浅及注意事项、放痧器具等进行了阐述。关于放痧部位，除外10处常用部位，该书在后记"痧筋统说"[18]85 中补充了放痧部位不拘于前述10个部位，提出"痧筋"，认为但见痧筋即可放血，与传统的刺络放血疗法不同。但《痧胀玉衡》仅仅是进行了总结，并未对各部位操作要点进行阐述。自此，后世医书多沿用该书有关"放痧法"的记载。

清代王凯《痧症全书》与郭氏之《痧胀玉衡》在内容上多有重合，亦认为"刮、刺、药"为治痧三大法[19]137。同时王氏尚指出"治痧莫要于善用手法"，云："从来有痧症，无治法；今时有治法，无治方。治法者何？刮痧、焠痧、放痧是也……故手法为痧之要着。一曰焠……一曰刮……一曰刺即放痧也"，并指出"尝览古人遗言：东南卑湿之地利用砭，所谓针刺出血者，即用砭之道也。但放痧之人，俱用铁针，轻者一针即愈，重者数刺不痊。盖痧毒入深，一经铁器，恐不能解，惟以银针刺之，入肉无毒，又何惧痧患之至深乎"[19]140。王氏亦提到十大常用放痧部位，但相较郭氏，王氏对每个部位进行了较为详细的论述。该书后被清代沈金鳌录入《沈氏尊生书》，定名为卷二十一"杂病源流犀烛"，后经冯敬修改编后单行，名为《痧症燃犀照》，该书指出治痧"不外焠、刮、放三者而已"，并明确指出"放痧者，即刺痧也"[19]557。可见，"刺痧"实际即"放痧"的又称。

清代秦之桢《伤寒大白》将《痧胀玉衡》中之"痧胀"称之为"肋刺伤寒"，并提出"放沙法"，云："另有一起，即从少阳发寒热，或两肋或一肋刺痛，甚则痛极而死，此感时行燥热，伏积于中，又被风寒外束，郁于少阳，名肋刺伤寒。又名沙胀是也……不愈，刺委中三里，并刺十指出血，即名放沙法。"[20]199 此处"放沙法"即"放痧法"。

清代普净《痧证指微》进一步细化了放痧的方法，在此之前，放痧部位多局限于人体四肢、胸背等部位，或是刺痧筋等，但该书着眼于腧穴理论的指导，详细论述了人体各部位常用腧穴的刮、放、刺技术特点。[19]137,140,557

清代刘奎《松峰说疫》明确指出"刺""挑""放"三者之间的关系，其在"瘟疫统治八法"中指出："针法有二，用针直入肉中曰刺。将针尖斜入皮肤向上一拨，随以手撮出恶血曰挑"[21]54"放痧法原作刺痧，今改作放字，兼挑与刺二字言之"[21]178，原因在于"法有直刺、斜挑之异，故以放字该之"[21]179，并且要求二法均需出血，"如无血，手挤之"。该书认为放痧部位，除外痧筋及穴位，刮痧后的部位亦可，如"余见刮瘟疫者，则用小枣蘸烧酒刮之，刮出紫疙瘩如熟椹，随用针斜挑破，摄出血，再另刮出疙瘩挑之，刮毕挑止。”同时指出放痧的操作注意事项，如腿上大筋、两腿边硬筋上筋、指尖刺之太近指甲等不可刺，刺之可使人出现心烦，“凡刺不可太深”。关于针具，刘氏认为“银针方佳，铁性有毒”。

清代章楠《医门棒喝·痧胀论》指出：“即如痧证之名，起于后世，古方书名干霍乱……如邪闭营卫，按经穴刮之，气血流行，邪从毛孔而泄，肤现红点如沙子，后世痧证之名所由起也。上古治外邪，多用针砭，今之挑痧放痧，亦针砭之意耳。”[22]123

清代寇兰皋《痧症传信方》将放痧法分为“腿弯痧筋放血法”和“刺络法”，并解释相关原因，指出放痧十处及舌下两旁放痧的注意事项[23]21。此外，寇氏还将拍打法与刺法相结合，云：“其法用无根水造成阴阳水，加香油，打左右胳膊弯中及脑后筋间，并左右腿弯中，拍打出青紫泡，用针挑破，若见红线亦挑破即愈。”并解释该法是因为“痧毒入于经络，使人气血凝滞，轻轻拍打亦活动气血之一法也”[23]20。鲍相璈《验方新编》详细介绍了针刺放痧用具、操作过程、禁忌等。[24]16

清代胡凤昌《痧症度针》设“放痧法”一节，对放痧法发挥较多，就放痧工具、操作步骤和方法、治疗时间和间隔、注意事项等提出自己较多的见解，如对十大常用放痧部位的定位、操作方法、适用范围、注意事项等论述较为详尽。同时还指出放痧最好选用特异工具——“痧针”和“痧刀”，并介绍了其制备方法。此外，《痧症度针》还提出少商为“治痧第一要穴”，“印堂、人中、少商、舌底”是必刺之处[25]25。

此外，这一时期还出现了“捌痧”这一名称。如清代许起所著霍乱专著《霍乱燃犀说》指出：“霍乱，非轻小证也。然治之偶合古法，竟有不药而霍然者。如饮水单方刮刺之类……霍乱，举世皆名为痧证也……西北人以杨柳枝蘸热水鞭其腹，谓之打寒痧。东南人以油碗，或油线，括其胸背手足内胻，谓之刮痧，以碗锋及扁针刺舌下指尖，及曲池委中出血，谓之捌痧。”[26]2 捌，即刺、扎之意。可见，“捌痧”实际也即“放痧”的曾称。

明末清初的瘟疫使得痧证在清代得到兴盛，发展至“无人不痧、无证不痧”，但是在清末由于西方医学的引进，许多原属于痧证范畴的疾病从痧病谱中分离出来，且痧证理论自身存在缺陷，故痧证在清末走向衰落，进入民国后逐渐沉寂。直到1960年人民卫生出版社出版了江静波先生著的《刮痧疗法》一书，才打破局面，开创了现代研究刮痧之先河。

江静波《刮痧疗法》定义了什么是痧病，认为痧病是可以在患者身上扯出或刮出紫红色小出血点的一类病，“在中医书里，有很多名称，比较常见的有：干霍乱、吊脚痧、转筋霍（火）、青筋病、痧气病、痧胀病、挣病、翻病等等”[27]1。针对痧病，江氏提出治疗方法主要有刮痧、扯痧疗法、放痧疗法和药物治疗。该书认为“放法”和“挑法”是放痧的操作方法的两种手法，“放痧一般有两种操作手法：① 放法：是用三棱针直刺……② 挑法：是用一般较粗的毫针（或用银质的圆利针），在穴位上挑刺……”[27]10 该书尚提到放痧主要是用针刺破“痧筋”，此处之“痧筋”就是指臂弯和腿弯的青筋（大静脉管）；放痧的工具即砭石、陶针及三棱针三种；放痧的部位主要是腿弯部（委中穴处）、臂弯部（曲泽穴）、十指尖（十宣穴）、开四门（人中、委中、金津、玉液）。

虽《刮痧疗法》记载为“放痧疗法”，且认为“放法”“挑法”为放痧法的两种操作手法，但后续现代相关著作并未完全延续该书的记载。如肖畏皇《痧病杂谈》中记载有“刺法：痧毒深在血分则须用刺法。以针刺放出毒血，使邪从外泄，则痧自消失，症自缓解。刺法能治疗多种疾病，现又称‘放血疗法’”[28]16。此处的“刺法”即“放痧法”。该书亦认为“放法”和“挑法”是两种刺痧手法。黄贤忠《痧病民间疗法》记载有“放血法”“挑痧法”[29]13,17。《痧病诊疗手册》记载有“挑痧疗法，即通过针刺病人体表的一定部位，

于皮下挤出点滴淤血来治疗痧病的一种方法，也称'挑放痧疗法'或'刺络疗法'"[30]8。

一些工具书、标准等亦有相关记载，如《中医词释》[31]372《中医大辞典》[32]1106《简明中医辞典》[33]651《中医辞海》[34]549 和国标《针灸技术操作规范·刮痧》[35]10 等均有相关记载；同时以"刺痧法""挑放痧疗法""刺络疗法"作为又称。如《中医大辞典》："刺痧法，即放痧法。详该条"[32]1108；《中医辞海》："挑痧法，中医治法……也称：'挑放痧疗法'或'刺络疗法'。"[34]549

综上，随着历史的变迁，现在的痧证已不同于古代，而且现代的痧证也无明确定义，是一个较为宽泛的概念，且可见于许多疾病。然而延续至今的相关治疗方法的基本原理却未发生较大变化，"放痧法"之名侧重表达的是一种治疗方法。自《痧胀玉衡》记载"放"为治痧三大法之后，历代医家均有延续，故认为"放痧法"作为规范名便于达成共识，符合术语定名的约定俗成原则。同时，该法有两种操作手法，即"放法"与"挑法"。

五、文献辑录

《抱朴子·内篇》"登涉"："初著人，便入其皮里，其所在如芒刺之状，小犯大痛，可以针挑取之……若不挑之，虫钻至骨便周行走入身……"[3]134

《叶氏录验方·辨沙病论》："江南旧无，今东西皆有之……乡落多用艾灸，以得沙为良……云：初得病，以饮艾汤试，吐即是其证。急用伍月蚕退纸壹斤，碎剪，安碗中……乘热饮之，就卧，以厚衣被盖之，令汗透便愈。"[4]37

《桂海虞衡志》："草子，即寒热时疫，南中吏卒、小民，不问病源，使人以小锥刺唇及舌尖出血，谓之挑草子。"[5]481

《岭南卫生方》上卷："若夫热瘴……南方谓之中箭，亦谓之中草子。然挑草子法，乃以针刺头额及上下唇，仍以楮叶擦舌，皆令出血。"[6]9"凡有瘴发一二日，卷其上、下唇之里，以针刺其正中，用手捻去紫血；又以楮叶擦舌出血；又令病人并足而立，于两足后腕横缝中青脉刺之，血出如注；乃以青蒿水与服，应手而愈。若冷瘴与杂病，决不可刺。热瘴之所以刺而速愈者，即太阳伤寒证，邪气在表，当汗之法也。刺出其血，既是得汗，而其效乃速于得汗。盖人之上、下唇，足阳明胃脉之所经。足后腕，足太阳膀胱脉所经。太阳受病三日，而阳明受病。而南人之针，可谓暗合。若患热瘴而不即刺，及其三阳传变，邪气入里，虽刺而血已凝住，非惟无益，或至重伤。又南人针法，别有不可晓者。发瘴过经，已入里而将死者，刺病人阴茎而愈。窃意，其内通五脏，刺之或可去其内脏之热耳。然少壮者，尚可用此法。苟施与怯弱者，岂不危哉。按《黄帝内经》九针从南方来。《刺热论》曰：病虽未发，见赤色者刺，名曰治未病。然则南方挑草子之法不可废也。但南人未知辨赤色之道。士大夫不幸而染热瘴，亦只得求南人之针法以刺之。"[6]21

《岭外代答》卷四："夫南方盛热，而服丹砂，非以热益热也……问有南人热瘴，挑草子而愈者。南人热瘴发一二日，以针刺其上、下唇。其法，卷唇之里，刺其正中，以手捻去唇血。又以楮叶擦舌，又令病人并足而立，刺两足后腕横纹中青脉，血出如注。乃以青蒿和水服之，应手而愈，冷瘴与杂病，不可刺矣。"[7]153《仁存孙氏治病活法秘方·沙子类》："沙子病，江南旧无，今所在皆有之。其证如伤寒，头痛，呕恶，闷乱，须臾能杀人，今人多用麻绳擦颈及膊间，出紫点则愈。或用针刺膝后委中穴，出血则愈。"[8]319

《世医得效方·沙症》："又法，两足坠痛，亦名水沙。可于两脚曲腕内，两筋骨间刺出血，愈。名委中穴。"[9]36

《仙传外科秘方》："搅肠沙证，发即腹痛难忍，但阴沙腹痛而手足冷，看其身上红点，以灯草蘸油点火烧之；阳沙则腹痛而手足暖，以针刺其十指背近爪甲处一分半许，即动爪甲，而指背皮肉动处血出即安，仍先自两臂捋下其恶血，会聚指头出血为好。"[10]16

《医学正传》:“乾霍乱：忽然心腹痛疠，欲吐不吐，欲泻不泻是也，俗名疠肠痧即是……委中穴出血，或十指头出血，皆是良法。”[11]110

《医方集宜》:“疗搅肠沙……又方治以手蘸温水于病者膝腕及手腕内拍打，有紫黑点处用针刺其恶血即愈。”[12]74

《景岳全书》:“今西北人，凡病伤寒热入血分而不解者，悉刺两手、腘中出血，谓之打寒，盖寒随血去，亦即红汗之类也。故凡病受寒霍乱者，亦宜此法治之。”[13]255

《古今医鉴・青筋》:“夫青筋之症，原气逆而血不行，并恶血上攻于心也……自古以来，无人论此，但有患此疾者，无方可治。唯以砭针于两手曲池青筋上刺之，出紫血不胜其数……此青筋之病，北人多患之，南方有，即痧症也……虽然未有退血之法，又不得不刺，不刺则恶血攻心，须臾不救。”[14]64

《云林神彀・青筋》:“曲池在两手腕中，青筋头上，男左女右，用砭针打之去血，即服白虎丹，神效。”[15]166

《本草纲目》:“郭义恭《广志》云：沙虱在水中，色赤，大不过虮，入人皮中杀人。葛洪《抱朴子》云：沙虱，水陆皆有之。雨后及晨暮践沙，必着人，如毛发刺人，便入皮里，可以针挑取之，正赤如丹。不挑，入肉能杀人。凡遇有此虫处，行还，以火炙身，则虫随火去也。又《肘后方》云：山水间多沙虱，甚细，略不可见。人入水中，及阴雨日行草中，此虫多着人，钻入皮里，令人皮上如芒针刺，赤如黍豆。刺三日之后，寒热发疮。虫渐入骨，则杀人。岭南人初有此，以茅叶或竹叶挑刮去之，仍涂苦苣汁。已深者，针挑取虫子，正如疥虫也。愚按：溪毒、射工毒、沙虱毒，三者相近，俱似伤寒，故有挑沙、刮沙之法。”[16]1575

《痧胀玉衡・序》:“忆昔癸未秋，余在燕都，其时疫病大作。患者胸腹稍满，生白毛如羊，日死人数千，竟不知所名。有海昌明经李君见之，曰：‘此痧也。’挑之以针，血出，病随手愈。于是城中异而就医者，亦日以千计，皆得愈而去。顷之，症变而为嗽，嗽甚轻，不半日随毙。时李君已出都。有知者曰：‘此亦痧也。’用前法挑之，亦随愈焉。余时目击其事，归而与知医者言之，卒疑信交半，无何，则吾乡挑痧之法盛行矣。先是乡人有粪秽感痧，利用钱物蘸油而刮，及此多用挑。”[18]1

“痧症发蒙论”:“其治之大略，有三法焉：如痧在肌肤者，刮之而愈；痧在血肉者，放之而愈，此二者皆其痧之浅焉者也，虽重亦轻。若夫痧之深而重者，胀塞肠胃，壅阻经络，直攻乎少阴心君，非悬命于斯须，即将危于旦夕，扶之不起，呼之不应，即欲刮之放之，而痧胀之极，已难于刮放矣。呜呼，病濒于死，谁不伤心，痧症至此，信乎非药不能救醒，非药莫能回生。”[18]1

《痧证文献整理与刮痧现代研究》“痧症全书”:“治痧莫要于善用手法。”云：“一曰焠……一曰刮……一曰刺即放痧也……尝览古人遗言：东南卑湿之地利用砭，所谓针刺出血者，即用砭之道也。但放痧之人，俱用铁针，轻者一针即愈，重者数刺不痊。盖痧毒入深，一经铁器，恐不能解，惟以银针刺之，入肉无毒，又何惧痧患之至深乎。”[19]140

“痧症燃犀照”:“不外焠、刮、放三者而已……放痧者，即刺痧也。”[19]557

《伤寒大白》:“另有一起，即从少阳发寒热，或两肋或一肋刺痛，甚则痛极而死，此感时行燥热，伏积于中，又被风寒外束，郁于少阳，名肋刺伤寒。又名沙胀是也。若无汗恶寒，脉浮紧，先用羌活败毒散发散表邪，随用小柴胡汤加山栀、青皮、苏梗、木通，疏散少阳。若是燥热，加知母、石膏，则汗出邪散。不愈，刺委中三里，并刺十指出血，即名放沙法。”[20]199

《松峰说疫》:“针法有二，用针直入肉中曰刺。将针尖斜入皮肤向上一拨，随以手摄出恶血曰挑。”[21]54

卷三：“放痧法原作刺痧，今改作放字，兼挑与刺二字言之……法有直刺、斜挑之异，故以放字该之。”[21]178,179

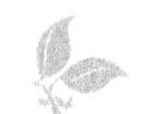

《医门棒喝·痧胀论》："即如痧证之名，起于后世，古方书名干霍乱……如邪闭营卫，按经穴刮之，气血流行，邪从毛孔而泄，肤现红点如沙子，后世痧证之名所由起也。上古治外邪，多用针砭，今之挑痧放痧，亦针砭之意耳。"[22]123

《痧症传信方》："其法用无根水造成阴阳水，加香油，打左右胳膊弯中及脑后筋间，并左右腿弯中，拍打出青紫泡，用针挑破，若见红线亦挑破即愈。"并解释该法是因为"痧毒入于经络，使人气血凝滞，轻轻拍打亦活动气血之一法也"[23]20。"舌下两旁，如有青紫泡，刺破亦可，但不可太深入……病后必有心虚诸症。"[23]21

《霍乱燃犀说》："霍乱，举世皆名为痧证也……西北人以杨柳枝蘸热水鞭其腹，谓之打寒痧。东南人以油碗，或油线，括其胸背手足内胻，谓之刮痧，以碗锋及扁针刺舌下指尖，及曲池委中出血，谓之搠痧。"[26]2

《刮痧疗法》："放痧一般有两种操作手法：即用三棱针直刺，刺入较深，手法较重，出血较多，多用于臂弯（曲泽穴）和腿弯（委中穴）等处，这些部位的静脉管比较粗，可以多出一点血；二为挑法，即用一般较粗的毫针（或用银质的圆利针），在穴位上挑刺，刺入较浅、手法较轻，出血也较少，多用于头面部（印堂和太阳等穴处）。"[27]10

《痧病杂谈》："刺法：痧毒深在血分则须用刺法。以针刺放出毒血，使邪从外泄，则痧自消失，症自缓解。刺法能治疗多种疾病，现又称'放血疗法'。"[28]1

《痧病诊疗手册》："挑痧疗法，即通过针刺病人体表的一定部位，于皮下挤出点滴淤血来治疗痧病的一种方法，也称'挑放痧疗法'或'刺络疗法'。"[30]8

《中医词释》："放痧法，又名刺痧法。用于治疗痧毒深入血肉之中的方法。即用消毒三棱针于肘弯曲池穴、腿弯委中穴，直刺或斜刺，放出紫黑色血，以泄出痧毒。其他部位也可放痧，如百会、太阳、印堂等，视病情而定。"[31]372

《中医大辞典》："放痧法，又名刺痧法。主治实热痧毒深入血肉中，有青筋、紫筋现于肘弯、腿弯者。用消毒三棱针于曲池、委中直刺或斜刺，放出紫黑血，使痧毒有所泄，然后根据痧症用药。若未现痧筋者，可用手蘸水拍之即现。余如手足十指尖或指背两旁近甲处，以及百会、太阳、印堂、舌下两旁、喉中两旁、双乳，均为放痧部位，可视病情轻重，酌量采用（《痧胀玉衡》）。"[32]1106

《简明中医辞典》："放痧法，又名刺痧法。治疗实热痧毒深入血肉之中的方法。一般有青筋、紫筋现于肘弯、腿弯。用消毒三棱针于肘弯曲池穴、腿弯委中穴直刺或斜刺，放出紫黑血，泄出痧毒。若未见痧筋者，可用手蘸水拍之，即现。余如手足十指（趾）尖或指背两旁近甲处，以及百会、太阳、印堂、舌下两旁、喉中两旁、双乳，均为放痧部位，可视病情轻重，酌情采用（《痧胀玉衡》）。"[33]651

《中医辞海》："挑痧法，中医治法。是施术者用针刺病人体表的一定部位，以治疗疾病的方法。也称'挑放痧疗法'或'刺络疗法'。现代医学认为，它具有促进新陈代谢，使汗腺充分得到开泄，解除血液循环障碍，消除头部充血现象，达到调整身体机能，流通气血和抗暑邪的作用。本法主要用于治疗暗痧、宿痧、郁痧、闷痧等病症。"[34]739

《针灸技术操作规范·刮痧》："挑痧法，又称放痧法。刮痧后，皮肤上出现明显凸起的瘀斑、痧疱或青紫肿块，用酒精棉球消毒后，用三棱针或一次性采血针头紧贴皮肤平刺，放出瘀血少许，使瘀血、邪毒得泻。术后用碘伏消毒，并用胶布或创可贴加压固定。此法宜用于腘窝、太阳穴等处的浅表静脉扩张之瘀血，也可用于中暑、急性腰扭伤、下肢静脉曲张等病症。三棱针的操作规范应符合 GB/T 21709.4 的要求。"[35]10

[1] 赵京生. 针灸关键概念术语考论[M]. 北京：人民卫

生出版社,2012：329.
[2] 黄龙祥.中国针灸刺灸法通鉴[M].青岛：青岛出版社,2004：127.
[3] [晋]葛洪.抱朴子[M].上海：上海古籍出版社,1990：134.
[4] [宋]叶大廉.叶氏录验方[M].唱春莲,金秀梅点校.上海：上海科学技术出版社,2003：37.
[5] 马继兴.针灸学通史[M].长沙：湖南科学技术出版社,2011：481,654.
[6] [元]释继洪.岭南卫生方[M].[宋]李璆.[宋]张致远原辑.张效霞校注.北京：中医古籍出版社,2012：9,21.
[7] [宋]周去非.岭外代答[M].北京：中华书局,1985：40.
[8] 曹洪欣.珍版海外回归中医古籍丛书[M].北京：人民卫生出版社,2008：319.
[9] [元]危亦林.世医得效方[M].王育学点校.北京：中国中医药出版社,1996：36.
[10] [元]杨清叟.仙传外科秘方[M].上海：上海涵芬楼,1935：16.
[11] [明]虞抟.医学正传[M].北京：人民卫生出版社,1965：110.
[12] [明]丁凤.医方集宜[M].上海：上海科学技术出版社,1988：74.
[13] [明]张景岳.景岳全书[M].夏之秋,等校注.北京：中国中医药出版社,1994：255.
[14] [明]龚信.古今医鉴[M].达美君,等校注.北京：中国中医药出版社,1997：64.
[15] 龚延贤.龚廷贤医学全书[M]//李世华,王育学,薛军,等.明清名医全书大成.北京：中国中医药出版社,2015：166.
[16] [明]李时珍.本草纲目[M].刘衡如,刘山永校注.北京：华夏出版社,1998：1575.
[17] 黄伟.刺络放血疗法的源流与发展[J].中国民间疗法,2008(9)：3,4.
[18] [清]郭志邃.痧胀玉衡[M].北京：人民卫生出版社,1995：1,7,8,85.
[19] 杨金生,王莹莹.痧证文献整理与刮痧现代研究[M].北京：中国医药科技出版社,2015：137,140,557.
[20] [清]秦之桢.伤寒大白[M].北京：人民卫生出版社,1982：199.
[21] [清]刘奎.松峰说疫[M].张灿玾,等校注.北京：人民卫生出版社,1987：54,178,179.
[22] [清]章楠.医门棒喝[M].李玉清,等校注.北京：中国医药科技出版社,2011：123.
[23] [清]寇兰皋.痧症传信方[M].刻本.1831：20,21.
[24] [清]鲍相璈.验方新编[M].石印本.上海鸿宝斋书局,1911：16.
[25] [清]胡凤昌.痧症度针：卷上[M].刻本.赵宝墨斋,1873：25.
[26] [清]许起.霍乱燃犀说[M]//裘吉生.珍本医书集成：七、上海：上海科学技术出版社,1986：2.
[27] 江静波.刮痧疗法[M].北京：人民卫生出版社,1960：1,10.
[28] 肖畏皇.痧病杂谈[M].长沙：湖南科学技术出版社,1981：16.
[29] 黄贤忠.痧病民间疗法[M].南宁：广西人民出版社,1982：13,17.
[30] 黄镇才,黄贤忠.痧病诊疗手册[M].南宁：广西民族出版社,1990：8.
[31] 徐元贞,曹健生,赵法新,等.中医词释[M].郑州：河南科学技术出版社,1983：372.
[32] 李经纬,余瀛鳌,欧永欣,等.中医大辞典[M].北京：人民卫生出版社,1995：1106.
[33] 李经纬,区永欣,余瀛鳌,等.简明中医辞典[M].北京：中国中医药出版社,2001：651.
[34] 袁钟,图娅,彭泽邦,等.中医辞海：中册[M].北京：中国医药科技出版社,1999：549,739.
[35] 中华人民共和国国家质量监督检验检疫总局,中国国家标准化管理委员会.针灸技术操作规范第22部分：刮痧[M].北京：中国标准出版社,2014：10.

（王莹莹　杨　莉　杨金生）

2·083

放血疗法

fàng xiě liáo fǎ

一、规范名

【汉文名】放血疗法。

【英文名】blood letting therapy。

【注释】用针具或刀具刺破或划破人体特定腧穴或一定部位，放出少量血液，以治疗高热、神昏、中暑、感冒、各种疼痛、风眩、急惊风、中毒、毒蛇咬伤等病证的方法。

二、定名依据

“放血疗法”一词见于现代，虽此前尚有“启脉”“刺血络”“刺络脉”“出血”“巨刺”“刺出血”“刺血”“放血”“放血法”等词，但是概念并不完全相同。

现代，一些相关著作，如国标《中医临床诊疗术语·治法部分》《中医药学名词》《中国中医药主题词表》等均采用“放血疗法”一词。也有使用“刺血疗法”的，如《中医大词典》《中医辞海》。“放血疗法”作为规范名，已普遍认同，符合中医药名词定名的约定俗成原则。“放血疗法”与“刺血疗法”含义相同，“放血疗法”更能准确表达这一治法的内涵，所以选择“放血疗法”作为这一治法的正名，符合术语定名的科学性原则。

全国科学技术名词审定委员会审定公布的《中医药学名词》已以“放血疗法”作为规范名。所以“放血疗法”作为规范名也符合术语定名的协调一致原则。

全国科学技术名词审定委员会审定公布的相关中医治法名词均是“某某疗法”，因此将“放血疗法”作为本治法的规范名，符合术语定名的系统性原则。

三、同义词

【曾称】“启脉”（《五十二病方》）；“刺血络”（《灵枢经》）；“刺络脉”（《素问》）；“出血”（《灵枢》）；“刺出血”（《太平圣惠方》）；“刺血”（《证治准绳》）；“刺血疗法”（《中医大辞典》）；“放血”（《普济方》）；“放血法”（《杂病源流犀烛》）。

四、源流考释

“放血疗法”的相关记载最早见于长沙马王堆汉墓出土的帛书《五十二病方》，在“脉法篇”指出：“用砭启脉必如式，痈肿有脓。”[1]21 这是对放血疗法最早的文字记载，“启脉”是放血疗法的古称。

《内经》系统的记载了放血疗法的理论，对放血疗法的名称、针具、刺法等都有全面的论述，从而使放血疗法发展到新的阶段。

《内经》将放血疗法称为“刺血络”“刺络脉”“出血”，如《灵枢经·血络论》记载：“黄帝曰：刺血络而仆者，何也？血出而射者，何也？血出黑而浊者，何也？”[2]85《黄帝内经素问·四十刺逆从论》：“帝曰：逆四时而生乱气奈何？岐伯曰：春刺络脉，血气外溢，令人少气。”[3]125《灵枢经·九针论》中记载：“四曰锋针……长一寸六分，主痈热出血。”[2]159《灵枢经·热病》：“癃，取之阴跷及三毛上及血络出血。”[2]65 同时《内经》还记载了四种放血的刺法，在《灵枢经·官针》中记载了“络刺”“赞刺”“豹文刺”。分别有：“络刺者，刺小络之血脉也。”[2]23“赞刺者，直入直出，数发针而浅之出血，是谓治痈肿也。”[2]23“豹文刺者，左右前后针之，中脉为故，以取经络之血者，此心之应也。”[2]24 在《黄帝内经素问·缪刺论》中记载“巨刺法”，“巨刺之，必中其经，非络脉也”。[3]121

唐代孙思邈《备急千金要方》是集唐代以前医方之大成的著作，沿用“出血”一词。例如《备急千金要方》卷第三十：“凡喉痹，胁中暴逆，先取冲脉，后取三里、云门各泻之。又刺小指端，出血立已。”[4]526《备急千金要方》卷三十：“咳喘，曲泽出血立已。”[4]532 王焘的《外台秘要》中有“刺郄中出血”“刺血出”的描述，均是放血疗法的应用。如《外台秘要·五脏及胃疟方》：“凡疟先发食顷乃可以疗之，过之则失时，足太阳之疟，令人腰痛头重寒从背起，先寒后热，熇熇然热止汗出，难已，刺郄中出血。”[5]153《外台秘要·代指方》：“小便和盐作泥厚裹之，数易瘥，镵针刺血出最妙。”[5]799

宋代，官方编纂的方书使用“令血出”“刺出血”等词来表示放血。例如宋代王怀隐《太平圣惠方》卷九十九：“手太阴脉之所出为井也。针入一分。主不能食，腹中气满，吃食无味。留三呼，泻五吸。宜针不宜灸。以三棱针刺之，令血出，胜气针。所以胜气针者，此脉胀腮之候，腮中有气。人不能食，故刺出血。以宣诸脏腠也，慎冷热食。”[6]2207 宋代赵佶《圣济总录·砭石》：“以至疔肿、痈疡、丹毒、瘭疽、代指、痛病、气痛、流肿之类，皆须出血者，急以石砭之。大抵砭石之用，其法必泻。”[7]119

金元时期，医学门户分立，新学肇兴，这对放血疗法的发展起到积极的推动作用。在临床上应用放血疗法治病，最有成就的医家首推张从正。在其著作《儒门事亲》一书中使用“刺出血”一词指放血疗法。例如《儒门事亲》卷四：“夫雷头懒干，乃俗之谬名也。此疾是胸中有寒痰，多沐之致然也。可以茶调散吐之；吐讫冷痰三二升；次用神芎丸，下三五行；然后服愈风饼子则愈矣。雷头者，是头上赤、肿核，或如生姜片、酸枣之状，可用铧针刺而出血，永除根本也。”[8]99《儒门事亲》卷五：“夫小儿有赤瘤丹肿，先用牛黄通膈丸泻之；后用阳起石扫敷，则丹毒自散。如未散，则可用铧针砭刺出血而愈矣。”[8]118 金元时期其他医家亦使用“出血”一词代指放血疗法。金代刘完素《素问病机气宜保命集·药略》中记载：“大烦热。昼夜不息。刺十指间出血。谓之八关大刺。目疾睛痛欲出。亦大刺八关。百节疼痛。实无所知。三棱针刺绝骨出血。”[9]141 其中“八关大刺”是放血疗法的一种针法。金代李东垣《脾胃论·黄芪人参汤》中记载：“三里、气街，以三棱针出血；若汗不减不止者，于三里穴下三寸上廉穴出血。”[10]40 元代朱丹溪《丹溪心法·疠风六十四》记载：“如虫黑色，乃是多年，赤色是为方近。三四日又进一服，真候无虫则绝根矣。后用通圣散调理，可用三棱针刺委中出血。终身不得食牛马驴骡等肉，大忌房事，犯者必不救。”[11]172《金匮钩玄·癞》记载：“治法：在上者醉仙散，在下者通天再造散。后用通神散，及三棱针于委中出血。但不能忌口、绝房者，不治之也。”[12]430 元代危亦林《世医得效方》卷二：“于十指近甲梢针出血，及看两舌下，有紫肿红筋，亦须针去血，效。”[13]79

“放血”一词在明初朱橚的方书《普济方·诸风杂治》中首次出现：“十日后仍用白薄瓷碗打针。先于面上放血，次入膊上，后放腿脚上血。如遇天道晴明，五六日间如此放血一次。量病轻重，不可放血太多。若妇人患病，放血多不妨。”[14]616“放血”一词在《普济方》中的含义，和放血疗法的含义基本相同。明代王肯堂《证治准绳》中使用“刺血”和“出血”代指放血疗法。例如《证治准绳·杂病》中记载：“若乳蛾甚而不散，上以小刀就蛾上刺血，用马牙硝吹点咽喉，以退火邪。服射干、青黛、甘、桔、栀、芩、矾石、恶实、大黄之类，随其攸利为方，以散上焦之热。外所敷药，如生地龙、韭根、伏龙肝之类皆可用。”[15]316 在《证治准绳·杂病》中还记载：“中血脉，外有六经之形症，则以小续命汤加减，及疏风汤治之。太阳经中风，无汗恶寒，于续命汤中加麻黄、防风、杏仁一倍，针太阳经至阴出血。”[15]10 在《证治准绳·伤寒》中记载：“咽痛有疮，黄柏、细辛末吹之。凡伤寒腮颊红肿并咽喉肿痛者，刺少商委中出血少。商穴在手大指端内侧去爪甲角如韭叶，以三棱针刺血出愈。”[15]893 在《证治准绳·疡科》记载：“凡疔疮必有红丝路，急用针于红丝所至之处出血，及刺疔头四畔出血。若针之不痛，或无血者，以针烧红频烙患处，以痛为度。”[15]1182 放血疗法在明清时期的外科领域得到了广泛的应用。明代陈实功《外科正宗》记载了“刺血”和“出血”。在《外科正宗·治病则例歌》中“结毒与顽疮，紫金膏可设；风疮彻骨痒，雄黄散效绝。疔疮先刺血，内毒宜汗泄；禁灸不禁针，怕绵（绵者，毒陷也）不怕铁（铁者，入针坚硬有声）。又有失荣肿，坚硬如岩凸；强阴失道症，形状要分别”[16]23。在《外科正宗·疔疮论》中记载：“以上五疔，相应五脏。又红丝疔起于手掌节间，初起形似小疮，渐发红丝上攻手膊，令人多作寒热，甚则恶心呕吐；迟者红丝至心，常能坏人。用针于红丝尽处

挑断出血，寻至初起疮上挑破，俱用蟾酥条插入，膏盖，内服汗药散之自愈。凡治此症，贵在乎早。”[16]86

清代沈金鳌《杂病源流犀烛·痧胀源流》中使用“放血法”一词：“或感于半表里，人自不知，则入于里，故欲吐不吐，欲泻不泻。痧毒冲心，则心胸大痛。痧毒攻腹，则盘肠吊痛。用放血法自愈，不愈，以药治之(宜十四号丰象方、十九号大畜方)。”[17]380 清代放血疗法在温热病的治疗中被广泛使用。大部分医家都使用“刺血”一词。例如清代郭士遂《痧胀玉衡·伤寒兼痧》：“服必胜汤三头服，稍觉身松，未愈。次日指上痧筋复现，刺血九针，服药未愈。俟至夜，右腿弯复现青筋二条，刺出毒血，服圆红散，乃少安。”[18]691 清代王孟英《随息居重订霍乱论·熨灸》：“若四肢虽冷而苦渴苔腻，腹痛虽甚而睛赤唇红，或烦躁喜凉者，乃热郁气闭之证。急宜刺血，切忌火攻。”[19]150 清代赵学敏《串雅外编·急痧将死》：“将口撑开，看其舌处，有黑筋三股，男左女右，刺出紫血一点，即愈。刺血忌用针，须用竹箸，嵌碎瓷碗尖为妙，中间一筋，切不可刺。”[20]148 也有医家使用“出血”一词。例如清代郑梅涧《重楼玉钥·重腭风》中：“内消为贵，如不得消，直肿到牙床边者可用破皮刀轻切出血。若上腭中间乃七孔相连之处，万勿误用刀。宜吹冰硼散，服紫地汤。”[21]14

近代张锡纯《医学衷中参西录》中使用“放血”和“出血”代指放血疗法。《医学衷中参西录·温病兼喉痧痰喘》：“病现喘逆及咽喉肿疼，其肿痛偏左者，正当肝火上升之路也。拟治以麻杏甘石汤，兼加镇冲降胃纳气利痰之品以辅之，又宜兼用针刺放血以救目前之急。”[22]589《医学衷中参西录·温疹兼喉痧》中：“愚曰：此为极危险之病，非刺患处出血不可。遂用圭式小刀，于喉左右红肿之处，各刺一长口放出紫血若干，遽觉呼吸顺利。”[22]588

现代有关著作大多在“放血法”一词基础上，使用“放血疗法”一词。“放血疗法”一词见于《中医护病学》[23]144。之后的中医名词术语类著作多引用“放血疗法”一词，如《中医药主题词表》[24]222《中医药学名词》[25]129《中医临床诊疗术语·治法部分》[26]53。《中医大辞典》[27]1008《中医辞海》[28]549 以“刺血疗法”作为正名，《中医大辞典》把“放血疗法”作为又称。

总之，“启脉”是放血疗法最早的文献记载；《内经》中“刺络脉”“刺血络”即是指的放血疗法；晋唐至宋金元时期的医学著作多采用“出血”“刺血”等词代指放血疗法；明代，“放血”一词出现在《普济方》；清代，“放血法”一词出现在《杂病源流犀烛》；“放血疗法”一词出现在《中医护病学》；现代多数中医名词术语著作均使用“放血疗法”一词。

五、文献辑录

《五十二病方·脉法》：“用砭启脉必如式，痈肿有脓。”[1]21

《黄帝内经灵枢经·官针》：“络刺者，刺小络之血脉也。”[2]23“赞刺者，直入直出，数发针而浅之出血，是谓治痈肿也。”[2]23“豹文刺者，左右前后针之，中脉为故，以取经络之血者，此心之应也。”[2]24

“热病”：“癃，取之阴跷及三毛上及血络出血。”[2]65

“血络论”：“黄帝曰：刺血络而仆者，何也？血出而射者，何也？血出黑而浊者，何也？”[2]85

“九针论”：“四曰锋针……长一寸六分，主痈热出血。”[2]159

《黄帝内经素问·缪刺论》：“巨刺之，必中其经，非络脉也。”[3]121

“四时刺逆从论”：“帝曰：逆四时而生乱气奈何？岐伯曰：春刺络脉，血气外溢，令人少气。”[3]125

《备急千金要方》卷三十：“凡喉痹，胁中暴逆，先取冲脉，后取三里、云门各泻之。又刺小指端，出血立已。”[4]526“咳喘，曲泽出血立已。”[4]532

《外台秘要·五脏及胃疟方》："凡疟先发食顷乃可以疗之，过之则失时，足太阳之疟，令人腰痛头重寒从背起，先寒后热，熇熇然热止汗出，难已，刺郄中出血。"[5]153

"代指方"："小便和盐作泥厚裹之，数易瘥，镵针刺血出最妙。"[5]799

《太平圣惠方》卷九十九："手太阴脉之所出为井也。针入一分。主不能食，腹中气满，吃食无味。留三呼，泻五吸。宜针不宜灸。以三棱针刺之，令血出，胜气针。所以胜气针者，此脉胀腮之候，腮中有气。人不能食，故刺出血。以宣诸脏腠也，慎冷热食。"[6]2207

《圣济总录·砭石》："以至疗肿、痈疡、丹毒、瘭疽、代指、痛病、气痛、流肿之类，皆须出血者，急以石砭之。大抵砭石之用，其法必泻。"[7]119

《素问病机气宜保命集·药略》："大烦热，昼夜不息，刺十指间出血，谓之八关大刺。目疾睛痛欲出，亦大刺八关。百节疼痛，实无所知，三棱针刺绝骨出血。"[9]141

《儒门事亲》卷四："夫雷头懒于，乃俗之谬名也。此疾是胸中有寒痰，多沐之致然也。可以茶调散吐之；吐讫冷痰三二升；次用神芎丸，下三五行；然后服愈风饼子则愈矣。雷头者，是头上赤、肿核，或如生姜片、酸枣之状，可用铍针刺而出血，永除根本也。"[8]99

卷五："夫小儿有赤瘤丹肿，先用牛黄通膈丸泻之；后用阳起石扫敷，则丹毒自散。如未散，则可用铍针砭刺出血而愈矣。"[8]118

《脾胃论·黄芪人参汤》："三里、气街，以三棱针出血；若汗不减不止者，于三里穴下三寸上廉穴出血。"[10]40

《世医得效方》卷二："于十指近甲梢针出血，及看两舌下，有紫肿红筋，亦须针去血，效。"[13]79

《丹溪心法·疠风六十四》："如虫黑色，乃是多年，赤色是为方近。三四日又进一服，真候无虫则绝根矣。后用通圣散调理，可用三棱针刺委中出血。终身不得食牛马驴骡等肉，大忌房事，犯者必不救。"[11]172

《金匮钩玄·癞》："治法：在上者醉仙散，在下者通天再造散。后用通神散，及三棱针于委中出血。但不能忌口、绝房者，不治之也。"[12]430

《普济方·诸风杂治》："十日后仍用白薄瓷碗打针，先于面上放血，次入膊上，后放腿脚上血。如遇天道晴明，五六日间如此放血一次。量病轻重，不可放血太多。若妇人患病，放血多不妨。"[14]616

《证治准绳·杂病》："中血脉，外有六经之形症，则以小续命汤加减，及疏风汤治之。太阳经中风，无汗恶寒，于续命汤中加麻黄、防风、杏仁一倍，针太阳经至阴出血。"[15]10"若乳蛾甚而不散，上以小刀就蛾上刺血，用马牙硝吹点咽喉，以退火邪。服射干、青黛、甘、桔、栀、芩、矾石、恶实、大黄之类，随其攸利为方，以散上焦之热。外所敷药，如生地龙、韭根、伏龙肝之类皆可用。"[15]316

"伤寒"："咽痛有疮，黄柏、细辛末吹之。凡伤寒腮颊红肿并咽喉肿痛者，刺少商委中出血少。商穴在手大指端内侧去爪甲角如韭叶，以三棱针刺血出愈。"[15]893

"疡科"："凡疔疮必有红丝路，急用针于红丝所至之处出血，及刺疔头四畔出血。若针之不痛，或无血者，以针烧红频烙患处，以痛为度。"[15]1182

《外科正宗·治病则例歌》："结毒与顽疮，紫金膏可设；风疮彻骨痒，雄黄散效绝。疔疮先刺血，内毒宜汗泄；禁灸不禁针，怕绵（绵者，毒陷也）不怕铁（铁者，入针坚硬有声）。又有失荣肿，坚硬如岩凸；强阴失道症，形状要分别。"[16]23

"疔疮论"："以上五疔，相应五脏。又红丝疔起于手掌节间，初起形似小疮，渐发红丝上攻手膊，令人多作寒热，甚则恶心呕吐；迟者红丝至心，常能坏人。用针于红丝尽处挑断出血，寻至初起疮上挑破，俱用蟾酥条插入，膏盖，内服汗药散之自愈。凡治此症，贵在乎早。"[16]86

《痧胀玉衡·伤寒兼痧》："服必胜汤三头

服，稍觉身松，未愈。次日指上痧筋复现，刺血九针，服药未愈。俟至夜，右腿弯复现青筋二条，刺出毒血，服圆红散，乃少安。”[18]691

《杂病源流犀烛·痧胀源流》：“或感于半表里，人自不知，则入于里，故欲吐不吐，欲泻不泻。痧毒冲心，则心胸大痛。痧毒攻腹，则盘肠吊痛。用放血法自愈，不愈，以药治之（宜十四号丰象方、十九号大畜方）。”[17]380

《串雅外编·急痧将死》：“将口撑开，看其舌处，有黑筋三股，男左女右，刺出紫血一点，即愈。刺血忌用针，须用竹箸，嵌碎瓷碗尖为妙，中间一筋，切不可刺。”[20]148

《重楼玉钥·重腭风》：“内消为贵，如不得消，直肿到牙床边者可用破皮刀轻切出血。若上腭中间乃七孔相连之处，万勿误用刀。宜吹冰硼散，服紫地汤。”[21]14

《随息居重订霍乱论·熨灸》：“若四肢虽冷而苦渴苔腻，腹痛虽甚而睛赤唇红，或烦躁喜凉者，乃热郁气闭之证。急宜刺血，切忌火攻。”[19]150

《医学衷中参西录·温疹兼喉痧》：“愚曰：此为极危险之病，非刺患处出血不可。遂用圭式小刀，于喉左右红肿之处，各刺一长口放出紫血若干，遽觉呼吸顺利。”[22]588

“温病兼喉痧痰喘”：“病现喘逆及咽喉肿疼，其肿痛偏左者，正当肝火上升之路也。拟治以麻杏甘石汤，兼加镇冲降胃纳气利痰之品以辅之，又宜兼用针刺放血以救目前之急。”[22]589

《中医护病学》：“砭法为近代放血疗法的滥觞，在内经里有相当多的记载，如果能准确应用，可收到良好效果，而补充其他疗法的不足。”[23]144

《中医药主题词表》：“放血疗法属针刺疗法。用针具或刀具刺破或划破人体特定的穴位或一定的部位，放出少量血液，适用于高热、神昏、中暑、感冒、各种疼痛、风眩、急惊风、中毒、毒蛇咬伤等病症的外治疗法。”[24]222

《中医药学名词》：“放血疗法，用针具或刀具刺破或划破人体特定穴位或一定部位，放出少量血液，以治疗高热、神昏、中暑、感冒、各种疼痛、风眩、急惊风、中毒、毒蛇咬伤等病证的方法。”[25]129

《中医临床诊疗术语·治法部分》：“放血疗法，（针刺）放血疗法，用针具或刀具刺破或划破人体特定穴位或一定部位，放出少量血液，适用于高热、神昏、中暑、感冒、各种疼痛、风眩、急惊风、中毒、毒蛇咬伤等病症的一种外治疗法。”[26]53

《中医大辞典》：“刺血疗法，又称刺络疗法、放血疗法。是指用三棱针或皮肤针或小眉刀等针具刺破浅表小静脉放出少量血液以治疗疾病的方法。临床操作时，根据病情需要，选用三棱针点刺，或皮肤针扣刺、滚刺，或小眉刀挑刺放出少量血液。施术时，要注意严密消毒，着力适宜，并避开动脉，以免发生感染或出血过多。对体虚、孕妇及有出血倾向者慎用。适用于中暑，头痛，扁桃体炎，神经性皮炎及疔疮等疾患。”[27]1008

《中医辞海》：“刺血疗法……别名针刺疗法，它是用三棱针、小眉刀、皮肤针等器具刺络病人身体一些浅表血管，放出少量血液以治疗疾病的一种方法。此法源于《内经》，古代称为刺血络，如九针中的锋针就用在泻热出血。”[28]385

[1] 未著撰人．五十二病方[M]．马王堆汉墓帛书整理小组．北京：文物出版社，1979：21．

[2] 未著撰人．灵枢经[M]．北京：人民卫生出版社，2005：23，24，65，85，159．

[3] 未著撰人．黄帝内经素问[M]．北京：人民卫生出版社，2005：121，125．

[4] [唐] 孙思邈．备急千金要方[M]．北京：人民卫生出版社，1982：526，532．

[5] [唐] 王焘．外台秘要[M]．北京：人民卫生出版社，1955：153，799．

[6] [宋] 王怀隐．太平圣惠方[M]．郑金生，汪惟刚，董志珍校点．北京：人民卫生出版社，2016：2207．

[7] [宋] 赵佶．圣济总录：下[M]．郑金生，汪惟刚，犬卷太一校点．北京：人民卫生出版社，2013：119．

[8] [金]张从正.儒门事亲[M].北京：中国医药科技出版社，2011：99，118.

[9] [金]刘完素.素问病机气宜保命集[M].北京：人民卫生出版社，2010：141.

[10] [金]李杲.脾胃论[M].北京：人民卫生出版社，2013：40.

[11] [元]朱丹溪.丹溪心法[M]//田思胜.朱丹溪医学全书.北京：中国中医药出版社，2011：172.

[12] [元]朱丹溪.金匮钩玄[M]//田思胜.朱丹溪医学全书.北京：中国中医药出版社，2011：430.

[13] [元]危亦林.世医得效方[M].北京：中国中医药出版社，2009：79.

[14] [明]朱橚.普济方：第三册[M].北京：人民卫生出版社，1982：616.

[15] [明]王肯堂.证治准绳[M]//王肯堂医学全书.北京：中国中医药出版社，1999：10，316，893，1182.

[16] [明]陈实功.外科正宗[M].北京：人民卫生出版社，2009：23，86.

[17] [清]沈金鳌.杂病源流犀烛[M]//田思胜.沈金鳌医学全书.北京：人民卫生出版社，1999：380.

[18] [清]郭士邃.痧胀玉衡[M]//《续修四库全书》编委会.续修四库全书：第1003册.上海：上海古籍出版社，1996：691.

[19] [清]王孟英.随息居重订霍乱论[M]//盛增秀.王孟英医学全书.北京：中国中医药出版社，1999：150.

[20] [清]赵学敏.串雅内外编[M].北京：人民卫生出版社，2011：148.

[21] [清]郑梅涧.重楼玉钥[M].北京：人民卫生出版社，2010：14.

[22] 张锡纯.医学衷中参西录[M].北京：中国医药科技出版社，2011：588，589.

[23] 南京中医学院附属医院.中医护病学[M].南京：江苏人民出版社，1958：144.

[24] 吴兰成.中国中医药主题词表[M].北京：中医古籍出版社，2008：222.

[25] 中医药学名词审定委员会.中医药学名词[M].北京：科学出版社，2005：129.

[26] 国家技术监督局.中医临床诊疗术语：治法部分[M].北京：中国标准出版社，1997：53.

[27] 李经纬，余瀛鳌，蔡景峰，等.中医大辞典[M].北京：人民卫生出版社，2011：1008.

[28] 袁钟，图娅，彭泽邦，等.中医辞海：中册[M].北京：中国医药科技出版社，1999：549.

（郭凤鹏）

2·084

治则

zhì zé

一、规范名

【中文名】治则。

【英文名】principle of treatment。

【注释】对临床的具体立法、处方、用药等具有普遍的指导意义，在治疗疾病时必须遵循的基本原则。

二、定名依据

"治则"作为治法名词，最早见于金代医家成无己的著作《注解伤寒论》。虽然正名出现之前或之后，尚有"治之大则""至治""治之大体"（《内经》）、"治病之则"（《景岳全书》）、"治法准则"（《灵素节注类编》）、"治要"（《素问悬解》），且概念与本词基本相同，但本词与四字名词"治之大则""治之大体""治病之则""治法准则"等相比简洁明了，符合名词定名原则的简明性原则，而两个字的名词"至治"和"治要"，后世较少使用。

自金代成无己在《注解伤寒论》中使用"治则"一词以后，宋金元时期的著作《保幼大全》《素问病机气宜保命集》，明代著作《针方六集》《类经》《内经知要》，清代的著作《顾松原医镜》《冯氏锦囊秘录》《医述》也使用"治则"一词。这些著作均为历代重要著作，对后世有较大影响。所以使用"治则"作为规范名便于达成共识，符合术语定名的约定俗成原则。

现代相关著作，如普通高等教育中医药类

规划教材《中医基础理论》(孙广仁)、《中医学基础》(张登本)、《中医学概论》(樊巧玲)、《中医证候诊断治疗学》(程绍恩)和辞书类著作《中医大辞典》《中国医学百科全书·中医学》《中国中医药学术语集成·治则治法与针灸学》均使用"治则"作为规范名词。已经广泛应用于中医药学文献的标引和检索的《中国中医药学主题词表》也以"治则"作为主题词。说明"治则"作为中医药学规范名词已经成为共识。

国标《中医基础理论术语》使用"治则"作为正名。我国2005年出版的由全国科学技术名词审定委员会审定公布的《中医药学名词》亦使用"治则"一词作为规范名词。所以"治则"作为规范名符合术语定名的协调一致原则。

三、同义词

【曾称】"治之大则""至治""治之大体"(《内经》);"治法准则"(《灵素节注类编》);"治病之则"(《景岳全书》);"治要"(《素问悬解》)。

四、源流考释

"治则"的有关记载始见于《内经》中,其中《黄帝内经素问·移精变气论》记载:"黄帝曰:愿闻要道。岐伯曰:治之要极,无失脉色,用之不惑,治之大则。逆从倒行,标本不得,亡神失国。去故就新,乃得真人。"[1]26 这是术语"治则"相关名称"治之大则"的最早记载。除此之外,《内经》中还有术语"治则"的相关名称"治之大体""至治"等,例如:《黄帝内经素问·异法方宜论》曰:"故圣人杂合以治,各得其所宜,故治所以异而病皆愈者,得病之情,知治之大体也。"[1]25《黄帝内经素问·六元正纪大论》记载:"天气反时,则可依时,及胜其主则可犯,以平为期,而不可过,是谓邪气反胜者。故曰:无失天信,无逆气宜,无翼其胜,无赞其复,是谓至治。"[1]165《灵枢经·百病始生》叙述:"黄帝曰:善。治之奈何?岐伯答曰:察其所痛,以知其应,有余不足,当补则补,当泻则泻,毋逆天时,是谓至治。"[2]132 这里的"治之大体"和"至治"同"治则"的概念基本相同。

宋金元时期,金代成无己《注解伤寒论》首先使用"治则"一词:"咳者,加五味子、干姜各五分。并主下痢。(肺寒气逆则咳,五味子之酸,收逆气。干姜之辛,散肺寒。并主下痢者,肺与大肠为表里。上咳下痢,治则颇同。)"[3]125 南宋《保幼大全》卷四亦使用"治则"一词:"脾脏为兼见之证。此潮热发搐,治则惟泻心肝者,盖二脏俱实。为病之源故也。其肺脏有虚实之证,见虚则补,见实则泻。况发搐是心火旺所作,而肺金实证亦罕。"[4]92 金代刘完素也使用"治则"一词。例如《素问病机气宜保命集》卷中记载:"此真所谓膏粱之疾,非肝肾经虚。何以明之?经所谓三阳三阴发病,为偏枯痿易,四肢不举。王注曰:三阴不足以发偏枯,三阳有余则为痿易。易谓变易,常用而痿弱无力也。其治则泻。令气弱阳衰土平而愈。或三化汤调胃承气汤。选而用之。"[5]132 以上的"治则"均即是指治疗疾病应该遵守的原则。

明代是中医药理论获得巨大发展的时期。明代吴昆在《针方六集》卷三"尊经集"中使用"治则"一词:"药家热者寒之,寒者热之,实者泻之,虚者补之,陷下者升之。针家热则疾之,寒则留之,实则迎之,虚则随之,陷下则灸之。针药异途,治则同也。"[6]137 明代张介宾在《类经》二十五卷也使用"治则"一词:"岐伯曰:西北之气,散而寒之,东南之气,收而温之,所谓同病异治也(西北气寒,气固于外,则热郁于内,故宜散其外寒,清其内热。东南气热,气泄于外,则寒生于中,故宜收其外泄,温其中寒。此其为病则同,而治则有异也)。"[7]802 明代李中梓在其著作《内经知要》中有"治则"专篇,使用"治则"一词:"治则……愚按论治之则,载由经籍,圆通之用,妙出吾心,如必按图索骥,则后先易辙,未有不出者矣。子舆氏曰:梓匠轮舆,能与人以规矩,不能使人巧。故夫揆度阴阳,奇恒五中,决以明堂,审于终始,其亦巧于规矩者乎。"[8]63 此处"治则”和术语“治则”概念相同。此外，明代医家张景岳在其著作《景岳全书》中还使用“治病之则”一词：“治病之则，当知邪正，当权重轻。凡治实者，譬如耘禾。禾中生稗，禾之贼也，有一去一，有二去二，耘之善者也。若有一去二，伤一禾矣；有二去四，伤二禾矣；若识禾不的，俱认为稗，而计图尽之，则无禾矣。此用攻之法，贵乎察得其真，不可过也。”[9]13 这里的“治病之则”和“治则”概念亦相同。

清代有的医家在治则方面做了一些研究。清代医家顾靖远在其著作《顾松原医镜》中有“乐集治则”一篇：“治则……谨守病机〔谨守者防其变动也，病而曰机者，状其所因之不齐，而治之不可不圆活也〕，各司其属。〔属者有五脏六腑之异，有七情六气之异，各审其属，而司其治。〕”[10]113 此处的“治则”和术语“治则”的概念相同。同时代使用“治则”一词的著作还有冯兆张《冯氏锦囊秘录》[11]304、程文囿《医述》[12]283。另外，清代医家章楠在其著作《灵素节注类编》中尚使用“治法准则”一词，如“古之所谓上工者，不可得而见之矣。以故汇集经语，以为方脉家治法准则。苟志于仁者，当三复而不可忽也”[13]390。这里的“治法准则”和“治则”的含义也相同。清代医家黄元御在其著作《素问悬解》中使用“治要”一词，“圣人杂合诸法以治万民，各得其方土之所宜。治之所以不同而病皆愈者，得病情而知治要也”[14]100。这里的“治要”也是指治疗疾病的原则。

现代有关著作均沿用金代成无己《注解伤寒论》的记载以“治则”作为正名。例如《中医学基础》[15]285（张登本）、《中医基础理论》[16]289（孙广仁）、《中医学概论》[17]113（樊巧玲）、《中医证候诊断治疗学》[18]10（程绍恩）、《中国中医药主题词表》[19]1299《中国医学百科全书·中医学》[20]685《中国中医药学术语集成·治则治法与针灸学》[21]193《中医大辞典》[22]1124《传统医学名词术语国际标准》[23]204《中医基本名词术语中英对照国际标准》[24]184《中医名词术语精华词典》[25]668《中医药学名词》[26]108《中医辞海》[27]584 国标《中医基础理论术语》[28]78 等。例如，《中医大辞典》：“治则……治疗疾病的法则。治则建立在整体观念和辨证的基础上，以四诊收集的客观资料为依据，对疾病进行全面的分析，综合和判断，从而针对不同的病情而制订出各种不同的治疗原则，如治病求本、协调阴阳、扶正祛邪，以及因时、因地、因人制宜、治未病等。”[22]1124《中医药学名词》：“治则……对临床的具体立法、处方、用药等具有普遍的指导意义，在治疗疾病时，必须遵守的基本原则。”[26]108

总之，在《内经》中出现的“治之大则”“至治”“治之大体”是有关“治则”的最早记载，其概念和“治则”大体相同。自金代使用“治则”一词以后，以后的著作多使用“治则”。明清时期尚有“治要”“治法准则”“治病之则”等词，但是使用不广泛，对中医学的影响有限，不适合作为规范性学术名词。现代著作基本都使用“治则”一词作为正名。使用“治则”一词符合名词定名原则的简明性、约定俗成性和协调一致性。因此，建议使用“治则”作为规范性学术名词。

五、文献辑录

《黄帝内经素问·异法方宜论》：“故圣人杂合以治，各得其所宜，故治所以异而病皆愈者，得病之情，知治之大体也。”[1]25

“移精变气论”：“黄帝曰：愿闻要道。岐伯曰：治之要极，无失脉色，用之不惑，治之大则。逆顺倒行，标本不得，亡神失国。去故就新，乃得真人。”[1]26

“六元正纪大论”：“岐伯曰：天气反时，则可依时，及胜其主则可犯，以平为期，而不可过，是谓邪气反胜者。故曰：无失天信，无逆气宜，无翼其胜，无赞其复，是谓至治。”[1]165

《灵枢经·百病始生》：“黄帝曰：善。治之奈何？岐伯答曰。察其所痛，以知其应，有余不足，当补则补，当泻则泻，毋逆天时，是谓至治。”[2]132

《注解伤寒论》卷六："咳者，加五味子、干姜各五分。并主下痢（肺寒气逆则咳，五味子之酸，收逆气。干姜之辛，散肺寒。并主下痢者，肺与大肠为表里。上咳下痢，治则颇同）。"[3]125

《保幼大全》卷四："脾脏为兼见之证。此潮热发搐，治则惟泻心肝者，盖二脏俱实。为病之源故也。其肺脏有虚实之证，见虚则补，见实则泻。况发搐是心火旺所作，而肺金实证亦罕。"[4]92

《素问病机气宜保命集》卷中："此真所谓膏粱之疾，非肝肾经虚。何以明之？经所谓三阳三阴发病，为偏枯痿易，四肢不举。王注曰：三阴不足以发偏枯，三阳有余则为痿易。易谓变易，常用而痿弱无力也。其治则泻。令气弱阳衰土平而愈。或三化汤调胃承气汤。选而用之。"[5]132

《针方六集》卷三："药家热者寒之，寒者热之，实者泻之，虚者补之，陷下者升之。针家热则疾之，寒则留之，实则迎之，虚则随之，陷下则灸之。针药异途，治则同也。"[6]137

《类经》二十五卷："岐伯曰：西北之气，散而寒之，东南之气，收而温之，所谓同病异治也。（西北气寒，气固于外，则热郁于内，故宜散其外寒，清其内热。东南气热，气泄于外，则寒生于中，故宜收其外泄，温其中寒。此其为病则同，而治则有异也。）"[7]802

《景岳全书》卷一："治病之则，当知邪正，当权重轻。凡治实者，譬如耘禾。禾中生稗，禾之贼也，有一去一，有二去二，耘之善者也。若有一去二，伤一禾矣；有二去四，伤二禾矣；若识禾不的，俱认为稗，而计图尽之，则无禾矣。此用攻之法，贵乎察得其真，不可过也。"[9]13

《内经知要》卷下："治则……愚按，论治之则，载由经籍，圆通之用，妙出吾心，如必按图索骥，则后先易辙，未有不出者矣。子舆氏曰：梓匠轮舆，能与人以规矩，不能使人巧。故夫揆度阴阳，奇恒五中，决以明堂，审于终始，其亦巧于规矩者乎。"[8]63

《顾松园医镜》卷四："乐集治则……谨守病机〔谨守者防其变动也，病而曰机者，状其所因之不齐，而治之不可不圆活也〕，各司其属。〔属者有五脏六腑之异，有七情六气之异，各审其属，而司其治。〕"[10]113

《冯氏锦囊秘录》杂症大小合参卷十："病有身重不能转侧者，有身疼不能转侧者，何也？身重不能转侧者，下后血虚，津液不荣于外也。身疼不能转侧者，风湿相搏于经也。二者颇类，虚实不同，治则各异。若症恶而觉身重倍常者，死。以阴阳气离，形骸独留，无气升举，故身倍重也。"[11]304

《素问悬解》卷六："圣人杂合诸法以治万民，各得其方土之所宜。治之所以不同而病皆愈者，得病情而知治要也。"[14]100

《灵素节注类编》卷九："古之所谓上工者，不可得而见之矣。以故汇集经语，以为方脉家治法准则。苟志于仁者，当三复而不可忽也。"[13]390

《医述》卷五："彼避暑于深堂大厦，所得头痛、恶寒等证者，盖感冒风凉耳。其所以烦心与肌热者，非暑邪也，乃身中阳气被外邪所遏而作也。既非暑邪，其可以中暑名乎？治则辛温发散可也。"[12]283

《中医学基础》："治则，亦称治疗原则，是治疗疾病时必须遵循的法则，也是在中医基本理论指导下，对临床治疗立法、处方、用药具有普遍指导意义的治疗学理论。"[15]285

《中医基础理论》："治则，是治疗疾病时所必须遵循的原则。它是在整体观念和辨证论治精神指导下，制订的治疗疾病的准绳，对临床立法、处方等具有普遍的指导意义。"[16]289

《中医学概论》："治则，即治疗疾病时所必须遵循的基本原则。它是在整体观念和辨证论治精神指导下制订的，对临床的立法、处方、用药，具有普遍指导意义的治疗学理论。"[17]113

《中医证候诊断治疗学》："一般地说，根据辨证的结果确立治疗原则或者方法，应用药物或者其他手段祛除疾病，使机体恢复阴阳平衡，即所谓的‘治’。也就是我们平时所谈的‘治则’。”[18]10

《中国中医药主题词表》：“治则是治疗疾病时所必须遵守的总的法则。”[19]1299

《中国医学百科全书·中医学》：“在治疗疾病的时候必须遵循的基本原则，称治则。它是从长期临床实践中，在认识疾病发生发展的普遍规律的基础上逐步总结出来的治疗规律。”[20]685

《中国中医药学术语集成·治则治法与针灸学》：“治则，治疗疾病的原则。治则的确立，是在整体观念和辨证论治精神的指导下，对疾病进行周密分析的基础上确立的治疗总则，以指导具体的立法、处方用药。”[21]193

《中医大辞典》：“治则：治疗疾病的法则。治则建立在整体观念和辨证的基础上，以四诊收集的客观资料为依据，对疾病进行全面的分析，综合和判断，从而针对不同的病情而制订出各种不同的治疗原则，如治病求本、协调阴阳、扶正祛邪，以及因时、因地、因人制宜、治未病等。”[22]1124

《传统医学名词术语国际标准》：“therapeutic principle 治则 a general rule that should be followed in treating disease。”[23]204

《中医基本名词术语中英对照国际标准》：“治则治法，therapeutic principal and methods。”[24]184

《中医名词术语精华词典》：“治则是指导各种具体治疗方法的总原则。治则是在整体观念和辨证论治的基础上，通过四诊，根据具体病证制订的治疗原则，对临床治疗立法、处方、用药具有普遍指导意义。主要有扶正驱邪、正治反治、标本缓急、虚实补泻、同病异治、异病同治、调整阴阳、调整脏腑功能、调整气血、因地因时因人制宜。”[25]668

《中医药学名词》：“治则……对临床的具体立法、处方、用药等具有普遍的指导意义，在治疗疾病时，必须遵守的基本原则。”[26]108

《中医辞海》：“治则，基础理论名词。治疗疾病的法则。《素问·移精变气论》：‘无失色脉，用之不惑，治之大则。’治则建立在整体观念和辨证的基础上，以四诊收集的客观资料为依据，对疾病进行全面的分析、综合与判断，从而针对不同的病机而制订出各种不同的治疗原则，如扶正祛邪、标本缓急、虚实补泻、正治反治，同病异治与异病同治，以及因时、因地、因人制宜等。”[27]584

《中医基础理论术语》：“治则 therapeutic principle 治疗疾病必须遵循的基本原则。”[28]78

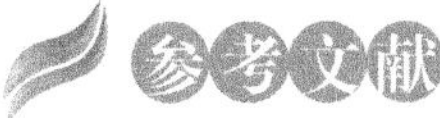

参考文献

[1] 未著撰人. 黄帝内经素问[M]. 北京：人民卫生出版社，2005：25，26，165.

[2] 未著撰人. 灵枢经[M]. 北京：人民卫生出版社，2005：132.

[3] [金] 成无己. 注解伤寒论[M]// 张国骏. 成无己医学全书[M]. 北京：中国中医药出版社，2004：125.

[4] [宋] 佚名. 保幼大全[M]. 上海：第二军医大学出版社，2006：92.

[5] [金] 刘完素. 素问病机气宜保命集[M]// 宋乃光. 刘完素医学全书[M]. 北京：中国中医药出版社，2006：132.

[6] [明] 吴昆. 针方六集[M]. 合肥：安徽科学技术出版社，1992：137.

[7] [明] 张介宾. 类经：下[M]. 北京：中医古籍出版社，2016：802.

[8] [明] 李中梓. 内经知要[M]. 北京：人民卫生出版社，2005：63.

[9] [明] 张介宾. 景岳全书[M]. 李玉清校注. 北京：中国医药科技出版社，2011：13.

[10] [清] 顾靖远. 顾松园医镜：上册[M]. 郑州：河南科学技术出版社，1986：113.

[11] [清] 冯兆张. 冯氏锦囊秘录[M]//田思胜. 冯兆张医学全书[M]. 北京：中国中医药出版社，2015：304.

[12] [清] 程文囿. 医述[M]. 合肥：安徽科学技术出版社，1983：283.

[13] [清] 章楠. 灵素节注类编[M]. 方春阳，孙芝斋点校. 杭州：浙江科学技术出版社，1986：390.

[14] [清] 黄元御. 素问悬解[M]//黄元御医学全书. 太原：山西科学技术出版社，2010：100.

[15] 张登本. 中医学基础[M]. 北京：中国中医药出版社，2003：285.

[16] 孙广仁.中医基础理论[M].北京：中国中医药出版社，2008：289.
[17] 樊巧玲.中医学概论[M].北京：中国中医药出版社，2010：113.
[18] 程绍恩.中医证候诊断治疗学[M].北京：北京科技出版社，1993：10.
[19] 吴兰成.中国中医药主题词表[M].北京：中医古籍出版社，2008：1299.
[20] 《中医学》编辑委员会.中医学[M]//钱信忠.中国医学百科全书.上海：上海科学技术出版社，1997：685.
[21] 李剑，曾召.治则治法与针灸学[M]//曹洪欣，刘保延.中国中医药学术语集成.北京：中医古籍出版社，2006：193.
[22] 李经纬，余瀛鳌，蔡景峰，等.中医大辞典[M].北京：人民卫生出版社，2011：1124.
[23] 世界卫生组织(西太平洋地区).传染医学名词术语国际标准[M].北京：北京大学医学出版社，2009：204.
[24] 李振吉.中医基本名词术语中英对照国际标准[M].北京：人民卫生出版社，2008：184.
[25] 李经纬，余瀛鳌，蔡景峰，等.中医名词术语精华词典[M].天津：天津科学技术出版社，1996：668.
[26] 中医药学名词审定委员会.中医药学名词[M].北京：科学出版社，2005：108.
[27] 袁钟，图娅，彭泽邦，等.中医辞海：中册[M].北京：中国医药科技出版社，1999：584.
[28] 中华人民共和国国家质量监督检验检疫总局，中国国家标准化管理委员会.中医基础理论术语[M].北京：中国标准出版社，2006：78.

（郭凤鹏）

2·085

治未病

zhì wèi bìng

一、规范名

【汉文名】治未病。

【英文名】preventive treatment of disease。

【注释】采取一定的措施防止疾病产生和发展的治疗原则，包括未病先防和既病防变两个方面。

二、定名依据

“治未病”一词作为中医治法名词，最早在《内经》中出现。自此之后，后世医家在著作中均沿用“治未病”一词。

《内经》之后，沿用“治未病”一词的著作有：《难经》《备急千金要方》《素问玄机元病式》《素问病机气宜保命集》《兰室秘藏》《卫生宝鉴》《古今医统大全》《景岳全书》《张氏医通》《医学源流论》等。这些著作是历代重要著作，对后世影响较大。因此将“治未病”作为规范名词符合术语定名的约定俗成原则。

近现代的名词术语类著作：《中国中医药主题词表》《中医大辞典》《中医基本名词术语中英文对照国际标准》《中医药常用名词术语辞典》《中医药学名词》《中国医学百科全书·中医学》《中医辞海》等均收录“治未病”一词。可见，使用“治未病”作为标准术语规范名词已经成为中医药界的普遍共识。

我国2005年出版的由全国科学技术名词审定委员会审定公布的《中医药学名词》已使用“治未病”一词作为规范名词。所以“治未病”作为规范名符合术语定名的协调一致原则。

三、同义词

未见。

四、源流考释

“治未病”在先秦的有关哲学著作中早已有这一思想的体现，例如《周易》记载有“君子以思患而豫防之”；《老子》记载有“为之于未有，为之于未乱”等，这些哲学思想为治未病理论的产生提供了坚实的基础。

“治未病”一词最早出现于《内经》中，有三处。其一为《黄帝内经素问·四气调神大论》：“从阴阳则生，逆之则死，从之则治，逆之则乱。反顺为逆，是谓内格。是故圣人不治已病治未病，不治已乱治未乱，此之谓也。夫病已成而后药之，乱已成而后治之，譬犹渴而穿井，斗而铸锥，不亦晚乎？”[1]4 此处的治未病是指养生以防止疾病的产生。其二为《黄帝内经素问·刺热》：“肝热病者左颊先赤，心热病者颜先赤，脾热病者鼻先赤，肺热病者右颊先赤，肾热病者颐先赤，病虽未发，见赤色者刺之，名曰治未病。”[1]64 此处的治未病是指在疾病的早期进行治疗，防止疾病的发展。其三为《灵枢经·逆顺》：“上工，刺其未生者也；其次，刺其未盛者也；其次，刺其已衰者也。下工，刺其方袭者也；与其形之盛者也；与其病之与脉相逆者也。故曰：方其盛也，勿敢毁伤，刺其已衰，事必大昌。故曰：上工治未病，不治已病，此之谓也。”[2]112 此处的治未病指的是采取措施防止疾病的发生。与《内经》同时代的《难经》也使用“治未病”一词：“经言上工治未病，中工治已病者，何谓也？然：所谓治未病者，见肝之病，则知肝当传之与脾，故先实其脾气，无令得受肝之邪，故曰治未病焉。中工者，见肝之病，不晓相传，但一心治肝，故曰治已病也。”[3]38 东汉末年医圣张仲景在《金匮要略·脏腑经络先后病脉证》也使用“治未病”：“问曰：上工治未病，何也？师曰：夫治未病者，见肝之病，知肝传脾，当先实脾。四季脾王不受邪，即勿补之。中工不晓相传，见肝之病，不解实脾，惟治肝也。”[4]3 这两处的治未病指的是疾病发生以后防止疾病的发展传变。

晋唐时期是中医药理论发展的重要时期，医家重视治未病理论的研究。晋代皇甫谧《针灸甲乙经》卷一：“是故圣人不治已病治未病，论五脏相传所胜也。”[5]6 隋代巢元方《诸病源候论》卷九：“凡病虽未发，见其赤色者刺之，名曰治未病。”[6]53 唐代孙思邈继承了“治未病”理论，在《备急千金要方》卷二十七指出：“善养性者则治未病之病，是其义也。故养性者，不但饵药餐霞，其在兼于百行，百行周备，虽绝药饵足以遐年。”[7]476 在《备急千金要方·论诊候》记载：“古人善为医者，上医医未病之病，中医医欲病之病，下医医已病之病。”[7]3 其中，“医未病之病”“医欲病之病”即是“治未病”。至于治未病的具体方法则载于《备急千金要方》的养性、辟谷、退居、补益、食治等篇中。

宋金元时期是中医药理论获得很大发展的时期，治未病理论也获得了更多医家的重视。医家大多都使用“治未病”一词。例如金代刘完素《素问病机气宜保命集》卷中记载：“故手大指次指手太阴阳明经，风多著此经也。先服祛风涤热之剂，辛凉之药，治内外之邪。是以圣人治未病，不治已病。又曰，善治者治皮毛，是止于萌芽也。故初成获愈，固久者伐形，是治病之先也。”[8]37《素问玄机原病式·二六气为病火类》：“或云中风为肝木实甚，则大忌脏腑脱泄，若脾胃土气虚损，则土受肝木鬼贼之邪，而当死也。当以温脾补胃，令其土实，肝木不能克，乃治未病之法也。”[9]41 金代李杲也重视治未病，在其著作《兰室秘藏》卷上：“夫上古圣人，饮食有节，起居有常，不妄作劳，形与神俱，百岁乃去，此谓治未病也。”[10]1 在《内外伤辨惑论》卷下：“圣人垂此严戒，是为万世福也。如能慎言语、节饮食，所谓治未病也。”[11]48 元代罗天益在《卫生宝鉴》卷七记载：“凡人初觉大指次指麻木不仁或不用者，三年内有中风之疾也。宜先服愈风汤、天麻丸各一料，此治未病之先也。是以圣人治未病不治已病，中风人多能食。”[12]68 元代朱丹溪在《丹溪心法》卷首有专篇“不治已病治未病”来讨论治未病思想：“与其救疗于有疾之后，不若摄养于无疾之先，盖疾成而后药者，徒劳而已。是故已病而不治，所以为医家之法；未病而先治，所以明摄生之理。夫如是则思患而预防之者，何患之有哉？此圣人不治已病治未病之意

也。”[13]6 元代忽思慧的著作《饮膳正要》序中说：“夫上古圣人治未病不治已病，故重食轻货，盖有所取也。故云：食不厌精，脍不厌细。鱼馁肉败者，色恶者，臭恶者，失饪不时者，皆不可食。”[14]5

明清时期，治未病理论获得中医界广泛认可。医家亦大多使用“治未病”一词。明代徐春甫《古今医统大全》卷三说：“春甫曰：圣人治未病不治已病，非谓已病而不治，亦非谓已病而不能治也。盖谓治未病，在谨厥始防厥微以治之，则成功多而受害少也。惟治于始微之际，则不至于已著而后治之，亦自无已病而后治也。今人治已病不治未病，盖谓病形未著，不加慎防，直待病势已著，而后求医以治之，则其微之不谨，以至于著，斯可见矣。”[15]233 明代张介宾在《景岳全书》卷十三中记载：“从宦兹土，则政事多繁，上下交际，为商往来，则经营贸易，其势不容于自逸，稍觉不快，即宜如法服药以解之。微邪易伏，固不致病也，惟其不能防微，则势必至于渐盛。故曰：不治已病治未病，此之谓也。”[16]156 清代张璐在《张氏医通》卷二指出：“尝见苍黑肥盛之人及酒客辈，皆素多湿热。其在无病之时，即宜常服调气利湿之剂。如六君子加黄连、沉香、泽泻之类。夏秋则清燥汤，春夏则春泽汤加姜汁、竹沥，使之日渐消弭。此谓不治已病治未病也。”[17]21 清代徐大椿《医学源流论》卷上指出：“故善医者，知病势之盛而必传也，预为之防，无使结聚，无使泛滥，无使并合，此上工治未病之说也。若其已至于传，则必先求其本，后求其标，相其缓急而施治之。”[18]1

近现代中医著作《中医药学名词》[19]109《中国中医药主题词表》[20]1299《中医大辞典》[21]1125《中医基本名词术语中英文对照国际标准》[22]184《中医药常用名词术语辞典》[23]244《中国医学百科全书·中医学》[24]687《中医辞海》[25]584《中医基础理论术语》[26]78 等均使用“治未病”一词作为正名。例如《中医药学名词》：“治未病采取一定的措施防止疾病产生和发展的治疗原则，包括未病先防和既病防变两个方面。”[19]109

总之，“治未病”一词最早在《内经》中出现，并为后世历代医家所继承，时至今日仍为大多数医家所使用。因此建议将“治未病”作为规范名词使用。

五、文献辑录

《黄帝内经素问·四气调神大论》：“从阴阳则生，逆之则死，从之则治，逆之则乱。反顺为逆，是谓内格。是故圣人不治已病治未病，不治已乱治未乱，此之谓也。”[1]4

《黄帝内经素问·刺热》：“肝热病者左颊先赤，心热病者颜先赤，脾热病者鼻先赤，肺热病者右颊先赤，肾热病者颐先赤，病虽未发，见赤色者刺之，名曰治未病。”[1]64

《灵枢经·逆顺》：“故曰：方其盛也，勿敢毁伤。刺其已衰，事必大昌。故曰：上工治未病，不治已病。此之谓也。”[2]112

《难经·七十七难》：“经言上工治未病，中工治已病者，何谓也？然：所谓治未病者，见肝之病，则知肝当传之与脾，故先实其脾气，无令得受肝之邪，故曰治未病焉。中工者，见肝之病，不晓相传，但一心治肝，故曰治已病也。”[3]38

《金匮要略·脏腑经络先后病脉证》：“问曰：上工治未病，何也？师曰：夫治未病者，见肝之病，知肝传脾，当先实脾。四季脾王不受邪，即勿补之。中工不晓相传，见肝之病，不解实脾，惟治肝也。”[4]3

《针灸甲乙经》卷一：“是故圣人不治已病治未病，论五脏相传所胜也。”[5]6

《诸病源候论》卷九：“凡病虽未发，见其赤色者刺之，名曰治未病。”[6]53

《备急千金要方》第四：“古人善为医者，上医医未病之病，中医医欲病之病，下医医已病之病。”[7]3

卷二十七：“善养性者则治未病之病，是其义也。故养性者，不但饵药餐霞，其在兼于百行，百行周备，虽绝药饵足以遐年。”[7]476

《素问玄机原病式·二六气为病火类》："或云中风为肝木实甚，则大忌脏腑脱泄，若脾胃土气虚损，则土受肝木鬼贼之邪，而当死也。当以温脾补胃，令其土实，肝木不能克，乃治未病之法也。"[9]41

《素问病机气宜保命集》卷中："故手大指次指手太阴阳明经，风多著此经也。先服祛风涤热之剂，辛凉之药，治内外之邪。是以圣人治未病，不治已病。又曰，善治者治皮毛，是止于萌芽也。故初成获愈，固久者伐形，是治病之先也。"[8]37

《内外伤辨惑论》卷下："圣人垂此严戒，是为万世福也。如能慎言语、节饮食，所谓治未病也。"[11]48

《兰室秘藏》卷上："夫上古圣人，饮食有节，起居有常，不妄作劳，形与神俱，百岁乃去，此谓治未病也。"[10]1

《卫生宝鉴》卷七："凡人初觉大指次指麻木不仁或不用者，三年内有中风之疾也。宜先服愈风汤、天麻丸各一料，此治未病之先也。是以圣人治未病不治已病，中风人多能食。"[12]68

《饮膳正要·序》："夫上古圣人治未病不治已病，故重食轻货，盖有所取也。故云：食不厌精，脍不厌细。鱼馁肉败者，色恶者，臭恶者，失饪不时者，皆不可食。"[14]5

《丹溪心法》卷首："与其救疗于有疾之后，不若摄养于无疾之先，盖疾成而后药者，徒劳而已。是故已病而不治，所以为医家之法；未病而先治，所以明摄生之理。夫如是则思患而预防之者，何患之有哉？此圣人不治已病治未病之意也。"[13]6

《古今医统大全》卷三："春甫曰：圣人治未病不治已病，非谓已病而不治，亦非谓已病而不能治也。盖谓治未病，在谨厥始防厥微以治之，则成功多而受害少也。惟治于始微之际，则不至于已著而后治之，亦自无已病而后治也。今人治已病不治未病，盖谓病形未著，不加慎防，直待病势已著，而后求医以治之，则其微之不谨，以至于著，斯可见矣。"[15]233

《景岳全书》卷十三："从宦兹土，则政事多繁，上下交际，为商往来，则经营贸易，其势不容于自逸，稍觉不快，即宜如法服药以解之。微邪易伏，固不致病也，惟其不能防微，则势必至于渐盛。故曰：不治已病治未病，此之谓也。"[16]156

《张氏医通》卷二："尝见苍黑肥盛之人及酒客辈，皆素多湿热。其在无病之时，即宜常服调气利湿之剂。如六君子加黄连、沉香、泽泻之类。夏秋则清燥汤，春夏则春泽汤加姜汁、竹沥。使之日渐消弭。此谓不治已病治未病也。"[17]21

《医学源流论》卷上："故善医者，知病势之盛而必传也，预为之防，无使结聚，无使泛滥，无使并合，此上工治未病之说也。若其已至于传，则必先求其本，后求其标，相其缓急而施治之。"[18]1

《中医药学名词》："治未病，采取一定的措施防止疾病产生和发展的治疗原则，包括未病先防和既病防变两个方面。"[19]109

《中国中医药主题词表》："治未病，高明的医生在疾病未发生时先采取预防措施。"[20]1299

《中医大辞典》："治未病，出《素问·四气调神大论》。① 有预防疾病的含意。② 有早期治疗的意义。③ 掌握疾病发展的趋向，五脏之病，可以相互传变，应及早防治。"[21]1125

《中医基本名词术语中英对照国际标准》："治未病，Treating disease before its onset。"[22]184

《中医药常用名词术语辞典》："治未病，出自《素问·四气调神大论》等。预防和治疗疾病的原则之一。包括：① 未病先防。在疾病未发生之前采取各种预防保健措施，既保持正气充足又避免有害因素侵扰，从而达到健康无病的目的。② 即病防变。当疾病发生后，及时采取正确的治疗措施，防止疾病传变加剧。如病在肌肤便给予治疗，免其内传血脉等。"[23]244

《中国医学百科全书·中医学》："治未病，采取一定的措施防止疾病发生和发展，诚治未病。早在《内经》中就提出了'治未病'的思想。《素问·四气调神大论》:'圣人不治已病治未病,不治已乱治未乱,此之谓也。夫病已成而后药之,乱已成而后治之,譬犹渴而穿井,斗而铸锥,不亦晚乎。'明确地指出了防重于治的重要意义。所谓治未病,包括未病先防和即病防变两个方面的内容。"[24]687

《中医辞海》:"治未病,基础理论名词。有四种含义:① 未病先防。② 选择适当的治疗时机。③ 早期治疗。④ 治未病脏腑。"[25]584

国标《中医基础理论术语》:"治未病……预防疾病,早期治疗,防止传变。"[26]78

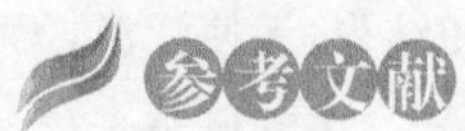

[1] 未著撰人.黄帝内经素问[M].北京:人民卫生出版社,2005:4,64.

[2] 未著撰人.灵枢经[M].北京:人民卫生出版社,2005:112.

[3] [春秋]秦越人.难经[M].北京:科学技术文献出版社,1996:38.

[4] [汉]张仲景.金匮要略[M].北京:人民卫生出版社,2005:3.

[5] [晋]皇甫谧.针灸甲乙经[M].上海:第二军医大学出版社,2008:6.

[6] [隋]巢元方.诸病源候论[M].沈阳:辽宁科学技术出版社,1997:53.

[7] [唐]孙思邈.备急千金要方[M].北京:人民卫生出版社,1982:476,3.

[8] [金]刘完素.素问病机气宜保命集[M].北京:中国医药科技出版社,2012:37.

[9] [金]刘完素.素问玄机原病式[M].北京:中国中医药出版社,2007:41.

[10] [金]李东垣.兰室秘藏[M].北京:中国中医药出版社,2007:1.

[11] [金]李东垣.内外伤辨惑论[M].北京:中国医药科技出版社,2011:48.

[12] [元]罗天益.卫生宝鉴[M].北京:中国中医药出版社,2007:68.

[13] [元]朱丹溪.丹溪心法[M].北京:中国医药科技出版社,2012:6.

[14] [元]忽思慧.饮膳正要[M].赤峰:内蒙古科学技术出版社,2002:5.

[15] [明]徐春甫.古今医统大全:上[M].崔仲平,王耀廷主校.北京:人民卫生出版社,1991:233.

[16] [明]张景岳.景岳全书[M].北京:中国医药科技出版社,2011:156.

[17] [清]张璐.张氏医通[M].太原:山西科学技术出版社,2010:21.

[18] [清]徐灵胎.医学源流论[M].北京:中国医药科技出版社,2011:1.

[19] 中医药学名词审定委员会.中医药学名词[M].北京:科学出版社,2005:109.

[20] 吴兰成.中国中医药主题词表[M].北京:中医古籍出版社,2008:1299.

[21] 李经纬,余瀛鳌,蔡景峰,等.中医大辞典[M].北京:人民卫生出版社,2011:1125.

[22] 李振吉.中医基本名词术语中英对照国际标准[M].北京:人民卫生出版社,2008:184.

[23] 李振吉.中医药常用名词术语辞典[M].北京:中国中医药出版社,2001:244.

[24] 中医学编辑委员会.中医学[M]//钱信忠.中国医学百科全书.上海:上海科学技术出版社,1997:687.

[25] 袁钟,图娅,彭泽邦,等.中医辞海:中册[M].北京:中国医药科技出版社,1999:584.

[26] 中华人民共和国国家质量监督检验检疫总局,中国国家标准化管理委员会.中医基础理论术语[M].北京:中国标准出版社,2006:78.

(郭凤鹏)

2·086

治病求本

zhì bìng qiú běn

一、规范名

【汉文名】治病求本。

【英文名】treatment aiming at its root causes。

【注释】针对产生疾病的根本原因进行治

疗的原则。

二、定名依据

“治病求本”一词最早见于清代著作《医学真传》，此前的相关医著中有“治病必求于本”和“治病必求其本”，三词含义相同。

“治病求本”一词出现后，“治病求本”“治病必求于本”“治病必求其本”三词同时使用。“治病求本”作为规范词是因为“治病求本”相对于“治病必求于本”和“治病必求其本”要简洁明了，符合名词定名的简明性原则。

《中医药学名词》《中医大辞典》《中国医学百科全书》《中医基础理论术语》《中国中医药学术语集成·治则治法与针灸学》《中医基础理论》(孙广仁)、《中医学基础》(张登)均采用“治病求本”作为规范词使用。可见使用“治病求本”一词作为正名已成为业内的共识。

我国2005年出版的全国科学技术名词审定委员会审定公布的《中医药学名词》已使用“治病求本”一词作为规范名词。所以“治病求本”作为规范名符合术语定名的协调一致原则。

三、同义词

【曾称】治病必求于本(《黄帝内经素问》)；治病必求其本(《圣济总录》)。

四、源流考释

治病求本，是中医治则理论中重要的内容，也作“治病必求于本”“治病必求其本”。“治病求本”是指针对产生疾病的根本原因进行治疗的原则。

春秋至秦汉时期，中医《内经》《难经》《伤寒杂病论》《神农本草经》等著作确立了中医药的理论基础。中医治则体系也在这一时期确立。“治病求本”一词最早被称为“治病必求于本”，首见于《黄帝内经素问·阴阳应象大论》中：“黄帝曰：阴阳者，天地之道也，万物之纲纪，变化之父母，生杀之本始，神明之府也，治病必求于本。故积阳为天，积阴为地。阴静阳躁，阳生阴长，阳杀阴藏。阳化气，阴成形。”[1]9

宋金元时期是中医药理论获得快速发展的时期。这一时期“治病必求于本”和“治病必求其本”作为同义词，被广泛地使用。例如在朱震亨的著作《丹溪心法》中，朱氏论述：“诚能穷原疗疾，各得其法，万举万全之功，可坐而致也。治病必求于本，见于《素问·阴阳应象大论》者如此。夫邪气之基，久而传化，其变证不胜其众也。”[2]11 在外科著作《外科精义》中，齐德之论述：“《内经》谓：治病必求于本。盖疮疽本乎中热之郁结不通也，其风邪寒气所聚也。治之宜温热之剂，和血令内消也。”[3]27“治病必求其本”一词首见于《圣济总录》卷第五十六：“论曰九种心痛，曰虫，曰注，曰风，曰悸，曰食，曰饮，曰冷，曰热，曰去来者是也，治病必求其本。今九种心痛，其名虽异，而治疗各有其法，盖正气和调，则邪不能入，若或虚弱，外邪乘之，则种种皆能致疾，善医者惟明攻邪以扶正，则九种之痛，其治一也。”[4]692 其后的著作《读素问钞》《丹溪心法》《卫生宝鉴》等中，也使用“治病必求其本”一词。在《读素问钞》中滑寿论述到：“愚按病机不出乎运气，诸病之生，或属于五运者，或属于六气者，不可不审察也。经曰治病必求其本是也。无失气宜言治法也。必须别阴阳辨标本，求其有无之所以殊，责其虚实之所以异，汗吐下不失其宜，寒热温凉各当其可，不使有差殊乖乱之失可也。”[5]50 在《丹溪心法》中论述到：“审南北之宜，使小大适中，先后合度，以是为治，又岂有差殊乖乱之失耶？又考之《内经》曰：治病必求其本。《本草》曰：欲疗病者，先察病机，此审病机之意也。”[2]9 在《卫生宝鉴》中作者论述到：“其慎如此，此为大戒，盖得圣人约囊之旨也。治病必求其本。”[6]76

明清时期，“治病求本”一词出现。在《医学真传》中：“因自叹曰：此庸医现身食报，天理当然，自身行医，何尤乎人？因悔昔日所见之皆非，益信治病求本之不谬。”[7]18 在《医宗已任

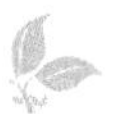

篇》："医当医人，不当医病一语，深合内经治病求本之旨。从长洲医案中细体之自见。"[8]114 在明清时期的其他著作中，作者或使用"治病必求于本"，或使用"治病必求其本"。例如《素问吴注》："天地万物变化生杀而神明者，既皆本于阴阳，则阴阳为病之本可知，故治病必求其本，或本于阴，或本于阳，必求其故而施治也。"[9]20《证治准绳》："邪风加之，邪入于经，动无常处，前证互相出现。治病必求其本，邪气乃复。"[10]340《医贯》："况血为寒所凝，浸入大肠间而便下，得温乃行，所以用热药其血自止。《经》曰，治病必求其本，此之谓也。"[11]114《古今医统大全》："帝曰：阴阳者，天地之道也，万物之纪纲，变化之父母，生杀之本始，神明之府也。治病必求其本(指阴阳言)。"[12]146《医经原旨》："治病必求于本。(本，致病之原也。)人之疾病，或在表，或在里，或为寒，或为热，或感于五运六气，或伤于脏腑经络，皆不外阴阳二气，必有所本，故或本于阴，或本于阳，病变虽多，其本则一，知病所从生而直取之，是为得一之道。"[13]2《张氏医通》："所谓肾肝同治也，即太阴未尝不用四逆也。亦是命门火衰，不能生土致病，故必兼温少阴。所谓治病必求其本也。夫治伤寒之法，全在得其纲领。"[14]11《医门法律》："治病必求其本。万事万变，皆本阴阳。而病机药性，脉息论治，则最切于此。故凡治病者，在必求于本，或本于阴，或本于阳，知病所繇生而直取之，乃为善治。"[15]18《医学心悟》："医中百误歌：医中之误有百端，漫说肘后尽金丹，先将医误从头数，指点分明见一斑。医家误，辨证难，三因分症似三山(内因、外因、不内外因，此名三因)，三山别出千条脉，病有根源仔细看(治病必求其本，须从起根处看明)。"[16]1《疡科心得集》："经曰：治病必求其本。本者何？曰脏也，腑也，阴阳也，虚实也，表里也，寒热也。得其本，则宜凉、宜温、宜攻、宜补，用药庶无差误；倘不得其本，则失之毫厘，谬以千里，可不慎诸。"[17]3《温病条辨》："《素问》曰：治病必求其本。盖不知其本，举手便误，后虽有锦绣心思，皆鞭长莫及矣。"[18]211《杂病源流犀烛》："何莫非暑之标症也，必用六一散，黄连、芍药为主，而后随其所苦为之增损，伤气分则调气益气，伤血分则行血和血，然未有不先治暑而可获者矣。治病必求其本，其斯之谓欤。"[19]258 还有的作者在其著作中同时使用"治病必求于本"和"治病必求其本"两词。例如《类经》："治病必求于本：(《素问阴阳应象大论》)黄帝曰：阴阳者，天地之道也，万物之纲纪，变化之父母，生杀之本始，神明之府也，(凡天地万物变化生杀神明之道，总不外乎阴阳之理，故阴阳为万事之本。)治病必求于本(万事万变既皆本于阴阳，而病机药性脉息论治则最切于此，故凡治病者在必求于本，或本于阴，或本于阳，求得其本，然后可以施治)。"[20]318《景岳全书》："论治篇……故凡治病之道，必确知为寒，则竟散其寒，确知为热，则竟清其热，一拔其本，诸证尽除矣。故《内经》曰：治病必求其本。是以凡诊病者，必须先探病本，然后用药。"[21]12

近现代，有的名词术语类著作采用"治病必求于本"一词。例如《中医药常用名词术语辞典》："治病必求于本：治则。出《素问·阴阳应象大论》治疗疾病必须探究疾病本质。"[22]244《中医基本名词术语中英文对照国际标准》："治病必求于本……treating disease should focus on the root。"[23]184《中医辞海》："治病必求于本……治病时必须追究疾病的根本原因，也就是审察疾病的阴阳所在，才能确定治法。"[24]585 有的中医名词术语类著作采用"治病求本"一词作为规范的名词使用。例如《中医大辞典》："治病求本……治则。指针对产生疾病的根本原因进行治疗。"[25]1126《中国医学百科全书·中医学》："在治疗疾病时，必须研究和找出疾病的本质，针对产生疾病的根本原因进行治疗，称为治病求本。"[26]685《中国中医药学术语集成·治则治法与针灸学》："治病求本指在错综复杂的临床表现中，探求疾病的根本原因，并针对病因进行治疗的原则。"[27]194《中医药学名词》："治病求本：

针对产生疾病的根本原因进行治疗的原则。”[28]108 国标《中医基础理论术语》：“治病求本：治疗疾病必须探究疾病的病机而确定治则与治法。”[29]78 在中医基础教材中主编也采用“治病求本”一词。例如孙广仁主编《中医基础理论》：“治病求本，是指在治疗疾病时，必须辨析出疾病的病因病机，抓住疾病的本质，并针对疾病的本质进行治疗。故《素问·阴阳应象大论》说：‘治病必求于本。’”[30]289 张登本主编《中医学基础》：“治病求本，是指治疗疾病时必须寻求出病证的本质，然后针对其本质进行治疗。”[31]285

总之，“治病必求于本”一词最早在《内经》中出现，其后“治病必求于本”和“治病必求其本”被广泛地使用。清朝时期，“治病求本”一词在《医学真传》中出现。现代中医药名词术语类著作中有的使用“治病求本”，有的使用“治病必求于本”。建议将“治病求本”作为规范名词使用。

五、文献辑录

《黄帝内经素问·阴阳应象大论》：“黄帝曰：阴阳者，天地之道也，万物之纲纪，变化之父母，生杀之本始，神明之府也，治病必求于本。故积阳为天，积阴为地。阴静阳躁，阳生阴长，阳杀阴藏。阳化气，阴成形。”[1]9

《圣济总录》卷五十六：“论曰九种心痛，曰虫曰注曰风曰悸曰食曰饮曰冷曰热曰去来者是也，治病必求其本。今九种心痛，其名虽异，而治疗各有其法，盖正气和调，则邪不能入，若或虚弱，外邪乘之，则种种皆能致疾，善医者惟明攻邪以扶正，则九种之痛，其治一也。”[4]692

《卫生宝鉴》卷一：“其慎如此，此为大戒，盖得圣人约囊之旨也。治病必求其本。”[6]76

《外科精义》卷上：“《内经》谓：治病必求于本。盖疮疽本乎中热之郁结不通也，其风邪寒气所聚也。治之宜温热之剂，和血令内消也。”[3]27

《丹溪心法》卷首：“审南北之宜，使小大适中，先后合度，以是为治，又岂有差殊乖乱之失耶？又考之《内经》曰：治病必求其本。《本草》曰：欲疗病者，先察病机，此审病机之意也。”[2]9“诚能穷原疗疾，各得其法，万举万全之功，可坐而致也。治病必求于本，见于《素问·阴阳应象大论》者如此。夫邪气之基，久而传化，其变证不胜其众也。”[2]11

《读素问钞》卷上：“愚按病机不出乎运气，诸病之生，或属于五运者，或属于六气者，不可不审察也。经曰治病必求其本是也。无失气宜言治法也。必须别阴阳辨标本，求其有无之所以殊，责其虚实之所以异，汗吐下不失其宜，寒热温凉各当其可不使有差殊乖乱之失可也。”[5]50

《古今医统大全》卷二：“帝曰：阴阳者，天地之道也，万物之纪纲，变化之父母，生杀之本始，神明之府也。治病必求其本。（指阴阳言）”[12]146

《素问吴注》卷二：“天地万物变化生杀而神明者，既皆本于阴阳，则阴阳为病之本可知，故治病必求其本，或本于阴，或本于阳，必求其故而施治也。”[9]20

《证治准绳》类方：“邪风加之，邪入于经，动无常处，前证互相出现。治病必求其本，邪气乃复。”[10]340

《类经》十二卷：“治病必求于本。（《素问·阴阳应象大论》）黄帝曰：阴阳者，天地之道也，万物之纲纪，变化之父母，生杀之本始，神明之府也（凡天地万物变化生杀神明之道，总不外乎阴阳之理，故阴阳为万事之本）。治病必求于本（万事万变既皆本于阴阳，而病机药性脉息论治则最切于此，故凡治病者在必求于本，或本于阴，或本于阳，求得其本，然后可以施治）。”[20]318

《景岳全书》卷一：“论治篇……故凡治病之道，必确知为寒，则竟散其寒，确知为热，则竟清其热，一拔其本，诸证尽除矣。故《内经》曰：治病必求其本。是以凡诊病者，必须先探病本，然后用药。”[21]12

《医门法律》卷一："治病必求其本。万事万变，皆本阴阳。而病机药性，脉息论治，则最切于此。故凡治病者，在必求于本，或本于阴，或本于阳，知病所繇生而直取之，乃为善治。"[15]18

《医贯》卷六："况血为寒所凝，浸入大肠间而便下，得温乃行，所以用热药其血自止。经曰，治病必求其本，此之谓也。"[11]114

《张氏医通》卷二："所谓肾肝同治也，即太阴未尝不用四逆也。亦是命门火衰，不能生土致病，故必兼温少阴。所谓治病必求其本也。夫治伤寒之法，全在得其纲领。"[14]11

《医学真传·附案》："因自叹曰：此庸医现身食报，天理当然，自身行医，何尤乎人？因悔昔日所见之皆非，益信治病求本之不谬。"[7]18

《医宗己任编》卷五："医当医人，不当医病一语，深合内经治病求本之旨，从长洲医案中细体之自见。"[8]114

《医学心悟》卷一："医中百误歌：医中之误有百端，漫说肘后尽金丹，先将医误从头数，指点分明见一斑。医家误，辨证难，三因分症似三山（内因、外因、不内外因，此名三因），三山别出千条脉，病有根源仔细看（治病必求其本，须从起根处看明）。"[16]1

《医经原旨》卷一："治病必求于本。（本，致病之原也。）人之疾病，或在表，或在里，或为寒，或为热，或感于五运六气，或伤于脏腑经络，皆不外阴阳二气，必有所本，故或本于阴，或本于阳，病变虽多，其本则一，知病所从生而直取之，是为得一之道。"[13]2

《杂病源流犀烛》卷十五："何莫非暑之标症也，必用六一散，黄连、芍药为主，而后随其所苦为之增损，伤气分则调气益气，伤血分则行血和血，然未有不先治暑而可获者矣。治病必求其本，其斯之谓欤。"[19]258

《温病条辨》卷六："《素问》曰：治病必求其本。盖不知其本，举手便误，后虽有锦绣心思，皆鞭长莫及矣。"[18]211

《疡科心得集》卷上："经曰：治病必求其本。本者何？曰脏也，腑也，阴阳也，虚实也，表里也，寒热也。得其本，则宜凉、宜温、宜攻、宜补，用药庶无差误；倘不得其本，则失之毫厘，谬以千里，可不慎诸。"[17]3

《中医药常用名词术语辞典》："治病必求于本。治则。出《素问·阴阳应象大论》治疗疾病必须探究疾病本质。"[22]244

《中医基本名词术语中英文对照国际标准》："治病必求于本：Treating disease should focus on the root"[23]184

《中医辞海》："治病必求于本：治病时必须追究疾病的根本原因，也就是审察疾病的阴阳所在，才能确定治法。"[24]585

《中医大辞典》："治病求本……指针对产生疾病的根本原因进行治疗。"[25]1126

《中国医学百科全书·中医学》："在治疗疾病时，必须研究和找出疾病的本质，针对产生疾病的根本原因进行治疗，称为治病求本。"[26]685

《中国中医药学术语集成·治则治法与针灸学》："指在错综复杂的临床表现中，探求疾病的根本原因，并针对病因进行治疗的原则。"[27]194

《中医药学名词》："治病求本：针对产生疾病的根本原因进行治疗的原则。"[28]108

《中医基础理论术语》："治病求本：治疗疾病必须探究疾病的病机而确定治则与治法。"[29]78

《中医基础理论》："治病求本，是指在治疗疾病时，必须辨析出疾病的病因病机，抓住疾病的本质，并针对疾病的本质进行治疗。故《素问·阴阳应象大论》说：'治病必求于本。'"[30]289

《中医学基础》："治病求本，是指治疗疾病时必须寻求出病证的本质，然后针对其本质进行治疗。"[31]285

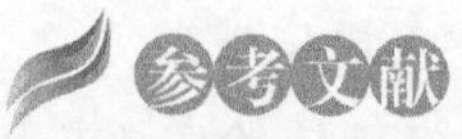

[1] 未著撰人.黄帝内经素问[M].北京：人民卫生出版社，2005：9.

[2] [元] 朱震亨.丹溪心法[M].王英，竹剑平，江凌圳整理.北京：人民卫生出版社，2017：9，11.

[3] [元]齐德之.外科精义[M].裘钦豪点校.北京：人民卫生出版社，1990：27.
[4] [宋]赵佶.圣济总录：下[M].郑金生，汪惟刚，犬卷太一校点.北京：人民卫生出版社，2013：692.
[5] [元]滑寿.读素问钞[M].[明]汪机续注.王绪鳌，毛雪静点校.北京：人民卫生出版社，1998：50.
[6] [元]罗天益.卫生宝鉴[M].许敬生校注.北京：中国中医药出版社，2007：76.
[7] [清]高士栻.医学真传[M].宋咏梅，李圣兰点校.天津：天津科学技术出版社，2000：18.
[8] [清]高鼓峰.医宗已任编[M].上海：上海科学技术出版社，1959：114.
[9] [明]吴昆.素问吴注[M].山东中医院中医文献研究室点校.济南：山东科学技术出版社，1984：20.
[10] [明]王肯堂.证治准绳[M].吴唯校注.北京：中国中医药出版社，1997：340.
[11] [明]赵献可.医贯[M].北京：人民卫生出版社，1982：114.
[12] [明]徐春甫.古今医统大全：上[M].崔仲平，王耀廷主校.北京：人民卫生出版社，1991：146.
[13] [清]薛雪.医经原旨[M].洪丕谟，姜玉珍点校.上海：上海中医学院出版社，1992：2.
[14] [清]张璐.张氏医通[M].太原：山西科学技术出版社，2010：11.
[15] [清]喻嘉言.医门法律[M].北京：中国医药科技出版社，2011：18.
[16] [清]程国彭.医学心悟[M].[清]费伯雄批注，费季翔校勘.合肥：安徽科学技术出版社，1998：1.
[17] [清]高秉钧.疡科心得集[M].徐福松点注.南京：江苏科学技术出版社，1983：3.
[18] [清]吴瑭.温病条辨[M].北京：科学技术文献出版社，2010：211.
[19] [清]沈金鳌.杂病源流犀烛[M]//高萍，田思胜点校.沈氏尊生书.北京：中国中医药出版社，1997：258.
[20] [明]张景岳.类经[M].太原：山西科学技术出版社，2013：318.
[21] [明]张景岳.景岳全书[M].北京：中国医药科技出版社，2011：12.
[22] 李振吉.中医药常用名词术语辞典[M].北京：中国中医药出版社，2001：244.
[23] 李振吉.中医基本名词术语中英文对照国际标准[M].北京：人民卫生出版社，2008：184.
[24] 袁钟，图娅，彭泽邦，等.中医辞海：中[M].北京：中国医药科技出版社，1999：585.
[25] 李经纬，余瀛鳌，蔡景峰，等.中医大辞典[M].北京：人民卫生出版社，2011：1126.
[26]《中医学》编辑委员会编.中医学[M]//钱信忠.中国医学百科全书.上海：上海科学技术出版社，1997：685.
[27] 李剑，曾召.治则治法与针灸学[M]//曹洪欣，刘保延.中国中医药学术语集成.北京：中医古籍出版社，2006：194.
[28] 中医药学名词审定委员会审定.中医药学名词[M].北京：科学出版社，2005：108.
[29] 中华人民共和国国家质量监督检验检疫总局，中国国家标准化管理委员会.中医基础理论术语[M].北京：中国标准出版社，2006：78.
[30] 孙广仁.中医基础理论[M].北京：中国中医药出版社，2008：289.
[31] 张登本.中医学基础[M].北京：中国中医药出版社，2003：285.

（郭凤鹏）

2・087

药线疗法

yào xiàn liáo fǎ

一、规范名

【中文名】药线疗法。

【英文名】medicated thread therapy。

【注释】用桑皮纸、丝棉纸或拷贝纸蘸药或内裹药物后，插入病变部位，以治疗痈疽疮疡、流痰、癌瘤等的方法。

二、定名依据

“药线疗法”一词见于裘沛然主编《中国中医独特疗法大全》，在此之前的中医古籍中有的称为“纸纴”，有的称为“纸捻”，有的称为“药捻”。

我国目前已经出版的国标《中医临床诊疗术语・治法部分》《中医药学名词》《中医大辞

典》《中国中医药主题词表》《中国中医药学术语集成·治则治法与针灸学》均使用"药线疗法"这说明在中医界将"药线疗法"作为正名使用已达成共识，使用"药线疗法"为规范词，符合规范名词定名的约定俗成原则。

全国科学技术名词审定委员会审定公布的《中医药学名词》已使用"药线疗法"一词作为规范名词。所以"药线疗法"作为规范名符合术语定名的协调一致原则。

三、同义词

【曾称】"药捻疗法"(《中国中医独特疗法大全》)。

四、源流考释

"药线疗法"的相关记载最早见于唐代孙思邈《千金翼方》中，该书卷第二十四"疮痈下鼠瘘第二"记载："以腊月猪脂，以纸纴沾取，纳疮孔中，日五度，夜三度。"[1]292 这里所记载的"纸纴"是药线相关概念的最早记载。

宋金元时期，中医学出现了门户分立，新学肇兴，关于药线疗法也有了更多的记载。如"药线"一词记载于南宋张杲《医说》卷十："王居安秀才久苦痔疾，闻萧山有善工，力不能招致。遂命舟自乌程走钱塘舍于静邸中。使人迎医，医绝江至杭。既见欣然为治药饵且云：请以五日为期，可以除根本。初以一药放下大肠数寸，又以一药洗之，徐用药线结痔，信宿痔脱，其大如桃。"[2]376 此处的药线概念为结扎疗法所用之药线，与本疗法的药线概念不同。这一时期"纸纴"一词也还在继续使用。如宋代王怀隐《太平圣惠方》卷第三十六："用桑螵蛸二十枚，入麝香少许同研细，以纸纴子搵内耳中。"[3]35 宋代杨倓《杨氏家藏方》卷十三中记载："每用少许，以纸纴蘸药，捻入痔漏窍中。"[4]269 然而这一时期的医家更多使用"纸捻"或"纸捻子"。例如宋代王怀隐《太平圣惠方》卷第三十四："右件药同研令匀，每用时即以蜜调散，用纸捻子展药，点于息肉上，每日三度，则自消化。"[3]765 宋代赵佶《圣济总录》卷二十一："上六味，除茶末外，各细锉，用淡浆水二大盏，煎至一盏，去滓下茶末搅匀，分温二服，以纸捻子于咽喉中取吐为度。"[5]343 宋代许叔微《普济本事方》卷六："临时看疮口纴之，只以纸捻子送入药。"[6]102 金代刘完素《黄帝素问宣明论方》卷十四："赤芍药、川芎、黄连、黄芩、玄胡索、草乌头、当归、乳香、(别研各等分)，上为细末，每服少许，纸捻子蘸药，任之鼻嗃。"[7]138 宋代杨倓《杨氏家藏方》卷第十三："如疮口深，脓出药不能入者，用纸捻蘸药纴在疮内，自然脓出少，从里生肉向外。"[4]271 宋代陈自明《妇人大全良方》卷第十七："以大纸捻，以麻油润了，点灯吹灭以烟熏产妇鼻中，肠即上矣。"[8]303 宋代许国桢《御药院方》卷一："每用一钱，掺在纸上作纸捻子，灯上烧令烟出，鼻内闻烟气。"[9]19 元代危亦林《世医得效方》卷第十九："用信石新瓦上火煅过为末，以津液润纸捻子，蘸少许推入疮孔内，如疮孔多，不可齐上药，免使害人。"[10]380

明清时期是中医学的鼎盛时期，中医著作对药线疗法的记载也越来越多，出现"药线""纸纴""药捻""纸捻"等词并存的情况。有些著作记载"药线"一词。如明代孙一奎《孙文垣医案》卷五："少冢宰徐检老，以万历丁酉三月初旬，往贺长兴臧老夫人眉寿而发寒热，臀近肛硬处生一毒，红肿而痛，坐卧为艰，因归荆溪访治外科，即以镵针点开，插药线于内，涂以烂药，使脓口急溃，又于疮口上以生肌药敷之，使易收口。"[11]223 明代陈实功《外科正宗》卷三："凡用药线插入痔孔内，早晚二次，初时每次插药三条，四日后每次插药五六条，上至七八日，药力满足，痔变紫黑，方住插药；候痔四边裂缝流脓，至十四日期满痔落，用甘草汤洗净，换搽凤雏膏或玉红膏，俱可生肌收敛。"[12]173 明代李梴《医学入门》卷五："脓成，以火针破之；内有脓管，以药线腐之。"[13]393 清代祁坤《外科大成》卷二："外用药线去腐生肌。"[14]130 清代顾世澄《疡医大全》卷十八："大法宜用火针，针破其核，将药线插入六七次，看疮大小，大则多换，小则少换；量核浅深，务溃其根，或烂断血筋。"[15]363 有些著作使用"纸纴"一词。如明代王肯堂《证治准绳・肿疡》："疮热晕赤焮开围贴，如赤晕收敛，却再换铁箍散，不及用火针，证七八日后，中间初起白粒处，此窍已溃通内大脓，可用皮纸捻小纸纴，捻入窍中令透，渐渐流出，可不用针砭。"[16]991 有些著作使用"药捻"一词。清代赵濂《医门补要》卷上："若针处肉厚烙口不张，以骨针穿透其口，即插药捻贴膏药，过二三日，方能见脓。"[17]1 有些著作使用"纸捻"一词。明代朱橚《普济方》卷二百七十五："以药用纸捻填疮中。"[18]115 如明代李时珍《本草纲目・痔漏》："为末，入冰片，纸捻蘸入孔内，渐渐生肉退出。"[19]84

"药线疗法"一词见于现代医学著作《中国中医独特疗法大全》（裘沛然）："药线疗法，又称药捻疗法、纸捻疗法。是用桑皮纸、丝棉纸或拷贝纸蘸药或内裹药物后，插入病变部位，以治疗痈疽疮疡的一种治法。"[20]524 其后很多中医名词术语类著作以"药线疗法"作为本名词的正名。例如《中国中医药学术语集成・治则治法与针灸学》："药线疗法，异名药捻疗法，外治法。用桑皮纸、丝绵纸或拷贝纸蘸药或内裹药物后，插入病变部位，用以治疗疾病的一种方法。"[21]210《中医大辞典》："药线疗法，治法名词。用桑皮纸、丝棉纸或拷贝纸蘸药或内裹药物后，插入病变部位，以治疗痈疽疮疡、流痰、癌瘤等的方法。"[22]1187《中国中医药主题词表》："药线疗法，将桑皮纸、丝绵纸或拷贝纸蘸药或内裹药物后，插入病变部位，用以治疗疾病的一种方法。主要用于痈疽疮疡、流痰、癌瘤等的治疗。"[23]1181《中医临床诊疗术语・治法部分》："药线（捻）疗法，用桑皮纸、丝棉纸或拷贝纸蘸药或内裹药物后，插入病变部位，以治疗疾病的一种方法。主要用于痈疽疮疡、流痰、癌瘤等的治疗。"[24]56《中医药学名词》："药线疗法，用桑皮纸、丝棉纸或拷贝纸蘸药或内裹药物后，插入病变部位，以治疗痈疽疮疡、流痰、癌瘤等的方法。"[25]131

总之，《千金翼方》记载为"纸纴"，《医说》中最早出现"药线"一词，《太平圣惠方》中使用"纸捻""纸捻子"二词，《医门补要》记载为"药捻"。"药线疗法"一词见于裘沛然主编《中国中医独特疗法大全》。其后的中医相关著作多使用"药线疗法"作为本名词的正名。将"药线疗法"作为规范名词术语使用符合名词的约定俗成和协调一致原则。

五、文献辑录

《千金翼方》卷二十四："以腊月猪脂，以纸纴沾取，纳疮孔中，日五度，夜三度。"[1]292

《太平圣惠方》卷三十六："用桑螵蛸二十枚，入麝香少许同研细，以纸纴子搵内耳中。"[3]35

卷三十四："右件药同研令匀，每用时即以蜜调散，用纸捻子展药，点于息肉上，每日三度，则自消化。"[3]765

《圣济总录》卷二十一："上六味，除茶末外，各细锉，用淡浆水二大盏，煎至一盏，去滓下茶末搅匀，分温二服，以纸捻子于咽喉中取吐为度。"[5]343

《普济本事方》卷六："临时看疮口纴之，只以纸捻子送入药。"[6]102

《黄帝素问宣明论方》卷十四："赤芍药、川芎、黄连、黄芩、玄胡索、草乌头、当归、乳香、（别研各等分），上为细末，每服少许，纸捻子蘸药，任之鼻嗜，神效。"[7]138

《杨氏家藏方》卷十三："每用少许，以纸纴蘸药，捻入痔漏窍中。"[4]269"如疮口深，脓出药不能入者，用纸捻蘸药纴在疮内，自然脓出少，从里生肉向外。"[4]271

《医说》卷十："王居安秀才久苦痔疾，闻萧山有善工，力不能招致。遂命舟自乌程走钱塘舍于静邸中。使人迎医，医绝江至杭。既见欣然为治药饵且云：请以五日为期，可以除根本。初以一药放下大肠数寸，又以一药洗之，徐用药线结痔，信宿痔脱，其大如桃。"[2]376

《妇人大全良方》卷十七："以大纸捻，以麻油润了，点灯吹灭以烟熏产妇鼻中，肠即上矣。"[8]303

《御药院方》卷一："每用一钱，掺在纸上作纸捻子，灯上烧令烟出，鼻内闻烟气。"[9]19

《世医得效方》卷十九："用信石新瓦上火煅过为末，以津液润纸捻子，蘸少许推入疮孔内，如疮孔多，不可齐上药，免使害人。"[10]380

《普济方》卷二百七十五："以药用纸捻填疮中。"[18]115

《孙文垣医案》卷五："少冢宰徐检老，以万历丁酉三月初旬，往贺长兴臧老夫人眉寿而发寒热，臀近肛硬处生一毒，红肿而痛，坐卧为艰，因归荆溪访治外科，即以镵针点开，插药线于内，涂以烂药，使脓口急溃，又于疮口上以生肌药敷之，使易收口。"[11]223

《本草纲目·痔漏》："为末，入冰片，纸捻蘸入孔内，渐渐生肉退出。"[19]84

《证治准绳·肿疡》："疮热晕赤焮开围贴，如赤晕收敛，却再换铁箍散，不及用火针，证七八日后，中间初起白粒处，此窍已溃通内大脓，可用皮纸捻小纸纴，捻入窍中令透，渐渐流出，可不用针砭。"[16]991

《外科正宗》卷三："凡用药线插入痔孔内，早晚二次，初时每次插药三条，四日后每次插药五六条，上至七八日，药力满足，痔变紫黑，方住插药；候痔四边裂缝流脓，至十四日期满痔落，用甘草汤洗净，换搽凤雏膏或玉红膏，俱可生肌收敛。"[12]173

《医学入门》卷五："脓成，以火针破之；内有脓管，以药线腐之。"[13]393

《外科大成》卷二："外用药线去腐生肌。"[14]130

《疡医大全》卷十八："大法宜用火针，针破其核，将药线插入六七次，看疮大小，大则多换，小则少换；量核浅深，务溃其根，或烂断血筋。"[15]363

《医门补要》卷上："若针处肉厚烙口不张，以骨针穿透其口，即插药捻贴膏药，过二三日，方能见脓。"[17]1

《中国中医独特疗法大全》："药线疗法，又称药捻疗法、纸捻疗法。是用桑皮纸、丝棉纸或拷贝纸蘸药或内裹药物后，插入病变部位，以治疗痈疽疮疡的一种治法。"[20]524

《中国中医药学术语集成·治则治法与针灸学》："药线疗法，异名药捻疗法，外治法。用桑皮纸、丝绵纸或拷贝纸蘸药或内裹药物后，插入病变部位，用以治疗疾病的一种方法。"[21]210

《中医大辞典》："药线疗法，治法名词。用桑皮纸、丝棉纸或拷贝纸蘸药或内裹药物后，插入病变部位，以治疗痈疽疮疡、流痰、癌瘤等的方法。"[22]1187

《中国中医药主题词表》："药线疗法，将桑皮纸、丝绵纸或拷贝纸蘸药或内裹药物后，插入病变部位，用以治疗疾病的一种方法。主要用于痈疽疮疡、流痰、癌瘤等的治疗。"[23]1181

《中华人民共和国国家标准·中医治法部分》："药线(捻)疗法，用桑皮纸、丝棉纸或拷贝纸蘸药或内裹药物后，插入病变部位，以治疗疾病的一种方法。主要用于痈疽疮疡、流痰、癌瘤等的治疗。"[24]56

《中医药学名词》："药线疗法，用桑皮纸、丝棉纸或拷贝纸蘸药或内裹药物后，插入病变部位，以治疗痈疽疮疡、流痰、癌瘤等的方法。"[25]131

[1] [唐] 孙思邈. 千金翼方[M]. 王勤俭，周艳艳主校. 北京：人民卫生出版社，2008：292.

[2] [宋] 张杲. 医说[M]. 王旭光，张宏校注. 北京：中国中医药出版社，2009：376.

[3] [宋] 王怀隐. 太平圣惠方[M]. 郑金生，汪惟刚，董志珍校点. 北京：人民卫生出版社，2016：35，765.

[4] [宋] 杨倓. 杨氏家藏方[M]. 北京：人民卫生出版社，1988：269，271.

[5] [宋] 赵佶. 圣济总录：下[M]. 郑金生，汪惟刚，犬卷太一校点. 北京：人民卫生出版社，2013：343.

[6] [宋] 许叔微. 普济本事方[M]. 刘景超，李具双校注. 北京：中国中医药出版社，2007：102.

[7] [金] 刘完素. 黄帝素问宣明论方[M]. 北京：中国中医药出版社，2007：138.

[8] [宋] 陈自明. 妇人大全良方[M]. 北京：中国中医药出版社，2007：303.
[9] [元] 许国桢. 御药院方[M]. 北京：人民卫生出版社，1992：19.
[10] [元] 危亦林. 世医得效方[M]. 北京：中国医药科技出版社，2011：380.
[11] [明] 孙一奎. 孙文垣医案[M]. 北京：中国医药科技出版社，2012：223.
[12] [明] 陈实功. 外科正宗[M]. 北京：中医古籍出版社，1999：173.
[13] [明] 李梴. 医学入门：下[M]. 太原：山西科学技术出版社，2013：393.
[14] [清] 祁坤. 外科大成[M]. 上海：上海卫生出版社，1957：130.
[15] [清] 顾世澄. 疡医大全[M]. 北京：中国中医药出版社，1994：363.
[16] [明] 王肯堂. 证治准绳[M]. 北京：中国中医药出版社，1997：991.
[17] [清] 赵濂. 医门补要[M]. 北京：人民卫生出版社，1994：1.
[18] [明] 朱橚. 普济方：第 7 册[M]. 北京：人民卫生出版社，1959：115.
[19] [明] 李时珍. 本草纲目：上[M]. 哈尔滨：黑龙江科学技术出版社，2012：84.
[20] 裘沛然. 中国中医独特疗法大全[M]. 上海：文汇出版社，1991：524.
[21] 李剑，曾召. 治则治法与针灸学[M]//曹洪欣，刘保延. 中国中医药学术语集成. 北京：中医古籍出版社，2006：210.
[22] 李经纬，余瀛鳌，蔡景峰，等. 中医大辞典[M]. 北京：人民卫生出版社，2011：1187.
[23] 吴兰成. 中国中医药主题词表[M]. 北京：中医古籍出版社，2008：1181.
[24] 国家技术监督局. 中医临床诊疗术语：治法部分[M]. 北京：中国标准出版社，1997：56.
[25] 中医药学名词审定委员会. 中医药学名词[M]. 北京：科学出版社，2005：131.

（郭凤鹏）

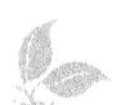

2·088

药膏疗法

yào gāo liáo fǎ

一、规范名

【汉文名】药膏疗法。

【英文名】ointment therapy。

【注释】将外用药膏敷贴于肌肤，药膏通过皮肤、黏膜的吸收，起到行气活血、疏通经络、祛邪外出的作用，以治疗损伤、骨折、局部感染等的方法。

二、定名依据

“药膏疗法”一词见于现代，此前尚有相关词“药膏”，但是两者概念并不相同。

现在，相关著作均使用“药膏疗法”一词，如国标《中医临床诊疗术语·治法部分》《中医药学名词》《中医大辞典》《中国中医药学主题词表》等都使用该词。因此，以“药膏疗法”作为治法的规范名，符合约定俗成原则。

全国科学技术名词审定委员会审定公布的《中医药学名词》已以“药膏疗法”作为规范名。所以“药膏疗法”作为规范名也符合术语定名的协调一致原则。

全国科学技术名词审定委员会审定公布的相关中医治法名词是“某某疗法”，因此将“药膏疗法”作为本治法的规范名，符合术语定名的系统性原则。

三、同义词

未见。

四、源流考释

“药膏疗法”的有关记载始见于我国已发现的最早汉代方书《五十二病方》记载：“诸伤……

一，令伤毋般（瘢），取彘膏、□衍并治，傅之（一四）。”[1]31 此应为关于药膏疗法的最早记载。

隋唐时期，孙思邈的《备急千金要方》卷十三有药膏疗法的相关记载：“治头中风痒白屑，生发膏方：蔓荆子、附子、细辛、续断、皂荚、泽兰、零陵香、防风、杏仁、藿香、白芷各二两，松叶、石南各三两，莽草一两，松膏、马鬐膏、猪脂各二升，熊脂二升，上十八味㕮咀，以清醋三升渍药一宿，明旦以马鬐膏等微火煎，三上三下，以白芷色黄膏成，用以泽发。”[2]237 此处的“生发膏”属于药膏的一种，涂生发膏使发生应属药膏疗法的一种。

宋金元时期，“药膏”一词首次出现在宋代，如《博济方》卷四记载：“干柿煎丸……好干柿（十个，去盖，细切），沉香（一两，杵为末，用好酒三升浸。香柿子两伏时，银器中文武火熬成膏，乳钵内研如糊，次入下诸药），禹馀粮石（四两，紫色者，不用夹黄，烧通赤入头醋内，淬十度，杵为末，研令细，入诸药内），白术（一两），吴茱萸（一两，汤浸一宿，去浮者，慢火焙），川乌头（一两，酒浸一宿，炮制，去皮脐），干姜（半两，炮），地龙（二两，锤碎，去土，于新瓦上，慢火炒，令黄色），陈橘皮（去白，一两），上七味，捣为末，入前药膏和，令得所入臼内，杵一二千下，取出为丸如桐子大。每服十丸至十五丸，温酒下，醋汤下亦得。如患多倦少力，全不思食，粥饮下。如欲妊娠，服不过两月必有，空心食前服。”[3]133,134 此处的“药膏”其实就是把药物熬制成膏状，为制作丸剂的一个步骤。《幼幼新书》[4]339,340 的金杏煎丸，《女科百问》[5]44 的养气活血丹也是此种做法。而宋代唐慎微的《证类本草》则记载了“药膏”作为治疗肿毒的膏剂敷贴患处，如卷第二十六曰：“稻米……若金疮误犯生水，疮口作脓，洪肿渐甚者，急以药膏裹定，一二食久，其肿处已消，更不作脓，直至疮合。若痈疽毒疮初发，才觉焮肿赤热，急以药膏贴之，明日揭看，肿毒一夜便消。”[6]688 此时期，有相关记载的古籍还有《养老奉亲书》[7]370《圣济总录》[8]1821《鸡峰普济方》[9]183《严氏济生方》[10]113《类编朱氏集验医方》[11]289,290《世医得效方》[12]657 等。

明清时期，很多医家仍沿用“药膏”一词，记载药膏治疗眼病、疮疡、痔漏等疾病的方法。如明代的《普济方》[13]645《本草品汇精要》[14]163《外科理例》[15]101《丹溪治法心要》[16]171《急救良方》[17]49《古今医统大全》[18]356,357《医学纲目》[19]623《外科正宗》[20]28《景岳全书》[21]1084 等，清代的《慈幼新书》[22]182《疡医大全》[23]690,691《续名医类案》[24]1067《种福堂公选良方》[25]117《验方新编》[26]376《喻选古方试验》[27]220 等。

现代，书籍中使用“药膏疗法”一词的更为多见，如国标《中医临床诊疗术语·治法部分》[28]52《中医药学名词》[29]128《中医大辞典》[30]1187《中国中医药主题词表》[31]1179 等都使用该词。如国标《中医临床诊疗术语·治法部分》：“将外用药膏敷贴于肌肤，药膏通过皮肤、黏膜的吸收，起到行气活血、疏通经络、祛邪外出的治疗作用。主要用于损伤、骨折、局部感染。”[28]52

总之，“药膏疗法”的有关记载，最早可见于《五十二病方》，“药膏疗法”的相关词“药膏”一词最早见于北宋王衮的《博济方》中，该书记载了使用“药膏”制作丸剂的方法。自北宋王衮的《博济方》使用“药膏”之名后，历代医家多有沿用。现代，书籍中使用“药膏疗法”一词的更为多见，如国标《中医临床诊疗术语·治法部分》《中医药学名词》《中医大辞典》《中国中医药主题词表》等都使用该词。因此，使用“药膏疗法”已约定俗成。

五、文献辑录

《五十二病方》：“诸伤……一，令伤毋般（瘢），取彘膏、□衍并治，傅之（一四）。”[1]31

《备急千金要方》卷十三：“头面风第八……治头中风痒白屑，生发膏方：蔓荆子、附子、细辛、续断、皂荚、泽兰、零陵香、防风、杏仁、藿香、白芷各二两，松叶、石南各三两，莽草一两，松膏、马鬃膏、猪脂各二升，熊脂二升，上十八味㕮咀，以清醋三升渍药一宿，明旦以马鬃膏等微火煎，三上三下，以白芷色黄膏成，用以泽发。”[2]237

《博济方》卷四：“干柿煎丸……好干柿(十个，去盖，细切)，沉香(一两，杵为末，用好酒三升浸。香柿子两伏时，银器中文武火熬成膏，乳钵内研如糊，次入下诸药)，禹馀粮石(四两，紫色者，不用夹黄，烧通赤入头醋内，淬十度，杵为末，研令细，入诸药内)，白术(一两)，吴茱萸(一两，汤浸一宿，去浮者，慢火焙)，川乌头(一两，酒浸一宿，炮制，去皮脐)，干姜(半两，炮)，地龙(二两，锤碎，去土，于新瓦上，慢火炒，令黄色)，陈橘皮(去白，一两)，上七味，捣为末，入前药膏和，令得所入臼内，杵一二千下，取出为丸如桐子大。每服十丸至十五丸，温酒下，醋汤下亦得。如患多倦少力，全不思食，粥饮下。如欲妊娠，服不过两月必有，空心食前服。”[3]133,134

《证类本草》卷二十六：“米谷下品总一十八种……稻米……若金疮误犯生水，疮口作脓，洪肿渐甚者，急以药膏裹定，一二食久，其肿处已消，更不作脓，直至疮合。若痈疽毒疮初发，才觉焮肿赤热，急以药膏贴之，明日揭看，肿毒一夜便消。”[6]688

《养老奉亲书》下：“简妙老人备急方……若金疮误犯生水，疮口作脓，烘渐甚者，急以药膏裹定三食时，肿处已消，更不作脓，直至疮合。若痈疽、毒疮初发，才觉焮瘇赤热，急以膏药贴之，一宿便消。”[7]370

《圣济总录》卷一百四：“治暴赤眼肿痛。地黄膏方：生地黄(净洗切研)、黑豆(各二两生捣末)，右二味，捣成膏。临卧时。以盐汤洗眼后闭目。以药膏厚罨眼上。更不动。至晓水润药令软取下。”[8]1821

《鸡峰普济方》卷十四：“泻痢(呕吐附)疟……扼虎膏：治诸疟。胭脂、阿魏(各一大豆许，同研)，上二味，以大蒜肉和为膏，用大桃核一个，擘开去仁取一片，以药膏子填桃核内，患者临发时，用药桃核覆在手虎口上，令药着内，以绯白系定，男左女右经宿乃去之，疾更不发。”[9]183

《幼幼新书》第十六：“咳嗽第一……《灵苑》治小儿咳嗽。金杏煎丸：杏仁(四十九个，去皮尖，生研)，栝蒌(大者一枚)，不蚛皂角(一锭，捶碎)，生百部(一两。三味各用水挼，捣碎，绞取浓汁)，以上入银石器内，慢火熬成膏。入后药：牵牛子(捣一味末，一两)，木香(半两，为细末)，上入煎药膏内，杵为如绿豆大。每服五至七，用糯米饮下。量儿大小加减数。”[4]339,340

《女科百问》卷上：“第四十九问带下三十六疾，何也……养气活血丹：治劳伤冲任，带下异色。大艾叶(炒焦，取细末，五两)，干姜(炮，细末，二两)，上二件，用好醋二升半，无灰好酒二升，生姜自然汁一升，艾叶末同调，于银器内慢火熬成膏，方入后药末。附子(三两半)，白芍、白术、椒红(各三两半)，川芎、当归、紫巴戟(去心，糯米炒)，人参、五味子(各二两) 上为细末，入前药膏子，并炒熟白面二两半，同和匀为剂，入杵臼内捣千下，丸如桐子大，每服五十丸，温酒或米饮，食前任下。”[5]44

《严氏济生方》卷六：“瘿瘤论治……南星膏：治皮肤头面生瘤，大者如拳，小者如粟，或软或硬，不疼不痛，无药可疗，不可辄有针灸。生南星(大者一枚，去土，薄切)上细研稠黏如膏，滴好醋五七滴。如无生者，以干者为末，投醋研如膏。先将小针刺病处，令气透，以药膏摊纸上，象瘤大小贴，觉痒，三五易，瘥。”[10]113

《类编朱氏集验医方》卷十二：“炙痈疽法……麦饭石膏：治发背，诸般痈疽，神效……合和时，量药末多少，用经年好米醋，入银、石器内合，鱼眼沸，却旋渐入前三味药一末在内，用竹篦子不住手搅，熬一二时久，令稀稠得所，取出。倾在瓮盆内候冷。以纸盖其上，勿令著尘埃。每用时先用猪蹄汤洗出痈疽上脓血至净，以故帛揾干，以鹅翎拂药膏涂傅四围。凡有赤处尽涂之，但留中心一口如钱大，以出脓血，使热毒之气随出。”[11]289,290

《世医得效方》卷十九：“疮肿科……南星膏

治皮肤头面上疮瘤，大者如拳，小者如粟，或软或硬，不疼不痛，宜服，可以辄用。上用大南星一枚，细研稠黏，用米醋五七滴为膏。如无生者，用干者为末，醋调如膏。先将小针刺病处，令气透，却以药膏摊纸上，像瘤大小贴之。”[12]657

《普济方》卷七十四：“暴赤眼……地黄膏：治暴赤眼肿痛。生地黄(净洗研) 黑豆(各二两生捣末) 上捣成膏。临卧时。以盐汤洗眼。后闭目。以药膏后罨目上。至晓水润。”[13]645

《本草品汇精要》卷六：“麦饭石……合治：煅成细末二两，合生取鹿角(一具连脑骨全者，截作二三寸长，用炭火烧令烟尽为度，碾罗为末，再入乳钵，研令极细)四两，并白蔹末二两，三物同和，用三年好米醋入银石器中，煎令鱼眼沸，却旋旋入前药末在内，用竹篦子不住手搅熬一二时久，令稀稠得所，取出，倾在瓷盆内，候冷，以纸盖其上，勿令着尘埃。每用时先用猪蹄汤洗去痈疮上脓血至净，以故帛挹干，以鹅翎蘸药膏涂敷四围，凡有赤处尽涂之……”[14]163

《外科理例》卷四：“痔漏一百一十……夫疮之贵敛，气血使然也。脉浮鼓，日晡痛，此气血虚也。丹溪曰：疮口不合，补以大剂参、芪、归、术，灸以附子饼，贴以补药膏是也。”[15]101

《丹溪治法心要》卷六：“臁疮第一百九……又方，以头垢烧灰和枣肉捣作膏，先以葱椒汤洗净，以轻粉掺上，却用前药膏以雨伞纸作膏贴之。”[16]171

《急救良方》卷二：“诸疮第三十六……治瘤赘：凡皮肤或头上生瘤，大者如拳，小者如粟，或软或硬，不疼不痛者：用天南星一枚，细研稠黏，用米醋五七滴为膏。如无生者，用干者为末，醋调如膏。先将小针刺患处令气透，却以药膏摊纸上，象瘤大小贴之。”[17]49

《古今医统大全》卷六十七：“瘿瘤候……南星膏：治皮肤头面生瘤，大者如拳，小者如粟，或软或硬，不痛不疼，无药可疗。不可，辄用针灸。生南星(大者一枚，细研，稠黏如膏)上以酒三杯调，摊贴。如无生者，以干者为末，投醋研为膏。先以小针轻轻刺，令气透，以药膏摊纸上，如瘤大小，贴三五次，易瘥。”[18]356,357

《医学纲目》卷二十七：“肺大肠部……痔……痔药膏子：治外痔翻花脱出，黄水不止，肿痛。并用银阔篦蘸药涂傅，日一次，重者五七次，立愈。先用药水洗拭干，却傅此膏。”[19]623

《外科正宗》卷一：“杂忌须知第十四……痈疽治验……一男人六旬有二，发生右搭。先用艾灸，次渐形势高肿，坚硬不痛。十五日后，尚未溃脓，日生烦闷，恐其毒陷，先用针通，随行拔法，找出恶血钟许，已后稍得轻便，搽上化腐之药膏盖。用至三日，其疮渐作腐溃；至二十日，亦出正脓，坏肉渐脱，新肉渐生，此外治之法尽矣。”[20]28

《景岳全书》卷四十六：“外科钤(上)……生肌收口(附成漏证二十一)……一妇人左臂结核，年余方溃，脓清不敛，一男子患贴骨痈，腿细短软，疮口不合，俱用十全大补汤，外以附子饼及贴补药膏，调护得宜，百剂而愈。大凡不足证，宜大补之剂兼灸，以补接阳气，祛散寒邪为上。”[21]1084

《慈幼新书》卷十一：“疮疽杂症……鹤膝风：陈石灰、芙蓉叶、生姜、菖蒲，为末杵成块，分作药膏贴患处，三次即愈。”[22]182

《疡医大全》卷三十四：“疔疮门主论……程山龄曰：治疔之法，贵在乎早，初起即治者，十全十活，稍迟者十全五六，失治者十全一二，内服莫妙于菊花甘草汤。项之以上，三阳受毒，必用针刺挑断疔根，插药膏盖；项之以下，三阴受毒，即当艾灸。灸之不痛，亦须针刺插药自效。(《十法》。)”[23]690,691

《续名医类案》卷三十三：“一男子患贴骨痈，腿细短软，疮口不合。俱饮十全大补汤，外用附子饼及贴补药膏，调护得宜，百帖而愈。大凡不足之症，宜大补之，兼灸以接补阳气，祛散寒邪为上。”[24]1067

《种福堂公选良方》卷四：“跌打损伤……治自刎断喉方……初刎时，气未绝，身未冷，急用热鸡皮贴患处，安稳枕卧，或用丝线缝合刀口，掺上桃花散多些为要，急以绵纸四五层，盖刀口上，以女人旧布裹脚，周围绕五、六转扎之，颈项郁而不直，刀口方不开。三日后急手解去前药，再用桃花散掺刀口，仍急缠扎。过数日，用红肉膏敷患处，外用生肌长肉大药膏贴之，再以绢帛围裹，针线缝紧，俟其长肉收功。”[25]117

《验方新编》卷二十一：“引痘略……出痘后须知……遇有抓破者，系在第七日以前，仍必灌复浆水，如在八九日以后，则不能灌复，然其毒已引动，泄破亦无妨碍。或有随而结痂者。倘成脓不干，用武夷茶煎浓洗之，或黄豆皮煎水洗之，或胭脂膏、鲫鱼膏、蜡梅油贴之，皆可。若成脓而不能合口，用生肌散糁之。外洋原有药水、药膏治此立效，因不能常得，故不录。”[26]376

《喻选古方试验》卷四：“疮疥……杨梅毒疮……（治疮毒，用全蝎、蜈蚣、僵蚕合等分，研末瓶储，如遇疮毒小疖挑药放药膏上，贴之立愈。如遇大毒加麝香少许更妙，试验神效。江山朱璞山传方。）”[27]220

《中医临床诊疗术语·治法部分》：“药膏疗法……将外用药膏敷贴于肌肤，药膏通过皮肤、黏膜的吸收，起到行气活血、疏通经络、祛邪外出的治疗作用。主要用于损伤、骨折、局部感染。”[28]52

《中医药学名词》：“药膏疗法……将外用药膏敷贴于肌肤，药膏通过皮肤、黏膜的吸收，起到行气活血、疏通经络、祛邪外出的作用，以治疗损伤、骨折、局部感染等的方法。”[29]128

《中医大辞典》：“药膏疗法……将外用药膏敷贴于肌肤，药膏通过皮肤、黏膜的吸收，起到行气活血、疏通经络、祛邪外出的作用，以治疗损伤、骨折、局部感染等的方法。”[30]1187

《中国中医药主题词表》：“药膏疗法……膏药疗法。”[31]1179

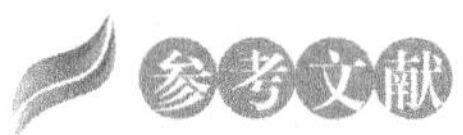

参考文献

[1] 未著撰者. 五十二病方[M]. 马王堆汉墓帛书整理小组. 北京：文物出版社，1979：31.

[2] [唐] 孙思邈. 备急千金要方[M]. 焦振廉，胡玲，张琳叶，等校注. 北京：中国医药科技出版社，2011：237.

[3] [宋] 王衮. 博济方[M]. 王振国，宋咏梅点校. 上海：上海科学技术出版社，2003：133，134.

[4] [宋] 刘昉. 幼幼新书[M]. 白极校注. 北京：中国医药科技出版社，2011：339，340.

[5] [宋] 齐仲甫. 女科百问[M]. 宋咏梅，宋昌红点校. 天津：天津科学技术出版社，1999：44.

[6] [宋] 唐慎微. 证类本草[M]. 郭君双校注. 北京：中国医药科技出版社，2011：688.

[7] [宋] 陈直. 养老奉亲书[M]. 北京：北京大学医学出版社，2014：370.

[8] [宋] 赵佶. 圣济总录：下册[M]. 北京：人民卫生出版社，1962：1821.

[9] [宋] 张锐. 鸡峰普济方[M]. 上海：上海科学技术出版社，1987：183.

[10] [宋] 严用和. 严氏济生方[M]. 刘阳校注. 北京：中国医药科技出版社，2012：113.

[11] [宋] 朱佐. 类编朱氏集验医方[M]. 郭瑞华，等点校. 上海：上海科学技术出版社，2003：289，290.

[12] [元] 危亦林. 世医得效方[M]. 王育学点校. 北京：人民卫生出版社，1990：657.

[13] [明] 朱橚. 普济方：第2册[M]. 北京：人民卫生出版社，1959：645.

[14] [明] 刘文泰. 本草品汇精要[M]. 陈仁寿，杭爱武点校. 上海：上海科学技术出版社，2005：163.

[15] [明] 汪石山. 外科理例[M]. 北京：中国中医药出版社，2010：101.

[16] [元] 朱震亨. 丹溪治法心要[M]. 张奇文，朱锦善，王叙爵校注. 济南：山东科学技术出版社，1985：171.

[17] [明] 张时彻. 急救良方[M]. 康维点校. 北京：中医古籍出版社，1987：49.

[18] [明] 徐春甫. 古今医统大全：下[M]. 崔仲平，王耀廷主校. 北京：人民卫生出版社，1991：356，357.

[19] [明] 楼英. 医学纲目[M]. 阿静，闫志安，牛久旺校注. 北京：中国中医药出版社，1996：623.

[20] [明] 陈实功. 外科正宗[M]. 吴少祯，许建平点校. 北京：中国中医药出版社，2002：28.

[21] [明] 张介宾. 景岳全书[M]. 赵立勋主校. 北京：人民卫生出版社，1991：1084.

[22] [明] 程云鹏. 慈幼新书[M]. 刘寨华，等校注. 北京：人民军医出版社，2012：182.

[23] [清] 顾世澄. 疡医大全[M]. 叶川，夏之秋校注. 北京：中国中医药出版社，1994：690，691.

[24] [清] 魏之琇. 续名医类案[M]. 黄汉儒，蒙木荣，廖崇文点校. 北京：人民卫生出版社，1997：1067.

[25] [清] 叶天士. [清] 华岫云. 种福堂公选良方[M]. 张浩良点校. 北京：人民卫生出版社，1992：117.

[26] [清] 鲍相璈. 验方新编：下册[M]. [清] 梅启照，增辑，周光优，严肃云，禹新初点校. 北京：人民卫生出版社，1990：376.
[27] 喻嘉言. 喻选古方试验[M]. 上海：上海科学技术出版社，1986：220.
[28] 国家技术监督局. 中医临床诊疗术语：治法部分[M]. 北京：中国标准出版社，1997：52.
[29] 中医药学名词审定委员会. 中医药学名词[M]. 北京：科学出版社，2004：128.
[30] 李经纬，余瀛鳌，蔡景峰，等. 中医大辞典[M]. 北京：人民卫生出版社，2011：1187.
[31] 吴兰成. 中国中医药主题词表[M]. 北京：中医古籍出版社，2008：1179.

（崔利宏）

2・089

药熨疗法

yào yùn liáo fǎ

一、规范名

【汉文名】药熨疗法。

【英文名】hot medicinal compress therapy。

【注释】将药物（如药袋、药饼、药膏及药酒）加热后置于患者体表特定部位，作热罨或往复运动，促使腠理疏松、经脉调和、气血流畅，治疗寒湿、气血瘀滞、虚寒证候的方法。

二、定名依据

“药熨疗法”是民间常用的一种古老的外治法，其相关记载最早见于春秋战国时期的《五十二病方》，“药熨”二字最早见于战国与秦汉时期的《内经》：是指治疗方法。“熨法”出现在隋唐时期《备急千金要方》一书中，二者含义基本相同，并且历代医家均有沿用。

“药熨疗法”一词出现在现代一些著作中，如国标《中医临床诊疗术语・治法部分》《中医药学名词》《中国中医药主题词表》《中医基本名词术语中英文对照国际标准》《中医大辞典》等都以“药熨疗法”作为正名。其中，国标《中医临床诊疗术语・治法部分》还把“热熨疗法”作为又称。而《中国医学百科全书・中医学》称为“熨法”，《中医骨伤科学》则称为“热熨法”。但是，“药熨疗法”作为一种中医外治法的术语普及更广，且符合本名词的科学内涵和本质属性，因此，以“药熨疗法”作为治法规范名符合名词术语定名的约定俗成和科学性原则。

全国科学技术名词审定委员会审定公布的《中医药学名词》已以“药熨疗法”作为规范名。所以“药熨疗法”作为规范名也符合术语定名的协调一致原则。

全国科学技术名词审定委员会审定公布的相关中医治法名词均是“某某疗法”，因此将“药熨疗法”作为本治法的规范名，符合术语定名的系统性原则。

三、同义词

【简称】“熨法”（《黄帝内经太素》）。

【又称】“热熨疗法”（《中医临床诊疗术语治法部分》）；“热熨法”（《中医骨伤科学》）。

四、源流考释

“药熨疗法”的有关记载始见于我国现存最早的医方书《五十二病方》记载：“□阑（烂）者方……一，烝（蒸）（囷）土，裹以熨之（三一五）。”[1]101 还记载：“加（痂）……一，燔礜，冶乌家（喙）、黎（藜）卢、蜀椒（菽）、庶、蜀椒、桂各一合，并和，以头脂□□□布炙以熨，卷（倦）而休（三五〇）。”[1]109 其中的“熨”即为药熨疗法的最早描述。

春秋至秦汉时期，“药熨”一词最早出现在医学著作《内经》中，如《灵枢经》寿夭刚柔第六：“黄帝曰：刺寒痹内热奈何？伯高答曰：刺布衣者，以火焠之；刺大人者，以药熨之。”[2]21《黄帝内经素问·调经论》：“燔针劫刺其下及与急者；病在骨，淬针药熨；病不知所痛，两跷为上；身形有痛，九候莫病，则缪刺之；痛在于左而右脉病者，巨刺之。”[3]120 此处的“药熨”即是药熨疗法。

魏晋南北朝时期，晋代皇甫谧的《针灸甲乙经》是中国现存最早的一部针灸学专著，其引用了《内经》中针刺和药熨的内容。如卷六记载：“五脏六腑虚实大论第三……病在骨，焠针药熨。”[4]102

隋唐时期，“熨法”一词首见于杨上善的《黄帝内经太素》卷第十三“身度”：“身度……治在燔针劫刺，以知为数，以痛为输，在内者熨引饮药，（痛在皮肤筋骨外者，可疗以燔针；病在腹胸内者，宜用熨法及道引并饮汤液药等也。）”[5]223 该书明确提出了病在腹胸内者，适合用熨法。该时期虽未沿用“药熨”一词，但有这一疗法的相关记载，如唐代王焘的《外台秘要》卷第三十九也有药熨疗法的相关记载：“论邪入皮毛经络风冷热灸法……灸风者，不得一顿满一百，若不灸者，亦可以蒸药熨之，灸寒湿者，不得一顿满千，若不灸亦可蒸药熏之，风性浮轻则易散，故从少而至多也。寒性沉重则难消。故从多而至少也。”[6]1078 提出风邪侵入皮毛经络可以用蒸药熨之。

宋金元时期，宋代太医院的《圣济总录》[7]525沿用治法“药熨”一词，宋代《医说》[8]348，元代《御药院方》[9]138《外科精义》[10]32,33 等虽未使用“药熨”一词，但有这一治疗方法的相关记载。如《圣济总录》卷第二十一“伤寒门”记载：“伤寒可温……治伤寒四肢厥冷。蒸熨方：吴茱萸（汤洗焙干三升），右一味，用温酒浸令通湿。以生绢袋二个盛。蒸令极热。取茱萸袋子。更互熨四肢前后心。及手足心。候气通彻即止。又用药熨。气通畅后。宜服此方。人参（一两），生姜（煨切二两），右二味。各细剉。用水一盏半。煎至八分。去滓分温二服。如食顷再服。”[7]525《外科精义》卷上云：“止痛法……盖热毒之痛者，以寒凉之剂折其热，则痛自止也。寒邪之痛，以温热之药熨其寒，则痛自除矣。因风而有痛者，除其风。因湿而痛者，导其湿。燥而痛者，润之。塞而痛者，通之。虚而痛者，补之。实而痛者，泻之。因脓郁而闭者，开之。恶肉侵溃者，引之。阴阳不和者，调之。经络秘涩者，利之。”[10]32,33 也有医家沿用“熨法”一词，如《太平圣惠方》[11]535《世医得效方》[12]293《圣济总录》[13]1964。可见，《圣济总录》是属于二词在一本书中都出现的著作。

明清时期，明代的《古今医统大全》[14]115《针灸大成》[15]20《类经》[16]388,389，清代的《张氏医通》[17]128《医经原旨》[18]183,184《素问悬解》[19]284《针灸逢源》[20]94 等均沿用了《内经》的“药熨”作为治法。如明代《古今医统大全》卷之二曰：“内经要旨（下）……论治篇第四……形苦志乐，病生于筋，治之以熨引。（劳形者伤筋，治以药熨及导引，则筋自舒而愈也。）”[14]115 该处解释了劳形者伤筋可以用药熨及导引的方法治疗。《医经原旨》卷三记载：“论治第八……形苦志乐，病生于筋，治之以熨引；（形苦者身多劳，志乐者心无虑。劳则伤筋，故疾生于筋。熨，以药熨。引，谓导引。）”[18]183,184 该书明确指出了《黄帝内经》中的“熨引”是指药熨和导引两种治疗方法。也有一些医籍中虽未使用“药熨”一词，但也有相关记载。如明代《本草纲目》[21]822《医学入门》[22]18《济阳纲目》[23]2、清代《医碥》[24]218 等，《济阳纲目》卷四十八云：“沉寒痼冷论……凡脱阳证，或因大吐大泻之后，四肢逆冷，元气不接，人事不省，或伤寒新瘥，误与女人交接，其证小腹肾痛，外肾搐缩，面黑气喘，冷汗自出，是名阳脱证。须臾不救，急用葱熨法，更灸气海（在脐下，一寸五分），关元（在脐下二寸）各五十壮，内服姜附汤、五积散之类，然后可服黑锡丹。（熨，

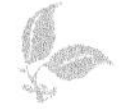

音运。毒熨，谓毒病之处，以药熨贴也，又火展帛也，一曰火斗，俗呼曰熨斗）"[23]2 清代《医碥》卷之二记载："积聚……凡治积，宜丸不宜汤，必兼用膏药熨贴及艾灸乃除，以其在肠胃之外也。"[24]218 也有医家沿用"熨法"一词，如《古今医统大全》[25]160《杂病源流犀烛》[26]466《疡医大全》[27]599。可见，《古今医统大全》也是属于二词在一本书中都出现的著作。

现代，有关著作均把"药熨疗法"作为规范名，如国家标准的《中医临床诊疗术语治法部分》[28]52《中医药学名词》[29]128《中国中医药主题词表》[30]1182《中医基本名词术语中英对照国际标准》[31]223《中医大辞典》[32]1188 等。同时 以"热熨疗法""药熨法""熨法"作为又称或简称。如《中医临床诊疗术语治法部分》："药(热)熨疗法 将药物(如药袋、药饼、药膏及药酒)加热后置于患者体表特定部位，作热罨或往复运动，促使腠理疏松、经脉调和、气血流畅，多用于寒湿、气血瘀滞、虚寒证候的一种外治疗法。"[28]52《中国医学百科全书·中医学》："熨法 用药物或盐粒、砂子、干净黄土炒热后布包外熨的方法称熨法。适用于治疗风寒湿痹、脘腹冷痛、气滞腹胀等证。药物以药末或药物粗粒为宜。"[33]706《中医骨伤科学》："热熨法 是一种热疗方法。本法选用温经祛寒、行气活血止痛的药物，加热后用布包裹，热熨患处，借助其热力作用于局部，适用于不宜外洗的腰脊躯体之新伤、陈伤。"[34]56

总之，"药熨疗法"首见于《五十二病方》，虽无其名称，但有其内容，"药熨"二字出现于《黄帝内经》，而晋、隋唐、宋元明清均有沿用，隋唐时期，"熨法"首次出现，后世医家也有沿用，和"药熨"同时存在。"药熨疗法"的名称出现在现代，有关著作多使用"药熨疗法"，同时 以"热熨疗法""药熨法""熨法"作为又称或简称。

五、文献辑录

《五十二病方》："□阑(烂)者方……一，烝(蒸)(lun 口字里一个米)土，裹以熨之(三一五)。"[1]101

《五十二病方》："加(痂)……一，燔礜，冶乌豙(喙)、黎(藜)卢、蜀椒(菽)、庶、蜀椒、桂各一合，并和，以头脂□□□布炙以熨，卷(倦)而休(三五〇)。"[1]109

《灵枢经》卷之二："寿夭刚柔第六……黄帝曰：刺寒痹内热奈何？伯高答曰：刺布衣者，以火焠之；刺大人者，以药熨之。"[2]21

《黄帝内经素问·调经论》："燔针劫刺其下及与急者；病在骨，焠针药熨；病不知所痛，两跻为上；身形有痛，九候莫病，则缪刺之；痛在于左而右脉病者，巨刺之。"[3]120

《针灸甲乙经》卷六："五脏六腑虚实大论第三……病在骨，焠针药熨。"[4]102

《黄帝内经太素》卷第十三："身度……治在燔针劫刺，以知为数，以痛为输，在内者熨引饮药，(痛在皮肤筋骨外者，可疗以燔针；病在腹胸内者，宜用熨法及道引并饮汤液药等也。)"[5]223

《外台秘要》卷第三十九："论邪入皮毛经络风冷热灸法……灸风者，不得一顿满一百，若不灸者，亦可以蒸药熨之，灸寒湿者，不得一顿满千，若不灸亦可蒸药熏之，风性浮轻则易散，故从少而至多也。寒性沉重则难消。故从多而至少也。"[6]1078

《太平圣惠方》卷第十九："治中风口面㖞斜诸方……治中风口面㖞斜，肉桂熨法。肉桂(一两半剉去粗皮捣罗为末)，上用酒一大盏，调肉桂令匀，以慢火熬成膏，去火良久，用匙摊在一片帛上，贴在腮上，频频更用热瓦子，熨令热透。专看正，即去却桂膏。患左贴右，患右贴左。"[11]535

《圣济总录》卷第二十一"伤寒门"："伤寒可温……治伤寒四肢厥冷。蒸熨方：吴茱萸(汤洗焙干三升)，上一味，用温酒浸令通湿。以生绢袋二个盛，蒸令极热，取茱萸袋子，更互熨四肢前后心，及手足心，候气通彻即止。又用药熨，气通畅后，宜服此方：人参(一两)，生姜(煨切二两)，上二味，各细剉，用水一盏半，煎至八分，去滓分温二服，如食顷再服。”[7]525

《圣济总录》卷第一百一十五：“耳疼痛……治耳卒疼痛。熨法：盐（五两），上一味。于饭上蒸过。乘热以软布裹。频熨之。”[13]1964

《医说》卷九：“郝翁医妇人验：郝翁者，名允，博陵人，晚迁郑圃，世以神医目之。里妇二，一夜中口噤如死状，翁曰：血脉滞也，不用药，闻鸡声自愈。一行踸踔辄踣，翁曰：脉厥也，当活筋，以药熨之自快。皆验。士人陈尧遵妻病，众医以为劳伤，翁曰：亟屏药，是为娠症，且贺君得男子。已而果然。”[8]348

《世医得效方》卷第十四：“产科兼妇人杂病科……熨法：蛇床子炒，乘热布裹熨患处。下治产后阴痛。”[12]293

《御药院方》卷之八：“蒴藋散……治荣卫不顺，气血偏虚，风寒湿气，攻注脚膝疼痛。蒴藋、吴茱萸、顽荆、黄芪、防风、防己（各四两），踯躅花、白独活、荆芥穗、藁本（各二两），上件为粗末，都入，水半碗，葱白二七茎细剉，木瓜半个按碎，拌令匀，分作三分。每用药一分，于铫内慢火炒，令通热，用绵帛两重裹药熨引痛处。如觉药微冷，依前别炒。余药更换熨之，三剂必减。”[9]138

《外科精义》卷上：“止痛法……盖热毒之痛者，以寒凉之剂折其热，则痛自止也。寒邪之痛，以温热之药熨其寒，则痛自除矣。因风而有痛者，除其风。因湿而痛者，导其湿。燥而痛者，润之。塞而痛者，通之。虚而痛者，补之。实而痛者，泻之。因脓郁而闭者，开之。恶肉侵溃者，引之。阴阳不和者，调之。经络秘涩者，利之。”[10]32,33

《古今医统大全》卷之二：“内经要旨（下）……论治篇第四……形苦志乐，病生于筋，治之以熨引。（劳形者伤筋，治以药熨及导引，则筋自舒而愈也。）”[14]115

《古今医统大全》卷之六十：“疝气门……（严氏）盐熨法：用食盐半斤炒极热，以故帛包熨痛处。一法：用布帛扎圈置脐上，用盐填入一寸厚，用熨斗熨之，或上铺艾灼之，妙。”[25]160

《本草纲目》第三十四卷：“木部……桂……阴痹熨法：寒痹者，留而不去，时痛而皮不仁。刺布衣者，以火焠之；刺大人者，以药熨之。”[21]822

《针灸大成》卷一：“调经论……燔针劫刺其下及与急者，病在骨焠针药熨。病不知所痛，两跷为上。身形有痛，九候莫病，则缪刺之。痛在于左而右脉病者，巨刺之。必谨察其九候，针道备矣。”[15]20

《类经》二十一卷针刺类：“刺有三变，营卫寒痹（《灵枢·寿夭刚柔》）黄帝曰：余闻刺有三变，何谓三变？伯高答曰：有刺营者，有刺卫者，有刺寒痹之留经者……（大人血气清滑，故当于未刺之先，及既刺之后，但以药熨，则经通汗出而寒痹可除矣）。”[16]388,389

《医学入门》卷首：“明医……郝允：宋博陵人，授异人医术，世称神医。有一妇夜间口噤而死，公曰：血脉滞也，不用药，闻鸡鸣自愈。一行踸踔辄踣，公曰：脉厥也，当治筋。以药熨之，自快。一孕妇极壮健，公诊曰：母气已死，壮健者恃儿气耳。如期子生母死。”[22]18

《济阳纲目》卷四十八云：“沉寒痼冷论……凡脱阳证，或因大吐大泻之后，四肢逆冷，元气不接，人事不省，或伤寒新瘥，误与女人交接，其证小腹肾痛，外肾搐缩，面黑气喘，冷汗自出，是名阳脱证。须臾不救，急用葱熨法，更灸气海（在脐下，一寸五分），关元（在脐下二寸）各五十壮，内服姜附汤、五积散之类，然后可服黑锡丹。（熨，音运。毒熨，谓毒病之处，以药熨贴也，又火展帛也，一曰火斗，俗呼曰熨斗）”[23]2

《张氏医通》卷六：“痿痹门……痛风（历节）……石顽曰：按痛风一证，《灵枢》谓之贼风，《素问》谓之痹，《金匮》名曰历节，后世更名白虎历节，多由风寒湿气，乘虚袭于经络，气血凝滞所致。近世邪说盛行，而名之曰箭风。风毒肿溃，乃谓之曰箭袋，禁绝一切汤药，恣行艾熨针挑，此虽《灵枢》刺布衣之法，而药熨之方，世绝

不闻，使既病之肌肉，复受无辜之痛楚，奈何懵懂无知，甘受其惑，良可慨夫！”[17]128

《医碥》卷之二：“积聚……凡治积，宜丸不宜汤，必兼用膏药熨贴及艾灸乃除，以其在肠胃之外也。”[24]218

《医经原旨》卷三：“论治第八……形苦志乐，病生于筋，治之以熨引；（形苦者身多劳，志乐者心无虑。劳则伤筋，故疾生于筋。熨，以药熨。引，谓导引。）”[18]183,184

《素问悬解》卷八：“调经论六十二……病在筋，燔针〔烧针。〕劫刺其下及于急缩不伸者；病在骨，焠针〔即燔针也。〕药熨，〔药囊温熨。〕温其内寒……”[19]284

《杂病源流犀烛》卷二十八：“治前阴后阴疮疡方八十九……枳橘熨法〔妇人阴肿〕枳实、陈皮各四两，炒极热，绢袋盛，周身从上至下及阴肿处，频熨，冷即换，直至喉中觉枳实气，则痛止、肿消、便利矣。”[26]466

《疡医大全》卷二十九：“肿块门主方……葱熨法 葱头切细捣烂，炒热熨患处。冷则易之，再熨肿处自已。即跌打损伤肿痛，亦用此法。”[27]599

《针灸逢源》卷二：“素问调经论……病在筋，调之筋，燔针劫刺其下，及与急者。病在骨。调之骨，淬针药熨。（燔针者，内针之后以火燔之暖。淬针者，用火先赤其针，而后刺，不但暖也，若寒毒固结，非此不可。今名火针，即此药熨者，以辛热之药，熨而散之。病有浅深，故用分微甚耳。）”[20]94

《中医临床诊疗术语·治法部分》：“药（热）熨疗法 将药物（如药袋、药饼、药膏及药酒）加热后置于患者体表特定部位，作热罨或往复运动，促使腠理疏松、经脉调和、气血流畅，多用于寒湿、气血瘀滞、虚寒证候的一种外治疗法。”[28]52

《中医药学名词》：“药熨疗法……将药物（如药袋、药饼、药膏及药酒）加热后置于患者体表特定部位，作热罨或往复运动，促使腠理疏松、经脉调和、气血流畅，治疗寒湿、气血瘀滞、虚寒证候的方法。”[29]128

《中国中医药主题词表》：“药熨疗法……属外治法 将药物（如药袋、药饼、药膏及药酒）加热后置于患者体表特定部位，作热罨或往复移动，促使腠理疏松、经脉调和、气血流畅，多用于寒湿、气血瘀滞、虚寒症候的一种外治疗法。”[30]1182

《中医基本名词术语中英对照国际标准》：“药熨疗法 Hot medicinal compress therapy。”[31]223

《中医大辞典》：“药熨疗法 治法名词。将药物（如药袋、药饼、药膏及药酒）加热后置于患者体表特定部位，作热罨或往复运动，促使腠理疏松、经脉调和、气血流畅，治疗寒湿、气血瘀滞、虚寒证候的外治法。”[32]1188

《中国医学百科全书·中医学》：“熨法 用药物或盐粒、砂子、干净黄土炒热后布包外熨的方法称熨法。适用于治疗风寒湿痹、脘腹冷痛、气滞腹胀等证。药物以药末或药物粗粒为宜。”[33]706

《中医骨伤科学》：“热熨法 是一种热疗方法。本法选用温经祛寒、行气活血止痛的药物，加热后用布包裹，热熨患处，借助其热力作用于局部，适用于不宜外洗的腰脊躯体之新伤、陈伤。”[34]56

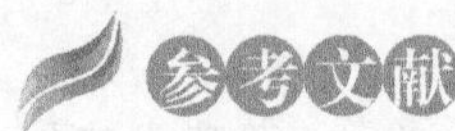

［1］未著撰者.五十二病方［M］.马王堆汉墓帛书整理小组.北京：文物出版社，1979：101，109.

［2］未著撰者.灵枢经［M］.北京：人民卫生出版社，2012：21.

［3］未著撰人，黄帝内经素问［M］.田代华整理.北京：人民卫生出版社，2005：120.

［4］［晋］皇甫谧.针灸甲乙经［M］.韩森宁，张春生，徐长卿点校.郑州：河南科学技术出版社，2017：102.

［5］［隋］杨上善.黄帝内经太素［M］.北京：人民卫生出版社，1965：223.

［6］［唐］王焘.外台秘要［M］.北京：人民卫生出版社，1955：1078.

［7］［宋］赵佶.圣济总录：上册［M］.北京：人民卫生出版社，1962：525.

［8］［宋］张杲，［明］俞弁.医说；续医说［M］.曹瑛，杨健校注.北京：中医古籍出版社，2013：348.

［9］［元］许国桢.御药院方［M］.王淑民，关雪点校.北京：人民卫生出版社，1992：138.

[10] [元] 齐德之. 外科精义[M]. 裘钦豪点校. 北京：人民卫生出版社，1990：32，33.
[11] [宋] 王怀隐. 太平圣惠方：上[M]. 北京：人民卫生出版社，1958：535.
[12] [元] 危亦林. 世医得效方[M]. 金芬芳校注. 北京：中国医药科技出版社，2011：293.
[13] [宋] 赵佶. 圣济总录：下册[M]. 北京：人民卫生出版社，1962：1964.
[14] [明] 徐春甫. 古今医统大全：上[M]. 崔仲平，王耀廷主校. 北京：人民卫生出版社，1991：115.
[15] [明] 杨继洲. 针灸大成[M]. 田思胜校注. 北京：中国中医药出版社，1997：20.
[16] [明] 张景岳. 类经[M]. 范志霞校注. 北京：中国医药科技出版社，2011：388，389.
[17] [清] 张璐. 张氏医通[M]. 李静芳，建一校注. 北京：中国中医药出版社，1995：128.
[18] [清] 薛雪. 医经原旨[M]. 洪丕谟，姜玉珍点校. 上海：上海中医学院出版社，1992：183，184.
[19] [清] 黄元御. 素问悬解[M]. 孙国中，方向红点校. 北京：学苑出版社，2008：284.
[20] [清] 李学川. 针灸逢源[M]. 汤晓龙校注. 北京：中国医药科技出版社，2012：94.
[21] [明] 李时珍. 本草纲目[M]. 张守康，张向群，王国辰主校. 北京：中国中医药出版社，1998：822.
[22] [明] 李梴. 医学入门[M]. 金嫣莉，何源，乔占兵校注. 北京：中国中医药出版社，1995：18.
[23] [明] 武之望. 济阳纲目[M]. 泾阳：宏道书院藏板，1856(清咸丰六年)：2.
[24] [清] 何梦瑶. 医碥[M]. 邓铁涛，刘纪莎点校. 北京：人民卫生出版社，1994：218.
[25] [明] 徐春甫. 古今医统大全：下[M]. 崔仲平，王耀廷主校. 北京：人民卫生出版社，1991：160.
[26] [清] 沈金鳌. 杂病源流犀烛[M]. 李占永，李晓林校注. 北京：中国中医药出版社，1994：466.
[27] [清] 顾世澄. 疡医大全[M]. 叶川，夏之秋校注. 北京：中国中医药出版社，1994：599.
[28] 国家技术监督局. 中医临床诊疗术语治法部分[M]. 北京：中国标准出版社，1997：52.
[29] 中医药学名词审定委员会. 中医药学名词[M]. 北京：科学出版社，2004：128.
[30] 吴兰成. 中国中医药主题词表[M]. 北京：中医古籍出版社，2008：1182.
[31] 世界中医药学会联合会. 中医基本名词术语中英对照国际标准[M]. 北京：人民卫生出版社，2008：223.
[32] 李经纬，余瀛鳌，蔡景峰，等. 中医大辞典[M]. 北京：人民卫生出版社，2005：1188.
[33] 《中医学》编辑委员会. 中医学[M]//钱信忠. 中国医学百科全书. 上海：上海科学技术出版社：1997：706.
[34] 王和鸣. 中医骨伤科学[M]. 北京，中国中医药出版社，2007：56.

（崔利宏）

2·090

标本兼治

biāo běn jiān zhì

一、规范名

【中文名】标本兼治。

【英文名】treating both symptom and root cause。

【注释】针对病证出现的标本并重的情况，采用治标与治本相结合的治疗原则。

二、定名依据

“标本兼治”一词最早出现于明代医家汪机的著作《医学原理》，此前中医著作中虽有标本论治的相关论述，但是未见与“标本兼治”相关的名词。

“标本兼治”一词出现后，有的医家使用“标本同治”一词，例如虞抟的著作《苍生司命》、陈修园《医学从众录》，有的医家使用“标本兼顾”一词，例如冯兆张《冯氏锦囊秘录》。但是，“标本兼治”一词较“标本同治”“标本兼顾”出现早，“标本兼治”在古代中医著作中使用的频率远远高于“标本同治”和“标本兼顾”。《医学原理》《古今医统大全》《医学入门》《痘诊心法》《银海指南》《医述》《医学真传》《冯氏锦囊秘录》等都使用"标本兼治"一词。这些著作是明清重要的著作,对后世有较大影响。因此,使用"标本兼治"一词作为规范名词,符合中医名词定名原则的约定俗成原则。

现代我国已经出版的国标《中医临床诊疗术语·治法部分》《中医药学名词》《中国中医药主题词表》《中国中医药学术语集成·治则治法与针灸学》均使用"标本兼治"一词。可见,"标本兼治"作为正名使用已达成共识。

我国2005年出版的由全国科学技术名词审定委员会审定公布的《中医药学名词》亦使用"标本兼治"一词作为规范名词。所以"标本兼治"作为规范名符合术语定名的协调一致原则。

三、同义词

【曾称】"标本同治"(《苍生司命》);"标本兼顾"(《冯氏锦囊秘录》)。

四、源流考释

"标本兼治"的相关记载,最早可追溯到春秋至秦汉时期。《黄帝内经素问·标本病传论》中论述到:"有其在标而求之于标,有其在本而求之于本,有其在本而求之于标,有其在标而求之于本。故治有取标而得者,有取本而得者,有逆取而得者,有从取而得者。故知逆与从,正行无问;知标本者,万举万当,不知标本,是谓妄行。"[1]126 这一论述为标本论治的发展奠定了基础。

晋唐时期,医家使用标本理论对生理病理进行分析,为后世标本论治的发展奠定了基础。例如晋代皇甫谧《针灸甲乙经》卷二:"阴阳相随,外内相贯,如环无端,亭亭淳淳乎,孰能穷之?然其分别阴阳,皆有标本虚实所离之处……能知六经标本者,可以无惑于天下也。"[2]52 唐代杨上善《黄帝内经太素》卷第十九:"审于本末,察其寒热,得邪所在,万刺不殆,知官九针,刺道毕矣;(妙通标本,则知寒热二邪所在,故无危殆,是为官主九针之道。)"[3]579

宋金元时期,医家继续使用标本理论对生理病理进行分析。例如宋代赵佶《圣济总录》卷第一百九:"论曰:肾水也,肝木也,木得水而盛,其理明矣。肾水既虚,肝无以滋养,故见于目者,始则(䀮䀮)不能瞩远,久则昏暗,时见黑花飞蝇,其证如此,肾虚可知也,治宜以益肾水去肝风之剂,则标本两得矣。"[4]1095 金代王好古《汤液本草》卷上:"夫治病者,当知标本。以身论之,则外为标、内为本。阳为标、阴为本。故六腑属阳为标,五脏属阴为本,此脏腑之标本也。又脏腑在内为本,各脏腑之经络在外为标,此脏腑经络之标本也。更人身之脏腑阴阳,气血经络,各有标本也。"[5]7

明代是中医学理论获得了空前发展的时期。众多医家就标本论治进行了论述。医家汪机最早使用"标本兼治"一词。汪机《医学原理》卷之九中论述到:"必在临症观形或标本兼治,不可执一。"[6]392 明代的其他医家也使用"标本兼治"一词,如万全《痘疹心法》[7]653、徐春甫《古今医统大全》[8]1366、李梴《医学入门》[9]408、龚居中《痰火点雪》[10]343。明代医家也在使用"标本同治"一词,如虞抟在《苍生司命》卷八中论述到:"是初起强健之人则可,若肾精久虚,元气惫极者,亦非确论,必也四物、知柏以壮水之主,人参、白术以培气之原,随症以加行湿热之剂,则标本同治,或可以收全功矣。"[11]243

清代很多医家在标本论治方面进行论述,医家多用"标本兼治"一词。例如高世栻《医学真传》[12]32、冯兆张《冯氏锦囊秘录》[13]638、顾锡《银海指南》[14]65、程文囿《医述》[15]884。其中冯兆张《冯氏锦囊秘录·痘疹全集》卷二十二:"病有标本,治有先后。故有从标者,有从本者,有先标后本者,有先本后标者,有标本兼治者,并宜详其缓急,而施以孰先孰后……此二者,所谓标本兼治者也。"[13]638 有的医家使用"标本同治"一词,例如罗国纲在《罗氏会约医镜》卷十九论述到:"若已成而脓溃者,必体虚,难得收效,当速服下方,托里消毒散,治疮溃体弱,易于收敛,此标本同治也。"[16]678 陈修园在《医学从众录》卷二论述到："二方俱宜加入麦冬、五味、阿胶、胡桃之类，为标本同治之法。"[17]26 还有的医家使用"标本兼顾"一词，例如冯兆张在《冯氏锦囊秘录·杂症大小合参》卷八论述到："然风寒湿三气客于经络，为病不一，或为痛或为痒，或为麻痹不仁，或为手足缓弱。所以然者，有新久轻重之分，有湿痰死血之异耳。治以攻补兼施，而标本兼顾也。"[13]245

民国时期，标本兼治、标本同治、标本兼顾三词均有沿用。例如吴克潜在《吴氏儿科》第四章："疮出稠密，由于气不匀血不周者，则当活血匀气兼行解毒；及利久不止，渐成坏症者，当以救里发表兼进，此标本兼治之法也。"[18]233 丁甘仁在《丁甘仁医案》卷五论述到："再拟温胆汤，加扶脾宣气，而化湿热之品，标本同治。"[19]178 何廉臣在《全国名医验案类编》初集论述到："服后肝风即熄，随立标本兼顾之方以挽救之。但用血珀合益元通窍消暑，犹恐缓不济急，惟次方用大剂潜镇清化，标本兼顾，虽尚有效力，然必至三剂而朽胎始落，侥幸成功，病家亦已大受虚惊矣。"[20]111

现代中医著作有的使用"标本兼治"一词作为正名，例如《中国中医药主题词表》[21]56 国标《中医临床诊疗术语·治法部分》[22]1《中国中医药学术语集成·治则治法与针灸学》[23]211《中医药学名词》[24]108 有的著作使用"标本同治"一词作为正名，例如《中医大辞典》[25]1189《中医辞海》[26]649 国标《中医基础理论术语》[27]79。

总之，《黄帝内经素问》中最早论述了疾病标本论治的原则，明代汪机在《医学原理》中最早使用"标本兼治"一词，后世医家还使用过"标本同治"和"标本兼顾"二词。但是，现代的中医著作《中医药学名词》《中医药主题词表》国标《中医临床诊疗术语·治法部分》《中国中医药学术语集成·治则治法与针灸学》均使用"标本兼治"一词，可见使用"标本兼治"已经成为大多数专家的共识。建议将"标本兼治"作为标准名词术语使用。

五、文献辑录

《黄帝内经素问·标本病传论》："有其在标而求之于标，有其在本而求之于本，有其在本而求之于标，有其在标而求之于本。故治有取标而得者，有取本而得者，有逆取而得者，有从取而得者。故知逆与从，正行无问；知标本者，万举万当，不知标本，是谓妄行。"[1]126

《针灸甲乙经》卷二："阴阳相随，外内相贯，如环无端，亭亭淳淳乎，孰能穷之？然其分别阴阳，皆有标本虚实所离之处……能知六经标本者，可以无惑于天下也。"[2]52

《黄帝内经太素》卷十九："审于本末，察其寒热，得邪所在，万刺不殆，知官九针，刺道毕矣；(妙通标本，则知寒热二邪所在，故无危殆，是为官主九针之道。)"[3]579

《圣济总录》卷一百九："论曰：肾水也，肝木也，木得水而盛，其理明矣。肾水既虚，肝无以滋养，故见于目者，始则(䀮䀮)不能瞩远，久则昏暗，时见黑花飞蝇，其证如此，肾虚可知也，治宜以益肾水去肝风之剂，则标本两得矣。"[4]1095

《汤液本草》卷上："夫治病者，当知标本。以身论之，则外为标、内为本。阳为标、阴为本。故六腑属阳为标，五脏属阴为本，此脏腑之标本也。又脏腑在内为本，各脏腑之经络在外为标，此脏腑经络之标本也。更人身之脏腑阴阳，气血经络，各有标本也。"[5]7

《苍生司命》卷八："是初起强健之人则可，若肾精久虚，元气惫极者，亦非确论，必也四物、知柏以壮水之主，人参、白术以培气之原，随症以加行湿热之剂，则标本同治，或可以收全功矣。"[11]243

《医学原理》卷九："必在临症观形或标本兼治，不可执一。"[6]392

《痘疹心法》卷二："病有标本，治有后先，有从标者，有从本者，有先标后本者，有先本后标者，有标本兼治者，视其急缓，其法不同也。如疮子稠密，在标之病也，视其气之不匀，血之不周，以匀气活血，兼行解毒，此则标本兼治也。利久不止，渐成坏疡，救里发表，兼而行之，此亦标本兼治也。”[7]653

《古今医统大全》卷四十六：“若虚劳之人，则宜滋肾水润肺金为本，诃子百药煎收敛以治其标，标本兼治，此十全也。”[8]1366

《医学入门》卷五：“脾胃为气血之运，饮食劳倦损其中气，以血少不行，或行之间断者，只宜平胃散、四君子汤之类补养脾胃，而气血自生自运，乃标本兼治，法之良者也。”[9]408

《痰火点雪》卷一：“若脉实数弦长，或涩数而细，此不受补者，去人参、补骨脂，加当归、生地黄、黄连、芡实末，每两入龙骨一钱五分，或用金樱膏糊丸，间服水陆二仙丹，此标本兼治之药也。”[10]343

《医学真传·痢》：“外邪既去，但治其痢，更分寒、热、虚、实，顾本顾标，如但以通利之法治之，先通后补，不若标本兼治，补泻并行之为得也。”[12]32

《冯氏锦囊秘录》卷八“杂症大小合参”：“然风寒湿三气客于经络，为病不一，或为痛或为痒，或为麻痹不仁，或为手足缓弱。所以然者，有新久轻重之分，有湿痰死血之异耳。治以攻补兼施，而标本兼顾也。”[13]245

卷二十二“痘疹全集”：“病有标本，治有先后。故有从标者，有从本者，有先标后本者，有先本后标者，有标本兼治者，并宜详其缓急，而施以孰先孰后……此二者，所谓标本兼治者也。”[13]638

《罗氏会约医镜》卷十九：“若已成而脓溃者，必体虚，难得收效，当速服下方，托里消毒散，治疮溃体弱，易于收敛，此标本同治也。”[16]678

《银海指南》卷一：“至于脾肾俱虚，水溢为病，则须培土填精，标本兼治，此东垣脾胃论，所以谆谆于后天补救也。”[14]65

《医述》卷十三：“然因泻而热渴，其原由于脾传肾，故用六君、参汤下六味丸，此标本兼治之义也。”[15]884

《医学从众录》卷二：“二方俱宜加入麦冬、五味、阿胶、胡桃之类，为标本同治之法。”[17]26

《吴氏儿科》第四章：“疮出稠密，由于气不匀血不周者，则当活血匀气兼行解毒；及利久不止，渐成坏症者当以救里发表兼进，此标本兼治之法也。”[18]233

《丁甘仁医案》卷五：“再拟温胆汤，加扶脾宣气，而化湿热之品，标本同治。”[19]178

《全国名医验案类编》初集：“服后肝风即熄，随立标本兼顾之方以挽救之。但用血珀合益元通窍消暑，犹恐缓不济急，惟次方用大剂潜镇清化，标本兼顾，虽尚有效力，然必至三剂而朽胎始落，侥幸成功，病家亦已大受虚惊矣。”[20]111

《中国中医药主题词表》：“标本兼治，属标本论治。在病证出现标本并重的情况下，可采用治标和治本相结合的治疗原则。”[21]56

国标《中医临床诊疗术语·治法部分》：“标本兼(同)治，在病证出现的标本并重的情况下，可采用治标与治本相结合的治疗原则。”[22]1

《中国中医药学术语集成·治则治法与针灸学》：“标本兼治，指在病之标与本同时急剧，或标本均不太急的情况下，则应标本兼顾。”[23]211

《中医药学名词》：“标本兼治，针对病证出现的标本并重的情况，采用治标与治本相结合的治疗原则。”[24]108

《中医大辞典》：“标本同治，辨证施治术语。即采用标病和本病同时治疗的方法。适用于标本并重的病证。如气虚的人患感冒病，可以解表和益气两法合用；又如温热病中，肠胃实热不解而致阴液大伤，可以泻下滋阴两法合用。”[25]1189

《中医辞海》：“标本同治，中医治则。即标病与本病同时治疗的方法。适用于标本并重的病证。”[26]649

《中医基础理论术语》：“标本同治……标病与本病并重应治标与治本兼顾。”[27]79

[1] 未著撰人. 黄帝内经素问[M]. 北京：人民卫生出版

社，2005：126.

[2] [晋]皇甫谧. 针灸甲乙经[M]. 北京：中国医药科技出版社，2011：52.

[3] [唐]杨上善. 黄帝内经太素[M]. 萧延平校正，王洪图，李云点校. 北京：科学技术文献出版社，2000：579.

[4] [宋]赵佶. 圣济总录校注：下[M]. 王振国，杨金萍主校. 上海：上海科学技术出版社，2016：1095.

[5] [元]王好古. 汤液本草[M]. 北京：中国医药科技出版社，2011：7.

[6] [明]汪机. 医学原理：下[M]. 储全根，万四妹校注. 北京：中国中医药出版社，2009：392.

[7] [明]万全.《痘疹心法》[M]//张海凌校注. 万密斋医学全书. 北京：中国中医药出版社，1996：653.

[8] [明]徐春甫. 古今医统大全：上[M]. 崔仲平，王耀廷主校. 北京：人民卫生出版社，1991：1366.

[9] [明]李梴. 医学入门[M]. 金嫣莉，等校注. 北京：中国中医药出版社，1995：408.

[10] [明]龚居中. 痰火点雪[M]//何清湖. 中华传世医典：第6册[M]. 长春：吉林人民出版社，1999：343.

[11] [明]虞抟. 苍生司命[M]. 王道瑞，申好真校注. 北京：中国中医药出版社，2004：243.

[12] [清]高士栻. 医学真传[M]. 宋咏梅，李圣兰点校. 天津：天津科学技术出版社，2000：32.

[13] [清]冯兆张. 冯氏锦囊秘录[M]//田思胜. 冯兆张医学全书[M]. 北京：中国中医药出版社，2015：245，638.

[14] [清]顾锡. 银海指南[M]//曹炳章. 中国医学大成：6. 北京：中国中医药出版社，1997：65.

[15] [清]程文囿. 医述[M]. 合肥：安徽科学技术出版社，1983：884.

[16] [清]罗国纲. 罗氏会约医镜[M]. 北京：中国中医药出版社，2015：678.

[17] [清]陈念祖. 医学从众录[M]. 北京：中国中医药出版社，2007：26.

[18] 吴克潜. 吴氏儿科[M]. 上海：大众书局，1934：233.

[19] 丁甘仁. 丁甘仁医案[M]. 上海：上海科学技术出版社，2001：178.

[20] 何廉臣. 全国名医验案类编[M]. 太原：山西科学技术出版社，2011：111.

[21] 吴兰成. 中国中医药主题词表[M]. 北京：中医古籍出版社，2008：56.

[22] 国家技术监督局. 中医临床诊疗术语：治法部分[M]. 北京：中国标准出版社，1997：1.

[23] 李剑，曾召. 治则治法与针灸学[M]//曹洪欣，刘保延. 中国中医药学术语集成. 北京：中医古籍出版社，2006：211.

[24] 中医药学名词审定委员会审定. 中医药学名词[M]. 北京：科学出版社，2005：108.

[25] 李经纬，余瀛鳌，蔡景峰，等. 中医大辞典[M]. 北京：人民卫生出版社，2011：1189.

[26] 袁钟，图娅，彭泽邦，等. 中医辞海：中[M]. 北京：中国医药科技出版社，1999：649.

[27] 中华人民共和国国家质量监督检验检疫总局，中国国家标准化管理委员会. 中医基础理论术语[M]. 北京：中国标准出版社，2006：79.

（郭凤鹏）

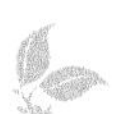

2·091

食疗

shí liáo

一、规范名

【中文名】食疗。

【英文名】diet therapy。

【注释】用具有药理作用的食物治疗疾病的方法。

二、定名依据

“食疗”一词，最早见于唐代孙思邈《备急千金要方》，此前中医著作中尚有“食养”的记载，但是二者的概念不完全相同。

“食疗”一词出现后，有的医家称之为“食治”，但是“食治”一词多做为篇名、卷名出现，例如《太平圣惠方》《圣济总录》《寿亲养老书》《普济方》《医学入门》等，但是在正文中医家使用“食疗”一词。

“食疗”一词出现后，后世的中医著作如《太平圣惠方》《圣济总录》《寿亲养老书》《普济方》《医学入门》《古今医统大全》《景岳全书》等均使用“食疗”一词。这些著作是历代重要著作，对后世有重大影响，说明使用该词作为规范名词，符合规范名词约定俗成的原则。

我国目前已经出版的国标《中医临床诊疗术语・治法部分》《中医药学名词》《中医大辞典》《中国中医药主题词表》《中国中医药术语集成・治则治法与针灸学》均使用“食疗”一词。这说明在中医界将“食疗”作为正名使用已达成共识。

我国2005年出版的全国科学技术名词审定委员会审定公布的《中医药学名词》已使用“食疗”一词作为规范名词。所以“食疗”作为规范名符合术语定名的协调一致原则。

三、同义词

【曾称】“食治”(《备急千金要方》)。

四、源流考释

“食疗”，古称食治，是指用具有药理作用的食物治疗疾病的方法。我国使用食疗方法治病的历史源远流长。早在周朝时便将医生分为，食医、疾医、疡医、兽医四类，食医位于第一位，可见古人对食疗的重视。食医负责“掌和王之六食、六饮、六膳、百羞、百酱、八珍之齐。”[1]696 食医还会根据四季的不同调整宫廷的饮食，“凡和，春多酸，夏多苦，秋多辛，冬多咸，调以滑甘。凡会膳食之宜，牛宜稌，羊宜黍，豕宜豆，犬宜粱，雁宜麦，鱼宜苽。”[1]696

秦汉时期是我国中医药理论形成的时期。在这一时期中医食疗的思想和理论获得了初步的总结。《黄帝内经素问》中多处论述了饮食五味同疾病的关系。如《黄帝内经素问・宣明五气论》谓“五味所禁，辛走气，气病无多食辛；咸走血，血病无多食咸；苦走骨，骨病无多食苦；甘走肉，肉病无多食甘；酸走筋，筋病无多食酸。是谓五禁，无令多食。”[2]49 在《黄帝内经素问・脏气法时论》中指出：“五谷为养，五果为助，五畜为益，五菜为充，气味合而服之，以补精益气。”[2]48《黄帝内经素问・五常政大论》曰：“大毒治病，十去其六；常毒治病，十去其七；小毒治病，十去其八；无毒治病，十去其九。谷肉果菜，食养尽之，无使过之，伤其正也。”[2]153 这里的“食养”是食疗概念的最早记载。东汉张仲景也非常重视食疗，其著作《伤寒杂病论》中的当归生姜羊肉汤、猪肤汤、甘麦大枣汤便是经典的食疗方。

晋唐时期是中医药理论发展的重要时期，食疗的经验和理论获得了进一步的总结。“食疗”一词最早见于唐代孙思邈《备急千金要方》，书中列有“食治”专篇：“是故食能排邪而安脏腑，悦神爽志以资血气。若能用食平疴释情遣疾者，可谓良工。长年饵老之奇法，极养生之术也。夫为医者，当须先洞晓病源，知其所犯，以食治之。食疗不愈，然后命药。”[3]464 这里的“食疗”与“食治”的内涵是一致的。在唐代孙思邈《千金翼方》中有“养老食疗”篇：“是故君父有疾，期先命食以疗之。食疗不愈，然后命药。故孝子须深知食药二性，其方在《千金方》。”[4]160 唐代孟诜在《千金要方》中“食治篇”的基础上写成《补养方》，后经张鼎增补改名为《食疗本草》，《食疗本草》是用食疗一词来命名的最早的本草专著。

宋金元时期是中医学门户分立新学肇兴的时期，这一时期医学家也非常重视食疗理论。这一时期多将“食治”一词作为篇名，在正文中多使用“食疗”一词。如宋代王怀隐《太平圣惠方》卷九十六、卷九十七为“食治”专篇。在卷九十六指出“故摄生者先须洞晓病源，知其所犯，以食治之，食疗不愈，然后命药。夫食能排邪而安脏腑，清神爽志，以资血气。若能用食平疴，适情遣病者，可谓上工矣。”[5]2139《圣济总录》中卷一百八十八、卷一百八十九、卷一百九十为“食治”专篇。在卷一百八十八篇“食治门”中指出：“孙思邈谓医者先晓病源，知其所犯，以食治之，食疗不愈，然后命药，又以药性刚烈，犹兵之猛暴，信斯言也，今对病药剂，悉已条具，兹复别叙食治，盖先食后药，食为民天之谓也。”[6]2129 宋代陈直《寿亲养老新书》卷一中使用“食治”一词：“今以《食医心镜》《食疗本草》《诠食要法》诸家治馔，洎《太平圣惠方》食治诸法，类成养老食治方，各开门目，用治诸疾，具列于后，为人子者宜留意焉。”[7]52 陈直也使用“食疗”一词：“若有疾患，且先详食医之法，审其疾状，以食疗之。食疗未愈，然后命药，贵不伤其脏腑也。”[7]2 金代张从正《儒门事亲》卷十一也使用“食疗”一词：“及胸穴、中脘、脐下、背俞、三里等穴，或有灸数百壮者，加以燔针，略无寸效，病人反受苦楚，可不思之？劳疾多馋，所思之物，但可食者，宜照食疗本草而与。”[8]210

明清时期是中医药理论高度发达的时期，这一时期医家多沿用宋金元时期的体例，使用“食治”作为篇名，在正文中使用“食疗”一词。例如明代朱橚《普济方》二百五十七卷、二百五十八卷、二百五十九三卷均为“食治门”。第二百五十七卷曰：“夫为医者，当须先洞晓疾病，知其所犯，以食治之，食疗不愈，然后命药。药性刚烈，犹若御兵，兵之猛暴，岂容妄发。”[9]4294 第二百五十八卷曰：“凡欲治病，先以食疗。比食疗不愈，后乃用药耳。方酿羊肚方……治脾胃气弱，不能下食。”[9]4347 明代徐春甫《古今医统大全·服药例》曰：“然后调停饮食，依食疗之法随食性变馔，此最为良法也。”[10]794 明代楼英《医学纲目》卷四曰：“岂知巴豆可以下寒，甘遂、芫花可以下湿，大黄、芒硝可以下燥，如是分经下药，兼食疗之，非守一方求其备也。”[11]57 明代李梴《医学入门》卷二曰：“人知药之药人，而不知食之药人，世有误食一毒而宿疾遂愈者，天生万物以养人也，岂为口腹计哉？孙真人谓医者先晓病源，知其所犯，以食治之，食疗不愈，然后命药，不特老人小儿相宜，凡骄养及久病厌药，穷乏无资货药者，俱宜以饮食调治。”[12]471 明代张介宾《景岳全书》卷二十五曰：“食疗方：治五脏冷痛、心腹痛，以胡椒二十一粒，擂碎，热酒服之。”[13]292

现代的中医相关著作多采用“食疗”一词来论述。例如《中医大辞典》：“食疗又称食治。根据食物不同的性味，作用于不同的脏器，而起着调理和治疗的作用。《备急千金要方》有食治门，搜集《内经》至唐代以前的食物治疗疾病的记述，为著名食疗专辑之一。”[14]1271《中国中医药主题词表》：“食疗……属治法依据中医理论，用饮食配方治疗疾病。”[15]810《中医临床诊疗术语·治法部分》：“食疗……应用具有药理作用的食物防治疾病的一种方法。药膳、药茶、药粥、药饮等都属食物疗法的范畴。”[16]57《中国中医药术语集成·治则治法与针灸学》：“食疗……是用具有药理作用的食物防治疾病的一种方法。”[17]224《中医药学名词》：“食疗……用具有药理作用的食物治疗疾病的方法。”[18]110

总之，“食疗”一词最早出现于《备急千金要方》，指使用食物进行疾病的治疗。后世的医家多有沿用。现代相关著作多使用“食疗”一词。该释义客观、准确地表达了“食疗”的科学内涵和本质属性，因而以“食疗”作为规范名词。

五、文献辑录

《周礼·天官冢宰》：“掌和王之六食、六饮、六膳、百羞、百酱、八珍之齐。”[1]696 “凡和，春多酸，夏多苦，秋多辛，冬多咸，调以滑甘。凡会膳食之宜，牛宜稌稷，羊宜黍，豕宜豆，犬宜粱，雁宜麦，鱼宜苽。”[1]696

《黄帝内经素问》“脏气法时论”：“五谷为养，五果为助，五畜为益，五菜为充，气味合而服之，以补精益气。”[2]48

“宣明五气论”：“五味所禁，辛走气，气病无多食辛；咸走血，血病无多食咸；苦走骨，骨病无多食苦；甘走肉，肉病无多食甘；酸走筋，筋病无多食酸。是谓五禁，无令多食。”[2]49

“五常政大论”：“大毒治病，十去其六；常毒治病，十去其七；小毒治病，十去其八；无毒治病，十去其九。谷肉果菜，食养尽之，无使过之，伤其正也。”其中食养是食疗的最早称谓。[2]153

《备急千金要方》卷二十六：“是故食能排邪

而安脏腑，悦神爽志以资血气。若能用食平疴释情遣疾者，可谓良工。长年饵老之奇法，极养生之术也。夫为医者，当须先洞晓病源，知其所犯，以食治之。食疗不愈，然后命药。”[3]464

《千金翼方》卷十二：“是故君父有疾，期先命食以疗之。食疗不愈，然后命药。故孝子须深知食药二性，其方在《千金方》。”[4]160

《太平圣惠方》卷九十六：“故摄生者先须洞晓病源，知其所犯，以食治之，食疗不愈，然后命药。夫食能排邪而安脏腑，清神爽志，以资血气。若能用食平疴，适情遣病者，可谓上工矣。”[5]2139

《圣济总录》卷一百八十八：“孙思邈谓医者先晓病源，知其所犯，以食治之，食疗不愈，然后命药，又以药性刚烈，犹兵之猛暴，信斯言也，今对病药剂，悉已条具，兹复别叙食治，盖先食后药，食为民天之谓也。”[6]2129

《寿亲养老新书》卷一：“若有疾患，且先详食医之法，审其疾状，以食疗之。食疗未愈，然后命药，贵不伤其脏腑也。”[7]2“今以《食医心镜》《食疗本草》《诠食要法》诸家治馔，洎《太平圣惠方》食治诸法，类成养老食治方，各开门目，用治诸疾，具列于后，为人子者宜留意焉。”[7]52

《儒门事亲》卷十一：“及胸穴、中脘、脐下、背俞、三里等穴，或有灸数百壮者，加以燔针，略无寸效，病人反受苦楚，可不思之？劳疾多馋，所思之物，但可食者，宜照食疗本草而与。”[8]210

《普济方》卷二百五十七：“夫为医者，当须先洞晓疾病，知其所犯，以食治之，食疗不愈，然后命药。药性刚烈，犹若御兵，兵之猛暴，岂容妄发。”[9]4294

卷二百五十八：“凡欲治病，先以食疗。比食疗不愈，后乃用药耳。方酿羊肚方 治脾胃气弱，不能下食。”[9]4347

《古今医统大全·服药例》：“然后调停饮食，依食疗之法随食性变馔，此最为良法也。”[10]794

《医学纲目》卷四：“岂知巴豆可以下寒，甘遂、芫花可以下湿，大黄、芒硝可以下燥，如是分经下药，兼食疗之，非守一方求其备也。”[11]57

《医学入门》卷二：“人知药之药人，而不知食之药人，世有误食一毒而宿疾遂愈者，天生万物以养人也，岂为口腹计哉？孙真人谓医者先晓病源，知其所犯，以食治之，食疗不愈，然后命药，不特老人小儿相宜，凡骄养及久病厌药，穷乏无资货药者，俱宜以饮食调治。”[12]471

《景岳全书》卷二十五：“食疗方：治五脏冷痛、心腹痛，以胡椒二十一粒，擂碎，热酒服之。”[13]292

《中医大辞典》：“食疗又称食治。根据食物不同的性味，作用于不同的脏器，而起着调理和治疗的作用。《备急千金要方》有食治门，搜集《内经》至唐代以前的食物治疗疾病的记述，为著名食疗专辑之一。”[14]1271

《中国中医药主题词表》：“食疗……属治法依据中医理论，用饮食配方治疗疾病。”[15]810

《中医临床诊疗术语·治法部分》：“食疗……应用具有药理作用的食物防治疾病的一种方法。药膳、药茶、药粥、药饮等都属食物疗法的范畴。”[16]57

《中国中医药术语集成·治则治法与针灸学》：“食疗是用具有药理作用的食物防治疾病的一种方法。”[17]224

《中医药学名词》：“食疗……用具有药理作用的食物治疗疾病的方法。”[18]110

[1] 钱伯城.白话十三经：周礼.北京：北京国际文化出版公司，1986，：696.

[2] 未著撰人.黄帝内经素问[M].北京：人民卫生出版社，2005：48，49，153.

[3] [唐] 孙思邈.备急千金要方[M].北京：人民卫生出版社，1982：464.

[4] [唐] 孙思邈.千金翼方[M].王勤俭，周艳艳，主校.北京：人民卫生出版社，2008：160.

[5] [宋] 王怀隐.太平圣惠方：下[M].郑金生，汪惟刚，董志珍，校点.北京：人民卫生出版社，2016：2139.

[6] [宋] 赵佶.圣济总录：下[M].郑金生，汪惟刚，犬卷太一校点.北京：人民卫生出版社，2013：2129.

[7] [宋] 陈直.寿亲养老新书[M].[元] 邹铉增补.北京：

中国医药科技出版社，2017：2，52.
[8] [金]张从正.儒门事亲[M].北京：中国医药科技出版社，2011：210.
[9] [明]朱橚.普济方：第六册[M].北京：人民卫生出版社，1960：4294，4347.
[10] [明]徐春甫.古今医统大全：下[M].北京：人民卫生出版社，1991：794.
[11] [明]楼英.医学纲目[M].北京：中国中医药出版社，1996：57.
[12] [明]李梴.医学入门[M].南昌：江西科学技术出版社，1988：471.
[13] [明]张景岳.景岳全书[M].北京：中国医药科技出版社，2011：292.
[14] 李经纬，余瀛鳌，蔡景峰，等.中医大辞典[M].北京：人民卫生出版社，2011：1271.
[15] 吴兰成.中国中医药主题词表[M].北京：中医古籍出版社，2008：810.
[16] 国家技术监督局.中医临床诊疗术语：治法部分[M].北京：中国标准出版社，1997：57.
[17] 李剑，曾召.中国中医药学术语集成：治则治法与针灸学[M].北京：中医古籍出版社，2006：224.
[18] 中医药学名词审定委员会.中医药学名词[M].北京：科学出版社，2005：110.

（郭凤鹏）

2·092

急则治标

jí zé zhì biāo

一、规范名

【中文名】急则治标。

【英文名】symptomatic treatment in acute condition。

【注释】与缓则治本相对而言，在大出血、暴泻、剧痛等标症甚急的情况下，及时救治标症，如止血、止泻、止痛等，然后治其本病的治疗原则。

二、定名依据

“急则治标”作为中医治则术语名词，最早见于宋代医家杨士瀛《仁斋直指方论》，此前尚有相关“先治其标”“急则治其标”等，但“先治其标”和“急则治标”不完全相同。“急则治其标”与“急则治标”概念虽相同，选择“急则治标”作为规范名词符合术语定名的简明性原则。

自宋代杨士瀛《仁斋直指方论》提出“急则治标”一词，其后历代的著作多有沿用，如《古今医统大全》《本草纲目》《景岳全书》《医门法律》《疡医大全》《续名医案类》《杂病源流犀烛》《医学衷中参西录》等，这些著作均为历代的重要著作，对后世有较大影响，所以，“急则治标”作为规范名，符合术语定名的约定俗成原则。

我国目前已经出版的标准用书国标《中医临床诊疗术语·治法部分》《中医药学名词》《中医大辞典》《中医辞海》《中国中医药主题词表》《中国中医药学术语集成·治则治法与针灸学》《中医基础理论术语》均使用“急则治标”一词。这说明在中医界将“急则治标”作为规范名使用已达成共识。

我国2005年出版的由全国科学技术名词审定委员会审定公布的《中医药学名词》使用“急则治标”一词作为规范名词。所以“急则治标”作为规范名符合术语定名的协调一致原则。

三、同义词

【曾称】“先治其标”（《素问》）；“急则治其标”（《儒门事亲》）。

四、源流考释

“急则治标”的相关描述见于秦汉时期的《黄帝内经素问·标本病传论》：“先病而后生中满者治其标；先中满而后烦心者治其本。人有客气，有固气。小大不利治其标；小大利治其本。病发而有余，本而标之，先治其本，后治其标。病发而不足，标而本之，先治其标，后治其本。”[1]126 其“先治其标”为“急则治标”概念的最早记载。

晋唐时期医学著作沿用“先治其标”一词。例如《黄帝内经太素》卷二曰：“黄帝曰：治之奈何？岐伯曰：春夏先治其标，后治其本；秋冬先治其本，后治其标。（本，谓根与本也。标，末也，方昭反，谓枝与叶也。春夏之时，万物之气上升，在标；秋冬之时，万物之气下流，在本。候病所在，以行疗法，故春夏取标，秋冬取本也。）”[2]5

宋金元时期医学门户分立，形成诸多医学流派，学派之间进行学术争鸣，促进了中医基础理论的发展。这一时期“急则治标”一词开始出现。在宋代杨士瀛的著作《仁斋直指方论》卷一论述到：“病有本标，急则治标，缓则治本。法分攻补，虚而用补，实而用攻。”[3]37 但是在这一时期，医家更多使用“急则治其标”一词。例如金代张从正在《儒门事亲》卷十一中论述到：“经曰：本病相传，先以治气。治病有缓急，急则治其标，缓则治其本。”[4]274 宋代杨士瀛的著作《仁斋直指方论》卷三：“经云：急则治其标，缓则治其本。”[3]92 元代医家王好古在其著作《汤液本草》卷二里面论述到：“治客以急，急则治其标。”[5]52 这一时期仍有医家使用“先治其标”。例如金代李杲《脾胃论》卷上曰：“今饮食损胃，劳倦伤脾，脾胃虚则火邪乘之，而生大热，当先于心分补脾之源，盖土生于火，兼于脾胃中泻火之亢甚是先治其标，后治其本也。”[6]11

明清时期，中医理论空前发展，多位医家论述标本问题使用“急则治标”一词。例如明代虞抟《医学正传》[7]277、徐春甫《古今医统大全》[8]221、张介宾《景岳全书》[9]869、李时珍《本草纲目》[10]1149。其中明代张介宾《景岳全书》卷四十中论述到：“凡以上者，皆急则治标之法，但得痰火稍退，即当调补血气，如后附薛氏之法，或参用慢惊诸治以防虚败，此幼科最要之法。”[9]869 同时，清代喻嘉言《医门法律》[11]21、顾世澄《疡医大全》[12]155、魏之琇《续名医类案》[13]93、沈金鳌《杂病源流犀烛》[14]288 也使用“急则指标”一词。其中顾世澄《疡医大全》卷六中论述到：“凡患疮疡，或泄泻，或出汗，或不进饮食，或夜不寐，宜先治内证，内证一愈，则外证易痊，此乃急则治标之法，膏围二药，仍照旧用之，勿缺。”[12]155 另外，还有医家沿用“先治其标”一词。例如明代李梴《医学入门》外集卷七：“凡治病者，必先治其本，后治其标。若先治其标，后治其本，邪气滋甚，其病益蓄；若先治其本，后治其标，虽病有十数，证皆去矣。”[15]631 清代冯兆张《冯氏锦囊秘录》卷首下“杂症大小合参”：“病发而有余，本而标之，先治其本，后治其标，病发而不足，标而本之，先治其标，后治其本。标而本之，谓先发微缓者，后发重大急者，以其不足，故先治其标，后治其本也。”[16]48

明清时期，医家还使用“标本缓急”一词来论述标本问题。例如明代戴思恭《推求师意》卷之上曰：“是三条消渴，便见河间，处方酌量标本缓急轻重之宜、脏腑切当之药也。”[17]5 明代张介宾《景岳全书》卷之四十六“圣集”曰：“当审其经络受证，标本缓急以治之。”[9]1004 明代李中梓在《删补颐生微论》卷之二曰：“夫运气参差，标本缓急，脏腑阴阳，贵贱贫富，虚实邪正，南北东西，活若荷中之露，实难捉摸，不知因病以用法，乃欲因法以合病，效之不获，则曰有命，讵然乎哉！岂谓法尽可废，必趋奇异，正恐法之可合者十三，不可合者十七。”[18]109 清程国彭在《医学心悟》卷一曰：“症既相兼，必须一一辨明，察其多寡兼并之处，辨其标本缓急之情，审度得宜，用古人经验良方，随手而起矣。”[19]70 清代徐大椿《医学源流论》卷上论述到：“至于既传之后，则标本缓急先后分合，用药必两处兼顾，而又不杂不乱，则诸病亦可渐次平复，否则新病日增，无所底止矣。”[20]17

民国时期很多医家使用“急则治标”一词。

何廉臣《全国名医验案类编》卷六中论述到："疗法以桑、杏、甘、桔轻宣其肺为君，茅根、青箬清透其伏热为臣，生地、白薇凉其血为佐，赤芍、丹参通其血为使，遵《内经》急则治标之法。"[21]206张锡纯《医学衷中参西录》医方中论述到："即使心气果系不足，而吐衄不止将有立危之势，先用泻心汤以止其吐衄，而后从容调补，徐复其正，所谓急则治标，亦医家之良图也。"[22]34

近现代的中医相关著作多采用"急则治标"一词。如《中医大辞典》[23]1031《中医辞海》[24]850《中国中医药主题词表》[25]403《中医临床诊疗术语·治法部分》[26]1《中国中医药学术语集成·治则治法与针灸学》[27]228 国标《中医基础理论术语》[28]79《中医药学名词》[29]108。其中国标《中医基础理论术语》："急则治标，与缓则治本相对。标病危急，先治其标，标病愈后再治其本。"[28]79

总之，《黄帝内经素问》中最早论述了疾病标本论治的原则，宋代杨士瀛在《仁斋直指方论》中最早使用"急则治标"一词，后世医家还使用过"急则治其标"和"标本缓急"二词。但是近代以来中医相关著作都使用"急则治标"一词。可见使用"急则治标"已经成为专家的共识。建议将"急则治标"作为规范名词术语使用。

五、文献辑录

《黄帝内经素问·标本病传论》："先病而后生中满者治其标；先中满而后烦心者治其本。人有客气，有固气。小大不利治其标；小大利治其本。病发而有余，本而标之，先治其本，后治其标。病发而不足，标而本之，先治其标，后治其本。"[1]126

《黄帝内经太素》卷二："黄帝曰：治之奈何？岐伯曰：春夏先治其标，后治其本；秋冬先治其本，后治其标。（本，谓根与本也。标，末也，方昭反，谓枝与叶也。春夏之时，万物之气上升，在标；秋冬之时，万物之气下流，在本。候病所在，以行疗法，故春夏取标，秋冬取本也。）"[2]5

《儒门事亲》卷十一："经曰：本病相传，先以治气。治病有缓急，急则治其标，缓则治其本。"[4]274

《脾胃论》卷上："今饮食损胃，劳倦伤脾，脾胃虚则火邪乘之，而生大热，当先于心分补脾之源，盖土生于火，兼于脾胃中泻火之亢甚是先治其标，后治其本也。"[6]11

《仁斋直指方论》卷一："病有本标，急则治标，缓则治本。法分攻补，虚而用补，实而用攻。"[3]37

卷三："经云：急则治其标，缓则治其本。"[3]92

《汤液本草》卷二："补下治下制以急，急则气味厚。治客以急，急则治其标。"[5]52

《推求师意》卷上："是三条消渴，便见河间，处方酌量标本缓急轻重之宜、脏腑切当之药也。"[17]5

《医学正传》卷五："治之之法，必先大涌其痰，或以铍针刺其肿处，此急则治标之法也。"[7]277

《古今医统大全》卷三："病有标本，急则治标，缓则治本；法分攻补，虚而用补，实而用攻。"[8]221

《本草纲目》卷三十三："[发明]时珍曰：莲房入厥阴血分，消瘀散血，与荷叶同功，亦急则治标之意也。"[10]1149

《景岳全书》卷四十："凡以上者，皆急则治标之法，但得痰火稍退，即当调补血气，如后附薛氏之法，或参用慢惊诸治以防虚败，此幼科最要之法。"[9]869

卷四十六："当审其经络受证，标本缓急以治之。"[9]1004

《医学入门·外集》卷七："凡治病者，必先治其本，后治其标。若先治其标，后治其本，邪气滋甚，其病益蓄；若先治其本，后治其标，虽病有十数，证皆去矣。"[15]631

《删补颐生微论》卷二："夫运气参差，标本缓急，脏腑阴阳，贵贱贫富，虚实邪正，南北东西，活若荷中之露，实难捉摸，不知因病以用法，乃欲因法以合病，效之不获，则曰有命，讵然乎哉！岂谓法尽可废，必趋奇异，正恐法之可合者十三，不可合者十七。”[18]109

《医门法律》卷一：“今世不察圣神重本之意，治标者常七八，治本者无二三，且动称急则治标，缓则治本，究其所为缓急，颠倒错认，举手误人，失于不从明师讲究耳。”[11]21

《冯氏锦囊秘录·杂症大小合参》卷首下：“病发而有余，本而标之，先治其本，后治其标，病发而不足，标而本之，先治其标，后治其本。标而本之，谓先发微缓者，后发重大急者，以其不足，故先治其标，后治其本也。”[16]48

《医学心悟》卷一：“症既相兼，必须一一辨明，察其多寡兼并之处，辨其标本缓急之情，审度得宜，用古人经验良方，随手而起矣。”[19]70

《医学源流论》卷上：“至于既传之后，则标本缓急先后分合，用药必两处兼顾，而又不杂不乱，则诸病亦可渐次平复，否则新病日增，无所底止矣。”[20]17

《疡医大全》卷六：“凡患疮疡，或泄泻，或出汗，或不进饮食，或夜不寐，宜先治内证，内证一愈，则外证易痊，此乃急则治标之法，膏围二药，仍照旧用之，勿缺。”[12]155

《续名医类案》卷四：“泄已久，未尝为害，新病热炽，宜当速去，所谓急则治标，俟邪祛后，补脾未晚。”[13]93

《杂病源流犀烛》卷十七：“咯血者，痰中咯出血疙瘩，与吐血症相类，轻则身凉脉微，重则身热脉大，急则治标（宜十灰散、花蕊散），缓则治本（宜四物汤、犀角地黄汤），当斟酌行之。”[14]288

《全国名医验案类编》卷六：“疗法以桑、杏、甘、桔轻宣其肺为君，茅根、青箬清透其伏热为臣，生地、白薇凉其血为佐，赤芍、丹参通其血为使，遵《内经》急则治标之法。”[21]206

《医学衷中参西录》医方：“即使心气果系不足，而吐衄不止将有立危之势，先用泻心汤以止其吐衄，而后从容调补，徐复其正，所谓急则治标，亦医家之良图也。”[22]34

《中医大辞典》：“急则治标，治则。病有标本，治分缓急。急则治其标，缓则治其本。例如长期阴虚发热的病人，忽然喉头肿痛，水浆难下。这时阴虚发热是本，喉头肿痛是标；如果喉头肿痛严重，有窒息的危险，便成为主要矛盾，就要先治疗喉痛的标证，标证解除后，在治疗阴虚发热的本病。有如《素问·标本病传论》：‘小大不利治其标。’《类经》注：‘二便不通，乃危急之候，虽为标病，必先治之，此所谓急则治其标也。’”[23]1301

《中医辞海》：“急则治标，中医治法。在复杂多变的病证中，常有标本主次的不同，因而在治疗上就应有先后缓急的区别。在某些情况下，标病甚急，如不及时解决，可危及生命或影响疾病的治疗，则应采取急则治其标，缓则治其本的法则，先治其标病，后治本病。如《素问·标本病传论》：‘大小不利，治其标。’《类经》：注‘二便不通，乃危急之候，虽未标病，必先治之，此所谓急则治其标。’”[24]850

《中国中医药主题词表》：“急则治标……属标本论治。与缓则治本相对而言。在大出血、暴泻、剧痛等标症甚急的情况下，应及时救治标症，如止血、止泻、止痛等，然后治其本病的治疗原则。”[25]403

《中医临床诊疗术语·治法部分》：“急则治标，与缓则治本相对而言。在大出血、暴泻、剧痛等标症甚急的情况下，应及时救治标病，如止血、止泻、止痛等，然后治其本病的治疗原则。”[26]1

《中国中医药学术语集成·治则治法与针灸学》：“急则治标，指当病人的某些症状紧急时，应先采取对症治疗。待病情缓解后，再从根本上进行治疗。”[27]228

《中医基础理论术语》：“急则治标，与缓则治本相对。标病危急，先治其标，标病愈后再治其本。”[28]79

《中医药学名词》：“急则治标与缓则治本相对而言，在大出血、暴泻、剧痛等标症甚急的情况下，及时救治标病，如止血、止泻、止痛等，然后治其本病的治疗原则。”[29]108

[1] 未著撰人.黄帝内经素问[M].北京：人民卫生出版社,2005：126.

[2] [唐]杨上善.黄帝内经太素[M].北京：科学技术文献出版社,2000：5.

[3] [宋]杨士瀛.仁斋直指方论[M].盛维忠,王致谱,傅芳,等校注.福州：福建科学技术出版社,1989：37,92.

[4] [金]张子和.儒门事亲[M].邓铁涛,赖畴整理.北京：人民卫生出版社,2005：274.

[5] [元]王好古.汤液本草[M].崔扫麈,尤荣点校.北京：人民卫生出版社,1987：52.

[6] [金]李东垣.脾胃论[M].北京：中国医药科技出版社,2011：11.

[7] [明]虞抟.医学正传[M].郭瑞华,等点校.北京：中医古籍出版社,2002：277.

[8] [明]徐春甫.古今医统大全：上[M].崔仲平,王耀廷主校.北京：人民卫生出版社,1991：221.

[9] [明]张介宾.景岳全书：下[M].上海：第二军医大学出版社,2006：869,1004.

[10] [明]李时珍.本草纲目：第3册[M].哈尔滨：黑龙江美术出版社,2009：1149.

[11] [清]喻嘉言.医门法律[M].韩飞,等点校.太原：山西科学技术出版社,2006：21.

[12] [清]顾世澄.疡医大全[M].叶川,夏之秋校注.北京：中国中医药出版社,1994：155.

[13] [清]魏之琇.续名医类案[M].黄汉儒,等点校.北京：人民卫生出版社,1997：93.

[14] [清]沈金鳌.杂病源流犀烛[M]//高萍,田思胜校.沈氏尊生书.北京：中国中医药出版社,1997：288.

[15] [明]李梴.医学入门[M].金嫣莉,等校注.北京：中国中医药出版社,1995：631.

[16] [清]冯兆张.冯氏锦囊秘录[M].田思胜,高萍,等校注.北京：中国中医药出版社,1996：48.

[17] [明]戴思恭.推求师意[M].南京：江苏科学技术出版社,1984：5.

[18] [明]李中梓.删补颐生微论[M].包来发,郑贤国校注.北京：中国中医药出版社,1998：109.

[19] [清]程国彭.医学心悟[M].上海：第二军医大学出版社,2005：70.

[20] [清]徐灵胎.医学源流论[M].刘洋校注.北京：中国中医药出版社,2008：17.

[21] [清]何廉臣.全国名医验案类编[M].北京：北京科学技术出版社,2014：206.

[22] [清]张锡纯.医学衷中参西录[M].北京：中国医药科技出版社,2011：34.

[23] 李经纬,余瀛鳌,蔡景峰,等.中医大辞典[M].北京：人民卫生出版社,2011：1301.

[24] 袁钟,图娅,彭泽邦,等.中医辞海：中[M].北京：中国医药科技出版社,1999：850.

[25] 吴兰成.中国中医药主题词表[M].北京：中医古籍出版社,2008：403.

[26] 国家技术监督局.中医临床诊疗术语：治法部分[M].北京：中国标准出版社,1997：1.

[27] 李剑,曾召主编.治则治法与针灸学[M]//曹洪欣,刘保延.中国中医药学术语集成.北京：中医古籍出版社,2006：228.

[28] 中华人民共和国国家质量监督检验检疫总局,中国国家标准化管理委员会.中医基础理论术语[M].北京：中国标准出版社,2006：79.

[29] 中医药学名词审定委员会.中医药学名词[M].北京：科学出版社,2005：108.

（郭凤鹏）

2·093

活血化瘀

huó xuè huà yū

一、规范名

【中文名】活血化瘀。

【英文名】activating blood to resolve blood stasis。

【注释】具有活血化瘀作用治疗血瘀证的治法。

二、定名依据

“活血化瘀”作为具有活血化瘀作用治疗血

瘀证的治法名称最早见于明代李中梓《本草征要》，虽此前尚有相关术语"消化瘀血""化瘀血""活血""活血散瘀"等，但现在大部分已很少沿用。

自明代李中梓《本草征要》提出"活血化瘀"之名，其后历代著作多有沿用，如清代《疡医大全》《疡科心得集》《春脚集》《医原》《医学衷中参西录》等。这些著作均为历代的重要著作，对后世有较大影响。因此，"活血化瘀"作为规范名便于达成共识，符合术语定名的约定俗成原则。

现代著作如《中医大辞典》《中医药常用名词术语辞典》《中医临床诊疗术语·治法部分》等均以"活血化瘀"作为规范名。说明"活血化瘀"作为具有活血化瘀作用治疗血瘀证的治法的规范名已成为共识。

我国2005年出版的全国科学技术名词审定委员会审定公布的《中医药学名词》已以"活血化瘀"作为规范名。因此，"活血化瘀"作为规范名也符合术语定名的协调一致原则。

三、同义词

【又称】"活血散瘀"(《本草约言》)；"活血祛瘀"(《顾氏医镜》)。

四、源流考释

活血化瘀的有关记载始见于我国现存的第一部药学专著《神农本草经》，书中记载了一些具有活血化瘀功效的药物，如该书卷上："丹参味苦，微寒。主心腹邪气，肠鸣幽幽如走水，寒热积聚；破癥除瘕，止烦满，益气。"[1]35 其中"破癥除瘕"即指丹参的活血化瘀功效，为有关"活血化瘀"术语的最早记载。

汉代张仲景在《金匮要略》中载有"下瘀血方"，如《金匮要略方论》卷下："下瘀血方：大黄(三两)，桃仁(二十枚)，䗪虫(二十枚，熬，去足)，上三味，末之，炼蜜和为四丸，以酒一升，煎一丸，取八合，顿服之，新血下如豚肝。"[2]57,58 其中"下瘀血方"即为用具有活血化瘀作用的方药治疗血瘀证的治法。

晋代陈延之《小品方》卷第六载："治冬月伤寒诸方……芍药地黄汤，治伤寒及温病，应发汗而不发之，内瘀有蓄血者，及鼻衄，吐血不尽，内余瘀血，面黄，大便黑者，此主消化瘀血方。"[3]111 其中的"消化瘀血"方，即为用具有活血化瘀作用的方药治疗血瘀证的方法，为有关活血化瘀术语的最早记载。

唐宋时期多沿用《小品方》关于"消化瘀血"的记载，并且首次提出了有关中药或方剂"活血"的概念。如唐代蔺道人《仙授理伤续断方·又治伤损方论》："黄药末……治跌扑伤损，皮肉破绽，筋肉寸断，败血壅滞，结痈烂坏，疼痛至甚。或劳役所损，肩背四肢疼痛，损后中风，手足痿痹，不能举动，筋骨乖张，挛缩不伸。续筋接骨，卓有奇功。常服活血止肿生力。"[4]132 宋代王怀隐《太平圣惠方》卷第六十七："治一切伤折恶血不散诸方……接骨化瘀血。"[5]2085

明代，本概念首次出现了"活血散瘀"和"活血化瘀"两种名称。薛已在其著作《本草约言·本草衍句》中首次提出了"活血散瘀"一词，如："本草衍句……五灵脂 气厚纯阴真诚肝最速(入肝血分)，补心缓肝，活血散瘀，通利百脉、冲任二脉兼调止痛和中心腹冷气尽逐至若血闭能通(生用)经多能止一切血病肠风血痢瘀露崩中诸痛咸宜心腹胁少腹疝气(血气刺痛)痰挟血而成巢血贯睛而翳惊疳蛇毒皆疗无瘀血虚则忌生用咸多能渗能行。"[6]101 其后的相关著作大多沿用该书记载，称本概念为"活血散瘀"，如陈实功《外科正宗》[7]157、孙文胤《丹台玉案》[8]365。"活血化瘀"一词始见于李中梓《本草征要》，如《重订本草征要》第一卷载："三七……味甘、苦，性温，无毒。生者：散瘀止血，消肿定痛。跌仆外伤，诸种失红。熟品。补血和血、虚症堪用。此药既能内服，亦可外治。活血化瘀、旅行及居家备之，可以救急。"[9]26

清代，本概念出现"活血散瘀""活血祛瘀"和"活血化瘀"三种名称并存的情况。如张璐

《本经逢原》[10]285、吴谦《外科心法要诀》[11]317 等继续沿用《本草约言·本草衍句》的记载，称本该念为"活血散瘀"。顾靖远《顾氏医镜》[12]25、顾世澄《疡医大全》[13]966、王馥《医方简义》[14]145-150 称概念为"活血祛瘀"，如《顾氏医镜》卷十四："一人腰痛甚。仲淳诊之曰：此系气郁，兼有瘀血停滞。用香附、苏梗、橘红各二钱，快气开郁；牛膝五钱，续断、当归、五加皮各二钱，活血祛瘀。"[12]25"活血化瘀"的名称在清代的应用日益广泛，已为较多著作所采用，如顾世澄《疡医大全》[13]966、高秉钧《疡科心得集》[15]71、孟文瑞《春脚集》[16]120、石寿棠《医原》[17]150、张锡纯《医学衷中参西录》[18]121 等。

现代有关著作中，大部分沿用《本草征要》的记载，以"活血化瘀"作为规范名，如《中医大辞典》[19]1332《中医药常用名词术语辞典》[20]290《中医临床诊疗术语·治法部分》[21]13《中医药学名词》[22]125 等。部分著作则继续沿用《顾氏医镜》的记载，以"活血祛瘀"作为规范名，如《中国中医药学主题词表》[23]392《中国医学百科全书·医学史》[24]700 等。少数著作将"活血祛瘀"作为"活血化瘀"的又称，如《中医药常用名词术语辞典》："活血化瘀……治法。又名活血祛瘀。用疏通血脉方药治疗血瘀证的治法。适用于瘀血阻滞所致闭经、产后瘀阻、癥瘕痞块、跌打损伤、痹痛、疮痈等。常用药物有川芎、丹参、延胡索、郁金、赤芍、益母草等。代表方剂如血府逐瘀汤、身痛逐瘀汤、复元活血汤等。"[20]290

根据"活血化瘀"古今名实的演变，可将"活血化瘀"定义为："具有活血化瘀作用治疗血瘀证的治法。"该释义客观、准确地表达了"活血化瘀"的科学内涵和本质属性。

五、文献辑录

《神农本草经》卷上："丹参味苦，微寒。主心腹邪气，肠鸣幽幽如走水，寒热积聚；破癥除瘕，止烦满，益气。"[1]35

《金匮要略方论》卷下："下瘀血汤方：大黄（三两），桃仁（二十枚），䗪虫（二十枚，熬，去足），上三味，末之，炼蜜和为四丸，以酒一升，煎一丸，取八合，顿服之，新血下如豚肝。"[2]57-58

《小品方》卷第六："治冬月伤寒诸方……芍药地黄汤，治伤寒及温病，应发汗而不发之，内瘀有蓄血者，及鼻衄，吐血不尽，内余瘀血，面黄，大便黑者，此主消化瘀血方。"[3]111

《仙授理伤续断方·又治伤损方论》："黄药末……治跌扑伤损，皮肉破绽，筋肉寸断，败血壅滞，结痈烂坏，疼痛至甚。或劳役所损，肩背四肢疼痛，损后中风，手足痿痹，不能举动，筋骨乖张，挛缩不伸。续筋接骨，卓有奇功。常服活血止肿生力。"[4]132

《太平圣惠方》卷第六十七："治一切伤折恶血不散诸方……接骨化瘀血。"[5]2085

《本草约言·本草衍句》："本草衍句……五灵脂 气厚纯阴真诚肝最速（入肝血分）补心缓肝活血散瘀通利百脉冲任二脉兼调止痛和中心腹冷气尽逐至若血闭能通（生用）经多能止一切血病肠风血痢瘀露崩中诸痛咸宜心腹胁少腹疝气（血气刺痛）痰挟血而成巢血贯睛而翳惊疳蛇毒皆疗无瘀血虚则忌生用咸多能渗能行。"[6]101

《外科正宗》卷之三"肠痈论第二十八"："夫肠痈者，皆湿热、瘀血流入小肠而成也……体虚脉细不敢下者，活血散瘀汤和利之。"[7]157

《重订本草征要》第一卷："三七味甘、苦，性温，无毒。生者：散瘀止血，消肿定痛。跌仆外伤，诸种失红。熟品。补血和血、虚症堪用。此药既能内服，亦可外治。活血化瘀、旅行及居家备之，可以救急。"[9]26

《丹台玉案》卷之六："活血散瘀汤治臀痈初发，红赤肿痛，重坠如石及大便秘涩。"[8]365

《本经逢原》卷三："枸骨……苦味甘平有补中安五脏、养精神、除百病、久服肥健轻身不老之功，皆指枸骨而言。女贞至阴之物，安有如上等治乎。其木严冬不凋，叶生五刺，其子正赤。允为活血散瘀坚强筋骨之专药，又为填补髓脏，固敛精血之要品，仅见《丹方》不入汤丸。"[10]285

《顾氏医镜》卷十四："一人腰痛甚。仲淳诊之曰：此系气郁，兼有瘀血停滞。用香附、苏梗、橘红各二钱，快气开郁；牛膝五钱，续断、当归、五加皮各二钱，活血祛瘀。"[12]25

《外科心法要诀》卷十："木硬肿痛、微红、屈伸艰难。治宜速用活血散瘀汤，逐下恶血为效，缓则筋缩而成废疾！"[11]317

《疡医大全》卷二十五："委中毒门主论……经曰：腘中由胆经积热流入膀胱，壅遏不行而成。木硬肿痛微红，屈伸艰难，治宜速用活血化瘀，逐下恶血为效；缓则筋缩而成废疾。"[13]966

《疡科心得集》卷中："木硬肿痛微红，屈伸艰难，故又名曲鳅，寒热不退则成脓矣。治宜清湿热、活血化瘀、舒筋散邪。若不速治，恐筋缩，遂成废疾。"[15]71

《春脚集》卷之四："外科随录……接骨秘方亦名七厘散，能活血化瘀，止痛安神，真能续筋接骨，的系良方也。"[16]120

《医原》卷下："女科论……吾乡新产服生化汤（当归、川芎、炙草、炮姜、桃仁），或胡椒汤、艾汤。其生化汤活血化瘀，儿枕（少腹有块，名曰儿枕）作痛者尚宜；胡椒耗散真阴，艾汤助热生风，均不可服。其有肝虚血燥体质，平时常有肝阳上冒见证，生化汤辛温走窜，又不宜服。尝有服此成痉厥者，不可不知！"[17]150

《医方简义》卷六："产后证治总论……因产后瘀多血少，阴虚者必发热，所以产后宜热不宜凉也。凡一月之内，不论形似外感，不得以表药重发其汗（虽三阳表症确有可指之形不宜以三阳表法治之虽三阴里症确有形证之据亦不宜以三阴里法施治）。总以活血祛瘀之法为主，佐以清散之品使邪正悉协中和之道，为至稳至当之理也。"[14]145-150

《医学衷中参西录》："蒲黄解……善治气血不和、心腹疼痛、游风肿疼、颠仆血闷（用生蒲黄半两，煎汤灌下即醒）、痔疮出血（水送服一钱，日三次）、女子月闭腹痛、产后瘀血腹疼，为其有活血化瘀之力，故有种种诸效。"[18]121

《中国中医药学主题词表》："活血祛瘀……属活血；属祛瘀　泛指具有活血化瘀作用，适用于血瘀证的治疗方法。"[23]392

《中医大辞典》："活血化瘀……治法。用具有活血化瘀作用的方药治疗血瘀证的方法。"[19]1332

《中医药常用名词术语辞典》："活血化瘀治法。又名活血祛瘀。用疏通血脉方药治疗血瘀证的治法。适用于瘀血阻滞所致闭经、产后瘀阻、癥瘕痞块、跌打损伤、痹痛、疮痈等。常用药物有川芎、丹参、延胡索、郁金、赤芍、益母草等。代表方剂如血府逐瘀汤、身痛逐瘀汤、复元活血汤等。"[20]290

《中医临床诊疗术语·治法部分》："活血化［祛］［散］瘀……泛指具有活血化瘀作用，适用于血瘀症的治疗方法。"[21]13

《中医药学名词》："活血化瘀……用具有活血化瘀作用的方药治疗血瘀证的方法。"[22]125

《中国医学百科全书·医学史》："活血祛瘀法……祛除瘀血，通畅血脉的治疗方法称为活血祛法。又称祛瘀生新、化瘀行血。"[24]700

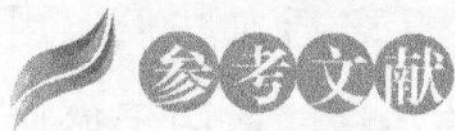

［1］ 未著撰人．神农本草经［M］．南宁：广西科学技术出版社，2016：35．

［2］ ［汉］张仲景．金匮要略方论［M］//季羡林．四库家藏．济南：山东画报出版社，2004：57，58．

［3］ ［南北朝］陈延之．小品方［M］．高文铸辑校注释．北京：中国中医药出版社，1995：111．

［4］ ［唐］蔺道人．仙授理伤续断秘方［M］．北京：人民卫生出版社，1957：132．

［5］ ［宋］王怀隐．太平圣惠方：下［M］．北京：人民卫生出版社，1958：2085．

［6］ ［明］薛己．本草约言［M］//臧守虎，杨天真，杜凤娟．中国古医籍整理丛书．北京：中国中医药出版社，2015：101．

［7］ ［明］陈实功．外科正宗［M］．张印生，韩学杰点校．北京：中医古籍出版社，1999：157．

［8］ 孙文胤．丹台玉案［M］．上海中医文献研究所古籍研究室选．上海：上海科学技术出版社，1984：365．

［9］ ［明］李中梓．重订本草征要［M］．丁甘仁增撰．北京：

北京科学技术出版社，1986：26.
[10] [清] 张璐. 本经逢原[M]. 赵小青，裴晓峰校注. 北京：中国中医药出版社，1996：285.
[11] 浙江中医学院. 医宗金鉴外科心法要诀白话解[M]. 北京：人民卫生出版社，1965：317.
[12] [清] 顾靖远. 顾氏医镜：卷14-卷16[M]. 石印本. 扫叶山房：出版年：25.
[13] [清] 顾世澄. 疡医大全[M]. 北京：人民卫生出版社，1987：966.
[14] 王馥. 医方简义[M]//裘吉生. 珍本医书集成：9. 上海：上海科学技术出版社，1985：145-150.
[15] [清] 高秉钧. 疡科心得集[M]. 田代华，田鹏点校. 天津：天津科学技术出版社，2004：71.
[16] 孟文瑞. 春脚集[M]//裘吉生. 珍本医书集成：10. 上海：上海科学技术出版社，1986：120.
[17] [清] 石寿棠. 医原[M]. 王校华点注. 南京：江苏科学技术出版社，1983：150.
[18] 张锡纯. 医学衷中参西录[M]. 王云凯，等校点. 石家庄：河北科学技术出版社，1985：121.
[19] 李经纬，邓铁涛，等. 中医大辞典[M]. 北京：人民卫生出版社，1995：1332.
[20] 李振吉. 中医药常用名词术语辞典[M]. 北京：中国中医药出版社，2001：290.
[21] 中国标准出版社. 中医临床诊疗术语：治法部分[M]. 北京：中国标准出版社，1997：13.
[22] 中医药学名词审定委员会审定. 中医药学名词[M]. 北京：科学出版社，2005：125.
[23] 吴兰成. 中国中医药学主题词表[M]. 北京：中医古籍出版社，2008：392.
[24] 李经纬，程之范. 医学史[M]//钱信忠. 中国医学百科全书. 上海：上海科学技术出版社，1987：700.

（何　娟）

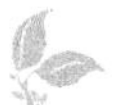

2 • 094

结扎疗法

jié zā liáo fǎ

一、规范名

【汉文名】结扎疗法。

【英文名】ligating therapy。

【注释】用线结扎或用绳结扎，使病变部位经络阻塞，气血不畅，渐至脱落坏死，再经创面组织修复，以达到治疗目的的方法。

二、定名依据

“结扎疗法”一词见于《痔瘘中医治疗经验》，此前中医古籍中虽然有很多相关内容的记载，但是一直没有形成较为正式的名称，多以“绕缠”“缠系”“紧结”等笼统描述。

我国目前已经出版国标《中医临床诊疗术语·治法部分》《中医药学名词》《中医大辞典》《中医辞海》《传统医学名词术语国际标准》《中国中医药学术语集成·治则治法与针灸学》《中国中医药主题词表》《中医药常用名词术语辞典》《中国医学百科全书》《中医基本名词术语中英文对照国际标准》均使用“结扎疗法”或“结扎法”。这说明在中医界将“结扎疗法”作为正名使用已达成共识。因此将“结扎疗法”作为规范词使用符合名词术语定名的约定俗成原则。

全国科学技术名词审定委员会审定公布的《中医药学名词》已使用“结扎疗法”一词作为规范名词，所以“结扎疗法”作为规范名符合术语定名的协调一致原则。

中医治法名词中相关词均采用“某某疗法”为规范词，因此将结扎疗法作为规范词符合系统性原则。

三、同义词

【简称】“结扎法”（《中国中医药主题词表》）。

四、源流考释

“结扎疗法”的有关记载始见于我国已发现的最早医方书《五十二病方》，该书“牡痔篇”曰：

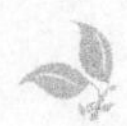

"牡痔居窍旁，大者如枣，小者如枣□（核）者方：以小角角之，如孰（熟）二斗米顷，而张角，絜以小（二四四）绳，剖以刀。其中有如兔，若有坚血如抇末而出者，即已。"[1]87 其中的"絜以小（二四四）绳"为结扎疗法的最早记载。

宋代医学著作中有结扎疗法的相关记载。如《太平圣惠方》卷第四十"治疣目诸方"曰："上用蜘蛛网丝绕缠之，自落。"[2]838《太平圣惠方》卷第六十"治痔肛边生鼠乳诸方"曰："上用蜘蛛丝，缠系痔鼠乳头，不觉自落。"[2]1280《太平圣惠方》卷第六十"五治甲疽诸方"曰："上件药，合研如粉，以绢袋子盛，纳所患指于袋中，以线缠定，不令动摇，以瘥为度。"[2]1398 南宋张杲《医说》卷十"医功报应"曰："王居安秀才久苦痔疾，闻萧山有善工，力不能招致……初以一药放下大肠数寸，又以一药洗之，徐用药线结痔，信宿痔脱，其大如桃。"[3]376 元代危亦林《世医得效方》在卷第七"大方脉杂医科诸痔通治"中记载："用川白芷煮白苎作线，快手紧系痔上，微疼不妨，其痔自然干痿而落，七日后安。"[4]142

明代医学著作中也有很多结扎疗法的记载。明代朱橚《普济方》卷二百九十六"痔漏门诸痔"中记载："用川白芷煮白苎作线，快手紧结痔上，微痛不妨，其痔自然干痿而落，七日后安。"[5]678 明代胡濙《卫生易简方》卷之九"瘿瘤"中记载："治头面生瘤赘，用蛛丝缠勒瘤根，三、五日自然退落，有验。七夕缠尤效。"[6]242 明代张时彻《急救良方》卷一"痔漏"中记载："治五痔，用苍耳二两，捣为末。食前粥饮调下一钱，效。又方鼠乳痔，用蜘蛛丝缠其上，自然消落。"[7]35 明代楼英《医学纲目》卷二十"心小肠部丹熛痤疹反花疮"中记载："〔世〕疮凸出寸许，根如小豆或大如梅者，用花脚蜘蛛丝缠其根，则渐干而自脱落。"[8]423 明代李时珍《本草纲目》第十七卷"芫花"中记载："痔疮乳核：芫根一握，洗净，入木臼捣烂，入少水绞汁，于石器中慢火煎成膏。将丝线于膏内度过，以线系痔，当微痛。候痔干落，以纸捻蘸膏纳窍内，去根，当永除根也。一方：只捣汁浸线一夜用。不得使水。"[9]524 明代陈实功《外科正宗》卷之二"疽毒门脱疽论"中记载："前言正中其病，此劳力、热药伤肾、伤筋之实也。其病尤险，欲辞不治，彼哀告客途欲得生返，再三求治，予又斟酌，先取妓者顶发十余根，拈线缠扎患指尽处，随将艾炷安于所扎上面紫色处，排匀三处，每灸七壮，各放蟾酥饼膏盖。"[10]76 明代王肯堂《证治准绳》"下唇"曰："若患者忽略，治者不察，妄用清热消毒之药，或用药线结去，反为翻花败证矣。"[11]276

清代医家的医学著作中也记载有结扎疗法的内容。清代吴谦《医宗金鉴・外科心法要诀》"痔疮"中记载："顶大蒂小者，用药线勒于痔根，每日紧线，其痔枯落，随以月白珍珠散撒之收口；亦有顶小蒂大者，用枯痔散枯之。如漏有管者，用黄连闭管丸服之，可代针刀药线之力。"[12]787 清代罗国纲在《罗氏会约医镜》卷十九"儿科疮科"中记载："于瘤赘未甚大时，取蜘蛛丝拈成粗线，缠扎其根，数日其丝渐紧（诸丝日松，蛛丝日紧），瘤根渐细，屡易之自落，诚奇法也。"[13]694

"结扎疗法"一词见于《痔瘘中医治疗经验》，其中记载："结扎疗法治疗外痔，共治疗30例，其中男治疗16例，女治疗14例。"[14]37 裘沛然主编的《中国中医独特疗法大全》中也用了"结扎疗法"一词："结扎疗法，又称缠扎疗法，是用线结扎或缠扎，使病变部位经络阻塞，气血不畅，渐至坏死脱落，再经创面组织修复，而达到治疗目的的一种方法"[15]537 近现代中医相关著作有的将这一治法简称为"结扎法"。如《简明中医辞典》："结扎法是利用线（药制丝线或普通丝线）的张力，促使患部气血不通，使所要除去的组织坏死脱落，达到治愈的目的"[16]687《中医药常用名词术语辞典》："结扎法，又名缠扎法。利用特制的线将脉管结扎，使患部经络阻塞，气血不通的方法。具有制止出血，和促进病变逐渐坏死脱落的作用。适用于瘤、赘、疣、痔、脱疽等病，以及脉络断裂引起出血之症。"[17]299《中国中医药主题词表》："结扎法，是用'线'结扎或缠扎，使病变部位经络阻塞、气血不畅，渐至坏死脱落，再经创面组织之修复，而达到治疗目的的一种方法。"[18]432《中国医学百科全书》："结扎法，又名缠扎发，此法很早就在外科治疗上应用……结扎是利用线的张力，促使患部经脉阻塞，气血不通，使所要去除的病变组织坏死脱落，从而达到治愈的目的。一般适用于赘疣、息肉、痔核、蒂小的体表肿瘤等。"[19]710《中医基本名词术语中英文对照国际标准》："结扎法，Ligation。"[20]225 有的著作使用"结扎疗法"一词。《中医大辞典》："结扎疗法：痔疾外治法……此法是利用线的张力，通过结扎和药物的作用，阻断患部血运，使病变组织坏死、脱落达到治疗目的。"[21]1363《中医辞海》："结扎疗法，外科治法。《五十二病方》中已有结扎方法治疗痔核的记载。此法是利用线的张力，通过结扎和药物的作用，阻断患部血运，使病变组织坏死、脱落而达到治疗目的。"[22]940 国标《中医临床诊疗术语·治法部分》："结(缠)扎疗法，用线结扎或用绳缠扎，使病变部位经络阻塞，气血不畅，渐至脱落坏死，再经创面组织之修复，而达到治疗目的的一种方法。适用于痔核、息肉、赘疣、毒蛇咬伤、脱疽等。"[23]56《传统医学名词术语国际标准》："结扎疗法……"[24]229《中国中医药学术语集成·治则治法与针灸学》："结扎疗法，治法，外治法。是用线结扎或缠扎，使病变部位经络阻塞，气血不畅，渐至坏死脱落，再经创面组织修复，而达到治疗目的的一种方法"[25]245《中医药学名词》："结扎疗法：用线结扎或用绳结扎，使病变部位经络阻塞，气血不畅，渐至脱落坏死，再经创面组织修复，以达到治疗目的的方法。"[26]131

总之，"结扎疗法"的相关记载最早见于《五十二病方》，其后的相关著作多记载有本治法，但未见正式的治法名词。现代中医相关著作有的以"结扎法"为正名，有的以"结扎疗法"为正名。

五、文献辑录

《五十二病方·牡痔》："牡痔居窍旁，大者如枣，小者如枣□(核)者方：以小角角之，如孰(熟)二斗米顷，而张角，絜以小(二四四)绳，剖以刀。其中有如兔□，若有坚血如扣末而出者，即已。"[1]87

《太平圣惠方》卷四十："上用蜘蛛网丝绕缠之，自落。"[2]838

卷六十："上用蜘蛛丝，缠系痔鼠乳头，不觉自落。"[2]1280"上件药，合研如粉，以绢袋子盛，纳所患指于袋中，以线缠定，不令动摇，以瘥为度。"[2]1398

《医说》卷十："王居安秀才久苦痔疾，闻萧山有善工，力不能招致。遂命舟自乌程走钱塘舍于静邸中。使人迎医，医绝江至杭。既见欣然为治药饵且云：请以五日为期，可以除根本。初以一药放下大肠数寸，又以一药洗之，徐用药线结痔，信宿痔脱，其大如桃。"[3]376

《世医得效方》卷七："用川白芷煮白苎作线，快手紧系痔上，微疼不妨，其痔自然干痿而落，七日后安。"[4]142

《普济方》卷二百九十六："用川白芷煮白苎作线，快手紧结痔上，微痛不妨，其痔自然干痿而落，七日后安。"[5]678

《卫生易简方》卷九："治头面生瘤赘，用蛛丝缠勒瘤根，三、五日自然退落，有验。七夕缠尤效。"[6]242

《急救良方》卷一："治五痔，用苍耳二两，捣为末。食前粥饮调下一钱，效。又方鼠乳痔，用蜘蛛丝缠其上，自然消落。"[7]35

《医学纲目》卷二十："〔世〕疮凸出寸许，根如小豆或大如梅者，用花脚蜘蛛丝缠其根，则渐干而自脱落。"[8]423

《本草纲目》卷十七："痔疮乳核：芫根一握，洗净，入木臼捣烂，入少水绞汁，于石器中慢火煎成膏。将丝线于膏内度过，以线系痔，当微痛。候痔干落，以纸捻蘸膏纳窍内，去根，当永除根也。一方：只捣汁浸线一夜用。不得使水。"[9]524

《外科正宗》卷二："前言正中其病，此劳力、热药伤肾、伤筋之实也。其病尤险，欲辞不治，彼哀告客途欲得生返，再三求治，予又斟酌，先取妓者顶发十余根，拈线缠扎患指尽处，随将艾炷安于所扎上面紫色处，排匀三处，每灸七壮，各放蟾酥饼膏盖。"[10]76

《证治准绳·杂病》："若患者忽略，治者不察，妄用清热消毒之药，或用药线结去，反为翻花败证矣。"[11]276

《医宗金鉴·外科心法要诀》："顶大蒂小者，用药线勒于痔根，每日紧线，其痔枯落，随以月白珍珠散撒之收口；亦有顶小蒂大者，用枯痔散枯之。如漏有管者，用黄连闭管丸服之，可代针刀药线之力。"[12]787

《罗氏会约医镜》卷十九："于瘤赘未甚大时，取蜘蛛丝拈成粗线，缠扎其根，数日其丝渐紧，（诸丝日松，蛛丝日紧。）瘤根渐细，屡易之自落，诚奇法也。"[13]694

《痔瘘中医治疗经验》："结扎疗法治疗外痔，共治疗 30 例，其中男治疗 16 例，女治疗 14 例。"[14]37

《中国中医独特疗法大全》："结扎疗法，又称缠扎疗法，是用线结扎或缠扎，使病变部位经络阻塞，气血不畅，渐至坏死脱落，再经创面组织修复，而达到治疗目的的一种方法。"[15]537

《简明中医辞典》："结扎法是利用线（药制丝线或普通丝线）的张力，促使患部气血不通，使所要除去的组织坏死脱落，达到治愈的目的。"[16]687

《中医药常用名词术语辞典》："结扎法，又名缠扎法。利用特制的线将脉管结扎，使患部经络阻塞，气血不通的方法。具有制止出血，和促进病变逐渐坏死脱落的作用。适用于瘤、赘、疣、痔、脱疽等病，以及脉络断裂引起出血之症。"[17]299

《中国中医药主题词表》："结扎法，是用'线'结扎或缠扎，使病变部位经络阻塞、气血不畅，渐至坏死脱落，再经创面组织之修复，而达到治疗目的的一种方法。"[18]432

《中国医学百科全书·中医学》："结扎法，又名缠扎发，此法很早就在外科治疗上应用，如《外科正宗》就有用头发结扎脱疽，《景岳全书》有用蜘蛛线缠扎赘疣的记载。结扎是利用线的张力，促使患部经脉阻塞，气血不通，使所要去除的病变组织坏死脱落，从而达到治愈的目的。一般适用于赘疣、息肉、痔核、蒂小的体表肿瘤等。"[19]710

《中医基本名词术语中英文对照国际标准》："结扎法，Ligation。"[20]225

《中医大辞典》："结扎疗法：痔疾外治法。《五十二病方》：'牡痔居窍旁……挈以小绳，剖以刀。'又《外科正宗》卷三：'煮线方……凡蒂小而头面大者，宜用线系其患根自效……'此法是利用显得张力，通过结扎和药物的作用，阻断患部血运，使病变组织坏死、脱落达到治疗目的。"[21]1363

《中医辞海》："结扎疗法，外科治法。《五十二病方》中已有结扎方法治疗痔核的记载。此法是利用线的张力，通过结扎和药物的作用，阻断患部血运，使病变组织坏死、脱落而达到治疗目的。"[22]940

《中医临床诊疗术语·治法部分》："结（缠）扎疗法：用线结扎或用绳缠扎，使病变部位经络阻塞，气血不畅，渐至脱落坏死，再经创面组织之修复，而达到治疗目的的一种方法。适用于痔核、息肉、赘疣、毒蛇咬伤、脱疽等。"[23]56

《传统医学名词术语国际标准》："结扎疗法 Ligation therapy an external medical technique whereby hemorrhoids, polyps or warts are treated by binding them at the base with threads so that the distal portion sloughs away within several days。"[24]229

《中国中医药学术语集成·治则治法与针灸学》："结扎疗法，治法，外治法。是用线结扎或缠扎，使病变部位经络阻塞，气血不畅，渐至坏死脱落，再经创面组织修复，而达到治疗目的的一种方法。”[25]245

《中医药学名词》：“结扎疗法：用线结扎或用绳结扎，使病变部位经络阻塞，气血不畅，渐至脱落坏死，再经创面组织修复，以达到治疗目的的方法。”[26]131

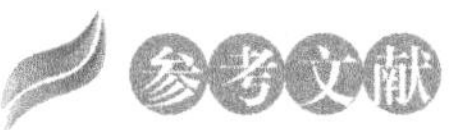

[1] 未著撰人. 五十二病方[M]. 马王堆汉墓帛书整理小组. 北京：文物出版社，1979：87.

[2] [宋] 王怀隐. 太平圣惠方[M]. 郑金生，汪惟刚，董志珍校点. 北京：人民卫生出社，2016：838，1280，1398.

[3] [宋] 张杲. 医说[M]. 北京：中国中医药出版社，2009：376.

[4] [元] 危亦林. 世医得效方[M]. 北京：中国医药科技出版社，2011：142.

[5] [明] 朱橚. 普济方：第7册[M]. 北京：人民卫生出版社，1959：678.

[6] [明] 胡濙. 卫生易简方[M]. 北京：人民卫生出版社，1984：242.

[7] [明] 张时彻. 急救良方[M]. 北京：中医古籍出版社，1987：35.

[8] [明] 楼英. 医学纲目[M]. 北京：中国中医药出版社，1996：423.

[9] [明] 李时珍. 本草纲目[M]. 北京：中医古籍出版社，1994：524.

[10] [明] 陈实功. 外科正宗[M]. 北京：中国医药科技出版社，2011：76.

[11] [明] 王肯堂. 证治准绳[M]. 北京：中国中医药出版社，1997：276.

[12] [清] 吴谦. 医宗金鉴[M]. 北京：中国医药科技出版社，2011：787.

[13] [清] 罗国纲. 罗氏会约医镜[M]. 北京：中国中医药出版社，2015：694.

[14] 北京市中医医院. 痔瘘中医治疗经验[M]. 北京：人民卫生出版社，1961：37.

[15] 裘沛然. 中国中医独特疗法大全[M]. 上海：文汇出版社，1991：537.

[16] 《中医大辞典》编辑委员会. 简明中医辞典[M]. 北京：人民卫生出版社，1979：687.

[17] 李振吉. 中医药常用名词术语辞典[M]. 北京：中国中医药出版社，2001：299.

[18] 吴兰成. 中国中医药主题词表[M]. 北京：中医古籍出版社，2008：432.

[19] 《中医学》编辑委员会. 中医学[M]//钱信忠. 中国医学百科全书. 上海：上海科学技术出版社，1997：710.

[20] 李振吉. 中医基本名词术语中英文对照国际标准[M]. 北京：人民卫生出版社，2008：225.

[21] 李经纬，余瀛鳌，蔡景峰，等. 中医大辞典[M]. 北京：人民卫生出版社，2011：1363.

[22] 袁钟，图娅，彭泽邦，等. 中医辞海：中册[M]. 北京：中国医药科技出版社，1999：940.

[23] 国家技术监督局. 中医临床诊疗术语：治法部分[M]. 北京：中国标准出版社，1997：56.

[24] 世界卫生组织(西太平洋地区). 传统医学名词术语国际标准[M]. 北京：北京大学医学出版社，2009：229.

[25] 李剑，曾召. 中国中医药学术语集成：治则治法与针灸学[M]. 北京：中医古籍出版社，2006：245.

[26] 中医药学名词审定委员会. 中医药学名词[M]. 北京：科学出版社，2005：131.

（郭凤鹏）

2 • 095

热敷疗法

rè fū liáo fǎ

一、规范名

【汉文名】热敷疗法。

【英文名】hot compress therapy。

【注释】将发热的物体置于身体的患病部位或特定部位，产生温热效果，以防治胃肠疾患、腰腿痛、痛经、冻疮、乳痈等的方法。

二、定名依据

“热敷疗法”一词出现于现代，相关词“热敷”最早见于春秋战国时期的医方书《五十二病方》，自其开了热敷治疗疾病的先河之后，历代医家多有沿用。如唐代《备急千金要方》《外台秘要》等，宋代的《太平圣惠方》《本草图经》《证类本草》等，明代《仙传外科集验方》《普济方》《丹溪心法》等，清代《医学心悟》《经验良方全集》《理瀹骈文》等。

现代一些著作，如国标《中医临床诊疗术语·治法部分》《中医药学名词》《中医大辞典》等均采用"热敷疗法"作为正名。因此，"热敷疗法"作为规范名已被普遍认同，符合中医药名词定名的约定俗成原则。也有使用简称"热敷"的，如《中国中医药主题词表》。但"热敷疗法"更能表达本概念的内涵，符合术语定名的科学性原则。

全国科学技术名词审定委员会审定公布的《中医药学名词》已以"热敷疗法"作为规范名，所以"热敷疗法"作为规范名也符合术语定名的协调一致原则。

三、同义词

【曾称】"热敷"(《五十二病方》)。

四、源流考释

"热敷疗法"的相关记载"热敷"最早见于我国迄今为止发现的最早医方书《五十二病方》中，该书记载："加(痂)……治乌家(喙)，炙羖脂弁，热敷之。"[1]110

隋唐时期，"热敷"见于《备急千金要方》[2]114《外台秘要》[3]1121 等古籍中，记载了热敷治疗喉痹、青蝰蛇啮人等的方法。如《备急千金要方》卷第五曰："喉病第七……治喉痹，卒不得语方浓煮桂汁，服一升。亦可末桂，着舌下，渐咽之，良……又方……商陆苦酒熬令浓，热敷之。"[2]114《外台秘要》卷第四十："青蝰蛇螫方二首……《肘后》青蝰蛇论，此蛇正绿色，喜绿木及竹上，与竹木色一种，人卒不觉。若人入林中行，脱能落头背上，然自不甚啮人，啮人必死，那可屡肆其毒。此蛇大者不过四五尺，世人皆呼为青条蛇，其尾二三寸色异者，名熇尾，最烈。疗之方，破乌鸡热敷之。"[3]1121

宋金元时期，关于热敷的治疗方法增多，治疗范围扩大，有的古籍沿用"热敷"一词记载热敷治疗疬疡风、发背、毒气肿、喉痹等的方法。如宋代的《太平圣惠方》[4]686《本草图经》[5]91《证类本草》[6]157《圣济总录》[7]2264《幼幼新书》[8]781等。《太平圣惠方》卷第二十四记载："治疬疡风方……又方：用自死蜣螂捣为末，先以布揩疡上，热傅之，一宿差。"[4]686《本草图经》草部上品之上卷第四曰："甘草……以甘草三大两，生捣，别筛末，大麦面九两，于一大盘中相和搅令匀，取上好酥少许，别捻入药，令匀，百沸水溲如饼剂，方圆大于疮一分，热傅肿上，以油片及故纸隔令通风，冷则换之。"[5]91《圣济总录》卷第一百三十六曰："治毒气肿，当头上如刺痛。甘草酒方：甘草(炙)、升麻、沉香(剉)、麝香(别研各半两)，豉(一两半)。上五味，除麝香外，粗捣筛，入麝香拌匀，每服五钱匕。酒一盏半，煎至八分去滓，早晚食前各一服，其滓热傅肿上。甚者取豉半升，栀子仁十四枚，葵菜二两。三味用水二升半，煎至一升，滤去滓，温分三服，空心日午晚间，服尽为度。"[7]2264 有的古籍虽未沿用"热敷"一词，但仍记载有热敷治疗疮肿外伤的方法。如《外科精要》[9]89《御药院方》[10]200 等。

明清时期，热敷治疗疾病的方法更加丰富。热敷可以治疗热毒、鼻病、脚气、痄腮、肿毒、杖疮、疥癣癞疮、乳岩、乳痈、痈疽疮毒等疾病。如明代的《仙传外科集验方》[11]23《普济方》[12]219《丹溪心法》[13]253《医学正传》[14]285《古今医统大全》[15]139《医学纲目》[16]568《本草纲目》[17]904《仁术便览》[18]183《医学入门》[19]127《景岳全书》[20]1189《济阳纲目》[21]2，清代《医学心悟》[22]243《串雅内外编》[23]124《疡医大全》[24]740《本草纲目拾遗》[25]78《急救广生集》[26]149《针灸逢源》[27]257《验方新编》[28]172《经验良方全集》[29]154,155《理瀹骈文》[30]189《奇效简便良方》[31]116 等有相关记载。如《仙传外科集验方》用敷贴温药第三曰："冲和仙膏……如病热势大盛，切不可用酒调，但可用葱泡汤，调此药热敷上，葱亦能散气故也。血得热则行，故热敷也。如病稍减，又须用酒调。酒能生血，遇热则血愈生；酒又能行血，遇温则血愈行矣。”[11]23《普济方》卷二百七十八：“热肿……治热毒(出肘后方)：用浮萍捣汁。敷之令遍。热敷之亦可。”[12]219《丹溪心法》卷四曰：“鼻病七十六……入方：用桐油入黄连末，以天吊藤烧灰，热敷之。一云用桐油入天吊藤烧油熟，调黄连末拌敷之。”[13]253

现代，一些著作多采用“敷贴疗法”作为正名。如《中医临床诊疗术语·治法部分》[32]52《中医药学名词》[33]128《中医大辞典》[34]1415 等。《中医药学名词》：“热敷疗法 将发热的物体置于身体的患病部位或特定部位，产生温热效果，以防治胃肠疾患、腰腿痛、痛经、冻疮、乳痈等的方法。”[33]128 此外，也有书籍把“热敷”作为外治法的术语，如《中国中医药主题词表》：“热敷……属外治法……将发热的物体置于身体的患病部位或特定部位(如穴位)，以防治疾病的一种方法。可分为水热敷法、醋热敷法、姜热敷法等。常用于胃肠疾患、腰腿痛、痛经、冻疮、乳痈等。”[35]711 但“热敷疗法”一词更能表达本概念的内涵。

总之，“热敷疗法”一词见于现代，此前尚有“热敷”一词，历代医家多有沿用。现代一些著作，如《中医临床诊疗术语·治法部分》《中医药学名词》《中医大辞典》等一般采用“敷贴疗法”，《中国中医药主题词表》则以“热敷”作为正名，但“敷贴疗法”更能表达本概念的内涵。因此，“热敷疗法”作为规范名更符合名词定名的科学性和协调一致性原则。

五、文献辑录

《五十二病方》：“加(痂)……治乌彖(喙)，炙羖脂弁，热傅之。”[1]110

《备急千金要方》卷第五：“喉病第七……治喉痹，卒不得语方……浓煮桂汁，服一升。亦可末桂，着舌下，渐咽之，良……又方……商陆苦酒熬令浓，热敷之。”[2]114

《外台秘要》卷四十：“青蝰蛇螫方二首……《肘后》青蝰蛇论。此蛇正绿色。喜绿木及竹上。与竹木色一种，人卒不觉，若人入林中行，脱能落头背上，然自不甚啮人，啮人必死。那可屡肆其毒。此蛇大者不过四五尺，世人皆呼为青条蛇，其尾二三寸色异者，名熇尾，最烈。疗之方，破乌鸡热敷之。”[3]1121

《太平圣惠方》卷二十四：“治疬疡风方……又方：用自死蜣螂捣为末，先以布揩疡上，热傅之，一宿差。”[4]686

《本草图经》卷四：“甘草……以甘草三大两，生捣，别筛末，大麦面九两，于一大盘中相和搅令匀，取上好酥少许，别捻入药，令匀，百沸水溲如饼剂，方圆大于疮一分，热傅肿上，以油片及故纸隔令通风，冷则换之。”[5]91

《证类本草》卷六：“甘草(国老)……崔元亮《海上方》治发背秘法，李北海云：此方神授，极奇秘：以甘草三大两，生捣，别筛末，大麦面九两，于一大盘中相和，搅令匀，取上好酥少许，别捻入药，令匀，百沸水搜如饼剂，方圆大于疮一分，热傅肿上。以油片及故纸隔，令通风，冷则换之。”[6]157

《圣济总录》卷一百三十六：“治毒气肿，当头上如刺痛。甘草酒方：甘草(炙)、升麻、沉香(剉)、麝香(别研各半两)、豉(一两半)，上五味，除麝香外，粗捣筛，入麝香拌匀，每服五钱匕。酒一盏半，煎至八分去滓，早晚食前各一服，其滓热傅肿上。甚者取豉半升，栀子仁十四枚，葵菜二两，三味用水二升半，煎至一升，滤去滓，温分三服，空心日午晚间，服尽为度。”[7]2264

《幼幼新书》卷三十四：“喉痹第十五……《千金》又方：上商陆、苦酒熬令浓，热敷之。”[8]781

《外科精要》卷下：“《拾遗》(附)……经验方：治刀伤磕损，跌扑肿痛，或出血。用葱白细切杵烂，炒热敷患处，蒜冷再易，神效。”[9]89

《御药院方》卷十：“治疮肿折伤门……鲮鲤

甲骨贴熁膏：治闪朒疼痛。鲮鲤甲(涂醋炙，三两)，桂(去粗皮)、当归(切，焙。各一两)，生地黄汁，面(一匙，秤重九钱)，附子(生，去皮脐，一两)，生姜汁。上七味除汁外，捣为细末，将地黄汁、生姜汁各拌和匀，暖热，调药如膏，摊于软纸上，乘热敷贴患处，用绵系护，每日一换。"[10]200

《仙传外科集验方》："用敷贴温药第三……冲和仙膏……如病热势大盛，切不可用酒调，但可用葱泡汤，调此药热敷上，葱亦能散气故也。血得热则行，故热敷也。如病稍减，又须用酒调。酒能生血，遇热则血愈生；酒又能行血，遇温则血愈行矣。"[11]23

《普济方》卷二百七十八："热肿……治热毒(出《肘后方》)：用浮萍捣汁。敷之令遍。热敷之亦可。"[12]219

《丹溪心法》卷四："鼻病七十六……入方：用桐油入黄连末，以天吊藤烧灰，热敷之。一云用桐油入天吊藤烧油熟，调黄连末拌敷之。"[13]253

《医学正传》卷五："鼻病……酒皶鼻乃热血入肺(治用前方)，用梧桐子桐油，入黄连，以天吊藤烧油，热敷之。"[14]285

《古今医统大全》卷五十九："脚气门……易简诸方……一方：治脚气，用盐炒热敷患处，少时用汤洗。"[15]139

《医学纲目》卷二十五："脾胃部……面肿颊腮痛……〔世〕治痄腮。竹叶、车前草、柏子仁，杵碎，热敷患处。腮肿，用赤小豆末敷之，立效。"[16]568

《本草纲目》卷三十六："木部……紫荆……杨清叟仙传方有冲和膏，以紫荆为君，盖亦得此意也。其方治一切痈疽发背流注诸肿毒，冷热不明者。紫荆皮(炒)三两，独活(去节，炒)三两，赤芍药(炒)二两，生白术一两，木蜡(炒)一两，为末。用葱汤调，热傅。"[17]904

《仁术便览》卷四："杖疮……不破者，以韭菜、葱头舂烂炒，热敷，冷则易。"[18]183

《医学入门》卷二："《本草分类》治疮门……又樟脑，乃樟树屑液造成，治疥癣癞疮，作热敷之。"[19]127

《景岳全书》卷四十八："《本草正》(上)……艾(七一)……或生用捣汁，或熟用煎汤；或用灸百病，或炒热敷熨，可通经络；或袋盛包裹，可温脐膝，表里生熟，俱有所宜。"[20]1189

《济阳纲目》卷一百："面病(附痄腮)治痄腮方……一方：治痄腮。竹叶、车前草、柏子仁，上杵碎，热敷患处。"[21]2

《医学心悟》附录："外科症治方药……乳痈(乳岩)……香附饼：敷乳岩，即时消散，一切痈肿，皆可敷。香附(细末，一两)，麝香(二分)。上二味研匀，以蒲公英二两，煎酒去渣，以酒调药，热敷患处。"[22]243

《串雅内外编·串雅外编》卷二："蒸法门……《千金》神草方……蓖麻子草秋夏用叶，春冬用子，俱得一二十斤。木甑内，置一大锅上蒸熟，取起。先将绵布数尺，双折浸入蒸叶、子汤内，取出乘热敷患处；却将前叶、子热铺布上一层，候温，再换热叶、子一层。如此蒸换，必以患者汗出为度。重者蒸五次，轻者蒸二次，其病自愈。内以疏通活血之剂服之。"[23]124

《疡医大全》卷三十六："跌打部……和伤活血汤：损伤瘀血腹胀内壅，红肿暗青瘀痛，昏闷欲死，伤最重者服之……又方：当归、苏木(槌碎)、红花、胡桃肉(各四两)，好酒十碗煎四碗，任饮醉，渣乘热敷伤处。"[24]740

《本草纲目拾遗》卷三："草部上……野苎麻……跌打闪挫方：教师白宇亮传：大鲫鱼一尾，独核肥皂一个，胡椒七粒，黄栀子九个，老姜一片，葱头三个，野苎麻根一段，干面一撮，香糟一团，绍酒随数用，同前药合捣如泥，炒热敷患处，立愈。"[25]78

《急救广生集》卷七："诸癣……蛇皮癣：苦参、明矾、白及、胆矾、土槿皮(各一两)，白砒(三钱)。共为末。先以鬼杨柳煎水，同豆腐泔水，煎热洗浴。然后以滴醋调匀，蒸热敷之，须敷四五次愈。"[26]149

《针灸逢源》卷五："痈疽门……流注：生于四肢关节，或胸腹腰臀，初发漫肿不红。用葱头细切杵烂，炒热敷患处，冷则用热物熨之，多熨为妙，或铺艾灸之亦效。若热痛渐至透红一点，即宜用针开破出脓。"[27]257

《验方新编》卷八："腿部……腿痒难忍：名寒毛疮。用做过豆腐之渣炒热敷，以布包紧，冷则随换，包过一夜即愈，神效。"[28]172

《经验良方全集》卷二："乳痈……香附饼：敷乳痈即时消散，一切痈肿皆可敷。香附（细末净）一两，麝香二分。上二味研匀，以蒲公英二两酒煎，去渣，以酒调药，热敷患处，余方见痈疽诸疮门。"[29]154,155

《理瀹骈文》："按伤寒表未尽，遗毒于四肢为热流注，醋湿纸贴，炒盐熨之自消。若表散太过，遗毒于腠理，或疏或密，为冷流注，宜冲和膏敷。即柴荆皮（五两），独活（三两），石菖蒲、赤芍炒（各二两），白芷（一两）也，葱酒热敷。"[30]189

《奇效简便良方》卷四："痈疽疮毒……乳痈日久不愈：虾酱，用好醋蒸热敷之，奇效。"[31]116

《中医临床诊疗术语・治法部分》："热敷疗法……将发热的物体置于身体的患病部位或特定部位（如穴位）。以防治疾病的一种方法。可分为水热敷法、醋热敷法、姜热敷法、葱热敷法、盐热敷法、砂热敷法、蒸饼热敷法、铁末热敷法、砖热敷法等。常用于胃肠疾患、腰腿痛、痛经、冻疮、乳痈等。"[32]52

《中医药学名词》："热敷疗法……将发热的物体置于身体的患病部位或特定部位，产生温热效果，以防治胃肠疾患、腰腿痛、痛经、冻疮、乳痈等的方法。"[33]128

《中医大辞典》："热敷疗法……外治法。将发热的物体置于身体的患病部位或特定部位，产生温热效果，以防治胃肠疾患、腰腿痛、痛经、冻疮、乳痈等的方法。"[34]1415

《中国中医药主题词表》："热敷……属外治法……将发热的物体置于身体的患病部位或特定部位（如穴位），以防治疾病的一种方法。可分为水热敷法、醋热敷法、姜热敷法等。常用于胃肠疾患、腰腿痛、痛经、冻疮、乳痈等。"[35]711

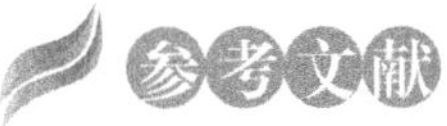

参考文献

［1］马王堆汉墓帛书整理小组. 五十二病方［M］. 北京：文物出版社，1979：110.

［2］［唐］孙思邈. 备急千金要方［M］. 焦振廉，等校注. 北京：中国医药科技出版社，2011：437，438.

［3］［唐］王焘. 外台秘要［M］. 北京：人民卫生出版社，1955：1121.

［4］［宋］王怀隐，等. 太平圣惠方：上［M］. 北京：人民卫生出版社，1958：686.

［5］［宋］苏颂. 本草图经［M］. 尚志钧辑校. 合肥：安徽科学技术出版社，1994：91.

［6］［宋］唐慎微. 证类本草［M］. 郭君双校注. 北京：中国医药科技出版社，2011：157.

［7］［宋］赵佶. 圣济总录：下册［M］. 北京：人民卫生出版社，1962：2264.

［8］［宋］刘昉. 幼幼新书［M］. 白极校注. 北京：中国医药科技出版社，2011：781.

［9］［宋］陈自明. 外科精要［M］.［明］薛己校注. 北京：人民卫生出版社，1982：89.

［10］［元］许国桢. 御药院方［M］. 王淑民，关雪点校. 北京：人民卫生出版社，1992：200.

［11］［明］杨清叟. 仙传外科集验方［M］. 韦以宗点校. 北京：人民卫生出版社，1991：23.

［12］［明］朱橚. 普济方：第7册［M］. 北京：人民卫生出版社，1959：219.

［13］［元］朱震亨. 丹溪心法［M］. 顾漫校注. 北京：中国医药科技出版社，2012：253.

［14］［明］虞抟. 医学正传［M］. 郭瑞华，马湃，王爱华校注. 北京：中国古籍出版社，2002：285.

［15］［明］徐春甫. 古今医统大全：下［M］. 崔仲平，王耀廷主校. 北京：人民卫生出版社，1991：139.

［16］［明］楼英. 医学纲目［M］. 阿静，闫志安，牛久旺校注. 北京：中国中医药出版社，1996：568.

［17］［明］李时珍. 本草纲目［M］. 张守康，张向群，王国辰主校. 北京：中国中医药出版社，1998：904.

［18］［明］张洁.《仁术便览》释义［M］. 周德生，何清湖总主编. 太原：山西科学技术出版社，2013：183.

［19］［明］李梴. 医学入门［M］. 何永，韩文霞校注. 北京：中国医药科技出版社，2011：127.

［20］［明］张介宾. 景岳全书［M］. 赵立勋校. 北京：人民卫生出版社，1991：1189.

［21］［明］武之望. 济阳纲目［M］. 泾阳：宏道书院藏版，1856（清咸丰六年）：2.

［22］［清］程国彭. 医学心悟［M］. 闫志安，徐文兵校注. 北

京：中国中医药出版社，1996：243.
[23] [清] 赵学敏.串雅内外编[M].北京：中国医药科技出版社，2011：124.
[24] [清] 顾世澄.疡医大全[M].叶川，夏之秋校注.北京：中国中医药出版社，1994：740.
[25] [清] 赵学敏.本草纲目拾遗[M].闫志安，肖培新校注.北京：中国中医药出版社，2007：78.
[26] [清] 程鹏程.急救广生集[M].张静生，王世杰，赵小青，等点校.北京：中国中医药出版社，2008：149.
[27] [清] 李学川.针灸逢源[M].汤晓龙校注.北京：中国医药科技出版社，2012：257.
[28] [清] 鲍相璈.验方新编：上册[M].[清] 梅启照，增辑，周光优，严肃云，禹新初点校.北京：人民卫生出版社，1990：172.
[29] [清] 姚俊.经验良方全集[M].陈湘萍，由昆校注.北京：中国中医药出版社，1994：154，155.
[30] [清] 吴师机.理瀹骈文[M].赵辉贤注释.北京：人民卫生出版社，1984：189.
[31] [清] 丁尧臣.奇效简便良方[M].庆诗，王力点校.北京：中医古籍出版社，1992：116.
[32] 国家技术监督局.中医临床诊疗术语：治法部分[M].北京：中国标准出版社，1997：52.
[33] 中医药学名词审定委员会.中医药学名词[M].北京：科学出版社，2004：128.
[34] 李经纬，余瀛鳌，蔡景峰，等.中医大辞典[M].北京：人民卫生出版社，2011：1415.
[35] 吴兰成.中国中医药主题词表[M].北京：中医古籍出版社，2008：711.

（崔利宏）

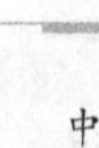

2·096

健脾利水

jiàn pí lì shuǐ

一、规范名

【中文名】健脾利水。

【英文名】invigorating spleen for promoting urination。

【注释】用具有健脾助运、利水渗湿作用的方药治疗脾虚水泛证的治法。

二、定名依据

“健脾利水”作为用具有健脾助运、利水渗湿作用的方药治疗脾虚水泛证的治法名称始见于宋代薛古愚《薛氏济阴万金书》。自宋代薛古愚《薛氏济阴万金书》提出“健脾利水”之名之后，其后历代的著作多有沿用，如明代徐春甫《古今医统大全》、龚廷贤《万病回春》、张介宾《景岳全书》、缪希雍《神农本草经疏》、赵贞观《绛雪丹书》，清代罗美《内经博议》、田间一《灵验良方汇编》、程文囿《医述》、鲍相璈《验方新编》、戴绪安《医学举要》。

《古今医统大全》《万病回春》《景岳全书》《神农本草经疏》《绛雪丹书》《内经博议》《灵验良方汇编》《医述》《验方新编》《医学举要》等均为历代重要著作，对后世有较大影响。所以“健脾利水”作为规范名便于达成共识，符合术语定名的约定俗成原则。

现代相关著作，如国标《中医临床诊疗术语·治法》以及辞书类著作《中医大辞典》均以“健脾利水”作为规范名。说明“健脾利水”作为用具有健脾助运、利水渗湿作用的方药治疗脾虚水泛证的治法的规范名已成为共识。

我国2005年出版的由全国科学技术名词审定委员会审定公布的《中医药学名词》已以“健脾利水”作为规范名。因此，“健脾利水”作为规范名也符合术语定名的协调一致原则。

三、同义词

【又称】“健脾制水”(《六气感证要义》)；“温脾利水”“温脾制水”《中医临床诊疗术语·

治法部分》。

四、源流考释

“健脾利水”的有关记载始见于战国时期的医学著作《内经》，如《黄帝内经素问·藏气法时论》载：“脾主长夏，足太阴阳明主治，其曰戊己。脾苦湿，急食苦以燥之。”[1]46 其中“脾苦湿，急食苦以燥之”提出了运用苦燥之法燥湿以健脾的治法，为有关健脾利水治法的最早记载。

汉代张仲景的《伤寒论》中提出健脾利水的方剂“四逆辈”，如该书“辨太阴病脉证并治”载：“自利不渴，属太阴，以其脏有寒故也，当温之，宜服四逆辈。”[2]194“四逆辈”是指包括像四逆散一类的温中健脾燥湿的方剂。四逆散由干姜、附子、甘草组成，是具有温中燥湿以健脾的治法。

南北朝时期，陈延之在其著作《小品方》中提出用茯苓来健脾以利水，如：“先从胸肿，名曰石水，其根在脾，茯苓主之。”[3]50

唐代王焘在其著作《外台秘要》中引隋代巢元方《诸病源候论》关于留饮宿食等致脾湿的机理与症状，并进一步提出用“深师通草丸”来治疗此病，如：“留饮宿食者，由饮酒宿食后饮水多，水气停留于脾胃之间，脾得湿气则不能消食，令人噫气酸臭，腹胀满，亦壮热，或吞酸，所以谓之留饮宿食也(出第二十卷中)。深师通草丸，疗积聚留饮宿食，寒热烦结，长肌肤补不足方。椒目，附子(炮)，半夏(洗)，厚朴(炙各一两)，芒硝(五两)，大黄(九两)，葶苈(三两熬)，杏仁(三两去皮尖)。上八味捣筛为末，别捣葶苈杏仁，令如膏，合诸末，以蜜和丸，捣五千杵，服如梧子二丸。”[4]230

“健脾利水”一词见于宋代薛古愚的《薛氏济阴万金书》，并以“健脾利水”为本概念正名，如该书卷三载：“妊娠二十七证方……全生白术散……面目虚浮，四肢有水气，或久泻所致，宜健脾利水，宜服。人参(一钱)，白术(二钱)，川芎(八分)，当归(二钱)，甘草(三分)，紫苏、陈皮(四分)，大腹皮(七分)，茯苓(一钱)。水煎。”[5]64

明清时期的重要相关著作大多沿用《薛氏济阴万金书》的记载，以“健脾利水”为正名记载本概念，如明代徐春甫《古今医统大全》[6]999、龚廷贤《万病回春》[7]192、张介宾《景岳全书》[8]540、缪希雍《神农本草经疏》[9]52、赵贞观《绛雪丹书》[10]17，清代罗美《内经博议》[11]72、田间来是庵《灵验良方汇编》[12]178、程杏轩《医述》[13]515、鲍相璈《验方新编》[14]313、徐镛《医学举要》[15]104。清代周岩在其著作《六气感证要义》中首次以“健脾制水”来作为本概念的名称，如：“白术健脾制水，能使水在外者，还入胃中而大便反濡。”[16]41

现代有关著作大多沿用《薛氏济阴万金书》的记载，以“健脾利水”作为本概念正名，如《中医药学名词》[17]126、《中医临床诊疗术语·治法部分》[18]53《中医大辞典》[19]1439 等。同时尚记载有“健脾制水”“温脾利水”“温脾制水”(《中医临床诊疗术语·治法部分》)[18]1439 等别称。

根据“健脾利水”古今名实的演变，可将“健脾利水”定义为：“用具有健脾助运、利水渗湿作用的方药治疗脾虚水泛证的治法。”该释义客观、准确地表达了“健脾利水”的科学内涵和本质属性。

总之，“健脾利水”的相关记载最早见于《黄帝内经》，“健脾利水”一词最早见于宋代薛谷愚的《薛氏济阴万金书》，“健脾制水”最早见于《六气感证要义》。现代相关著作多使用“健脾利水”一词。

五、文献辑录

《黄帝内经素问·藏气法时论》：“脾主长夏，足太阴阳明主治。其曰戊己。脾苦湿，急食苦以燥之……脾欲缓，急食甘以缓之，用苦泻之，甘补之。”[1]46

《伤寒论·辨太阴病脉证》：“自利不渴，属太阴，以其脏有寒故也，当温之，宜服四逆辈。”[2]194

《小品方》：“十水散，治水肿方。先从脚肿，名曰清水，其根在心，葶苈子主之；先从阴肿，名曰劳水，其根在肾，泽漆主之；先从腹肿，名曰冷

水，其根在大肠，蜀椒主之；先从面目肿，名曰气水，其根在肺，桑根主之；先从手足肿，名曰心水，其根在小肠，巴豆主之；先从口唇肿，名曰黄水，其根在胃，大戟主之；先从胁肿，名曰饮水，其根在肝，芫花主之；先从腰肿，名曰肝水，其根在膈，甘遂主之；先从胸肿，名曰石水，其根在脾，茯苓主之；先从背肿，名曰鬼水，其根在胆，雄黄主之。"[3]50

《外台秘要》："病源留饮宿食者，由饮酒宿食后饮水多，水气停留于脾胃之间，脾得湿气则不能消食，令人噫气酸臭，腹胀满，亦壮热，或吞酸，所以谓之留饮宿食也（出第二十卷中）。深师通草丸，疗积聚留饮宿食，寒热烦结，长肌肤补不足方。椒目、附子（炮）、半夏（洗）、浓朴（炙各一两），芒硝（五两），大黄（九两），葶苈（三两熬），杏仁（三两去皮尖），上八味捣筛为末，别捣葶苈杏仁，令如膏，合诸末，以蜜和丸，捣五千杵，服如梧子二丸。"[4]230

《薛氏济阴万金书》卷三："妊娠二十七证方……六、全生白术散 面目虚浮，四肢有水气，或久泻所致，宜健脾利水，宜服。人参（一钱），白术（二钱），川芎（八分），当归（二钱），甘草（三分），紫苏、陈皮（四分），大腹皮（七分），茯苓（一钱）。水煎。"[5]64

《古今医统大全》卷之九十一："痘药正品……白术味甘辛，气温，健脾利水，升降阴阳，能发痘，灌浆，止泻。"[6]999

《万病回春》卷之三："水肿者，通身浮肿，皮薄而光，手按成窟，举手即满者，是水肿也。初起眼胞上下微肿如裹水。上则喘咳气急，下则足膝浮肿，大小便短涩不利，或大便溏泄，皆因脾虚不能运化水谷，停于三焦，注于肌肉，渗于皮肤而发肿也。治用健脾利水以为上策。久则肌肉溃烂，阴囊足胫水出，唇黑，缺盆平，脐口肉硬，足背手掌俱平者，是脾气惫也。"[7]192

《景岳全书》卷之四十五"烈集"："痘药正品（六十六）……白术……健脾利水，燥湿温中。能补气故能发痘，能固脾故能止泻。"[8]540

《神农本草经疏》卷二："五脏六腑虚实门……停饮 为恣饮汤水，或冷茶、冷酒所致。忌：下，酸敛，湿润，滞腻。诸药俱见前，加栝楼根及仁，桃仁，郁李仁。宜：健脾利水，淡渗，兼辛散。人参，白术，半夏，茯苓，橘皮，泽泻，猪苓，木通，桑白皮，旋覆花，紫苏，白豆蔻。"[9]52

《绛雪丹书》上卷"胎症"："面目浮肿……孕妇面目虚浮，名曰子肿，乃脾胃气虚或久泻所致，宜健脾利水，[宜服]单氏全生白术散。治子肿，全生白术散（陈皮、白术、姜皮、大腹皮、茯苓皮各五分）。"[10]17

《内经博议·附录》："缪仲醇阴阳实论腑……停饮为恣饮汤水或冷茶冷酒所致，宜健脾利水。"[11]72

《灵验良方汇编》卷之下："产后泻……饮食入胃，必因于脾，方散于肺而通调水道，乃能致气于四脏。产后劳倦伤脾，则脾失轮输之职，而冲和之气不运。是以或成飧泻、洞泻、寒泻、热泻，诸症出焉。大率气虚、食积与湿也，虚宜补之，积宜消之，湿宜燥之。但血块未除不可遽加芪、术。血块不痛，可用参、芪、白术以补气，砂仁、肉蔻以温胃，苍术以胜湿，茯苓、泽泻以利水，升麻、柴胡以引胃中之清气，斯上策也。血块末消，生化汤加茯苓、莲肉。小水不利，泻亡津液也，毋利水。健脾利水汤：白术，茯苓，泽泻，肉果，陈皮，甘草，川芎，当归。"[12]178

《医述》卷八："肿胀……一人患水肿经月，头面、腹背、四肢、阴囊无处不肿，腹见青筋，肤如熟李，脉息沉细，服健脾利水药，小便反不利，予曰：利之不应，此风水也。"[13]515

《验方新编》卷十："痘后浮肿……有感湿气而肿者，多在足下先肿，其形光亮，以手按之而即有窝，其起亦缓。且其人好饮而小便赤涩，以水洗之而更肿者，此水肿也。治当健脾利水为主。"[14]313

《医学举要》卷一："六经合论……后人用小青龙治水肿，以无汗而喘，即遵《内经》开鬼门之治也。方中五味、干姜，尤为治表寒发咳之要药。所以小柴胡真武等汤，方后俱云咳者加五味子、干姜。五苓散与猪苓汤，同治脉浮发热，渴欲饮水，小水不利之症。而一属阳明，必显躁烦热闷，故于茯苓、猪苓、泽泻利水之中，加阿胶、滑石以滋阴涤热；一属太阳，或太阳转属阳明，必因发汗未透，以致邪水内蓄，故于茯苓、猪苓、泽泻利水之中，加白术以健脾利水，桂枝以散表除邪。"[15]104

《六气感证要义·风湿》："白术健脾制水，能使水在外者，还入胃中而大便反濡。"[16]41

《中医药学名词》："健脾利水……用具有补脾益气、利水渗湿作用的方药治疗脾虚水泛证的方法。"[17]126

《中医临床诊疗术语·治法部分》："健[温]脾利[制]水……补脾益气药与利水渗湿药并用，适用于脾虚水泛证的治疗方法。"[18]53

《中医大辞典》："健脾利水……治法。即用具有补脾益气、利水渗湿作用的方药治疗脾虚水泛证的方法。"[19]1439

参考文献

[1] 未著撰人. 黄帝内经素问[M]. 田代华整理. 北京：人民卫生出版社，2005：46.

[2] [东汉] 张仲景. 伤寒论[M]. 北京：新世界出版社，2016：194.

[3] [南北朝] 陈延之. 小品方[M]. 高文铸校释. 北京：中国中医药出版社，1995：50.

[4] [唐] 王焘. 外台秘要[M]. 北京：人民卫生出版社，1955：230.

[5] [宋] 薛古愚. 薛氏济阴万金书[M]. [明] 郑敷政编撰，杨悦娅点校. 上海：上海科学技术出版社，2004：64.

[6] [明] 徐春甫. 古今医统大全：下[M]. 崔仲平，王耀廷主校. 北京：人民卫生出版社，1991：999.

[7] [明] 龚廷贤. 万病回春[M]. 朱广仁点校. 天津：天津科学技术出版社，1993：192.

[8] [明] 张介宾. 景岳全书[M]. 北京：中国中医药出版社，1994：540.

[9] [明] 缪希雍. 神农本草经疏[M]. 郑金生校注. 北京：中医古籍出版社，2002：52.

[10] [明] 赵贞观. 绛雪丹书[M]. 北京：人民军医出版社，2010：17.

[11] [清] 罗美. 内经博议[M]. //医经. 北京：中国中医药出版社，2015：72.

[12] [清] 田间来是庵. 灵验良方汇编[M]. 王国柱，付昕校点. 北京：中医古籍出版社，1986：178.

[13] [清] 程杏轩. 医述：16 卷[M]. 合肥：安徽科学技术出版社，1983：515.

[14] [清] 鲍相璈. 验方新编[M]. 北京：人民军医出版社，2008：313.

[15] [清] 徐镛. 医学举要：6 卷[M]. 上海：上海卫生出版社，1957：104.

[16] 周伯度. 六气感证要义[M]//裘吉生. 珍本医书集成. 上海：上海科学技术出版社，1986：41.

[17] 中医药学名词审定委员会审定. 中医药学名词[M]. 北京：科学出版社，2005：126.

[18] 国家技术监督局. 中医临床诊疗术语：治法部分[M]. 北京：中国标准出版社，1997：53.

[19] 李经纬，余瀛鳌，蔡景峰，等. 中医大辞典：第 2 版[M]. 北京：人民卫生出版社，2005：1439.

（何　娟）

2·097

益气

yì qì

一、规范名

【中文名】益气。

【英文名】benefiting qi。

【注释】又称"补气"。用具有补气作用的方药治疗气虚证的治法。

二、定名依据

"益气"一词最早出现于《内经》，与现在益气的概念相同。

“益气”一词出现后，有的著作称为“补气”，如隋代《黄帝内经太素》、宋代《圣济总录》、金代《内外伤辨惑论》、明代《古今医统大全》《景岳全书》等。两者的概念相同。

自《内经》提出“益气”之名，其后历代的著作多有沿用，如《金匮要略方论》《千金翼方》《圣济总录》《儒门事亲》《古今医统大全》《景岳全书》《医门法律》《医述》等，这些著作均为历代的重要著作，对后世有较大影响。说明使用该词作为规范名词，便于业内达成共识，符合规范名词约定俗成的原则。

现代相关著作，《中医药学名词》《传统医学名词术语国际标准》均使用“益气”一词，这说明在中医界将“益气”作为正名使用已达成共识。

由全国科学技术名词审定委员会审定公布的《中医药学名词》已使用“益气”一词作为规范名词，所以“益气”作为规范名符合术语定名的协调一致原则。

三、同义词

【又称】“补气”(《黄帝内经太素》)。

四、源流考释

“益气”一词始载于秦汉时期著作《内经》，并以“益气”为正名。如该书卷第七“脏气法时论篇”：“毒药攻邪，五谷为养，五果为助，五畜为益，五菜为充，气味合而服之，以补精益气。”[1]48 其后的中医药相关著作沿用该记载，以“益气”为正名记载本治法。例如东汉张机《金匮要略方论》卷下：“妇人乳中虚，烦乱呕逆，安中益气，竹皮大丸主之。”[2]81

晋唐时期，中医学著作沿用“益气”一词。如唐代孙思邈《千金翼方》卷二十二：“一斤置金银器中，可镇心益气，无者用瓷器亦得。”[3]339 这一时期首次记载“补气”一词。隋代杨上善《黄帝内经太素》卷十九：“下气不足，谓肾间动气少者，可补气聚。方谓之矩，法地而静，补气者也。”[4]339

宋金元时期，“益气”和“补气”两词同时使用。使用“益气”的著作有北宋赵佶《圣济总录》[5]436，金代刘完素《素问病机气宜保命集》[6]87，金代张从正《儒门事亲》[7]10，金代李杲《内外伤辨惑论》[8]16。使用“补气”的著作有北宋赵佶《圣济总录》[5]1202，金代李杲《内外伤辨惑论》[8]12，宋代杨士瀛《仁斋直指方论》[9]26，元代朱丹溪《脉因证治》[10]46。其中在北宋赵佶《圣济总录》和金代李杲《内外伤辨惑论》中“益气”和“补气”两词都有记载。例如北宋赵佶《圣济总录》卷三十一：“论曰，伤寒之病，多因发汗吐下乃解，病虽瘥，然腑脏俱伤，营卫皆耗，谷气未复，津液不足，无以充养，故形体虚羸，内经所谓必养必和待其来复者此也，若其人本自虚弱，又因大病之后，羸劣不复者，则易生劳伤诸疾，当先以气味养和，后以药石疗治，故曰气味和而服之，以补精益气。”[5]436《圣济总录》卷一百一：“论曰，足少阴血气盛，则发润泽而黑，足太阳血气盛，则须润泽而黑，二经血气虚乏，则须发变为黄白，然则还其润泽，复其绀黑，虽有传染之法，曾不如益血补气，为常服剂，盖血气调适，则滋泽外彰，其视敷染之功远矣。”[5]1202

明清时期仍然沿用“益气”和“补气”两词。使用“益气”的著作有明代董宿《奇效良方》[11]233，明代徐春甫《古今医统大全》[12]783，明代缪希雍《神农本草经疏》[13]6，明代张介宾《景岳全书》[14]347，清代喻昌《医门法律》[15]37，清代顾靖远《顾松园医镜》[16]81，清代黄元御《四圣悬枢》[17]161，清代程文囿《医述》[18]394 等。使用“补气”的著作有明代张介宾《景岳全书》[14]204，明代李中梓《医宗必读》[19]334，清代喻昌《医门法律》[15]75，清代程国彭《医学心悟》[20]47，清代吴谦《删补名医方论》[21]331，清代吴瑭《温病条辨》[22]148 等。这一时期“益气”的使用频率要高于“补气”。

现代有关著作有的沿用《内经》的记载以“益气”作为本词的正名。如《中医药学名词》[23]116《传统医学名词术语国际标准》[24]220。其中《中医药学名词》："益气，又称'补气'。用具有补气作用的方药治疗气虚证的治法。"[23]116 有的以"补气"为正名。如《中医大辞典》[25]1477《中医辞海》[26]276《中医基本名词术语中英文对照国际标准》[27]202《中国中医药主题词表》[28]68《中医临床诊疗术语·治法部分》[29]20。有的以"补气法"为正名，例如《中国医学百科全书》[30]697。

总之，"益气"一词始见于《内经》，其后的中医著作多沿用益气一词。也有的中医著作使用"补气"一词，例如《黄帝内经太素》等著作。近现代的中医著作有的使用"益气"，有的使用"补气"。

五、文献辑录

《黄帝内经素问·脏气法时论》："毒药攻邪，五谷为养，五果为助，五畜为益，五菜为充，气味合而服之，以补精益气。"[1]48

《金匮要略方论》卷下："妇人乳中虚，烦乱呕逆，安中益气，竹皮大丸主之。"[2]81

《黄帝内经太素》卷十九："下气不足，谓肾间动气少者，可补气聚。方谓之矩，法地而静，补气者也。"[4]339

《千金翼方》卷二十二："一斤置金银器中，可镇心益气，无者用瓷器亦得。"[3]266

《圣济总录》卷三十一："论曰，伤寒之病，多因发汗吐下乃解，病虽瘥，然腑脏俱伤，营卫皆耗，谷气未复，津液不足，无以充养，故形体虚羸，内经所谓必养必和待其来复者此也，若其人本自虚弱，又因大病之后，羸劣不复者，则易生劳伤诸疾，当先以气味养和，后以药石疗治，故曰气味和而服之，以补精益气。"[5]436

《圣济总录》卷一百一："论曰，足少阴血气盛，则发润泽而黑，足太阳血气盛，则须润泽而黑，二经血气虚乏，则须发变为黄白，然则还其润泽，复其绀黑，虽有传染之法，曾不如益血补气，为常服剂，盖血气调适，则滋泽外彰，其视敷染之功远矣。"[5]1202

《素问病机气宜保命集》卷下："治心肺虚损，皮聚而毛落，血脉虚损，妇人月水愆期，宜益气和血。"[6]87

《儒门事亲》卷一："五味调和，则可补精益气也。"[7]10

《内外伤辨惑论》卷中："当升阳益气，名之曰升阳益胃汤。"[8]16"以甘草、生地黄之甘寒，泻火补气，滋生阴血为臣。"[8]12

《仁斋直指方论》卷一："补阳补气用甘温之品，滋阴滋血以苦寒之流。调气贵用辛凉，和血必须辛热。"[9]26

《脉因证治》卷二："治法，气虚补气，血虚补血，痰多导痰。"[10]46

《奇效良方》卷十四："当以涩去其脱，而除其滑，微酸之气固，气上收，去其下脱，以大热之剂，除寒补阳，以补气之药，升阳益气，是的对其证。"[11]233

《古今医统大全》卷八十五："一、产后用力太过，气虚发热，眩晕者，宜补中益气，如补中益气汤、香附八珍汤之属。"[12]783

《神农本草经疏》卷一："阳虚则内外皆寒，间有表热类外感者，但不头疼口渴，及热有时而间为异耳，法当升阳益气，用参、芪、炙甘草益元气以除虚寒虚热，佐以升麻、柴胡引阳气上行，则表里之寒热自解，即甘温除大热之谓，此法所宜升者也。"[13]6

《景岳全书》卷三十："此正血脱益气，阳生阴长之大法也。"[14]347

卷十七："原病之由，有气虚者，乃清气不能上升，或汗多亡阳而致，当升阳补气；有血虚者，乃因亡血过多，阳无所附而然，当益阴补血，此皆不足之证也。"[14]204

《医宗必读》卷九："肺虚者为上虚，当补气；补中益气汤，不愈，当以黄柏、生地、麦门冬清其热。"[19]334

《医门法律》卷一："血虚即阴虚，止可用四物，决不可用参芪之类，殊不知血脱益气，古圣人之法也。盖温能益气，甘能助脾而缓火，故元气复而火邪息也。"[15]37

卷二："今人知有温气、补气、行气、散气诸法矣，亦知有堵塞邪气攻冲之窦，令胸背阴阳二气，并行不悖者哉。”[15]75

《顾松园医镜》卷五：“阳气下陷，泄痢不止，宜升阳益气，因湿洞泻，宜升阳除湿；滞下不休，宜升阳解毒，开胃除热，郁火内伏，宜升阳散火、肝木郁于地中，以致少腹作胀作痛，宜升阳调气，此病之宜升之类也。”[16]81

《医学心悟》卷一：“夫发散、解秽、清中、攻下，共四法耳，而谓治法有五，何也？大抵邪之所凑其气必虚，体虚受邪，必须以补法驾驭其间，始能收效万全，如气虚补气，血虚补血，古人所用参苏饮、人参白虎汤、人参败毒散、黄龙汤、四顺清凉饮，方内有人参、当归，其意可想而知矣于前四法中加以补法，乃能左右咸宜，纵横如意，邪气退而元气安、所谓治法五条者此也。”[20]47

《删补名医方论》卷二：“脉兼见浮涩，证兼见短气、气上喘咳、痰盛、皮涩一二证，此肺之脾胃病也，当加泻肺及补气之药。清暑益气汤，治暑盛于湿，暑伤气，所以四肢困倦，精神减少，烦渴身热，自汗脉虚，故以补气为主，清暑为兼，少佐去湿之品，从令气也。”[21]331

《四圣悬枢》卷一：“热甚者，必伤肺气，当用人参白虎汤，清金泻热，益气生津，乃为善法。”[17]161

《温病条辨》卷三：“按上条之便闭，偏于湿重，故以行湿为主；此条之便闭，偏于气虚，故以补气为主。此方补气，人所易见，补血人所不知。”[22]148

《医述》卷六：“故血脱益气之法，但可施之于阴络所伤无火之血，难施之于阳络所伤，血去火旺，劳瘵骨蒸，脉数内热之人。若其人面色白，脉沉迟，此阳虚不能摄血也，古人有用血脱益气胃药收功者。”[18]394

《中医药学名词》：“益气，又称‘补气’。用具有补气作用的方药治疗气虚证的治法。”[23]116

《传统医学名词术语国际标准》：“补气、益气 Tonify qi a therapeutic method to treat qi deficiency by using qi tonifying medicinals, the same as to replenish or restore qi。”[24]220

《中医大辞典》：“益气，治法，即补气。”[25]1477

《中医辞海》：“益气，即补气。中医治法。补法之一。”[26]276

《中医基本名词术语中英文对照国际标准》：“补气，Tonifying qi。”[27]202

《中国中医药主题词表》：“补气，属气血治法。泛指具有补益正气的作用，适用于气虚证的治疗方法。”[28]68

《中医临床诊疗术语·治法部分》：“（扶正）补（益）气，泛指具有补益正气作用，适用于气虚证的治疗方法。”[29]20

《中国医学百科全书·中医学》：“补气法，又称益气法，是治疗气虚证的方法。”[30]697

［1］ 未著撰人. 黄帝内经素问［M］. 北京：人民卫生出版社，2005：48.

［2］ ［汉］张仲景. 金匮要略［M］. 北京：人民卫生出版社，2005：81.

［3］ ［唐］孙思邈. 千金翼方［M］. 王勤俭，周艳艳主校. 北京：人民卫生出版社，2008：266.

［4］ ［隋］杨上善. 黄帝内经太素［M］. 北京：人民卫生出版社，1965：339.

［5］ ［宋］赵佶. 圣济总录：下［M］. 郑金生，汪惟刚，犬卷太一校点. 北京：人民卫生出版社，2013：436，1202.

［6］ ［金］刘完素. 素问病机气宜保命集［M］. 北京：中国医药科技出版社，2012：87.

［7］ ［金］张从正. 儒门事亲［M］. 北京：中国医药科技出版社，2011：10.

［8］ ［金］李东垣. 内外伤辨惑论［M］//张年顺，等. 李东垣医学全书. 北京：中国中医药出版社，2006：12，16.

［9］ ［宋］杨士瀛. 仁斋直指方论［M］. 北京：中医古籍出版社，2016：26.

［10］ ［元］朱丹溪. 脉因证治［M］. 北京：中国医药科技出版社，2012：46.

［11］ ［明］董宿，方贤. 奇效良方：上［M］. 天津：天津科学技术出版社，2003：233.

［12］ ［明］徐春甫. 古今医统大全：下［M］. 北京：人民卫生出版社，1991：783.

［13］ ［明］缪希雍. 神农本草经疏［M］. 北京：中国中医药出版社，1997：6.

［14］ ［明］张景岳. 景岳全书［M］. 北京：中国医药科技出版社，2011：204，347.

[15] [清] 喻嘉言. 医门法律[M]. 北京：中国医药科技出版社，2011：37，75.
[16] [清] 顾靖远. 顾松园医镜[M]. 北京：中国医药科技出版社，2014：81.
[17] [清] 黄元御. 四圣悬枢[M]. 太原：山西科学技术出版社，2011：161.
[18] [清] 程杏轩. 医述[M]. 合肥：安徽科学技术出版社，1983：394.
[19] [明] 李中梓. 医宗必读[M]. 北京：中国中医药出版社，1998：334.
[20] [清] 程国彭. 医学心悟[M]. 北京：中国中医药出版社，2009：47.
[21] [清] 吴谦. 删补名医方论[M]//医宗金鉴[M]. 北京：中国医药科技出版社，2011：331.
[22] [清] 吴瑭. 温病条辨[M]. 北京：科学技术文献出版社，2010：148.
[23] 中医药学名词审定委员会. 中医药学名词[M]. 北京：科学出版社，2005：116.
[24] 世界卫生组织(西太平洋地区). 传统医学名词术语国际标准[M]. 北京：北京大学医学出版社，2009：220.
[25] 李经纬，余瀛鳌，蔡景峰，等. 中医大辞典[M]. 北京：人民卫生出版社，2011：1477.
[26] 袁钟，图娅，彭泽邦，等. 中医辞海：中册[M]. 北京：中国医药科技出版社，1999：276.
[27] 李振吉. 中医基本名词术语中英对照国际标准[M]. 北京：人民卫生出版社，2008：202.
[28] 吴兰成. 中国中医药主题词表[M]. 北京：中医古籍出版社，2008：68.
[29] 国家技术监督局. 中医临床诊疗术语：治法部分[M]. 北京：中国标准出版社，1997：20.
[30] 《中医学》编辑委员会. 中医学[M]//钱信忠. 中国医学百科全书. 上海：上海科学技术出版社，1997：697.

（郭凤鹏）

2 • 098

益火消阴

yì huǒ xiāo yīn

一、规范名

【中文名】益火消阴。

【英文名】boosting fire to reduce yin。

【注释】用具有温补阳气作用的方药，使阳气旺而能消散阴寒，治疗因阳虚而阴寒偏盛的证候的治法。

二、定名依据

“益火消阴”一词首见于明代李时珍《本草纲目》，用来指药物的功效。作为治法名词首见于清代雷丰《时病论》。此前中医著作中对这一治法的记载尚有“益火之源以消阴翳”“壮阳消阴”，三词的含义基本相同。

“益火消阴”出现后，中医著作中关于该治法的记载还有“扶阳退阴”等词。使用“益火消阴”作为正名，相对于“益火之源以消阴翳”，符合中医名词定名的简明性原则。

现代很多著作，如《中医临床诊疗术语・治法部分》《中医药学名词》《中医大辞典》《中医辞海》《中国中医药学术语集成・治则治法与针灸学》均使用“益火消阴”一词。这说明在中医界将“益火消阴”作为正名使用已达成共识。

由全国科学技术名词审定委员会审定公布的《中医药学名词》已使用“益火消阴”一词作为规范名词，所以“益火消阴”作为规范名符合术语定名的协调一致原则。

三、同义词

【曾称】“益火之源以消阴翳”(《补注黄帝内经素问》)；“扶阳退阴”(《本草便读》)；“壮阳消阴”(《扁鹊心书》)。

四、源流考释

“益火消阴”的相关记载始见于战国至秦汉时期的《内经》。这一时期虽然没有出现“益火消阴”一词，但是这一时期的《内经》《伤寒论》中均论述了益火消阴这一治法。《素问·至真要大论》曰：“帝曰：论言治寒以热，治热以寒，而方士不能废绳墨而更其道也。有病热者寒之而热，有病寒者热之而寒，二者皆在，新病复起，奈何治？岐伯曰：诸寒之而热者取之阴，热之而寒者取之阳，所谓求其属也。”[1]189 这里的“热之而寒者取之阳”就是益火消阴治法的最早记载。汉代张机《伤寒论》卷六中记载：“少阴病，脉沉者，急温之，宜四逆汤。”[2]92

隋唐时期是我国中医药理论重要的总结时期，益火消阴的治疗思想得到具体的阐发。唐代王冰注释《素问·至真要大论》时论述到“益火之源以消阴翳，壮水之主以制阳光”[3]609 首次明确了益火消阴的治疗方法。

宋金元时期是我国中医药理论深入研究探讨的时期，中医学领域出现了“新学肇兴，门户分立”的局面。这一时期的医家对于益火消阴治法多沿用王冰的论述。例如元代滑寿《读素问钞》卷中指出：“曰诸寒之而热者取之阴（壮水之主以制阳光），热之而寒者取之阳（益火之源以消阴翳）。”[4]143 还有医家使用“壮阳消阴”一词，宋代窦材《扁鹊心书》卷上曰：“凡阴疽及鬼邪着人，或两眼内障，此三法皆出《内经》。其疮疽本于肾虚，为阴所着，寒邪滞经，依附于骨，故烂人筋，害人性命。其法必大补肾气，壮阳消阴，土得阳气，自生肌肉，则元气周流不侵骨髓矣。”[5]11

明清时期是我国中医药学理论高度发达的时期，“益火消阴”一词也在这一时期出现。明代李时珍《本草纲目》卷三十四：“桂……补命门不足，益火消阴。”[6]169 以后的很多医家也采用“益火消阴”一词。明代李中梓《本草征要》卷一：“肉桂……益火消阴，救元阳之痼冷。”[7]108 清代张璐《本经逢原》卷三论述到：“肉桂……气味俱厚，益火消阴，大补阳气，下焦火不足者宜之。”[8]166“益火消阴”在以上著作中是指药物肉桂的功效。“益火消阴”作为治法名词，最早见于清代雷丰《时病论》卷三：“夫以精室受伤，五液不守之患，须知益火消阴，实脾堤水，兼分理其气，使失于气化之积，随之而下，未失气化之精，统之而安，诚不出乎此法。”[9]57 清代张秉成《成方便读》卷二：“此为命火衰微，胃浊不降而致，故以半夏和胃而通阴阳，硫黄益火消阴，润肠滑便。”[10]69 还有的医家使用“扶阳退阴”一词。清代张秉成《本草便读·伏龙肝》中指出：“伏龙肝即灶心土，须对釜脐下经火久炼而成形者，具土之质，得火之性，化柔为刚，味兼辛苦，其功专入脾胃，有扶阳退阴散结除邪之意。凡诸血病，由脾胃阳虚而不能统摄者，皆可用之。金匮黄土汤即此意。”[11]156 明清时期，还有医家继续使用“益火之源以消阴翳”一词。例如明代张介宾《景岳全书》卷一中论述到：“如以热药治寒病而寒不去者，是无火也，当治命门，以参、熟、桂、附之类，此王太仆所谓益火之源以消阴翳，是亦正治之法也。”[12]14 清代喻昌《医门法律》卷一指出：“甚者战栗如丧神守，证与启玄子益火之源以消阴翳，似同而实大异。”[13]15

现代相关著作多采用“益火消阴”一词来论述此治法。例如《中医大辞典》：“益火消阴治法。指用具有温补阳气，使阳性旺而能消散阴寒作用的方药，治疗固阳虚而阴寒偏盛证候的治法，”[14]1478《中医临床诊疗术语·治法部分》：“益火消阴 采用温补阳气为主，使阳气旺而能消散阴寒的治疗方法。适用于阳虚而阴寒偏胜的证候。”[15]46《中国中医药学术语集成·治则治法与针灸学》：“益火消阴 采用温补阳气为主，使阳气旺盛而能消散阴寒的治疗方法，适用于因阳虚而阴寒偏盛的证候。”[16]263《中医药学名词》：“益火消阴 用具有温补阳气作用的方药，使阳气旺而能消散阴寒，治疗因阳虚而阴寒偏盛的证候的治法。”[17]127 有的著作使用“益火之源以消阴翳”一词。例如《中医辞海》：“益火之源以消阴翳 基础理论名词。出《素问·阴阳应象大论》王冰注。后人简称为益火消阴和扶阳退阴。即用扶阳益火之法，以消退阴盛。此法适用于阳虚不能制约阴，阴相对偏盛的虚寒证。”[18]1158

总之，益火消阴的治疗学思想早在《内经》《伤寒论》中就已经有了论述，唐代王冰在注释《内经》时提出了“益火之源以消阴翳，壮水之主以制阳光”的治法。明代李时珍《本草纲目》中最早使用“益火消阴”这一名称，后世医家尤其是现代医家多将“益火消阴”作为正名。

五、文献辑录

《黄帝内经素问·至真要大论》：“帝曰：论言治寒以热，治热以寒，而方士不能废绳墨而更其道也。有病热者寒之而热，有病寒者热之而寒，二者皆在，新病复起，奈何治？岐伯曰：诸寒之而热者取之阴，热之而寒者取之阳，所谓求其属也。”[1]189

《伤寒论》卷六：“少阴病，脉沉着，急温之，宜四逆汤。”[2]92

《黄帝内经素问·至真要大论》：“益火之源以消阴翳，壮水之主以制阳光”[3]609

《扁鹊心书》卷上：“凡阴疽及鬼邪着人，或两眼内障，此三法皆出《内经》。其疮疽本于肾虚，为阴所着，寒邪滞经，依附于骨，故烂人筋，害人性命。其法必大补肾气，壮阳消阴，土得阳气，自生肌肉，则元气周流不侵骨髓矣。”[5]11

《读素问钞》卷中：“曰诸寒之而热者取之阴（壮水之主以制阳光），热之而寒者取之阳（益火之源以消阴翳）。”[4]143

《本草纲目》卷三十四：“桂……补命门不足，益火消阴。”[6]169

《景岳全书》卷一：“如以热药治寒病而寒不去者，是无火也，当治命门，以参、熟、桂、附之类，此王太仆所谓益火之源以消阴翳，是亦正治之法也。”[12]14

《医门法律》卷一：“甚者战栗如丧神守，证与启玄子益火之源以消阴翳，似同而实大异。”[13]15

《本草征要》卷一：“肉桂……益火消阴，救元阳之痼冷。”[7]108

《本经逢原》卷三：“肉桂……气味俱厚，益火消阴，大补阳气，下焦火不足者宜之。”[8]166

《时病论》卷三：“夫以精室受伤，五液不守之患，须知益火消阴，实脾堤水，兼分理其气，使失于气化之积，随之而下，未失气化之精，统之而安，诚不出乎此法。”[9]57

《本草便读·伏龙肝》卷二：“伏龙肝即灶心土，须对釜脐下经火久炼而成形者，具土之质，得火之性，化柔为刚，味兼辛苦，其功专入脾胃，有扶阳退阴散结除邪之意。凡诸血病，由脾胃阳虚而不能统摄者，皆可用之。金匮黄土汤即此意。”[11]156

《成方便读》卷二：“此为命火衰微，胃浊不降而致，故以半夏和胃而通阴阳，硫黄益火消阴，润肠滑便。”[10]69

《中医大辞典》：“益火消阴……治法。指用具有温补阳气，使阳性旺而能消散阴寒作用的方药，治疗固阳虚而阴寒偏盛证候的治法。”[14]1478

《中华人民共和国国家标准·中医治法部分》：“益火消阴 采用温补阳气为主，使阳气旺而能消散阴寒的治疗方法。适用于阳虚而阴寒偏胜的证候。”[15]46

《中国中医药学术语集成·治则治法与针灸学》：“益火消阴……采用温补阳气为主，使阳气旺盛而能消散阴寒的治疗方法，适用于因阳虚而阴寒偏盛的证候。”[16]263

《中医药学名词》：“益火消阴……用具有温补阳气作用的方药，使阳气旺而能消散阴寒，治疗因阳虚而阴寒偏盛的证候的治法。”[17]127

《中医辞海》：“益火之源以消阴翳……基础理论名词。出《素问·阴阳应象大论》。王冰注。后人简称为益火消阴和扶阳退阴。即用扶阳益火之法，以消退阴盛。此法适用于阳虚不能制约阴，阴相对偏盛的虚寒证。”[18]1158

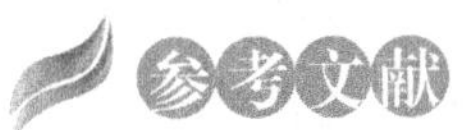

[1] 未著撰人. 黄帝内经素问[M]. 北京：人民卫生出版社，2005：189.

[2] [汉] 张仲景. 伤寒论[M]. 北京: 人民卫生出版社, 2005: 92.
[3] [唐] 王冰. 重广补注黄帝内经素问[M]. 孙国中, 方向红点校. 北京: 学苑出版社, 2004: 609.
[4] [元] 滑寿. 读素问钞[M]. 北京: 人民卫生出版社, 1998: 143.
[5] [宋] 窦材. 扁鹊心书[M]. 北京: 中医古籍出版社, 1992: 11.
[6] [明] 李时珍. 本草纲目[M]. 湖北: 崇文书局, 2008: 169.
[7] [明] 李中梓. 医宗必读: 本草征要[M]. 北京: 中国中医药出版社, 1998: 108.
[8] [清] 张璐. 本经逢原[M]. 北京: 中国中医药出版社, 2007: 166.
[9] [清] 雷丰. 时病论[M]. 福州: 福建科学技术出版社, 2010: 57.
[10] [清] 张秉成. 成方便读[M]. 北京: 中国中医药出版社, 2002: 69.
[11] [清] 张秉成. 本草便读[M]. 太原: 山西科学技术出版社, 2015: 156.
[12] [明] 张景岳. 景岳全书[M]. 北京: 中国医药科技出版社, 2011: 14.
[13] [清] 喻嘉言. 医门法律[M]. 北京: 中国医药科技出版社, 2011: 15.
[14] 李经纬, 余瀛鳌, 蔡景峰, 等. 中医大辞典[M]. 北京: 人民卫生出版社, 2011: 1478.
[15] 国家技术监督局. 中医临床诊疗术语: 治法部分[M]. 北京: 中国标准出版社, 1997: 46.
[16] 李剑, 曾召. 治则治法与针灸学[M]//曹洪欣, 刘保延. 中国中医药学术语集成. 北京: 中医古籍出版社, 2006: 263.
[17] 中医药学名词审定委员会. 中医药学名词[M]. 北京: 科学出版社, 2005: 127.
[18] 袁钟, 图娅, 彭泽邦, 等. 中医辞海: 中册[M]. 北京: 中国医药科技出版社, 1999: 1158.

(郭凤鹏)

2 · 099

浸洗疗法

jìn xǐ liáo fǎ

一、规范名

【中文名】浸洗疗法。

【英文名】immersion and wash therapy。

【注释】用药物煎汤,浸洗患部的一种外治疗法。

二、定名依据

"浸洗疗法"一词见于现代医学著作《现代中医内科临证指南》。古代虽无"浸洗疗法"一词,但却有浸洗疗法的相关记载,最早见于《五十二病方》。之后,唐代的《备急千金要方》《外台秘要》,宋代的《太平圣惠方》《圣济总录》,明代的《医学入门》《医学纲目》,清代的《慎疾刍言》《幼幼集成》等著作中出现有"浸洗""溻渍"等名词,涵义与今之"浸洗疗法"大体相同。

《现代中医内科临证指南》之后的现代著作,如《中医药学名词》《中医大辞典》《中国中医药学术语集成·治则治法与针灸学》均使用"浸洗疗法"作为正名。这说明在中医界将"浸洗疗法"作为正名使用已达成共识。

全国科学技术名词审定委员会审定公布的《中医药学名词》已使用"浸洗疗法"一词作为规范名词,所以"浸洗疗法"作为规范名符合术语定名的协调一致原则。

三、同义词

【曾称】"浸洗"(《备急千金要方》)。

四、源流考释

"浸洗疗法"相关记载,始见于我国已发现的最早的方书著作《五十二病方》,该书"干瘙方"篇记载:"一,煮桃叶,三沥,以为汤。之温内，饮热酒，已。即入汤中，有（又）饮热酒其中，虽久骚（瘙）[已]。"[1]122 虽然上文中未出现"浸洗"一词，但是文中记载的治法即为浸洗疗法。

唐代的中医著作中开始出现"浸洗"一词。例如唐代孙思邈《备急千金要方》："又方……以沸汤令得所浸洗之，即瘥。"[2]453 唐代王焘《外台秘要》中也有相关记载："蔷薇根皮、黄柏（各三分），朴硝、蛇床子（各一分），甘草（二分炙）。上五味捣为散，用前法浸洗后，以粉疮上，亦不甚痛，慎风。"[3]717"浸洗"一词的出现标志者中医对浸洗疗法的认识达到了新的高度。

宋金元时期，医家继续使用"浸洗"一词。例如宋代王怀隐《太平圣惠方》[4]1470、赵佶《圣济总录》[5]1526，南宋代刘昉《幼幼新书》[6]855，元代危亦林《世医得效方》[7]140。其中宋代王怀隐《太平圣惠方》卷六十八曰："治手足皲裂，血出疼痛，及苦涉水，经霜冻面，兼瘃坏，宜用此方。上取麦叶浓煮汁，及热浸洗之。"[4]1470 有的医家使用"溻渍"一词。例如元代齐德之《外科精义》中记载："疮肿初生，经一二日不退，急需用汤水淋射之。其在四肢者溻渍之，其在腰腹背者淋射之。"[8]26 其中的"溻渍"即有浸洗之意。

明清时期，医家继续沿用"浸洗"一词。例如明代徐春甫《古今医统大全》[9]231、楼英《医学纲目》[10]270、陈实功《外科正宗》[11]105、张介宾《景岳全书》[12]467、李梴《医学入门》[13]981，清代陈复正《幼幼集成》[14]7、徐大椿《慎疾刍言》[15]10 等。其中《医学入门・外集》卷七："浴癞方……用桃、柳、桑、槐、楮五枝各一斤，煎浓汤一桶先蒸，候半温，坐桶内平颈项浸洗一日，一月洗两次，极妙，一切疮疽亦效。如洗务要汤宽，浸洗良久方佳。"[13]981 还有医家使用"溻渍"一词。例如清代顾世澄《疡医大全》卷八"论溻渍法"记载："蒋示吉曰：疮毒初生，古人用药汤淋射。盖气血凝滞，则为痈肿，得热则腠理通，经络畅，诚至理也。其法以药煎浓汤，疮在四肢者，则塌渍之；在腰腹者，则淋射之；下部者，则浴渍之，仍以净布蘸水，塌其患处，水凉再换，必数易而热始透也。"[16]196

"浸洗疗法"一词见于《现代中医内科临证指南》，书中记载："浸洗疗法，治手汗方：黄芪 60 g，葛根 30 g，荆芥 9 g，防风 9 g。水煎，热熏而温洗，每日三次。"[17]296

近现代的中医术语类著作有的使用"浸渍法"一词。例如《中医药常用名词术语辞典》："浸渍法，治法。见《外科精义・溻渍疮肿法》。又名'浸洗疗法'，古称'溻渍疗法'。用药物煎汤淋洗、浸泡患处的外治方法。能洁净疮口，祛除病邪。适用于疮疡溃后脓水淋漓或腐肉不脱，皮肤病瘙痒，脱屑，痔疮的肿胀疼痛、脱肛、阴挺等。"[18]332 更多的相关著作使用"浸洗疗法"一词作为本治法的正名。例如国标《中医临床诊疗术语・治法部分》："浸洗疗法，用药物煎汤，浸洗患部的一种外治法。常用于各种癣病、跌损肿痛、脱肛、阴挺等病症。"[19]53《中医大辞典》："浸洗疗法，外治法。用药物煎汤，浸洗患部，以治疗各种癣病、跌损肿痛、脱肛、阴挺等病证的方法。"[20]1500《中国中医药学术语集成・治则治法与针灸学》："浸洗疗法，是将患部浸泡于药液中以治疗疾病的一种疗法。"[21]267《中医药学名词》："浸洗疗法，用药物煎汤，浸洗患部，以治疗各种癣病、跌损肿痛、脱肛、阴挺等病证的方法。"[22]129

总之，浸洗疗法的相关记载最早见于《五十二病方》，"浸洗"一词最早见于唐代的《备急千金要方》，"溻渍"一词见于元代齐德之的《外科精义》，"浸洗疗法"一词见于《现代中医内科临证指南》，现代中医相关著作多使用"浸洗疗法"一词。

五、文献辑录

《五十二病方・干瘙方》："一，煮桃叶，三沥，以为汤。之温内，饮热酒，已。即入汤中，有（又）饮热酒其中，虽久骚（瘙）[已]。"[1]122

《备急千金要方》卷二十五："又方，以沸汤令得所浸洗之，取瘥。"[2]453

《外台秘要》卷二十六："蔷薇根皮，黄柏（各三分），朴硝，蛇床子（各一分），甘草（二分炙）。上五味捣为散，用前法浸洗后，以粉疮上，亦不甚痛，慎风。"[3]717

《太平圣惠方》卷六十八："治手足皲裂，血出疼痛，及苦涉水，经霜冻面，兼瘃坏，宜用此方。上取麦叶浓煮汁，及热浸洗之。"[4]1470

《圣济总录》卷一百三十三："桑灰洗方，上以水淋桑柴灰汁，温浸洗，日三五度、即瘥。"[5]1526

《幼幼新书》卷三十八："《千金》又方，上以芒硝五两，汤浸洗之。"[6]855

《外科精义·溻渍疮肿法》："疮肿初生，经一二日不退，急需用汤水淋射之。其在四肢者溻渍之，其在腰腹背者淋射之……"[8]26

《世医得效方》卷七："五倍子，上为末，水煎汁浸洗，更入白矾、蛇床子尤佳。"[7]140

《古今医统大全》卷八十三："五倍子为末，水煎浸洗，更入白矾、蛇床子尤佳。用煎汤在高器候温，浸洗良久，自然缩上。"[9]231

《医学纲目》卷十四："吴江王氏子，年三十岁，忽阴挺长肿而痛，脉数而沉实，用朴硝荆芥汤浸洗，又用三一承气汤大下之，愈。"[10]270

《外科正宗》卷四："蛇床子、当归尾、威灵仙、苦参（各五钱），水五碗，煎数滚入盆内，先熏，待温浸洗二次愈。"[11]105

《景岳全书·妇人规》："一方：用小麦、朴硝、白矾、五倍子、葱白，煎汤浸洗。用甘菊苗叶，不拘多少，捣烂，以百沸汤淋汁，熏浸洗之。"[12]467

《医学入门·外集》卷七："浴癞方……用桃、柳、桑、槐、楮五枝各一斤，煎浓汤一桶先蒸，候半温，坐桶内平颈项浸洗一日，一月洗两次，极妙，一切疮疽亦效。如洗务要汤宽，浸洗良久方佳。"[13]981

《幼幼集成》卷四："小儿湿地上坐，或有蚯蚓吹其卵，肿大而垂者，以盐汤浸洗之，盖盐能杀蚯蚓毒也；或以苍术煎汤，加盐少许，洗之效。"[14]78

《慎疾刍言·治法》："凡病只服煎药而愈者，惟外感之症为然，其余诸症，则必然丸、散、膏、丹、针、灸、砭、镰、浸洗、熨、溻、蒸、提、按摩等法，因病施治。"[15]10

《疡医大全》卷八："蒋示吉曰：疮毒初生，古人用药汤淋射。盖气血凝滞，则为痈肿，得热则腠理通，经络畅，诚至理也。其法以药煎浓汤，疮在四肢者，则塌渍之；在腰腹者，则淋射之；下部者，则浴渍之，仍以净布蘸水，塌其患处，水凉再换，必数易而热始透也。"[16]196

《现代中医内科临证指南》："浸洗疗法，治手汗方：黄芪 60 g，葛根 30 g，荆芥 9 g，防风 9 g。水煎，热熏而温洗，每日三次。"[17]296

《中医药常用名词术语辞典》："浸渍法，治法。见《外科精义·溻渍疮肿法》。又名浸洗疗法。古称溻渍疗法。用药物煎汤淋洗、浸泡患处的外治方法。能洁净疮口，祛除病邪。适用于疮疡溃后脓水淋漓或腐肉不脱，皮肤病瘙痒，脱屑，痔疮的肿胀疼痛、脱肛、阴挺等。"[18]332

《中医临床诊疗术语·治法部分》："浸洗疗法，用药物煎汤，浸洗患部的一种外治法。常用于各种癣病、跌损肿痛、脱肛、阴挺等病症。"[19]53

《中医大辞典》："浸洗疗法，外治法。用药物煎汤，浸洗患部，以治疗各种癣病、跌损肿痛、脱肛、阴挺等病证的方法。"[20]1500

《中国中医药学术语集成·治则治法与针灸学》："浸洗疗法，是将患部浸泡于药液中以治疗疾病的一种疗法。"[21]267

《中医药学名词》："浸洗疗法，用药物煎汤，浸洗患部，以治疗各种癣病、跌损肿痛、脱肛、阴挺等病证的方法。"[22]129

[1] 未著撰人. 五十二病方[M]. 马王堆汉墓帛书整理小组. 北京：文物出版社，1979：122.

[2] [唐] 孙思邈. 备急千金要方[M]. 北京：人民卫生出版社，1982：453.

[3] [唐] 王焘. 外台秘要[M]. 北京：人民卫生出版社，1955：717.

[4] [宋] 王怀隐. 太平圣惠方[M]. 郑金生，汪惟刚，董志珍校点. 北京：人民卫生出版社，2016；1470.

[5] [宋] 赵佶. 圣济总录：下[M]. 郑金生，汪惟刚，犬卷太一校点. 北京：人民卫生出版社，2013：1526.

[6] [宋] 刘昉. 幼幼新书[M]. 北京：中国医药科技出版社，2011：855.

[7] [元] 危亦林. 世医得效方[M]. 北京：中国医药科技出版社，2011：140.

[8] [元] 齐德之. 外科精义[M]. 南京：江苏科学技术出版社，1985：26.

[9] [明] 徐春甫. 古今医统大全：下[M]. 合肥：安徽科学技术出版社，1995：231.

[10] [明] 楼英. 医学纲目[M]. 北京：中国中医药出版社，1996：270.

[11] [明] 陈实功. 外科正宗[M]. 沈阳：辽宁科学技术出版社，1997：105.

[12] [明] 张景岳. 景岳全书[M]. 北京：中国医药科技出版社，2011：467.

[13] [明] 李梴. 医学入门[M]. 上海：上海科学技术文献出版社，1997：981.

[14] [清] 陈复正. 幼幼集成[M]. 沈阳：辽宁科学技术出版社，1997：78.

[15] [清] 徐灵胎. 慎疾刍言[M]. 北京：中华书局，1985：10.

[16] [清] 顾世澄. 疡医大全[M]. 北京：中国中医药出版社，1994：196.

[17] 周宣强，张书文. 现代中医内科临证指南[M]. 上海：上海科学技术出版社，1992：296.

[18] 李振吉. 中医药常用名词术语辞典[M]. 北京：中国中医药出版社，2001：332.

[19] 国家技术监督局. 中医临床诊疗术语：治法部分[M]. 北京：中国标准出版社，1997：53.

[20] 李经纬，余瀛鳌，蔡景峰，等. 中医大辞典[M]. 北京：人民卫生出版社，2011：1500.

[21] 李剑，曾召. 治则治法与针灸学[M]//曹洪欣，刘保延. 中国中医药学术语集成. 北京：中医古籍出版社，2006：267.

[22] 中医药学名词审定委员会. 中医药学名词[M]. 北京：科学出版社，2005：129.

（郭凤鹏）

2·100

调理阴阳

tiáo lǐ yīn yáng

一、规范名

【汉文名】调理阴阳。

【英文名】coordinating yin and yang。

【注释】又称“调整阴阳”。利用药物或食物的气味性能、情志的属性、针灸补泻的作用等，以纠正人体阴阳的偏胜偏衰，使之恢复相对平衡协调的治疗原则。

二、定名依据

调理阴阳的相关记载“调阴阳”首见于春秋战国至秦汉时期的医学著作《内经》，魏晋南北朝时期至隋唐时期仍沿用《内经》的记载，以“调阴阳”作为本概念的名称。宋金元时期，“调理阴阳”作为规范名，首次在宋代《世医得效方》中出现。“调理阴阳”的相关术语除了“调阴阳”之外，还有“和调阴阳”“均调阴阳”“调和阴阳”“和顺阴阳”“调品阴阳”“燮理阴阳”“调平阴阳”等多种名称首次出现在此时期并存出现，甚至尚有不同名称在同一本书中并存的情况。

明清时期，调理阴阳名称仍为多种术语并存，但是“和调阴阳”“均调阴阳”“和顺阴阳”“调品阴阳”“燮理阴阳”“调平阴阳”等名称使用有逐渐减少甚至废弃不用的趋势。而“调阴阳”“调和阴阳”“调理阴阳”此时期仍在使用，特别是“调理阴阳”已为大多医家所采用，如《医学正传》《本草纲目》《万病回春》《济阳纲目》《小儿推拿广意》《成方便读》等。这些著作为重要著作，对后世影响较大，符合术语定名的简明性和约定俗成原则。

现代有关著作多以“调理阴阳”作为规范名。如《中医临床诊疗术语·治法部分》《中国医学百科全书·中医学》《中医药学名词》《中医大辞典》等，同时以“调平阴阳”“调整阴阳”作为又称。说明“调理阴阳”作为治法的规范名已达成共识。

三、同义词

【简称】“调阴阳”(《内经》)。

【又称】“调整阴阳”(《中医药学名词》)。

【曾称】“和调阴阳”“均调阴阳”(《太平惠民和剂局方》);“调和阴阳”“和顺阴阳”(《圣济总录》);“调品阴阳”(《鸡峰普济方》);“燮理阴阳”(《素问病机气宜保命集》);“调平阴阳”〔《仁斋直指方论(附补遗)》〕;“调燮阴阳”《古今医鉴》。

四、源流考释

“调理阴阳”的相关记载首见于春秋战国至秦汉时期的医学著作《黄帝内经素问》卷第一，曰：“黄帝曰：余闻上古有真人者，提挈天地，把握阴阳，呼吸精气，独立守神，肌肉若一，故能寿敝天地，无有终时，此其道生。”[1]2 此处的“把握阴阳”是指自身通过顺从天地四时阴阳而保持身体的阴阳平衡的养生之道。该书《黄帝内经素问·针解》又记载：“故一针皮，二针肉，三针脉，四针筋，五针骨，六针调阴阳，七针益精，八针除风，九针通九窍，除三百六十五节气，此之谓各有所主也。”[1]103 其中“调阴阳”为使用针法治疗达到阴阳平衡之意。“把握阴阳”和“调阴阳”有所不同，前者为养生之道，后者为治疗法则。可见，“调阴阳”为现代调理阴阳概念的最早记载。

魏晋南北朝时期至隋唐时期仍沿用《内经》的记载，以“调阴阳”作为本概念的名称。如晋代皇普谧的《针灸甲乙经》[2]86、隋代杨上善的《黄帝内经太素》[3]34,35 等。在《针灸甲乙经》卷五曰：“六者律也，律者调阴阳四时，合十二经脉，虚邪客于经络，而为暴痹者也，故为之治圆利针。”[2]86

宋金元时期，调理阴阳的相关术语除了“调阴阳”之外，有“和调阴阳”(《太平惠民和剂局方》)[4]233、“均调阴阳”(《太平惠民和剂局方》)[4]151、“调和阴阳”(《圣济总录》)[5]184、“和顺阴阳”(《圣济总录》)[5]1693、“调品阴阳”(《鸡峰普济方》)[6]49、“燮理阴阳”(《素问病机气宜保命集》)[7]120、“调平阴阳”〔《仁斋直指方论(附补遗)》〕[8]45 等多种名称首次出现在此时期，且并存出现，甚至尚有不同名称在同一本书中并存的情况。如《圣济总录》卷第四“导引”篇曰：“圣人谓呼吸精气，独立守神，然后能寿敝天地，调和阴阳，积精全神，然后能益其寿命。盖大而天地，小而人物，升降出入，无器不有。善摄生者，惟能审万物出入之道，适阴阳升降之理。”[5]184 使用了“调和阴阳”的名称。而卷第九十七“大便秘涩”篇记载：“论曰：大便秘涩，盖非一证，皆荣卫不调，阴阳之气相持也。若风气壅滞，肠胃干涩，是为风秘……或胃实燥结，时作寒热者，中有宿食也。治法虽宜和顺阴阳，然疏风散滞，去热除冷，导引补虚之法，不可偏废，当审其证以治之。”[5]1693 则使用了“和顺阴阳”之词。值得一提的是，这一时期“调理阴阳”作为规范名出现《世医得效方》中，该书“虚证”篇记载：“及疗四时伤寒，能调理阴阳，使无变动，克日得安。”[9]150,151

明清时期，调理阴阳名称仍为多种术语并存，但是“和调阴阳”“均调阴阳”“和顺阴阳”“调品阴阳”“燮理阴阳”“调平阴阳”等名称使用不多且逐渐减少。此外，在该时期“调燮阴阳”首次出现在明代《古今医鉴》中，在该书弁首记载：“然膺厥任，惟宰相上佐天子，调燮阴阳，节宣元气，庶足起疲癃而寿国脉。”[10]自序 同时“调燮阴阳”一词多喻为良相治国之理，且其后的一些医家沿用也并不多。而“调阴阳”“调和阴阳”“调理阴阳”此时期仍在沿用，特别是“调理阴阳”已为大多医家所采用，如《明目至宝》[11]9《医学正传》[12]34《本草纲目》[13]286《万病回春》[14]39《济阳纲目》[15]26《片玉痘疹》[16]625《小儿推拿广意》[17]39,40《济世神验良方》[18]23《订正仲景全书伤寒论注》[19]194《伤寒论集成》[20]211《伤寒论辑义》[21]204《成方便读》[22]129 等。

现代，“调阴阳”名称使用日渐减少，“调整阴阳”名称在古籍中尚未发现，该词出现在近现代著作中，如《中医基础理论》[23]189《中医基础理论术语》[24]80《中国中医药主题词表》[25]887 等。如：“调整阴阳，属治则利用药物或者食物气味性能的偏性，或情志的属性，或针灸补泻作用等，以纠正阴阳的偏盛偏衰，使之恢复相对平衡协调的治疗原则。”[25]887

现代，有关著作多使用“调理阴阳”作为规范名。如《中医临床诊疗术语・治法部分》[26]2《中国医学百科全书・中医学》[27]685《中医药学名词》[28]110《中医大辞典》[29]1506 等，同时以“调平阴阳”“调整阴阳”作为又称。如《中医临床诊疗术语・治法部分》：“调理（平）（整）阴阳，利用药物或食物的气味性能的偏性，或情志的属性，或针灸补泻作用等，以纠正阴阳的偏胜偏衰，使之恢复相对平衡协调的治疗原则。”[26]2《中医药学名词》：“调理阴阳，又称‘调整阴阳’。利用药物或食物的气味性能、情志的属性、针灸补泻的作用等，以纠正人体阴阳的偏胜偏衰，使之恢复相对平衡协调的治疗原则。”[28]110

综上，调理阴阳的相关名称“调阴阳”最早见于《内经》，魏晋南北朝时期至隋唐时期仍沿用《内经》的记载，宋金元时期，“调理阴阳”首次出现《世医得效方》，且该时期相关术语较为丰富，甚至尚有不同名称在同一本书中并存的情况。明清时期，调理阴阳名称仍为多种术语并存，但是多数相关术语使用逐渐减少，而“调阴阳”“调和阴阳”“调理阴阳”此时期仍在沿用相对较多，特别是“调理阴阳”已为大多医家所采用。

五、文献辑录

《黄帝内经素问》卷第一：“上古天真论篇……黄帝曰：余闻上古有真人者，提挈天地，把握阴阳，呼吸精气，独立守神，肌肉若一，故能寿敝天地，无有终时，此其道生。”[1]2

卷第十四：“针解篇第五十四……故一针皮，二针肉，三针脉，四针筋，五针骨，六针调阴阳，七针益精，八针除风，九针通九窍，除三百六十五节气，此之谓各有所主也。”[1]103

《针灸甲乙经》卷五：“九针九变十二节五刺五邪第二……六者律也，律者调阴阳四时，合十二经脉，虚邪客于经络，而为暴痹者也，故为之治圆利针。”[2]86

《黄帝内经太素》卷第三：“黄帝问于岐伯曰：夫自古通天者，生之本也（古，谓上古、中古者也。调阴阳而摄其生，则通天之义。上古中古人君摄生，莫不法于天地，故生同天地，长生久视。通天地者，生之本也。不言通地者，天为尊也），本于阴阳（本于天地阴阳之气）。”[3]34,35

《太平惠民和剂局方》卷之九“治妇人诸疾”：“保生圆……入月常服，壮气养胎，正顺产理，润胎易产。产后常服，滋养血气，和调阴阳，密腠理，实腑脏，治风虚，除痼冷。”[4]233

卷之五“吴直阁增诸家名方”：“来复丹（铁瓮城八角杜先生方，一名正一丹）此药配类二气，均调阴阳，夺天地冲和之气，乃水火既济之方，可冷可热，可缓可急。”[4]151

《圣济总录》卷第四“导引”：“圣人谓呼吸精气，独立守神，然后能寿敝天地，调和阴阳。积精全神，然后能益其寿命。盖大而天地，小而人物，升降出入，无器不有。善摄生者，惟能审万物出入之道，适阴阳升降之理。”[5]184

卷第九十七“大便秘涩”：“论曰：大便秘涩，盖非一证，皆荣卫不调，阴阳之气相持也。若风气壅滞，肠胃干涩，是为风秘……或胃实燥结，时作寒热者，中有宿食也。治法虽宜和顺阴阳，然疏风散滞，去热除冷，导引补虚之法，不可偏

废，当审其证以治之。”[5]1693

《鸡峰普济方》卷第五：“且汤可以荡涤脏腑，开通经络，调品阴阳，祛分邪恶，润泽枯朽，悦皮肤，益气力，助困竭，莫离于汤也。”[6]49

《素问病机气宜保命集》卷下：“和之违也，触物易伤，衣饮厚薄；和之伤也，大寒振栗，大暑煎燔。其治之之道，餐精华，处奥庭，行相傅之道，燮理阴阳，周流和气，宜延年之药以全其真。”[7]120

《仁斋直指方论》卷之二：“姜茶治痢法 姜能助阳，茶能助阴，二者皆能消散，又且调平阴阳，况于暑毒、酒食毒皆能解之也。不问赤白冷热通用之。老生姜切如豆许，与茶叶等分，用新水煎服。东坡医文潞公作效。”[8]45

《世医得效方》卷第五：“大方脉杂医科……谷神嘉禾散……及疗四时伤寒，能调理阴阳，使无变动，克日得安。”[9]150,151

《古今医鉴》自序：“然膺厥任，惟宰相上佐天子，调燮阴阳，节宣元气，庶足起疲癃而寿国脉。”[10]自序

《明目至宝》卷一：“四季五行发挥妙诀……调理阴阳，所谓医者乃人之司命，通达玄微，始终有准。妄行针刺，药有误身，深可戒也。”[11]9

《医学正传》卷之一：“羌活愈风汤（《机要》并加减法）：疗肾肝虚，筋骨弱，语言謇涩，精神昏愦。此药安心养神，调理阴阳，使无偏胜。治中风内外无邪，服此药以行中道。”[12]34

《本草纲目》第十一卷：“金石部……硫黄杯：此杯配合造化，调理阴阳，夺天地冲和之气，乃水火既济之方。”[13]286

《万病回春》卷之二：“中风……愈风汤……此药安心养神，调理阴阳，使无偏胜，治中风内外无邪。”[14]39

《济阳纲目》卷一（中）：“中风……羌活愈风汤：治肝肾虚，筋骨弱，语言艰涩，精神昏愦，风湿内弱，风热体重。或瘦而一肢偏枯，或肥而半身不遂。大抵心劳则百病生，静则万病息。此药能安心养神，调理阴阳，使无偏胜。”[15]26

《片玉痘疹》卷之二：“痘疹西江月……痘疮若难捉摸，假如用药如何，常行参术归芎多，甘草黄芪白芍。枳壳木通粘子，连翘桔梗相和，青皮木香茯苓诃，调理阴阳不错。”[16]625

《小儿推拿广意》上卷：“脏腑歌……大肠有病泄泻多，可把大肠久按摩，调理阴阳皆顺息，此身何处著沉疴。”[17]39,40

《济世神验良方》中风门：“羌活愈风汤（中湿者用）：肝肾虚，筋骨弱，语蹇涩，精神昏，湿热体重，或瘠而一肢偏枯，或肥而半身不遂。大抵心劳而百病生，此药能安心养神，调理阴阳，使无偏胜。”[18]23

《订正仲景全书伤寒论注·辨少阳病脉证并治全篇》：“此热邪在胸，寒邪在胃，阴阳之气不和，失其升降之常，故用黄连汤，寒温互用，甘苦并施，以调理阴阳而和解之也。”[19]194

《伤寒论集成》卷五：“太阳下篇……《金鉴》曰：伤寒未解，欲呕吐者，胸中有热邪上逆也。腹中痛者，胃中有寒邪内攻也。此热邪在胸，寒邪在胃，阴阳之气不和，失其升降之常，故用黄连汤。寒温互用，甘苦并施，以调理阴阳而和解之也。”[20]211

《伤寒论辑义》卷三：“辨太阳病脉证并治下……〔鉴〕伤寒未解，欲呕吐者，胸中有热邪上逆者，腹中痛者，胃中有寒邪内攻也。此热邪在胸，寒邪在胃，阴阳之气不和，失其升降之常，故用黄连汤。寒温互用，甘苦并施，以调理阴阳，而和解之也。”[21]204

《成方便读》卷四：“收涩之剂……威喜丸……然淫浊带下，皆属离位之精，则又宜分消导浊。茯苓、黄蜡二味，一通一涩，交相互用，性皆甘淡，得天地之至味，故能调理阴阳，固虚降浊，以奏全功耳。”[22]129

《中医基础理论》：“调整阴阳，系纠正疾病过程中肌体阴阳的偏胜偏衰，损其有余而补其不足，恢复和重建人体阴阳的相对平衡。”[23]189

《中医基础理论术语》：“调整阴阳……根据机体阴阳盛衰的变化而损其有余或补其不足，

使其重归于和谐平衡。”[24]80

《中国中医药主题词表》：“调整阴阳，属治则利用药物或者食物气味性能的偏性，或情志的属性，或针灸补泻作用等，以纠正阴阳的偏盛偏衰，使之恢复相对平衡协调的治疗原则。”[25]887

《中医临床诊疗术语·治法部分》：“调理(平)(整)阴阳，利用药物或食物的气味性能的偏性，或情志的属性，或针灸补泻作用等，以纠正阴阳的偏胜偏衰，使之恢复相对平衡协调的治疗原则。”[26]2

《中国医学百科全书·中医学》：“调理阴阳……疾病的发生，从根本上说是阴阳的相对平衡遭到破坏，因而发生了阴阳的偏胜偏衰，所以调整阴阳，是临床治疗的根本原则。《素问·阴阳应象大论》指出：善诊者，察色按脉，先别阴阳。”[27]685

《中医药学名词》：“调理阴阳，又称‘调整阴阳’。利用药物或食物的气味性能、情志的属性、针灸补泻的作用等，以纠正人体阴阳的偏胜偏衰，使之恢复相对平衡协调的治疗原则。”[28]110

《中医大辞典》：“调理阴阳……治法。也称调整阴阳。指利用药物或食物的气味性能、情志的属性、针灸补泻的作用等，以纠正人体阴阳的偏胜偏衰，使之恢复相对平衡协调的治疗原则。”[29]1506

参考文献

[1] 未著撰人，黄帝内经素问[M]. 田代华整理. 北京：人民卫生出版社，2005：2，103.

[2] [晋] 皇甫谧. 针灸甲乙经[M]. 韩森宁，张春生，徐长卿点校. 郑州：河南科学技术出版社，2017：86.

[3] [隋] 杨上善. 黄帝内经太素[M]. 北京：人民卫生出版社，1965：34，35.

[4] [宋] 太平惠民和剂局. 太平惠民和剂局方[M]. 刘景源整理. 北京：人民卫生出版社，2007：151，233.

[5] [宋] 赵佶. 圣济总录：上册[M]. 北京：人民卫生出版社，1962：184，1693.

[6] [宋] 张锐. 鸡峰普济方[M]. 上海：上海科学技术出版社，1987：49.

[7] [金] 刘完素. 素问病机气宜保命集[M]. 刘阳校注. 北京：中国医药科技出版社，2012：120.

[8] [宋] 杨士瀛. 仁斋直指方论[M]. 盛维忠，王致谱，傅芳，等校注. 福州：福建科学技术出版社，1989：45.

[9] [元] 危亦林. 世医得效方[M]. 王育学点校. 北京：人民卫生出版社，1990：150，151.

[10] [明] 龚信. 古今医鉴[M]. [明] 龚廷贤续编. [明] 王肯堂订补. 熊俊校注. 北京：中国医药科技出版社，2014：自序.

[11] [元] 无名氏撰. 明目至宝[M]. 魏淳，张智军点校. 北京：人民卫生出版社，1992：9.

[12] [明] 虞抟. 医学正传[M]. 郭瑞华，马湃，王爱华校注. 北京：中国古籍出版社，2002：34.

[13] [明] 李时珍. 本草纲目[M]. 张守康，张向群，王国辰主校. 北京：中国中医药出版社，1998：286.

[14] [明] 龚廷贤. 万病回春[M]. 张秀琴校注. 北京：中国医药科技出版社，2014：39.

[15] [明] 武之望. 济阳纲目[M]. 泾阳：宏道书院藏板，1856(清咸丰六年)：26.

[16] [明] 万密斋. 万密斋医学全书[M]. 傅沛藩主编. 北京：中国中医药出版社，2015：625.

[17] [清] 熊应雄. 小儿推拿广意[M]. 毕永升，张素芳点校. 北京：人民卫生出版社，1989：39，40.

[18] [清] 佚名. 济世神验良方[M]. 广诗，文正点校. 北京：中医古籍出版社，1991：23.

[19] [清] 吴谦. 订正仲景全书伤寒论注[M]//医宗金鉴：第一分册. 北京：人民卫生出版社，1980：194.

[20] [日] 山田宗俊. 伤寒论集成[M]. 北京：人民卫生出版社，1957：211.

[21] [日] 丹波元简. 伤寒论辑义[M]. 北京：人民卫生出版社，1983：204.

[22] [清] 张秉成. 成方便读[M]. 杨威校注. 北京：中国中医药出版社，2002：129.

[23] 吴敦序. 中医基础理论[M]. 上海：上海科学技术出版社，1994：189.

[24] 中华人民共和国国家质量监督检验检疫总局，中国国家标准化管理委员会. 中医基础理论术语[M]. 北京：中国标准出版社，2006：80.

[25] 吴兰成. 中国中医药主题词表[M]. 北京：中医古籍出版社，2008：887.

[26] 国家技术监督局. 中医临床诊疗术语：治法部分[M]. 北京：中国标准出版社，1997：2.

[27] 《中医学》编辑委员会. 中医学[M]//钱信忠. 中国医学百科全书. 上海：上海科学技术出版社，1997：685.

[28] 中医药学名词审定委员会. 中医药学名词[M]. 北京：科学出版社，2004：110.

[29] 李经纬，余瀛鳌，蔡景峰，等. 中医大辞典[M]. 北京：人民卫生出版社，2005：1506.

（崔利宏）

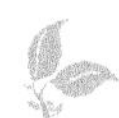

2 · 101

通　耳

tōng ěr

一、规范名

【汉文名】通耳。

【英文名】improving hearing。

【注释】通过祛邪扶正，以通利耳窍，治疗耳病的方法。

二、定名依据

“通耳”最早见于隋代巢元方的《诸病源候论》，是指通利耳窍的作用。此前尚有“利耳”之称，是指药物的功效，二者含义基本相同，但是与治法“通耳”的含义不同。“通耳”作为治法，首见于唐代孙思邈《千金翼方》，此后尚有“通耳法”一词，首见于元代《世医得效方》，与治法“通耳”的含义相同。还有“通耳窍”首见于明代《医学入门》，是作为药物功效出现的。

“通耳”作为治法出现以后，宋金元时期，“通耳”“通耳法”“利耳”并存，明清时期，“通耳”“通耳法”“利耳”“通耳窍”均有使用。

现代，国标《中医临床诊疗术语・治法部分》《中医药学名词》《中医大辞典》等均以“通耳”作为规范名，同时国标《中医临床诊疗术语・治法部分》还把“利耳”作为又称。而《中国中医药主题词表》则把“通耳窍”作为正名，把“利耳窍”作为等效词使用，但是“通耳窍”和“利耳窍”不如“通耳”简明。可见，把“通耳”作为治法规范名符合名词定名的约定俗成和简明性原则。

全国科学技术名词审定委员会审定公布的《中医药学名词》已以“通耳”作为规范名，所以“通耳”作为规范名也符合术语定名的协调一致原则。

三、同义词

【又称】“利耳”（《名医别录》）；“通耳法”（《世医得效方》）；“通耳窍”（《医学入门》）。

四、源流考释

“通耳”的相关记载，最早见于春秋战国时期秦越人的《难经》，在《难经・三十七难》篇中记载：“三十七难曰：五脏之气，于何发起，通于何许，可晓以不？然：五脏者，当上关于九窍也。故肺气通于鼻，鼻和则知香臭矣；肝气通于目，目和则知黑白矣；脾气通于口，口和则知谷味矣；心气通于舌，舌和则知五味矣；肾气通于耳，耳和则知五音矣。”[1]97 此处“通于耳”是指开窍于耳的意思。可见与通利耳窍含义不同。

魏晋南北朝时期，“通耳”的又称“利耳”，最早见于陶弘景的《名医别录》，该书卷第三首次记载了“利耳”：“特生礜石：味甘，温，有毒。主明目，利耳，腹内绝寒，破坚结及鼠瘘，杀百虫恶兽。久服延年。一名仓礜石，一名礜石，一名鼠毒。生西域采无时（火炼之良，畏水）。”[2]213，214 此处的“利耳”则是通利耳窍，指药物的功效，而非治法。历代也有古籍沿用“利耳”指通利耳窍的功效，如《外台秘要》《普济方》等。

隋唐时期，首次出现“通耳”一词，见于隋代巢元方《诸病源候论》中，如卷四十一云：“妇人妊娠病诸候上……妊娠候……妊娠四月，始受水精，以成血脉。其食宜稻秔，其羹宜鱼雁。是谓盛荣，以通耳目，而行经络，洗浴远避寒暑，是手少阳养之。”[3]193 此处“通耳”是指通利耳窍的意思。而《黄帝内经太素》卷第六（卷首缺）“脏腑之一”曰：“《素问》赤色入通于心开窍于耳者，肾者水也，心者火也，水火相济，心气通耳，故以窍言之，即心以耳为窍。"[4]86 此处的"通耳"亦指通于耳，以耳为窍，是指心的生理功能。两书中的"通耳"均非治法。

"通耳"一词作为治法，首见于唐代孙思邈《千金翼方》卷第二十六"针灸上"，曰："舌病第五……又，听会在上关下一寸动脉宛宛中，一名耳门，针入三分，主耳聋耳中如蝉鸣。通耳灸日五壮至七壮止，十日后还依前灸之，慎生冷、醋、滑、酒、面、羊肉、蒜、鱼、热食。"[5]590《千金翼方》[5]34 中也沿用了"利耳"，是作为功效使用。

宋金元时期，"通耳法"首次出现在《世医得效方》卷第十："大方脉杂医科……通耳法：治耳聋无所闻。紧磁石（一块，如豆大，研细），穿山甲（一大片，烧存性，为末）。上用新绵裹了，塞所患耳内，口中衔一片生铁，以线系住，觉耳内如风雨声即愈。"[6]341,342"通耳"作为功效沿用的有宋代的《太平圣惠方》[7]1081《幼幼新书》[8]762《仁斋直指方论》[9]515,516，金元时期《卫生宝鉴》[10]115《外科精义》[11]78,79 等。如《太平圣惠方》卷第三十六记载："治耳聋诸方……治耳聋及通耳，宜用此方。人中白（一分），地龙（一条干者）。上件药，捣罗为末，取小驴儿尿一合，和调，以瓷盒盛之，滴少许在耳中，立差。"[7]1081"利耳"作为功效也有沿用的，如《证类本草》[12]137。

明清时期，"通耳窍"首次出现在明代《医学入门》，是指药物功效。《医学入门·内集》卷二曰："治湿门……百合……其根百片，累合而生……治癫邪涕泣狂叫，及惊悸心胆不宁，兼治乳痈发背，诸疮肿，杀蛊毒，养五脏，补中气，通耳窍，亦渗利中之美药。花白者佳。采根，日干。"[13]165《景岳全书》[14]224 等也沿用"通耳窍"作为功效。清代，"通耳窍"也是指药物功效出现，如《本草易读》[15]231《本草述钩元》[16]146 等。"利耳窍"在古代文献中尚未出现。

"通耳"作为治法为医家所沿用的有《卫生易简方》[17]192《古今医统大全》[18]268《本草纲目》[19]611，作为功效沿用的有《普济方》[20]221《医学入门》[13]165《万病回春》[21]152《济阳纲目》[22]18 清代《秘方集验》[23]72 等。沿用"通耳法"的有《普济方》[20]226《证治准绳·类方》[24]640《景岳全书》[14]1593《医碥》[25]360《兰台轨范》[26]194 等。沿用"利耳"的有《冯氏锦囊秘录》[27]192 等。

现代，很多著作多使用"通耳"作为规范名，同时以"利耳""通耳窍""利耳窍"作为治法首次出现。如《中医临床诊疗术语·治法部分》[28]43《中医药学名词》[29]127《中医大辞典》[30]1510 等均以"通耳"作为规范名。《中医临床诊疗术语·治法部分》也以"利耳"作为又称。如《中医临床诊疗术语·治法部分》："通（利）耳 泛指通过祛邪扶正，以通利耳窍的治疗方法。"[28]43 还有以"通耳窍"作为正名，同时把"利耳窍"作为同义词的。如《中国中医药主题词表》："通耳窍……属病症防治泛指通过祛邪扶正，以通利耳窍的治疗方法。"[31]891

总之，"通耳"最早见于隋代巢元方的《诸病源候论》，是指通利耳窍的作用。此前尚有"利耳"之称，是指药物的功效，二者含义基本相同，但是与治法"通耳"的含义不同。"通耳"作为治法，首见于唐代孙思邈《千金翼方》，此后尚有"通耳法"一词，首见于元代《世医得效方》，与治法"通耳"的含义相同。还有"通耳窍"首见于明代《医学入门》，是作为药物功效出现的。"通耳"作为治法出现以后，宋金元时期，"通耳""通耳法""利耳"并存，明清时期，"通耳""通耳法""利耳""通耳窍"均有使用。现代，一些著作中也多把"通耳"作为正名使用，以"利耳"作为又称，还有以"通耳窍"作为正名，同时把"利耳窍"作为同义词的。

五、文献辑录

《难经·三十七难》："三十七难曰：五脏之气，于何发起？通于何许？可晓以不？然：五脏者，当上关于七窍也。故肺气通于鼻，鼻和则知香臭矣；肝气通于目，目和则知黑白矣；脾气通于口，口和则知谷味矣；心气通于舌，舌和则知五味矣；肾气通于耳，耳和则知五音矣。"[1]97,98

《名医别录》卷第三："特生礜石：味甘，温，有毒。主明目，利耳，腹内绝寒，破坚结及鼠瘘，杀百虫恶兽。久服延年。一名仓礜石，一名礜石，一名鼠毒。生西域采无时(火炼之良，畏水)。"[2]213,214

《诸病源候论》卷四十一："妇人妊娠病诸候上……妊娠候……妊娠四月，始受水精，以成血脉。其食宜稻秔，其羹宜鱼雁。是谓盛荣，以通耳目，而行经络，洗浴远避寒暑，是手少阳养之。"[3]193

《黄帝内经太素》卷第六(卷首缺)："《素问》赤色入通于心开窍于耳者，肾者水也，心者火也，水火相济，心气通耳，故以窍言之，即心以耳为窍。"[4]86

《千金翼方》卷二："特生礜石：味甘，温，有毒。主明目，利耳，腹内绝寒，破坚结及鼠瘘，杀百虫恶兽。久服延年。一名苍礜石，一名鼠毒。生西域，采无时。"[5]34

卷第二十六："舌病第五……又，听会在上关下一寸动脉宛宛中，一名耳门，针入三分，主耳聋耳中如蝉鸣。通耳灸日五壮至七壮止，十日后还依前灸之，慎生冷、醋、滑、酒、面、羊肉、蒜、鱼、热食。"[5]590

《太平圣惠方》卷第三十六："治耳聋诸方……治耳聋及通耳，宜用此方。人中白(一分)，地龙(一条干者)。上件药。捣罗为末，取小驴儿尿一合，和调，以瓷盒盛之，滴少许在耳中。立差。"[7]1081

《幼幼新书》卷第三十三："聤耳第十六……《圣惠》小儿通耳方。上用生姜汁滴耳中神验。"[8]762

《仁斋直指方论》卷之二十一"耳"："耳论……前是数者，肾脉可推，风则浮而盛，热则洪而实，虚则涩而濡。风为之疏散，热为之清利，虚为之调养，邪气屏退，然后以通耳调气安肾之剂主之，于此得耳中三昧。"[9]515

《卫生宝鉴》卷十："耳中生疮诸方……通耳丹：治耳聋。安息香、桑白皮、阿魏(各一钱半)，朱砂(半钱)。上用巴豆七个，蓖麻仁七个，大蒜七个研烂，入药末和匀枣核大，每用一丸，绵裹内耳中。如觉微痛，即出之。"[10]115

《外科精义》卷下："通耳丹(《卢全宝传》)治耳聋。桑螵蛸、安息香、阿魏(以上各一钱五分)，朱砂(五分)，蓖麻子仁、大蒜、巴豆仁(以上各七个)。上为细末，入二仁与蒜同研烂，为丸，如枣核样。每用一丸，绵裹内耳中，如觉微痛，即取出，亲验方。"[11]78,79

《世医得效方》卷第十："大方脉杂医科……通耳法：治耳聋无所闻。紧磁石(一块，如豆大，研细)，穿山甲(一大片，烧存性，为末)。上用新绵裹了，塞所患耳内，口中衔一片生铁，以线系住，觉耳内如风雨声即愈。"[6]341,342

《普济方》卷五十三："耳聋诸疾(附论)……通耳丹(出《卫生宝鉴》方)治耳聋。桑螵蛸、安息香、阿魏(各一钱半)，朱砂(半钱)，大蒜(一大瓣)，蓖麻子仁、巴豆仁(各七个)。上为细末。入二仁与蒜同研烂，为丸如枣核样，每服一丸，绵裹内耳中，如觉微痛，即取其药。"[20]221"耳聋诸疾(附论)……通耳法(出危氏方)治耳聋。紧磁石(一块如豆大研细)，穿山甲(烧存性为细末一字)。上用新棉裹了，塞于所患耳内，口中衔少生铁，觉耳内如风雨声，即愈。"[20]226

《卫生易简方》卷之七："耳疾……治耳内有脓名通耳 用猪蓝子为末，吹耳内，不过二、三次愈。"[17]192,193

《古今医统大全》卷之六十二："耳证门……耳聋通气开塞诸剂……(《千金》)通耳法：治耳聋久不闻者。紧磁石(如大豆一块)，穿山甲(烧存性为末，一字)。上二味用新绵裹塞耳内，口中衔少生铁，觉耳内如风声即愈。"[18]268

《医学入门·内集》卷二："治湿门……百合……其根百片，累合而生……治癫邪涕泣狂叫，及惊悸心胆不宁，兼治乳痈发背，诸疮肿，杀蛊毒，养五脏，补中气，通耳窍，亦渗利中之美药。花白者佳。采根，日干。"[13]165

《本草纲目》第二十一卷："草部……猪蓝子……[时珍曰]卫生易简方：治耳内有脓，名通耳。用子为末，筒吹入，不过二三次愈。"[19]611

《万病回春》卷之五："耳病……滋肾通耳汤：当归、川芎、白芍、生地黄、知母(酒炒)、黄柏(酒炒)、黄芩(酒炒)、柴胡、白芷、香附(各等分)。上剉一剂，水煎温服。"[21]152

《证治准绳·类方》第八册："耳聋……通耳法：磁石(用紧者，如豆大一块)，穿山甲(烧存性，为末，一字)。上二味，用新绵子裹了，塞所患耳内，口中衔少生铁，觉耳内如风雨声即愈。"[24]640

《景岳全书》卷之四十九："《本草正》(下)……龙脑(百九七)……亦通耳窍，散目热，去目中赤肤翳障，逐三虫，消五痔，疗一切恶疮聚毒，下疳痔漏疼痛。亦治妇人气逆难产，研末少许，新汲水服之则下。"[14]224

卷之六十："古方八阵……通耳法……瓷石(用活者，如豆一块)，穿山甲(烧存性，为末，一字)。上二味，用新绵裹塞患耳内，口中衔生铁少许，觉耳内如风雨声即愈。"[14]1593

《济阳纲目》卷一百零三："耳病……通耳方(八十四)治通耳并耳聋。用白矾一两飞过为末，用马耳竹筒，量吹入耳，立愈。耳聋作哑者，治之亦效。"[22]18

《秘方集验》卷之下："耳疾诸症……通耳丸：治卒聋，及肾虚耳内作风水钟鼓声。穿山甲大片者(以蛤粉炒赤色，去粉)，蝎梢七个，麝香少许。为末，入麻油数滴为丸，绵裹塞耳内。"[23]72

《冯氏锦囊秘录》杂症痘疹药性主治合参卷四十四："鸡头实……鸡头粥法，用鸡头实三合，煮熟去壳，同粳米一合，煮粥，日日空心食之，能益精气，强志意，利耳目。"[27]192

《本草易读》本草易读卷五："菖蒲百七十六(去毛微炒，秦皮、秦艽为使，恶地胆、麻黄，忌饴糖、羊肉、铁器，石菖蒲良)。辛，温，苦，平，无毒。手少阳、足厥阴药也。开心孔，通耳窍。"[15]231

《医碥》卷之三："耳……耳者，宗脉之所附，脉虚而外风袭，使经气闭塞，是为风聋，多见头痛，排风汤(见中风)、桂心散、磁石丸。气壅头目不清，清神散。气闭不通，通气散。外治：通神散、通耳法、追风散。"[25]360

《兰台轨范》卷七："耳……通耳法(《济生》)磁石(用紧者如豆大一块)，穿山甲(烧存性为末，一字)。上用新绵纸裹了塞耳，口中衔少许铁，觉耳内如风雨即愈。"[26]194

《本草述钩元》卷七："细辛……疗百节拘挛，风湿痹痛，除喉痹，口舌生疮，散齿痛(能散浮热亦火郁发之之义)，通耳窍及齆鼻不闻香臭，止风眼下泪，下乳结，通血闭，治妇人血沥腰痛。"[16]146

《中医临床诊疗术语·治法部分》："通(利)耳……泛指通过祛邪扶正，以通利耳窍的治疗方法。"[28]43

《中医药学名词》："通耳……通过祛邪扶正，以通利耳窍，治疗耳病的方法。"[29]127

《中医大辞典》："通耳……治法。指通过祛邪扶正，以通利耳窍，治疗耳病的方法。"[30]1510

《中国中医药主题词表》："通耳窍……属病症防治泛指通过祛邪扶正，以通利耳窍的治疗方法。"[31]891

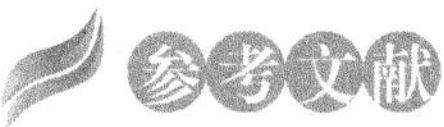

参考文献

[1] [春秋] 秦越人. 难经[M]. 柴铁劬，付漫娣校注. 北京：科学技术文献出版社，2010：97，98.

[2] [梁] 陶弘景. 名医别录[M]. 尚志钧辑校. 北京：人民卫生出版社，1986：213，214.

[3] [隋] 巢元方. 诸病源候论[M]. 黄作阵点校. 沈阳：辽宁科学技术出版社，1997：193.

[4] [隋] 杨上善. 黄帝内经太素[M]. 北京：人民卫生出版社，1965：86.

[5] [唐] 孙思邈. 千金翼方[M]. 王勤俭，周艳艳主校. 上海：第二军医大学出版社，2008：34，590.

[6] [元] 危亦林. 世医得效方[M]. 王育学点校. 北京：人民卫生出版社，1990：341，342.

[7] [宋] 王怀隐，等. 太平圣惠方：上[M]. 北京：人民卫生出版社，1958：1081.

[8] [宋] 刘昉. 幼幼新书[M]. 白极校注. 北京：中国医药科技出版社，2011：762.

[9] [宋] 杨士瀛. 仁斋直指方论[M]. 盛维忠，王致谱，傅芳，等校注. 福州：福建科学技术出版社，1989：515，516.

[10] [元] 罗天益. 卫生宝鉴[M]. 许敬生校注. 北京：中国

中医药出版社,2007：115.
[11] [元] 齐德之.外科精义[M].裘钦豪点校.北京：人民卫生出版社,1990：78,79.
[12] [宋] 唐慎微.证类本草[M].郭君双,金秀梅,赵益梅校注.北京：中国医药科技出版社,2011：137.
[13] [明] 李梴.医学入门[M].何永,韩文霞校注.北京：中国医药科技出版社,2011：165.
[14] [明] 张介宾.景岳全书[M].赵立勋校.北京：人民卫生出版社,1991：224,1593.
[15] [清] 汪讱庵.本草易读[M].吕广振,陶振岗,王海亭,等点校.北京：人民卫生出版社,1987：231.
[16] [清] 杨时泰.本草述钩元：37 卷[M].上海：科技卫生出版社,1958：146.
[17] [明] 胡濙.卫生易简方[M].北京：人民卫生出版社,1984：192,193.
[18] [明] 徐春甫.古今医统大全：下[M].崔仲平,王耀廷主校.北京：人民卫生出版社,1991：268.
[19] [明] 李时珍.本草纲目[M].张守康,张向群,王国辰主校.北京：中国中医药出版社,1998：611.
[20] [明] 朱橚.普济方：第 2 册[M].北京：人民卫生出版社,1959：221,226,227,3352.
[21] [明] 龚廷贤.万病回春[M].张秀琴校注.北京：中国医药科技出版社,2014：152.
[22] [明] 武之望.济阳纲目[M].泾阳：宏道书院藏版,1856(清咸丰六年)：18.
[23] [清] 王梦兰纂集.秘方集验[M].王玉英,王作林点校.北京：中医古籍出版社,1990：72.
[24] [明] 王肯堂.证治准绳：类方[M].吴唯,刘敏,侯亚芬,等校注.北京：中国中医药出版社,1997：640.
[25] [清] 何梦瑶.医碥[M].邓铁涛,刘纪莎点校.北京：人民卫生出版社,1994：360.
[26] [清] 徐灵胎.兰台轨范[M].北京：中国医药科技出版社,2011：194.
[27] [清] 冯兆张.冯氏锦囊秘录[M].北京：人民卫生出版社,1998：192.
[28] 国家技术监督局.中医临床诊疗术语：治法部分[M].北京：中国标准出版社,1997：43.
[29] 中医药学名词审定委员会.中医药学名词[M].北京：科学出版社,2004：127.
[30] 李经纬,余瀛鳌,蔡景峰,等.中医大辞典[M].北京：人民卫生出版社,2005：1510.
[31] 吴兰成.中国中医药主题词表[M].北京：中医古籍出版社,2008：891.

（崔利宏）

2・102 通鼻

tōng bí

一、规范名

【汉文名】通鼻。

【英文名】relieving stuffy nose。

【注释】通过祛邪扶正,以通利鼻窍,治疗鼻病的方法。

二、定名依据

"通鼻"一词最早见于南北朝梁代陶弘景的《名医别录》,是指药物通利鼻窍的功效,其含义与现代治法"通鼻"不同。至宋代王怀隐《太平圣惠方》,方出现治法"通鼻"一词。

自南北朝梁代陶弘景的《名医别录》使用"通鼻"以后,历代医家多作为通利鼻窍的功效沿用,如隋唐时期的《诸病源候论》《备急千金要方》《千金翼方》等,宋金元时期的《证类本草》《圣济总录》《幼幼新书》等,明代《古今医统大全》《本草纲目》《医学入门》《医宗必读》等,清代的《医宗说约》《本草新编》《冯氏锦囊秘录》《张氏医通》等。而自宋代王怀隐《太平圣惠方》出现治法"通鼻"后,后世医家也有沿用,如明代《普济方》等,清代《外科心法要诀》《类证治裁》《家用良方》《外科备要》等。明代朱橚《普济方》中有作为功效的"通鼻窍"名称出现,至民国时期,陈守真《儿科萃精》中"通鼻窍"才作为治法名词出现。

现代,一些著作多用"通鼻"作为治法规范名,如国标《中医临床诊疗术语・治法部分》《中医药学名词》《中国中医药主题词表》《中医大辞典》等，也有使用“通鼻窍”作为正名的，如《中医基本名词术语中英文对照国际标准》《传统医学名词术语国际标准》等。但总体来说，使用“通鼻”比“通鼻窍”更普遍，因此，“通鼻”作为治法的规范名，符合简明性和约定俗成原则。

全国科学技术名词审定委员会审定公布的《中医药学名词》已以“通鼻”作为规范名，所以“通鼻”作为规范名也符合术语定名的协调一致原则。

三、同义词

未见。

四、源流考释

“通鼻”最早见于魏晋时期陶弘景的《名医别录》中，在“辛夷”篇记载：“辛夷……无毒。温中，解肌，利九窍，通鼻塞，涕出，治面肿引齿痛，眩冒，身洋洋如在车船之上者。生须发，去白虫。可作膏药，用之去中心及外毛，毛射人肺，令人咳。生汉中。九月采实，曝干。”[1]64 此处的“通鼻”是指药物辛夷的功效，与现代通鼻的治疗方法不同。

隋唐时期，医家沿用“通鼻”一词有作为脏腑功能的，如《诸病源候论》[2]135，也有作为药物的功效沿用的，如《备急千金要方》[3]762《千金翼方》[4]90 等。如隋代巢元方的《诸病源候论》曰：“肺主气，其经手太阴之脉也，其气通鼻。若肺脏调和，则鼻气通利，而知臭香。若风冷伤于脏腑，而邪气乘于太阴之经，其气蕴积于鼻者，则津液壅塞，鼻气不宣调，故不知香臭，而为齆也。其汤熨针石，别有正方，补养宣导，今附于后。”[2]135《备急千金要方》卷二十六：“果实第二……柿：味甘、寒、涩，无毒。通鼻耳气，主肠澼不足及火疮，金疮，止痛。”[3]762

宋金元时期，出现了治法名词“通鼻”，如宋朝政府组织编纂的第一部大型方书《太平圣惠方》在“治鼻塞气息不通诸方”篇记载：“治鼻窒塞，香臭不闻，妨闷疼痛，通鼻膏方：白芷（半两），芎䓖（半两），木通（半两），当归（三分），细辛（三分），莽草（三分），辛夷（一两）。上件药，细锉，以猪脂一斤，煎令白芷色黄，绵滤去滓，盛于不津器中，候冷，绵裹枣核大，纳鼻中，日三换之。”[5]1113“通鼻”作为治法名词还见于《圣济总录》[6]429《幼幼新书》[7]31 等。此时期有的医家仍沿用功效“通鼻”，如《证类本草》[8]394。

明清时期，“通鼻”一词既作为治法名词又作为功效名词使用。如明代《古今医统大全》[9]1186《本草纲目》[10]597《医学入门》[11]192《医宗必读》[12]130,131 等，清代的《医宗说约》[13]38《本草新编》[14]101,102《冯氏锦囊秘录》[15]758《张氏医通》[16]135 等沿用功效“通鼻”。而明代《普济方》[17]300 等，清代《外科心法要诀》[18]358《类证治裁》[19]495《家用良方》[20]350《外科备要》[21]40 等则沿用治法“通鼻”。此外，功效“通鼻窍”首次出现在明代方书《普济方》中卷一百三“诸风门”曰：“搜风丸（出《经验良方》）治邪气上逆，以致上实下虚，风热上攻，眼目昏朦，耳鸣鼻塞，头痛眩晕，燥热上壅，痰逆涎嗽，心腹痞痛，大小便结滞。常服清利头目，开通鼻窍，聪耳明目，宣通血气，调顺饮食。”[17]345 至民国时期，陈守真《儿科萃精》中“通鼻窍”才作为治法出现。如《儿科萃精》卷三记载：“不必服药，轻者只用葱白捣烂，捏一小丸，贴儿天庭心（在两眉之间），即通鼻窍。”[22]705

现代，一些辞书类著作多用“通鼻”作为治法规范名，如国标《中医临床诊疗术语·治法部分》[23]44《中医药学名词》[24]127《中国中医药主题词表》[25]891《中医大辞典》[26]1511 等，也有使用“通鼻窍”作为正名的，如《中医基本名词术语中英文对照国际标准》[27]241《传统医学名词术语国际标准》[28]207 等。但总体来说，使用“通鼻”比“通鼻窍”更普遍。

总之，“通鼻”的最早记载，见于魏晋时期陶弘景的《名医别录》中，是指通利鼻窍的功效，其含义与现代治法“通鼻”不同。至宋代王怀隐

《太平圣惠方》，方出现“通鼻”治法，后世医家也有沿用。现代，一些著作多用“通鼻”作为治法规范名，符合简明性和约定俗成原则。

五、文献辑录

《名医别录》卷一：“辛夷：无毒。温中，解肌，利九窍，通鼻塞，涕出，治面肿引齿痛，眩冒，身洋洋如在车船之上者。生须发，去白虫。可作膏药，用之去中心及外毛，毛射人肺，令人咳。生汉中。九月采实，曝干。”[1]64

《诸病源候论》卷二十九：“鼻病诸候……五、鼻齆候：肺主气，其经手太阴之脉也，其气通鼻。若肺脏调和，则鼻气通利，而知臭香。若风冷伤于脏腑，而邪气乘于太阴之经，其气蕴积于鼻者，则津液壅塞，鼻气不宣调，故不知香臭，而为齆也。其汤熨针石，别有正方。补养宣导今附于后。”[2]135

《备急千金要方》卷二十六：“果实第二……柿：味甘、寒、涩，无毒。通鼻耳气，主肠澼不足及火疮，金疮，止痛。”[3]762

《千金翼方》卷四：“果部……柿：味甘，寒，无毒。主通鼻耳气，肠澼不足。”[4]90

《太平圣惠方》卷三十七：“治鼻塞气息不通诸方……治鼻窒塞，香臭不闻，妨闷疼痛。通鼻膏方：白芷（半两），芎䓖（半两），木通（半两），当归（三分），细辛（三分），莽草（三分），辛夷（一两）。上件药，细剉，以猪脂一斤，煎令白芷色黄，绵滤去滓，盛于不津器中，候冷，绵裹枣核大，纳鼻中，日三换之。”[5]1113

《证类本草》十二卷：“木部上品总七十二种……辛夷……主五脏身体寒热，风头脑痛，面䵟。温中解肌，利九窍，通鼻塞涕出，治面肿，引齿痛，眩冒身兀兀如在车船之上者，生须发，去白虫。”[8]394

《圣济总录》卷一十七：“治风痰咽膈不利，头目昏痛，解烦倦，通鼻塞，退风壅。细辛丸方：细辛（去苗叶洗焙三分），天南星（浆水煮透切焙干四两），白附子（生用一两半），芎䓖（二两），甘菊花（一两），好墨（半两），由跋（炮二两半）。上七味捣罗为细末，以面糊为丸，如梧桐子大，每服十五丸至二十丸，以荆芥汤下，或茶清下亦得，食后临卧服。”[6]429

《幼幼新书》卷三：“得病之源第七……摩囟以通鼻塞，粉汗以密腠理。”[7]31

《普济方》卷五十七：“鼻流清涕……杏仁膏（一名通鼻散，出《圣惠方》）：治鼻久塞清涕不止。杏仁（汤浸去皮尖双仁炒二两），附子（炮裂去皮脐一两半），细辛（去苗叶）、蜀椒（去目及闭口者炒出汗各一两）。上细剉，以醋浸一宿，用炼成猪脂一斤，银器盛微火煎之，候附子黄色，去滓，倾入合中澄凝，以绵裹少许纳鼻中，涂额上。一名涂额膏。一方无蜀椒。”[17]300

卷一百三：“搜风丸（出《经验良方》），治邪气上逆，以致上实下虚，风热上攻，眼目昏朦，耳鸣鼻塞，头痛眩晕，燥热上壅，痰逆涎嗽，心腹痞痛，大小便结滞。常服清利头目，开通鼻窍，聪耳明目，宣通血气，调顺饮食。”[17]345

《古今医统大全》卷九十五：“《本草集要》（下）……辛夷：味辛，气温。无毒（芎䓖为之使，恶五石脂，畏菖蒲、蒲黄、黄连、石膏，采实晒干，用之去心及外毛，毛射人肺咳）。主五脏身体寒热，风头脑痛面䵟，温中解肌，利九窍，通鼻塞涕出。治面肿引齿痛，眩冒。生须发，去白虫。久服下气，轻身明目延年。”[9]1186

《本草纲目》第二十卷：“草部……石胡荽……通鼻气，利九窍，吐风痰（炳）。去目翳，挼塞鼻中，翳膜自落（藏器）。疗痔病（诜）。解毒，明目，散目赤肿痛云翳，耳聋头痛脑酸，治痰疟齁䶎，鼻塞不通，塞鼻瘜自落，又散疮肿（时珍）。”[10]597

《医学入门》：“白芥菜……青芥极辣，通鼻，温中，除肾寒邪气，心痛，腰痛，风痹，利九窍，三芥子、叶大同，多食俱动风气，有便血痔疾者忌之。”[11]192

《医宗必读》卷三：“《本草征要》上……桔梗（味苦、辛，平，无毒，入肺经。畏白及、龙胆草。

泔浸。去芦，微焙)。清肺热以除痈痿，通鼻塞而理咽喉，排脓行血，下气消痰，定痢疾腹痛，止胸胁烦疼。”[12]130,131

《医宗说约》卷首：“木部共五十四种……辛夷辛温，寒热头风，面肿齿痛，通鼻温中。”[13]38

《本草新编》：“桔梗……润胸膈，除上气壅闭，清头目，散表寒邪，祛胁下刺痛，通鼻中窒塞，治咽喉肿痛，消肺热有神，消肺痈殊效，能消恚怒，真舟楫之需，引诸药上升。解小儿惊痫，提男子血气，为药中必用之品，而不可多用者也。”[14]101,102

《冯氏锦囊秘录》卷一“杂症痘疹药性主治合参”：“木通，甘淡轻虚，上通心包，降心火，清肺热，泻小便火郁不散，利膀胱水闭不行，消痈疽作痛，疗脾疸嗜眠，解烦哕，开耳聋，出声音，通鼻塞，行经下乳，催产堕胎，开关导格湿热，利关节血脉，通九窍五淋，乃心胞、小肠、膀胱三经之药。”[15]758

《张氏医通》卷六：“诸风门……醉仙散治病在阳者，用鼠黏子出风毒遍身恶疮；亚麻逐风，滋肺润皮肤；蒺藜主恶血身体风痒，通鼻气；防风为诸风之引导；瓜蒌根治瘀血，消热胕肿；枸杞和血，消风热，散疮毒；蔓荆子主贼风；苦参治热毒风。”[16]135

《外科心法要诀》生肌类方：“发无定处(中)……杨梅结毒……通鼻散：葫芦壳(烧灰)、石钟乳、胆矾、冰片(各等分)共为末，吹入鼻内，出黄水，日吹二三次，三二日即通……通鼻散吹结毒证，毒塞鼻中息不通，石钟乳与葫芦壳，胆矾冰片等分同。”[18]358

《类证治裁》卷八：“梅疮结毒论治……附方……〔鼻塞〕通鼻散：葫芦壳(烧灰)、石钟乳、胆矾、冰片各等分，研末吹鼻，出黄水，日二三次。”[19]495

《家用良方》卷五：“杨梅疮成结毒……如结毒入头顶，头痛如破，宜服天麻饼子。天麻一钱，薄荷一钱，白附子(去皮)一钱，甘松一钱，白芷一钱，苍术(炒)一钱，川芎一钱，川乌(泡去皮)一钱，防风一钱，细辛一钱，草乌(泡去皮)一钱，生甘草一钱，雄黄三钱，全蝎三钱。共为末，白面打糊为丸，如豆大，捻作饼子。每服二十饼，葱白煎汤送下。外以碧云散向鼻孔吸之。如壅塞鼻孔不通，宜用通鼻散吹之。葫芦壳(烧灰)、石钟乳、胆矾、冰片各等分共为末，吹鼻内，每日吹二三次，出黄水，三日即通。”[20]350

《外科备要》卷二：“杨梅结毒……若毒攻巅顶，头痛如破者，服天麻丸调，频吸碧云散珠。若鼻窍闭塞不通，宜吹通鼻散菜，令出黄水自通。”[21]40

《儿科萃精》卷三：“身体诸病门……鼻塞……不必服药，轻者只用葱白捣烂，捏一小丸，贴儿天庭心(在两眉之间)，即通鼻窍。”[22]705

《中医临床诊疗术语·治法部分》：“通鼻泛指通过祛邪扶正，以通利鼻窍的治疗方法。”[23]44

《中医药学名词》：“通鼻……通过祛邪扶正，以通利鼻窍，治疗鼻病的方法。”[24]127

《中国中医药主题词表》：“通鼻……属病症防治……泛指通过扶正祛邪、以通利鼻窍的治疗方法。”[25]891

《中医大辞典》：“通鼻……治法。指通过祛邪扶正，以通利鼻窍。治疗鼻病的方法。”[26]1511

《中医基本名词术语中英文对照国际标准》：“通鼻窍……Relieving stuffy nose。”[27]241

《传统医学名词术语国际标准》：“通鼻窍 Relieve the stuffy nose a therapeutic method that relieve nasal obstruction。”[28]207

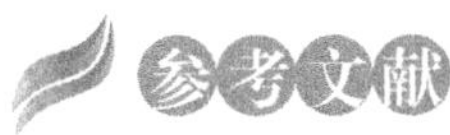

［1］［梁］陶弘景．名医别录[M]．尚志钧辑校．北京：人民卫生出版社，1986：64.

［2］［隋］巢元方．诸病源候论[M]．黄作阵点校．沈阳：辽宁科学技术出版社，1997：135.

［3］［唐］孙思邈．备急千金要方[M]．鲁瑛，胡玲，张琳叶，等校注．太原：山西科学技术出版社，2010：762.

［4］［唐］孙思邈．千金翼方[M]．王勤俭，周艳艳主校．上

治法

海：第二军医大学出版社，2008：90.
[5] [宋]王怀隐.太平圣惠方：上[M].北京：人民卫生出版社，1958：1113.
[6] [宋]赵佶.圣济总录：上册[M].北京：人民卫生出版社，1962：429.
[7] [宋]刘昉.幼幼新书[M].白极校注.北京：中国医药科技出版社，2011：31.
[8] [宋]唐慎微.证类本草[M].郭君双校注.北京：中国医药科技出版社，2011：394.
[9] [明]徐春甫.古今医统大全：上[M].崔仲平，王耀廷主校.北京：人民卫生出版社，1991：1186.
[10] [明]李时珍.本草纲目[M].张守康，张向群，王国辰主校.北京：中国中医药出版社，1998：597.
[11] [明]李梴.医学入门[M].金嫣莉，何源，乔占兵校注.北京：中国中医药出版社，1995：192.
[12] [明]李中梓.医宗必读[M].邹高祈点校.北京：人民卫生出版社，1996：130，131.
[13] [清]蒋示吉.医宗说约[M].王道瑞，申好真校注.北京：中国中医药出版社，2004：38.
[14] [清]陈士铎.本草新编[M].柳璇，宋白杨校注.北京：中国医药科技出版社，2011：101，102.
[15] [清]冯兆张.冯氏锦囊秘录[M].田思胜，高萍，戴敬敏，等校注.北京：中国中医药出版社，1996：758.
[16] [清]张璐.张氏医通[M].李静芳，建一校注.北京：中国中医药出版社，1995：135.
[17] [明]朱橚.普济方：第2册[M].北京：人民卫生出版社，1959：300，345.
[18] [清]吴谦.外科心法要诀[M].北京：中国医药科技出版社，2012：358.
[19] [清]林珮琴.类证治裁[M].刘荩文主校.北京：人民卫生出版社，1988：495.
[20] [清]龚自璋.家用良方[M].王唯一，周澎，谢林点校.北京：中医古籍出版社，1999：350.
[21] [清]易凤翥.外科备要[M].北京：中医古籍出版社，2011：40.
[22] 陈守真.儿科萃精[M]//陆拯.近代中医珍本集：儿科分册.杭州：浙江科学技术出版社，2003：705.
[23] 国家技术监督局.中医临床诊疗术语：治法部分[M].北京：中国标准出版社，1997：44.
[24] 中医药学名词审定委员会.中医药学名词[M].北京：科学出版社，2004：127.
[25] 吴兰成.中国中医药主题词表[M].北京：中医古籍出版社，2008：891.
[26] 李经纬，余瀛鳌，蔡景峰，等.中医大辞典[M].北京：人民卫生出版社，2005：1511.
[27] 世界中医药学会联合会.中医基本名词术语中英文对照国际标准[M].北京：人民卫生出版社，2008：241.
[28] 世界卫生组织（西太平洋地区）.传统医学名词术语国际标准[M].北京：北京大学医学出版社，2009：207.

（崔利宏）

2·103

理气止痛

lǐ qì zhǐ tòng

一、规范名

【中文名】理气止痛。

【英文名】regulating qi to relieve pain。

【注释】通过理气行滞以止痛，适用于气滞所致疼痛的治疗方法。

二、定名依据

"理气止痛"作为本概念的名称始见于明代胡文焕《养生导引法》。自胡文焕提出"理气止痛"之名，其后历代的著作多有沿用，如清代怀远《古今医彻》、邵兰荪《邵兰荪医案》。

明代吴正伦《脉症治方》提出的"行气止痛"虽然与本术语基本相同，而且在古代也有较多沿用，但在现代相关著作中很少被沿用，部分著作仅将其作为"理气止痛"的同义词。

现代相关著作，如《中医大辞典》《中国中医药学术语集成·治则治法与针灸学》《中医药常用名词术语辞典》等均以"理气止痛"作为规范名。同时，已经广泛应用于中医药学文献标引和检索的《中国中医药学主题词表》也以"理气止痛"作为正式主题词，这些均说明"理气止痛"作为这一治法的规范名已成为共识。

我国最新出版的国标《中医临床诊疗术

语·治法部分》和全国科学技术名词审定委员会审定公布的《中医药学名词》也以“理气止痛”作为规范名，所以“理气止痛”作为规范名，符合术语定名的协调一致原则。

三、同义词

【曾称】“行气止痛”(《脉症治方》)。

四、源流考释

“理气止痛”一词的有关记载始见于《备急千金要方》，该书卷十二载：“大理气丸……疝瘕癥结五十日服永瘥。吾常用理气，大觉有效。”[1]182 其中“大理气丸”可以治疗疝瘕癥结等病证，即通过理气行滞以止痛，为有关理气止痛术语的最早记载。

“理气止痛”之名始见于《养生导引法》，并以“理气止痛”为正名记载本概念。如该书“心腹痛门”：“腹痛时摩腹可以理气止痛，无病之人，常摩腹可以调理脾胃。”[2]13 但是其后的大多数相关著作并未沿用该书“理气止痛”一名称，而是称之为“行气止痛”，如《脉症治方》[3]62 始以“行气止痛”为正名记载本概念。该书卷之四载：“医案……一妇人素多恼怒、忽患头痛、胸膈连两胁胀痛者数日、又干呕、服行气止痛之药、二帖不效、反剧、余往诊之、两寸弦。”[3]62 以“行气止痛”为正名记载概念的著作还有孙一奎《医旨绪余》[4]152《本草纲目》[5]326《女科证治准绳》[6]18 等。

清代出现“理气止痛”和“行气止痛”两种名称并存的情况。有的著作继续沿用《养生导引法》的记载，称本概念为“理气止痛”，如怀远《古今医彻》卷二：“痢疾论……河间芍药汤，用芩连清火，归芍调血，木香、槟榔理气止痛，甘草和中，或加肉桂为引。所云：调血则便血自愈，理气则后重自除。无论赤白皆当遵此为法。”[7]32 邵兰荪《邵兰荪医案》卷三：“腹痛……秋暑内逼，腹痛如绞，大便赤不爽，脉弦濡，舌赤，呕恶，防痢……介按：暑热内逼肝经，阻碍气机，扰乱肠胃，因而腹中绞痛。治以平肝清热，理气止痛，方法甚佳。”[8]45 有的则继续沿用《脉症治方》的记载，称本概念为“行气止痛”，如《医述》卷七：“郁……一妇无子致郁，经不行者三月，病患腹痛恶心，医云有孕，安胎行气止痛，服药不效。凡未申时即发寒热，腹中有块如弹子大者二三十枚，翻腾作痛，行动水声漉漉，痛极呕吐酸水，吐尽则块平，而寒热除，痛亦不作，明日依然。”[9]478 其他的著作尚有《伤寒瘟疫条辨》[10]240《时方歌括》[11]81 等。

现代有关著作均沿用《养生导引法》的记载以“理气止痛”作为本概念的正名，如《中国中医药学主题词表》[12]2007《中医大辞典》[13]1521《中国中医药学术语集成·治则治法与针灸学》[14]272《中医药常用名词术语辞典》[15]338《中医药学名词》[16]125《中医临床诊疗术语·治法部分》[17]13。部分著作将“行气止痛”作为“理气止痛”的又称而记载，如《中国中医药学主题词表》[12]2007《中医临床诊疗术语·治法部分》[17]13。

根据“理气止痛”古今名实的演变，2005年出版的《中医药学名词》将其定义为：“用具有理气行滞作用的方药以止痛，治疗气机阻滞导致疼痛的方法。”[16]125 但是治疗气机阻滞导致疼痛的方法并不仅限于方药，还有针灸等方法。因此《中医药学名词》的释义不能准确地表达出该术语的内涵，故建议采用国标《中医临床诊疗术语·治法部分》的释义：“通过理气行滞以止痛，适用于气滞所致疼痛的治疗方法。”[17]13

五、文献辑录

《备急千金要方》卷十二：“大理气丸……治万病方。牛膝、甘草、人参、茯苓、远志、恒山、苦参、丹参、沙参、龙胆、龙骨、牡蒙、半夏、杏仁、紫菀、芍药、天雄、附子、葛根、橘皮、巴豆、狼牙(各二两)，大黄、牡蛎、白术(各三两)，生姜(末五两)，白薇(六分)，元参(七分)，蒡芦(大者一枚)。上二十九味，先捣筛二十七味，令熟，次捣巴豆、杏仁如膏，然后和，使相得，加白蜜更捣五

千余杵，丸如梧子大，空腹酒服七丸，日三。疝瘕癥结五十日服永瘥。吾常用理气，大觉有效。”[1]182

《养生导引法·心腹痛门》：“摩腹法是调理肠胃功能的重要方法，古人又称其为摩脐腹、摩生门，认为‘腹宜常摩’为养生要诀之一。方法是两手搓热，然后相叠（一般右手按在左手背上），用掌心在脐的周围，右边上来，左边下去的顺时针方向，分小圈、中圈、大圈各转摩12次。腹痛时摩腹可以理气止痛，无病之人，常摩腹可以调理脾胃。帮助消化，健脾强身。”[2]13

《脉症治方》卷之四：“医案……一妇人素多恼怒，忽患头痛，胸膈连两胁胀痛者数日，又干呕，服行气止痛之药，二帖不效，反剧，余往诊之，两寸弦。两关弦带芤，两尺涩带数。知其积血作胀痛，遂用犀角地黄汤，加藕节、黑栀、侧柏叶，二服略好，再以前方加大黄二钱、当归一钱、桃仁三十粒（不去皮尖），研如泥，服二剂。大便下黑血三五次，胸胁顿觉。后以八物汤加减，调理一月而安。”[3]62

《医旨绪余》下卷：“腹中水块作痛……生生子曰：一妇三十五岁无子，恐夫娶妾致郁，经不行者三月矣，病腹痛恶心，诸医皆云有孕，其夫亦粗知医，举家欣喜，治以安胎行气止痛之药，服三五十帖不效，痛苦益甚。”[4]152

《本草纲目》主治第四卷：“百病主治药……痈、疽……茱萸（醋和，并涂一切痈肿），橡子（醋磨，涂石痈），胡桃（背痈、骨疽未成者，同槐花末，热酒服之；油者，涂诸肿），乌药（行气止痛。孕中有痈，同牛皮胶，煎服），槐花（痈疽发背初起，炒冲酒服，取汗即愈）。”[5]326

《伤寒瘟疫条辨》卷五：“太平圆酒……温病愈后，元神未复，腰脚无力，浑身酸软者，此方主之。糯米酒糟（晒干，炒黄色，为末）二两四钱，主温中消食，除冷气，杀腥，去草菜毒，润皮肤，调脏腑，和血行气止痛。”[10]240

《时方歌括》卷下：“滑可去著……香连丸……陈修园曰：肝实作痛，惟肺金能平之，故用黄连泻心火，不使克金，且心为肝子，实则泻其子也。吴茱萸入肝，苦辛大热，苦能引热下行，同气相求之义也。辛能开郁散结，通则不痛之义也。何以谓之左金？木从左而制从金也。至于香连丸，取黄连之苦以除湿，寒以除热，且藉其苦以坚大便之滑。况又得木香之行气止痛，温脾和胃，以为佐乎。故久痢之偏热者，可以统治也。”[11]81

《古今医彻》卷之二：“杂症……痢疾论……盖痢古称滞下，又名肠澼，分明指湿热伤手太阳小肠，手阳明大阳，蕴酿而成。丙火自焚，庚金受囚，化物传道之令俱废，脓血稠黏，后重逼迫，滞而不舒也。仲景用大黄汤涤之，取其滋润轻快，一洗而空，诚妙法也。特恐元气有不胜耳。河间芍药汤，用芩连清火，归芍调血，木香、槟榔理气止痛，甘草和中，或加肉桂为引。所云：调血则便血自愈，理气则后重自除。无论赤白，皆当遵此为法。”[7]32

《医述》卷七：“郁……一妇无子致郁，经不行者三月，病患腹痛恶心，医云有孕，安胎行气止痛，服药不效。凡未申时即发寒热，腹中有块如弹子大者二三十枚，翻腾作痛，行动水声漉漉，痛极呕吐酸水，吐尽则块平，而寒热除，痛亦不作，明日依然。”[9]478

《邵兰荪医案》卷 三：“腹痛……渔庄沈……秋暑内逼，腹痛如绞，大便赤不爽，脉弦濡，舌赤，呕恶，防痢（七月二十四日）。藿香（钱半），红藤（钱半），炒银花（三钱），仙半夏（钱半），左金丸（八分），广郁金（三钱），滑石（四钱），莱菔子（三钱），省头草（三钱），川朴（一钱），枳壳（钱半）。清煎二帖。介按：暑热内逼肝经，阻碍气机，扰乱肠胃，因而腹中绞痛。治以平肝清热，理气止痛，方法甚佳。”[8]45

《中国中医药学主题词表》上卷：“理气止痛……属理气……通过理气行滞以止痛，适用于气机阻滞所致的治疗方法。”[12]2007

《中医大辞典》：“理气止痛……治法。指用具有理气行滞作用的方药以止痛，治疗气机阻滞导致疼痛的方法。”[13]1521

《中国中医药学术语集成·治则治法与针灸学》:“理气止痛……【异名】行气止痛……【定义】治法。通过理气行滞以止痛,适用于气滞所致疼痛的治疗方法。”[14]272

《中医药常用名词术语辞典》:“理气止痛…… ① 治法。又名行气止痛。用调理气机的方药治疗气机不畅所致疼痛的治法。适用于肝气郁滞而胁痛、乳痛,疝气痛,痛经;脾胃气滞而腹痛腹胀等。代表方剂越鞠丸、金铃子散、柴胡疏肝散。② 中药功效。如木香、沉香、檀香、乌药等。均具有行气滞、消胀满、止疼痛的作用。”[15]338

《中医药学名词》:“理气止痛……用具有理气行滞作用的方药以止痛,治疗气机阻滞导致疼痛的方法。”[16]125

《中医临床诊疗术语·治法部分》:“理[行]气止痛……通过理气行滞以止痛,适用于气滞所致疼痛的治疗方法。”[17]13

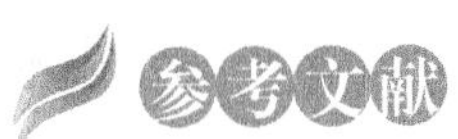

[1] [唐]孙思邈.备急千金要方[M].鲁兆麟主校.沈阳:辽宁科学技术出版社,1997:182.

[2] [明]胡文焕.养生导引法[M].胡伯虎,赵晓梅编.北京:中医古籍出版社,1986:13.

[3] [明]吴正伦.脉症治方[M].北京:学苑出版社,2014:62.

[4] [明]孙一奎.医旨绪余[M].南京:江苏科学技术出版社,1983:152.

[5] 《图说天下·国学书院系列》编委会.本草纲目[M].长春:吉林出版集团有限责任公司,2008:326.

[6] [明]王肯堂.女科证治准绳[M].北京:人民出版社,2014:18.

[7] [清]怀抱奇.古今医彻[M]//裘吉生.珍本医书集成:5.上海:上海科学技术出版社,1985:32.

[8] [清]邵兰荪.邵兰荪医案[M].[清]史介生评注.上海:大东书局,1937:45.

[9] [清]程杏轩.医述:16卷[M].合肥:安徽科学技术出版社,1983:478.

[10] [清]杨栗山.伤寒瘟疫条辨[M].宋乃光,张晓梅,等校注.北京:中国中医药出版社,2002:240.

[11] [清]陈修园.时方歌括[M].福州:福建科学技术出版社,1984:81.

[12] 吴兰成.中国中医药学主题词表[M].北京:中医古籍出版社,1996:2007.

[13] 李经纬,邓铁涛,等.中医大辞典[M].北京:人民卫生出版社,1995:1521.

[14] 曹洪欣,刘保延.中国中医药学术语集成:治则治法与针灸学[M].北京:中医古籍出版社,2006:272.

[15] 李振吉.中医药常用名词术语辞典[M].北京:中国中医药出版社,2001:338.

[16] 中医药学名词审定委员会审定.中医药学名词:2004[M].北京:科学出版社,2005:125.

[17] 赵艳玲,张志芳.国家标准中医临床诊疗术语:证治要览[M].长沙:湖南科学技术出版社,1999:13.

(何 娟)

2·104

清肝泻火

qīng gān xiè huǒ

一、规范名

【汉文名】清肝泻火。

【英文名】clearing liver-fire。

【注释】具有清泻肝经火热作用,适用于肝经火旺证、肝火炽盛证、肝火上炎证的治疗方法。

二、定名依据

“清肝泻火”一词始见于《景岳全书》,其后的历代著作大多沿用其记载,如清代谢星焕《谢映庐医案》、黄朝坊《金匮启钥(眼科)》、罗国纲《罗氏会约医镜》等皆以“清肝泻火”作为规范名,并沿用至今。

以"清肝泻火"作为正名的著作，如《景岳全书》《谢映庐医案》《金匮启钥(眼科)》《罗氏会约医镜》等均为历代重要著作，对后世有较大影响。

我国2005年出版的《中医药学名词》，《中医临床诊疗术语·治法部分》，辞书类著作《中医药常用名词术语辞典》《中国中医药学术语集成》《中医辞海》等均以"清肝泻火"作为规范名，说明"清肝泻火"作为本名词规范名称已成为共识。

除"清肝泻火"外，与之相近或相同涵义的"清肝泄热""清肝泄火"也出现在不同医著中，在这些名词出现之前或同时代，还有"泻肝""泻肝火"等名词。比较"泻肝""泻肝火""清肝泄热""清肝泄火""清肝泻火"这五个名称，后四词既能表达治疗方式，又能表达治疗目的，较前两词为优。而"泄"字的含义在本治法中可解释为"发泄、发散"；"泻"可解释为"排出"，明显"泻"字作用力量比较大且集中。比较"火"与"热"字，"火"程度较重，且"火"可以包括"热"，而"热"不能包含"火"。综合比较，以"清肝泻火"作为本治法规范名称，符合科技名词定名的科学性原则。

三、同义词

【曾称】"泻肝"(《注解伤寒论》)；"泻肝火"(《薛氏医案》)；"清肝泄火""清肝泄热"(《证治心传》)。

四、源流考释

"清肝泻火"一词出现之前，已有"泻肝""泻肝火"等概念相近的名词，如金代成无己《注解伤寒论》："辨太阳病脉证并治法第六……木行乘金，名横，刺期门，以泻肝之盛气，肝肺气平，水散而津液得通，外作自汗出，内为小便利而解也。"[1]223 明代薛己《薛氏医案》："泻肝火，须用黄连佐之川芎(八分)，当归、白术(炒)、茯苓(保心惊悸)、钩藤钩(各一钱，主寒热，十二惊痫，客忤胎风，惟疗小儿)，甘草(五分)。上水煎，子母同服。"[2]647

"清肝泻火"一词始见于明代张景岳《景岳全书》，在该书卷二十七中："论证……故凡治黄赤者，宜清肝泻火，治青白者，宜壮肾扶阳，此固不易之法也。"[3]312 但当时该词的名称并不统一，有的称之为"清肝泄热"，如明代袁班《证治心传》卷一："幼科治验记……余恐浅学未能深造精微，仍然茫无定识，或蹈清散、重镇之法，依然无济苍生，今拟二法：法用泻青丸清肝泄热，用钱氏赤散以攻邪涤痰。"[4]39 该书另处还称之为"清肝泄火"："胸胁腹痛肝胃气逆辨……若加以丹皮、桑叶，轻泄上焦火郁；羚羊、钩藤、甘菊、蒺藜、天麻，皆清肝泄火之要品；元胡、伽南、降香，乃疏降冲逆之要药。"[4]36 可见，当时出现了"清肝泄热""清肝泄火""清肝泻火"三种名称并存的情况。

清代，"清肝泻火""清肝泄热""清肝泄火"三种名称均被沿用。如清代张山雷《中风斠诠》："自序……又治南翔陈君如深，年甫三旬，躯干素伟，忽然四肢刺痛，不可屈伸，虽神志未蒙，而舌音已謇，其脉浑浊，其舌垢腻，大府三日不行，则授以大剂潜降、清肝泄热、涤痰通府之法，仅一剂而刺痛胥蠲，坐立自适。"[5]6 清代俞根初《三订通俗伤寒论》"清肝达郁汤"："然气郁者多从热化，丹溪所谓'气有余便是火'也，故又以栀、丹、滁菊，清泄肝火为臣；佐以青橘叶清芬疏气，以助柴、薄之达郁，此为清肝泄火，疏郁宣气之良方。"[6]100 清代谢星焕《谢映庐医案》卷二："七情郁结……然面赤神昏，妄见妄言，必因郁久化火，挟肝邪为患，应用清肝泻火之剂。"[7]88 但在三种名称中，以"清肝泻火"为常用。如，除了《谢映庐医案》沿用"清肝泻火"名称外，以"清肝泻火"为本治法名词的尚有《金匮启钥》《罗氏会约医镜》等著作，黄朝坊《金匮启钥》卷二："治法总论……故治黄赤者，宜清肝泻火；治青白者，宜壮肾扶阳，此固不易之通法也。"[8]882 罗国纲《罗氏会约医镜》卷六："论眼目……凡治目当辨色：黄赤者，多热气，宜清肝泻火；青白者，少热气，宜壮水扶阳。”[9]122

现代有关著作有的以“清肝泻火”作为正名，如《中医辞海》[10]1404《中医药常用名词术语辞典》[11]360《中医药学名词》[12]123《中国中医药学术语集成·治则治法与针灸学》[13]288；有的以“泻肝”为正名，如《中医大辞典》[14]984《中国中医药学主题词表》[15]434；有的以“清肝”为正名，如《中国医学百科全书·中医学》[16]352；有的以“清肝泄（泻）火（热）”为正名，如《中医临床诊疗术语·治法部分》[17]10。有的著作同时尚记载有“泻肝火”（《中医大辞典》）[14]984、“清肝泄热”（《中国中医药学术语集成》）[13]288 等作为又称。

须予以说明的是，“清肝泻火”也可指中药功效。如清代汪昂《汤头歌诀》“理血之剂”：“咳血方……青黛清肝泻火，栀子清肺凉心，栝蒌润燥滑痰，海石软坚止嗽，诃子敛肺定喘。”[18]130

至于“清肝泻火”的含义，我国 2005 年出版的由中医药学名词审定委员会审定公布的《中医药学名词》将其释义为：“用具有清泻肝经火热作用的方药治疗肝火炽盛证、肝火上炎证的治法。”[16]123 但是其概念所包含的治疗证型不全，因此《中医药学名词》的释义不能准确地表达出该术语的内涵，故建议采用国标《中医临床诊疗术语·治法部分》的释义：“具有清泻肝经火热作用，适用于肝经火旺证、肝火炽盛证、肝火上炎证的治疗方法。”[13]10

五、文献辑录

《注解伤寒论》：“辨太阳病脉证并治法第六……木行乘金，名横，刺期门，以泻肝之盛气，肝肺气平，水散而津液得通，外作自汗出，内为小便利而解也。”[1]223

《薛氏医案》卷四：“泻肝火，须用黄连佐之川芎（八分），当归、白术（炒）、茯苓（保心惊悸）、钩藤钩（各一钱，主寒热，十二惊痫，客忤胎风，惟疗小儿），甘草（五分）。上水煎，子母同服。”[2]647

《景岳全书》卷二十七：“论证……故凡治黄赤者，宜清肝泻火，治青白者，宜壮肾扶阳，此固不易之法也。”[3]312

《证治心传》卷一：“胸胁腹痛肝胃气逆辨……若加以丹皮、桑叶，轻泄上焦火郁；羚羊、钩藤、甘菊、蒺藜、天麻，皆清肝泄火之要品；元胡、伽南、降香，乃疏降冲逆之要药。”[4]39

《证治心传》卷一：“幼科治验记……余恐浅学未能深造精微，仍然茫无定识，或蹈清散、重镇之法，依然无济苍生，今拟二法：法用泻青丸清肝泄热，用钱氏赤散以攻邪涤痰。”[4]36

《汤头歌诀》“理血之剂”：“咳血方……青黛清肝泻火，栀子清肺凉心，栝蒌润燥滑痰，海石软坚止嗽，诃子敛肺定喘。”[18]130

《罗氏会约医镜》卷六：“论眼目……凡治目当辨色：黄赤者，多热气，宜清肝泻火；青白者，少热气，宜壮水扶阳。”[9]122

《金匮启钥》卷二：“治法总论……故治黄赤者，宜清肝泻火；治青白者，宜壮肾扶阳，此固不易之通法也。”[8]882

《谢映庐医案》卷二：“七情郁结……然面赤神昏，妄见妄言，必因郁久化火，挟肝邪为患，应用清肝泻火之剂。”[7]88

《中风斠诠》自序：“又治南翔陈君如深，年甫三旬，躯干素伟，忽然四肢刺痛，不可屈伸，虽神志未蒙，而舌音已謇，其脉浑浊，其舌垢腻，大府三日不行，则授以大剂潜降、清肝泄热、涤痰通府之法，仅一剂而刺痛胥蠲，坐立自适。”[5]6

《三订通俗伤寒论》“清肝达郁汤”：“然气郁者多从热化，丹溪所谓‘气有余便是火’也，故又以栀、丹、滁菊，清泄肝火为臣；佐以青橘叶清芬疏气，以助柴、薄之达郁，此为清肝泄火，疏郁宣气之良方。”[6]100

《中医临床诊疗术语·治法部分》：“清肝泄（泻）火（热），具有清泻肝经火热作用，适用于肝经火旺证、肝火炽盛证、肝火上炎证的治疗方法。”[17]10

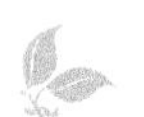

《中国医学百科全书·中医学》："清肝：用于治疗肝火过旺病证的方法。适用于肝火过旺证，症见头痛，眩晕，耳鸣，面红目赤，口干咽苦，胁肋灼痛，烦躁易怒，不寐或噩梦纷纭，或吐血衄血，便秘尿赤，舌红苔黄，脉数等。常用方剂如当归芦荟丸。清肝法常与利湿、熄风法等配合使用，如肝胆湿热，证见胁肋胀痛，口苦纳呆，呕恶腹胀，大便不调，小便短赤，苔黄腻，脉弦数，或目赤耳肿，小便淋浊，阴囊湿疹，睾丸肿胀热痛，或带下黄臭，妇女外阴瘙痒，妇女带下或黄疸，身目发黄等，宜配合利湿法，方如龙胆泻肝丸、茵陈蒿汤。热盛动风，证见高热烦渴，抽搐项强，甚或两目上翻，角弓反张，宜配合熄风法，常用羚角钩藤汤。"[16]352

《中医辞海》："清肝泻火，中医治则。即清泻肝胆火热之邪。又称泻肝。"[10]1404

《中医药常用名词术语辞典》："清肝泻火，① 治法。用清泻肝经火热方药治疗肝经火旺证、肝火炽盛证、肝火上炎证的治法。适用于头晕，目赤、口苦、心烦易怒等。② 中药功效。具有清泻肝经火热作用的中药。"[11]360

《中医药学名词》："清肝泻火，用具有清泻肝经火热作用的方药治疗肝火炽盛证、肝火上炎证的治法。"[12]123

《中医大辞典》："泻肝，清法之一，亦称泻肝火、清肝泻火。用苦寒药物清肝泻火的方法。用于肝火上升，症见头痛眩晕、耳鸣耳聋、面红目赤、口干苦、胁痛、呕吐黄苦水，甚则吐血、急躁易怒、大便秘结、苔黄、脉弦细等。常用方如龙胆泻肝汤。即泻肝。"[14]984

《中国中医药学术语集成·治则治法与针灸学》："清肝泻火，异名清肝泄热。治法。具有清泻肝经火热作用，适用于肝经火旺证、肝火炽盛证、肝火上炎证的治疗方法。"[13]288

《中国中医药学主题词表》："泻肝：属肝病治法；用苦寒药物清泻肝火。"[15]434

［1］［金］成无己．注解伤寒论白话解［M］．北京：人民军医出版社，2014：223．

［2］［明］薛己，等．薛氏医案［M］．张慧芳，伊广谦校注．北京：中国中医药出版社，1997：647．

［3］［明］张景岳．景岳全书［M］//中医非物质文化遗产临床经典名著．北京：中国医药科技出版社，2011：312．

［4］［明］袁班，等．证治心传 医阶辩证 医学妙谛 评琴书屋医略合集［M］．太原：山西科学技术出版社，2012：36，39．

［5］张山雷．中风斠诠［M］．福州：福建科学技术出版社，2007：6．

［6］［清］俞根初．三订通俗伤寒论［M］．连建伟订校．北京：中医古籍出版社，2002：100．

［7］［清］谢映庐．谢映庐医案［M］．上海：上海科学技术出版社，2010：88．

［8］［清］黄朝坊．金匮启钥眼科［M］//潘远根．湖湘名医典籍精华［M］．长沙：湖南科学技术出版社，2000：882．

［9］［清］罗国纲．罗氏会约医镜［M］．北京：中国中医药出版社，2015；122．

［10］袁钟，图娅，彭泽邦，等．中医辞海：上册［M］．北京：中国医药科技出版社，1999：1404．

［11］李振吉．中医药常用名词术语辞典［M］．北京：中国中医药出版社，2001：360．

［12］中医药学名词审定委员会．中医药学名词［M］．北京：科学出版社，2005：123．

［13］李剑，曾召．治则治法与针灸学［M］//曹洪欣，刘保延．中国中医药学术语集成．北京：中医古籍出版社，2005：288．

［14］李经纬，余瀛鳌，蔡景峰，等．中医大辞典［M］．北京：人民卫生出版社，2005：984．

［15］吴兰成．中国中医药学主题词表［M］．北京：中医古籍出版社，2008：434．

［16］《中医学》编辑委员会．中医学［M］//钱信忠．中国医学百科全书．上海：上海科学技术出版社，1997：352．

［17］国家技术监督局．中医临床诊疗术语：治法部分［M］．北京：中国标准出版社，1997：10．

［18］［清］汪昂．汤头歌诀［M］．粟粟校注．上海：上海中医药大学出版社，2006：130．

（贺亚静）

2 · 105

清热泻火

qīng rè xiè huǒ

一、规范名

【中文名】清热泻火。

【英文名】clearing heat and purging fire。

【注释】具有清除火热作用，治疗火热炽盛证、气分证的清法。

二、定名依据

"清热泻火"一词作为用具有清除火热作用，治疗火热炽盛证、气分证的清法名称始见于明代汪机《医学原理》，虽此前尚有相关术语"清热降火"与本概念基本相同，在古代也有较多沿用，但是在现代很少被沿用，部分著作仅将其作为"清热泻火"的又称。

自明代汪机《医学原理》提出"清热泻火"之名，其后历代的著作多有沿用，如清代高世栻《医学真传·辨药大略》、叶其蓁《女科指掌》、黄宫绣《本草求真》、鲍相璈《验方新编》、唐容川《血证论》等。这些著作均为历代的重要著作，对后世有较大影响。所以"清热泻火"作为规范名便于达成共识，符合术语定名的约定俗成的原则。

我国最新出版的由全国科学技术名词审定委员会审定公布的《中医药学名词》以及辞书类著作《中医大辞典》《中医临床诊疗术语·治法部分》均以"清热泻火"作为规范名。已经广泛应用于中医药学文献的标引和检索的《中国中医药学主题词表》也以"清热泻火"作为规范名。说明"清热泻火"作为用具有清除火热作用，治疗火热炽盛证、气分证的清法的规范名已成为共识。

三、同义词

【曾称】"清热降火"(《薛氏济阴万金书》);"苦寒清热"(《中医临床诊疗术语·治法部分》);"清热泻火法"(《中国医学百科全书》)。

四、源流考释

"清热泻火"一词的有关记载始见于春秋战国至秦汉时代的医学著作《内经》，如《素问·刺热》曰："诸治热病，以饮之寒水乃刺之，必寒衣之，居止寒处，身寒而止也。"[1]331 其中用"饮之寒水""寒衣之""居止寒处"等方法使阴气自内达表而泄热于外，即为有关清热泻火方法的最早记载。

"清热泻火"原称"清热降火"，始见于宋代薛古愚《薛氏济阴万金书》，如该书卷二载："经闭……又有诸火逼血妄行，以致呕血、吐血、鼻血，亡血于上……不行则惟滋阴养荣，而清热降火非其所急，如四物汤加枸杞、参、芪、术、茯、炙甘草之类，少加煨姜，以温其中，且能引血归于冲任。"[2]33 其后的相关著作即沿用该书记载，以"清热降火"为正名记载本治法，如明代薛已《本草约言》[3]41、徐春甫《古今医统大全》[4]713、万全《痘疹心法》[5]138 等。

"清热泻火"之名始见于明代汪机《医学原理》，如该书卷三"治热方……清心莲子饮，治口干，发热，小便白浊。治宜清热泻火。是以用地骨皮、柴胡、黄芩、麦门清热救肺，莲肉清心醒肺，人参、黄芪补元气，茯苓、车前子、生甘草泻火利小便。"[6]112 但是其后的相关著作未见有沿用"清热泻火"之名，大部分著作还是继续沿用宋代薛古愚《薛氏济阴万金书》的记载，称本治法为"清热降火"，如明代王肯堂《女科证治准绳》[7]548、缪希雍《神农本草经疏》[8]47。

清代，"清热泻火"之名的使用逐渐增多，出现了"清热泻火"与"清热降火"两种名称并存的状况。如汪昂《本草备要》[9]197、顾靖远《顾松园医镜》[10]84、谢玉琼《麻科活人全书》[11]111 等称本

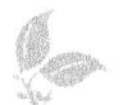

治法为"清热降火"，而高世栻《医学真传·辨药大略》[12]50、叶其蓁《女科指掌》[13]34、黄宫绣《本草求真》[14]261、鲍相璈《验方新编》[15]599、唐容川《血证论》[16]184 等则称本治法为"清热泻火"。

现代有关著作大部分以"清热泻火"作为本治法的正名，如《中国中医药学主题词表》[17]691《中医大辞典》[18]1644《中医临床诊疗术语·治法部分》[19]7《中医药学名词》[20]100；个别著作以"清热泻火法"或"清热降火"为正名，如《中国医学百科全书·中医学》[21]694,695《中国中医药学术语集成·治则治法与针灸学》[22]293；有的著作则将"清热降火"作为"清热泻火"的又称，如《中国中医药学主题词表》[17]691《中医临床诊疗术语·治法部分》[19]7，其中《中医临床诊疗术语·治法部分》[19]7还将"苦寒清热"作为"清热泻火"的同义词。

根据"清热泻火"古今名实的演变，《中医药学名词》修正版将"清热泻火"定义为："具有清除火热作用，治疗火热炽盛证、气分证的清法。"该释义客观、准确地表达了"清热泻火"的科学内涵和本质属性。

五、文献辑录

《黄帝内经素问·刺热》："诸治热病，以饮之寒水乃刺之，必寒衣之，居止寒处，身寒而止也。"[1]331

《薛氏济阴万金书》卷二："经闭……又有诸火逼血妄行，以致呕血、吐血、鼻血，亡血于上……不行则惟滋阴养荣，而清热降火非其所急，如四物汤加枸杞、参、芪、术、茯、炙甘草之类，少加煨姜，以温其中，且能引血归于冲任。"[2]33

《本草约言》卷之一："黄芩……黄芩苦寒，乃肺家本药。盖肺苦气上逆，急食苦以泻之。枯飘者名宿芩，入肺经，酒炒上行，主上部积血，而消膈上热痰。细实者名子芩，入大肠，除腹痛后重，而治下痢脓血。与芍药、甘草同用，又主安胎圣药，以清热降火故也。"[3]41

《古今医统大全》卷之九十四："黄芩……圆实者名子芩，入大肠，除热，补膀胱不足，滋其化源。治下痢脓血，腹痛后重，身热。与芍药、甘草同用，又主妊娠，为安胎之圣药，清热降火故也。又得厚朴、黄连止腹痛。得五味子、牡蒙牡蛎，令人有子。得黄芪、白蔹、赤小豆，瘘疾疗之。"[4]713

《痘疹心法》卷之十一："黄芩……圆实者名子芩，入大肠，除热。刮去外粗，切细，以酒浸，晒干，再浸，再晒，酒尽为度，瓦器慢火炒焦用。如孕妇出疮疹者，择条实黄芩，以水浸试，沉者佳，生用，勿以酒炒，清热降火，为安胎圣药也。"[5]138

《医学原理》卷之三："治热方……清心莲子饮，治口干，发热，小便白浊。治宜清热泻火，是以用地骨皮、柴胡、黄芩、麦门清热救肺，莲肉清心醒肺，人参、黄芪补元气，茯苓、车前子、生甘草泻火利小便。地骨皮（苦寒，八分），柴胡（苦寒，一钱），黄芩（苦寒，二钱），麦门冬（甘温，一钱），人参（甘温，二钱），黄芪（甘温，二钱），石莲肉（甘温，二钱），茯苓（淡平，一钱），生甘草（甘寒，七分），车前子（甘寒，八分）。水二盅，煎一盅。温服。"[6]112

《女科证治准绳》卷之五："发热……滑伯仁治一产妇恶露不行，脐腹痛，头疼寒热。众皆以为感寒，温以姜、附，益大热，手足搐搦，语谵目撺。诊其脉弦而洪数，面赤目闭，语喃喃不可辨，舌黑如炲，燥无津润，胸腹按之不胜手。盖燥剂搏其血，内热而风生，血蓄而为痛也。曰：此产后热入血室，因而生风。即先为清热降火，治风凉血，两服颇爽；继以琥珀牛黄等稍解人事，后以张从正三和散行血破瘀，三四服恶露大下如初。时产已十日矣，于是诸证悉平。"[7]548

《济阴纲目》卷之十三："发热……一妇产后三日起早，况气血未定，遂感身热，目暗如风状，即以清魂散二服（清魂散，乃散风之补剂），得微汗而愈。滑伯仁治一产妇恶露不行，脐腹痛，头疼寒热，众皆以为感寒，温以姜附，益大热，手足搐搦，语谵目撺，诊其脉，弦而洪数，面赤目闭，语喃喃不可辨，舌黑如炲，燥无津润，胸腹按之不胜手，盖燥剂搏其血，内热而风生，血蓄而为痛也。曰：此产后热入血室，因而生风。即先为清热降火，治风凉血之剂两服，颇爽，继以琥珀、牛黄等，稍解人事，后以张从正三和散行血破瘀，三四服，恶露大下如初，时产已十日矣，于是诸证悉平。”[8]424

《神农本草经疏》卷二：“五脏六腑虚实门……口臭，数欲饮食 属胃火。【忌】同胃实。【宜】清热降火，苦寒，甘寒，辛寒。黄连，青黛，连翘，麦门冬，石斛，芦根汁，竹叶，石膏。”[8]47

《本草备要·金石水土部》：“石膏……寒能清热降火，辛能发汗解肌，甘能缓脾益气，生津止渴。”[9]197

《医学真传·辨药大略》：“石膏，色白，味辛，性寒，为阳明之主药。既为阳明主药，必确有阳明燥热之证，而元气不虚，可用；若元气虚而燥热，必配人参，本论所以有人参白虎汤方。今人但知石膏清热泻火，遇伤寒大热之证，不审虚实阴阳，每用石膏，用之而其病如故，复更用之。夫用之不效，与病便不相宜，粗工固执不解，明者视之，真堪堕泪！”[12]50

《顾松园医镜》卷十：“吞酸嘈杂……终岁嘈杂者，必夭天年，盖熯万物者，莫甚乎火也。若老人嘈杂不止，亦为嗝症之渐。仲淳以吞酸嘈杂，俱责之胃火所致。治宜清热降火，略兼消导为主。”[10]84

《女科指掌》卷之一：“经闭……血热：清热泻火出东垣，病属三焦必热烦，玉烛三和分上下，经水调后必调元。三和汤，玉烛散，二气丸。”[13]34

《麻科活人全书》卷之三：“咳嗽第五十……如肺燥塞不利而咳者。以利金汤去陈皮、桔梗、甘草、生姜。加麦冬、牛蒡子、黄芩、桑白皮治之。麻尽透而壮热咳嗽大便闭者，以除热清肺汤去赤芍、甘草，加黄连、黄芩、地骨皮、火麻仁、枳壳以清利之，或加大黄下之。如出尽及收后，咳嗽甚而仍不止者，是属瘀热，治宜清热降火，佐以消痰之品。以清咽滋肺汤去玉竹、桔梗、甘草，加黄连、枯黄芩，或聂氏清肺饮去陈皮、柴胡、桔梗、甘草，加贝母、黄连主之。”[11]111

《本草求真》卷五：“生地黄（专入心肝肾。兼入小肠），性未蒸焙，掘起即用，甘苦大寒，故书皆载其性鲜补。但入手少阴心、足少阴肾、足厥阴肝，并足太阴脾、手太阳小肠，力专清热泻火，凉血消瘀。”[14]261

《验方新编》卷二十四：“外科要诀……疮口无脓，有气血虚而无脓者，有风湿痹而无脓者，有误服白术闭住毒气而无脓者，四边必坚硬，宜用清热泻火通窍之药治之。”[15]599

《血证论》卷八：“通脾泄胃汤，黄柏（三钱），元参（三钱），防风（三钱），大黄（一钱），知母（三钱），炒栀子（三钱），石膏（三钱），茺蔚（三钱），此方乃通治眼目外瘴之方。借治目衄亦宜。方取诸品清热泻火，使火不上熏，则目疾自除。而防风一味，独以去风者治火，火动风生，去风则火势自熄。茺蔚一味，又以利湿者清热，湿蒸热遏，利湿则热气自消。”[16]184

《中国中医药学主题词表》上卷：“清热泻火……属清热运用性寒味苦的方药，具有清除火热作用，适用于火热炽盛证的治疗方法[5]。”[17]Ⅱ-691

《中医大辞典》：“清热泻火……治法。即用具有清除火热作用的方药治疗火热炽盛、气分证的治法。”[18]1644

《中医临床诊疗术语·治法部分》：“清热泻[降]火……运用性寒味苦的方药，具有清除火热作用，适用于火热炽盛症的治疗方法。”[19]7

《中医药学名词》：“清热泻火……用具有清除火热作用的方药治疗火热炽盛证、气分证的方法。”[20]100

《中国医学百科全书·中医学》：“清热泻火法……适用于热在气分，具有壮热烦渴，多汗，苔黄，脉洪大滑数等症。热在气分，应注意区别热势的外浮与内郁的两种趋向。如热势浮盛于外，多见肌表热势壮盛，面目红赤，汗多，渴甚引饮，脉洪数。其治疗以辛寒之剂为主，以白虎汤为代表方。用辛寒之性因势利导，使其深盛之邪热透达肌表而解。对热邪在气分而热势内盛者，为内热炽盛。症见口苦心烦，尿黄赤，舌红，脉洪滑，其治疗当以苦寒之药为主。根据邪热所在部位及其证候，按药物归经选用不同的药物治疗。如热在心经，症见口渴，面赤，心胸烦热，口舌糜烂，小便短赤涩痛等，常选用黄连、栀子、竹叶、莲心、木通等，《小儿药证直诀》的导赤散为常用方。热在肝经，症见胁痛，口苦，目赤，或肝经湿热下注，小便赤涩，阴痒，阴肿等，常选用龙胆草、夏枯草、青黛、柴胡等，李东垣的龙胆泻肝汤为常用方。热在肺经，症见咳喘，烦热，胸痛等，常选用黄芩、桑白皮、知母等，《小儿药证直诀》的泻白散为常用方。热在胃经，症见高热烦渴，牙痛龈肿溃烂，或牵引头痛，面颊发热，或牙宣出血，常选用黄连、知母、石膏等，清胃散（《兰室秘藏》）、白虎汤（《伤寒论》）为常用方；在大肠，症见腹痛，里急后重，大便脓血等农，常选用黄连、黄柏、白头翁等，白头翁汤（《伤寒论》）为常用方。”[21]694,695

《中国中医药学术语集成·治则治法与针灸学》：“清热降火……清热泻火……治法。运用性寒味苦的方药，具有清除火热作用，适用于火热炽盛证的治疗方法。”[22]293

[1] 未著撰人．黄帝内经[M]．牛兵占，等编著．石家庄：河北科学技术出版社，1996：331.

[2] [宋] 薛古愚．薛氏济阴万金书[M]．[明] 郑敷政编撰；杨悦娅点校．上海：上海科学技术出版社，2004：33.

[3] [明] 薛己．本草约言[M]．北京：中国中医药出版社，2015：41.

[4] [明] 徐春甫．古今医统大全：下[M]．合肥：安徽科学技术出版社，1995：713.

[5] [明] 万全．万氏家传痘疹心法[M]．罗田县万密斋医院校注．武汉：湖北科学技术出版社，1985：138.

[6] [明] 汪机．医学原理[M]．储全根，万四妹校注．北京：中国中医药出版社，2009：112.

[7] [明] 王肯堂．女科证治准绳[M]．太原：山西科学技术出版社，2012：548.

[8] [明] 缪希雍．神农本草经疏[M]．郑金生校注．北京：中医古籍出版社，2002：47.

[9] [清] 汪昂．本草备要[M]．北京：人民军医出版社，2007：197.

[10] [清] 顾靖远．顾松园医镜[M]．袁久林校注，吴少祯主编．北京：中国医药科技出版社，2014：84.

[11] [清] 谢玉琼．麻科活人全书：4卷[M]．朱礼棠评注．上海：上海卫生出版社，1957：111.

[12] [清] 高士栻．医学真传[M]．宋咏梅，李圣兰点校．天津：天津科学技术出版社，2000：50.

[13] 叶其蓁．女科指掌[M]．北京：中国中医药出版社，2016：34.

[14] [清] 黄宫绣．本草求真[M]．太原：山西科学技术出版社，2012：261.

[15] [清] 鲍相璈．验方新编[M]．[清] 梅启照增辑，李世华校注．北京：中国中医药出版社，1994：599.

[16] 唐容川．血证论[M]．北京：人民军医出版社，2007：184.

[17] 吴兰成．中国中医药学主题词表[M]．北京：中医古籍出版社，2008：691.

[18] 李经纬，等．中医大辞典[M]．北京：人民卫生出版社，1995：1644.

[19] 中国标准出版社．中医临床诊疗术语：治法部分[M]．北京：中国标准出版社，1997：7.

[20] 中医药学名词审定委员会审定．中医药学名词[M]．北京：科学出版社，2005：100.

[21] 《中医学》编辑委员会．中医学[M]//钱信忠．中国医学百科全书．上海：上海科学技术出版社，1988．694,695.

[22] 李剑，曾召．治则治法与针灸学[M]//曹洪欣，刘保延．中国中医药学术语集成．北京：中医古籍出版社，2006：293.

（石景洋）

2·106

清热凉血

qīng rè liáng xuè

一、规范名

【中文名】清热凉血。

【英文名】clearing heat and cooling blood。

【注释】具有凉血清热功效，治疗血热炽盛证、血分证的治法。

二、定名依据

“清热凉血”作为具有凉血清热功效，治疗血热炽盛证、血分证的治法名称最早见于宋代《仁斋直指方论》，此前相关术语的记载如“凉血”，虽然与本术语概念基本相同，但元代以后的著作很少沿用。

自宋代杨士瀛所撰写的《仁斋直指方论》，提出“清热凉血”之名，其后历代的著作多有沿用，如明代李时珍《本草纲目》、倪朱谟《本草汇言》、张景岳《景岳全书》、缪希雍《神农本草经疏》，清代罗美《内经博议・附录》、冯兆张《冯氏锦囊秘录》、黄宫绣《本草求真》。这些著作均为历代的重要著作，对后世有较大影响。所以“清热凉血”作为规范名便于达成共识，符合术语定名的约定俗成原则。

现代相关著作，如《中医大辞典》《中医药常用名词术语辞典》《中国中医药学术语集成・治则治法与针灸学》等均以“清热凉血”作为规范名。同时，已经广泛应用于中医药学文献的标引和检索的《中国中医药学主题词表》也以“清热凉血”作为正式主题词，这些均说明“清热凉血”作为这一治法的规范名已成为共识。

我国最新出版的国标《中医临床诊疗术语・治法部分》和全国科学技术名词审定委员会审定公布的《中医药学名词》也以“清热凉血”作为规范名，所以“清热凉血”作为规范名，符合术语定名的协调一致原则。

三、同义词

【曾称】“凉血”（《太平惠民和剂局方》）；“泻热凉血”（《药性四百味歌括》）；“清气凉血”（《医方考》）。

四、源流考释

“清热凉血”原称“凉血”，始见于宋代陈承等《太平惠民和剂局方》，如该书卷之五：“思仙续断丸……治脾肾风虚，毒气流注，腿膝酸疼，艰于步履，小便遗沥，大便后重。此药补五脏内伤，调中益精凉血，坚强筋骨，益智轻身耐老。”[1]50 其后的相关著作即沿用该书记载，以“凉血”为正名记载本词，如许叔微《普济本事方》[2]71、张锐《鸡峰普济方》[3]291、窦材《扁鹊心书》[4]48、刘完素《素问病机气宜保命集》[5]199、杨士瀛《仁斋直指方论》[6]63 等。

“清热凉血”之名始见于宋代杨士瀛《仁斋直指方论》，并以“清热凉血”为正名记载本词。如该书卷二：“香谷丸、芎归丸疗痔而清热凉血，槐角丸、乌王丸治漏而散湿补虚。”[6]63 其后的相关著作有的继续沿用《太平惠民和剂局方》的记载，称之为“凉血”，如元代危亦林《世医得效方》：“如阴畔生疱，以凉血饮每服三钱，加凌霄花少许煎，空心服。”[7]550 有的则继续沿用《仁斋直指方论》的记载，称之为“清热凉血”，如明代李时珍《本草纲目》[8]49、倪朱谟《本草汇言》[9]196、张景岳《景岳全书》[10]202、缪希雍《神农本草经疏》[11]47，清代罗美《内经博议・附录》[12]41、冯兆张《冯氏锦囊秘录》[13]518、黄宫绣《本草求真》[14]207 等。

古代著作中记载的本词异名有“泻热凉血”（《药性四百味歌括・正文》）[15]267，“清气凉血”（《医方考》）[16]246 等。如《药性四百味歌括・正文》：“槐实味苦，阴疮痒湿，五痔肿疼，泻热凉血。”[15]267《医方考》：“昆谓《内经》曰：热胜则肿。此必心脾之火并于舌，故令肿而满口。蒲黄性寒，能清气凉血，故愈。”[16]246

现代有关著作均沿用《仁斋直指方论》的记载以“清热凉血”作为本词正名，如《中医药学名词》[17]112《中国中医药学主题词表》[18]690《中医大辞典》[19]1644《中医临床诊疗术语・治法》[20]338《中国中医药学术语集成・治则治法与针灸学》[21]293《中医药常用名词术语辞典》[22]361。同时《中医临床诊疗术语・治法》和《中国中医药学主题词表》又分别将“泻热凉血”和“清气凉血”作为“清热凉血”的又称。

根据“清热凉血”古今名实的演变，2005 年

出版的《中医药学名词》将“清热凉血”定义为：“用具有凉血清热功效的方药治疗血热炽盛证、血分证的方法。”该释义客观、准确地表达了“清热凉血”的科学内涵和本质属性。

五、文献辑录

《太平惠民和剂局方》卷之五：“思仙续断丸治脾肾风虚，毒气流注，腿膝酸疼，艰于步履，小便遗沥，大便后重。此药补五脏内伤，调中益精凉血，坚强筋骨，益智轻身耐老。木瓜（去瓤，三两），续断、萆薢（各六两），牛膝（洗，去芦，酒浸一宿，焙）、薏苡仁（炒，各四两），川乌（炮，去皮、脐）、防风（去芦、叉）、杜仲（去皮，姜炒丝断，各二两）。上为末，醋糊丸。每服三十至五十丸，空心，食前，温酒盐汤任下。”[1]50

《普济本事方》卷第四：“思仙续断丸……治肝肾风虚气弱，脚膝不可践地，腰脊疼痛，风毒流疰下经，行止艰难，小便余沥。此药补五脏内伤，调中益精凉血，坚强筋骨，益智轻身耐老。思仙木（即杜仲也，去皮，锉，炒令黑，五两），五加皮、防风（去钗股）、薏苡仁、羌活（洗去土）、川续断（洗，锉，焙干）、牛膝（洗，锉，焙，酒浸一宿，再焙，各三两），萆薢（四两），生干地黄（五两）。上细末，好酒三升化青盐三两，用大木瓜半斤，去皮子，以盐酒煮木瓜成膏和杵，丸如桐子大。每服五十丸，空心食前温酒盐汤下，膏子少，益以酒糊。”[2]71

《鸡峰普济方》卷第七：“犀角散……治心经行营卫凉血疗疮。白茯苓、人参、甘草、干地黄、芍药、麦门冬、黄芪、黄芩（各半两），上为细末，每服一钱，水一盏，紫苏、木瓜少许同煎至六分，食后温服。”[3]291

《扁鹊心书》卷中：“中暑……凡此病脉大而缓，其候饮食不减，起居如常，但时发烦热，渴饮无度，此暑证也，易治，知母散一服便愈……凡暑月人多食冷物，若常服金液、全真、来复、保元等丹，自然脾胃调和，饮食不伤，但少壮人须五日一次，恐热上攻眼目也（中暑之证，原只寻常，苟渴饮无度，知母散可一服；若困倦不食，便当温中；设暑客于心包络，谵烦饮冷，溺涩便赤，清心凉血，皆一剂可愈者）。”[4]48

《素问病机气宜保命集》卷下：“药略第三十二（针法附）……羌活（治支节痛太阳经风药也）……广术（去积聚），干姜（益气和中），生地黄（凉血），没药（除血痛和血之胜药也），地榆（治下部有血），泽泻（治少阴不渴而小便不利及膀胱中有留垢）。真假形金木水火土，深浅色青赤黄白黑，急缓性寒热温凉平，厚薄味辛酸咸苦甘，润枯体虚实轻重中，轻枯虚薄缓浅假宜上，厚重实润深真急宜下。其中平者宜中，余形色性味，皆随脏腑所宜。此处方用药之大概耳，知此者用心，则思过半矣。”[5]199

《仁斋直指方论》卷之二：“附：证治赋……麻黄汤发腊月寒伤营，桂枝汤散冬天风伤卫。九味羌活汤发三时之表（三时伤寒，春夏秋也），六神通解散理晚发之邪……如圣散疗风湿诸邪及瘫痪痛风（主发散）香谷丸、芎归丸疗痔而清热凉血，槐角丸、乌王丸治漏而散湿补虚。”[6]63

《世医得效方》卷第十五：“一捻金丸……服前药未效，却用。延胡索、舶上茴香、吴茱萸（炒）、川楝子（去核）、青木香（各二两），上为末，粳米糊丸如梧桐子大。每服三十五丸，空心，木通汤服。又用梅花脑子半钱，铁孕粉一钱，水调刷上。如阴畔生疱，以凉血饮每服三钱，加凌霄花少许煎，空心服。”[7]550

《药性四百味歌括·正文》：“槐实味苦，阴疮痒湿，五痔肿疼，泻热凉血。”[15]267

《本草纲目》第十三卷：“黄芩……杲曰：黄芩之中枯而飘者，泻肺火，利气，消痰，除风热，清肌表之热；细实而坚者，泻大肠火，养阴退阳，补膀胱寒水，滋其化源……黄芩、白术乃安胎圣药，俗以黄芩为寒而不敢用，盖不知胎孕宜清热凉血，血不妄行，乃能养胎。黄芩乃上、中二焦药，能降火下行，白术能补脾也。”[8]49

《医方考》卷五：“蒲黄一物散……《本事方》云：一士人夜归，其妻熟寝，士人撼之，妻问何事，不答。又撼之，其妻惊视之，舌肿已满口，不能出声。急访医，得一叟，负囊而至，用药掺之，比晓复旧，问之，乃蒲黄一物。昆谓《内经》曰：热胜则肿。此必心脾之火并于舌，故令肿而满口。蒲黄性寒，能清气凉血，故愈。”[16]246

《本草汇言》卷之三：“青蒿……味苦，气寒，无毒，乃少阳、厥阴血分药也……雷公云：凡使惟中为妙，到膝即仰，到腰即俯，使子勿使叶，使根勿使茎，四件若同使，翻然成痼疾。修事：其叶或茎实，用七岁儿七个溺，浸七昼夜，取出晒干用。青蒿……清热凉血（《日华子》），退骨蒸劳热（《本经》）之药也。此药得初春少阳之气以生（陈月坡稿），去肝胆肾经伏热，故明目消疥，退骨节间内蒸留热，热去则血分和平，阴气日长，故劳热骨蒸，专主之也。大抵诸苦寒药多与胃气不宜，惟青蒿芬芳清洁，气先袭脾，故独宜于血虚有热之人，以其不损胃气故尔，是以蓐劳虚热，非此不除。”[9]196

《景岳全书》卷之四十七：“痔漏（七十三，附脏毒下血按）……丹溪曰：漏疮，须先服补药，以生气血，即参芪归术芎，大剂为主。外以炮附子为末，唾津和为饼，如三钱厚，安疮上，以艾炷灸之……《治法》曰：初起焮痛便秘，小便不利者，宜清热凉血，润燥疏风。”[10]202

《神农本草经疏》卷二：“五脏六腑虚实门 肠风下血 属大肠湿热。【忌】下，燥热。诸药俱见前。【宜】清热凉血，兼升，甘寒，苦寒。生地黄，槐花，地榆，黄连，黄芩，荆芥，防风，甘草，红曲，白芍药，侧柏叶，白头翁，蒲黄，鸡子，葛谷。”[11]47

《内经博议·附录》：“缪仲醇阴阳脏腑虚实论治……大肠实四证，宜润下苦寒辛寒。便硬闭，宜同大肠实，加芒硝、猪胆、槟榔、郁李仁、石蜜。肠风下血属大肠湿热，宜清热凉血兼升……头面赤热属上焦火升，宜降，清热，甘缓佐以酸敛。赤白游风属血热，热则生风，故善游走，俗名火丹，小儿多患此，大人亦时有之，宜清热凉血，兼行血。辛寒、甘寒、苦寒、咸寒，宜兼外治，砭出热血。及用漆姑草，慎火草，捣烂敷之，即易愈。东逸曰：认证精详，治法稳当。但权衡脏腑上下互取之法，不在是例耳。”[12]41

《冯氏锦囊秘录》卷十三：“方脉肠风脏毒合参……丹溪曰：肠风独在胃与大肠出，兼风者宜苍术、秦艽、芍药、香附之类。肠风者，邪气外入，随感随见，所以色清，脏毒者蕴积毒久而始见，所以色浊。治肠风以散风行湿，治脏毒以清热凉血，又要看其虚实新久，新者实者降之泻之，虚者久者升之补之。”[13]518

《本草求真》卷七：“稷……（稷粟）芦稷益气和中，黍稷清热凉血解暑。稷（专入脾），有芦稷、黍稷之分。芦稷者其形高如芦，实既香美，性复中和，所以为五谷之长，而先王以之名官也，味甘气平，故食可以益气和中，宣脾利胃，煎汤以治霍乱吐泻如神，用此烧酒，可治腹中沉痼啾唧。若黍稷之稷，形状似粟，但粟穗则丛聚攒簇，黍稷之粒，则疏散成枝。黍与黍稷分别，则黏者为黍，而不黏者则为黍稷之稷。昔人于此，纷纷置辨，而不画一，是亦未分二稷之说矣。黍稷味甘性寒，作饭疏爽，香美可爱，服之可以清热凉血，解暑止渴，故书载治痈疽发背瘟疫之症，但多食则有冷气内发（饮黍穰汁即瘥）。烧黍稷则瓠必死。忌同附子服。”[14]207

《中医药学名词》：“用具有凉血清热功效的方药治疗血热炽盛证、血分证的方法。”[17]112

《中国中医药学主题词表》上卷：“清热凉血……运用具有凉血清热作用的方药，用于血分证、血热动血证的治疗方法[5]。”[18]Ⅱ-690

《中医大辞典》：“清热凉血……治法。即用具有凉血清热作用的方药治疗血热炽盛、血分证的治法。”[19]1644

《中医临床诊疗术语·治法》：“清热[气]凉血……运用具有凉血清热作用的方药，适用于血分证、血热炽盛证的治疗方法。”[20]338

《中国中医药学术语集成·治则治法与针灸学》：“清热凉血……泻热凉血……治法。运用具有凉血清热作用的方药，适用于血分证、血热炽盛证的治疗方法。”[21]293

《中医药常用名词术语辞典》："清热凉血……治法。用清气泄热药及凉血药治疗血热证的治法。适用于夜热早凉、神烦少寐、发斑疹，以及尿血、吐血、衄血、妇女月经先期、量多、崩漏等。常用药物如水牛角、生地黄、牡丹皮、玄参、白芍等。代表方剂如清营汤、犀角地黄汤等。"[22]361

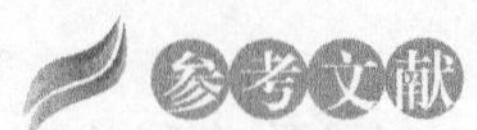

[1] [宋] 陈承. 太平惠民和剂局方[M]. 彭建中，魏富有点校. 沈阳：辽宁科学技术出版社，1997：50.

[2] [宋] 许叔微. 普济本事方[M]. 北京：中国中医药出版社，2007：71.

[3] [宋] 张锐. 鸡峰普济方[M]. 上海：上海科学技术出版社，1987：291.

[4] [宋] 窦材. 扁鹊心书[M]. 李晓露，于振宣点校. 北京：中医古籍出版社，1992：48.

[5] [金] 刘完素. 素问病机气宜保命集[M]. 鲍晓东校注. 北京：中医古籍出版社，1998：199.

[6] [宋] 杨士瀛. 仁斋直指方论[M]//新校注杨仁斋医书. 福州：福建科学技术出版社，1989：63.

[7] [元] 危亦林. 世医得效方[M]. 王育学点校. 北京：人民卫生出版社，1990：550.

[8] [明] 李时珍. 本草纲目[M]. 武汉：崇文书局，2015：49.

[9] [明] 倪朱谟. 本草汇言[M]. 戴慎，陈仁寿，虞舜点校. 上海：上海科学技术出版社，2005：196.

[10] [明] 张介宾. 景岳全书[M]. 赵立勋主校. 北京：人民卫生出版社，1991：202.

[11] [明] 缪希雍. 神农本草经疏[M]. 郑金生校注. 北京：中医古籍出版社，2002：47.

[12] 罗东逸. 内经博议[M]//裘吉生. 珍本医书集成：1. 上海：上海科学技术出版社，1985：41.

[13] [清] 冯兆张. 冯氏锦囊秘录[M]. 王新华点校. 北京：人民卫生出版社，1998：518.

[14] [清] 黄宫绣. 本草求真[M]. 北京：人民卫生出版社，1987：207.

[15] 北京中医药大学中药教研室. 药性歌括四百味白话解[M]. 5版. 北京：人民卫生出版社，1962：267.

[16] [明] 吴昆. 医方考[M]. 洪青山校注. 北京：中国中医药出版社，2007：246.

[17] 中医药学名词审定委员会审定. 中医药学名词[M]. 北京：科学出版社，2005：112.

[18] 吴兰成. 中国中医药学主题词表[M]. 北京：中医古籍出版社，2008：690.

[19] 李经纬，邓铁涛，等. 中医大辞典[M]. 北京：人民卫生出版社，1995：1644.

[20] 国家质量监督检验检疫总局. 中医临床诊疗术语：治法[M]. 北京：中国标准出版社，2001：338.

[21] 李剑，曾召. 治则治法与针灸学[M]//曹洪欣，刘保延. 中国中医药学术语集成. 北京：中医古籍出版社，2006：293.

[22] 李振吉. 中医药常用名词术语辞典[M]. 北京：中国中医药出版社，2001：361.

（石景洋）

2・107 续筋接骨

xù jīn jiē gǔ

一、规范名

【中文名】续筋接骨。

【英文名】reunion of fractured tendons and bones。

【注释】用具有强筋健骨作用的方药，或用正骨推拿手法及其他方法，使损伤断裂的筋骨得以整复，治疗筋骨损伤病证的方法。

二、定名依据

"续筋接骨"一词首见于唐代著作《仙授理伤续断秘方》，但作为治法名词始见于明代王肯堂的著作《证治准绳》，此前中医著作中尚有"续筋骨"一词，和本治法的概念相同。

同时，古代中医著作中尚有"接骨续筋""整理补接""整骨续筋""整顿归元""整理折伤"等名称记载，涵义基本与“续筋接骨”相同。

我国目前已经出版的国际《中医临床诊疗术语·中医治法部分》《中医药学名词》《中医大辞典》《中国中医药主题词表》《中国中医药学术语集成·治则治法与针灸学》均使用“续筋接骨”一词。这说明在中医界将“续筋接骨”作为正名使用已达成共识。将“续筋接骨”作为规范词使用，符合名词定名的约定俗成原则。

我国2005年出版的由全国科学技术名词审定委员会审定公布的《中医药学名词》已使用“续筋接骨”一词作为规范名词，所以“续筋接骨”作为规范名符合术语定名的协调一致原则。

三、同义词

【曾称】“续筋骨”（《神农本草经》）；“接骨续筋”“整理补接”“整骨续筋”（《仙授理伤续断方》）；“整顿归元”（《世医得效方》）；“整理折伤”（《古今医统大全》）。

四、源流考释

“续筋接骨”一词，源自“续筋骨”，始见于秦汉时期著作《神农本草经》，如该书卷一“上经”：“续断，味苦微温。主伤寒，补不足，金创痈伤，折跌，续筋骨，妇人乳难，久服益气力。”[1]38 这里“续筋骨”主要是指药物的功效。以后的著作即沿用“续筋骨”一词作为正名记载。例如南北朝陶弘景《本草经集注》：“千岁蘽汁，主补五脏，益气，续筋骨，长肌肉，去诸痹。”[2]211 唐代苏敬《新修本草》：“干漆，主绝伤，补中，续筋骨，填髓脑，安五脏，五缓六急，风寒湿痹，疗咳嗽，消瘀血，痞结，腰痛，女子疝瘕，利小肠，去蛔虫。”[3]307

“续筋接骨”一词，始见于唐代蔺道人《仙授理伤续断方》，如该书“医治整理补接次第口诀当归散”曰：“治打扑伤损，皮肉破碎，筋骨寸断，瘀壅滞结，肿不散。或作痈疽，疼痛至甚。因损后中风药大能续筋接骨，克日取效。”[4]25 这里“续筋接骨”是指药方的功效。此后“续筋接骨”一词被用以描述药物、药方的功效或作为方剂的名称。例如明代医家异远真人《跌损妙方》：“此药极能理损，续筋接骨，屡有神效。”[5]244 明代徐春甫《古今医统大全》：“黄末药，治跌打损伤，皮肉破绽，筋肉寸断，败血壅滞，结痈烂坏，疼痛至甚，或劳役所损，四肢疼痛，损后中风，手足痿痹不仁，筋骨乖张，挛缩不伸，续筋接骨，卓有奇效。”[6]537 明代李时珍《本草纲目》：“主治……生肌止血定痛，补虚续筋接骨。”[7]947 有的医家沿用“续筋骨”一词。如宋代唐慎微《证类本草》卷第五：“自然铜……排脓消瘀血，续筋骨，治产后血邪，安心，止惊悸，以酒摩服。”[8]135 宋代赵佶《圣济总录》：“治宜速以养血脉续筋骨之剂服之，则其效速矣。”[9]1638 明代李时珍《本草纲目》既用“续筋接骨”，也用“续筋骨”：“漏芦……通小肠，泄精尿血，肠风，风赤眼，小儿壮热，扑损，续筋骨，乳痈、瘰疬、金疮，止血排脓，补血长肉，通经脉。”[7]424

“续筋接骨”作为治法名词，始见于明代王肯堂《证治准绳》，如该书疡医卷之六“跌扑伤损治法”曰：“重者伤筋折骨，此当续筋接骨，非调治三四月不得平复。”[10]1222 此后有的医家沿用“续筋接骨”一词来表示治法。例如，清代顾世澄《疡医大全》：“重者伤筋折骨，此当续筋接骨，非调治三四月不得平复；更甚者气血内停，沮塞真气不得行者必死，急泻其血，通其滞，亦或有可治焉。”[11]729 有的使用“续筋接骨”表示药物、药方的功效。例如，明代缪希雍《神农本草经疏》：“自然铜，乃入血行血，续筋接骨之神药也。”[12]77 明代医家李中梓《医宗必读》：“续筋接骨，折伤者依然复旧；消瘀破滞，疼痛者倏尔消除。”[13]136 清代陈士铎《本草新编》：“接骨木，味苦、辛，气平，有小毒，入骨节，专续筋接骨，易起死回生。”[14]153 清代汪昂《本草备要》：“白蜡……定痛补虚，续筋接骨，外科要药。”[15]224 清代黄元御《玉楸药解》：“温肾荣筋，治阳痿精滑，膝挛腰痛，心腹疼痛，胸膈痰水，续筋接骨，化癖消症，排痈疽脓血，起风痹瘫痪，治霍乱转筋。”[16]1402 有的使用“续筋骨”一词。清代汪昂《本草备要》：“除热解结，散血通经，续筋骨（筋绝伤者，取蟹黄、足髓，熬纳疮中，筋即续生）。”[15]217 清代王洪《外科全生集》：“酒浸炒，性微温，入肝家，续筋骨，助血气，消血结，胎产跌扑，行血止血。”[17]85

古代著作中记载本词的异名还有“整理补接”“接骨续筋”“整骨续筋”（《仙授理伤续断方》）、“整顿归元”（《世医得效方》）、“整理折伤”（《古今医统大全》）。如唐代蔺道人《仙授理伤续断方》中设立“医治整理补接次第口诀”来记载续筋接骨这一治法：“一、煎水洗，二、相度损处，三、拔伸，四、或用力收入骨，五、捺正，六、用黑龙散通，七、用风流散填疮，八、夹缚，九、服药，十、再洗，十一、再用黑龙散通，十二、或再用风流散填疮口，十三、再夹缚，十四、仍用前服药治之。”[4]17《仙授理伤续断方》中创立接骨散，“治飞禽骨断，从高坠下，驴马跌折，筋断骨碎，痛不可忍。此乃接骨续筋，止痛活血”。[4]38 该书另谓：“紫金散，整骨续筋，生肌止痛，内伤肝肺，呕血不止，或在心腹胀痛，四肢无力，左右半身风痪。”[4]36 元代危亦林《世医得效方》：“骨节损折，肘，臂，腰、膝出臼蹉跌，须用法整顿归元。先用麻药与服，使不知痛，然后可用手。凡脚手各有六出臼、四折骨，每手有三处出臼，脚亦三处出臼。”[18]728 明代徐春甫《古今医统大全》中设有“治法整理折伤治例”：“凡手有四折骨六出臼。手臂出臼，此骨上段骨是臼，下段骨是杵，四边筋脉锁定。或出臼，亦有锉损筋者，所以出臼也。此骨须拽手直，一人拽须用手把定此骨，搦教归窠，看骨出那边，用杉木皮或竹一片，夹定一边，一边不用夹，须在屈直处夹，才服药后，不可放定了，或时拽曲拽直。此处筋多，服药后若不屈直，则恐成固疾，日久曲直不得。”[6]525

现代有关著作有的沿用明代王肯堂《证治准绳》的记载，以“续筋接骨”为正名。例如，《中医大辞典》：“续筋接骨，治法。即用推拿等手法或其他方法，使损伤断裂的筋骨得以整复，治疗筋骨损伤的方法。”[19]1663《中国中医药主题词表》：“续筋接骨，属整复疗法……通过推拿等手法或其他方法，使损伤断裂的筋骨得以整复的治疗方法。适用于筋骨损伤的病症。”[20]1034《中医临床诊疗术语·治法部分》：“续筋接骨，通过推拿等手法或其他方法，使损伤断裂的筋骨得以整复的治疗方法。适用于筋骨损伤的病症。”[21]47《中国中医药学术语集成·治则治法与针灸学》：“续筋接骨，通过推拿等手法或其他方法，使损伤断裂的筋骨得以整复的治疗方法。”[22]299《中医药学名词》：“续筋接骨，用具有强筋健骨作用的方药，或用正骨推拿手法及其他方法，使损伤断裂的筋骨得以整复，治疗筋骨损伤病证的方法。”[23]128 有的使用“接骨续损”一词。例如《中国医学百科全书·中医学》：“接骨续损，是以有助于断折的筋骨生长修复，促进愈合的药物为主，组成方剂，治疗中、后期筋骨损伤的方法。”[24]745

总之，“续筋骨”一词首见于《神农本草经》，是指药物的功效。“续筋接骨”首见于《仙授理伤续断方》，是指方剂的功效，而“续筋接骨”作为治法首见于明代王肯堂的《证治准绳》。同时古代中医著作尚有“接骨续筋”“整理补接”“整骨续筋”“整顿归元”“整理折伤”等记载。现代有关著作大多使用“续筋接骨”一词作为正名。

五、文献辑录

《神农本草经》卷一：“续断，味苦微温。主伤寒，补不足，金创痈伤，折跌，续筋骨，妇人乳难，久服益气力。”[1]38

《本草经集注·草木上品》：“千岁蘽汁，主补五脏，益气，续筋骨，长肌肉，去诸痹。”[2]211

《新修本草》卷十二：“干漆，主绝伤，补中，续筋骨，填髓脑，安五脏，五缓六急，风寒湿痹，疗咳嗽，消瘀血，痞结，腰痛，女子疝瘕，利小肠，去蛔虫。”[3]307

《仙授理伤续断方·医治整理补接次第口诀》：“治打扑伤损，皮肉破碎，筋骨寸断，瘀壅滞结，肿不散。或作痈疽，疼痛至甚……此药大能续筋接骨，克日取效。”[4]25

《仙授理伤续断方·医治整理补接次第口诀》:"一、煎水洗,二、相度损处,三、拔伸,四、或用力收入骨,五、捺正,六、用黑龙散通,七、用风流散填疮,八、夹缚,九、服药,十、再洗,十一、再用黑龙散通,十二、或再用风流散填疮口,十三、再夹缚,十四、仍用前服药治之。"[4]17

《仙授理伤续断方·又治伤损方论》:"接骨散,治飞禽骨断,从高坠下,驴马跌折,筋断骨碎,痛不可忍。此乃接骨续筋,止痛活血。"[4]38

《仙授理伤续断方·又治伤损方论》:"紫金散,整骨续筋,生肌止痛,内伤肝肺,呕血不止,或在心腹胀痛,四肢无力,左右半身风痪,并宜服之。"[4]36

《证类本草》卷五:"自然铜……排脓消瘀血,续筋骨,治产后血邪,安心,止惊悸,以酒摩服。"[8]135

《圣济总录》卷一百四十五:"治宜速以养血脉续筋骨之剂服之,则其效速矣。"[9]1638

《世医得效方》卷十八:"骨节损折,肘,臂,腰、膝出臼蹉跌,须用法整顿归元。先用麻药与服,使不知痛,然后可用手。凡脚手各有六出臼、四折骨,每手有三处出臼,脚亦三处出臼。"[18]728

《跌损妙方·全身门用药》:"此药极能理损,续筋接骨,屡有神效。"[5]244

《古今医统大全》卷七十九:"黄末药……治跌打损伤,皮肉破绽,筋肉寸断,败血壅滞,结痈烂坏,疼痛至甚,或劳役所损,四肢疼痛,损后中风,手足痿痹不仁,筋骨乖张,挛缩不伸,续筋接骨,卓有奇效。"[6]537

《古今医统大全》卷七十九:"凡手有四折骨六出臼。手臂出臼,此骨上段骨是臼,下段骨是杵,四边筋脉锁定。或出臼,亦有锉损筋者,所以出臼也。此骨须拽手直,一人拽须用手把定此骨,搦教归窠,看骨出那边,用杉木皮或竹一片,夹定一边,一边不用夹,须在屈直处夹,才服药后,不可放定了,或时拽曲拽直。此处筋多,服药后若不屈直,则恐成固疾,日久曲直不得。"[6]525

《本草纲目·虫部》:"[主治]生肌止血定痛,补虚续筋接骨。"[7]947

《本草纲目·草部》:"漏芦……通小肠,泄精尿血,肠风,风赤眼,小儿壮热,扑损,续筋骨,乳痈、瘰疬、金疮,止血排脓,补血长肉,通经脉(大明)。"[7]424

《证治准绳·疡医》:"重者伤筋折骨,此当续筋接骨,非调治三四月不得平复。"[10]1222

《神农本草经疏》卷五:"自然铜,乃入血行血,续筋接骨之神药也。"[12]77

《医宗必读》卷四:"续筋接骨,折伤者依然复旧;消瘀破滞,疼痛者倏尔消除。"[13]136

《本草新编》卷四:"接骨木,味苦、辛,气平,有小毒,入骨节,专续筋接骨,易起死回生。"[14]153

《本草备要·鳞介鱼虫部》:"予以白蜡加入冲血滋肾药中,遂愈,定痛补虚,续筋接骨,外科要药。"[15]224

《本草备要·鳞介鱼虫部》:"除热解结,散血通经,续筋骨(筋绝伤者,取蟹黄、足髓,熬纳疮中,筋即续生)。"[15]217

《外科全生集》卷三:"酒浸炒,性微温,入肝家,续筋骨,助血气,消血结,胎产跌扑,行血止血。"[17]85

《玉楸药解》卷一:"温肾荣筋,治阳痿精滑,膝挛腰痛,心腹疼痛,胸膈痰水,续筋接骨,化癖消症,排痈疽脓血,起风痹瘫痪,治霍乱转筋。"[16]1402

《疡医大全》卷三十六:"重者伤筋折骨,此当续筋接骨,非调治三四月不得平复;更甚者气血内停,沮塞真气不得行者必死,急泻其血,通其滞,亦或有可治焉。"[11]729

《中医大辞典》:"续筋接骨……治法。即用推拿等手法或其他方法,使损伤断裂的筋骨得以整复,治疗筋骨损伤的方法。"[19]1663

《中国中医药主题词表》:"续筋接骨……属整复疗法　通过推拿等手法或其他方法,使损伤断裂的筋骨得以整复的治疗方法。适用于筋骨损伤的病症。"[20]1034

《国际标准治法部分》："续筋接骨……通过推拿等手法或其他方法，使损伤断裂的筋骨得以整复的治疗方法。适用于筋骨损伤的病症。"[21]47

《中国中医药学术语集成·治则治法与针灸学》："续筋接骨……通过推拿等手法或其他方法，使损伤断裂的筋骨得以整复的治疗方法。"[22]299

《中医药学名词》："续筋接骨……用具有强筋健骨作用的方药，或用正骨推拿手法及其他方法，使损伤断裂的筋骨得以整复，治疗筋骨损伤病证的方法。"[23]128

《中国医学百科全书·中医学》："接骨续损……是以有助于断折的筋骨生长修复，促进愈合的药物为主，组成方剂，治疗中、后期筋骨损伤的方法。"[24]745

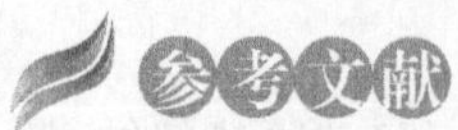

[1] 未著撰人. 神农本草经[M]. [清] 顾观光重辑. 北京：人民卫生出版社，1955：38.

[2] [南朝梁] 陶弘景. 本草经集注[M]. 北京：人民卫生出版社，1994：211.

[3] [唐] 苏敬. 新修本草[M]. 合肥：安徽科学技术出版社，1981：307.

[4] [唐] 蔺道人. 仙授理伤续断秘方[M]. 北京：人民卫生出版社，2006：17，25，36，38.

[5] [明] 异远真人. 跌损妙方[M]//中医古籍临证必读丛书：外科卷. 长沙：湖南科学技术出版社，1994：244.

[6] [明] 徐春甫. 古今医统大全：下[M]. 北京：人民卫生出版社，1991：525，537.

[7] [明] 李时珍. 本草纲目[M]. 北京：中国中医药出版社，1998：424，947.

[8] [宋] 唐慎微. 证类本草[M]. 郭君双，金秀梅，赵益梅校注. 北京：中国医药科技出版社，2011：135.

[9] [宋] 赵佶. 圣济总录：下[M]. 郑金生，汪惟刚，犬卷太一校点. 北京：人民卫生出版社，2013：1638.

[10] [明] 王肯堂. 证治准绳[M]. 北京：中国中医药出版社，1997：1222.

[11] [清] 顾世澄. 疡医大全[M]. 北京：中国中医药出版社，1994：729.

[12] [明] 缪希雍. 神农本草经疏[M]. 北京：中国中医药出版社，1997：77.

[13] [明] 李中梓. 医宗必读[M]. 北京：中国中医药出版社，1998：136.

[14] [清] 陈士铎. 本草新编[M]//陈士铎医学全书. 太原：山西科学技术出版社，2012：153.

[15] [清] 汪昂. 本草备要[M]. 太原：山西科学技术出版社，2015：217，224.

[16] [清] 黄元御. 玉楸药解[M]//黄元御医书全集：下. 北京：中医古籍出版社，2016：1402.

[17] [清] 王洪绪. 外科症治全生集[M]. 北京：中国中医药出版社，1996：85.

[18] [元] 危亦林. 世医得效方[M]. 北京：中国中医药出版社，2009：728.

[19] 李经纬，余瀛鳌，蔡景峰，等. 中医大辞典[M]. 北京：人民卫生出版社，2011：1663.

[20] 吴兰成. 中国中医药主题词表[M]. 北京：中医古籍出版社，2008：1034.

[21] 国家技术监督局. 中医临床诊疗术语：治法部分[M]. 北京：中国标准出版社，1997：47.

[22] 李剑，曾召. 治则治法与针灸学[M]//曹洪欣，刘保延. 中国中医药学术语集成. 北京：中医古籍出版社，2006：299.

[23] 中医药学名词审定委员会. 中医药学名词[M]. 北京：科学出版社，2005：128.

[24] 《中医学》编辑委员会. 中医学[M]//钱信忠. 中国医学百科全书. 上海：上海科学技术出版社，1997：745.

（郭凤鹏）

2·108

提脓拔毒

tí nóng bá dú

一、规范名

【中文名】提脓拔毒。

【英文名】eliminating pus and toxin。

【注释】用具有祛除毒邪，促进脓液排出作用的方药及其他疗法，使内蕴之脓毒得以排出，治疗脓毒证的方法。

二、定名依据

“提脓拔毒”一词首见于清代祁坤《外科大成》，此前尚有“拔毒”“拔毒追脓”“排脓拔毒”“追脓拔毒”“去脓拔毒”“抽脓拔毒”等词，诸词的概念基本相同，但是现代鲜有沿用。

自清代祁坤《外科大成》提出“提脓拔毒”之名，其后的著作多有沿用，如清代《医学心悟》《疡医大全》《经验良方全集》《疡科纲要》《丁甘仁先生家传珍方》等。这些著作均为重要著作，对后世有较大影响。所以“提脓拔毒”作为规范名便于达成共识，符合术语定名的约定俗成原则。

我国目前已经出版国标《中医临床诊疗术语·治法部分》《中医药学名词》《中医大辞典》《传统医学名词术语国际标准》《中国中医药术语集成·治则治法与针灸学》均使用“提脓拔毒”一词。这说明在中医界将“提脓拔毒”作为正名使用已达成共识。

全国科学技术名词审定委员会审定公布的《中医药学名词》已使用“提脓拔毒”一词作为规范名词，所以“提脓拔毒”作为规范名符合术语定名的协调一致原则。

三、同义词

【曾称】“拔毒”（《肘后方》）；“拔毒追脓”（《医学正传》）；“提脓呼毒”（《医学源流论》）；“拔毒提脓”（《疡医大全》）；“呼脓拔毒”（《家用良方》）；“排脓拔毒”（《医学纲目》）；“去脓拔毒”（《本草汇）言》；“抽脓拔毒”（《简明医彀》）；“拔毒排脓”“追脓拔毒”（《本草纲目》）等。

四、源流考释

“提脓拔毒”一词源自“拔毒”，始见于晋代葛洪《肘后备急方》，如该书卷五“治痈疽妒乳诸毒肿方第三十六”曰：“又方，治痈，一切肿未成脓，拔毒。”[1]114

宋金元时期的相关著作继续沿用了《肘后备急方》的记载，以“拔毒”作为规范名，如宋代陈言《三因极一病证方论》卷十四“痈疽叙论”曰：“治之之要，虽有四节八事，所谓初觉，则宣热拔毒；已溃，则排脓止痛；脓尽，则消肌内塞，恶肉尽；则长肌敷痂。”[2]249 又如元代危亦林《世医得效方》卷十九“疮肿科总说”曰：“焮赤肿高者为实，软慢冷肿者为虚，初作宜宣热拔毒，外以洗涤、角敷，以敛其痕瘢，是大要法也。”[3]359

明代出现了“拔毒追脓”“排脓拔毒”“去脓拔毒”“抽脓拔毒”“拔毒排脓”“追脓拔毒”等多名称并存的情况。有的著作称之为“拔毒追脓”，如明代虞抟《医学正传》[4]380、明代李梴《医学入门》[5]660。有的著作称之为“排脓拔毒”，明代楼英《医学纲目》[6]381。有的著作称之为“拔毒排脓”，如明代李时珍《本草纲目》[7]909。有的著作称之为“追脓拔毒”，如明代李时珍《本草纲目》[7]526、明代张介宾《景岳全书》[8]629。有的著作称之为“去脓拔毒”，如明代倪朱谟《本草汇言》[9]519。有的著作称之为“抽脓拔毒”，如明代孙志宏《简明医彀》[10]463。

清代“提脓拔毒”一词，始见于清代祁坤《外科大成》：“初起七日之前，或已灸之后，未服他药者，宜蟾酥丸或绀珠丹汗之。如汗之不出，由毒气盛表里闭密之故，则外兼神灯照法、桑柴烘法。能使已成者自溃，不脱者自脱，助汤剂合表里以成功。烘后以膏盖顶上，提脓拔毒以御风寒，其根脚发肿。又在敷贴之力以束根本。若溃后者，则用铁桶膏围束疮口。”[11]525 其后沿用“提脓拔毒”的有清代程国彭《医学心悟》[12]169、清代顾世澄《疡医大全》[13]170、清代姚俊《经验良方全集》[14]161、民国张山雷《疡科纲要》[15]111、民国丁甘仁《丁甘仁先生家传珍方》[16]54。清代仍有的著作沿用“追脓拔毒”，如清代汪昂《本草易读》[17]206、清代黄凯钧《友渔斋医话》[18]178、清代鲍相璈《验方新编》[19]591。有的使用“拔毒追脓”，如清代黄元御《玉楸药解》[20]187。有的使用“提脓呼毒”，如清代徐大椿《医学源流论》[21]33。

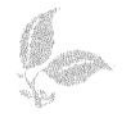

有的使用为"拔毒提脓"，如清代顾世澄《疡医大全》[13]176、清代吴师机《理瀹骈文》[22]472，民国张山雷《本草正义》[23]182。有的使用为"消痈拔毒"，如清代赵学敏《本草纲目拾遗》[24]100。有的称之为"呼脓拔毒"，如清代龚自璋《家用良方》[25]303。

现代有关著作均沿用《外科大成》中的记载，以"提脓拔毒"为本词的正名。例如《中医大辞典》[26]1694《中医临床诊疗术语·治法部分》[27]41《传统医学名词术语国际标准》[28]228《中国中医药学术语集成·治则治法与针灸学》[29]304《中医药学名词》[30]125。

总之，《肘后备急方》记载本治法为"拔毒"；《医学正传》记载为"拔毒追脓"；《医学纲目》记载为"拍脓拔毒"；《医学源流论》记载为"提脓呼毒"；《疡医大全》记载为"拔毒提脓"；《家用良方》记载为"呼脓拔毒"；《外科大成》记载本治法为"提脓拔毒"。现代相关著作多沿用"提脓拔毒"一词。

五、文献辑录

《肘后备急方》卷五："又方，治痈，一切肿未成脓，拔毒。"[1]114

《三因极一病证方论》卷十四："治之之要，虽有四节八事，所谓初觉，则宣热拔毒；已溃，则排脓止痛；脓尽，则消肌内塞，恶肉尽；则长肌敷痂。"[2]249

《世医得效方》卷十九："焮赤肿高者为实，软慢冷肿者为虚，初作宜宣热拔毒，外以洗涤、角敷，以敛其痕瘢，是大要法也。"[3]359

《医学正传》卷六："治诸般痈肿，未成脓者贴散，已成脓者拔毒追脓，腹中痞块，止疟疾，贴大椎及身柱，其效如神。"[4]380

《医学纲目》卷十八："虽破穴脓汁不多，再须排脓拔毒，透后慎不令再肿，须疼止肿消，患人自觉轻便，即是顺疾也。"[6]381

《本草纲目》卷十七："蓖麻……主偏风不遂，口眼㖞斜，失音口噤，头风耳聋，舌胀喉痹，齁喘脚气，毒肿丹瘤，汤火伤，针刺入肉，女人胎衣不下，子肠挺出，开通关窍经络，能止诸痛，消肿追脓拔毒。"[7]526

卷三十五："葛常之《韵语阳秋》云：有人患发背溃坏，肠胃可窥，百方不瘥。一医用立秋日太阳未升时，采楸树叶，熬之为膏，敷其外；内以云母膏作小丸服，尽四两，不累日而愈也。东晋范汪，名医也，亦称楸叶治疮肿之功。则楸有拔毒排脓之力可知。"[7]909

《医学入门》卷七："阴疮、瘰疬、流注、臁疮，寒邪所袭久不愈者，尤宜用之，未溃则拔毒止痛，已溃则补接阳气；其阳证肿痛焮甚，或重如负石，初起用之，水出即消；其经数日者，用之虽溃亦浅，且无苦楚。治诸般痈毒、无名恶疮，未成者散，已成者拔毒追脓。"[5]660

《景岳全书》卷四十八："能逐风散毒，疗口眼㖞斜，失音口噤，肿毒丹瘤，针刺入肉，止痛消肿，追脓拔毒，俱可研贴。"[8]629

《本草汇言》卷八："松脂……拔毒消痈，吸脓去腐肉之药也(朱丹溪)。如入疡科，敷贴料中，可去脓拔毒，腐秽初作，或初溃者可用，如久溃疡，脓血已尽，气虚血寒，肉泛而不敛者，用此不惟不能生新肌，反增溃烂，延流皮肉，损人筋脉，不可胜言，用者当细审之。"[9]519

《简明医彀》卷八："弭患于未萌之前，拔毒于既成之后，顺气匀血，扶植胃本。上各为末，和匀，以米粒研丸绿豆大，用一粒安毒头上，将拔毒膏贴于外，脓自出。凡已破溃，不能生肌收口，悉宜贴之，抽脓拔毒，去腐生肌。有脓者咬头出脓，去腐消肿，抽脓拔毒，脓尽亦能收口。"[10]463

《外科大成》卷一："初起七日之前，或已灸之后，未服他药者，宜蟾酥丸或绀珠丹汗之。如汗之不出，由毒气盛表里闭密之故，则外兼神灯照法、桑柴烘法。能使已成者自溃，不脱者自脱，助汤剂合表里以成功。烘后以膏盖顶上，提脓拔毒以御风寒，其根脚发肿。又在敷贴之力以束根本。若溃后者，则用铁桶膏围束疮口。"[11]525

《本草易读》卷五："追脓拔毒最灵，齁喘咳嗽悉效。"[17]206

《医学心悟》卷三："此地不宜成脓，头内中空，耳前后更多曲折，提脓拔毒，恒多不便，故针砭断不可少。"[12]169

《玉楸药解》卷一："熬膏贴肤，拔毒追脓，纸捻入鼻，开癃通闭。"[20]187

《医学源流论》卷上："若外治之围药、涂药、升药、降药，护肌腐肉，止血行瘀，定痛煞痒，提脓呼毒，生肉生皮，续筋连骨；又有熏蒸烙灸，吊洗点溻等药，种种各异，更复每症不同，皆非一时所得备，尤必须平时预合。"[21]33

《疡医大全》卷七："紫阳丹……提脓拔毒。水银、银朱、生铅、百草霜、轻粉、杭粉、雄黄（各等分）、麝香（宜少用）。共研极细末。每用少许搽之，以膏贴之。如治下疽加儿茶。"[13]170

《疡医大全》卷七："鲫鱼膏吴近宸，贴一切无名肿毒，未成即散，已成拔毒提脓，并治脓窠疮疖。"[13]176

《本草纲目拾遗》卷四："濒湖所引《图经》云：甘平无毒，治发背消痈拔毒，同甘草作末，米汁调服。"[24]100

《友渔斋医话・药笼小品》："追脓拔毒，敷瘰疬恶疮，屡奏奇功。"[18]178

《验方新编》卷二十四："治痈疽阴阳等毒，肿痛未溃时，敷此追脓拔毒。"[19]591

《家用良方》卷五："并治疗毒初出、涨水不畅，贴之立能呼脓拔毒，消肿定痛。"[25]303

《经验良方全集》卷三："砭法施于头面及耳前后，因其漫肿无头，急用此法以泻其毒，取上细磁锋，用竹箸夹定紧扎，放锋出半分，封患处另以箸敲之，遍刺肿处。俾紫血多出为善，刺毕以精肉贴片时，再用鸡子清调乳香末润之，此地不宜成脓，头内中空，耳前后更多曲折，提脓拔毒更多未便，故砭法断宜早施。"[14]161

《理瀹骈文・存济堂药局修合施送方并加药法》："此膏治上焦风热及表里俱热者。凡三阳症并宜之，亦治湿在上须表散者。若湿温症，宜金仙膏。阴虚有火者，宜滋阴膏。外症拔毒提脓，宜云台膏。此膏治头疼如神风火症并效。"[22]472

《疡科纲要》卷下："此药提脓拔毒，能去恶腐，而不痛不猛，最为王道，且收捷效。惟疔疮脓多及脑疽、背疮、腹皮痈等大证，腐化已剧，脓水甚多者，以此提脓吸毒，去腐极易，并不苦痛。"[15]111

《本草正义》卷四："寿颐业师朱氏，世以兼治外疡名，凡拔毒提脓药中，从不用此，惟退消疡毒红肿及发颐、瘰疬、乳痈等症，有家制千捶膏一方，专用蓖麻子仁杵细，和乳香、胶香、银朱、麝香成膏，即有红赤肿高，势且酿脓者，亦可十消八九，则明是消散之功，何可误认提毒外出？濒湖以治偏风不举，口目㖞斜，盖亦用其走窜入络，可以通痹，非能拔出血络经脉之风邪。"[23]182

《丁甘仁先生家传珍方・四丹方》："九黄丹，专治提脓拔毒，去瘀化腐。"[16]54

《中医大辞典》："提脓拔毒，治法。即用具有提脓祛腐作用的方药及其他治疗方法，使内蕴之脓毒得以排出，治疗脓毒证的治法。"[26]1694

《中医临床诊疗术语・治法部分》："提脓拔毒，运用具有提脓祛腐作用的方药及其他疗法，使内蕴之脓毒得以排除，适用于脓毒证的治疗方法。"[27]41

《传统医学名词术语国际标准》："提脓拔毒，Draw out pus and toxin，a therapeutic method to promote discharge of pus and remove toxins in the treatment of purulent toxin pattern syndrome。"[28]228

《中国中医药学术语集成・治则治法与针灸学》："提脓拔毒，运用具有提脓祛腐作用的方药及其他疗法，使内蕴之脓毒得以排出。"[29]304

《中医药学名词》："提脓拔毒，用具有祛除毒邪，促进脓液排出作用的方药及其他疗法，使内蕴之脓毒得以排出，治疗脓毒证的方法。"[30]125

[1] [晋] 葛洪．肘后备急方[M]．汪剑，邹运国，罗思航整

理.北京：中国中医药出版社，2016：114.
[2] [宋] 陈无择.三因极-病证方论[M].侯如燕校注.北京：中国医药科技出版社，2011：249.
[3] [元] 危亦林.世医得效方[M].北京：中国医药科技出版社，2011：359.
[4] [明] 虞抟.医学正传[M].北京：中医古籍出版社，2002：380.
[5] [明] 李梴.医学入门：下[M].太原：山西科学技术出版社，2013：660.
[6] [明] 楼英.医学纲目[M].北京：中国中医药出版社，1996：381.
[7] [明] 李时珍.本草纲目[M].太原：山西科学技术出版社，2014：526，909.
[8] [明] 张景岳.景岳全书[M].北京：中国医药科技出版社，2011：629.
[9] [明] 倪朱谟.本草汇言[M].上海：上海科学技术出版社，2005：519.
[10] [明] 孙志宏.简明医彀[M].北京：人民卫生出版社，1984：463.
[11] [清] 祁坤.外科大成[M]//中华医学名著宝库：卷4.北京：九州图书出版社，1999：525.
[12] [清] 程国彭.医学心悟[M].北京：中国中医药出版社，2009：169.
[13] [清] 顾世澄.疡医大全[M].北京：中国中医药出版社，1994：170，176.
[14] [清] 姚俊.经验良方全集[M].北京：中国中医药出版社，2008：161.
[15] 张山雷.疡科纲要[M]//裘庆元.三三医书.北京：中国中医药出版社，1998：111.
[16] 丁甘仁.丁甘仁先生家传珍方[M].上海：上海科学技术出版社，2004：54.
[17] [清] 汪讱庵.本草易读[M].北京：人民卫生出版社，1987：206.
[18] [清] 黄凯钧.友渔斋医话[M].上海：上海中医药大学出版社，2011：178.
[19] [清] 鲍相璈.验方新编[M].北京：中国中医药出版社，1994：591.
[20] [清] 黄元御.素灵微蕴 长沙药解 玉楸药解[M].太原：山西科学技术出版社，2012：187.
[21] [清] 徐灵胎.医学源流论[M].北京：中国医药科技出版社，2011：33.
[22] [清] 吴师机.理瀹骈文[M].北京：人民卫生出版社，1984：472.
[23] 张山雷.本草正义[M].太原：山西科学技术出版社，2013：182.
[24] [清] 赵学敏.本草纲目拾遗[M].北京：人民卫生出版社，1963：100.
[25] [清] 龚自璋.家用良方[M].北京：中医古籍出版社，1999：303.
[26] 李经纬，余瀛鳌，蔡景峰，等.中医大辞典[M].北京：人民卫生出版社，2011：1694.
[27] 国家技术监督局.中医临床诊疗术语：治法部分[M].北京：中国标准出版社，1997：41.
[28] 世界卫生组织(西太平洋地区).传统医学名词术语国际标准[M].北京：北京大学医学出版社，2009：228.
[29] 李剑，曾召.中国中医药学术语集成：治则治法与针灸学[M].北京：中医古籍出版社，2006：304.
[30] 中医药学名词审定委员会.中医药学名词[M].北京：科学出版社，2005：125.

（郭凤鹏）

2·109

揪痧法

jiū shā fǎ

一、规范名

【汉文名】揪痧法。

【英文名】finger pinching scraping。

【注释】五指屈曲，用示指、中指的第二指节或示指、大拇指夹持施术部位，把皮肤与肌肉揪起，或撕扯特定部位，迅速用力向外滑动再松开，一揪一放，直到皮肤出现紫红色或瘀点的方法。

二、定名依据

“揪痧法”作为刮痧手法名称，来源于揪法。揪法，首见清代《急救痧证全集》。

《急救痧症全集》中还提出“提痧”“扯痧法”，与“揪痧法”概念内涵相同。但后续医家并未固定于这三个名称中的一个，而是有众多名称，如“挤痧”“拈痧”“挤拧疗法”等。揪痧法在我国各地因方言的不同而各有别名，如：福建一带名为“撮痧”或“箝痧斑”；广东一带名为“拈痧”；杭州、绍兴一带名为“扭痧”；温州一带名为“夺痧”；苏南一带名为“提痧”；苏北一带名为“掐痧”；除此之外，尚有“标印”“挤拧疗法”“扯痧”“挟痧”“抓痧”“挟阄”“撮痧法”“挟痧法”“抓痧法”“挤痧法”“扯痧法”“拧痧法”“撮痧疗法”“挟痧疗法”“抓痧疗法”“捏痧疗法”“掐痧法”“掐痧斑”“捏痧”“钳痧疗法”“钳痧法”等不同称呼。

现代相关标准类工具书，如《现代汉语大词典》《当代汉语词典》《汉语大词典》《中医名词术语精华辞典》《中医大辞典》《中医辞海》《中医词释》《内科护理学》《推拿手法学》《中医临床诊疗术语・治法部分》《中国针灸学词典》《中国针灸辞典》《针灸技术操作规范：刮痧》等均有相关记载，但并未固定于一种规范名。揪痧法名称较多，究其原因有二，一为地域方言之异，二为推拿手法名称之异。揪法总的原则是揪起皮肤，能够很好地体现揪痧法的动作要领，且不属于地域方言，故认为应以“揪痧法”作为该法的规范名。

三、同义词

【曾称】“揪疙瘩”（《中医养生学》）；“提喉咙”（《防疫刍言》）；“掠痧”“就痧”（《汉语方言大词典》）。

【又称】“撮痧”“提痧”“标印”（《中医名词术语精华辞典》）；“扭痧”（《简明中医辞典》《中医辞海・中册》）；“拧痧”“挤拧疗法”（《简明中医辞典》）；“扯痧”（《中医大辞典》）；“挟痧”“抓痧”“挟阄”（《中医辞海》）；“挤痧”（《中医词释》）；“撮痧法”（《中医辞海》）；“挟痧法”“抓痧法”“挤痧法”“扯痧法”（《中医辞海》）；“拧痧法”（《中医辞海》《推拿手法学》）；“撮痧疗法”（《中医临床诊疗术语・治法部分》《中国针灸学词典》）；“捏痧疗法”“抓痧疗法”（《中医临床诊疗术语・治法部分》）；“挟痧疗法”（《家用民间疗法精选》）；“掐痧法”（《痧病民间疗法》）；“夺痧”“拈痧”“掐痧”“掐痧斑”（《刮痧疗法》）；“捏痧”（《痧病诊疗手册》）；“钳痧疗法”（《中国侗医药史》）；“钳痧法”（《临床医学研究・中医学》）；“揪痧”（《现代汉语大词典》）。

四、源流考释

“揪痧法”的发展与“痧证”的发展紧密关联。“痧”作为中医特有病证名，在不同历史时期有不同写法，也有不同的内涵。痧在早期医籍中多作“沙”，宋以后“痧”“沙”或“砂”并见。推拿法于明代开始应用于痧证的治疗，发展至清代得到广泛应用，并出现了推拿治疗痧证的专著。

揪痧法的有关记载始见于清代郭志邃《痧胀玉衡》，该书“羊毛瘟痧”篇曰：“北人名为打火罐，并能治痧痛是也。抑又闻北方人，用手推背上二筋，撮起，掐紧一时许，亦能治痧痛。”[1]113 郭氏虽未明确提出“揪痧”，但其中“撮”“掐”手法的配合治疗痧证，却已具有“揪痧法”之实。

清代赵学敏《串雅全书・绪论》记载了“撮痧”，并指出“撮痧”即“标印”，云：“负笈行医，周游四方……用针曰挑红，用刀曰放红，撮痧曰标印，艾火曰乘离。”[2]10 这里的“撮痧”“标印”即揪痧法。

清代蒋宝素《医略十三篇》卷十二“沙蜮第十二”篇中记载了“挤沙”，其书云：“今人感之微者，头疼身痛，形神拘倦，欲吐不吐，四肢闭逆，或腹痛欲泻，令人挤眉心、人中、承浆、颈项胸前背后，出见红斑如枣大，重则色紫，顷刻即愈，名曰挤沙。相沿成俗，即感受风寒，亦有挤沙而愈者。盖挤沙有发汗之意，在内为血，发外为汗，汗即血故也。”[3]908 同时，该书卷十三“瘴气第十三”亦提道：“略曰：砭曲池出血，北人谓之打寒，治伤寒温疫。刺头额上下唇出血，岭南谓之挑草子，治瘴气。挤眉心、承浆、胸前背后、出红斑，近代谓之挤沙，治感冒(或用碗蘸香油刮诸处名刮沙，亦有用针挑者)三者相似。”[3]915 这里

的"挤沙"亦"揪痧法"。

清代黄鹤龄《痧证全生》将拿法、刮法、砭法列为痧证三大外治法,"拿法,以手拿其筋部之法也……所以此症必拿筋者,因肝为周身诸筋之主,内寄相火,又当升泻,功能表里,既被寒湿凝聚,阳气失于流行,故患此病。今与拿之,令肺脏相火即阳气也升降,阳气流行,表里通彻,气血疏畅,真阳复生,浊阴自解,而诸证可告痊矣,则拿筋治病之至简、至捷之一大法门也。"[4]5并列"拿筋练指法""拿筋图"等,详述拿法的作用机制、治疗部位等。拿法,即用拇指和示、中指,或用拇指和其余四指相对用力,在身体的一定部位或穴位上做一紧一松的提拿动作。[5]143用五指进行捏拿的又称抓法。《中医大辞典》:"明周于蕃《秘传推拿妙诀·字法解》:'拿者,医人以两手指或大指或各指于病者应拿穴处或掐或捏或揉,皆谓之拿也'。"[6]1446"拿法"亦为"揪痧法"。

清代费友棠《急救痧证全集》首次记载了"揪""提痧""扯痧法",如:《痧证文献整理与刮痧现代研究》"急救痧证全集"篇指出:"苏扬杭绍风俗,患痧者令仆人以指抉其咽喉两旁及项下胸前,作菊花样,谓之提痧。此因南方体弱畏痛故用此法,然痧毒深重者无益也"[7]422"扯痧法"篇载有:"南方秋夏痧症最多,曾见人猝病,扯痧,不药立愈。其法用水拍湿结喉及两边(即大迎穴)皮上、两手臂弯(即曲泽穴,在腕中)皮上、两腿弯(即委中穴)皮上,将示指、中指拳曲夹着结喉两边等处皮上,用力揪扯一二十下,则痧气发现,皮上露出黑紫颜色……此外治易知易行之法,必有益无损。与痧药均便于行路之人,盖一面吞药,一面自己换手扯痧,立即见效。"[7]424"扯痧法"的动作要点在于"揪""扯",后世认为"揪法"作为一种推拿手法首见于该书。此处虽未直接提出"揪痧"一词,但究其实质却是使用"揪法"治疗痧证,故言"揪痧法"来源于"揪法"。因而可得知"揪痧法""扯痧法""提痧"为同一种治疗方法。《急救痧证全集》中指出揪痧的部位主要是结喉及两边(即大迎穴)、曲泽穴、委中穴。操作时需先蘸水将施术部位润湿,然后再予以揪、扯的操作,且要求操作部位皮肤显露痧痕。

清代罗汝兰《鼠疫汇编》首次记载了"拈痧",其书曰:"若疫盛行时,忽手足抽搐,不省人事,面目周身皆赤,此鼠疫之急症……或拈痧,或刮痧,亦可醒";又"增治鼠疫毒盛法初起多而急,多大热大渴痛痹等症,照此法治。二十一年陀村疫复作,毒盛症重……或刮痧拈痧,或疬肿大,放血更好"[8]627。1910—1911年东三省鼠疫大流行,曹廷杰编著《防疫刍言》。《防疫刍言·序及例言》云:"又《约编》载有拈痧,刮痧二法,亦收捷效。拈痧者,用手指将喉前颈皮及委中、曲尺左右四处拈出紫红色也。"[9]13 该书附录附有"拈痧图说"。其中,"拈痧说"中提到该法的具体操作及来源,"拈痧者,或病人自己,或旁人,无论左手右手,现将大指、环指、小指屈近掌内不用,次屈示指、中指,以两指第二节,拈病人喉前颈皮,及手弯曲尺、足弯委中,左右各二处,使见紫赤色,或紫黑色也。按:拈痧二字,出《鼠疫约编》,系粤语,吾乡凡肚腹爆痛者,则用食指中指紧夹喉前颈皮提之,名曰'提喉咙'"[9]13。该书明确指出该法在南北方因地域方言不同而存在叫法不一,如"北人则曰揪,盖方言各异,而以两指拈之提之揪之则同也。其法止及喉前两手足弯五处,肚腹爆痛,及发痧急症,往往见效。"[9]15 可见"拈痧"即"揪痧"。"拈痧图"中涉及的部位有喉前颈皮、喉左大筋、喉右大筋、曲尺穴、委中穴,且在"针刺拈痧刮痧总论"中从穴位归属经络的角度论述了为何取这些穴位作为操作点。[9]15

明末清初的瘟疫使得痧证的理论在清代得到兴盛,发展至"无人不痧、无证不痧"。在清末由于西方医学的引进,许多原属于痧证范畴的疾病从痧病谱中分离出来,加之痧证理论自身存在缺陷,故痧证及其治疗方法在清末走向衰落,进入民国后逐渐沉寂。直到1960年人民卫生出版社出版了江静波的《刮痧疗法》一书，才打破局面，开创了现代研究刮痧之先河。

江静波《刮痧疗法》定义了什么是痧病，认为痧病是可以在患者身上扯出或刮出紫红色小出血点的一类病，并指出“在中医书里，有很多名称，比较常见的有：干霍乱、吊脚痧、转筋霍（火）、青筋病、痧气病、痧胀病、挣病、翻病等等。”[10]1 针对痧病，江氏提出治疗方法主要有刮痧、扯痧疗法、放痧疗法和药物治疗。该书记载扯痧是治疗痧病常用的一种手法，但因地域方言不同而存在多种名称，如“在福建一带叫做‘撮痧’或‘拑痧斑’；在广东一带叫做‘拈痧’；在杭州、绍兴一带叫做‘扭痧’；在温州一带叫做‘夺痧’；在苏南一带叫做‘提痧’，苏北一带叫做‘掐痧’；有的中医书上叫‘标印’；现在有人又管它叫‘挤拧疗法’。”[10]7 同时又指出扯痧“是由施术者用手指（示指及中指或大指及示指）用力扯提病人的表皮，使小血管破裂，以扯出痧点来。用示指及中指提扯的，用力较重，因此又叫拧法；用大指及示指提扯的，用力较轻，因此又叫挤法。”[10]7

在此之前，1959 年著名按摩大家卢英华所著《按摩疗法》一书的后面附有俞天农的“挤拧疗法的介绍”及高鉴如的“从‘挤拧疗法’谈到刮刺和痧气”，专门论述了挤拧疗法的适应证、操作技术、施用部位、疗效、原理等。该书记载：“‘挤拧疗法’的名称，民间一般叫‘拧痧’或‘挤痧’（杭州、绍兴一带叫做‘扭痧’，温州方面叫‘夺痧’。其名称因各地的方言不同而互异）。”[11]65 其中，“拧”法是“以右手示、中二指（曲指如握拳式）本节与二节衔接的锐端，将两指张如钳形”而操作于施术部位，而“挤”法是“以术者两手的拇指或示指”，二者操作前均需“蘸水”，动作要点均为“一拉一放”或“一挤一放”，操作部位均需“瘢痕透露”[11]68,69。同时亦指出“在头面部位都是采取‘点’的治疗，一般均用‘单手挤法’，就是单用右手的拇、示二指来‘挤’的一种手法。”[11]69 由此可见，“挤拧疗法”即“拧痧”“挤痧”“夺痧”“扭痧”，亦为《刮痧疗法》中提及的“扯痧疗法”。

虽《刮痧疗法》记载为“扯痧疗法”，但后续现代相关著作对于揪痧法的记载名称各异，并未固定于一词，如“揪痧法”（《针灸技术操作规范第 22 部分：刮痧》）[12]10；“揪痧”（《现代汉语大词典》[13]891）；“撮痧”（《中医名词术语精华辞典》[14]1140）；“提痧”（《中医名词术语精华辞典》[14]986）；“标印”（《中医名词术语精华辞典》[14]701）；“扭痧”（《简明中医辞典》[15]501《中医辞海》[16]112）；“拧痧”（《简明中医辞典》[15]600）；“挤拧疗法”（《简明中医辞典》）[15]707；“扯痧”（《中医大辞典》[6]826）；“挟痧”“抓痧”（《中医辞海》）[16]413 “挟阔”（《中医辞海》[16]110）；“挤痧”（《中医词释》[17]391）；“撮痧法”（《中医辞海》）[18]492；“挟痧法”“抓痧法”“挤痧法”“扯痧法”（《中医辞海》[16]109,110,736,739）；“拧痧法”（《中医辞海》[16]413《推拿手法学》[19]198）；“撮痧疗法”（《中医临床诊疗术语·治法部分》[20]53《中国针灸学词典》[21]745,746）；“捏痧疗法”“抓痧疗法”（《中医临床诊疗术语·治法部分》[20]53）；“挟痧疗法”（《家用民间疗法精选》[22]23）；“拑痧法”（《痧病民间疗法》[23]11,12）；“夺痧”“拈痧”“掐痧”“拑痧斑”（《刮痧疗法》[10]7）；“捏痧”（《痧病诊疗手册》[24]6）；“钳痧疗法”（《中国侗医药史》[25]57）；“钳痧法”（《临床医学研究·中医学》[26]97）等。俗称“揪疙瘩”（《中医养生学》[27]552）；“提喉咙”（《防疫刍言》[9]13）；“掠痧”“就痧”（《汉语方言大词典·第四卷》[28]5373,6255）。

上述名称诸如揪痧、拧痧、扭痧、挤痧、扯痧、提痧、挤拧疗法等名词条目在现行相关工具书及著作中多互为解释，如《中医词释》：“挤痧，即挤拧疗法。”[17]391《中医名词术语精华辞典》：“提痧：推拿方法名。又名扭痧、拧痧、扯痧。”[14]986《中医辞海·中册》：“拧痧法，外科治法。又称揪痧、挤痧、抓痧、挟痧、扯痧和撮痧。见撮痧法条。”[16]413《中医辞海》：“撮痧法又称扯痧法、拧痧法、挟痧法、抓痧法、挤痧法、揪痧

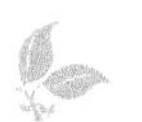

法。”[18]492《中国畲族医药学》:“撮痧(又称抓痧、捏痧、夹痧、拧痧)”[29]72 等。

揪痧法称谓较多,其原因之一即因地域方言的不同,如“钳痧法(列吓)”为侗医治疗痧证的方法之一,动作要点为用示指和中指弯曲,钳住病人胸、背及上、下肢皮肤,向上轻提3～5次,或现紫红色为度[30]672,亦称为“钳痧”或“扯痧”[31]399;又如“撮痧”是畲医治疗痧证方法之一[29]71,而畲族作为我国少数民族之一,在闽、浙、赣、粤、皖等地都有分布,但以福建最为集中[32]146。

揪痧法究其实质,均为某一推拿手法应用于痧证的治疗,故推拿手法名称之异是造成揪痧法名称较多的又一原因。推拿手法一般都是由日常生活动作衍化而来,所以大多数单式手法是根据施术时手法的动作形式命名的,如按、摩、推、拿、捻、搓、擦、滚、拍、挤、点、揉、抹、振、抖、背、拧、刮、抵、揪等均属此类。[5]31 故存在动作原理相似的一类推拿手法名称,如揪法、拧法、扭法、挤法和扯法等。有的医家认为揪法总的原则是揪起皮肤,故凡是提起皮肤的,其原理相同均应归称为揪法。[33]107 有的医家认为揪、拧、扭、挤和扯此五法动作大同小异,实属同一手法。其中,拧法的刺激较强,挤法的刺激较缓和,可根据施术部位和病情灵活运用。[34]94

综上,随着历史的变迁,现在的痧证已不同于古代,而且现代的痧证也无明确定义,是一个较为宽泛的概念,且可见于许多疾病。然而延续至今的相关治疗方法的基本原理却未发生较大变化,故“揪痧法”之名侧重表达的是一种治疗方法、一项技术。揪痧法虽称谓较多,但循其发展历史直至现代,历代文献中其操作要领、操作部位等并未得到过多演变。该法仍是以手代器,操作部位主要是项部、颈部、面部等,如头面部的印堂、颈部天突和背部夹脊穴等。[12]10[35]182

五、文献辑录

《痧胀玉衡·羊毛瘟痧》:“此痧言远先生道之甚悉,所以垂救世人多矣。余实未见,不敢妄论。近又闻丹箴袁兄所述,自北方来亲见。此症胸前生羊毛数茎。北人又有用铜钱置病所,以艾火烧钱上,外将瓦罐或竹罐盒之,即时拔出汗水而愈。北人名为打火罐,并能治痧痛是也。抑又闻北方人,用手推背上二筋撮起,掐紧一时许,亦能治痧痛。此二法,余虽未经验,若为之,想亦有益无损,故并志之,以为穷荒僻野,无医疗治者,一生路焉。”[1]113

《串雅全书·绪论》:“负笈行医,周游四方……用针曰挑红,用刀曰放红,撮痧曰标印,艾火曰乘离。”[2]10

《医略十三篇》:“射影丸,主治射工沙虱、溪毒诸证。其病与伤寒、温疫、霍乱、瘴气相类,但手足逆冷者是,甚至手足麻木不仁,冷过肘膝……今人感之微者,头疼身痛,形神拘倦,欲吐不吐,四肢闭逆,或腹痛欲泻,令人挤眉心、人中、承浆、颈项胸前背后,出见红斑如枣大,重则色紫,顷刻即愈,名曰挤沙。相沿成俗,即感受风寒,亦有挤沙而愈者。盖挤沙有发汗之意,在内为血,发外为汗,汗即血故也。”[3]908“略曰:砭曲池出血,北人谓之打寒,治伤寒温疫。刺头额上下唇出血,岭南谓之挑草子,治瘴气。挤眉心、承浆、胸前背后、出红斑,近代谓之挤沙,治感冒(或用碗蘸香油刮诸处名刮沙,亦有用针挑者)三者相似。”[3]915

《痧证全生·序》:“拿法,以手拿其筋部之法也……所以此症必拿筋者,因肝为周身诸筋之主,内寄相火,又当升泻,功能表里,既被寒湿凝聚,阳气失于流行,故患此病。今与拿之,令肺脏相火即阳气也升降,阳气流行,表里通彻,气血疏畅,真阳复生,浊阴自解,而诸证可告痊矣,则拿筋治病之至简、至捷之一大法门也。”[4]5

《推拿手法学》:“推拿手法的命名与分类:‘推拿手法一般都是由日常生活动作衍化而来,所以大多数单式手法是根据施术时手法的动作形式命名的,如按、摩、推、拿、捻、搓、擦、滚、拍、挤、点、揉、抹、振、抖、背、拧、刮、抵、揪等均属此类’。”[5]143

《中医大辞典》:“拿法……推拿手法。用拇指和示、中指,或用拇指和其余四指的指腹,相对用力紧捏一定部位。用五指进行捏拿的又称抓法。明代周于蕃《秘传推拿妙诀·字法解》:‘拿者,医人以两手指或大指或各指于病者应拿穴处或掐或捏或揉,皆谓之拿也。’”[6]1446

《痧证文献整理与刮痧现代研究》:“急救痧证全集”卷上:“苏扬杭绍风俗,患痧者令仆人以指抉其咽喉两旁及项下胸前,作菊花样,谓之提痧。此因南方体弱畏痛故用此法,然痧毒深重者无益也。”[7]422“急救痧证全集”卷上:“《续集》扯痧法即提痧:南方夏秋痧症最多,曾见人猝病,扯痧,不药立愈。其法用水拍湿结喉及两边即大迎穴皮上、两手臂弯即曲泽穴,在腕中皮上、两腿弯即委中穴皮上,将食指、中指拳曲夹着结喉两边等处皮上,用力揪扯一二十下,则痧气发现,皮上露出黑紫颜色……此外治易知易行之法,必有益无损。与痧药均便于行路之人,盖一面吞药,一面自己换手扯痧,立即见效。较之针灸诸方,既简便而且稳当,愿仁人君子留心焉。”[7]424

《鼠疫汇编》:“若疫盛行时,忽手足抽搐,不省人事,面目周身皆赤,此鼠疫之急症,非风非脱,切忌艾火与参。急用大针刺两手足拗处,约半分深,捻出毒血,其人必醒【忌用艾火,并忌服参】。或用生姜十余两捣烂,手巾包裹,蘸热酒周身重擦,自上而下亦醒。或拈痧,或刮痧,亦可醒。”“增治鼠疫毒盛法初起多而急,多大热大渴痛痹等症,照此法治二十一年陀村疫复作,毒盛症重。见核未热,服涂兼施,照方三四剂愈。见核微热,日夜二服,五六剂愈。重症危症,照方加药。老弱用单剂连追法,石膏、大黄用三五钱,强壮用双剂连追法,石膏、大黄用七钱、一两、两余,外用布包药渣,温熨周身,或刮痧拈痧,或病肿大,放血更好。”[8]627

《防疫刍言·序及例言》:“又《约编》载有拈痧,刮痧二法,亦收捷效。拈痧者,用手指将喉前颈皮及委中、曲尺左右四处拈出紫红色也。刮痧者,用铜钱蘸盐水或枣醋,将喉前、颈后及曲尺、委中二穴,又前胸脐下,又喉之两旁各寸许,又背脊骨两旁各半寸,均刮出紫赤色也。此二法人多知之,彼时未曾收入,亦属遗漏。”“拈痧者,或患者自己,或旁人,无论左手右手,现将大指、环指、小指屈近掌内不用,次屈示指、中指,以两指第二节,拈病人喉前颈皮,及手弯曲尺、足弯委中,左右各二处,使见紫赤色,或紫黑色也。按:拈痧二字,出《鼠疫约编》,系粤语,吾乡凡肚腹爆痛者,则用示指中指紧夹喉前颈皮提之,名曰‘提喉咙’。北人则曰揪,盖方言各异,而以两指拈之提之揪之则同也。其法止及喉前两手足弯五处,肚腹爆痛,及发痧急症,往往见效。”[9]13

《防疫刍言》:“喉前颈皮属任脉,廉泉天突二穴居之……两手弯正中曲泽穴,属手厥阴心包经络。两手大指内爪角一韭叶许。少商穴,属手太阴肺经,两手弯曲泽穴上稍前。尺泽穴,属太阴肺经……两足弯委中穴,亦属足太阳膀胱经。以上统共五十二穴,各有主治病症,毋庸赘述。至于喉旁两大筋,则为手阳明大肠、手少阳三焦、手少阴心、足阳明胃、足少阳胆、足太阴脾、足厥阴肝、足少阴肾,八经经络经过之地,与以上所指各穴所在之经络,皆气血流通之络,若一人染病……但使染病之初,速于以上所列各处,或拍打刺血,或拈痧,或刮痧,使血之已凝者复活”[9]15

《刮痧疗法》:“什么是痧病呢?因为生了这一类病的人,在皮肤上,可以用手扯出;或是用铜钱、汤匙之类的东西刮出一些紫红色的小出血点(中医书叫做‘痧斑’),这些出血点散在的出现,很像一些细小的沙粒子,因此,人民根据这种形状,把这一类病取名叫做痧病(这种病没有免疫力,发过一次以后,还会再发)。”“在中医书里,有很多名称,比较常见的有:干霍乱、吊脚痧、转筋霍(火)、青筋病、痧气病、痧胀病、挣病、翻病,等等。”[10]1“扯痧,也是治疗痧病常用的一

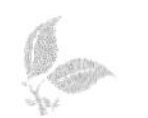

种手法。这种手法，由于各地的方言不同，而有许多不同的名称。比如在福建一带叫做'撮痧'或'拑痧斑'；在广东一带叫做'拈痧'；在杭州、绍兴一带叫做'扭痧'；在温州一带叫做'夺痧'；在苏南一带叫做'提痧'，苏北一带叫做'掐痧'；有的中医书上叫'标印'；现在有人又管它叫'挤拧疗法'。这种手法，是由施术者用手指（示指及中指或大指及示指）用力扯提患者的表皮，使小血管破裂，以扯出痧点来。用示指及中指提扯的，用力较重，因此又叫拧法；用大指及示指提扯的，用力较轻，因此又叫挤法。"[10]7

《按摩疗法》："故'挤拧疗法'的名称，民间一般叫'拧痧'或'挤痧'（杭州、绍兴一带叫做'扭痧'，温州方面叫'夺痧'。其名称因各地的方言不同而互异）。"[11]65"'拧'的手法：术者根据适应证，以右手示中二指（曲指如握拳式）本节与二节衔接的锐端，将两指张如钳形，蘸水使湿润，按照施术部位，或痛点以及痛点周围的皮层上一拉一放，直到被拧的部分透现红紫色瘢痕为度再换施别处（古人叫'痧痕透露'）。""'挤'是'拧'的交换手法。需要全身实数时，或初学者拧的时间稍久，手部会有痉挛或发酸等现象。所以在开手拧几分钟后，即可换施'挤'法。也有神经敏感的患者，特别怕痛，而单用'挤'法施术的。因此'挤'法可以减轻皮肤的痛感。其法：即以术者两手的拇指或示指，蘸水如'拧'法，在规定部位的皮层上一挤一放，直到被挤的部分发现紫色瘢痕透露，再行换施别处。在头面部位都是采取'点'的治疗，一般均用'单手挤法'，就是单用右手的拇示二指来'挤'的一种手法。"[11]68

《针灸技术操作规范第22部分：刮痧》："又称扯痧法、挤痧法。五指屈曲，用示指、中指的第二指节或示指、大拇指夹持施术部位，把皮肤与肌肉揪起，或撕扯特定部位，迅速用力向外滑动再松开，一揪一放，直到皮肤出现紫红色或瘀点。此法宜用于头面部的印堂、颈部天突和背部夹脊穴等部位。"[12]10

《现代汉语大词典》："揪痧：民间治疗某些疾病的一种方法。通常用手指揪颈部、咽喉部、额部，使局部皮肤充血以缓解内部炎症"。[13]891

《中医名词术语精华辞典》："撮痧：推拿方法名。见《串雅·绪论》，即提痧，见该条。"[14]1140

《中医名词术语精华辞典》："提痧：推拿方法名，又名扭痧、拧痧、扯痧。用拇指和屈曲的示指，或者是屈曲的示指和中指，张开如钳形，蘸取温水后，夹持肌肤作反复扭提至局部出现紫红色为度。常施用于眉心、颈项等处。适用于感冒，中暑，恶心，呕吐，头昏头胀，胸闷，腹泻，食积，晕车，晕船，晕机，水土不服等症。《急救痧证全集》卷上：'苏、扬、杭、绍风俗，患痧者令仆人以指抉其咽喉两旁及项下胸前作菊花样，谓之提痧。'"[14]986"标印：推拿方法名。见《串雅·绪论》，即提痧，详该条。"[14]701

《简明中医辞典》："扭痧：外治法。见挤拧疗法条。"[15]501"拧痧：外治法。见挤拧疗法条"[15]600"挤拧疗法，广泛流传于民间的外治法。因常用于治疗痧证，又称扭痧、拧痧、提痧、挤痧。按不同病情在太阳、印堂、大椎或颈侧以及华佗夹脊等处，用两指腹或屈曲两手指关节挤拧至皮下出血。有发散解表，通经疏郁作用。适用于中暑、外感风寒、晕车晕船等。"[15]707

《中医大辞典》："扯痧：推拿方法。即提痧。《急救痧证全集》卷上：'扯痧法（即提痧）：南方秋夏，痧症最多。曾见人卒病，扯痧不药立愈。其法用水拍湿结喉及两边（即人迎穴）皮上、两手臂弯（即曲泽穴，在腕中）皮上、两腿弯（即委中穴）皮上，将示指、中指拳曲，夹著结喉两边等处皮上，用力揪扯一二十下，则痧气发现，皮上露出黑紫颜色。'"[6]826

《中医词释》："挤痧，即挤拧疗法。"[17]391

《中医辞海》中册："扯痧法：外科治法。为撮痧法的一种。施术者用大拇指与示指用力扯提患者的撮痧部位，使小血管破裂，以扯出痧点来。主要部位在头额、项背、颈部、面额的太阳穴和印堂处。"[16]109"抓痧法：外科治法。亦称撮痧法、扯痧法、拧痧、挟阔、挤痧、揪痧。见撮痧法条。"[16]110"扭痧：① 中医治法。外治法。见挤拧疗法条。② 推拿方法名。即提痧。"[16]112"拧痧法：外科治法。又称揪痧、挤痧、抓痧、挟痧、扯痧和撮痧。见撮痧法条。"[16]413"挟痧法：中医治法。又称撮痧法、扯痧法、拧痧法、抓痧法、挤痧法和揪痧法。见撮痧法条。"[16]736"挤痧法：中医治法。又称'扯痧''拧痧''挟痧''抓痧''揪痧法'。见撮痧法条。"[16]739

《中医辞海》下册："撮痧法：中医治法。是施术者用指手撮扯拧提病员体表的一定部位，以治疗疾病的方法。撮痧法又称扯痧法、拧痧法、挟痧法、抓痧法、挤痧法、揪痧法。它具有行气开闭、调畅气机、宣泄痧毒等功效。主要用以治疗产后痧、胎前痧、盘肠痧、暑痧、头风痧、脘痛痧、穿隔痧、寒痧等。"[18]492

《推拿手法学》："定义：用屈曲示指与拇指，或与屈曲中指，张开如钳状，夹住治疗部位的皮肤，做反复扭捏动作的手法，称为拧法。是一种广泛流传于民间的手法，又称为拧痧法或提痧法。动作要领：术者用屈曲的示指和中指（或用拇指与屈曲的示指）张开如钳状，准确的夹起治疗部位的皮肤，向外提拉至一定程度，然后手指松开，使皮肤回复原状，如此一拉一放，至皮肤出现红晕或皮下郁血红斑为止。"[19]198

《中医临床诊疗术语・治法部分》："撮［捏］［抓］痧疗法：在患者一定的部位和穴位。用手指拧起一个橄榄状的充血斑块，主要用于急性腹痛呕泻、中暑、时行感冒、头痛、关节痹痛等病症的一种外治疗法。"[20]53

《中国针灸学词典》："撮痧疗法：针刺方法之一。亦称抓痧疗法、捏痧疗法。指在患者一定的部位或穴位，以手指撮捏，使局部皮肤充血，以治疗疾病的方法"[21]745,746

《家用民间疗法精选》："撮痧疗法，又叫'挟痧疗法'和'抓痧疗法'，是在患者一定部位或穴位上，拧起一个橄榄状的充血斑，以治疗疾病的一种方法。"[22]23

《痧病民间疗法》："掛痧法：适用于痧病的手足胀累、胸胁胀闷、恶嗅食气、舌底痧筋明显等症。施术者先用右手中指第二关节棘突，在患者胸部从上而下用力划一下，如划线部位的肌肉收缩，隆起似条状时，宜用掛痧法治疗。部位：额、印堂、颈项肩背、胸胁、肘窝和腘窝等处。操作方法：施术者屈曲右手中、示两指的第二节，以关节棘突蘸石灰水，在患者胸部或颈项部用力掛扯，直至皮下溢血呈紫黑色为止。然后从上而下，依次反复左右对称地掛扯"[23]11,12

《痧病诊疗手册》："捏痧疗法，即医者运用手法在患者体表上的一定部位进行捏提等动作，使皮下显露痧痕，以达到治疗痧病的一种方法。捏痧亦称'扯痧''拧痧''抓痧''捏痧'等。广西民间用此法治疗痧病最为普遍。适用于痧病初起、发热、头痛、全身筋骨、肌肉麻胀不适等；具有清热解毒，祛痧镇痛的作用。""捏痧前的准备：预备清水一碗，在每次捏痧之前，先用清水润湿手指，然后开始操作。捏痧的基本手法：术者五指屈曲，用示指、中指的二指节对准捏痧的部位，把皮肤与肌肉挟起，然后松开，这样一挟一放，反复进行，在同一部位连续操作 6 或 7 遍，这对被挟起的部位就出现痧痕。此外，也可用拇指与示指相对抓拿捏痧部位的皮肤（如钳状），向外钳提到一足的程度后再把指松开，皮肤因弹性伸缩的关系而恢复原状，这样连续地拧起放下，直至皮肤发生郁血和红晕为止（操作时皮肤要润湿），一般不出现痧痕，这种动作称为放筋络疗法。还可用双手的拇指与示指相对挤压捏痧部位的皮肤，每点挤压时稍提起皮肤，如此挤压又提起又放开 5～7 遍，至痧斑显露为止。"[24]6

《中国侗医药史》："侗族民间最具特色的传统疗法除正骨疗法外，还有侗医治痧术。侗医对痧证的治疗方法有刮痧疗法、挑痧疗法、掐痧疗法、钳痧疗法、拍痧疗法、拔毛疗法、熨痧疗法、放血痧疗法等 10 余种治疗痧证的外治疗

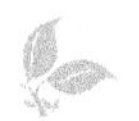

法。"[25]57

《临床医学研究・中医学》:"(钳痧法)与挑刮法相似。不同的是挑刮法是先用刮法使皮肤充血透痧,再加挑痧,而钳痧法则是采用钳拧法使皮肤充血透痧。钳痧的手势是以右手的中、示指构成一个蟹钳形状,蘸些盐水或开水,对准要钳的皮肤顺序而钳,一拉一放,反复几次,皮肤局部便有充血发瘀现象,热毒越重,皮色越易瘀黑。非属痧斑热毒重症则不易发瘀"[26]97

《中医养生学》:"揪痧疗法亦叫拧痧疗法。民间称'揪疙瘩',是指将中指和示指弯曲如钩状,蘸水夹揪皮肤造成局部瘀血,以防治疾病的一种治疗方法。揪痧不需要任何工具,只需用手指即可,也可以自己为自己揪痧,所以揪痧也是一种较好的自我疗法。"[27]552

《汉语方言大词典》第四卷:"掠痧:〈动〉揪痧(通常用手指揪颈部或两臂弯曲的部分,是民间治疗中暑、咽峡炎等病的一种方法)。闽语。福建厦门。""就痧:〈动〉即揪痧(一种治病方法)。西南官话。四川南川。1931年《南川县志》:'以两指拈人之肉而曲之,如～就包。'"[28]5373

《中国畲族医药学》:"痧症疗法是畲族医药中最具特色的治法之一,许多畲医和畲民掌握多种发痧技术,常起到立竿见影、手到病除的效果。痧症的治疗大法就是发痧疗法,病情较轻者采用刮痧、撮痧、焊痧和搓痧等,病情急重者采用针刺、放血、挑痧或配合畲药治疗。"[29]71"撮痧又称抓痧、捏痧、夹痧、拧痧,是畲族最常用的发痧疗法。方法为:先准备润滑剂……不同的痧症选择不同的润滑剂,有不同的治疗效果,然后手握紧拳头,五指屈曲,示指、中指的第二节张开呈60～90度角,沾上准备好的润滑剂,对准要撮的部位,把皮肤用力撮起,然后突然松开,皮肤还原,这时会发出'啪'的一声,连撮5～8次,多则十余次,至局部皮肤出现紫红色痧痕为止。"[29]72

《中国中医药发展五十年》:"如'钳痧法(列吓)'为侗医治疗痧证的方法之一,动作要点为用示指和中指弯曲,钳住患者胸、背及上、下肢皮肤,向上轻提3～5次,或现紫红色为度。"[30]672

《柳州市柳北区志(1991—2005)》:"或用手指中指和示指沾上油,拢成钳形往患者颈背、背脊上钳扯,直至血印出现为止。头痛钳额头,钳太阳穴,称为'钳痧'或称'扯痧。'"[31]399

《中国地理百科・闽西山地》畲族:"在中国少数民族当中,畲族是典型的散居式分布,在闽、浙、赣、粤、皖等省都有分布,但以福建最为集中,90%以上畲族定居在此。"[32]146

《推拿手法学》:"推拿手法一般都是由日常生活动作衍化而来,所以大多数单式手法是根据施术时手法的动作形式命名的,如按、摩、推、拿、捻、搓、擦、攘、拍、挤、点、揉、抹、振、抖、背、拧、刮、抵、揪等均属此类。"[5]31

《李祖谟论中国传统手法医学》:"揪法总的原则是揪起皮肤,故凡是提起皮肤的,其原理相同均应归称为揪法,包括有人所说的挪法或文献中所叫的捏脊,均是一个原理。揪与捏不同,捏时连同皮肤下组织以及肌肉均被捏住,而且并无滑过感。也有人把揪法称为扯法或拧法、抓法。但又有人做肢体关节左右上下牵动称为扯法,而实际上是属牵法,所以扯法的命名是不合适的,拧法与揪法则完全相同,而抓法显然是使用多指同拇指相对的揪。有人所谓挪法而操作却与掌揪法相同,但也有人认为挪法是用掌心在一定部位的上下左右往来移动,应归属摩法。"[33]107

《推拿功法与治病》:"拧法、扭法、挤法、揪法和扯法动作大同小异,实属同一手法。这些手法广泛流传于民间,合称为拧挤疗法,对痧证有较好的治疗效果。所谓痧证是指夏秋之间,因感受风寒暑湿之气,或因感受疫气、秽浊,而见身体寒热,头、胸、腹或闷或胀或痛,或神昏喉痛,或上吐下泻,或腰如带束,或指甲青黑,或手足直硬麻木等一类病证。此外,拧挤疗法对晕车、晕船、晕机,或水土不服等症也有疗效。拧挤疗法施术的次序一般是：先后项部（连肩部），次背部，再次头面部、前颈部、脾腹部，最后四肢部。上述五法中，拧法的刺激较强，挤法的刺激较缓和，可根据施术部位和病情灵活运用。”[34]94

《中国标准刮痧》：“揪痧法，就是将五指屈曲，用食指、中指的第二指节或食指、大拇指夹持施术部位，把皮肤与肌肉揪起，或撕扯特定部位，迅速用力向外滑动再松开，一揪一放，直到皮肤出现紫红色或瘀点的方法。”[35]182

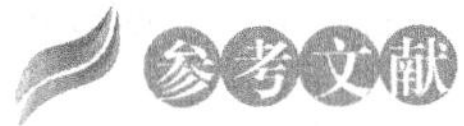

参考文献

[1] [清]郭志邃.痧胀玉衡[M].北京：人民卫生出版社，1995：113.

[2] [清]赵学敏.串雅全书[M].北京：中国中医药出版社，1998：10.

[3] [清]蒋宝素.医略十三篇[M]//曹洪欣.温病大成：第一部.福州：福建科学技术出版社，2007：908,915.

[4] [清]黄鹤龄.痧证全生[M].道光二十六年刻本（1846）：5.

[5] 吕明，吕立江，顾一煌，等.推拿手法学[M].北京：中国医药科技出版社，2014：31,143.

[6] 李经纬，余瀛鳌，欧永欣，等.中医大辞典[M].北京：人民卫生出版社，1995：826,1446.

[7] [清]费友棠.急救痧证全集[M]//杨金生，王莹莹.痧证文献整理与刮痧现代研究.北京：中国医药科技出版社，2015：422,424.

[8] [清]罗汝兰.鼠疫汇编[M]//曹洪欣，等.温病大成：第四部.福州：福建科学技术出版社，2008：627.

[9] [清]曹廷杰.防疫刍言[M].1918京师警察厅铅印本：13,15.

[10] 江静波.刮痧疗法[M].北京：人民卫生出版社，1960：1,7.

[11] 卢英华，等.按摩疗法：第一集[M].北京：人民卫生出版社，1959：65,68,69.

[12] 中华人民共和国国家质量监督检验检疫总局，中国国家标准化管理委员会.针灸技术操作规范第22部分：刮痧[M].北京：中国标准出版社，2014：10.

[13] 阮智富，郭忠新.现代汉语大词典：上[M].上海：上海辞书出版社，2009：891.

[14] 李经纬，余瀛鳌，蔡景峰，等.中医名词术语精华辞典[M].天津：天津科学技术出版社，1996：701,986,1140.

[15] 李经纬，等.简明中医辞典（修订本）[M].北京：中国医药科技出版社，2001：501,600,707.

[16] 袁钟，图娅，彭泽邦，等.中医辞海：中册[M].北京：中国医药科技出版社，1999：109,110,112,413,736,739.

[17] 徐元贞，曹健生，赵法新，等.中医词释[M].郑州：河南科学技术出版社，1983：391.

[18] 袁钟，图娅，彭泽邦，等.中医辞海：下册[M].北京：中国医药科技出版社，1999：492.

[19] 周信文.推拿手法学[M].上海：上海中医药大学出版社，1996：198.

[20] 国家技术监督局.中医临床诊疗术语：治法部分[M].北京：中国标准出版社，1997：53.

[21] 高忻洙，胡玲.中国针灸学词典[M].南京：江苏科学技术出版社，2010：745,746.

[22] 刘道清.家用民间疗法精选[M].成都：四川辞书出版社，2001：23.

[23] 黄贤忠.痧病民间疗法[M].南宁：广西人民出版社，1982：11,12.

[24] 黄镇才，黄贤忠.痧病诊疗手册[M].南宁：广西民族出版社，1990：6.

[25] 汪治，田兰，田华咏.中国侗医药史[M].北京：中医古籍出版社，2014：57.

[26] 谢艳飞，杨传英，康风河.临床医学研究：中医学[M].北京：知识产权出版社，2013：97.

[27] 张学梓，钱秋海.中医养生学[M].中国医药科技出版社，2002：552.

[28] 中国复旦大学，日本京都外国语大学.汉语方言大词典：第四卷[M].北京：中华书局.1999：5373,6255.

[29] 雷后兴，李水福.中国畲族医药学[M].北京：中国中医药出版社，2007：71,72.

[30] 孟庆云.中国中医药发展五十年[M].郑州：河南医科大学出版社，1999：672.

[31] 陈虹，蔡炳兆，刘芳，等.柳州市柳北区志（1991—2005）[M].南宁：广西人民出版社，2009：399.

[32] 中国地理百科丛书编委会.中国地理百科：闽西山地[M].广州：世界图书出版广东有限公司，2015：146.

[33] 李祖谟.李祖谟论中国传统手法医学[M].北京：中国建材工业出版社，1998：107.

[34] 曹仁发.推拿功法与治病[M].上海：上海科学技术文献出版社，1992：94.

[35] 杨金生，王莹莹.中国标准刮痧[M].上海：第二军医大学出版社，2011：182.

（杨　莉　王莹莹　杨金生）

温里法

wēn lǐ fǎ

一、规范名

【中文名】温里法。

【英文名】warming interior method。

【注释】又称"祛寒法"。用药性温热具有温阳散寒作用的方药，治疗寒邪内侵或阳虚内寒病证的治法。

二、定名依据

"温里法"首见于清代郑重光《素圃医案》，此前中医著作中尚有温里、热、温等相关记载，四者的概念是不完全相同的。

温(《伤寒论》)、热(《内经》)两词是形容词，不符合规范名词的单义性原则。温里(《医学心悟》)一词是动词，也不适合作为治法的规范名词，不符合规范名词的单义性要求。"温里法"一词作为名词，能准确反映本治法的内涵，符合规范名词的科学性原则。

我国目前已经出版的国标《中医临床诊疗术语·治法部分》《中医药学名词》《中医大辞典》《中国中医药主题词表》《中国医学百科全书·中医学》《中医基本名词术语中英文对照国际标准》等著作均使用"温里法"一词。这说明在中医界将"温里法"作为正名使用已达成共识。

我国2005年出版的全国科学技术名词审定委员会审定公布的《中医药学名词》已使用"温里法"一词作为规范名词，所以"温里法"作为规范名符合术语定名的协调一致原则。

三、同义词

【曾称】温里(《伤寒论》)；热(《黄帝内经素问》)；温(《医学心悟》)。

四、源流考释

"温里法"的最早相关记载见于《内经》，其中记载"寒则热之"[1]189"形不足者，温之以气"[1]13，这里的"热""温"即是指用温热的药物治疗寒凉病证。"温里"一词首见于东汉张机《伤寒论》，该书"辨厥阴病脉证并治"："下利腹胀满，身体疼痛者，先温其里，乃攻其表；温里宜四逆汤，攻表宜桂枝汤。"[2]99 这里"温里"即是指用温热药物温里的治法。后世医家大多沿用本词作为正名记载本词。如唐代孙思邈《千金翼方》[3]99、唐代王焘《外台秘要》[4]1、宋代庞安时《伤寒总病论》[5]163、金代成无已《注解伤寒论》[6]156、元代王好古《阴证略例》[7]12、明代虞抟《医学正传》[8]489、明代徐春甫《古今医统大全》[9]622、明代孙一奎《赤水玄珠》[10]420、明代李梴《医学入门》[11]255、清代沈金鳌《伤寒论纲目》[12]231。例如金代成无已《注解伤寒论》卷七："辨不可发汗病脉证并治法第十五……厥而脉紧，则少阴伤寒也，法当温里，而反发汗，则损少阴之气。"[6]156

"温里法"一词始见于清代郑重光《素圃医案》，该书卷一"伤寒治效"："幸神气未昏，手足未厥，初剂用四逆汤加茯苓、半夏、吴萸，温里以治哕，次日加人参以培阳。次日即发热恶寒，身痛脉浮，犹有表证，作太阴病治法，用桂枝苍术炮姜二陈等药，温里解肌，得汗表解，旋入少阴，脉细如丝，舌黑下利，尿如煤水。初以桂枝理中汤解肌温里，二日不效。前汪病案，乃太阴传厥阴，里不甚虚，仍从外解，此初病即属厥阴，得温里法，亦外解矣。因劳而复里虚，遂传少阴，少阴无外解之理，所以直用温里而愈。"[13]609 其后的医学著作仍多使用"温里"一词。如清代顾靖远《顾松园医镜》[14]95、清代顾世澄《疡医大全》[15]631、清代徐大椿《医贯砭》[16]90、清代吴瑭《温病条辨》[17]13、清代郑寿全《医法圆通》[18]96、清代周学海《读医随笔》[19]194 等。例如清代郑寿全《医法圆通》卷三中："身疼无热……久病与素秉不足之人，忽见身疼，而却不发热者，是里有寒也，法宜温里。但服温里之药，多有见大热身疼甚者，此是阴邪溃散，即愈之征，切不可妄用清凉以止之。"[18]96 此外，明清时期尚有医家使用"温"来表达温里法。如清代程国彭《医学心悟》："温者，温其中也。脏受寒侵，必须温剂。《经》云：寒者热之，是已。然有当温不温误人者，即有不当温而温以误人者，有当温而温之不得其法以误人者，有当温而温之不量其人、不量其证与其时以误人者，是不可不审也。"[20]33

现代有关著作均沿用清代郑重光《素圃医案》的记载，以"温里法"为本词的正名。如《中医药学名词》[21]120《中医基本名词术语中英文对照国际标准》[22]200《中医大辞典》[23]1783《中国中医药主题词表》[24]935《中国医学百科全书·中医学》[25]696《中医临床诊疗术语·治法部分》[26]28 等。例如《中医药学名词》："温里法 用药性温热，具有温阳散寒作用的方药，治疗寒邪内侵，或阳虚内寒病证的治法。"[21]120

总之，"热"和"温"是温里法的最早记载，见于《内经》。"温里"也被用于表示温里法，见于《伤寒论》。"温里法"一词最早见于清代郑重光《素圃医案》。现代有关著作大多沿用"温里法"这一名词。

五、文献辑录

《黄帝内经素问·至真要大论》："寒者热之。"[1]189

"阴阳应象大论"："形不足者，温之以气。"[1]13

《伤寒论·辨厥阴病脉证并治》："下利腹胀满，身体疼痛者，先温其里，乃攻其表；温里宜四逆汤，攻表宜桂枝汤。"[2]99

《千金翼方》卷十："下利腹满，身体疼痛，先温其里，乃攻其表，温里宜四逆汤，攻表宜桂枝汤。"[3]99

《外台秘要》卷一："发表以桂枝；温里宜四逆。"[4]1

《伤寒总病论》卷二："先用四逆温里，得利止，乃可随证用药攻表也。"[5]163

《注解伤寒论》卷七："厥而脉紧，则少阴伤寒也，法当温里，而反发汗，则损少阴之气。"[6]156

《阴证略例·四逆汤》："下利腹胀，满身疼痛者，先温里乃攻表。温里宜四逆汤，攻表宜桂枝汤。"[7]12

《医学正传》卷八："一证，或成血疱，一半尚是红点，此毒气发越不透，必不能食，大便如常者，宜半温里半助养之剂，用四圣散加减，及紫草木香汤、丝瓜汤、阮氏万全散、汤氏安斑汤。"[8]489

《古今医统大全》卷十三："凡伤寒初起，无头痛，无身热，就便怕寒，四肢厥冷，或腹痛吐泻，或口味白沫，或流冷涎，或战栗，面如刀割，引衣蜷卧，不渴，脉来沉迟无力，即是直中阴经真寒证候，急用温里热药。"[9]622

《赤水玄珠》卷十九："二说皆曰恶寒，如何辨之？曰：伤寒或发热，或未发热，必恶寒体痛，呕逆，头痛，项强，脉浮紧，此在阳可发汗；若阴证则无头疼，无项强，但恶寒而倦，脉沉细，此在阴，可温里也。"[10]420

《医学入门》卷三："或下利腹胀，身疼者，当先救表，而后温里；若下利清谷，大汗出而厥，四肢疼，小腹拘急；或干呕吐沫，或气冲心痛，发热消渴吐蛔，皆厥阴寒证也，宜温之。"[11]255

《伤寒论纲目》卷十四："咽痛，利止，阳回于内也。腹痛，干呕，寒热交争也。温里通脉，乃扶阳之法，脉出则从阳而生，厥逆则从阴而死。"[12]231

《素圃医案》卷一："前汪病案，乃太阴传厥阴，里不甚虚，仍从外解，此初病即属厥阴，得温里法，亦外解矣。因劳而复里虚，遂传少阴，少阴无外解之理，所以直用温里而愈。"[13]609

《顾松园医镜》卷六："世俗不知，概以春夏秋三时感冒，俱称为伤寒，辄用仲景节庵诸书，发表温里之法，误杀苍生，不得不辨。"[14]95

《医学心悟》卷一："温者，温其中也。脏受寒侵，必须温剂。《经》云：寒者热之，是已。然有当温不温误人者即有不当温而温以误人者，有当温而温之不得其法以误人者，有当温而温之不量其人、不量其证与其时以误人者，是不可不审也。"[20]33

《疡医大全》卷三十一："伏阴痘：其痘不灌脓而内泻脓血，故名伏阴，宜急温里。"[15]631

《医贯砭》卷上："'发热'二句，《伤寒论》开卷即载，乃指伤风、伤寒而言，人人皆见，何尝以无热句为阴证耶？无热恶寒乃太阳经，宜麻黄汤发汗之证，四逆汤乃太阴、少阴经，宜温里之证，远隔三四经。"[16]90

《温病条辨·原病篇》："喻氏立论，虽有分析，中篇亦混入伤寒少阴、厥阴证，出方亦不能外辛温发表、辛热温里，为害实甚。"[17]13

《医法圆通》卷三："久病与素秉不足之人，忽见身疼，而却不发热者，是里有寒也，法宜温里。但服温里之药，多有见大热身疼甚者，此是阴邪溃散，即愈之征，切不可妄用清凉以止之。"[18]96

《读医随笔》卷五："然此三方，皆隶太阳，何得以该全书之旨耶？窃尝反复《伤寒》一部，其方当分四派：桂枝、麻黄、葛根、青龙、细辛为一派，是发表之法也；理中、四逆、白通、真武为一派，是温里之法也；柴胡、泻心、白虎、栀鼓为一派，是清气分无形虚热之法也；承气、陷胸、抵当、化瘀为一派，是攻血分有形实邪之法也。其中参伍错综，发表之剂，有兼温中，有兼清气，有兼攻血；清里之剂，有兼攻血，有兼发表，更有夹有温里者。"[19]194

《中医药学名词》："温里法，用药性温热，具有温阳散寒作用的方药，治疗寒邪内侵，或阳虚内寒病证的治法。"[21]120

《中医基本名词术语中英文对照国际标准》："温里法，Warming interior method。"[22]200

《中医大辞典》："温里法，治法。即用药性温热，具有温阳散寒作用的方药治疗寒邪内侵，或阳虚内寒病证的治法。"[23]1783

《中国中医药主题词表》："温里法，属表里治法 具有温里作用的药物治疗里寒证的方法。"[24]935

《中国医学百科全书·中医学》："温里法，具有温里祛寒，温补阳气，回阳救逆及温经散寒等作用，选用甘温辛热的药物以治疗里寒证的方法称温法。"[25]696

《中医临床诊疗术语·治法部分》："温里法。"[26]28

[1] 未著撰人. 黄帝内经素问[M]. 北京：人民卫生出版社，2005：13，189.

[2] [汉] 张仲景. 伤寒论[M]. 北京：人民卫生出版社，2005：99.

[3] [唐] 孙思邈. 千金翼方[M]. 沈阳：辽宁科学技术出版社，1997：99.

[4] [唐] 王焘. 外台秘要方[M]. 北京：中国医药科技出版社，2011：1.

[5] [宋] 庞安时. 伤寒总病论[M]//田思胜. 朱肱、庞安时医学全书. 北京：中国中医药出版社，2006：163.

[6] [金] 成无己. 注解伤寒论[M]. 北京：中国医药科技出版社，2011：156.

[7] [元] 王好古. 阴证略例[M]. 北京：商务印书馆，1956：12.

[8] [明] 虞抟. 医学正传[M]. 北京：中医古籍出版社，2002：489.

[9] [明] 徐春甫. 古今医统大全：上[M]. 北京：人民卫生出版社，1991：622.

[10] [明] 孙一奎. 赤水玄珠[M]. 北京：中国医药科技出版社，2011：420.

[11] [明] 李梴. 医学入门[M]. 北京：中国中医药出版社，1995：255.

[12] [清] 沈金鳌. 伤寒论纲目[M]. 北京：中国医药科技出版社，2014：231.

[13] [清] 郑重光. 素圃医案[M]//裘庆元. 珍本医书集成：第4册. 北京：中国中医药出版社，1999：609.

[14] [清] 顾靖远. 顾松园医镜[M]. 北京：中国医药科技出版社，2014：95.

[15] [清]顾世澄.疡医大全[M].北京：中国中医药出版社，1994：631.
[16] [清]徐大椿.医贯砭[M]//刘洋.徐灵胎医学全书.北京：中国中医药出版社，2015：90.
[17] [清]吴瑭.温病条辨[M]//李刘坤.吴鞠通医学全书.北京：中国中医药出版社，2015：13.
[18] [清]郑寿全.医法圆通[M].北京：中国中医药出版社，1993：96.
[19] [清]周学海.读医随笔[M].北京：中国中医药出版社，2007：194.
[20] [清]程国彭.医学心悟[M].北京：中国中医药出版社，2009：33.
[21] 中医药学名词审定委员会.中医药学名词[M].北京：科学出版社，2005：120.
[22] 李振吉.中医基本名词术语中英对照国际标准[M].北京：人民卫生出版社，2008：200.
[23] 李经纬，余瀛鳌，蔡景峰，等.中医大辞典[M].北京：人民卫生出版社，2011：1783.
[24] 吴兰成.中国中医药主题词表[M].北京：中医古籍出版社，2008：935.
[25] 《中医学》编辑委员会.中医学[M]//钱信忠.中国医学百科全书.上海：上海科学技术出版社，1997：696.
[26] 国家技术监督局.中医临床诊疗术语：治法部分[M].北京：中国标准出版社，1997：28.

（郭凤鹏）

2·111

温肾利水

wēn shèn lì shuǐ

一、规范名

【汉文名】温肾利水。

【英文名】warming kidney and promoting urination。

【注释】具有温补肾阳作用，以消除水湿，治疗肾阳虚水肿的治法。

二、定名依据

“温肾利水”一词始见于《古今名医方论》，并以温肾利水作为其正名，其后的相关著作如清代陈念祖《时方歌括》、清代程文囿《医述》等均以“温肾利水”作为规范名，并沿用至今。此前的中医著作中虽有论述温肾利水的治疗方法，但是未出现与之相似的名词术语。

现代文献多以“温肾利水”记载本治法，如《中医临床诊疗术语·治法部分》，辞书类著作《中医大辞典》《中医辞海》等均以“温肾利水”作为本治法正名。说明“温肾利水”作为本治法正名已成为共识。

“温肾利水”含义简单明了，一目了然，“利水”相较于“化水”“行水”更为明确，即排出体外。因此，以“温肾利水”作为本治法规范名称，比较符合科技名词定名的科学性原则。

我国2005年出版的由中医药学名词审定委员会审定的《中医药学名词》没有收录“温肾利水”一词，但根据古今文献的记载，以“温肾利水”出现的最早并且文献最多，作为本词规范名符合科技名词协调一致的原则。

三、同义词

【又称】“温肾行水”（《金匮翼》）；“温肾散湿”（《医学入门》）；“补肾行水”（《续名医类案》）；“温肾渗湿”（《医方论》）。

四、源流考释

温肾利水作为一种通过温补肾阳以消除水湿的治法，相关思想在《内经》中已有所表述。如《黄帝内经素问·汤液醪醴论》：“帝曰：其有不从毫毛而生，五脏阳以竭也，津液充郭，其魄独居，精孤于内，气耗于外，形不可与衣相保，此四极急而动中，是气拒于内，而形施于外，治之奈何？岐伯曰：平治于权衡，去宛陈莝，微动四极，温衣，缪刺其处，以复其形。开鬼门，洁净府，精以时服，五阳已布，疏涤五脏，故精自生，形自盛，骨肉相保，巨气乃平。”[1]29 五脏阳竭而致津液充郭，水湿泛滥，治疗方面结合了温法，使五阳已布，疏涤五脏。虽未明确指出是通过温补肾阳来消除水湿，但五脏阳竭所导致的水湿泛滥，多责之于五脏之中主水的肾脏。温肾利水的治法已初具雏形。

而“温肾利水”这一治疗方法被首次运用是在汉代张仲景的《伤寒论》的真武汤方中，《伤寒论·辨少阴病脉证并治》：“少阴病，二三日不已，至四五日，腹痛，小便不利，四肢沉重疼痛，自下利者，此为有水气。其人或咳，或小便利，或下利，或呕者，真武汤主之。真武汤方茯苓三两（甘平），芍药三两（酸平），生姜三两（切，辛温），白术二两（甘温），附子一枚（炮，去皮，破八片，辛热），上五味，以水八升，煮取三升，去滓，温服七合，日三服。”[2]201 张仲景已明确运用温肾阳利水的方法治疗由肾阳虚所导致的水气病。

唐宋时期对“温肾利水”治法的认识有所深化，如唐代王焘《外台秘要》卷十九：“脚气肿满……此繇风湿毒气，搏于肾经，肾主水，今为邪所搏，则肾气不能宣通水液，水液不传于小肠，致水气壅溢腑脏，浸渍皮肤，故肿满也。《千金翼》温肾汤，主腰脊膝脚浮肿不随方。茯苓、干姜、泽泻（各二两），桂心（三两）。”[3]473 指出因肾气不能宣通水液导致的肿满，应用温肾汤治疗，从其方剂的药物组成可看出，是温肾、利水类的药物。再如宋赵佶《圣济总录》卷八：“风腰脚不遂……治冷湿风虚，腰重不遂，脚膝浮肿。温肾茯苓汤方，白茯苓（去黑皮）、干姜（炮）、泽泻（各一两），桂（去粗皮一两半）。”[4]159 治疗腰重不遂，脚膝浮肿，用温肾茯苓汤，从方名和药物组成可以看出，使用的治法是温肾利水。

明代对温肾利水治法的阐述更加明晰，如周慎斋《周慎斋遗书》卷八：“肿……阴阳肿，六味丸加牛膝、杜仲、破故、小茴，温而利之。盖此证得之汗、吐、下后，或房劳太过，肾虚所致，故宜温肾而其肿自消也。”[5]131 对于肿病，采用的治疗方法是温肾而利之，则其肿自消。再如李梴《医学入门》卷三：“玄武汤，白术一钱，白茯、白芍、附子各三钱，姜五片，水煎温服……方意以肾主水，肾病则不能制水，是以用姜、附、芍药之辛酸以温肾散湿；茯苓、白术之甘平以益脾逐水。”[6]296 明确说明，玄武汤的主治病因是肾病不能制水，治法是温肾散湿，益脾逐水。温肾利水治法的适应证已经基本明确。同时，本治法的别称“温肾散湿”首次出现。

清代医家重视温肾利水治法，温肾利水一词始见于清代罗美《古今名医方论》，如该书卷四曰：“指迷茯苓丸……涤饮者，降气燥湿，是治其标；温肾利水，是治其本也。”[7]111 其后的医学著作大多沿用“温肾利水”一词，如清代陈念祖《时方歌括》卷下：“指迷茯苓丸，温肾利水是治其本也。”[8]811 清代程文囿《医述》卷四“伤寒析疑”：“若腰以下有水气，当温肾利水，何得用商陆、葶苈等峻利之剂？岂仲景法乎……腰下水气，可用猪苓、五苓，与桂枝去桂加苓术等汤。”[9]241 此期对温肾利水治法的病机、机制也有所论述。如顾靖远《顾松园医镜》卷九：“肿胀……济生肾气丸（亦可小剂作煎）治脾肾虚寒，腹胀肢肿，小便不利，肾为胃关，关门不利，则水聚于胃为胀，水溢于四肢为浮肿，但溺虽少，而不黄赤，口不渴，手足冷，脉沉迟者，方作寒治。”[10]154 唐宗海《本草问答》卷下：“肉桂本木火之气，大辛入下焦，火交于水则阳生，而寒水自化，故肾气丸用桂附温补坎阳，以化气行水，寒在腰肾精冷者宜之。”[11]52 清末民初年《丁甘仁医案》卷五：“肿胀概论……肾胀者，腹满引背，央央然腰髀痛。肾为水脏，腰为肾府，寒着于肾，下元虚寒，真阳埋没，阴邪充斥，故腹满而腰髀痛也。宜温肾助阳，而驱浊阴，俾得阳光普照，则阴霾自消。”[12]203 但这些医家并没有使用具体的治法名词来加以概括。

清代尚出现了本治法的又称“温肾行水”，

如清代名医尤怡《金匮翼》卷七："丹溪治齁喘之症，未发以扶正气为主，八味肾气，温肾行水之谓也。"[13]257 如《删补名医方论》卷八："真武汤……呕者，去附子倍生姜，以其病非下焦，水停于胃也。所以不须温肾以行水，只当温胃以散水，且生姜功能止呕也。"[14]135 如张乃修《张聿青医案》卷十一："肿胀……痰饮咳逆多年，气血逆乱，痰每带红。日来兼感风邪，风与湿合，溢入肌肤，面浮肤肿，喘咳不平，腹胀脘痞，小便不利。真武以温肾而行水。"[15]169 另外，尚有"补肾行水""温肾渗湿"之称，如魏之琇《续名医类案》卷十三："肿胀……一宦者，年已近耄，因劳倦伤脾，脾虚病疟，疟愈而脾胃之虚日益，旋病肿，此时饮食尚进，起居亦不甚衰，正宜补中益气汤，随症加减，以调脾胃元气。后用《金匮》肾气丸，补肾行水，使肿自消，始为至治。"[16]518，费伯雄《医方论》有曰，见《〈医方论〉释义》卷三："利湿之剂，实脾饮……主治条下，有色悴声短、口不渴、二便利数语，则此症乃脾肾虚寒。当用香砂六君，合温肾渗湿之剂。"[17]223

现代有关著作有的以"温肾利水"作为本词正名，如《中医大辞典》[18]1567《中医辞海》[19]208；有的以"温肾利[化][行]水"为正名，如《中华人民共和国国家标准·中医临床诊疗术语治法部分》[20]18；有的以"温肾利湿"为正名，如《中国中医药学主题词表》[21]208 等。

五、文献辑录

《黄帝内经素问·汤液醪醴论》："帝曰：其有不从毫毛而生，五脏阳以竭也，津液充郭，其魄独居，精孤于内，气耗于外，形不可与衣相保，此四极急而动中，是气拒于内，而形施于外，治之奈何？岐伯曰：平治于权衡，去宛陈莝，微动四极，温衣，缪刺其处，以复其形。开鬼门，洁净府，精以时服，五阳已布，疏涤五脏，故精自生，形自盛，骨肉相保，巨气乃平。"[1]29

《伤寒论·辨少阴病脉证并治》："少阴病，二三日不已，至四五日，腹痛，小便不利，四肢沉重疼痛，自下利者，此为有水气。其人或咳，或小便利，或下利，或呕者，真武汤主之。真武汤方茯苓三两(甘平)，芍药三两(酸平)，生姜三两(切，辛温)，白术二两(甘温)，附子一枚(炮，去皮，破八片，辛热)。上五味，以水八升，煮取三升，去滓，温服七合，日三服。"[2]201

《外台秘要》卷十九："脚气肿满方二十九首……病源此繇风湿毒气，搏于肾经，肾主水，今为邪所搏，则肾气不能宣通水液，水液不传于小肠，致水气壅溢腑脏，浸渍皮肤，故肿满也。《千金翼》温肾汤，主腰脊膝脚浮肿不随方。茯苓、干姜、泽泻(各二两)，桂心(三两)。"[3]473

《圣济总录》卷八："风腰脚不遂……治冷湿风虚，腰重不遂，脚膝浮肿。温肾茯苓汤方，白茯苓(去黑皮)、干姜(炮)、泽泻(各一两)，桂(去粗皮一两半)。"[4]159

《周慎斋遗书》卷八："肿……阴阳肿，六味丸加牛膝、杜仲、破故、小茴，温而利之。盖此证得之汗、吐、下后，或房劳太过，肾虚所致，故宜温肾而其肿自消也。"[5]131

《医学入门》卷三："玄武汤，白术一钱，白茯、白芍、附子各三钱，姜五片，水煎温服……方意以肾主水，肾病则不能制水，是以用姜、附、芍药之辛酸以温肾散湿；茯苓、白术之甘平以益脾逐水。"[6]296

《古今名医方论》卷四："指迷茯苓丸……涤饮者，降气燥湿，是治其标；温肾利水，是治其本也。"[7]111

《顾松园医镜》卷九："肿胀……济生肾气丸(亦可小剂作煎)治脾肾虚寒，腹胀肢肿，小便不利，肾为胃关，关门不利，则水聚于胃为胀，水溢于四肢为浮肿，但溺虽少，而不黄赤，口不渴，手足冷，脉沉迟者，方作寒治。"[10]154

《删补名医方论》卷二："盖气虚者，不可复行气，肾虚者，不可专利水。温补即所以化气，塞因塞用之妙，顾在用之者何如耳。古法治肿，不用补剂，而用去水等药，微则分利，甚则推逐。"[14]35

卷八："真武汤……呕者，去附子倍生姜，以其病非下焦，水停于胃也。所以不须温肾以行水，只当温胃以散水，且生姜功能止呕也。"[14]135

《金匮翼》卷七："丹溪治齁喘之症，未发以扶正气为主，八味肾气，温肾行水之谓也。"[13]257

《续名医类案》卷十三："肿胀……一宦者，年已近耄，因劳倦伤脾，脾虚病疟，疟愈而脾胃之虚日益，旋病肿，此时饮食尚进，起居亦不甚衰，正宜补中益气汤，随症加减，以调脾胃元气。后用《金匮》肾气丸，补肾行水，使肿自消，始为至治。"[16]518

《医述》卷四："若腰以下有水气，当温肾利水，何得用商陆、葶苈等峻利之剂？岂仲景法乎……腰下水气，可用猪苓、五苓，与桂枝去桂加苓术等汤；虚羸少气，可用桂枝人参汤治阳虚，炙甘草汤治阴虚。"[9]241

《医方论》卷三："利湿之剂，实脾饮……主治条下，有色悴声短、口不渴、二便利数语，则此症乃脾肾虚寒。当用香砂六君，合温肾渗湿之剂。若徒事破气利湿，色悴者不更加憔悴乎。"[17]223

《本草问答》卷下："肉桂本木火之气，大辛入下焦，火交于水则阳生，而寒水自化，故肾气丸用桂附温补坎阳，以化气行水，寒在腰肾精冷者宜之。"[11]52

《张聿青医案》卷十一："肿胀……痰饮咳逆多年，气血逆乱，痰每带红。日来兼感风邪，风与湿合，溢入肌肤，面浮肤肿，喘咳不平，腹胀脘痞，小便不利。真武以温肾而行水。"[15]169

《丁甘仁医案》卷五："肿胀概论……肾胀者，腹满引背，央央然腰髀痛。肾为水脏，腰为肾府，寒着于肾，下元虚寒，真阳埋没，阴邪充斥，故腹满而腰髀痛也。宜温肾助阳，而驱浊阴，俾得阳光普照，则阴霾自消。"[12]203

《中医大辞典》："温肾利水，治法之一。治疗肾阳虚水肿的方法。肾阳虚则气化不利，易致水湿内停。如四肢浮肿、面色苍白、腰部酸冷、小便短少、舌淡、苔薄白，脉沉细弱。用济生肾气丸。"[18]1567

《中国中医药学主题词表》："温肾利湿：属温补肾阳；治疗肾阳虚水肿的方法。"[21]404

《中华人民共和国国家标准·中医临床诊疗术语治法部分》："温肾利［化］［行］水，通过温补肾阳以利水，适用于肾阳虚水泛证的治疗方法。"[20]18

《中医辞海》："温肾利水，中医治则，是用温肾补阳药治疗肾阳虚水肿的方法。"[19]208

参考文献

［1］未著撰人.黄帝内经素问［M］.田代华整理.北京：人民卫生出版社，2005：29.

［2］［东汉］张仲景.伤寒论［M］.北京：新世界出版社，2016：201.

［3］［唐］王焘.王焘医学全书［M］.北京：中国中医药出版社，2004：473.

［4］［宋］赵佶.圣济总录校注：上［M］.王振国，杨金萍主校.上海：上海科学技术出版社，2016：159.

［5］［明］周之干.周慎斋医学全书［M］.海口：海南出版社，2010：131.

［6］［明］李梴.医学入门［M］.金嫣莉，等校注.北京：中国中医药出版社，1995：296.

［7］［清］罗美.古今名医方论［M］.北京：中国医药科技出版社.2012：111.

［8］［清］陈修园.时方括歌［M］//陈修园医学全书.太原：山西科学技术出版社，2011：811.

［9］［清］程杏轩.医述［M］.合肥：安徽科学技术出版社，1983：241.

［10］［清］顾靖远.顾松园医镜［M］.袁久林校注.北京：中国医药科技出版社，2014：154.

［11］［清］唐容川.本草问答［M］.北京：中国中医药出版社，2013：52.

［12］［清］丁甘仁.丁甘仁医案［M］.上海：上海科学技术出版社，2001：203.

［13］［清］尤怡.金匮翼［M］.许有玲校注.北京：中国中医药出版社，2005：257.

［14］［清］吴谦.删补名医方论［M］//御纂医宗金鉴.太原：山西科学技术出版社，2011：35，135.

［15］［清］张乃修.张聿青医案［M］.北京：中国医药科技出版社，2014：169.

［16］［明］江瓘，［清］魏之琇.续名医类案.［M］//焦振廉.名医类案正续编.北京：中国医药科技出版社，2011：518.

[17] [清]费伯雄.《医方论》释义[M].何清湖总主编.太原：山西科学技术出版社，2013：223.
[18] 李经纬，余瀛鳌，蔡景峰，等.中医大辞典[M].北京：人民卫生出版社，2005：1567.
[19] 袁钟，图娅，彭泽邦，等.中医辞海：下册[M].北京：中国医药科技出版社，1999：208.
[20] 国家技术监督局.中医临床诊疗术语：治法部分[M].北京：中国标准出版社，1997：18.
[21] 吴兰成.中国中医药学主题词表[M].北京：中医古籍出版社，2008：208.

（秦彩英　贺亚静）

2 • 112

滋养肝肾

zī yǎng gān shèn

一、规范名

【汉文名】滋养肝肾。

【英文名】nourishing liver and kidney。

【注释】具有滋阴补肾养肝作用的药物，治疗肝肾阴虚证的治法。

二、定名依据

滋养肝肾的有关记载始见于宋代钱乙《小儿药证直诀》，并将其作为本治疗方法的正名，其后的著作如明代王纶《明医杂著》、龚廷贤《万病回春》《寿世保元》等，清代冯兆张《冯氏锦囊秘录》《疡医大全》、王士雄《古今医案按选》、王九峰《王九峰医案》等在载录本治疗方法时即以"滋养肝肾"作为正名，并一直沿用至今。

将滋养肝肾作为正名记载的著作，如《小儿药证直诀》《明医杂著》《万病回春》《寿世保元》《冯氏锦囊秘录》《疡医大全》《古今医案按选》《王九峰医案》等为历代的重要著作，对后世有较大影响。

我国2005年出版的中华人民共和国国家标准《中医临床诊疗术语・治法部分》以及辞书类著作《中医大辞典》《中医药常用名词术语辞典》《中医辞海》等均以"滋养肝肾"作为本病证正名。说明"滋养肝肾"作为本治疗方法正名已成为共识。

我国2005年出版的由中医药学名词审定委员会审定的《中医药学名词》已将"滋养肝肾"作为本词正名，故将"滋养肝肾"作为本词正名符合科技名词协调一致的原则。

三、同义词

【曾称】"滋补肝肾"(《明医杂著》)；"补益肝肾"(《小儿药证直诀》)；"滋水涵木"(《文十六卷》)；"滋肾养肝"(《冯氏锦囊秘录》)。

四、源流考释

"滋养肝肾"一词始见于宋代钱乙《小儿药证直诀・急惊风症治》，如该书记载："此肝心二经血虚风热，用六味丸滋养肝肾，佐以六君，加柴胡、升麻，调补脾胃而愈。"[1]13 另，本书尚记载有本词的又称"补益肝肾"，如"阎氏小儿方论"："羚羊角丸……治小儿肾虚，或病后筋骨弱，五六岁不能行，宜补益肝肾。"[1]104

明代对本治法的记载有三种情况，有的沿用《小儿药证直诀》"滋养肝肾"的名称，如明代王纶《明医杂著》卷之五："拟定诸方……先用六味地黄丸，以滋养肝肾，佐以六君子汤，少加柴胡、升麻，以调补脾胃，诸症顿退而痊。"[2]172 明代龚廷贤《万病回春》卷之七："急惊……一小儿潮热发搐，痰涎上壅，手足指冷，申酉时左腮青色隐白，用补中益气汤调补脾肺，六味丸滋养肝肾而痊。"[3]216 明龚廷贤《寿世保元》卷四："补益……主滋养肝肾。"[4]213 此外，尚出现"滋养肝肾"的别称"滋补肝肾"，如明代王纶《明医杂著·风症》卷之四："乃朝以补中益气汤培养脾肺，夕以六味地黄丸滋补肝肾，如此三月余而安。"[2]132 明代出现了"滋水涵木"一词的含义解释，见于《医宗必读·乙癸同源论》："壮水之源，木赖以荣。水既无实，又言泻肾者，肾阴不可亏，而肾气不可亢也。气有余者伐之，木之属也。伐木之干，水赖以安。夫一补一泻，气血攸分；即泻即补，水木同腑。总之，相火易上，身中所苦，泻水所以降气，补水所以制火。"[5]15

清代相关著作沿用钱乙《小儿药证直诀》的记载，以"滋养肝肾"为正名记载本治法，如冯兆张《冯氏锦囊秘录》卷八："方脉痛风五痹合参……其治宜疏风燥湿，佐以调补气血以助药力运行，终以滋养肝肾，以壮筋骨坚强，此其治也。"[6]246《疡医大全》卷二十八："痛风门主论……大约有余则发散攻邪，不足则补养气血，然亦有数种治法，不能无异，或因风热，或因痰，或因风湿，或因血虚，总肢节肿痛，因经络感受风寒，郁久成为湿热，流注肢节之内，痛者火也，肿者湿也，其治宜疏风燥湿，佐以调补气血，以助药力运行，终以滋养肝肾，以壮筋骨坚强，此其治也。"[7]562 清代王士雄《古今医案按选》卷四："胁痛……雄按：此证究属肝阴大亏为其本病，善后之法，必用滋养肝肾为宜。"[8]783 清代王九峰《王九峰医案》副卷二："八、健忘……调摄心脾，滋养肝肾。"[9]128 除"滋养肝肾"外又出现了两个新的别称"滋肾养肝"和"滋水涵木"。清代冯兆张《冯氏锦囊秘录》卷八："方脉中风合参……中风一症，多由肝阴不足，肾水有亏，虚火上乘，无故卒倒，筋骨无养，偏枯不遂，故滋肾养肝，治本之至要。"[6]234 清代陆懋修《文十六卷》卷十四："七答……如所见之邪果由正虚不达，则宜清金，宜建中，宜安神，宜滋水涵木，宜壮水之主，益火之原，惟此补之一法，彻乎始终。"[10]110

现代有关著作有的以"滋养肝肾"作为本词正名，并与"滋水涵木""滋肾养肝"定义区别，作为两个词条，如《中医大辞典》[11]1570,1790《中医药常用名词术语辞典》[12]403《中医辞海》[13]228《中医基础理论》[14]55；有的以"滋补肝肾"为正名，如《中国中医药学术语集成·治则治法与针灸学》[15]328《中医药学名词》[16]128，另有《中国中医药学主题词表》[17]Ⅱ-73 以"补益肝肾"为正名，《中医药常用名词术语辞典》[12]402 以"滋水涵木"为正名，《中医临床诊疗术语·治法部分》[18]595 以"滋补[养]肝肾"为正名，并把其与"滋水涵木""滋肾养肝"作为相同定义，列为同一词条。

须予指出的是，古代著作记载的"滋水涵木""滋肾养肝"含义与本词有别。"滋水涵木"是资肾阴以养肝阴的方法，适用于肾阴亏损而导致的肝阴不足之证。而本词是用滋阴补肾养肝方药治疗肝肾阴虚的方法。应注意鉴别应用。

关于"滋养肝肾"的含义，我国2005年出版的由中医药学名词审定委员会审定公布的《中医药学名词》[16]128 释义为"用具有滋阴补肾养肝作用的方药治疗肝肾阴虚证的治法"。该释义客观、准确地表达了"滋养肝肾"的科学内涵和本质属性。

五、文献辑录

《小儿药证直诀》卷一："急惊风症治……此肝心二经血虚风热，用六味丸滋养肝肾，佐以六君，加柴胡、升麻，调补脾胃而愈。"[1]13

"阎氏小儿方论"："羚羊角丸……治小儿肾虚，或病后筋骨弱，五六岁不能行，宜补益肝肾。"[1]104

《明医杂著》卷四："乃朝以补中益气汤培养脾肺，夕以六味地黄丸滋补肝肾，如此三月余而安。"[2]132

卷五："拟定诸方……先用六味地黄丸，以滋养肝肾，佐以六君子汤，少加柴胡、升麻，以调补脾胃，诸症顿退而痊。"[2]172

《万病回春》卷七："急惊……一小儿潮热发搐，痰涎上壅，手足指冷，申酉时左腮青色隐白，用补中益气汤调补脾肺，六味丸滋养肝肾而痊。"[3]216

《寿世保元》卷四："补益……主滋养肝肾。"[4]213

《医宗必读·乙癸同源论》："壮水之源，木赖以荣。水既无实，又言泻肾者，肾阴不可亏，而肾气不可亢也。气有余者伐之，木之属也。伐木之干，水赖以安。夫一补一泻，气血攸分；即泻即补，水木同腑。总之，相火易上，身中所苦，泻水所以降气，补水所以制火。"[5]15

《冯氏锦囊秘录》卷八："方脉中风合参……中风一症，多由肝阴不足，肾水有亏，虚火上乘，无故卒倒，筋骨无养，偏枯不遂，故滋肾养肝，治本之至要。"[6]234"方脉痛风五痹合参……其治宜疏风燥湿，佐以调补气血以助药力运行，终以滋养肝肾，以壮筋骨坚强，此其治也。"[6]246

《疡医大全》卷二十八："痛风门主论……大约有余则发散攻邪，不足则补养气血，然亦有数种治法，不能无异，或因风热，或因痰，或因风湿，或因血虚，总肢节肿痛，因经络感受风寒，郁久成为湿热，流注肢节之内，痛者火也，肿者湿也，其治宜疏风燥湿，佐以调补气血，以助药力运行，终以滋养肝肾，以壮筋骨坚强，此其治也。"[7]562

《古今医案按选》卷四："胁痛……雄按：此证究属肝阴大亏为其本病，善后之法，必用滋养肝肾为宜。"[8]783

《王九峰医案》卷二："八、健忘……调摄心脾，滋养肝肾。"[9]128

《文十六卷》卷十四："七答……如所见之邪果由正虚不达，则宜清金，宜建中，宜安神，宜滋水涵木，宜壮水之主，益火之原，惟此补之一法，彻乎始终。"[10]110

《中医大辞典》："滋养肝肾：① 滋养肝肾是治疗肝肾阴虚的方法。患者表现头晕、面红升火、眼花耳鸣、腰部酸痛、咽干、夜卧不安，或有盗汗、尿少色黄，舌红苔少，脉弦细，用杞菊地黄丸。② 滋养肝肾是滋肾阴以润肝阴的方法，即滋水涵木法。见滋水涵木条。"[11]1570"滋水涵木：运用滋肾阴而达到润养肝阴的方法。用于肾阴亏、肝阴虚、肝火有余的证候。表现为头目眩晕、眼干发涩、耳鸣颧红、口干、五心烦热、腰膝酸软，男子遗精，妇女月经不调，舌红苔少，脉细弦数，可用干地黄、山茱萸、枸杞子、玄参、龟板、女贞子、何首乌等药。"[11]1790

《中医药常用名词术语辞典》："滋水涵木，治法。又称滋肾养肝法、滋养肝肾法。源《医宗必读·乙癸同源论》。根据五行相生规律确定的滋养肾阴以养肝阴的方法。因五行归类中，肝属木，肾属水，水能生火，故称。适用于肾阴亏损而肝阴不足，或致肝阳偏亢的证候。"[12]402"滋养肝肾，治法。① 用滋阴补肾养肝方药治疗肝肾阴虚的治法。适用于头晕、眼花、耳鸣、面红、咽干，腰酸或失眠。② 即滋水涵木。见该条。"[12]403

《中医辞海》："滋养肝肾，中医治法。① 是治疗肝肾阴虚的方法。症见头晕目眩，耳鸣健忘，失眠多梦，咽干口燥，腰膝酸软等症。② 是资阳肾阴以养肝阴的方法，即滋水涵木法。"[13]228

《中医基础理论》："五行学说在中医学中的应用……滋水涵木法，即滋养肾（水）阴以养肝（木）阴的方法，适用于肾阴亏损而导致的肝阴不足之证。"[14]55

《中国中医药学术语集成·治则治法与针灸学》："滋补肝肾，异名滋养肝肾。治法。具有滋阴补肾养阴柔肝作用，适用于肝肾阴虚证的治疗方法。"[15]328

《中医药学名词》："滋补肝肾，用具有滋阴补肾养肝作用的方药治疗肝肾阴虚证的治法。"[16]128

《中国中医药学主题词表》："补益肝肾：(REINFORCING LIVER&KIDNEY)补益肝肾属脏腑兼治法；滋肾阴经润养肝阴的方法或治疗

肝肾兼虚的方法。"[17]Ⅱ-73

《中医临床诊疗术语·治法部分》:"滋补[养]肝肾:具有滋阴补肾养肝作用,适用于肝肾阴虚证的治疗方法。同义词:滋水涵木　滋肾养肝"[18]595

[1] [宋]钱乙.小儿药证直诀[M].北京:人民军医出版社,2008:13,104.

[2] [明]王纶.明医杂著[M].北京:中国中医药出版社,2009:132,172.

[3] [明]龚廷贤.万病回春[M].北京:中国医药科技出版社,2014:216.

[4] [明]龚廷贤.寿世保元[M].太原:山西科学技术出版社,2006:213.

[5] [明]李中梓.医宗必读校注[M].唐俊琪,等解析.西安:三秦出版社,2005:15.

[6] [清]冯兆张.冯氏锦囊秘录[M].田思胜,等校注.北京:中国中医药出版社,1996:234,246.

[7] [清]顾世澄.疡医大全[M].叶川,夏之秋校注.北京:中国中医药出版社,1994:562.

[8] [清]王孟英.王孟英医学全书[M].北京:中国中医药出版社,2015:783.

[9] [清]王九峰.王九峰医案[M].李其忠,张挺点校.上海:上海科学技术出版社,2004:128.

[10] [清]陆懋修.陆懋修医学全书[M].北京:中国中医药出版社,1999:110.

[11] 李经纬,余瀛鳌,蔡景峰,等.中医大辞典[M].北京:人民卫生出版社,2005:1570,1790.

[12] 李振吉.中医药常用名词术语辞典[M].北京:中国中医药出版社,2001:402,403.

[13] 袁钟,图娅,彭泽邦,等.中医辞海:下册[M].北京:中国医药科技出版社,1999:228.

[14] 孙广仁.中医基础理论[M].北京:中国中医药出版社,2007:55.

[15] 李剑,曾召.治则治法与针灸学[M]//曹洪欣,刘保延.中国中医药学术语集成.北京:中医古籍出版社,2006:328.

[16] 中医药学名词审定委员会.中医药学名词[M].北京:科学出版社,2005:128.

[17] 吴兰成.中国中医药学主题词表[M].北京:中医古籍出版社,2008:Ⅱ-73.

[18] 国家技术监督局.中医临床诊疗术语:治法部分[S].北京:中国标准出版社,1997:595.

(贺亚静)

2·113 割治法

gē zhì fǎ

一、规范名

【中文名】割治法。

【英文名】cutting therapy。

【注释】手术切开某部皮肤,并割取少量皮下组织,以治疗疾病的方法。

二、定名依据

"割治法"作为治疗疾病的方法名称,见于现代文献。虽此前术语"割刺""割治"等与本术语概念基本相同,但在现代沿用的较少。

现代文献有的以"割治疗法"为正名,有的以"割治法"为正名,还有的称本概念为"割脂疗法"。但以"割治法"为本概念的正名,更符合术语定名的简明性原则。

现代相关著作,如《中医药学名词》《中医药常用名词术语辞典》《中医辞海》《中国中医药主题词表》《中国中医药学术语集成·治则治法与针灸学》均使用"割治法"。这说明在中医界将"割治法"作为正名使用已达成共识,符合名词定名的约定俗成原则。

全国科学技术名词审定委员会审定公布的《中医药学名词》已使用"割治法"一词作为规范名词,所以"割治法"作为规范名符合术语定名的协调一致原则。

三、同义词

【曾称】“割治”(《验方新编》);“割刺”(《景岳全书》);“割治疗法”“割脂疗法”(《中医大辞典》)。

四、源流考释

“割治法”的起源,可能是古代砭石疗法的发展,其有关记载始见南宋张杲《医说》,如该书卷二中记载:“华佗,沛国谯人。通养性之术,年且百岁而犹有壮容。时人以为仙,精于方药,处剂不过数种,心识分铢,不假称量。针灸不过数处。若疾发结于内,针药所不能及者,乃令先以酒服麻沸散,既醉无所觉,因割破腹背抽割积聚。”[1]65 这里所说的“抽割积聚”对后世割治疗法有积极的影响。

“割刺”一词金代开始出现,指的是一种致病因素,而非治法。例如金代张从正《儒门事亲》卷十“撮要图”记载:“不因气动而病生于外者,谓瘴气、贼魅、虫蛇、蛊毒、伏尸、鬼击、冲搏、坠堕、风、寒、暑、湿、斫、射、割刺之类是也。”[2]156

“割刺”一词作为治法首见于明代张介宾《景岳全书》,在卷四十七曰:“抱忧殊甚,谋之识者,皆言不可割刺,恐为祸不少。”[3]606“割治”一词首见于明代王肯堂的著作《证治准绳·杂病》,其中记载:“治者须用割治七八,后用杀伐,不然药徒费功。”[4]241 这里的“割治”为治疗外治方法。

清代的医家多沿用《证治准绳》的记载,以“割治”作为本概念的名称。如清代鲍相璈《验方新编》卷十记载:“若割治少迟时刻,则肿延喉鼻,不可救矣。”[5]286 清代唐宗海《中西汇通医经精义》下卷“七方十剂”记载:“西医亦云,病在腰背筋髓内,所以割治三次,而漏不止无药可治也。”[6]66 民国吴克潜《儿科要略》第三章记载:“螳螂子之治法,俗尚割治,手术宜清洁灵敏,乃可无碍,然割不得其法,反致危殆。”[7]494 民国陈守真《儿科萃精》卷二“初生门”记载:“新产月内,小儿两腮肿硬,不乳不啼,名螳螂子,又名痄腮,此症少迟片刻,肿延喉鼻,则不可救,然亦最忌割治,古法用麝香、朱砂、螺蛳、用捣如泥,敷囟门上,待其自干自落,切勿剥去,若极重者,将银针微刺患处出血,以好陈墨磨涂立愈。”[8]690 也有医家沿用《景岳全书》的记载,称本概念为“割刺”一词。如清代陈士铎《洞天奥旨》卷三“疮疡刀针论”指出:“我今商一用刀针之法:见有脓,急用针而不可缓,否则宁少迟也;见瘀肉,急用刀而不宜徐,否则宁少延也,何至于误用乎?或人畏用刀针,而疮口已软,脓血已多,急宜割刺,又有代针、代刀之药,服之顷刻,皮破而脓溃,敷之须臾,肉化而肌生,亦仁心神术也。”[9]49 清代魏之琇《续名医类案》卷三十四记载:“若渐长大如升如斗,悬挂腰股间,行动不便,将奈何?谋之识者,皆云不可割刺。”[10]1099

1958 年《中华医学杂志》发表了“手部割治疗法治疗 302 例综合性报告”[11]267,为“割治疗法”一词最早的记载。

现代有关著作有的使用“割治疗法”为正名记载。如《中医大辞典》:“割治疗法,又称割脂疗法。是指在手掌等特定部位或某些穴位处,切开皮肤割除少量皮下组织以治疗疾病的方法。本法在我国民间早有流传,近年来得到进一步整理和提高。临床操作时,在选定的部位常规消毒和局麻后,用手术刀切开 0.5～1 厘米长的切口,用手术钳进行分离,取出黄豆样大小的皮下脂肪组织,并用手术钳按摩刺激至有酸麻或胀感为度,尚可配合埋藏疗法埋植异物,然后包裹固定。可 7 日割治一次。施术时,应注意不要损伤血管和神经,并注意防止污染发炎。本法适用于支气管哮喘、慢性支气管炎、慢性消化不良、小儿疳积、神经衰弱、消化性溃疡等疾患的治疗。”[12]1794 采用这一名称的还有《中国医学百科全书·中医学》[13]703《中医临床诊疗术语·治法部分》[14]49。有的使用“割治法”为正名

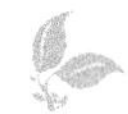

记载。例如《中医药常用名词术语辞典》:“割治法,治法。又名割治疗法。在手掌等特定的部位或者某些穴位处,切开皮肤割除少量皮下组织以治疗疾病的方法。本法在我国民间早有流传。操作时,在选定的部位常规消毒和局麻后,用手术刀切开0.5～1厘米长的切口用手术钳进行分离,取出黄豆样大小的皮下脂肪组织,并用手术钳按摩刺激至有酸麻或胀感为度,尚可配合埋藏疗法埋植异物,然后包裹固定,可7日割治一次。本法适用于慢性支气管炎、支气管哮喘、慢性消化不良、小儿疳积、神经衰弱、消化性溃疡等病症。”[15]403 采用这一名称的还有《中医辞海》[16]229《中国中医药主题词表》[17]282《中国中医药学术语集成·治则治法与针灸学》[18]330《中医药学名词》[19]128。

总之,割治法为中医的外治法,可能起源于砭石疗法。因为此法主要在民间流传,所以古代中医著作对此法的记载相对较少。从现有的资料可以看出,割治法同汉代华佗“割破腹背抽割积聚”有一定的联系。明清时期医家多使用“割治”“割刺”来指外科的一些手术。近现代的中医相关著作有的以“割治法”为正名,有的以“割治疗法”为正名。

五、文献辑录

《医说》卷二:“华佗,沛国谯人。通养性之术,年且百岁而犹有壮容。时人以为仙,精于方药,处剂不过数种,心识分铢,不假称量。针灸不过数处。若疾发结于内,针药所不能及者,乃令先以酒服麻沸散,既醉无所觉,因割破腹背抽割积聚。”[1]65

《儒门事亲》卷十:“不因气动而病生于外者,谓瘴气、贼魅、虫蛇、蛊毒、伏尸、鬼击、冲搏、坠堕、风、寒、暑、湿、斫、射、割刺之类是也。”[2]156

《证治准绳·杂病》:“治者须用割治七八,后用杀伐,不然药徒费功。”[4]241

《景岳全书》卷四十七:“抱忧殊甚,谋之识者,皆言不可割刺,恐为祸不少。”[3]606

《洞天奥旨》卷三:“我今商一用刀针之法:见有脓,急用针而不可缓,否则宁少迟也;见瘀肉,急用刀而不宜徐,否则宁少延也,何至于误用乎?或人畏用刀针,而疮口已软,脓血已多,急宜割刺,又有代针、代刀之药,服之顷刻,皮破而脓溃,敷之须臾,肉化而肌生,亦仁心神术也。”[9]49

《续名医类案》卷三十四:“若渐长大如升如斗,悬挂腰股间,行动不便,将奈何?谋之识者,皆云不可割刺。”[10]1099

《验方新编》卷十:“若割治少迟时刻,则肿延喉鼻,不可救矣。”[5]286

《中西汇通医经精义》下卷:“西医亦云,病在腰背筋髓内,所以割治三次,而漏不止无药可治也。”[6]66

《儿科要略》第三章:“螳螂子之治法,俗尚割治,手术宜清洁灵敏,乃可无碍,然割不得其法,反致危殆。”[7]494

《儿科萃精》卷二:“新产月内,小儿两腮肿硬,不乳不啼,名螳螂子,又名痄腮,此症少迟片刻,肿延喉鼻,则不可救,然亦最忌割治,古法用麝香、朱砂、螺蛳、用捣如泥,敷囟门上,待其自干自落,切勿剥去,若极重者,将银针微刺患处出血,以好陈墨磨涂立愈。”[8]690

《中国科技期刊中医药文献索引1949—1986》:“《手部割治疗法治疗302例综合性报告》。”[11]267

《中医大辞典》:“割治疗法,又称割脂疗法。是指在手掌等特定部位或某些穴位处,切开皮肤割除少量皮下组织以治疗疾病的方法。本法在我国民间早有流传,近年来得到进一步整理和提高。临床操作时,在选定的部位常规消毒和局麻后,用手术刀切开0.5～1厘米长的切口,用手术钳进行分离,取出黄豆样大小的皮下脂肪组织,并用手术钳按摩刺激至有酸麻或胀感为度,尚可配合埋藏疗法埋植异物,然后包裹固定。可7日割治一次。施术时,应注意不要损伤血管和神经,并注意防止污染发炎。本法适用于支气管哮喘、慢性支气管炎、慢性消化不良、小儿疳积、神经衰弱、消化性溃疡等疾患的治疗。”[12]1794

《中国医学百科全书·中医学》:“割治疗法,在人体的一定腧穴或部位,按外科手术操作切开皮肤,割取少许脂肪组织,并给局部以适当的刺激,而达到治疗疾病的方法称割治疗法,又称割脂法。”[13]703

《中医临床诊疗术语·治法部分》:“割治(脂)疗法,在一定的穴位或部位上切开皮肤,摘出少量脂肪组织,并在局部施行刺激,以治疗疾病。常用于哮病、胃肠病、癌肿疼痛等。”[14]49

《中医药常用名词术语辞典》:“割治法,治法。又名割治疗法。在手掌等特定的部位或者某些穴位处,切开皮肤割除少量皮下组织以治疗疾病的方法。本法在我国民间早有流传。操作时,在选定的部位常规消毒和局麻后,用手术刀切开0.5～1厘米长的切口用手术钳进行分离,取出黄豆样大小的皮下脂肪组织,并用手术钳按摩刺激至有酸麻或胀感为度,尚可配合埋藏疗法埋植异物,然后包裹固定,可7日割治一次。本法适用于慢性支气管炎、支气管哮喘、慢性消化不良、小儿疳积、神经衰弱、消化性溃疡等病症。”[15]403

《中医辞海》:“割治法,外科治法。指用手术刀或粗针切开人体腧穴或某一特定部位皮肤,或划割放血,或刺激切口内组织、或割除切口内少许脂肪,从而治疗疾病的一种疗法。”[16]229

《中国中医药主题词表》:“割治法,属外治法。在一定的穴位或部位上切开皮肤,摘出少量脂肪组织,并在局部施行刺激,以治疗疾病。常运用于哮喘、胃肠病、癌症疼痛等。”[17]282

《中国中医药学术语集成·治则治法与针灸学》:“割治法,指切开一定部位的皮肤,摘除少量皮下脂肪,对局部进行刺激以治病的方法。”[18]330

《中医药学名词》:“割治法,手术切开某部皮肤,并割取少量皮下组织,以治疗疾病的方法。”[19]128

参考文献

[1] [宋]张杲.医说[M].北京:中国中医药出版社,2009:65.

[2] [金]张从正.儒门事亲[M]//徐江雁,徐建国.张子和医学全书.太原:山西科学技术出版社,2013:156.

[3] [明]张景岳.景岳全书[M].北京:中国医药科技出版社,2011:606.

[4] [明]王肯堂.证治准绳[M].北京:中国中医药出版社,1997:241.

[5] [清]鲍相璈.验方新编[M].上海:第二军医大学出版社,2007:286.

[6] [清]唐容川.中西汇通医经精义[M]//王咪咪,李林.唐容川医学全书.北京:中国中医药出版社,2015:66.

[7] 吴克潜.儿科要略[M]//陆拯.近代中医珍本集:儿科分册.杭州:浙江科学技术出版社,2003:494.

[8] 陈守真.儿科萃精[M]//陆拯.近代中医珍本集:儿科分册.杭州:浙江科学技术出版社,2003:690.

[9] [清]陈士铎.洞天奥旨[M].北京:中国中医药出版社,2006:49.

[10] [清]魏之琇.续名医类案[M].北京:人民卫生出版社,1997:1099.

[11] 薛清录,窦锡凤.中国科技期刊中医药文献索引1949—1986:第2分册[M].北京:光明日报出版社,1993:267.

[12] 李经纬,余瀛鳌,蔡景峰,等.中医大辞典[M].北京:人民卫生出版社,2011:1794.

[13] 《中医学》编辑委员会.中医学[M]//钱信忠.中国医学百科全书.上海:上海科学技术出版社,1997:703.

[14] 国家技术监督局.中医临床诊疗术语:治法部分[M].北京:中国标准出版社,1997:49.

[15] 李振吉.中医药常用名词术语辞典[M].北京:中国中医药出版社,2001:403.

[16] 袁钟,图娅,彭泽邦,等.中医辞海:下册[M].北京:中国医药科技出版社,1999:229.

[17] 吴兰成.中国中医药主题词表[M].北京:中医古籍出版社,2008:282.

[18] 李剑,曾召.治则治法与针灸学[M]//曹洪欣,刘保延.中国中医药学术语集成.北京:中医古籍出版社,2006:330.

[19] 中医药学名词审定委员会.中医药学名词[M].北京:科学出版社,2005:128.

(郭凤鹏)

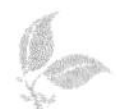

2・114

强筋壮骨

qiáng jīn zhuàng gǔ

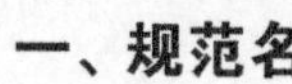

一、规范名

【中文名】强筋壮骨。

【英文名】strengthening tendons and bones。

【注释】用具有强筋健骨作用的方药，或通过练功及其他方法，使筋骨强健，以治疗素体虚弱或伤后、病后体虚而筋骨不健病证的方法。

二、定名依据

“强筋壮骨”一词最早见于宋代杨士瀛《仁斋直指方论》，是指方剂的功效。作为治法名词“强筋壮骨”最早见于清代王子接《绛雪园古方选注》，此前中医著作中尚有“壮筋骨”的记载，二者概念不完全相同。“强筋壮骨”与“壮筋骨”比较，更能准确概括本治法的内涵和外延，符合中医名词的科学性原则。

目前已经出版的《中医临床诊疗术语・治法部分》《中医药学名词》《中医大辞典》《中国中医药学术语集成・治则治法与针灸学》均使用“强筋壮骨”一词。这说明在中医界将“强筋壮骨”作为正名使用已达成共识，符合术语定名的约定俗成原则。

全国科学技术名词审定委员会审定公布的《中医药学名词》已使用“强筋壮骨”一词作为规范名词，所以“强筋壮骨”作为规范名符合术语定名的协调一致原则。

三、同义词

【曾称】“壮筋骨”(《圣济总录》)。

四、源流考释

“强筋壮骨”源自“壮筋骨”，始见于晋代葛洪《肘后备急方》中，如该书卷六记载：“又方，乌髭鬓，驻颜色，壮筋骨，明耳目，除风气，润肌肤，久服令人轻健。”[1]151 在这里壮筋骨是指方剂的功效。

唐代，“壮筋骨”一词用来表示药物的功效。如唐代蔺道人《仙授理伤续断秘方》：“小红丸……劳伤筋骨，肩背疼痛，四肢疲乏，动用无力，常服壮筋骨，治经络，生气血。”[2]23 在这里“壮筋骨”一词是指小红丸所具有的功效。

宋金元时期，“壮筋骨”一词有的作为治法，也有的作为功效。“壮筋骨”一词作为治法始见于宋代赵佶《圣济总录》，如该书卷八十九：“治虚劳羸瘦，补益气血，壮筋骨，暖水脏，十补丸方。”[3]1055 其后有著作使用“壮筋骨”来记载本治法。例如元代罗天益《卫生宝鉴》卷七：“风者能动而多变，因热胜则动，宜以静胜燥。是养血也。宜和。是行荣卫壮筋骨也，天麻丸主之。非大药不能治也。”[4]63“壮筋骨”作为功效可见于宋代唐慎微《证类本草》卷七：“穹䓖……治一切风，一切气，一切劳损，一切血，补五劳，壮筋骨，调众脉，破症结宿血，养新血，长肉，鼻洪，吐血及溺血，痔瘘，脑痈，发背，瘰疬，瘿赘，疮疥及排脓，消瘀血。”[5]196 宋代许叔微《普济本事方》卷二：“八仙丹……治虚损，补精髓，壮筋骨，益心智，安魂魄，令人悦泽，驻颜轻身，延年益寿，闭固天癸。”[6]34“强筋壮骨”一词始见于宋代杨士瀛《仁斋直指方论》，该书卷十八：“补髓丹，升降水火，补益心肾，强筋壮骨。”[7]467 在这里“强筋壮骨”是指方剂补髓丹的功效。其后的著作多用“强筋壮骨”表示药物的功效。例如元代许国桢《御药院方》卷六：“胡桃丸……益精补髓，强筋壮骨，延年益寿，悦心明目，滋润肌肤，壮年高人脏腑不燥结，久服百病皆除。”[8]119

明清时期，“强筋壮骨”一词作为治法始见于清代王子接《绛雪园古方选注》，如其书中卷内科丸方：“大造丸……用熟地即以生地为佐，乃白飞霞天一生水之法，当归、枸杞益血添精，牛膝、杜仲强筋壮骨，肉苁蓉暖肾中真阳，五味子摄肾中真阴，天冬保肺，恐邪火上僭烁金，黄柏坚阴，下守丹田真气，复以锁阳之涩，封固周密，诸法具备，力量宏深，夫是谓之大造，庶得曰可。”[9]105 这一时期，仍有医家沿用“壮筋骨”一词。如明代王肯堂《证治准绳》类方：“天麻丸……洁古风能动而多变，因热胜则动，宜以静胜躁，是养血也。宜和，是行荣卫，壮筋骨也。非大药不能治。”[10]337 清代林珮琴《类证治裁》卷五：“痿证论治……肾督阳虚，脊软腿酸者，壮筋骨。”[11]199 但更多医家使用“强筋壮骨”一词，“强筋壮骨”作为药物功效见于清代冯兆张《冯氏锦囊秘录》杂症大小合参卷二十：“如是调理半月之后，诸症渐轻，饮食渐进，更令早晨以生脉饮送八味丸之加牛膝、杜仲、鹿茸、五味子者四五钱、日中仍服前剂，调理两月而始能步履，后以大补气血强筋壮骨之药，以收全功。”[12]524“强筋壮骨”作为药物功效还见于清代高世栻《医学真传》：“不入脏而连经者，所用之药，总宜强筋壮骨，补血补气，如芪、术、熟地、归、芍、参、苓、附、桂等，而祛风消散、清凉豁痰，在所禁也。”[13]43

现代有关著作多以强筋壮骨为本词正名。如《中医药学名词》[14]128《中医大辞典》[15]1207《中医临床诊疗术语·治法部分》[16]47《中国中医药学术语集成·治则治法与针灸学》[17]331。例如《中医药学名词》：“强筋壮骨，用具有强筋健骨作用的方药，或通过练功及其他方法，使筋骨强健，以治疗素体虚弱或伤后、病后体虚而筋骨不健病证的方法。”[14]128 也有以强筋健骨为本词正名，如《中国中医药主题词表》：“强筋健骨，通过练功或服药等，以使筋骨强健的治疗方法，适用于素体虚弱或伤后、病后体虚而筋骨不健者。”[18]672

总之，“壮筋骨”一词始见于《肘后备急方》，是指药物的功效。“强筋壮骨”一词始见于《仁斋直指方论》，是指药物的功效。“强筋壮骨”作为治法名词始见于《绛雪园古方选注》。现代有关著作大多使用“强筋壮骨”一词作为正名。

五、文献辑录

《肘后备急方》卷六：“又方，乌髭鬓，驻颜色，壮筋骨，明耳目，除风气，润肌肤，久服令人轻健。”[1]151

《仙授理伤续断秘方·小红丸》：“劳伤筋骨，肩背疼痛，四肢疲乏，动用无力，常服壮筋骨，治经络，生气血。”[2]23

《证类本草》卷七：“治一切风，一切气，一切劳损，一切血，补五劳，壮筋骨，调众脉，破症结宿血，养新血，长肉，鼻洪，吐血及溺血，痔瘘，脑痈，发背，瘰疬，瘿赘，疮疥及排脓，消瘀血。”[5]196

《圣济总录》卷八十九：“治虚劳羸瘦，补益气血，壮筋骨，暖水脏，十补丸方”[3]1055

《普济本事方》卷二：“八仙丹……治虚损，补精髓，壮筋骨，益心智，安魂魄，令人悦泽，驻颜轻身，延年益寿，闭固天癸。”[6]34

《仁斋直指方论》卷十八：“补髓丹，升降水火，补益心肾，强筋壮骨。”[7]467

《御药院方》卷六：“胡桃丸……益精补髓，强筋壮骨，延年益寿，悦心明目，滋润肌肤，壮年高人脏腑不燥结，久服百病皆除。”[8]119

《卫生宝鉴》卷七：“风者能动而多变，因热胜则动，宜以静胜燥。是养血也。宜和。是行荣卫壮筋骨也，天麻丸主之。非大药不能治也。”[4]63

《证治准绳》类方：“天麻丸洁古风能动而多变，因热胜则动，宜以静胜躁，是养血也。宜和，是行荣卫，壮筋骨也。非大药不能治。”[10]337

《冯氏锦囊秘录》杂症大小合参卷二十：“如是调理半月之后，诸症渐轻，饮食渐进，更令早晨以生脉饮送八味丸之加牛膝、杜仲、鹿茸、五味子者四五钱、日中仍服前剂，调理两月而始能步履，后以大补气血强筋壮骨之药，以收全功。”[12]524

《医学真传·中风》：“不入脏而连经者，所用之药，总宜强筋壮骨，补血补气，如芪、术、熟地、归、芍、参、苓、附、桂等，而祛风消散、清凉豁痰，在所禁也。”[13]23

《绛雪园古方选注》中卷：“大造丸……用熟地即以生地为佐，乃白飞霞天一生水之法，当

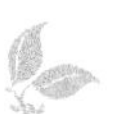

归、枸杞益血添精，牛膝、杜仲强筋壮骨，肉苁蓉暖肾中真阳，五味子摄肾中真阴，天冬保肺，恐邪火上僭烁金，黄柏坚阴，下守丹田真气，复以锁阳之涩，封固周密，诸法具备，力量宏深，夫是谓之大造，庶得曰可。”[9]105

《类证治裁》卷五：“痿证论治……肾督阳虚，脊软腿酸者，壮筋骨。”[11]199

《中医药学名词》：“强筋壮骨，用具有强筋健骨作用的方药，或通过练功及其他方法，使筋骨强健，以治疗素体虚弱或伤后、病后体虚而筋骨不健病证的方法。”[14]128

《中医大辞典》：“强筋壮骨，治法。即用练功或服药等使筋骨强健的治法，治疗素体虚弱或伤后、病后体虚而筋骨不健病证的方法。”[15]1807

《中医临床诊疗术语·治法部分》：“强筋壮骨，通过练功或服药等，以使筋骨强健的治疗方法。适用于素体虚弱或伤后、病后体虚而筋骨不健者。”[16]47

《中国中医药学术语集成·治则治法与针灸学》：“强筋壮骨，通过练功或服药等，以使筋骨强健的治疗方法。”[17]331

《中国中医药主题词表》：“强筋健骨，通过练功或服药等，以使筋骨强健的治疗方法，适用于素体虚弱或伤后、病后体虚而筋骨不健者。”[18]672

参考文献

[1] [晋] 葛洪. 肘后备急方[M]. 北京：中国中医药出版社，2016：151.

[2] [唐] 蔺道人. 仙授理伤续断秘方[M]. 胡晓峰，整理. 北京：人民卫生出版社，2006：23.

[3] [宋] 赵佶. 圣济总录：下[M]. 郑金生，汪惟刚，犬卷太一校点. 北京：人民卫生出版社，2013：1055.

[4] [元] 罗天益. 卫生宝鉴[M]. 北京：中国医药科技出版社，2011：63.

[5] [宋] 唐慎微. 证类本草[M]. 郭君双，等校注. 北京：中国医药科技出版社，2011：196.

[6] [宋] 许叔微. 普济本事方[M]. 刘景超，李具双校注. 北京：中国中医药出版社，2007：34.

[7] [宋] 杨士瀛. 仁斋直指方论[M]. 盛维忠，王致谱，傅芳，等校注. 福州：福建科学技术出版社，1989：467.

[8] [元] 许国祯. 御药院方[M]. 北京：人民卫生出版社，1992：119.

[9] [清] 王子接. 绛雪园古方选注[M]. 北京：中国医药科技出版社，2012：105.

[10] [明] 王肯堂. 证治准绳[M]. 北京：中国中医药出版社，1997：337.

[11] [清] 林珮琴. 类证治裁[M]. 北京：中国医药科技出版社，2011：199.

[12] [清] 冯兆张. 冯氏锦囊秘录[M]. 北京：中国中医药出版社，1996：524.

[13] [清] 高士栻. 医学真传[M]. 天津：天津科学技术出版社，2000：23.

[14] 中医药学名词审定委员会. 中医药学名词[M]. 北京：科学出版社，2005：128.

[15] 李经纬，余瀛鳌，蔡景峰，等. 中医大辞典[M]. 北京：人民卫生出版社，2011：1807.

[16] 国家技术监督局. 中医临床诊疗术语：治法部分[M]. 北京：中国标准出版社，1997：47.

[17] 李剑，曾召. 治则治法与针灸学[M]//曹洪欣，刘保延. 中国中医药学术语集成. 北京：中医古籍出版社，2006：331.

[18] 吴兰成. 中国中医药主题词表[M]. 北京：中医古籍出版社，2008：672.

（郭凤鹏）

2·115 疏肝解郁

shū gān jiě yù

一、规范名

【中文名】疏肝解郁。

【英文名】soothing liver and relieving depression。

【注释】具有舒肝理气、行滞解郁作用，治

疗肝郁气滞证的和法。

二、定名依据

“疏肝解郁”作为具有舒肝理气、行滞解郁作用，治疗肝郁气滞证的和法名称始见于清代叶天士《叶天士医案》，虽此前尚有相关术语“疏肝气”“疏肝”“疏肝郁”等与本概念基本相同，但是“疏肝气”“疏肝郁”在现代很少被沿用。

“疏肝解郁”是由“疏肝”和“解郁”两个词素构成，从这两个词素上更容易得知该词的完整含义，语义透明度高。因此，“疏肝解郁”比“疏肝”更符合定名的科学性原则。

自清代叶天士《叶天士医案》提出“疏肝解郁”之名，其后历代著作多有沿用，如清代陈修园《女科要旨》、顾锡《银海指南》、时世瑞《疡科捷径》、吴金寿《三家医案合刻》、沈登阶《青霞医案》、王应震《王应震医案》、钱敏捷《医方絜度》、丁甘仁《丁甘仁医案》。这些著作均为历代的重要著作，对后世有较大影响。所以“疏肝解郁”作为规范名便于达成共识，符合术语定名的约定俗成原则。

我国最新出版的由全国科学技术名词审定委员会审定公布的《中医药学名词》，以及辞书类著作《中医药常用名词术语辞典》《中国医学百科全书·中医学》等均以“疏肝解郁”作为规范名。说明“疏肝解郁”作为具有舒肝理气、行滞解郁作用，治疗肝郁气滞证的和法的规范名已成为共识。

三、同义词

【又称】“疏肝”（《本草约言》）；“疏肝理气”（《诊验医方歌括》）。

【曾称】“疏肝气”（《本草品汇精要》）；“疏肝郁”（《证治准绳》）。

四、源流考释

“疏肝解郁”一词的有关记载始见于《仁斋直指方论》，该书卷之十九载：“肾痒证治，宣风散，疏肝肾风。大鸡心槟榔（二个），橘皮（半两），牵牛（生取末一两，炒取末一两），甘草（焙，三钱）。上末，每服二钱，蜜汤调下。”[1]481,482 其中的“疏肝肾风”即疏导肝肾气机，调理情志抑郁的相关治法，为有关疏肝解郁术语的最早记载。

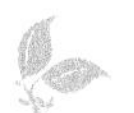

“疏肝解郁”原称“疏肝气”始见于《本草品汇精要》，如该书卷之三十二载：“青皮……青皮主气滞消食，破积结膈气……故攻疾有异。其霜后采，黄大已穰而味辛者谓之黄橘，则入脾胃，走肺气。六七月未成熟时采，青小未穰而味苦者，谓之青皮，则入厥阴少阳，疏肝气。正如枳壳、枳实同种，枳壳治高以其性详而缓，枳实治低以其性酷而烈之故也。”[2]1219 其后的相关著作有的继续沿用该书记载称本概念为“疏肝气”，如《本草约言》[3]85《本草纲目》[4]724《万氏家抄济世良方》[5]96《本草备要》[6]100。有的称之为“疏肝”，如《本草约言》：“肝气有余而内逆则用元胡青皮灵脂香附白蒺藜之类以疏肝。”[3]85 有的称之为“疏肝郁”，如《证治准绳》第五册：“不能食……冲和丸 养心扶脾，疏肝开胃……如上法蒸。此疏肝郁，伐肝邪者也。”[7]416 有的称之为“疏肝破气”，如清代冯兆张《冯氏锦囊秘录》“杂症痘疹药性主治合参”：“青皮……主治（痘疹合参）能开膈行气，凡痘肚腹膨胀，食伤而未得下者可用，一云此痘家必用之药，能泻肝，令不成水泡而作痒也。又起发迟者痒者，并不可缺，宜择小而皮薄陈久者，水浸去白锉用。然痘假气血以成功，疏肝破气之药，所当禁也，况水泡作泽者，皆气虚所致，岂可复行克削乎。”[8]725

“疏肝解郁”之名始见于清代叶天士《叶天士医案》，如：“山药浆丸。诊脉右弦左濡，久痔注血，致纳食不易运化。此脾营先伤，胃阳继困，府气不能宣畅，大便不爽，温补不能通调。府气疏滞，更损脾胃生阳。东垣每以治土必先达木，不宜过投燥剂。仿古治中汤法，佐以疏肝解郁。”[9]65 其后的相关著作大都沿用该书记载，以“疏肝解郁”为正名记载本词，如清代陈修园

《女科要旨》[10]136、顾锡《银海指南》[11]17、时世瑞《疡科捷径》[12]82、吴金寿《三家医案合刻》[9]65、沈登阶《青霞医案·正文》[13]1、王应震《王应震要诀》[14]56、钱敏捷《医方絜度》[15]3、丁甘仁《丁甘仁医案》[16]298,299。另有著作则继续沿用明代薛己《本草约言·高士宗用药大略》的记载，称本概念为"疏肝"，如清代叶天士《临证指南医案》[17]432、黄元御《素灵微蕴》[18]86、张锡纯《医学衷中参西录·医方》[19]34等。而清代坐啸山人《诊验医方歌括》[20]42、王应震《王应震要诀》[14]56、王泰林《西溪书屋夜话录·肝气证治》[21]2等则称本概念为"疏肝理气"，如《诊验医方歌括》："归桂化逆芍苓青，玫瑰蒺藜欢郁金，木降二香牛膝枣，疏肝理气胃和平。"[20]42清代钱敏捷在《医方絜度》中则称本概念为"疏肝利气"，如该书卷二载："盖足部有病，多因湿毒，经久不愈，与瘀血为伍，若冲至心肺则不治。杉节坚硬属金，取节以止之，金能镇逆、燥湿、通气、流利关节，橘以疏肝利气，槟则达下降逆，丹参通瘀活血，从上达下，势若奔马，童便领邪从浊道而出。"[15]47但此种称谓后世沿用较少。

现代本概念主要出现了"疏肝解郁""疏肝理气""疏肝"三种名称并存的状况，如《中医药学名词》[22]124《中国医学百科全书·中医学》[23]714《中医药常用名词术语辞典》[24]407称之为"疏肝解郁"；《中医临床诊疗术语》[25]12《中国中医药学主题词表》[26]821称之为"疏肝理气"；《中医大辞典》[27]1808《中医辞海》[28]257称之为"疏肝"；而《中国中医药学术语集成·治则治法与针灸学》[29]331同时称本概念为"疏肝理气"和"疏肝"，如："疏肝……【异名】舒肝(《汉英中医辞典》)【定义】治法。具有疏肝理气解郁的作用，适用于肝气郁结证的治疗方法。"[29]331《中医药常用名词术语辞典》则仅将"疏肝理气""疏肝"作为"疏肝解郁"的又称，如："疏肝解郁……治法。又名疏肝理气、疏肝。用调理肝气行滞解郁方药治疗肝郁气滞证的治法。适用于胁肋胀痛，胸闷不舒，乳房胀痛，月经不调，疝气等。常用药物有柴胡、白芍、香附、枳壳、白术。代表方剂如柴胡疏肝散。"[24]407

根据"疏肝解郁"古今名实的演变，《中医药学名词》将"疏肝解郁"定义为："具有舒肝理气、行滞解郁作用，治疗肝郁气滞证的和法。"[22]124该释义客观、准确地表达了"清热凉血"的科学内涵和本质属性。

五、文献辑录

《仁斋直指方论》卷之十九："肾痒证治，宣风散疏肝肾风。大鸡心槟榔(二个)，橘皮(半两)，牵牛(生取末一两，炒取末一两)，甘草(焙，三钱)。上末，每服二钱，蜜汤调下。"[1]481,482

《本草品汇精要》卷之三十二："青皮……青皮主气滞消食，破积结膈气……故攻疾有异。其霜后采，黄大已穰而味辛者谓之黄橘，则入脾胃，走肺气。六七月未成熟时采，青小未穰而味苦者，谓之青皮，则入厥阴少阳，疏肝气。正如枳壳、枳实同种，枳壳治高以其性详而缓，枳实治低以其性酷而烈之故也。"[2]1219

《本草约言》药性本草约言卷之二："山楂……《发明》云：山楂虽云疏胃健脾，然从木性味酸，亦疏肝气，故主消食行结气，去食积痰，小儿宿食积，主脾胃也。"[3]85

《本草纲目》果部第三十卷："橘……震亨曰：青皮，乃肝胆二经气分药。故人多怒有滞气，胁下有郁积，或小腹疝疼，用之以疏通二经，行其气也。若二经实者，当先补而后用之。又云：疏肝气加青皮，炒黑则入血分也。"[4]724

《证治准绳》第五册："不能食……冲和丸……养心扶脾，疏肝开胃……如上法蒸。此疏肝郁，伐肝邪者也。"[7]416

《万氏家抄济世良方》卷二："咳嗽……治嗽而胁痛者 先以青皮疏肝气后，以二陈汤加南星、香附、青黛、姜汁服之。"[5]96

《本草备要·草部》："木香……宣，行气……辛苦而温。三焦气分之药，能升降诸气，泄肺气，疏肝气，和脾气(怒则肝气上，肺气调，则金能制木而肝平，木不克土而脾和）。”[6]100

《冯氏锦囊秘录》“杂症痘疹药性主治合参”：“青皮……能开膈行气，凡痘肚腹膨胀，食伤而未得下者可用，一云此痘家必用之药，能泻肝，令不成水泡而作痒也。又起发迟者痒者，并不可缺，宜择小而皮薄陈久者，水浸去白锉用。然痘假气血以成功，疏肝破气之药，所当禁也，况水泡作泽者，皆气虚所致，岂可复行克削乎。”[8]725

《临证指南医案》卷八：“疝……《经》云：任脉为病，男子内结七疝，女子带下瘕聚。又督脉生病，从少腹上冲心而痛，不得前后为冲疝……故以川楝导膀胱小肠之热。元胡和一身上下诸痛，以肝主疏泄故也，其所取虎潜一法，以柔缓导引为主。故方中用虎骨熄肝风、壮筋骨，羊肉龟板补髓填精，佐以地黄补肾。当归补肝，使以陈皮利气疏肝。”[17]432

《素灵微蕴》卷四：“带下解……李氏，用燥土温中、疏肝清下、蛰火敛精之法，数日而瘳。”[18]86

《女科要旨》卷四：“眼目……眼科书分为七十二症，类皆不切之陈言，各家从而敷衍之，陈陈相因，曷其有极乎？所以有目不医不盲之诮也。而妇人眼病，与男子颇殊，当以补养肾水，以济冲、任、胞门、血海之血，以目得血而能视也。又肝开窍于目，女子善怀，每多忧郁；五郁皆属于肝，又当以疏肝解郁之药佐之；余‘新定’二方，面面周到。”[10]136

《银海指南》卷一：“怒……《素问》‘五运行大论’曰：东方生木，木生酸，酸生肝，肝在志为怒……因五脏六腑上注之精气不足而动者，察其何者之虚而补之。总以疏肝解郁为先，兼养精液，使精盈则气盛。气盛则神全，自然视物明朗，但木能克土，胃当其冲，肝病则胃病，切不可再加劳倦，以伤其脾。”[11]17

《疡科捷径》卷中：“乳疠（乳癖同）……逍遥散……逍遥散用芍当归，薄茯柴甘香附依。再入丹皮云片术，疏肝解郁立能挥。”[12]82

《三家医案合刻》卷一：“保和丸……山药浆丸。诊脉右弦左濡，久痔注血，致纳食不易运化，此脾营先伤，胃阳继困，府气不能宣畅，大便不爽，温补未能通调，府气疏滞，更损脾胃生阳东垣每以治土，必先达木，不宜过投燥剂。仿古治中汤法，佐以疏肝解郁。”[9]65

《诊验医方歌括》：“归桂化逆芍苓青，玫瑰蒺藜欢郁金，木降二香牛膝枣，疏肝理气胃和平。”[20]42

《青霞医案·正文》：“方大人喆嗣仲侯，同予讲究医术之友也，其令正患乳射。舟广陵，就正于予，知其所患是干奶乳栗乳节之类也。肩舆至舟，见其右乳坚硬，如石重坠，乳头缩入，七处溃出黄水，疮口翻出，头昏眼赤羞明，舌灰焦厚，业已昏晕，按乳有十二穰，今已窜七穰，如再迟延，全行窜破，势必翻花，成为乳岩，扁鹊复生，亦难挽回。予遂进疏肝解郁重剂，乳头伸出，疮口肉平，头目清爽。又夹进膏丸，坚硬消软，而遍身透出鲜红脓窠疮，幸矣哉。予独不解一乳核，何以转到如此之险，而旬余竟能收功，实力始念所不及，此皆仰赖大人洪福，故能得心应手……初起结核如棋子，渐大如鸡蛋，有名曰乳癖、乳栗、乳节、乳患之名，有十余种。但外科重在消散。然乳生此证，皆因肝火太旺，气血凝滞而成，先宜疏肝解郁消核，不至破烂，方为正治法门。”[13]1

《王应震要诀》：“云间程氏绍南先生医案……胸膈作痛……山西吴姓者。患胸膈作痛，已历多年，细按六脉，左三部沉郁不舒，右手脉弦紧而大。此肝气抑郁，木乘脾土，当以疏肝理气，扶土制水，则肝脾利而痛自愈矣。”[14]56

《西溪书屋夜话录·肝气证治》：“一法曰：疏肝理气。如肝气自郁于本经，两胁气胀或痛者，宜疏肝，香附、郁金、苏梗、青皮、橘叶之属。一法曰：疏肝通络。如疏肝不应，营气痹窒，络脉瘀阻，兼通血络，如旋覆、新绛、归须、桃仁、泽兰叶等。”[21]2

《医学衷中参西录·医方》：“镇肝熄风

汤……特是证名内中风，所以别外受之风也……迨至宋末刘河间出，悟得风非皆由外中，遂创为五志过极动火而猝中之论，此诚由《内经》'诸风掉眩皆属于肝'句悟出。盖肝属木，中藏相火，木盛火炽，即能生风也。大法，以白虎汤、三黄汤沃之，所以治实火也。以逍遥散疏之，所以治郁火也(逍遥散中柴胡能引血上行最为忌用，是以镇肝熄风汤中止用茵陈、生麦芽诸药疏肝)。"[19]34

《医方絜度》卷一："邪气久羁，内留经络，抑郁伤肝，木土失和，故以香附疏肝解郁，调气和络；旋覆和肝逐饮，疏通经络，旋转中枢。"[15]3

卷二："盖足部有病，多因湿毒，经久不愈，与瘀血为伍，若冲至心肺则不治。杉节坚硬属金，取节以止之，金能镇逆、燥湿、通气、流利关节，橘以疏肝利气，槟则达下降逆，丹参通瘀活血，从上达下，势若奔马，童便领邪从浊道而出。"[15]47

《丁甘仁医案》卷五："黄疸案……刁左……抑郁起见，肝病传脾，脾不健运，湿自内生，与胃中之浊气相并，下流膀胱。膀胱为太阳之府，太阳主一身之表，膀胱湿浊不化，一身尽黄，小溲赤色，食谷不消，易于头眩，此谷疸也。治病必求于本，疏肝解郁为主，和中利湿佐之。"[16]298,299

《中医药学名词》："疏肝解郁……用具有舒肝理气、行滞解郁作用的方药治疗肝郁气滞证的治法。"[22]124

《中医临床诊疗术语》："疏肝理气[解郁]……具有疏肝理气、行滞解郁作用，适用于肝郁气滞症的治疗方法。"[25]12

《中医大辞典》："疏肝……治法。和法之一，也称疏肝解郁、疏肝理气，是疏散肝气郁结的方法。肝气郁结表现为两胁胀痛或串痛，胸闷不舒或恶心呕吐、食欲不振、腹痛腹泻、周身窜痛，舌苔薄，脉弦。用柴胡疏肝散、七气汤。"[27]1808

《中国医学百科全书·中医学》："疏肝解郁肝为风木之脏，内寄相火，体阴用阳，肝主藏血，司血海，为冲任所系，性喜条达而恶抑郁，以愉悦舒畅为顺，忧挂郁怒为逆。是以肝气条达，则脏腑安和，气血津液生生不息；肝血充足，气机冲和，血海宁静，经脉流畅，则月事按时而下。若肝气郁而不达，血行不畅，则月水后期，或经前乳胀，或临经腹痛。郁而化火，迫血妄行，则经行先期或经水过多。若肝气逆乱，气乱则血乱，血海蓄溢失常，则见经期先后不定，经量或多或少。此皆责之于肝，故有'治经肝为先，疏肝经自调'之说。治法当根据郁者宜舒，亢者宜柔宜缓的原则，遂其条达之性。但舒肝之品味多辛窜，有耗血、动血之弊，宜兼养血益阴，以免伤正。"[23]714

《中医辞海》："疏肝……中医治法。和法之一。也称疏肝解郁、疏肝理气。是疏肝气散郁结的方法。"[28]257

《中医药常用名词术语辞典》："疏肝解郁……治法。又名疏肝理气、疏肝。用调理肝气行滞解郁方药治疗肝郁气滞证的治法。适用于胁肋胀痛，胸闷不舒，乳房胀痛，月经不调，疝气等。常用药物有柴胡、白芍、香附、枳壳、白术。代表方剂如柴胡疏肝散。"[24]407

《中国中医药学主题词表》："疏肝理气……属和法；属疏肝通过调理肝脾气机，使肝脾协调，适用于肝脾不和证的治疗方法。"[26]821

《中国中医药学术语集成·治则治法与针灸学》："疏肝……【异名】舒肝(《汉英中医辞典》)【定义】治法。具有疏肝理气解郁的作用，适用于肝气郁结证的治疗方法。"[29]331

[1] [宋] 杨士瀛. 仁斋直指方论[M]//新校注杨仁斋医书. 福州：福建科学技术出版社，1989：481，482.

[2] [明] 刘文泰. 本草品汇精要[M]. 北京：商务印书馆，1936：1219.

[3] [明] 薛己. 本草约言[M]//臧守虎，杨天真，杜凤娟校注. 中国古医籍整理丛书：本草. 北京：中国中医药出版社，2015：85.

[4] 李志庸，张国骏. 本草纲目大辞典[M]. 济南：山东科学技术出版社，2007：724.

[5] [明] 万表. 万氏家抄济世良方[M]. [明] 万邦孚增

补. 济南：齐鲁书社，1995：96.
[6] [清] 汪昂. 本草备要[M]. 北京：人民军医出版社，2007：100.
[7] [明] 王肯堂. 证治准绳集要[M]. 余瀛鳌，林菁，田思胜，等编选. 沈阳：辽宁科学技术出版社，2007：416.
[8] [清] 冯兆张. 冯氏锦囊秘录[M]. 王新华点校. 北京：人民卫生出版社，1998：725.
[9] [清] 徐大椿. 洄溪医案、三家医案合刻[M]. 上海：上海浦江教育出版社，2013：65.
[10] [清] 陈修园. 女科要旨[M]. 余育元校注. 福州：福建科学技术出版社，1982：136.
[11] [清] 顾锡. 银海指南[M]. 北京：人民卫生出版社，1960：17.
[12] [清] 时世瑞. 疡科捷径：卷中[M]. 1885 年(清光绪十一年)刻本：82.
[13] [清] 沈青霞. 青霞医案[M]//裘吉生. 珍本医书集成：13. 上海：上海科学技术出版社，1986：1.
[14] [清] 王应震. 王应震要诀[M]. 包来发点校. 上海：上海科学技术出版社，2004：56.
[15] [清] 钱敏捷. 医方絜度 吴氏医方汇编 珍验医方歌括[M]. 上海科学技术出版社，2004：3，47.
[16] 武进县医学会. 丁甘仁医案[M]. 南京：江苏科学技术出版社，1988：298，299.
[17] [清] 叶天士. 临证指南医案[M]. [清] 华岫云编订. 北京：华夏出版社，1995：432.
[18] [清] 黄元御. 素灵微蕴[M]. 北京：中国中医药出版社，2015：86.
[19] 张锡纯. 医学衷中参西录[M]. 王云凯，等校点. 石家庄：河北科学技术出版社，1985：34.
[20] [清] 坐啸山人. 诊验医方歌括[M]. 范欣生点校. 上海：上海科学技术出版社，2004：42.
[21] 王汞林. 西溪书屋夜话录[M]. 卢祥之注. 北京：人民军医出版社，2012：2.
[22] 中医药学名词审定委员会审定. 中医药学名词[M]. 北京：科学出版社，2005：124.
[23] 《中医学》编辑委员会. 中医学 中[M]//钱信忠. 中国医学百科全书. 上海：上海科学技术出版社，1997：714.
[24] 李振吉. 中医药常用名词术语辞典[M]. 北京：中国中医药出版社，2001：407.
[25] 中华人民共和国国家质量监督检验检疫总局. 中医临床诊疗术语[M]. 北京：中国标准出版社，2001：12.
[26] 吴兰成. 中国中医药学主题词表：上[M]. 北京：中医古籍出版社，2008：821.
[27] 李经纬，余瀛鳌，蔡景峰，等. 中医大辞典[M]. 2 版. 北京：人民卫生出版社，2005：1808.
[28] 袁钟，图娅，彭泽邦，等. 中医辞海：上[M]. 北京：中国医药科技出版社，2017：257.
[29] 李剑，曾召. 治则治法与针灸学[M]//曹洪欣，刘保延. 中国中医药学术语集成. 北京：中医古籍出版社，2006：331.

（何 娟）

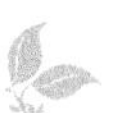

2·116

缓则治本

huǎn zé zhì běn

一、规范名

【中文名】缓则治本。

【英文名】treating root cause in chronic case。

【注释】与急则治标相对而言，在病势缓和、病情缓慢的情况下，针对本病的病机治疗或采取调理、补益为主的治疗原则。

二、定名依据

"缓则治本"作为中医治则术语名词最早见于宋代杨士瀛《仁斋直指方论》，此前的中医著作中尚有"后治其本"，但是概念和"缓则治本"不完全相同。

"缓则治本"一词出现之后，有的医家使用"缓则治其本"一词，例如杨士瀛《仁斋直指方论》、张从正的《儒门事亲》、王好古的《汤液本草》等，还有的医家使用"标本缓急"一词，如张介宾《景岳全书》、李中梓《删补颐生微论》、程国彭《医学心悟》等。"缓则治其本"和"缓则治本"的概念相同，"标本缓急"的概念涵盖"急则治标"和"缓则治本"两者。

“后治其本”一词虽然出现最早，但是《黄帝内经》之后的中医著作中极少使用该词；“缓则治其本”一词，不符合规范名词的简明性原则；“标本缓急”一词，概念涵盖“急则治标”和“缓则治本”，不符合规范名词的单义性原则。“缓则治本”一词出现后，很多中医著作如：《证治准绳》《古今医统大全》《医门法律》等均使用该词，说明使用该词作为规范名词，业内已经达成共识，符合规范名词约定俗成的原则，而且该词作为规范名词也符合简明性原则。

我国目前已经出版的国标《中医临床诊疗术语·治法部分》《中医药学名词》《中医大辞典》《中医辞海》《中国中医药主题词表》《中国中医药学术语集成·治则治法与针灸学》、国标《中医基础理论术语》均使用“缓则治本”一词。这说明在中医界将“缓则治本”作为正名使用已达成共识，符合名词定名规范的协调一致性。

三、同义词

【曾称】“后治其本”（《素问》）；“缓则治其本”（《仁斋直指方论》）。

四、源流考释

“缓则治本”的相关记载见于《黄帝内经素问·标本病传论》中论述到：“先病而后生中满者治其标；先中满而后烦心者治其本。人有客气，有固气。小大不利治其标；小大利治其本。病发而有余，本而标之，先治其本，后治其标。病发而不足，标而本之，先治其标，后治其本。”[1]126 其中“后治其本”为“缓则治本”相关内容的最早记载。

晋唐时期医学著作沿用“后治其本”一词。例如《黄帝内经太素》卷二曰：“黄帝曰：治之奈何？岐伯曰：春夏先治其标，后治其本；秋冬先治其本，后治其标（本，谓根与本也。标，末也，方昭反，谓枝与叶也。春夏之时，万物之气上升，在标；秋冬之时，万物之气下流，在本。候病所在，以行疗法，故春夏取标，秋冬取本也）。”[2]5

宋金元时期医学门户分立，形成诸多医学流派，学派之间进行学术争鸣，促进了中医基础理论的发展。这一时期“缓则治本”一词开始出现。在宋代杨士瀛《仁斋直指方论》卷一“总论病机赋”中论述到：“病有本标，急则治标，缓则治本。法分攻补，虚而用补，实而用攻。”[3]37 但在这一时期，医家更多使用“缓则治其本”一词。例如金代张从正在《儒门事亲》卷十一“风门中论”述到：“《经》曰：本病相传，先以治气。治病有缓急，急则治其标，缓则治其本。”[4]274 宋代杨士瀛的著作《仁斋直指方论》：卷三“诸风”：“《经》云：急则治其标，缓则治其本。”[3]92 元代医家王好古在其著作《汤液本草》卷之二：“治主以缓，缓则治其本。”[5]31 同时这一时期仍有医家使用“后治其本”，如金代李杲《脾胃论》卷上曰：“今饮食损胃，劳倦伤脾，脾胃虚则火邪乘之，而生大热，当先于心分补脾之源，盖土生于火，兼于脾胃中泻火之亢甚是先治其标，后治其本也。”[6]11

明清时期，中医理论空前发展，多位医家论述标本问题使用“缓则治本”一词。例如明代徐春甫在《古今医统大全》卷之三中论述到：“病有标本，急则治标，缓则治本；法分攻补，虚而用补，实而用攻。”[7]221 明代医家王肯堂在《证治准绳·疡医》卷之一中论述到：“疮疽痛息自宁，饮食知味，脉证俱缓，缓则治本，故可以王道平和之药，徐而治之亦无不愈。”[8]983 清代喻昌《医门法律》卷一中论述到：“今世不察圣神重本之意，治标者常七八，治本者无二三，且动称急则治标，缓则治本，究其所为缓急，颠倒错认，举手误人，失于不从明师讲究耳。”[9]21 清代顾世澄《疡医大全》卷十七中论述到：“治疗之法，急则治标，缓则治本，治标用丸散以吐痰散热，治本用汤药以降火补虚。”[10]338 清代沈金鳌《杂病源流犀烛》卷十七中论述到：“咯血者，痰中咯出血疙瘩，与吐血症相类，轻则身凉脉微，重则身热脉大，急则治标（宜十灰散、花蕊散），缓则治本（宜四物汤、犀角地黄汤)，当斟酌行之。”[11]288

明清时期医家也使用“缓则治其本”一词。例如明代徐春甫《古今医统大全》[7]222、陈实功《外科正宗》[12]13、张介宾《类经》[13]310，清代冯兆张《冯氏锦囊秘录》[14]55、薛雪《医经原旨》[15]165。其中明代陈实功《外科正宗》卷之一论述到：“又谓缓则治其本，急则治其标，假如先得疮疾，而后得泄泻、呕吐、食少等症，此又宜舍本从标之法治之，候泄止、呕定、食进，方再治疮，余皆仿此。”[12]13 另外，还有医家沿用“后治其本”一词。例如明代李梴《医学入门·外集》卷七：“凡治病者，必先治其本，后治其标。若先治其标，后治其本，邪气滋甚，其病益蓄；若先治其本，后治其标，虽病有十数，证皆去矣。”[16]631 清代冯兆张《冯氏锦囊秘录·杂症大小合参》卷首下：“病发而有余，本而标之，先治其本，后治其标，病发而不足，标而本之，先治其标，后治其本。标而本之，谓先发微缓者，后发重大急者，以其不足，故先治其标，后治其本也。”[14]48

同时，明清时期医家还使用“标本缓急”一词来论述标本问题。例如明代戴思恭《推求师意》[17]5、张介宾在《景岳全书》[18]1004、李中梓在《删补颐生微论》[19]109，清代程国彭《医学心悟》[20]70、徐大椿《医学源流论》[21]17。其中清代程国彭《医学心悟》卷一曰：“症既相兼，必须一一辨明，察其多寡兼并之处，辨其标本缓急之情，审度得宜，用古人经验良方，随手而起矣。”[17]70

现代中医相关著作多采用“缓则治本”一词。例如《中医大辞典》[22]1810《中医辞海》[23]258《中国中医药主题词表》[24]374、国标《中医临床诊疗术语·治法部分》[25]1《中国中医药学术语集成·治则治法与针灸学》[26]334、国标《中医基础理论名词术语》[27]79《中医药学名词》[28]108。其中《中医药学名词》：“缓则治本……缓则治本与急则治标相对而言，在病势缓和、病情缓慢的情况下，针对本病的病机治疗或采取调理、补益为主的治疗原则。”[28]108

总之，《内经》中最早论述了疾病标本论治的原则，宋代杨士瀛在《仁斋直指方论》中最早使用“缓则治本”一词，后世医家还使用过“缓则治其本”和“标本缓急”二词。但是近代以来绝大多数医家都使用“缓则治本”一词。尤其是现代的辞书类著作《中医大辞典》《中医辞海》《中医药主题词表》《中医药学名词》《中医临床诊疗术语·治法部分》《中国中医药学术语集成·治则治法与针灸学》均使用“缓则治本”一词，可见使用“缓则治本”已经成为专家的共识，符合名词定名原则的约定俗成性、简明性和协调一致性。建议将“缓则治本”作为标准名词术语使用。

五、文献辑录

《黄帝内经素问·标本病传论》：“先病而后生中满者治其标；先中满而后烦心者治其本。人有客气，有固气。小大不利治其标；小大利治其本。病发而有余，本而标之，先治其本，后治其标。病发而不足，标而本之，先治其标，后治其本。”[1]126

《黄帝内经太素》卷二：“黄帝曰：治之奈何？岐伯曰：春夏先治其标，后治其本；秋冬先治其本，后治其标(本，谓根与本也。标，末也，方昭反，谓枝与叶也。春夏之时，万物之气上升，在标；秋冬之时，万物之气下流，在本。候病所在，以行疗法，故春夏取标，秋冬取本也)。”[2]5

《儒门事亲》卷十一：“治病有缓急，急则治其标，缓则治其本。法分攻补，虚而用补，实而用攻。”[4]274

《脾胃论》卷上：“今饮食损胃，劳倦伤脾，脾胃虚则火邪乘之，而生大热，当先于心分补脾之源，盖土生于火，兼于脾胃中泻火之亢甚是先治其标，后治其本也。”[6]11

《仁斋直指方论》卷一：“病有本标，急则治标，缓则治本。”[3]37

卷三：“《经》云：急则治其标，缓则治其本。”[3]92

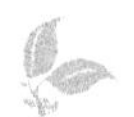

《汤液本草》卷二："治主以缓，缓则治其本。"[5]31

《推求师意》卷上："是三条消渴，便见河间，处方酌量标本缓急轻重之宜、脏腑切当之药也。"[17]5

《古今医统大全》卷三："病有标本，急则治标，缓则治本；法分攻补，虚而用补，实而用攻。"[7]221"内外不相及，则治主病，急则治其标，缓则治其本。"[7]222

《证治准绳》卷一："疮疽痛息自宁，饮食知味，脉证俱缓，缓则治本，故可以王道平和之药，徐而治之亦无不愈。"[8]983

《外科正宗》卷一："又谓缓则治其本，急则治其标，假如先得疮疾，而后得泄泻、呕吐、食少等症，此又宜舍本从标之法治之，候泄止、呕定、食进，方再治疮，余皆仿此。"[12]13

《类经》十卷："奈何今之医家，多不知求本求标、孰缓孰急之道，以故治标者常八九，治本者无二三，且动称急则治其标，缓则治其本，尚不知孰为可缓，孰为最急，颠倒错认，举手误人，是未明此篇标本之真义。"[13]310

《景岳全书》卷四十六："当审其经络受证，标本缓急以治之。"[18]1004

《医学入门》外集卷七："凡治病者，必先治其本，后治其标。若先治其标，后治其本，邪气滋甚，其病益蓄；若先治其本，后治其标，虽病有十数，证皆去矣。"[16]631

《删补颐生微论》卷二："夫运气参差，标本缓急，脏腑阴阳，贵贱贫富，虚实邪正，南北东西，活若荷中之露，实难捉摸，不知因病以用法，乃欲因法以合病，效之不获，则曰有命，讵然乎哉！岂谓法尽可废，必趁奇异，正恐法之可合者十三，不可合者十七。"[19]109

《医门法律》卷一："今世不察圣神重本之意，治标者常七八，治本者无二三，且动称急则治标，缓则治本，究其所为缓急，颠倒错认，举手误人，失于不从明师讲究耳。"[9]21

《冯氏锦囊秘录》杂症大小合参卷一："古圣之至论，但急则治其标，缓则治其本。"[14]55

杂症大小合参卷首下："病发而有余，本而标之，先治其本，后治其标，病发而不足，标而本之，先治其标，后治其本。标而本之，谓先发微缓者，后发重大急者，以其不足，故先治其标，后治其本也。"[14]48

《医学心悟》卷一："症既相兼，必须一一辨明，察其多寡兼并之处，辨其标本缓急之情，审度得宜，用古人经验良方，随手而起矣。"[20]70

《医经原旨》卷三："'治病必求于本'，必字即中满及小大不利二证，亦有急与不急之分而先后乎其间者，何今之医，动称'急则治其标，缓则治其本'，正不知孰为可缓，孰为最急，颠倒错认，但见其举手误人耳。"[15]165

《医学源流论》卷上："至于既传之后，则标本缓急先后分合，用药必两处兼顾，而又不杂不乱，则诸病亦可渐次平复，否则新病日增，无所底止矣。"[21]17

《疡医大全》卷十七："治疗之法，急则治标，缓则治本，治标用丸散以吐痰散热，治本用汤药以降火补虚。"[10]338

《杂病源流犀烛》卷十七："咯血者，痰中咯出血疙瘩，与吐血症相类，轻则身凉脉微，重则身热脉大，急则治标（宜十灰散、花蕊散），缓则治本（宜四物汤、犀角地黄汤），当斟酌行之。"[11]288

《中医大辞典》："缓则治本……与急则治其标相对而言。指在病势缓和，病情缓慢的情况下，治疗应针对本病的病机，或以培补元气为主，因为治疾病发生的本原，则标的症状自愈，亦即治病必求于本的精神。例如阴虚发热的疾病，则阴虚是本，发热（包括五心烦热、失眠盗汗）为标，治当养阴以退热。"[22]1810

《中医辞海》："缓则治本，中医治则。在病势缓和、病情缓慢时采用的治疗疾病本质的原则。对慢性病或急性病恢复期有重要的指导意义。如肺痨咳嗽，其本多为肺肾阴虚，故治疗时不应用咳法治其标，而用滋养肺肾之阴法以治其本。有如阴虚发热，阴虚是本，发热是标。治当养阴以退热。以上均是缓则治本原则的具体应用。”[23]258

《中国中医药主题词表》：“缓则治本，属标本论治。与急则治标相对而言。在病势缓和、病情稳定的情况下，应当采取以调理、补益为主的治疗原则。”[24]374

《中医临床诊疗术语·治法部分》：“缓则治本……与急则治标相对而言。在病势缓和、病情稳定的情况下，应当采取以调理、补益为主的治疗原则。”[25]1

《中国中医药学术语集成·治则治法与针灸学》：“缓则治本，在病情缓慢，病势和缓的情况下，针对疾病的病因进行治疗的方法”[26]334

《中医基础理论术语》：“缓则治本……与急则治标相对。病势缓和，病情缓慢，先治其本，本病愈而标病自除。”[27]79

《中医药学名词》：“缓则治本……缓则治本与急则治标相对而言，在病势缓和、病情缓慢的情况下，针对本病的病机治疗或采取调理、补益为主的治疗原则。”[28]108

参考文献

[1] 未著撰人. 黄帝内经素问[M]. 北京：人民卫生出版社，2005：126.

[2] [唐] 杨上善. 黄帝内经太素[M]. 北京：科学技术文献出版社，2000：5.

[3] [宋] 杨士瀛. 仁斋直指方论[M]. 盛维忠，王致谱，傅芳，等校注. 福州：福建科学技术出版社，1989：37，92.

[4] [金] 张子和. 儒门事亲[M]. 邓铁涛，赖畴整理. 北京：人民卫生出版社，2005：274.

[5] [元] 王好古. 汤液本草[M]. 北京：中国医药科技出版社，2011：31.

[6] [金] 李东垣. 脾胃论[M]. 北京：中国医药科技出版社，2011：11.

[7] [明] 徐春甫. 古今医统大全：上[M]. 崔仲平，王耀廷主校. 北京：人民卫生出版社，1991：221，222.

[8] [明] 王肯堂. 证治准绳[M]. 吴唯，等校注. 北京：中国中医药出版社，1997：983.

[9] [清] 喻嘉言. 医门法律[M]. 韩飞，等点校. 太原：山西科学技术出版社，2006：21.

[10] [清] 顾世澄. 疡医大全[M]. 叶川，夏之秋校注. 北京：中国中医药出版社，1994：338.

[11] [清] 沈金鳌. 杂病源流犀烛[M]//高萍，田思胜. 沈氏尊生书. 北京：中国中医药出版社，1997：288.

[12] [明] 陈实功. 外科正宗[M]. 北京：中国医药科技出版社，2011：13.

[13] [明] 张景岳. 类经[M]. 太原：山西科学技术出版社，2013：310.

[14] [清] 冯兆张. 冯氏锦囊秘录[M]. 田思胜，等校注. 北京：中国中医药出版社，1996：55.

[15] [清] 薛雪. 医经原旨[M]. 洪丕谟，姜玉珍点校. 上海：上海中医学院出版社，1992：165.

[16] [明] 李梴. 医学入门[M]. 金嫣莉，等校注. 北京：中国中医药出版社，1995：631.

[17] [明] 戴思恭. 推求师意[M]. 南京：江苏科学技术出版社，1984：5.

[18] [明] 张介宾. 景岳全书：下[M]. 上海：第二军医大学出版社，2006：1004.

[19] [明] 李中梓. 删补颐生微论[M]. 包来发，郑贤国校注. 北京：中国中医药出版社，1998：109.

[20] [清] 程国彭. 医学心悟[M]. 上海：第二军医大学出版社，2005：70.

[21] [清] 徐灵胎. 医学源流论[M]. 刘洋校注. 北京：中国中医药出版社，2008：17.

[22] 李经纬，余瀛鳌，蔡景峰，等. 中医大辞典[M]. 北京：人民卫生出版社，2011：1810.

[23] 袁钟，图娅，彭泽邦，等. 中医辞海：下[M]. 北京：中国医药科技出版社，1999：258.

[24] 吴兰成. 中国中医药主题词表[M]. 北京：中医古籍出版社，2008：374.

[25] 国家技术监督局. 中医临床诊疗术语：治法部分[M]. 北京：中国标准出版社，1997：1.

[26] 李剑，曾召. 中国中医药学术语集成：治则治法与针灸学[M]. 北京：中医古籍出版社，2006：334.

[27] 中华人民共和国国家质量监督检验检疫总局，中国国家标准化管理委员会. 中医基础理论术语[M]. 北京：中国标准出版社，2006：79.

[28] 中医药学名词审定委员会. 中医药学名词[M]. 北京：科学出版社，2005：108.

（郭凤鹏）

解表法

jiě biǎo fǎ

一、规范名

【中文名】解表法。

【英文名】releasing exterior method。

【注释】具有发汗、宣肺作用，以祛除肌表之邪，治疗表证的治法。

二、定名依据

“解表法”一词最早见于清代程国彭《医学心悟》，在此之前，和解表法相关的名词有：“发汗”“解肌”“汗法”“疏表”。这些名词的含义大致相同，但是现在鲜有使用。

“解表法”涵盖的内容比“解肌”“发表”“发汗”“疏表”要广的多，能准确反映本治法的内涵和外延，符合规范名词定名的科学性原则。“汗法”包括的治疗作用太过庞杂，不适合作为规范名词。

现代的相关著作《中医药学名词》《中国中医药主题词表》《中医大辞典》《中医基本名词术语中英文国际对照标准》《中医临床诊疗术语・治法部分》《中医辞海》等著作均使用“解表法”一词。这说明在中医界将“解表法”作为正名使用已达成共识，符合名词定名的约定俗成原则。

全国科学技术名词审定委员会审定公布的《中医药学名词》已使用“解表法”一词作为规范名词，所以“解表法”作为规范名符合术语定名的协调一致原则。

三、同义词

【曾称】“发表”(《内经》)；“解表”(《伤寒论》)；“解肌”(《伤寒论》)；“发汗”(《金匮要略》)；“汗法”(《儒门事亲》)；“疏表”(《张氏医通》)；“发表法”(《重订广温热论》)。

四、源流考释

“解表法”的相关记载可以追溯到我国已发现的最早医方书《五十二病方・伤痉》，该书首次提出以熨法发汗治疗伤痉的方法，如“更(熬)盐以熨，熨勿绝。一熨寒汗出，汗出多，能诎信，止”[1]36，此为有关发汗解表治疗外感病的最早记载。

战国至秦汉时代的医学著作《黄帝内经素问》提出要用温热性质的药物来“发表”，如“六元正纪大论”曰：“帝曰：善。论言热无犯热，寒无犯寒。余欲不远寒，不远热奈何？岐伯曰：悉乎哉问也！发表不远热，攻里不远寒。”[2]174《神农本草经》系我国现存的第一部药学专著，其中也使用“发表”一词。如“麻黄……味苦，温。主中风，伤寒头痛，温疟，发表出汗，去邪热气，止咳逆上气，除寒热，破癥坚积聚。一名龙沙。”[3]57 汉代张仲景《伤寒论》提出“解表”“解肌”等词。如：“伤寒大下后复发汗，心下痞、恶寒者，表未解也。不可攻痞，当先解表，表解乃可攻痞；解表宜桂枝汤，攻痞宜大黄黄连泻心汤。”[4]155“观其脉证，知犯何逆，随证治之。桂枝本为解肌，若其人脉浮紧、发热、汗不出者，不可与之也。”[4]27《金匮要略方论》卷一用“发汗”一词表述，如：“太阳病，发汗太多，因致痉。”[5]6

魏晋南北朝时期的著作继承了之前的“解肌”“发汗”等词。如《肘后备急方》卷二曰：“麻黄解肌一二日便服之。”[6]46“又方，大青四两，甘草、胶各二两，豉八合，以水一斗，煮二物，取三升半，去滓。纳豉煮三沸，去滓。乃纳胶，分作四服，尽又合。此治得至七八日，发汗不解，及吐下大热，甚佳。”[6]46《本草经集注・石膏》使用“解肌”“发汗”两词：“石膏……味辛、甘，微寒、大寒，无毒。主治中风寒热，心下逆气惊喘。口干舌焦，不能息，腹中坚痛，除邪鬼，产乳，金疮。除时气，头痛，身热，三焦大热，皮肤热，肠胃中膈热，解肌发汗，止消渴，烦逆，腹胀，暴气喘息，咽热，亦可作浴汤。”[7]159 不过此处的“解肌”“发汗”是指药物石膏的功效。

隋唐时期的著作沿用了之前的“解肌”“发汗”“发表”称谓，如隋代巢元方《诸病源候论》卷九曰：“热病解肌发汗候……此谓得病三日已还，病法在表，故宜发汗。或病已经五六日，然其人喉口不焦干，心腹不满，又不引饮，但头痛，身体壮热，脉洪大者，此为病证在表，未入于脏。故虽五六日，犹须解肌发汗，不可苟依日数，辄取吐下。”[8]62“时气发斑候……夫热病在表，已发汗未解，或吐、下后，热毒气不散，烦躁谬言语，此为表虚里实，热气躁于外，故身体发斑如锦文。凡发斑不可用发表药，令疮开泄，更增斑烂，表虚故也。”[8]58 唐代孙思邈《备急千金要方》卷九曰：“大法春夏宜发汗。凡发汗，欲令手足皆周至漐漐然一时间许益佳，但不可如水流离霡霂耳。若病不解，当更重发汗，汗出多则亡阳，阳虚不可重发汗也。凡服汤药发汗中病便止，不必尽剂也。”[9]180 卷九还始载“发汗法”一词：“病者过日不以时下，则热不得泄，亦胃烂斑出。春夏无大吐下，秋冬无大发汗。发汗法，冬及始春大寒时，宜服神丹丸，亦可摩膏火炙。”[9]174

宋金元时期，中医药理论获得了重要的发展，无论是官方著作，还是民间著作都记载了和解表法相关的“发汗”“解表”“解肌”来作为本概念的名称。如宋代王怀隐《太平圣惠方》卷九曰：“治伤寒发汗通用经效诸方，治伤寒解表，利四肢，和胃气，人参散方。”[10]181“治时气一日诸方，治时气一日头痛壮热，四肢烦疼，宜服解肌散方。”[10]182 宋代陈师文《太平惠民和剂局方》卷二曰：“大抵感冒，古人不敢轻发汗者，止由麻黄能开腠理，用或不能得其宜，则导泄真气，因而致虚，变生他证。”[11]53“参苏饮……因痰饮发热，但连日频进此药，以热退为期，不可预止。虽有前胡、干葛，但能解肌耳。”[11]53 宋代许叔微《普济本事方》卷四曰：“人参散……上为细末。每服三钱，水一盏，生姜四片，枣二个，煎至八分，不拘时候带热服。但是有劳热证，皆可服，热退即止。大抵透肌解热，干葛第一，柴胡次之，所以升麻葛根汤为解肌之冠也。”[12]65 卷三又曰：“麻黄散，历节宜发汗。”[12]41 金代成无己《伤寒明理论》卷四曰：“或谓桂枝汤解表，而芍药数少。建中汤温里，而芍药数多。殊不知二者远近之制。”[13]83 卷一又曰：“恶寒，若汗出而恶寒者，则为表虚。无汗而恶寒者，则为表实。表虚可解肌，表实可发汗。又有止称背恶寒者，背者胸中之府。诸阳受气于胸中，而转行于背。”[13]3 卷三又曰：“瘛疭：若能以祛风涤热之剂，折其大热，则瘛疭亦有生者。若妄加灼火，或饮以发表之药，则死不旋踵。”[13]45 金代张从正《儒门事亲》卷一曰：“所谓轻剂者，风寒之邪，始客皮肤，头痛身热，宜轻剂消风散，升麻、葛根之属也。故《内经》曰：因其轻而扬之。发扬所谓解表也。疥癣痤痱，宜解表，汗以泄之，毒以熏之，皆轻剂也。”[14]5 卷二又曰：“有一言而可以该医之旨者，其惟发表攻里乎？虽千枝万派，不过在表在里而已矣。”[14]32 金代李杲《脾胃论》卷上曰：“‘大法’云，汗之则愈，下之则死。若用辛甘之药滋胃，当升当浮，使生长之气旺。言其汗者，非正发汗也，为助阳也。”[15]8 另外，值得注意的是，金代张从正《儒门事亲》卷二中首次使用“汗法”一词：“炙、蒸、熏、渫、洗、熨、烙、针刺、砭射、导引、按摩，凡解表者，皆汗法也。”[14]37

明清时期，清代程国彭《医学心悟》首卷始载“解表法”一词：“又热邪入里而表未解者，仲景有麻黄石膏之例，有葛根黄连黄芩之例，是清凉解表法也。又太阳证、脉沉细，少阴证、反发热者，有麻黄附子细辛之例，是温中解表法也。”[16]18 这一时期使用“解表法”一词的还有清代何廉臣《重订广温热论》卷二曰：“初起多头身皆痛，寒热无汗，咳嗽口渴，舌苔浮白，脉息举之

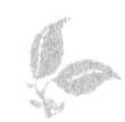

有余，或弦或紧，寻之或滑或数。先宜辛温解表法（防风、杏仁、桔梗各钱半，广皮一钱，淡豆豉三钱，加葱白两枚煎）。"[17]201 同时这一时期仍然沿用"发汗""发表""解表""汗法""解肌"等词。例如明代徐春甫《古今医统大全》[18]117,554 明代方有执《伤寒论条辨》[19]11 明代吴又可《瘟疫论》[20]9,23 清代程国彭《医学心悟》[16]16，清代吴瑭《温病条辨》[21]2,16,24,51,205，清代何廉臣《重订广温热论》[17]8。值得注意的是清代何廉臣《重订广温热论》卷二还使用"发表法"一词："凡能发汗、发痞、发疹、发斑、发丹、发痧、发瘖、发痘、等方皆谓之发表法。"[17]113 另外，明清时期有的医家也使用"疏表"一词。例如清代张璐《张氏医通》卷六曰："石顽曰：破伤一证，金疮跌扑，与溃疡迥殊。金疮跌扑受伤，则寒热头痛，面目浮肿，胸膈痞闷，六脉浮弦或模糊不清。其传经与伤寒不异，其势较伤寒更剧，故可用疏表之法。然亦不可峻用风药，以其经中之血，先以受伤，所谓夺血者无汗是也。"[22]138

现代中医相关著作多沿用《医学心悟》的记载，使用"解表法"一词。例如《中国中医药主题词表》[23]432《中医大辞典》[24]1582《中医基本名词术语中英文国际对照标准》[25]188 国标《中医临床诊疗术语・治法部分》[26]3《中医辞海》[27]342《中医药学名词》[28]110。还有的著作使用"汗法"一词。例如《中医药常用名词术语辞典》[29]150《中国医学百科全书》[30]693。

总之，秦汉时期的医学著作奠定了解表法的理论基础，晋唐至宋金元时期的医学著作广泛的使用了和解表法相关的名词，明清时期"解表法"一词正式出现在《医学心悟》中，近现代的名词术语类相关著作多使用"解表法"一词。

五、文献辑录

《五十二病方・伤痉》："更（熬）盐以熨，熨勿绝。一熨寒汗出，汗出多，能诎信，止。"[1]36

《黄帝内经素问・六元正纪大论》："帝曰：善。论言热无犯热，寒无犯寒。余欲不远寒，不远热奈何？岐伯曰：悉乎哉问也！发表不远热，攻里不远寒。"[2]174

《神农本草经・麻黄》："麻黄……味苦，温。主中风，伤寒头痛，温疟，发表出汗，去邪热气，止咳逆上气，除寒热，破癥坚积聚。一名龙沙。"[3]57

《伤寒论》卷一："伤寒大下后复发汗，心下痞、恶寒者，表未解也。不可攻痞，当先解表，表解乃可攻痞；解表宜桂枝汤，攻痞宜大黄黄连泻心汤。"[4]155"观其脉证，知犯何逆，随证治之。桂枝本为解肌，若其人脉浮紧、发热、汗不出者，不可与之也。"[4]27

《金匮要略方论》卷一："太阳病，发汗太多，因致痉。"[5]6

《肘后备急方》卷二："麻黄解肌，一二日便服之。""又方，大青四两，甘草、胶各二两，豉八合，以水一斗，煮二物，取三升半，去滓。纳豉煮三沸，去滓。乃纳胶，分作四服，尽又合。此治得至七八日，发汗不解，及吐下大热，甚佳。"[6]46

《本草经集注・石膏》："石膏……味辛、甘，微寒、大寒，无毒。主治中风寒热，心下逆气惊喘。口干舌焦，不能息，腹中坚痛，除邪鬼，产乳，金疮。除时气，头痛，身热，三焦大热，皮肤热，肠胃中膈热，解肌发汗，止消渴，烦逆，腹胀，暴气喘息，咽热，亦可作浴汤。"[7]159

《诸病源候论》卷九："热病解肌发汗候……此谓得病三日已还，病法在表，故宜发汗。或病已经五六日，然其人喉口不焦干，心腹不满，又不引饮，但头痛，身体壮热，脉洪大者，此为病证在表，未入于脏。故虽五六日，犹须解肌发汗，不可苟依日数，辄取吐下。"[8]62 "时气发斑候……夫热病在表，已发汗未解，或吐、下后，热毒气不散，烦躁谬言语，此为表虚里实，热气躁于外，故身体发斑如锦文。凡发斑不可用发表药，令疮开泄，更增斑烂，表虚故也。"[8]58

《备急千金要方》卷九："例曰：大法春夏宜发汗。凡发汗，欲令手足皆周至，漐漐然一时间许益佳，但不可如水流离霡霂耳。若病不解，当更重发汗，汗出多则亡阳，阳虚不可重发汗也。凡服汤药发汗中病便止，不必尽剂也。”[9]180“病者过日不以时下，则热不得泄，亦胃烂斑出。春夏无大吐下，秋冬无大发汗。发汗法，冬及始春大寒时，宜服神丹丸，亦可摩膏火炙。”[9]174

《太平圣惠方》卷九：“治伤寒发汗通用经效诸方：治伤寒解表，利四肢，和胃气，人参散方。”[10]181“治时气一日诸方：治时气一日头痛壮热，四肢烦疼，宜服解肌散方。”[10]182

《太平惠民和剂局方》卷二：“大抵感冒，古人不敢轻发汗者，止由麻黄能开腠理，用或不能得其宜，则导泄真气，因而致虚，变生他证。”“参苏饮……因痰饮发热，但连日频进此药，以热退为期，不可预止。虽有前胡、干葛，但能解肌耳。”[11]53

《普济本事方》卷三：“麻黄散……历节宜发汗。”[12]41

卷四：“人参散……上为细末。每服三钱，水一盏，生姜四片，枣二个，煎至八分，不拘时候带热服。但是有劳热证，皆可服，热退即止。大抵透肌解热，干葛第一，柴胡次之，所以升麻葛根汤为解肌之冠也。”[12]65

《伤寒明理论》卷一：“恶寒……若汗出而恶寒者，则为表虚。无汗而恶寒者，则为表实。表虚可解肌，表实可发汗。又有止称背恶寒者，背者胸中之府。诸阳受气于胸中，而转行于背。”[13]3

卷三：“瘛疭……若能以祛风涤热之剂，折其大热，则瘛疭亦有生者。若妄加灼火，或饮以发表之药，则死不旋踵。”[13]45

卷四：“或谓桂枝汤解表，而芍药数少。建中汤温里，而芍药数多。殊不知二者远近之制。”[13]83

《儒门事亲》卷一：“所谓轻剂者，风寒之邪，始客皮肤，头痛身热，宜轻剂消风散，升麻、葛根之属也。故《内经》曰：因其轻而扬之。发扬所谓解表也。疥癣痤痱，宜解表，汗以泄之，毒以熏之，皆轻剂也。”[14]5

卷二：“有一言而可以该医之旨者，其惟发表攻里乎？虽千枝万派，不过在表在里而已矣。”[14]32“炙、蒸、熏、渫、洗、熨、烙、针刺、砭射、导引、按摩，凡解表者，皆汗法也。”[14]37

《脾胃论》卷上：“‘大法’云，汗之则愈，下之则死。若用辛甘之药滋胃，当升当浮，使生长之气旺。言其汗者，非正发汗也，为助阳也。”[15]8

《古今医统大全》卷二：“西北方皮肤闭腠理密，人皆食热，故宜散宜寒。东南方人腠理疏，冬皆长冷，故宜收宜温散，不解表。”[18]117

卷九：“《经》曰：汗之则疮已。况癞之为风，尤疮之最恶者，故曰厉风。诸疮热入，热则生风，又况厉风，尤染肃杀之风而成者。若非汗法，何以去其厉风？所以汗之一法，治厉之最要者。”[18]554

《伤寒论条辨》卷一：“解者，救护而释散之之谓也。肌，肤肉也。盖风中卫而卫不固，发热汗出而恶风。卫行脉外，肤肉之分也。桂枝救护之，热粥释散之，病之所以解也。故曰本为解肌。”[19]11

《瘟疫论》卷上：“尝见以大剂麻黄连进，一毫无汗，转见烦躁者何耶？盖发汗之理，自内由中以达表。今里气结滞，阳气不能敷布于外，即四肢未免厥逆，又安能气液蒸蒸以达表？”[20]9“伤寒初起，以发表为先，时疫初起，以疏利为主。”[20]23

《张氏医通》卷六：“石顽曰：破伤一证，金疮跌扑，与溃疡迥殊。金疮跌扑受伤，则寒热头痛，面目浮肿，胸膈痞闷，六脉浮弦或模糊不清。其传经与伤寒不异，其势较伤寒更剧，故可用疏表之法。然亦不可峻用风药，以其经中之血，先以受伤，所谓夺血者无汗是也。”[22]138

《医学心悟》卷首：“又热邪入里而表未解者，仲景有麻黄石膏之例，有葛根黄连黄芩之例，是清凉解表法也。又太阳证、脉沉细，少阴证、反发热者，有麻黄附子细辛之例，是温中解表法也。”[16]18“论汗法……汗者，散也。《经》云：邪在皮毛者，汗而发之是也。又云：体若燔炭，汗出而散是也。然有当汗不汗误人者，有不当汗而汗误人者。有当汗不可汗，而妄汗之误人者。有当汗不可汗，而又不可以不汗，汗之不得其道以误人者。有当汗而汗之不中其经，不辨其药，知发而不知敛以误人者。是不可以不审也。”[16]16

《温病条辨》卷一：“若治燥病，则以凉投凉，必反增病剧。殊不知燥病属凉，谓之次寒，病与感寒同类。经以寒淫所胜，治以甘热，此但燥淫所胜，平以苦温，乃外用苦温辛温解表，与冬月寒冷而用麻桂姜附，其法不同，其和中攻里则一，故不立方。”[21]51“盖温病忌汗，最喜解肌，桂枝本为解肌，且桂枝芳香化浊，芍药收阴敛液，甘草败毒和中，姜、枣调和营卫，温病初起，原可用之。”[21]16“太阴温病，不可发汗，发汗而汗不出者，必发斑疹，汗出过多者，必神昏谵语。发斑者，化斑汤主之；发疹者，银翘散去豆豉，加细生地、丹皮、大青叶，倍元参主之。”[21]24“喻氏立论，虽有分析，中篇亦混入伤寒少阴、厥阴证，出方亦不能外辛温发表、辛热温里，为害实甚。以苦心力学之士，尚不免智者千虑之失，尚何怪后人之无从取法，随手杀人哉！甚矣学问之难也！”[21]2

卷六：“费建中《救偏琐言》，盖救世人不明痘之全体大用，偏用陈文中之辛热者也；书名救偏，其意可知，若专主其法，悉以大黄、石膏从事，则救偏而反偏矣。胡氏辄投汗下，下法犹有用处，汗法则不可也。”[21]205

《重订广温热论》卷一：“总之，湿遏热伏，其热从湿中来，只要宣通气分，气分湿走，热自止矣。全在初起一二日，藿、朴、豆豉，疏中解表，使湿邪从皮腠而排泄；白蔻、四苓，芳淡渗湿，使湿邪从内肾膀胱而排泄。”[17]8

卷二：“初起多头身皆痛，寒热无汗，咳嗽口渴，舌苔浮白，脉息举之有余，或弦或紧，寻之或滑或数。先宜辛温解表法（防风、杏仁、桔梗各钱半，广皮一钱，淡豆豉三钱，加葱白两枚煎）；”[17]201“凡能发汗、发瘖、发疹、发斑、发丹、发痧、发痦、发痘、等方皆谓之发表法。”[17]113

《中国中医药主题词表》：“解表法……用发汗、解肌、透疹功效的药物治疗表证的方法。”[23]432

《中医大辞典》：“解表法……又名疏表。通过发汗以解除肌表之邪，故名。针对病证的寒热，可分为辛温解表和辛凉解表。”[24]1582

《中医基本名词术语中英文国际对照标准》：“解表法 Releasing exterior method。”[25]188

《中医临床诊疗术语·治法部分》：“解表法。”[26]3

《中医辞海》：“解表法……中医治法。又名疏表。是通过发汗以解除肌表之邪的方法。根据病证的寒热，可分为辛温解表和辛凉解表。”[27]342

《中医药学名词》：“解表法……用发汗、宣肺的方药祛除肌表之邪，治疗表证的治法。古称‘汗法’。”[28]110

《中医药常用名词术语辞典》：“汗法……又称解表法。属八法。通过发汗、宣肺，祛除表邪的治疗方法。可使腠理开泄，营卫调和，以解除肌表的邪气。”[29]150

《中国医学百科全书·中医学》：“通过发汗以祛邪外出解除表证的治疗方法称汗法，一般亦称解表法。”[30]693

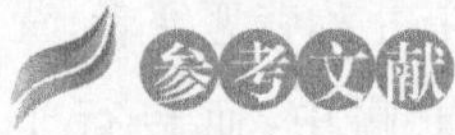

[1] 未著撰人. 五十二病方[M]. 马王堆汉墓帛书整理小组整理. 北京：文物出版社，1979：36.

[2] 未著撰者. 黄帝内经素问[M]. 北京：人民卫生出版社，2005：174.

[3] 未著撰人. 神农本草经[M]. [清] 顾观光重辑. 北京：人民卫生出版社，1955：57.

[4] [汉] 张仲景. 伤寒论[M]. 北京：人民卫生出版社，2005：27，155.

[5] [汉] 张仲景. 金匮要略方论[M]. 北京：人民卫生出版社，2005：6.

[6] [晋] 葛洪. 肘后备急方[M]. 汪剑，邹运国，罗思航整理. 北京：中国中医药出版社，2016：46.

[7] [南北朝] 陶弘景. 本草经集注[M]. 北京：人民卫生出版社，1994：159.

[8] [隋] 巢元方. 诸病源候论[M]. 宋白杨校注. 北京：中

国医药科技出版社，2011：58，62.
[9] [唐] 孙思邈. 备急千金要方[M]. 北京：人民卫生出版社，1982：174，180.
[10] [宋] 王怀隐. 太平圣惠方[M]. 郑金生，汪惟刚，董志珍校点. 北京：人民卫生出版社，2016：181，182.
[11] [宋] 陈承，裴宗元，陈师文. 太平惠民和剂局方[M]. 刘景源整理. 北京：人民卫生出版社，2007：53.
[12] [宋] 许叔微. 普济本事方[M]. 刘景超，李具双校注. 北京：中国中医药出版社，2007：41，65.
[13] [金] 成无己. 伤寒明理论[M]. 北京：中国中医药出版社，2007：3，45，83.
[14] [金] 张从正. 儒门事亲[M]. 北京：中国医药科技出版社，2011：5，32，37.
[15] [金] 李杲. 脾胃论[M]. 北京：人民卫生出版社，2005：8.
[16] [清] 程国彭. 医学心悟[M]. 北京：中国中医药出版社，2009：16，18.
[17] [清] 何廉臣. 重订广温热论[M]. 北京：人民卫生出版社，1960：8，133，201.
[18] [明] 徐春甫. 古今医统大全：上册[M]. 北京：人民卫生出版社，1991：117，554.
[19] [明] 方有执. 伤寒论条辨[M]. 北京：中国中医药出版社，2009：11.
[20] [明] 吴又可. 瘟疫论[M]. 北京：人民卫生出版社，1990：9，23.
[21] [清] 吴鞠通. 温病条辨[M]. 北京：人民卫生出版社，2005：2，16，24，51，205.
[22] [清] 张璐. 张氏医通[M]. 太原：山西科学技术出版社，2010：138.
[23] 吴兰成. 中国中医药主题词表[M]. 北京：中医古籍出版社，2008：432.
[24] 李经纬，余瀛鳌，蔡景峰，等. 中医大辞典[M]. 北京：人民卫生出版社，2011：1582.
[25] 世界中医药学会联合会. 中医基本名词术语中英文对照国际标准[M]. 北京：人民卫生出版社，2008：188.
[26] 国家技术监督局. 中医临床诊疗术语：治法部分[M]. 北京：中国标准出版社，1997：3.
[27] 袁钟，图娅，彭泽邦，等. 中医辞海：下册[M]. 北京：中国医药科技出版社，1999：342.
[28] 中医药学名词审定委员会. 中医药学名词[M]. 北京：科学出版社，2005：110.
[29] 李振吉. 中医药常用名词术语辞典[M]. 北京：中国中医药出版社，2001：150.
[30] 《中医学》编辑委员会. 中医学[M]//钱信忠. 中国医学百科全书. 上海：上海科学技术出版社，1997：693.

（郭凤鹏）

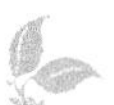

2 • 118

塞耳疗法

sāi ěr liáo fǎ

一、规范名

【汉文名】塞耳疗法。

【英文名】ear-plugging therapy。

【注释】将药末用纱布包裹塞入耳内以治疗耳鸣、耳聋、脓耳、鼻衄、疟疾等病证的方法。

二、定名依据

"塞耳疗法"一词见于现代，虽然此前有相关术语"塞耳"，但其概念与本术语不完全相同。"塞耳法"一词出现于清代沈金鳌的著作《杂病源流犀烛》，同"塞耳疗法"概念相同，但是后世医家使用极少。

现代，一些辞书类著作多使用"塞耳疗法"作为规范名，如《中医临床诊疗术语治法部分》《中医药学名词》《中国中医药主题词表》《中医大辞典》等。因此，"塞耳疗法"作为规范词已达成共识，符合术语定名的约定俗称原则。

全国科学技术名词审定委员会审定公布的相关中医治法名词是"某某疗法"，因此将塞耳疗法作为本治法的规范名，符合术语定名的系统性原则。

全国科学技术名词审定委员会审定公布的《中医药学名词》已以"塞耳疗法"作为规范名，所以，以"塞耳疗法"作为规范名也符合术语定名的协调一致原则。

三、同义词

【曾称】"塞耳法"(《杂病源流犀烛》)。

四、源流考释

"塞耳疗法"的相关词"塞耳"最早见于晋代葛洪的《肘后备急方》卷六"上":"治卒耳聋诸病方第四十七……姚氏,耳痛有汁出方。熬杏仁令赤黑,捣如膏,以绵裹塞耳,日三易,三日即愈。"[1]135 此处记载了耳痛有汁出,使用塞耳疗法进行治疗的相关内容。

唐代,王焘的《外台秘要》沿用"塞耳",如该书卷第二十二曰:"耳聋方二十二首……《集验》疗耳聋方。杏仁(去皮尖熬)、葶苈子(熬)、盐末(各等分)。上三味捣研,以少许猪脂和合煎,以绵裹塞耳。"[2]592 记载了使用塞耳疗法治疗耳聋的方药。唐代,使用"塞耳"的著作还有《备急千金要方》[3]259,260《千金翼方》[4]259,260《食疗本草》[5]33 等。

宋金元时期,医家仍沿用"塞耳"一词,著作中记载了塞耳疗法治疗耳病的相关内容。如《太平圣惠方》[6]1079,1080《证类本草》[7]63《圣济总录》[8]1965《鸡峰普济方》[9]355《幼幼新书》[10]758《小儿卫生总微论方》[11]501《是斋百一选方》[12]191《仁斋直指方论》[13]517 等。

明代,很多医家仍沿用"塞耳"一词,如明代的《普济方》卷十三记载:"耳门……治耳聋塞耳。乳香、杏仁(汤浸去皮尖双仁炒)、蓖麻子(去皮)、附子(炮裂去皮脐)、磁石(煅醋淬七遍)、木通(锉)、桃仁(汤浸去皮尖双仁炒各半两),巴豆(去皮心炒一分),松脂、菖蒲(各三分)。上先捣罗磁石、木通、菖蒲、附子为末,其余捣研为膏,入末同捣一二百杵,捻如枣核大,中心通一孔子,以绵塞耳中,一日三换。轻者三日,重者七日愈。"[14]220,221 此处记载了治疗耳聋进行塞耳治疗的方法。沿用"塞耳"的还有明代《卫生易简方》[15]186《奇效良方》[16]71《寿世保元》[17]365《养生类要》[18]84《古今医统大全》[19]264《医学纲目》[20]653《本草纲目》[21]206《种杏仙方》[22]40《赤水玄珠》[23]50 等,《卫生易简方》[15]186 记载了牙痛用塞耳的方法治疗,而《奇效良方》[16]71 则记载了疟疾使用塞耳的方法治疗。

清代,"塞耳法"首次出现在清代沈金鳌的《杂病源流犀烛》,在卷二十三记载:"耳病源流……有肾气虚,风邪传经络,因入于耳,邪与正相搏,而卒无闻者,谓之卒聋,亦曰暴聋(宜芎芷散、清神散)。或由厥逆之气,如《经》云,少阳之厥,暴聋者,皆卒聋也,须用塞耳法(宜蒲黄膏、龙脑膏)。"[24]366 此处记载了用药膏塞耳治疗卒聋的治疗方法,然而,此时期很多医籍仍沿用"塞耳"一词,清代的《医宗说约》卷之首曰:"虫鱼部共二十六种……蕲州乌蛇,专主诸风,瘾疹瘙痒,风淫有功,须眉脱落,塞耳治聋(酒洗,酥炙用)。"[25]42,还有《外科大成》[26]245《济世神验良方》[27]43《本草新编》[28]295《辨证奇闻》[29]85《证治汇补》[30]214《冯氏锦囊秘录》[31]189《奇方类编》[32]6《兰台轨范》[33]194 等也沿用"塞耳"一词。

现代,一些辞书类著作也多使用"塞耳疗法"作为规范名,如《中医临床诊疗术语治法部分》[34]54《中医药学名词》[35]130《中国中医药主题词表》[36]731《中医大辞典》[37]1876 等。

总之,"塞耳"一词最早见于晋代葛洪的《肘后备急方》中,此后"塞耳法"首次出现在清代沈金鳌的《杂病源流犀烛》。自晋代葛洪的《肘后备急方》使用"塞耳"以后,后世医家多有沿用。现代,一些辞书类著作也多使用"塞耳疗法"作为规范名,如《中医临床诊疗术语治法部分》《中医药学名词》《中国中医药主题词表》《中医大辞典》等。因此,"塞耳疗法"作为规范名词已达成共识。

五、文献辑录

《肘后备急方》卷六:"治卒耳聋诸病方第四十四……姚氏,耳痛有汁出方。熬杏仁令赤黑,捣如膏,以绵裹塞耳,日三易,三日即愈。"[1]135

《备急千金要方》卷六“上”：“治耳聋方……又方：薰陆香，蓖麻，松脂，蜡，乱发灰，石盐。上六味等分，末之，作丸，绵裹塞耳，时易之，瘥止。”[3]104

《千金翼方》卷第十一：“耳病第十一……又散方。处方：石菖蒲二两，山茱萸二两，磁石四两，土瓜根二两，白蔹二两，牡丹皮二两，牛膝二两。用法：上七味，捣筛为散，绵裹塞耳，日一易。仍服大三五七散一剂。”[4]259,260

《食疗本草》卷上：“干枣〈温〉……（三）又方，巴豆十粒，去壳生用。松脂同捣，绵裹塞耳。”[5]33

《外台秘要》卷第二十二：“耳聋方二十二首……《集验》疗耳聋方。杏仁（去皮尖熬）、葶苈子（熬）、盐末（各等分）。上三味捣研，以少许猪脂和合煎，以绵裹塞耳。”[2]592

《太平圣惠方》卷第三十六：“治耳聋诸方……治耳聋立效。塞耳丸方：松脂（半两），杏仁（一分去皮尖），巴豆（半分去皮膜），椒目末（半两），葱汁（半合）。上件药，都烂捣如膏，捻如枣核大，绵裹塞耳中。”[6]1079,1080

《证类本草》第三卷：“玉石部上品七十三种……矾石……又方：疗耳卒肿，出脓水方：矾石烧末，以笔管吹耳内，日三四度，或以绵裹塞耳中，立瘥。”[7]63

《圣济总录》卷第一百一十五“耳内生疮”：“治耳有恶疮，塞耳。大黄散方：大黄（半两），黄连（去须）、龙骨（各一分）。上三味，为细散，每用少许绵裹枣核大，塞耳中。”[8]1965

《鸡峰普济方》卷第二十五：“杂治……治耳聋方：菖蒲（一寸），巴豆（一粒去皮心）；一方巴豆与菖蒲同等分。上二味合杵，分作七个，绵裹塞耳中，日一次易。”[9]355

《幼幼新书》卷第三十三：“耳聋第十……《圣惠》治小儿耳聋不差方。甜葶苈、杏仁（汤浸去皮）、盐（各等分）。上件药研如膏，以少许猪脂和合，煎令稠。以绵裹如蕤核大塞耳中，日一易之。”[10]758

《小儿卫生总微论方》卷十八：“菖蒲丸：治如前。菖蒲（一寸），巴豆（一粒，去皮、心）。上二物合杵为剂，分作七丸，用一粒，绵裹塞耳中，一日一易。”[11]501

《是斋百一选方》卷之十：“治耳痛：杏仁炒焦黑，研成膏，以绵裹塞耳中。吴内翰亲用之效。”[12]191

《仁斋直指方论》卷之二十一“耳病证治”：“耳鸣方：草乌头（烧带生）、石菖蒲。上等分为末，用绵裹塞耳，一日三度。”[13]517

《普济方》卷五十三：“耳聋诸疾……乳香丸（《圣济总录》）治耳聋塞耳。乳香、杏仁（汤浸去皮尖双仁炒）、蓖麻子（去皮）、附子（炮裂去皮脐）、磁石（煅醋淬七遍）、木通（剉）、桃仁（汤浸去皮尖双仁炒各半两），巴豆（去皮心炒一分），松脂、菖蒲（各三分）。上先捣罗磁石、木通、菖蒲、附子为末，其余捣研为膏。入末同捣一二百杵，捻如枣核大，中心通一孔子，以绵塞耳中。一日三换，轻者三日，重者七日愈。”[14]220,221

《卫生易简方》卷之七“牙齿”：“治牙痛……巴豆一粒煨黄熟去壳，用蒜一瓣，切一头作盖，剜去中心可安巴豆在内，以盖合之，用绵裹，随患处左右，塞耳中。”[15]186

《奇效良方》卷之十二：“断魔如圣丹：治疟疾。信（一钱），蜘蛛（大者三枚），雄黑豆（四十九粒）。上为末，同研细，滴水和丸，如豌豆大，来日发，今夜北斗下献，早晨纸裹一丸塞耳中，一粒可治三人，其效如神。”[16]71

《寿世保元》卷六耳病：“一治耳鸣如流水声，耳痒及风声，不治久成聋，生乌头一味，掘得，乘湿削如枣核大，塞耳中，旦易一次，夜易一次，不三日愈。”[17]365

《养生类要》后集：“秋月诸症治例……治耳痔出脓：白枯矾五钱，麝香五厘，胭脂胚三分半，陈皮灰五分。上共为末，先用绵枝子缠去脓，另用绵裹药作丸塞耳内。”[18]84

《古今医统大全》卷之六十二：“耳证门……治耳聋者当以通气开郁为主：耳聋证，乃气道不

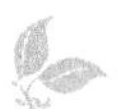

通，痰火郁结壅塞而成聋也。凡用清痰降火之药，须兼味辛行气通窍之药，方得治法之要。古方用酒浸针砂一日，至晚去针砂，将酒含口中，用紧磁石一块绵裹塞耳，左聋塞左，右聋塞右，此欲导其气而通其闭也。"[19]264

《医学纲目》卷之二十九："肾膀胱部……耳聋……〔世〕治耳聋久不效者。大蒜一瓣，一头挖一坑子，用巴豆一粒，去皮膜，慢火炮去极热，入在蒜内，用新绵裹定塞耳中，不过三次，效。"[20]653

《本草纲目》第八卷："金石部……铁……热甚耳聋：烧铁投酒中饮之，仍以磁石塞耳，日易，夜去之。千金方。"[21]206

《种杏仙方》卷二："耳病……治耳聋。用葱叶一根，入蚯蚓一条，头向上，入麝少许，盐一捻，须臾化水，滴一二珠入耳孔内，立通……一方：用麝香一分，斑蝥一双，为细末，蜜丸绿豆大，以丝绵包裹塞耳，如热取出即通。"[22]40

《赤水玄珠》第三卷："耳门……耳肿痛……《济世方》：聤耳脓不止。陈皮灯上烧灰为末，麝香少许，二味和匀，每用少许，先用绵拭耳中脓净，却上药。又方：杏仁泥治耳中病，及有水出。杏仁炒令黑为末，葱涎搜和，如枣核大，绵包塞耳。"[23]50

《医宗说约》卷之首："虫鱼部共二十六种……蕲州乌蛇，专主诸风，瘾疹瘙痒，风淫有功，须眉脱落，塞耳治聋（酒洗，酥炙用）。"[25]42

《外科大成》卷三："牙齿部……牙痛……定痛塞耳丹：细辛、盆硝（各一钱），雄黄（五分），牙皂（二个），为末。用大蒜一枚，杵和为丸，梧子大，每用一丸，绵裹之。如左牙疼塞左耳，右牙痛塞右耳，良久即止。一丸可治数人。"[26]245

《济世神验良方》："耳病门……治耳：肾虚耳中作风水声。椒目、巴豆、菖蒲、松脂各一钱。共为末，以纸薄卷作筒塞耳，一日一换。一方，同以蜡为丸，如枣核塞耳。一方，无松脂。"[27]43

《本草新编》卷之五（羽集）："真珠：真珠，气寒，无毒。镇心神，润颜色。点目去膜，塞耳治聋，治小儿惊痫，尤堪止渴，亦能坠痰。然内治绝少，存之以为外治之需。"[28]295

《辨证奇闻》卷三："耳痛门……一耳聋不闻雷霆，耳内不疼痛，年老多有，乃肾火内闭，气塞，最难效。法当大补心肾……外用龙骨一分，雄鼠胆一枚，麝香一厘，冰片三厘，研绝细末，分作二丸，以绵裹，塞耳中，不可取出，一昼夜即通。神效。"[29]85

《证治汇补》卷之四："上窍门……治久聋捷径法：用酒一斗，入故铁十斤，煮一炷香，投磁石三两，研末，浸酒中三日，令病人醉饮。复以绵裹磁石一块内耳中，覆头一卧，酒醒即愈。又治虚症。"[30]214

《冯氏锦囊秘录》杂症大小合参卷六："儿科耳病……聤耳方：治风热搏之，津液结鞕，成核塞耳。猪脂（生）、地龙各等分，研末，以葱汁和捏如枣核，绵裹入耳，令润挑出。"[31]189

《奇方类编》卷上："治耳闭方……细辛、石菖蒲、木通各一分，麝一厘。共为末。绵裹塞耳中即愈。"[32]6

《兰台轨范》卷七："耳……通耳法（《济生》）磁石（用紧者如豆大一块），穿山甲（烧存性为末，一字）。上用新绵纸裹了塞耳，口中衔少许铁，觉耳内如风雨即愈。一方用斑蝥一个，巴豆一粒，研细，绵裹塞耳，痛取出。"[33]194

《杂病源流犀烛》卷二十三："耳病源流……有肾气虚，风邪传经络，因入于耳，邪与正相搏，而卒无闻者，谓之卒聋，亦曰暴聋（宜芎芷散、清神散）。或由厥逆之气，如《经》云，少阳之厥，暴聋者，皆卒聋也，须用塞耳法（宜蒲黄膏、龙脑膏）。"[24]366

《中医临床诊疗术语·治法部分》："塞耳疗法，将药末用纱布包裹塞入耳内以治疗疾病的一种方法。用于耳鸣、耳聋、脓耳、鼻衄、疟疾等病症。"[34]54

《中医药学名词》："塞耳疗法……将药末用纱布包裹塞入耳内以治疗耳鸣、耳聋、脓耳、鼻衄、疟疾等病证的方法。"[35]130

《中国中医药主题词表》:"塞耳疗法……属外治法。将药末用纱布包裹入耳内以治疗疾病的一种方法。用于耳鸣、耳聋、脓耳、鼻衄、疟疾等病症。"[36]731

《中医大辞典》:"塞耳疗法……特殊疗法。即将药末用纱布包裹塞入耳内以治疗耳鸣、耳聋、脓耳、鼻衄、疟疾等病证的方法。"[37]1876

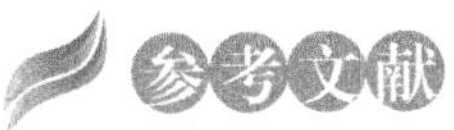

参考文献

[1] [晋]葛洪.肘后备急方[M].汪剑,邹运国,罗思航整理.北京:中国中医药出版社,2016:135.

[2] [唐]王焘.外台秘要[M].北京:人民卫生出版社,1955:592.

[3] [唐]孙思邈.备急千金要方[M].焦振廉,等校注.北京:中国医药科技出版社,2011:104.

[4] [唐]孙思邈.千金翼方[M].王勤俭,周艳艳主校.上海:第二军医大学出版社,2008:259,260.

[5] [唐]孟诜.张鼎.食疗本草[M].谢海洲,马继兴辑.北京:人民卫生出版社,1984:33.

[6] [宋]王怀隐等编.太平圣惠方:上[M].北京:人民卫生出版社,1958:1079,1080.

[7] [宋]唐慎微.证类本草[M].郭君双校注.北京:中国医药科技出版社,2011:63.

[8] [宋]赵佶.圣济总录:下册[M].北京:人民卫生出版社,1962:1965.

[9] [宋]张锐.鸡峰普济方[M].上海:上海科学技术出版社,1987:355.

[10] [宋]刘昉.幼幼新书[M].白极校注.北京:中国医药科技出版社,2011:758.

[11] [宋]未著撰者.小儿卫生总微论方[M].吴康健点校.北京:人民卫生出版社,1990:501.

[12] [宋]王璆.是斋百一选方[M].刘耀,张世亮,刘磊点校.上海:上海科学技术出版社,2003:191.

[13] [宋]杨士瀛.仁斋直指方论[M].盛维忠,王致谱,傅芳,等校注.福州:福建科学技术出版社,1989:517.

[14] [明]朱橚.普济方:第2册[M].北京:人民卫生出版社,1959:220,221.

[15] [明]胡濙.卫生易简方[M].北京:人民卫生出版社,1984:186.

[16] [明]董宿.奇效良方[M].可嘉校注.北京:中国中医药出版社,1995:71.

[17] [明]龚廷贤.寿世保元[M].孙洽熙,徐淑凤,李艳梅校注.北京:中国中医药出版社,1993:365.

[18] [明]吴正伦.养生类要[M].腾鹰点校.北京:中医古籍出版社,1994:84.

[19] [明]徐春甫.古今医统大全:下[M].崔仲平,王耀廷主校.北京:人民卫生出版社,1991:264.

[20] [明]楼英.医学纲目[M].阿静,闫志安,牛久旺校注.北京:中国中医药出版社,1996:653.

[21] [明]李时珍.本草纲目[M].张守康,张向群,王国辰主校.北京:中国中医药出版社,1998:206.

[22] [明]龚廷贤.种杏仙方 鲁府禁方[M].王志洁点校.北京:中医古籍出版社,1991:40.

[23] [明]孙一奎.赤水玄珠[M].叶川,建一,许峰校注.北京:中国中医药出版社,1996:50.

[24] [清]沈金鳌.杂病源流犀烛[M].李占水,李晓琳校注.北京:中国中医药出版社,1994:366.

[25] [清]蒋示吉.医宗说约[M].王道瑞,申好真校注.北京:中国中医药出版社,2004:42.

[26] [清]祁坤.外科大成[M].上海:科技卫生出版社,1958:245.

[27] [清]佚名.济世神验良方[M].广诗,文正点校.北京:中医古籍出版社,1991:43.

[28] [清]陈士铎.本草新编[M].柳璇,宋白杨校注.北京:中国医药科技出版社,2011:295.

[29] [清]陈士铎述,[清]文守江辑.辨证奇闻[M].王树芬,等点校.北京:中医古籍出版社,1993:85.

[30] [清]李用粹.证治汇补[M].竹剑平,江临圳,王英整理.北京:人民卫生出版社,2006:214.

[31] [清]冯兆张.冯氏锦囊秘录[M].田思胜,高萍,戴敬敏,等校注.北京:中国中医药出版社,1996:189.

[32] [清]吴世昌,王远.奇方类编[M].朱定华,曹秀芳点校.北京:中医古籍出版社,2004:6.

[33] [清]徐灵胎.兰台轨范[M].北京:中国医药科技出版社,2011:194.

[34] 国家技术监督局.中医临床诊疗术语:治法部分[M].北京:中国标准出版社,1997:54.

[35] 中医药学名词审定委员会.中医药学名词[M].北京:科学出版社,2004:130.

[36] 吴兰成.中国中医药主题词表[M].北京:中医古籍出版社,2008:731.

[37] 李经纬,余瀛鳌,蔡景峰,等.中医大辞典[M].北京:人民卫生出版社,2005:1876.

(崔利宏)

塞鼻疗法

sāi bí liáo fǎ

一、规范名

【汉文名】塞鼻疗法。

【英文名】nose-plugging therapy。

【注释】将药物制成适当剂型塞入鼻内，通过鼻黏膜吸收，以治疗鼻部、头面部及口腔病证，以及乳痈、疟疾、哮病等的方法。

二、定名依据

“塞鼻疗法”一词见于现代，此前尚有相关术语“塞鼻”，但是概念同本术语不完全相同。此外还有“塞药法”，但是塞药法的治疗范围远大于塞鼻疗法。“塞鼻法”一词同塞鼻疗法概念相同，但是现在应用较少。

现代的一些辞书类著作，如国标《中医临床诊疗术语·治法部分》《中医药学名词》《中医大辞典》等都以“塞鼻疗法”作为规范名。《中医耳鼻咽喉科学》（王士贞）使用“塞鼻法”一词。说明使用“塞鼻疗法”作为规范词符合约定俗成原则。

全国科学技术名词审定委员会审定公布的《中医药学名词》已以“塞鼻疗法”作为规范名，所以“塞鼻疗法”作为规范名也符合术语定名的协调一致原则。

全国科学技术名词审定委员会审定公布的相关中医治法名词是“某某疗法”，因此将“塞鼻疗法”作为本治法的规范名，符合术语定名的系统性原则。

三、同义词

【曾称】“塞鼻”（《备急千金要方》）；“塞药法”（《中国医学百科全书·中医学》）；“塞鼻法”（《苍生司命》）；“药物塞鼻疗法”（《中医临床诊疗术语·治法部分》）。

四、源流考释

“塞鼻疗法”的相关记载可追溯到东汉张仲景的《金匮玉函经》，在《金匮玉函经》卷第二记载：“辨痓湿暍第一……病身上疼痛，发热面黄而喘，头痛鼻塞而烦，其脉大，自能饮食，腹中和无病。病在头中寒湿故鼻塞，内药鼻中，即愈。”[1]21 此处记载把药物放到鼻中治疗病证的方法。

魏晋南北朝时期，晋代葛洪的《肘后备急方》卷四也记载了“塞鼻疗法”的相关内容：“治卒胃反呕方第三十……治卒啘不止方。饮新汲井水数升，甚良……又方，以物刺鼻中各一分来许，皂荚纳鼻中，令嚏，瘥。”[2]87 晋末刘涓子的《刘涓子鬼遗方》也有“塞鼻疗法”的相关内容，如卷五曰：“治鼻中寒，利鼻，白芷膏方。白芷、通草、蕤核（各一分），薰草（二铢），羊髓（八铢），当归（一分）。上六味，以清酒炼羊髓三过，㕮咀诸药，煎，膏成绞去滓。用小豆大内鼻中，日三。”[3]72

隋唐时期，“塞鼻”一词首次出现在隋代巢元方《诸病源候论》卷之二十七：“三、白发候……举左右手各一通，掩两耳，塞鼻孔三通。除白发患也。”[4]130 但是此处的“塞鼻”主要是指用手而非指药物，是养生方法。“塞鼻”作为治疗方法首次出现在唐代孙思邈的《备急千金要方》卷六“上”：“治鼻窒，气息不通方：小蓟一把㕮咀，以水三升，煮取一升，分二服。又方：瓜蒂末少许，吹鼻中。亦可绵裹塞鼻中。”[5]103《千金翼方》卷第十一“小儿”也记载了“塞鼻”的治疗方法：“鼻病第四……齆鼻有息肉，不闻香臭方：……瓜蒂、细辛各半两……上二味，为散，絮裹，豆大，塞鼻中，须臾即通。”[6]250,251 。

宋金元时期，不少对后世影响较大的医书，沿用了“塞鼻”一词。如《太平圣惠方》[7]991《圣济总录》[8]1255《幼幼新书》[9]689《小儿卫生总微论方》[10]438,439《是斋百一选方》[11]165,166《妇人大全良方》[12]204《仁斋直指方论(附补遗)》[13]524《御药院方》[14]145《世医得效方》[15]571《山居四要》[16]31 等。

明清时期，“塞鼻法”首见于明代《苍生司命》卷三“亨集”：“疟证(十五)……疟方……五神丸塞鼻法：凡疟一岁之中，长幼相似者，名曰疫疟。疫气无形，由鼻而入，故亦就鼻而塞之。露其一宿，亦围师必缺之道也……疾发之日清晨，以绵包一丸塞鼻中，男左女右，用之神良。”[17]107 是治疗疟疾的一种方法。清代《医剩》[18]29《理瀹骈文》[19]434 等为数不多的医家沿用了“塞鼻法”一词。而此时期，“塞鼻”一词的使用越来越广泛，如明代的《普济方》[20]370《奇效良方》[21]368《医学正传》[22]285《寿世保元》[23]530《医学纲目》[24]841《赤水玄珠》[25]452《医方考》[26]52《景岳全书》[27]1193《济阳纲目》[28]22 等，清代的《医宗说约》[29]178《证治汇补》[30]248《医碥》[31]736《疡医大全》[32]240《兰台轨范》[33]197《寿世编》[34]66《调疾饮食辩》[35]144《外科证治全书》[36]36《验方新编》[37]34《类证治裁》[38]406 等。

现代有关著作多沿用《备急千金要方》记载的“塞鼻”一词，而以“塞鼻疗法”作为规范名。如国标《中医临床诊疗术语·治法部分》[39]54,55《中医药学名词》[40]130《中医大辞典》[41]1876 等。同时也有以“药物塞鼻疗法”作为全称的，如国标《中医临床诊疗术语·治法部分》：“(药物)塞鼻疗法……将药物制成适当剂型(如丸、散、膏等)塞入鼻内，通过鼻黏膜吸收，以治疗疾病的一种方法。多用于鼻部(如嗅觉障碍、鼻甲肥大、鼻塞不通等)、头面部及口腔病症，以及乳痈、疟疾、哮病等。”[39]54,55 此外，还有简称为“塞药法”“塞鼻法”的，如《中国医学百科全书·中医学》：“塞药法　将药物共研为粉末，以绵裹如枣核大，塞鼻中，以达到芳香通窍、辛散邪毒作用，如䶎鼻方、通顶方，用以治疗鼻塞不闻香臭。”[42]722《中医耳鼻咽喉科学》：“塞鼻法　用浸有药液的药纱条，或凡士林纱条，塞入鼻内，或用薄绢包药末如枣核大，纳入鼻孔内，以达到治疗的目的。用于治疗鼻衄、鼻塞、嗅觉失灵等。”[43]29

总之，“塞鼻疗法”的相关记载最早见于东汉张仲景的《金匮玉函经》中记载的“内药鼻中”，隋唐时期，唐代孙思邈的《备急千金要方》首次提出了“塞鼻”，自“塞鼻”一词出现后，“塞鼻”一词使用越来越多。现代的著作中有其他名称存在，但是多数著作使用规范名“塞鼻疗法”。

五、文献辑录

《金匮玉函经》卷二：“辨痉湿暍第一……病身上疼痛，发热面黄而喘，头痛鼻塞而烦，其脉大，自能饮食，腹中和无病。病在头中寒湿故鼻塞，内药鼻中，即愈。”[1]21

《肘后备急方》卷四：“治卒胃反呕方第三十……治卒啘不止方。饮新汲井水数升，甚良……又方，以物刺鼻中各一分来许，皂荚纳鼻中，令嚏，瘥。”[2]87

《刘涓子鬼遗方》卷五：“治鼻中寒，利鼻，白芷膏方。白芷、通草、蕤核(各一分)，薰草(二铢)，羊髓(八铢)，当归(一分)。上六味，以清酒炼羊髓三过，㕮咀诸药，煎，膏成绞去滓。用小豆大内鼻中，日三。”[3]72

《诸病源候论》卷二十七：“毛发病诸候……三、白发候……举左右手各一通，掩两耳，塞鼻孔三通。除白发患也。”[4]130

《备急千金要方》卷六“上”：“治鼻室，气息不通方：小蓟一把㕮咀，以水三升，煮取一升，分二服。又方：瓜蒂末少许，吹鼻中。亦可绵裹塞鼻中。”[5]103

《千金翼方》卷十一：“鼻病第四……䶎鼻有息肉，不闻香臭方……瓜蒂、细辛各半两……上二味，为散，絮裹，豆大，塞鼻中，须臾即

通。"[6]250,251

《太平圣惠方》卷三十四:"治牙疼诸方……治牙疼塞鼻。阿魏圆方:阿魏、臭黄、砒黄〔各一分(字)〕,雄黄〔一分(字)〕。上件药,细研为散,以端午日粽子和圆,如梧桐子大。如牙疼在右边,即纳左边鼻中,以纸捻子塞之,合口闭气,良久即定。如患蚛牙,纳一圆,有涎即吐却。"[7]991

《圣济总录》卷七十:"衄不止……治鼻衄不止,欲死。车前散方:车前子(末)、牛耳中垢(等分)。上二味,和成梃子,塞鼻中,立止。"[8]1255

《幼幼新书》卷三十:"鼻衄第三……张涣抵圣散:治不以疾病鼻衄不止方。盆硝(研)、乱头发(烧灰,研)、红蓝花(取末。各一分)。上同研匀细,以绵缠,揾药塞鼻中。"[9]689

《小儿卫生总微论方》卷十五:"血溢论……治衄溢方:盆硝(一分,研)、乱发(一分,烧灰研)、红蓝花(一分,为末)。上同匀细,以绵缠子揾药塞鼻孔中。"[10]438,439

《是斋百一选方》卷九:"治赤目后暴翳,孙盈仲方。淮西韩参议元修亲曾用,一日退两翳。鹅不食草塞鼻中立瘥。又方,独生鼓槌头草以绵裹塞鼻。"[11]165,166

《妇人大全良方》卷七:"妇人鼻衄方论第五……《百问》有茅花汤,以白茅花浓煎,饮之立止。一方:捣生白茅根,取汁一合,饮之止。又方:取生葱心塞鼻中即定。若因刺著并刀斧所伤,血不止,并用之立定。"[12]204

《仁斋直指方论(附补遗)》卷二十一:"《千金》息肉方:瓜蒂、华阴细辛(等分)。上末,绵包少许塞鼻。"[13]524

《御药院方》卷八:"菖蒲散:治鼻窒塞不得喘息。菖蒲、皂角(等分)。上二味捣为细散,每服一钱,绵裹塞鼻中,仰卧少时。"[14]145

《世医得效方》卷十六:"眼科……翳障……搐药……治目赤后暴生翳。上以鹅不食草塞鼻中,立瘥。"[15]571

《山居四要》卷三:"卫生之要……狗病,水调平胃散灌之。又方,巴豆去壳,调平胃散灌之。狗卒死者,以葵根塞鼻可活。狗遍身脓癞,浓煎百部汁涂之。狗为虫蝇啮者,取麻油滓,遍按其身立去。"[16]31

《普济方》卷六十一:"治急喉闭,开口不得者。上以黄蜡纸裹巴豆一个,如患人鼻孔大小,中心切破,急以塞鼻。气冲入喉中自破也。已觉通利,即除去。"[20]370

《奇效良方》卷五十:"吹鼻方:治鼻衄吐血。上用柏叶石榴花为细末,每用少许吹鼻中,亦用花瓣塞鼻内,立止。"[21]368

《医学正传》卷五:"齆鼻息肉乃肺气盛,用枯矾研为末面,脂调棉裹塞鼻中,数日自消。"[22]285

《苍生司命》卷三:"疟证(十五)……疟方……五神丸塞鼻法:凡疟一岁之中,长幼相似者,名曰疫疟。疫气无形,由鼻而入,故亦就鼻而塞之。露其一宿,亦围师必缺之道也……疾发之日清晨,以绵包一丸塞鼻中,男左女右,用之神良。"[17]107

《医学纲目》卷三十七:"小儿部……鼻衄……秋夏衄者,用车前草一握。洗净,同生姜一处研取汁,入生蜜一匙,先拌渣塞鼻,次用新汲水和蜜,并车前草、生姜汁饮之,即愈。"[24]841

《赤水玄珠》卷二十六:"疟门……截法:不拘寒热疟,端阳日制。桃叶尖(东南方者,四十九片),半夏(四十九粒,为末)。捣桃叶尖为丸,雄黄为衣,晒干,贮瓶中,封固,临用取一丸,绵裹塞鼻中,男左女右。"[25]452

《医方考》卷一:"瘟疫门第六……辟瘟法:凡觉天行时气,恐其相染,须日饮雄黄酒一卮,仍以雄黄豆许用绵裹之,塞鼻一窍,男左女右用之。或用大蒜塞鼻,或用阿魏塞鼻皆良。"[26]52

《寿世保元》卷八:"喉痹……一治喉痹、乳蛾气绝者,即时返活。单乳蛾,用巴豆一粒,去壳打碎,入绵茧壳内塞鼻,在左塞左,在右塞右。若双乳蛾,用二粒,塞两鼻。"[23]530

《景岳全书》卷四十八:"《本草正》(上……)薄荷(九一)……作菜食之除口气,捣汁含漱,去舌胎语涩，揉叶塞鼻止衄血。”[27]1193

《济阳纲目》卷一百零四：“菖蒲散（十五）治鼻内窒塞不通，不得喘息。菖蒲、皂角（各等分），上为细末，每用一钱，绵裹塞鼻中，仰卧少时。”[28]22

《医宗说约》卷四：“咳嗽……小儿痰喘用巴豆一枚，去壳捣烂作一丸，绵花包裹，男左女右，塞鼻中，痰即降下而愈。”[29]178

《证治汇补》卷五：“胸膈门……吐血章……附：衄血……衄后眩晕者，十全大补汤；流而不止者，用百草霜，或人中末，或胎发灰，或莱菔汁，或山栀末，或葱汁吹滴鼻内，再以韭根、葱白，捣如枣核大，塞鼻中。”[30]248

《医徧》卷七：“辛夷膏：辛夷叶（二两），细辛、木通、木香、白芷、杏仁（汤浸，去皮尖，研，各半两）。上用羊髓、猪脂二两和药，于石器内慢火熬成膏，取赤黄色，放冷，入龙脑、麝香各一钱，为丸，绵裹塞鼻中，数日内脱落即愈。”[31]736

《疡医大全》卷十一：“内障门主方……退翳：鲜鹅不食草（又名土芫荽）揉软塞鼻退翳最速，如无鲜者，阴干揉塞亦可。但初塞必喷涕不已，不必疑惧。”[32]240

《兰台轨范》卷七：“鼻……鼽鼻方（《千金翼》）：治鼻中息肉，不得息。矾石（烧）、藜芦（各半两），瓜蒂（二七枚），附子（半两，泡）。上四味，各捣下筛合和。以竹管取药如小豆大，纳孔中吹之，以绵絮塞鼻中，日再，以愈为度。（吹不如吸。）”[33]197

《寿世编》上卷：“耳门……耳虚鸣极效：麝香少许，全蝎十四个，薄荷十四叶，特麝、蝎裹于药内，瓦上焙干，研末，滴水捏作锭子，塞鼻内极效。”[34]66

《医剩》卷中：“病从口鼻入……又疫疟五神丸。塞鼻法考云：以疫气无形，由鼻而入，故亦就鼻而塞之。此冬温疫气，并自鼻而入也。”[18]29

《调疾饮食辩》卷三：“韭……《千金方》治衄血不止：韭根、葱根同捣如枣大，塞鼻孔，频易，以止为度。”[35]144

《外科证治全书》卷一：“眯目……一、麦芒入目，用石菖蒲捶碎塞鼻，百发百中。”[36]36

《验方新编》卷一：“鼻部……鼻中生疮：苡米、冬瓜，煎汤当茶饮，神效无比。又方：杏仁去皮尖，捣烂成膏，用人乳调塞鼻内。”[37]34

《类证治裁》卷七：“痔漏论治……〔脑痔〕脑中时流臭涕，用辛夷二钱，羌活、独活、防风、藁本、细辛各五分，蕲艾一两，将药末掺艾内，卷作条，点火熏鼻，即愈。或用黄荆树叶，搓塞鼻中，效。”[38]406

《理瀹骈文》：“自虚入者（此外感也），叩从来于天牝（《经》云：‘天牝从来，复得其往，气出于脑，即不邪干。’注云：‘天牝，鼻也。气自空虚而来，亦欲其自空虚而去。气出于脑为嚏，或张鼻泄之，则邪从鼻出也。’观音救苦膏有塞鼻法，凡以膏塞鼻本此）；自内得者（此内伤也），保根本于丹田（《经》云：‘十二经脉皆系于生气之原，即下丹田也。’此脏腑经脉之根本，三焦之原，内症俱宜贴此。又脑为上丹田，心为中丹田，皆仿此）。”[19]434

《中医临床诊疗术语·治法部分》：“（药物）塞鼻疗法……将药物制成适当剂型（如丸、散、膏等）塞入鼻内，通过鼻黏膜吸收，以治疗疾病的一种方法。多用于鼻部（如嗅觉障碍、鼻甲肥大、鼻塞不通等）、头面部及口腔病症，以及乳痈、疟疾、哮病等。”[39]54,55

《中医药学名词》：“塞鼻疗法……将药物制成适当剂型塞入鼻内，通过鼻黏膜吸收，以治疗鼻部、头面部及口腔病证，以及乳痈、疟疾、哮病等的方法。”[40]130

《中医大辞典》：“塞鼻疗法……特殊疗法。即将药物制成适当剂型塞入鼻内，通过鼻黏膜吸收，以治疗鼻部、头面部及口腔病证，以及乳痈、疟疾、哮病等的方法。”[41]1876

《中国医学百科全书·中医学》：“塞药法……将药物共研为粉末，以绵裹如枣核大，塞鼻中，以达到芳香通窍、辛散邪毒作用，如鼺鼻方、通顶方，用以治疗鼻塞不闻香臭。”[42]722

《中医耳鼻咽喉科学》："塞鼻法……用浸有药液的药纱条，或凡士林纱条，塞入鼻内，或用薄绢包药末如枣核大，纳入鼻孔内，以达到治疗的目的。用于治疗鼻衄、鼻塞、嗅觉失灵等。"[43]29

参考文献

[1] ［汉］张仲景. 金匮玉函经[M]. 北京：人民卫生出版社，1955：21.

[2] ［晋］葛洪. 肘后备急方[M]. 汪剑，邹运国，罗思航整理. 北京：中国中医药出版社，2016：87.

[3] ［晋］龚庆宣. 刘涓子鬼遗方[M]. 北京：人民卫生出版社，1986：72.

[4] ［隋］巢元方. 诸病源候论[M]. 黄作阵点校. 沈阳：辽宁科学技术出版社，1997：130.

[5] ［唐］孙思邈. 备急千金要方[M]. 焦振廉，等校注. 北京：中国医药科技出版社，2011：103.

[6] ［唐］孙思邈. 千金翼方[M]. 王勤俭，周艳艳主校. 上海：第二军医大学出版社，2008：250－251.

[7] ［宋］王怀隐. 太平圣惠方：上[M]. 北京：人民卫生出版社，1958：991.

[8] ［宋］赵佶. 圣济总录：上册[M]. 北京：人民卫生出版社，1962：1255.

[9] ［宋］刘昉. 幼幼新书[M]. 白极校注. 北京：中国医药科技出版社，2011：689.

[10] ［宋］未著撰人. 小儿卫生总微论方[M]. 吴康健点校. 北京：人民卫生出版社，1990：438，439.

[11] ［宋］王璆. 是斋百一选方[M]. 刘耀，张世亮，刘磊点校. 上海：上海科学技术出版社，2003：165－166.

[12] ［宋］陈自明. 妇人大全良方[M]. 余瀛鳌，王咪咪，李洪晓点校. 北京：人民卫生出版社，1985：204.

[13] ［宋］杨士瀛. 仁斋直指方论[M]. 盛维忠，王致谱，傅芳，等校注. 福州：福建科学技术出版社，1989：524.

[14] ［元］许国桢. 御药院方[M]. 王淑民，关雪点校. 北京：人民卫生出版社，1992：145.

[15] ［元］危亦林. 世医得效方[M]. 王育学点校. 北京：人民卫生出版社，1990：571.

[16] ［元］汪汝懋. 山居四要[M]. 李崇超校注. 北京：中国中医药出版社，2015：31.

[17] ［明］虞抟. 苍生司命[M]. 王道瑞，申好真校注. 北京：中国中医药出版社，2004：107.

[18] ［日本］丹波元简. 医剩[M]. 北京：人民卫生出版社，1983：29.

[19] ［清］吴师机. 理瀹骈文[M]. 赵辉贤注释. 北京：人民卫生出版社，1984：434.

[20] ［明］朱橚. 普济方：第2册[M]. 北京：人民卫生出版社，1959：370.

[21] ［明］董宿. 奇效良方[M]. 可嘉校注. 北京：中国中医药出版社，1995：368.

[22] ［明］虞抟. 医学正传[M]. 郭瑞华，马湃，王爱华校注. 北京：中国古籍出版社，2002：285.

[23] ［明］龚廷贤. 寿世保元[M]. 孙冶熙，徐淑凤，李艳梅校注. 北京：中国中医药出版社，1993：530.

[24] ［明］楼英. 医学纲目[M]. 阿静，闫志安，牛久旺校注. 北京：中国中医药出版社，1996：841.

[25] ［明］孙一奎. 赤水玄珠[M]. 叶川，建一，许峰校注. 北京：中国中医药出版社，1996：452.

[26] ［明］吴昆. 医方考[M]. 洪青山校注. 北京：中国中医药出版社，2007：52.

[27] ［明］张介宾. 景岳全书[M]. 赵立勋校. 北京：人民卫生出版社，1991：1193.

[28] ［明］武之望. 济阳纲目[M]. 泾阳：宏道书院藏板，1856(清咸丰六年)：22.

[29] ［清］蒋示吉. 医宗说约[M]. 王道瑞，申好真校注. 北京：中国中医药出版社，2004：178.

[30] ［清］李用粹. 证治汇补[M]. 竹剑平，江临圳，王英整理. 北京：人民卫生出版社，2006：248.

[31] ［清］何梦瑶. 医碥[M]. 邓铁涛，刘纪莎点校. 北京：人民卫生出版社，1994：736.

[32] ［清］顾世澄. 疡医大全[M]. 叶川，夏之秋校注. 北京：中国中医药出版社，1994：240.

[33] ［清］徐灵胎. 兰台轨范[M]. 北京：中国医药科技出版社，2011：197.

[34] ［清］青甫诸君子. 寿世编[M]. 北京：中医古籍出版社，2004：66.

[35] ［清］章穆. 调疾饮食辩[M]. 伊广谦点校. 北京：中医古籍出版社，1987：144.

[36] ［清］许克昌，毕法. 外科证治全书[M]. 曲祖贻点校. 北京：人民卫生出版社，1987：36.

[37] ［清］鲍相璈. 验方新编：上册[M]. ［清］梅启照增辑，周光优，严肃云，禹新初点校. 北京：人民卫生出版社，1990：34.

[38] ［清］林珮琴. 类证治裁[M]. 刘荩文主校. 北京：人民卫生出版社，1988：406.

[39] 国家技术监督局. 中医临床诊疗术语：治法部分[M]. 北京：中国标准出版社，1997：54，55.

[40] 中医药学名词审定委员会. 中医药学名词[M]. 北京：科学出版社，2004：130.

[41] 李经纬，余瀛鳌，蔡景峰，等. 中医大辞典[M]. 北京：人民卫生出版社，2011：1876.

[42] 《中医学》编辑委员会. 中医学[M]//钱信忠. 中国医学百科全书. 上海：上海科学技术出版社：1997：722.

[43] 王士贞. 中医耳鼻咽喉科学[M]. 北京：中国中医药出版社，2006：29.

（崔利宏）

熏洗疗法

xūn xǐ liáo fǎ

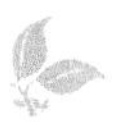

一、规范名

【中文名】熏洗疗法。

【英文名】fumigation and washing therapy。

【注释】用药物煎汤的热蒸汽熏蒸患处，并用温热药液淋洗局部，以治疗各种病证的方法。

二、定名依据

“熏洗疗法”一词见于尚德俊《熏洗疗法》，此前的中医著作中有的称为“熏洗”“熏洗法”“淋射”，其含义不完全相同。

我国目前已经出版的国标《中医临床诊疗术语·治法部分》《中医药学名词》《中医大辞典》《中医药学常用名词术语辞典》《传统医学名词术语国际标准》均使用“熏洗疗法”作为正名。这说明在中医界将“熏洗疗法”作为正名使用已达成共识。现代相关著作多用“熏洗疗法”一词，使用熏洗疗法作为规范词，符合术语定名的约定俗成原则。

全国科学技术名词审定委员会审定公布的《中医药学名词》已使用“熏洗疗法”一词作为规范名词，所以“熏洗疗法”作为规范名符合术语定名的协调一致原则。

三、同义词

【曾称】“熏洗”（《金匮要略》）；“淋射”（《外科精义》）；“熏洗法”（《幼幼新书》）。

四、源流考释

“熏洗疗法”的相关记载，见于现存最早的方书著作《五十二病方·胻伤》中：“胻久伤者痈，痈溃，汁如靡（糜）。治之，煮水二【斗】，郁一参，茉（术）一参，□【一参】，□凡三物。郁、茉（术）皆【治】，□（三三二）汤中，即炊汤。汤温适，可入足，即置小木汤中，即□□居□□，入足汤中，践木滑□（三三三）。汤寒则炊之，热即止火，自适殹（也）。”[1]105 虽然文中未出现“熏洗”一词，但文中记载的治法即为熏洗疗法。东汉张仲景《金匮要略》卷上中首先记载“熏洗”一词：“蚀于下部则咽干，苦参汤洗之。苦参汤方，苦参一升，以水一斗，煎取七升，去滓，熏洗，日三服。”[2]14

晋唐时期的中医著作中也有关于熏洗疗法的记载。例如晋代葛洪《肘后方》曰：“又阴疮有二种。一者作臼脓出，曰阴蚀疮，二者但亦作疮，名为热疮。若是热，即取黄柏一两，黄芩一两，切，作汤洗之。”[3]145 唐代孙思邈《备急千金要方》云：“又方，以沸汤令得所浸洗之，取瘥。”[4]453 唐代王焘《外台秘要》中也有相关记载：“蔷薇根皮、黄柏（各三分），朴硝、蛇床子（各一分），甘草（二分炙）。上五味捣为散，用前法浸洗后，以粉疮上，亦不甚痛，慎风。”[5]717

宋金元时期，医家重视熏洗疗法的研究。有的使用“熏洗法”一词。例如南宋刘昉《幼幼新书》卷三十一曰：“《刘氏家传》小儿外肾偏坠熏洗法。上用皂角一寸，煨去黑皮并子，以盏载烧烟熏。又槐叶五两，水二升，煎就一升，温，日一熏洗。”[6]724 有的使用“熏洗”一词。例如宋代陈言《三因极一病证方论》[7]330，元代朱丹溪《丹溪心法》[8]108。还有的著作中使用“淋射”一词。例如元代齐德之《外科精义·溻渍疮肿法》中记载：“疮肿初生，经一二日不退，急需用汤水淋射之。其在四肢者溻渍之，其在腰腹背者淋射之。”[9]26

明清时期，更多的中医著作记载了熏洗疗法，有的著作沿用“熏洗法”一词。例如：明代王肯堂《证治准绳》[10]1930、明代武之望《济阴纲目》[11]317、清代陈复正《幼幼集成》[12]324、清代郑玉坛《彤园妇人科》[13]261 等。也有的著作使用"熏洗"一词。例如：明代虞抟《医学正传》[14]127、明代徐春甫《古今医统大全》[15]544、明代王肯堂《证治准绳》[10]219、明代陈实功《外科正宗》[16]153、明代张介宾《景岳全书》[17]815、清代冯兆张《冯氏锦囊秘录》[18]383、清代顾世澄《疡医大全》[19]467、清代沈金鳌《杂病源流犀烛》[20]40 等。

"熏洗疗法"一词见于尚德俊《熏洗疗法》："熏洗疗法是利用药物煎汤，乘热在皮肤或患部进行熏蒸、淋洗的一种治疗方法。"[21]1 裘沛然《中国中医独特疗法大全》曰："熏洗疗法：是利用药物煎汤的热蒸汽熏蒸患处，待温后以药液淋洗局部的一种治疗方法。"[22]464

近现代的中医相关著作有的使用"熏洗法"一词。如《中国医学百科全书·中医学》："熏洗法，将药物煎成汤液，趁热用以水浴、浸泡、溻渍，通过药物洗浴治疗疾病的方法称熏洗法。"[23]706《中医辞海》："熏洗法，中医治法。外治法。是将药物煮煎后，先用蒸汽熏疗，再用药液洗身或局部患处的治疗方法。"[24]417 有的直接使用"熏洗"一词。如《中国中医药主题词表》："熏洗，属外治法。利用药物煎汤的热蒸汽熏蒸患处，并用温热药液淋洗局部的一种外治疗法。常用于治疗风寒感冒、风湿痹痛、湿疹、癣疹、肛门病、阴痒、眼疾、跌打损伤等病症。如眼科的熏洗法就有熏眼法、洗眼法等。"[25]1151 然而更多的著作使用"熏洗疗法"一词作为本词的正名。例如国标《中医临床诊疗术语·治法部分》[26]52《中医药常用名词术语辞典》[27]423《传统医学名词术语国际标准》[28]239《中医大辞典》[29]1891《中医药学名词》。

总之，熏洗疗法的最早记载见于《五十二病方》，"熏洗"一词最早见于东汉张仲景的《金匮要略》，"熏洗法"最早见于南宋刘昉《幼幼新书》，元代齐德之《外科精义》中使用"淋射"一词，"熏洗疗法"见于尚德俊主编的《熏洗疗法》。

五、文献辑录

《五十二病方·胻伤》："胻久伤者痈，痈溃，汁如靡（糜）。治之，煮水二【斗】，郁一参，茱（术）一参，□【一参】，□凡三物。郁、茱（术）皆【冶】，□（三三二）汤中，即炊汤。汤温适，可入足，即置小木汤中，即□□居□□，入足汤中，践木滑□（三三三）。汤寒则炊之，热即止火，自适殹（也）。"[1]105

《金匮要略》卷上："蚀于下部则咽干，苦参汤洗之。苦参汤方，苦参一升，以水一斗，煎取七升，去滓，熏洗，日三服。"[2]14

《肘后备急方·治卒阴肿痛颓卵方第四十二》："又阴疮有二种。一者作臼脓出，曰阴蚀疮，二者但亦作疮，名为热疮。若是热，即取黄柏一两，黄芩一两，切，作汤洗之。"[3]145

《备急千金要方》卷二十五："又方……以沸汤令得所浸洗之，取瘥。"[4]453

《外台秘要》卷二十六："蔷薇根皮、黄柏（各三分），朴硝、蛇床子（各一分），甘草（二分炙）。上五味捣为散，用前法浸洗后，以粉疮上，亦不甚痛，慎风。"[5]717

《幼幼新书》卷三十一："《刘氏家传》小儿外肾偏坠熏洗法。上用皂角一寸，煨去黑皮并子，以盏载烧烟熏。又槐叶五两，水二升，煎就一升，温，日一熏洗。"[6]724

《三因极一病证方论》卷十八："治之当补心养胃，外以熏洗坐导药治之乃可。"[7]330

《外科精义·溻渍疮肿法》："疮肿初生，经一二日不退，急需用汤水淋射之。其在四肢者溻渍之，其在腰腹背者淋射之……"[9]26

《丹溪心法》卷二："土矾末（二钱），木鳖子（七个，取仁研）。上以水煎，熏洗三两次。"[8]108

《医学正传》卷二："用大蓼一握，水煮熏洗，立效。"[14]127

《古今医统大全》卷九十："大肠头自粪门出，宜用葱汤熏洗，令软送上。先服止泻药，然后服槐角等药，又用五倍子煎汤，入明矾末熏洗而缩上。”[15]544

《证治准绳·前阴诸疾》:“用生枳壳为散，煎汤熏洗，却用绢帛包枳壳滓纳入阴中，即日渐消。熏洗法：用荆芥穗、臭椿树皮、藿香叶，煎汤熏洗即入。”[10]1930

“疝”:“木肾，以枇杷叶、野紫苏叶、苍耳叶、水晶葡萄叶，浓煎汤熏洗。”[10]219

《外科正宗》卷三:“肿痛坚硬，后重坠刺，便去难者，外宜熏洗，内当宣利。”[16]153

《景岳全书·妇人规》:“若胞破久而水血干，产道涩则儿难下，宜急用大料四物汤或五物煎、滑胎煎、五福饮、当归汤之类，助其气血，并浓煎葱汤熏洗产户，使其暖而气达，则自当顺下。令取椒、橙叶、茱萸，共煎汤一盆，令产妇以小凳坐盆内，熏洗良久，小腹皆暖，气温血行，遂产。一方以紫苏煎汤熏洗。此熏洗之法，亦要法也。”[17]815

《济阴纲目》卷七:“熏洗法……用荆芥穗、臭椿树皮、藿香叶煎汤，熏洗即入。”[11]317

《冯氏锦囊秘录》杂症大小合参卷十三:“亦有生疮有孔，恶水不干，而为漏者，皆由母食酒面爆炙，在胎受之，或因后天失调，心经蕴热，热传于肺，注于大肠而成者，宜内服凉血解毒之剂，外用熏洗可也。”[18]383

《幼幼集成》卷六:“以上二证，俱用熏洗法，熏、洗二方俱见前。”[12]324

《疡医大全》卷二十三:“治法，始觉便服秦艽、槐角、连翘、土贝之类，外用熏洗以取内消，倘仍恣情嗜欲，则腐溃脓血，逗留日久，傍穿窍穴，即变为漏。治小儿痔疮，宜内服凉血解毒，外用熏洗可也。”[19]467

《杂病源流犀烛》卷二:“外治方，仰天皮二斤，即凹地上卷皮也。嫩柳皮半斤，星星草四两，蝉蜕二百个，水十杯，煎三沸，去渣，乘热气熏洗遍体，黑疹变为鲜色，十有九生之妙。”[20]40

《彤园妇人科》卷六:“多因肝经燥热湿郁而成，重者服龙胆泻肝汤，轻者服八味逍遥散，外煎蛇床子、生苍术、川黄柏等分取汁，和猪胆汁调匀熏洗，以愈为度。又方，蛇床、苦参每日煎汤熏洗。若因产后遇怒受风，阴挺坚硬而兼臊臭者，初服八味逍遥散，并照阴挺熏洗法。”[13]261

《熏洗疗法》:“熏洗疗法是利用药物煎汤，乘热在皮肤或患部进行熏蒸、淋洗的一种治疗方法。”[21]1

《中国中医独特疗法大全》:“熏洗疗法：是利用药物煎汤的热蒸汽熏蒸患处，待温后以药液淋洗局部的一种治疗方法。”[22]464

《中国医学百科全书·中医学》:“熏洗法，将药物煎成汤液，趁热用以水浴、浸泡、溻渍，通过药物洗浴治疗疾病的方法称熏洗法。”[23]706

《中医辞海》:“熏洗法，中医治法。外治法。是将药物煮煎后，先用蒸汽熏疗，再用药液洗身或局部患处的治疗方法。”[24]417

《中国中医药主题词表》:“熏洗，属外治法。利用药物煎汤的热蒸汽熏蒸患处，并用温热药液淋洗局部的一种外治疗法。常用于治疗风寒感冒、风湿痹痛、湿疹、癣疹、肛门病、阴痒、眼疾、跌打损伤等病症。如眼科的熏洗法就有熏眼法、洗眼法等。”[25]1151

《中医临床诊疗术语·治法部分》:“熏洗疗法，利用药物煎汤的热蒸汽熏蒸患处，并用温热药液淋洗局部的一种外治疗法。常用于风寒感冒、风湿痹痛、湿疹、癣疥、肛门病、阴痒、眼疾、跌打损伤等病症。如眼科的熏洗法就有熏眼法、洗眼法(包括结膜囊冲洗法、泪道冲洗法)等。”[26]52

《中医药常用名词术语辞典》:“熏洗疗法，治法。利用药物煎汤的热蒸汽熏蒸患处，并用其温热药液淋洗局部的一种外治方法。常用于风寒感冒、风湿痹痛、湿疹、癣疥、肛门病、阴痒、眼疾、跌打损伤等病症。”[27]423

《传统医学名词术语国际标准》:“熏洗疗法，Fuming-washing therapy a therapeutic method involving fuming the diseased area with the vapor of a boiling decoction and then washing the area with the decoction。”[28]239

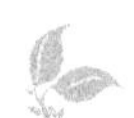

《中医大辞典》："熏洗疗法，特殊疗法。即用药物煎汤的热蒸汽熏蒸患处，并用温热药液淋洗局部，以治疗各种病证的方。"[29]1891

《中医药学名词》："熏洗疗法，用药物煎汤的热蒸汽熏蒸患处，并用温热药液淋洗局部，以治疗各种病证的方法。"[30]129

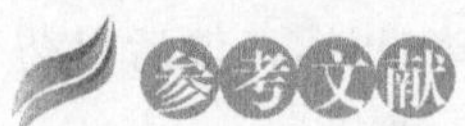

[1] 未著撰人.五十二病方[M].马王堆汉墓帛书整理小组.北京：文物出版社，1979：105.

[2] [汉] 张仲景.金匮要略[M].北京：人民卫生出版社，2005：14.

[3] [晋] 葛洪.肘后备急方[M].汪剑，邹运国，罗思航整理.北京：中国中医药出版社，2016：145.

[4] [唐] 孙思邈.备急千金要方[M].北京：人民卫生出版社，1982：453.

[5] [唐] 王焘.外台秘要[M].北京：人民卫生出版社，1955：717.

[6] [宋] 刘昉.幼幼新书[M].北京：中国医药科技出版社，2011：724.

[7] [宋] 陈无择.三因极一病症方论[M].北京：中国医药科技出版社，2011：330.

[8] [元] 朱丹溪.丹溪心法[M].太原：山西科学技术出版社，2013：108.

[9] [元] 齐德之.外科精义[M].南京：江苏科学技术出版社，1985：26.

[10] [明] 王肯堂.证治准绳[M].北京：中国中医药出版社，1997：219，1930.

[11] [明] 武之望.济阴纲目[M].北京：人民卫生出版社，1996：317.

[12] [清] 陈复正.幼幼集成[M].太原：山西科学技术出版社，2013：324.

[13] [清] 郑玉坛.彤园妇人科[M].北京：中国中医药出版社，2015：261.

[14] [明] 虞抟.医学正传[M].北京：中医古籍出版社，2002：127.

[15] [明] 徐春甫.古今医统大全：下[M].合肥：安徽科学技术出版社，1995：544.

[16] [明] 陈实功.外科正宗[M].北京：中国医药科技出版社，2011：153.

[17] [明] 张介宾.景岳全书：上[M].上海：第二军医大学出版社，2006：815.

[18] [清] 冯兆张.冯氏锦囊秘录[M].北京：中国中医药出版社，1996：383.

[19] [清] 顾世澄.疡医大全[M].北京：中国中医药出版社，1994：467.

[20] [清] 沈金鳌.杂病源流犀烛[M].北京：中国中医药出版社，1994：40.

[21] 尚德俊.熏洗疗法[M].济南：山东人民出版社，1964：1.

[22] 裘沛然.中国中医独特疗法大全[M].上海：文汇出版社，1991：464.

[23] 《中医学》编辑委员会.中医学[M]//钱信忠.中国医学百科全书.上海：上海科学技术出版社，1997：706.

[24] 袁钟，图娅，彭泽邦，等.中医辞海：中册[M].北京：中国医药科技出版社，1999：417.

[25] 吴兰成.中国中医药主题词表[M].北京：中医古籍出版社，2008：1151.

[26] 国家技术监督局.中医临床诊疗术语：治法部分[M].北京：中国标准出版社，1997：52.

[27] 李振吉.中医药常用名词术语辞典[M].北京：中国中医药出版社，2001：423.

[28] 世界卫生组织(西太平洋地区).传统医学名词术语国际标准[M].北京：北京大学医学出版社，2009：239.

[29] 李经纬，余瀛鳌，蔡景峰，等.中医大辞典[M].北京：人民卫生出版社，2011：1891.

[30] 中医药学名词审定委员会.中医药学名词[M].北京：科学出版社，2005：129.

（郭凤鹏）

2・121

箍围疗法

gū wéi liáo fǎ

一、规范名

【中文名】箍围疗法。

【英文名】therapy of encircling lesion with drugs。

【注释】用具有截毒、束毒、拔毒作用的箍围药物敷贴，而起到清热消肿、散瘀定痛、温经化痰等作用的方法。

二、定名依据

"箍围疗法"一词见于《中国中医独特疗法大全》,此前尚有敷贴、围贴、敷围、敷药等,这些词的概念不完全相同。

我国目前已经出版的国标《中医临床诊疗术语・治法部分》《中医药学名词》《中医大辞典》《中医基本名词术语中英文对照国际标准》《中医基本名词术语中英文对照国际标准》《中国中医药学术语集成・治则治法与针灸学》均使用"箍围疗法"一词。这说明在中医界将"箍围疗法"作为正名使用已达成共识。因此将"箍围疗法"一词作为规范词,符合中医名词定名的约定俗成原则。

全国科学技术名词审定委员会审定公布的《中医药学名词》已使用"箍围疗法"一词作为规范名词,所以"箍围疗法"作为规范名符合术语定名的协调一致原则。

中医相关治法名词均以"某某疗法"为规范词,因此将"箍围疗法"作为规范词,符合中医名词定名的系统性原则。

三、同义词

【曾称】"敷药"(《太平圣惠方》);"敷贴"(《仙授理伤续断秘方》);"围贴"(《疡医大全》);"围药"(《疡医大全》);"敷围"(《医学心悟》)。

四、源流考释

"箍围疗法"的相关记载始见于我国发现的最早医方书《五十二病方》,该书"痈"篇曰:"傅药毋食□彘肉、鱼及女子。"[1]114 该书"虫蚀"篇又曰:"傅□□□□□□□□□汤,以羽靡(磨)□□(三九一)□□□,即傅药。傅药薄厚盈空(孔)而止。"[1]117 其中的"傅药"即为有关"箍围疗法"概念的最早记载。

晋唐时期,唐代蔺道人《仙授理伤续断秘方》沿用"傅药"一词。例如该书"医治整理补接次第口诀"曰:"凡伤重者,用此方煎汤洗之,然后傅药。"[2]21 同时《仙授理伤续断秘方》还使用"傅贴"一词。例如该书"医治整理补接次第口诀"曰:"天南星(炮)七次,防风(去芦叉)。上等分为末,凡破伤风病,以药傅贴疮口,即以温酒调一钱服之。"[2]30

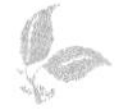

宋金元时期,出现"傅药""敷药""傅贴""围贴""围药"等词并存的情况。使用"傅药"的著作有宋代赵佶《圣济总录》[3]1291、宋代杨士瀛《仁斋直指方论》[4]412,使用"敷药"的著作有元代危亦林《世医得效方》[5]756,使用"傅贴"的著作有宋代赵佶《圣济总录》[3]1737,使用"围贴"的著作有宋代吴彦夔《传信适用方》[6]69,使用"围药"的著作有宋代杨士瀛《仁斋直指方论》[4]429。其中《圣济总录》既使用"傅药"一词,也使用"傅贴"一词。《仁斋直指方论》既使用"傅药"一词,也使用"围药"一词。另外还有的著作使用"贴熁"一词,如元代齐德之《外科精义》:"夫疮肿之生于外者,由热毒之气蕴结于内也,盖肿于外,有生头者,有漫肿者,有皮厚者,有皮薄者,有毒气深者,有毒气浅者;有宜用温药贴熁者,有宜用凉药贴熁者,有可以干换其药者,有可以湿换其药者,深浅不同,用药亦异,是以不可不辨也。"[7]24

明清时期,记载箍围疗法的著作越来越多,出现"敷药""敷贴""围贴""围药""敷围"等词并用的局面。使用"敷药"的著作有明代陈实功《外科正宗》[8]7、清代程国彭《医学心悟》[9]307,使用"敷贴"的著作有明代徐春甫《古今医统大全》[10]499、明代王肯堂《证治准绳・疡医》[11]987、清代顾世澄《疡医大全》[12]187,使用"围贴"的著作有明代王肯堂《证治准绳・疡医》[11]991、清代顾世澄《疡医大全》[12]188。使用"围药"一词的著有明代张介宾《景岳全书》[13]562、清代徐大椿《医学源流论》[14]76、清代顾世澄《疡医大全》[12]339,使用"敷围"一词的著作有明代陈实功《外科正宗》[8]75、明代李梴《医学入门》[15]343、清代顾世澄《疡医大全》[12]195。另外,还有的著作使用"敷围法"一词,如清代程国彭《医学心悟》[9]308、清代顾世澄《疡医大全》[12]188。

"箍围疗法"一词见于裘沛然《中国中医独特疗法大全》:"箍围疗法是借助于箍围药的截毒、束毒、拔毒作用而起到清热消肿、散瘀定痛、温经化痰等治疗效应的敷贴方法"[16]444 此后的现代著作多使用"箍围疗法"一词作为本名词的正名。例如《中医药常用名词术语辞典》[17]423《中医基本名词术语中英文对照国际标准》[18]224《中医大辞典》[19]1892《中医临床诊疗术语·治法部分》[20]52《中国中医药学术语集成·治则治法与针灸学》[21]353《中医药学名词》[22]129。

总之,箍围疗法在《五十二病方》中最早被称为"傅药",后来又被称为"敷贴""围贴""围药""敷围"等,还有的著作称为"敷围法"(《医学心悟》)。现代相关著作多以"箍围疗法"作为本治疗方法的正名。

五、文献辑录

《五十二病方·痈》:"傅药毋食□彘肉、鱼及女子。"[1]114

"虫蚀":"傅□□□□□□□□□汤,以羽靡(磨)□□(三九一)□□□,即傅药。傅药薄厚盈空(孔)而止。"[1]117

《仙授理伤续断秘方·医治整理补接次第口诀》:"凡伤重者,用此方煎汤洗之,然后傅药。"[2]21"天南星(炮)七次,防风(去芦叉)。上等分为末,凡破伤风病,以药傅贴疮口,即以温酒调一钱服之。"[2]30

《圣济总录》卷一百三十三:"论曰:《内经》谓湿伤肉,以脾主肌肉而恶湿也,诸疮未合,或中于水,则水毒发肿,能为焮痛脓溃不止,是为湿伤肌肉,治宜傅药,使水尽出,则肌肉温平疮可愈。"[3]1291

卷一百八十三:"或以胞胎之初,禀受石气,其来有自,治法当先以疏利之剂,败其毒,而外施傅贴之术。"[3]1737

《传信适用方》卷下:"上同熬至紫黑,新绵滤过,用无灰薄纸看疮大小剪作梳样,摊药在上,于疮晕尽处向两边围绕贴之,候晕渐收近里,即别煎差小者再摊药围贴晕,又收,即又再移近里贴,仍频换,候晕已收见疮根脚或疮口,即用此方。"[6]69

《仁斋直指方论》卷二十二:"痈疽肿毒傅药仙灵散……收肿敛毒排脓。凡敷药,须是细末则不痛。"[4]412"围药,治诸般痈疽,敷上消散。"[4]429

《外科精义》卷上:"夫疮肿之生于外者,由热毒之气蕴结于内也,盖肿于外,有生头者,有漫肿者,有皮厚者,有皮薄者,有毒气深者,有毒气浅者;有宜用温药贴熁者,有宜用凉药贴熁者,有可以干换其药者,有可以湿换其药者,深浅不同,用药亦异,是以不可不辨也。"[7]24

《世医得效方》卷十九:"敷药,诸般疽发肿赤,痛不可忍,未成角散,已成角破,用至疮口合而止。"[5]756

《古今医统大全》卷七十七:"当先用舟车丸、禹功散、通经散等药,随便服,利十余次肿减痛止后,方敷贴。"[10]499

《证治准绳·疡医》:"大抵敷贴之法,欲消散肿毒,疏通血脉,寒热错综,皆期于不成脓也。敷贴之药,与淋洗药,并行同功。"[11]987"却用老皮散敷之,用凉水调大铁箍散围贴,却留疮口,疮口处,用水调正铁箍散贴之,未可用膏药。如再要洗,须先去围药令净,然后洗之,一次洗,一次点检,疽上渐生白粒,有则如前挑之,六七日疮头无数如蜂房,脓不肯出,仍淋洗、围贴,冬月用五香连翘汤,大黄一味随虚实加减。"[11]991

《外科正宗》卷一:"又如疮之四边根脚余肿,其功又在敷药收束根本庶不开大,初起时,宜用金黄散敷于四边,乃拔毒、消肿、止痛;既溃后,当用铁桶膏箍之,庶疮根渐收渐紧。"[8]7

卷二:"此疽若不针灸发泄毒气,专假药力敷围,再加峻药攻利,必致伤其元气,岂能保固毒不侵犯得安之理。"[8]75

《景岳全书》卷四十六:"凡痈疡肿痛,宜用围药敷治者,惟降痈散为第一,无论阴毒阳毒,皆所宜也。"[13]562

《医学入门》卷五:"若不务本根,而专用敷围生肌之药，则敛口太速，毒反内攻，或傍边再发一痈者有之，或愈后而恶证顿起，大命随去者有之。”[15]343

《医学源流论》卷下：“外科之法，最重外治，而外治之中，尤当围药。惟围药能截之，使不并合，则周身之火毒不至矣。其已聚之毒，不能透出皮肤，势必四布为害，惟围药能束之使不散漫，则气聚而外泄矣。故外治中之围药，较之他药为特重，不但初起为然，即成脓收口，始终赖之，一日不可缺。”[14]76

《医学心悟》卷六：“用膏贴顶上，敷药四边围。贴膏处取其出脓，敷药处取其消散，并能箍住根脚，不令展开。”[9]307“其作三层敷围法，第一层，用乌金膏贴疮头，若漫肿无头，以湿纸贴上，先干处，是疮头也。第二层，万全膏贴之。第三层，芙蓉膏围之。然予尝用万全膏，遍敷肿处，连根脚一齐箍住。”[9]308

《疡医大全》卷八：“又有粗工不审逆从，便用寒药敷贴，趁逐邪毒，复入于内，归于心肝，十死八九矣。大抵敷贴之法，欲消肿散，每血脉疏通，寒气逆从，断其去就焉。”[12]187“有头疽疮，每于洗后视赤晕阔狭，用凉水调大铁箍散成膏，隆冬用温水调如人肉温，贴之；肿赤盛、用生地黄自然汁调，围贴之法，从四畔红晕处围贴，用桑皮纸掩上，疮有旋生白粒，散漫如米、如豆者，用银簪脚拨去疮眼，用老皮散敷之，再换新药敷上。”[12]188“程山龄曰：书云用膏药贴顶，敷药四边围，凡肿毒之大者，将已成脓，用白降丹或乌金膏贴疮头上，然后用万全膏盖之，四旁以铁箍、铁桶、芙蓉等膏敷之，贴膏处取其出脓，敷药处取其消散，并能箍束根脚，不令展开，共作三层敷围法。”[12]188“用热米醋调如稀糊，敷围中留一孔透气。”[12]195

卷十七：“若外面肿红，用围药敷之，中留一小孔，再润之，以助药力。”[12]339

《中国中医独特疗法大全》：“箍围疗法是借助于箍围药的截毒、束毒、拔毒作用而起到清热消肿、散瘀定痛、温经化痰等治疗效应的敷贴方法。”[16]444

《中医药常用名词术语辞典》：“箍围疗法……治法。源《太平圣惠方》卷六十一。古称敷贴。借助箍围药的截毒、束毒、拔毒作用，起到清热消肿、散瘀止痛、温经化痰等效应的敷贴疗法。常用的箍围药物有金黄散、玉露散、冲和散、回阳玉龙散等。适用于痈疽、疮疖、瘰疬、瘿瘤、毒虫咬伤等病证。”[17]423

《中医基本名词术语中英文对照国际标准》：“箍围疗法 Encircling therapy。”[18]224

《中医大辞典》：“箍围疗法……特殊疗法。即用具有截毒、束毒、拔毒作用的箍围药物敷贴，而起到清热消肿、散瘀定痛、温经化痰等作用的方法。”[19]1892

《中医临床诊疗术语·治法部分》：“箍围疗法……借助箍围药（如金黄散、玉露散、冲和散、回阳玉龙散等）的截毒、束毒、拔毒作用，而起到清热消肿、散瘀定痛、温经化痰等效应的一种敷贴疗法。对痈疽、疮疖、瘰疬、瘿瘤、毒虫咬伤等有较好的疗效。”[20]52

《中国中医药学术语集成·治则治法与针灸学》：“箍围疗法……治法。是借助箍围药的截毒、束毒、拔毒作用而起到清热消肿、散瘀定痛、温经化痰等治疗效应的一种敷贴方法。”[21]353

《中医药学名词》：“箍围疗法 用具有截毒、束毒、拔毒作用的箍围药物敷贴，而起到清热消肿、散瘀定痛、温经化痰等作用的方法。”[22]129

参考文献

[1] 未著撰人.五十二病方[M].马王堆汉墓帛书整理小组.北京：文物出版社，1979：114，117.

[2] [唐]蔺道人.仙授理伤续断秘方[M].胡晓峰整理.北京：人民卫生出版社，2006：21，30.

[3] [宋]赵佶.圣济总录：下[M].上海：上海科学技术出版社，2016：1291，1737，.

[4] [宋]杨士瀛.仁斋直指方论[M].北京：中医古籍出版社，2016：412，429.

[5] [元]危亦林.世医得效方[M].北京：中国中医药出版社，2009：756.

[6] [宋] 吴彦夔. 传信适用方[M]. 上海：上海科学技术出版社，2003：69.

[7] [元] 齐德之. 外科精义[M]. 南京：江苏科学技术出版社，1985：24.

[8] [明] 陈实功. 外科正宗[M]. 北京：中国医药科技出版社，2011：7，75.

[9] [清] 程国彭. 医学心悟[M]. 北京：中国中医药出版社，2009：307，308.

[10] [明] 徐春甫. 古今医统大全：下[M]. 北京：人民卫生出版社，1991：499.

[11] [明] 王肯堂. 证治准绳[M]. 北京：中国中医药出版社，1997：987，991.

[12] [清] 顾世澄. 疡医大全[M]. 北京：中国中医药出版社，1994：187，188，195，339.

[13] [明] 张景岳. 景岳全书[M]. 北京：中国医药科技出版社，2011：562.

[14] [清] 徐灵胎. 医学源流论[M]. 北京：中国中医药出版社，2008：76.

[15] [明] 李梃. 医学入门：下[M]. 太原：山西科学技术出版社，2013：343.

[16] 裘沛然. 中国中医独特疗法大全[M]. 上海：文汇出版社，1991：444.

[17] 李振吉. 中医药常用名词术语辞典[M]. 北京：中国中医药出版社，2001：423.

[18] 李振吉. 中医基本名词术语中英文对照国际标准[M]. 北京：人民卫生出版社，2008：224.

[19] 李经纬，余瀛鳌，蔡景峰，等. 中医大辞典[M]. 北京：人民卫生出版社，2011：1892.

[20] 国家技术监督局. 中医临床诊疗术语：治法部分[M]. 北京：中国标准出版社，1997：52.

[21] 李剑，曾召. 治则治法与针灸学[M]//曹洪欣，刘保延. 中国中医药学术语集成. 北京：中医古籍出版社，2006：353.

[22] 中医药学名词审定委员会. 中医药学名词[M]. 北京：科学出版社，2005：129.

（郭凤鹏）

2 • 122

鼻嗅疗法

bí xiù liáo fǎ

一、规范名

【汉文名】鼻嗅疗法。

【英文名】smelling therapy。

【注释】用鼻嗅吸药物蒸汽或药烟以治疗口鼻等头面疾病的方法。

二、定名依据

"鼻嗅疗法"一词见于现代，此前有相关术语"鼻吸""鼻嗅"，但是概念同本术语不完全相同。"嗅法"出现于《普济方》、"嗅鼻法"见于《秘珍济阴》，两词虽与本术语基本相同，但后代医家沿用不多。

现代，一些著作，如国标《中医临床诊疗术语·治法部分》《中医药学名词》《中国中医药主题词表》《中医大辞典》等均使用"鼻嗅疗法"作为规范名，因此，"鼻嗅疗法"作为规范名符合约定俗成原则。

全国科学技术名词审定委员会审定公布的《中医药学名词》已以"鼻嗅疗法"作为规范名，所以"鼻嗅疗法"作为规范名也符合术语定名的协调一致原则。

全国科学技术名词审定委员会审定公布的相关中医治法名词是"某某疗法"，因此将"鼻嗅疗法"作为本治法的规范名，符合术语定名的系统性原则。

三、同义词

【曾称】"嗅法"（《普济方》）；"嗅鼻法"（《秘珍济阴》）。

四、源流考释

"鼻嗅疗法"的相关记载最早见于晋代葛洪《肘后备急方》卷三："治中风诸急方第十九……

《经验后方》治偏头疼绝妙。荜茇为末，令患者口中含温水，左边疼令左鼻吸一字，右边疼令右鼻吸一字，效。”[1]57 此处的“鼻吸”为用鼻吸药末治疗疾病的方式。

宋代，“鼻嗅”最早出现于王怀隐《太平圣惠方》，卷第五十二记载：“治鬼疟诸方……治鬼疟。神效手把丸方：猢狲头骨（半两），虎头骨（半两），猫儿头骨（半两），砒霜（一分细研），恒山（一两锉），朱砂（一分细研），乳香（三分细研），麝香（一分细研），白芥子（一分），蜈蚣（一枚），阿魏（一分）。上件药，捣罗为末，都研令匀，取五月五日午时，炼蜜和捣三五百杵，丸如皂荚子大，以绯绢裹一丸，男左女右，臂上系之。发时，于净室内焚香恭信，解下，男左女上以手把之，时时就鼻嗅之，四五度效。一丸可治百人，奇验。”[2]1606 此处的“鼻嗅”即为用鼻嗅吸药物的气味治疗疾病的方法。宋代沿用“鼻嗅”的还有《仁斋直指方论》[3]483 等。

明代，“嗅法”首次出现在《普济方》，该书卷一百三十八记载：“伤寒咳逆……硫黄嗅法（出《活人书》）：治咳逆服药无效者。硫黄、乳香（各等分），上为细末，以酒煎，急令患人嗅之。”[4]1251 同时《普济方》还使用了“鼻嗅”，卷二百八十曰：“合掌散：治疥疮。蔺茹、蛇床子（各二两），苦参（二钱），生硫黄（一钱），雄黄、轻粉（各一钱）。上为细末，香油调，于手心擦之知热鼻嗅之。次将两手交互合于大腿上安眠。”[4]257 该书记载了用鼻嗅吸药末治疗咳逆和疥疮的方药和方法。明代很多家仍沿用了“鼻嗅”，如《奇效良方》[5]419《古今医统大全》[6]1141《医学入门》[7]217《本草纲目》[8]993《景岳全书》[9]435 等。明代还有医家沿用“鼻吸”一词。如明代《本草纲目》第十四卷曰：“杨梅毒疮：龙挂香、孩儿茶、皂角子各一钱，银朱二钱，为末，纸卷作捻，点灯置桶中，以鼻吸烟，一日三次，三日止。内服解毒药，疮即干。集简方。”[8]391 叙述了“鼻吸”药物燃烧的烟气治疗杨梅毒疮。明代《病机沙篆》卷下记载：“头痛……又有一方。用芎、归、熟地、连翘各二钱，水煎去渣。以龙脑薄荷叶二钱放碗底，将药乘沸冲下，鼻吸其气，俟温即服，服即安卧。其效甚速，然亦为血虚者所设耳。”[10]180 此处的“鼻吸”为吸入药物的蒸汽治疗偏头疼。

清代，有“嗅鼻法”出现，妇产科书籍中《秘珍济阴》卷之三最早出现了“嗅鼻法”：“产后血晕……血来少，恶露未尽，腹痛昏眩者，亦用上嗅鼻法令醒，黑神散主之。”[11]95 此处有“嗅鼻法”的记载，但是“嗅鼻法”后世也使用不多。“鼻嗅”在《太医院秘藏膏丹丸散方剂》卷一记载：“头风饼：荆芥、防风、麻黄、细辛、白芷、藁本（各一两五钱），共为细末，用小米汤做，每饼重五钱。此饼专治年沉日久，偏正头疼，目眩脑昏，鼻塞声重，项背拘急，两太阳及额颅煽痛如劈者。用生姜（三钱）煎汤，煮饼一二枚，将鼻嗅之，使热气上达，候微汗出即愈。”[12]28 清代医家仍沿用“鼻嗅”较多，如《医宗说约》[13]161《疡医大全》[14]268《本草纲目拾遗》[15]28,29《金匮翼》[16]41《杂病源流犀烛》[17]275《文堂集验方》[18]34《急救广生集》[19]47《验方新编》[20]2《外治寿世方》[21]41 等。清代也有医家沿用“鼻吸”一词。如《寿世青编》卷上记述：“运气法：凡运气法，当闭目静坐，鼻吸清气降至丹田，转过尾闾，随即提气如忍大便状，自夹脊双关透上，直至泥丸，转下鹊桥，汩然咽下，仍归丹田。”[22]76 此处“鼻吸”是吸自然界清气。《外科备要》卷四记载：“绣球丸：治干疥燥痒。川椒、轻粉、樟脑、雄黄、枯矾、水银（各二钱），同研至水银不见星。大风子净肉另捣如泥，拌匀药末，加柏子仁油二两，如无或猪油、麻油糊药，以两掌合搓如圆眼大，先以鼻吸其气入腹，次捻碎遍搽患处，数次自愈。”[23]31 这里的“鼻吸”为吸入药物的气味。

现代，一些著作如《中医临床诊疗术语·治法部分》[24]54《中医药学名词》[25]130《中国中医药主题词表》[26]148《中医大辞典》[27]1897 等均使用“鼻嗅疗法”作为规范名。

总之，“鼻嗅疗法”的相关记载“鼻嗅”最早见于宋代的《太平圣惠方》，此前尚有《肘后备急

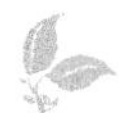

方》“鼻吸”的记载，但概念和“鼻嗅”有所不同。此后，尚有《普济方》的“嗅法”和《秘珍济阴》的“嗅鼻法”等记载，虽然含义与本术语相同，但后代医家沿用不多。自宋代《太平圣惠方》提出“鼻嗅”之后，后世医家多有沿用。现代的一些著作多以“鼻嗅疗法”作为规范名。

五、文献辑录

《肘后备急方》卷三：“治中风诸急方第十九……《经验后方》治偏头疼绝妙。荜茇为末，令患者口中含温水，左边疼令左鼻吸一字，右边疼令右鼻吸一字，效。”[1]57

《太平圣惠方》卷第五十二：“治鬼疟诸方……治鬼疟。神效手把圆方：猢狲头骨（半两），虎头骨（半两），猫儿头骨（半两），砒霜（一分细研），恒山（一两剉），朱砂（一分细研），乳香（三分细研），麝香（一分细研），白芥子（一分），蜈蚣（一枚），阿魏（一分）。上件药，捣罗为末，都研令匀，取五月五日午时，炼蜜和捣三五百杵，圆如皂荚子大，以绯绢裹一圆，男左女右，臂上系之。发时，于净室内焚香恭信，解下，男左女上以手把之，时时就鼻嗅之，四五度效。一圆可治百人，奇验。”[2]1606

《仁斋直指方论（附补遗）》卷之十九：“大学治肾脏风发疮疥方：鸡心槟榔（一大个，破开，以黄虢丹一钱合在内，湿纸裹煨），明硫黄（研，二钱），生虢丹（一钱），全蝎（三枚，焙）。上同末，人轻粉半钱，麝少许，于磁器收。每用少许，麻油调抹两掌，先以鼻臭，男以两掌揜外肾，女以两掌掩两乳，各睡至醒，次日又如此用药，屡效。”[3]483

《普济方》卷一百三十八：“伤寒咳逆……硫黄嗅法（出《活人书》）：治咳逆服药无效者：硫黄、乳香（各等分），上为细末，以酒煎，急令患人嗅之。”[4]1251

卷二百八十：“诸疥……合掌散：治疥疮。蔺茹、蛇床子（各二两），苦参（二钱），生硫黄（一钱），雄黄、轻粉（各一钱）。上为细末，香油调，于手心擦之知热鼻嗅之，次将两手交互合于大腿上安眠。”[4]257

《奇效良方》卷之五十四：“全蝎散：治肾脏风，发疮痒。全蝎（三枚，焙），明硫黄（二钱，研），生虢丹（一钱），轻粉（半钱），鸡心槟榔（一大个，破开，以好黄丹一钱，合在内，湿纸裹煨），麝香（少许）。上为细末，研匀，瓷盒收，每用少许，麻油调抹两掌，先以鼻嗅，男以两掌掩外肾，女以两掌掩两乳，各睡至醒，次日依前再用药，屡效。”[5]419

《古今医统大全》卷之三十七：“疟证门……鬼疟剂……（《良方》）神效手把丸：治鬼疟。猢孙头骨、虎头骨、猫头骨、砒霜、常山朱砂（细研）、乳香（另研）、麝香、白芥子、阿魏（各一分），蜈蚣（一枚）。上为细末，碾令匀，取五月五日午时，炼蜜和捣五百杵，丸如皂角子大。以绯绢裹一丸，男左女右，臂上系之。发时于净室内焚香恭诚解下，男左女右手把之，时时就鼻嗅之，五度效。”[6]1141

《医学入门》外集・卷四：“杂病分类〈内伤类〉血类……衄血……如吐衄太甚不止，防其血晕，用茅根烧烟，将醋洒之，令鼻嗅气以遏其势；或蓦然以水喷面，使带惊则止。此法非特衄血，虽上吐下便、九窍出血者亦效。”[7]217

《本草纲目》第十四卷：“线香……杨梅毒疮：龙挂香、孩儿茶、皂角子各一钱，银朱二钱，为末，纸卷作捻，点灯置桶中，以鼻吸烟，一日三次，三日止。内服解毒药，疮即干。集简方。”[8]391

第四十二卷：“蚯蚓……偏正头痛：不可忍者。《圣惠》：龙香散：用地龙（去土，焙）、乳香等分为末。每以一字作纸捻，灯上烧烟，以鼻嗅之。”[8]993

《景岳全书》卷之十九：“杂证谟……一嗅法 治呃逆服药不效者，用硫黄、乳香等分，以酒煎，令患人以鼻嗅之效。一方用雄黄一味，煎酒嗅。”[9]435

《医宗说约》卷之三：“治阴寒呃逆不止法：用乳香、硫黄、艾各二钱为细末，用好酒一盅，煎数沸，乘热气使病人鼻嗅之。外用生姜擦胸前最效。”[13]161

《病机沙篆》卷下："头痛……又有一方：用芎、归、熟地、连翘各二钱，水煎去渣。以龙脑薄荷叶二钱放碗底，将药乘沸冲下，鼻吸其气，俟温即服，服即安卧。其效甚速，然亦为血虚者所设耳。"[10]180,181

《寿世青编》卷上："运气法：凡运气法，当闭目静坐，鼻吸清气降至丹田，转过尾闾，随即提气如忍大便状，自夹脊双关透上，直至泥丸，转下鹊桥，汩然咽下，仍归丹田。"[22]76

《疡医大全》卷十二："鼻痔门主方……脑崩鼻息：甘草四两煎汤，用有嘴壶贮，以鼻嗅之。"[14]268

《本草纲目拾遗》卷二："火部……鼻烟……《香祖笔记》：近京师有制鼻烟者，可明目，尤有辟疫之功。以玻璃为瓶贮之，象牙为匙，就鼻嗅之，皆内府制造。民间不及。"[15]28,29

《金匮翼》卷二："诸血统论……凡吐衄血太甚不止，当防其血晕，用茅根烧烟将醋洒之，令鼻嗅气以遏其势，或蓦然以冷水噀其面，使惊则止。"[16]41

《杂病源流犀烛》卷十七："诸血源流（蓄血症、脱血症）……故凡吐衄太多不止者，当防其血晕，急取茅根烧烟，将醋洒之，令鼻嗅气，以遏其势。或蓦然以冷水噀其面，使惊则止。或浓磨京墨汁饮之，仍点入鼻中。如此预防，庶可免血晕之患。"[17]275

《文堂集验方》卷一："脾胃……〔呃逆〕……诸药不效。用硫黄、乳香各等分，以酒煎，令病人以鼻嗅之即止。"[18]34

《急救广生集》卷二："呕吐……鼻嗅散：服药不效，用硫黄、乳香（各等分）为末酒煎，急令病人嗅气即住。"[19]47

《秘珍济阴》卷之三："产后血晕……血来少，恶露未尽，腹痛昏眩者，亦用上嗅鼻法令醒，黑神散主之。"[11]95

《验方新编》卷一："头部……偏正头风……又方：真蕲艾揉融为丸，时时向鼻嗅之，以黄水出尽为度。"[20]2

《外治寿世方》卷一："呃逆……阴寒呃逆：明雄黄（二钱），烧酒（一杯）煎七分，急令病人嗅其热气，即止。又，好硫黄、乳香、陈艾（各二钱），为细末，用好酒一钟，煎数沸，乘热气使患者用鼻嗅之。外用生姜擦胸前，最效。又黄蜡烧烟。熏二三次，即止。"[21]41

《外科备要》卷四："绣球丸：治干疥燥痒。川椒、轻粉、樟脑、雄黄、枯矾、水银（各二钱），同研至水银不见星。大风子净肉另捣如泥，拌匀药末，加柏子仁油二两，如无或猪油、麻油糊药，以两掌合搓如圆眼大，先以鼻吸其气入腹，次捻碎遍搽患处，数次自愈。"[23]31,32

《太医院秘藏膏丹丸散方剂》卷一："头风饼：荆芥、防风、麻黄、细辛、白芷、藁本（各一两五钱），共为细末，用小米汤做，每饼重五钱。此饼专治年沉日久，偏正头疼，目眩脑昏，鼻塞声重，项背拘急，两太阳及额颅煽痛如劈者。用生姜（三钱）煎汤，煮饼一二枚，将鼻噂之，使热气上达，候微汗出即愈。"[12]28

《中医临床诊疗术语·治法部分》："鼻嗅疗法……用鼻嗅吸药物蒸汽或药烟以治疗疾病的一种方法。适用于口鼻等头面疾病，如感冒、头痛等。"[24]54

《中医药学名词》："鼻嗅疗法……用鼻嗅吸药物蒸汽或药烟以治疗口鼻等头面疾病的方法。"[25]130

《中国中医药主题词表》："鼻嗅疗法……属外治法用鼻嗅吸药物蒸汽或药烟以治疗疾病的一种方法。适用于口鼻等头面疾病，如感冒、头痛等。"[26]148

《中医大辞典》："鼻嗅疗法……特殊疗法。指用鼻嗅吸药物蒸汽或药烟以治疗口鼻等头面疾病的方法。"[27]1897

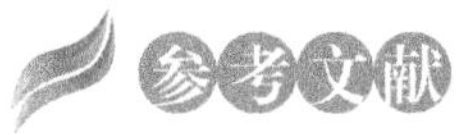

［1］［晋］葛洪．肘后备急方［M］．汪剑，邹运国，罗思航整理．北京：中国中医药出版社，2016：57.

[2] [宋] 王怀隐,等.太平圣惠方:上[M].北京:人民卫生出版社,1958:1606.
[3] [宋] 杨士瀛.仁斋直指方论[M].盛维忠,王致谱,傅芳,等校注.福州:福建科学技术出版社,1989:483.
[4] [明] 朱橚.普济方[M].北京:人民卫生出版社,1959:257,1251.
[5] [明] 董宿.奇效良方[M].可嘉校注.北京:中国中医药出版社,1995:419.
[6] [明] 徐春甫.古今医统大全:上[M].崔仲平,王耀廷主校.北京:人民卫生出版社,1991:1141.
[7] [明] 李梴.医学入门[M].何永,韩文霞校注.北京:中国医药科技出版社,2011:217.
[8] [明] 李时珍.本草纲目[M].张守康,张向群,王国辰主校.北京:中国中医药出版社,1998:391,993.
[9] [明] 张介宾.景岳全书[M].赵立勋校.北京:人民卫生出版社,1991:435.
[10] [明] 李中梓.病机沙篆[M].李花,胡方林校注.长沙:湖南科学技术出版社,2014:180,181.
[11] [清] 周诒观.秘珍济阴[M].王苹校注.北京:中国中医药出版社,2015:95.
[12] [清] 太医院.太医院秘藏膏丹丸散方剂[M].伊广谦,张慧芳点校.北京:中国中医药出版社,2005:28.
[13] [清] 蒋示吉.医宗说约[M].王道瑞,申好真校注.北京:中国中医药出版社,2004:161.
[14] [清] 顾世澄.疡医大全[M].叶川,夏之秋校注.北京:中国中医药出版社,1994:268.
[15] [清] 赵学敏.本草纲目拾遗[M].闫志安,肖培新校注.北京:中国中医药出版社,2007:28,29.
[16] [清] 尤怡.金匮翼[M].许有玲校注.北京:中国中医药出版社,1996:41.
[17] [清] 沈金鳌.杂病源流犀烛[M].李占水,李晓琳校注.北京:中国中医药出版社,1994:275.
[18] [清] 何惠川.文堂集验方[M].上海:上海科学技术出版社,1986:34.
[19] [清] 程鹏程.急救广生集[M].张静生,王世杰,赵小青,等点校.北京:中国中医药出版社,2008:47.
[20] [清] 鲍相璈.验方新编:上册[M].[清] 梅启照增辑,周光优,严肃云,禹新初点校.北京:人民卫生出版社,1990:2.
[21] [清] 邹存淦.外治寿世方[M].刘小平点校.北京:中国中医药出版社,1992:41.
[22] [清] 尤乘.寿世青编[M].林燕,李建主编.北京:中国医药科技出版社,2017:76.
[23] [清] 易凤翥.外科备要[M].北京:中医古籍出版社,2011:31,32.
[24] 国家技术监督局.中医临床诊疗术语:治法部分[M].北京:中国标准出版社,1997:54.
[25] 中医药学名词审定委员会.中医药学名词[M].北京:科学出版社,2004:130.
[26] 吴兰成.中国中医药主题词表[M].北京:中医古籍出版社,2008:148.
[27] 李经纬,余瀛鳌,蔡景峰,等.中医大辞典[M].北京:人民卫生出版社,2011:1897.

(崔利宏)

2·123 膏药疗法

gāo yào liáo fǎ

一、规范名

【汉文名】膏药疗法。

【英文名】plaster therapy。

【注释】用膏药敷贴治疗疮疖痈肿、流痰、溃疡等的方法。

二、定名依据

"膏药疗法"一词见于现代,虽此前尚有相关词"膏药",但是概念与本词并不相同。"膏药"最早见于晋代葛洪的《肘后备急方》,该书记载外敷膏药治疗痈疽生臭恶肉的方法。后世医家多沿用"膏药"一词,并记载膏药治疗疾病的方法。

现代,一些相关著作多以"膏药疗法"作为用膏药敷贴治疗疮疖痈肿、流痰、溃疡等病的治法正名,如国标《中医临床诊疗术语·治法部分》《中医药学名词》《中国中医药主题词表》《中医基本名词术语中英文对照国际标准》《传统医学名词术语国际标准》《中医大辞典》等。因此,

"膏药疗法"作为规范名词已达成共识，符合名词定名的约定俗成原则。

全国科学技术名词审定委员会审定公布的《中医药学名词》已以"膏药疗法"作为规范名，所以"膏药疗法"作为规范名也符合术语定名的协调一致原则。

全国科学技术名词审定委员会审定公布的相关中医治法名词是"某某疗法"，因此将"膏药疗法"作为本治法的规范名，符合术语定名的系统性原则。

三、同义词

未见。

四、源流考释

"膏药疗法"的相关记载"膏药"一词最早见于晋代葛洪的《肘后备急方》卷五记载："治痈疽妒乳诸毒肿方第三十六……痈疽生臭恶肉者。以白蔺茹散敷之，看肉尽便停。但敷诸膏药，若不生肉，敷黄芪散，蔺茹，黄芪，止一切恶肉。仍不尽者，可以七头赤皮蔺茹为散，用半钱匕，和白蔺茹散三钱匕，以敷之。此姚方，瘥。"[1]110 此段话也记载外敷膏药治疗痈疽生臭恶肉的方法。

南北朝沿用"膏药"一词，陶弘景《名医别录》[2]138 和《本草经集注》[3]39 分别记载了做膏药的药物和注意事项。如《名医别录》卷二记述："白芷：无毒。主治风邪，久渴，吐呕，两胁满，风痛，头眩，目痒。可作膏药面脂，润颜色。一名白茝，一名虈，一名莞，一名苻蓠，一名泽芬，叶名蒚麻，可作浴汤。生河东下泽。二月、八月采根，暴干(当归为之使，恶旋覆花)。"[2]138《本草经集注》："序录……凡汤酒膏药，旧方皆云㕮(敷汝反)咀(暴汝反)者，谓秤毕捣之如大豆者，又使吹去细末，此于事殊不允；药有易碎、难碎，多末、少末，秤两则不复均，今皆细切之，较略令如㕮咀者，差得无末，而粒片调和，于药力同出，无生熟也。"[3]39

隋唐时期仍沿用"膏药"一词，孙思邈《备急千金要方》中记载了膏药的制作方法，"卷一"记载："论合和第七……凡巴豆去皮心膜，熬令紫色。桃仁、杏仁、葶苈、胡麻，诸有脂膏药，皆熬黄黑，别捣，令如膏，指㨖视泯泯尔，乃以向成散，稍稍下臼中，合研捣，令消散，乃复都以轻绢簁之，须尽，又纳臼中，依法捣数百杵也。汤膏中虽有生用者，并捣破。"[4]11《新修本草》[5]83 记载了做膏药的药物，而《外台秘要》卷第三十二使用膏药敷患处治疗面生瘩瘰："杂疗面方六首：肘后疗面生瘩瘰如麻子中有粟核方。石灰以水渍之才淹。以米一把置上。令米释陶取。一一置瘩瘰上。当渐拭之。软乃爪出粟。以膏药傅之即瘥。"[6]882

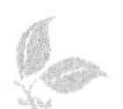

宋金元时期，很多医家仍使用"膏药"一词，记载膏药治疗疾病的方法，如宋代王怀隐的《太平圣惠方》中记载："治小儿瘰疬诸方……治小儿瘰疬已结成，外贴令自出方：水银〔一分手心内用津研如(泥)〕，粉霜(一分)，砒霜(一分)，燕子粪(一分)，斑蝥(一分用糯米同炒令黄去翅足用)。上件药，细研令匀，用腊月猪脂和，稀稠得所。取一小豆大，每在疬子上，以消肿膏药封之，六七日当有穴脓水，半月日其疬子自出。后以生肌膏贴之，取差。"[7]2899 还有《本草图经》[8]279《苏沈良方》[9]84《证类本草》[10]688《养老奉亲书》[11]370《太平惠民和剂局方》[12]209,210《圣济总录》[13]2251《幼幼新书》[14]814 等也都仍沿用膏药治疗疾病的方法。并且《太平惠民和剂局方》卷八还记载了膏药的内服和外用的治法："云母膏……治一切疮肿伤折等病……先炙一瓷器，热即倾药在内，候如人体温热，弹水银在上，每用膏药，即先刮去水银……瘰疬骨疽，毒穿至骨，用药一两，分作三服，温酒下，甚者即泻出恶物，兼外贴，瘥。"[12]209 需要提及的是，"膏药"在古籍中有内服和外用的治疗方法，而"膏药疗法"作为治法的名称指的是膏药敷贴患处的外用法。

明清时期，医家仍沿用"膏药"一词，记载了膏药治疗疮痈、喉痹、骨伤、急症、肿满等病证的方法。如明代的《仙传外科集验方》[15]62《普济方》[16]364《卫生易简方》[17]223《滇南本草》[18]355《针灸大全》[19]160《奇效良方》[20]396《医学正传》[21]387等，清代的《医灯续焰》[22]222《秘方集验》[23]26《医宗说约》[24]81《外科大成》[25]27《辨证奇闻》[26]442《证治汇补》[27]318《冯氏锦囊秘录》[28]158 等。明代《仙传外科集验方》和清代《医宗说约》则分别记载了"膏药"摊油纸和绢帛上敷患处的详细治疗方法。

现代，一些相关著作多用"膏药疗法"一词，如国标《中医临床诊疗术语·治法部分》[29]52《中医药学名词》[30]128《中国中医药主题词表》[31]282《中医基本名词术语中英文对照国际标准》[32]224《中医大辞典》[33]1902 等。如国标《中医临床诊疗术语·治法部分》："膏药疗法……以膏药敷贴治疗疾病的一种外治疗法。由于膏药方剂的组成不同，功效主治各异，故应辨证施治。常用于疮疖痈肿、流痰、溃疡等。"[29]52

总之，"膏药疗法"的相关词"膏药"最早见于晋代葛洪的《肘后备急方》，该书记载外敷膏药治疗痈疽生臭恶肉的方法。后世医家多沿用"膏药"一词，并记载膏药治疗疾病的方法。现代，一些相关著作多用膏药疗法作为膏药治疗疮疖痈肿、流痰、溃疡等病的治法正名，如《中医临床诊疗术语·治法部分》《中医药学名词》《中国中医药主题词表》《中医基本名词术语中英文对照国际标准》《中医大辞典》等。因此，"膏药疗法"一词作为规范名词，已达成共识，符合中医药名词定名的约定俗成原则。

五、文献辑录

《肘后备急方》卷五："治痈疽妒乳诸毒肿方第三十六……痈疽生臭恶肉者。以白蔄茹散敷之，看肉尽便停。但敷诸膏药，若不生肉，敷黄芪散，蔄茹，黄芪，止一切恶肉。仍不尽者，可以七头赤皮蔄茹为散，用半钱匕，和白蔄茹散三钱匕，以敷之。此姚方，瘥。"[1]110

《名医别录》卷二："白芷：无毒。主治风邪，久渴，吐呕，两胁满，风痛，头眩，目痒。可作膏药面脂，润颜色。一名白茝，一名虈，一名莞，一名苻蓠，一名泽芬。叶名蒚麻，可作浴汤，生河东下泽，二月、八月采根，暴干。"[2]138

《本草经集注》："序录……凡汤酒膏药，旧方皆云㕮(敷汝反)咀(暴汝反)者，谓秤毕捣之如大豆者，又使吹去细末，此于事殊不允；药有易碎、难碎，多末、少末，秤两则不复均，今皆细切之，较略令如㕮咀者，差得无末，而粒片调和，于药力同出，无生熟也。"[3]39

《备急千金要方》卷一："论合和第七……凡巴豆，去皮心膜，熬令紫色。桃仁、杏仁、葶苈、胡麻诸有脂膏药，皆熬黄黑，别捣令如膏，指榦视泯泯尔，乃以向成散稍稍下臼中，合研捣令消散，乃复都以轻绢簁之，须尽又内臼中，依法捣数百杵也。汤膏中虽有生用者，并捣破。"[4]11,12

《新修本草》卷十二："辛夷：味辛，温，无毒。主五脏身体寒风，风脑痛，面䵟，温中解肌，利九窍，通鼻塞涕出，面肿引齿痛眩冒，身洋洋如在车船之上者。生须发，去白虫。久服下气、轻身，明目，增年、能老。可作膏药，用之去中心及外毛，毛射人肺，令人咳。一名辛矧，一名喉桃，一名房木。生汉中川谷。九月采实，曝干。"[5]83,84

《外台秘要》卷三十二："杂疗面方六首：《肘后》疗面生瘖瘰如麻子中有粟核方：石灰以水渍之才淹，以米一把置上，令米释陶取，一一置瘖瘰上，当渐拭之，软乃爪出粟，以膏药傅之即瘥。"[6]882

《太平圣惠方》卷九十："治小儿瘰疬诸方……治小儿瘰疬已结成，外贴令自出方：水银〔一分手心内用津研如(泥)〕，粉霜(一分)，砒霜(一分)，燕子粪(一分)，斑蝥(一分用糯米同炒令黄去翅足用)。上件药，细研令匀，用腊月猪脂和，稀稠得所。取一小豆大，每在疬子上，以消肿膏药封之，六七日当有穴脓水，半月日其疬子自出。后以生肌膏贴之，取差。"[7]2899

《本草图经·草部》："蔄茹……姚僧垣治痈疽生臭恶肉，以白蔄茹散傅之，看肉尽便停，但傅诸膏药。若不生肉，又傅黄芪散。恶肉仍不尽者，可以漆头赤皮蔄茹为散，用半钱匕，和白蔄茹散三钱匕，合傅之，差。”[8]279

《苏沈良方》卷七：“治肿毒痈疽：疗肿毒痈疽，未溃令消，已溃令速愈：草乌头屑，水调，鸡羽扫肿上。有疮者先以膏药贴定，无令药著疮。人有病疮甚者，涂之，坐中便见皮皱，稍稍而消。初涂病人觉冷如冰，疮乃不痛。”[9]84

《证类本草》卷二十六：“米谷下品总一十八种……稻米……《灵苑方》：治金疮水毒及竹木签刺，痈疽热毒等。糯三升，拣去粳米，入瓷盆内，于端午前四十九日，以冷水浸之。一日两度换水，轻以手淘转，逼去水，勿令搅碎。浸至端午日，取出阴干，生绢袋盛，挂通风处。旋取少许，炒令焦黑，碾为末，冷水调如膏药，随大小裹定疮口，外以绢帛包定，更不要动，直候疮愈。”[10]688

《养老奉亲书》下籍：“简妙老人备急方……若痈疽、毒疮初发，才觉焮瘇赤热，急以膏药贴之，一宿便消。”[11]370

《太平惠民和剂局方》卷八：“云母膏……治一切疮肿伤折等病……先炙一瓷器，热即倾药在内，候如人体温热，弹水银在上，每用膏药，即先刮去水银……瘰疬骨疽，毒穿至骨，用药一两，分作三服，温酒下，甚者即泻出恶物，兼外贴，瘥。”[12]209,210

《圣济总录》卷一百三十五：“治疮止痛生肌肉。乳香饼子方：乳香、麒麟竭、没药（并细研各半分）。上三味，再同研令细匀，以狗胆和成膏，捏作饼子，如榆荚大。每用时，看疮大小，以饼按疮上，外用膏药贴定。”[13]2251

《幼幼新书》卷三十六：“疖第五……张涣乳香膏方：贴诸疮痈疖等。乳香（一两，研），腻粉、松脂、密陀僧（各半两，研），生地黄（取汁，半合）。上件拌匀，用好油一两、黄蜡二两，炼熟，下诸药熬成膏，入麝香一钱，取出阴一宿。每用看疮疖大小煎贴之，摊膏药贴之，日一两次换。”[14]814

《仙传外科集验方·增添别本经验诸方》：“治瘰疬神效方法……秘传膏药：真绿豆（二两半，炒，用铜铫子炒黄色，枯了为妙），檀香（半两，焙干用），香竭（香节亦可），胆矾（半两，真者取毒生肌，后不用此味），乳香、没药（各半两，痛用），轻粉（匣子亦好，少用），南蛇胆（无亦可），麝香（破者可用，初灸不用）。上为细末，诸药半两，可用豆粉五两，米醋调成膏，摊开油纸上贴之。不生肌，加生肌药即愈矣。”[15]62

《普济方》卷六十一：“喉痹……治喉痛方：用糯米二（三）升，拣去粳米，入瓷盆内，于端午前四十九日，以冷水浸之，一日两度换水。轻以水淘，转逼去水，勿令搅碎，浸至端午日，取出阴干，生绢袋盛，挂通风。旋取少许炒令焦黑，碾为末，冷水调如膏药，并用药贴项下，及肿处。”[16]364

《卫生易简方》卷八：“治一切瘰疬疮……用雄黄三钱，乳香一钱，信半钱，为细末，糯米面和作饼子如钱眼大。已破者，贴疮口上；未破者，灸三五壮贴上饼子，用膏药贴封，至一月余自然下如小球儿，如未下，再用一饼必下。”[17]223

《滇南本草》：“商陆……原文：商陆〔俗名大药〕。味辛、微苦，性微寒。有小毒。主治利小便，消水肿，攻疮痈。有赤白二种〔白者可用〕，赤者不入药；然可研末，调热酒擂跌打青黑之处，神效，再贴膏药更好。”[18]355

《针灸大全》卷六：“论治灸疮……凡贴疮，古人春用柳絮，夏用竹膜，秋用蜡叶，冬用兔腹上白细毛，猫腹上毛更佳。今人每用膏药贴之，日一二易，则疮易愈。无若一日两贴一易使疮脓出多而疾除也。若欲用膏，必须用真麻油入治病之药，或祛风散气滋血疗损之药，随证入之为妙。”[19]160

《奇效良方》卷五十四：“回疮锭子：治疔疮大效。草乌头（各一两），蟾酥（七粒），巴豆（七个，去皮），麝香（一字）。上为细末，面糊和就，捻作锭子，如有恶疮，透丁不痛无血者，用针深刺至痛处，有血出，以此锭子纴之，上用膏药贴之，疔疮四畔纴之，其疔三二日自然拔出。此药最宜紧用。”[20]396

《医学正传》卷六：“杖丹膏药方（外录验方）

治受杖责后，如死血壅肿，宜先刺出恶血，然后以此膏贴之，三四日平复。或早失调理成痈者，贴之即散。及治诸般痈疽疮疖毒，已溃未溃，贴之无不神效。"[21]387,388

《医灯续焰》卷十三："附方……乌龙膏：治一切痈疽发背，无名肿毒，初发焮热未破者。用陈年小粉，不拘多少，入锅炒令成黄黑色，取出待冷，碾极细，以陈米醋调，稀稠得所。如过稀，微火熬之，其色如漆。用瓷瓶收贮。遇有肿毒，量肿大小，用榜纸摊成膏药，中剪一孔，露出毒头，贴上疼痛即止。少顷觉痒，久则肿毒自消。甚效。"[22]222

《秘方集验》："危笃诸症……中寒腹痛并绞肠沙：胡椒七粒，以布一层包裹，不拘自己或他人嚼碎，纳入脐中，随用膏药贴上，再以热手按之，盖被而卧，少顷，腹中作热，或有汗出，则寒气散而痛自愈矣。"[23]26

《医宗说约》卷一："积聚……五仙膏：用大黄、肥皂、生姜、生葱、大蒜各半斤，共捣烂，用水煎取汁去渣，再煎成膏，黑色为度，摊绢帛上，先用针刺患处，后贴膏药。"[24]81

《外科大成》卷一："针砭灸烙烘照蒸拔等法……针法……针委中穴法……看委中穴有细青紫脉，皆是湿毒恶血，看准于青紫脉上刺之。凡青脉俱刺，任出黑血无妨。看血出淡黄色，方以纸轻手按片时，以小膏药贴之。三四日不可洗浴。"[25]27

《辨证奇闻》卷十五："接骨门……三方绝奇异，倘未甚伤，只须膏药一个，不必掺药末。此内外同治，旦夕收功。"[26]442

《证治汇补》卷六："腹胁门……胀满章……肿满外治法：用水蓼花、皮硝、牙皂、大黄各五钱，生姜十片，葱、蒜各七枚，莱菔子三钱，栀子五钱，捣烂作一大膏药，贴脐腹上，外用绵絮裹暖。"[27]318

《冯氏锦囊秘录》卷五："小儿疳症总要……《心鉴》曰：其脑后项边有核如弹，按之转动，软而不痛，其间有虫如米粉，如有速破而去之，则虫随热气流散，遍体生疮，一入脏腑，便痢脓血，须以银针刺破，贴以膏药可也。"[28]158

《中医临床诊疗术语·治法部分》："膏药疗法……以膏药敷贴治疗疾病的一种外治疗法。由于膏药方剂的组成不同，功效主治各异，故应辨证施治。常用于疮疖痈肿、流痰、溃疡等。"[29]52

《中医药学名词》："膏药疗法……用膏药敷贴治疗疮疖痈肿、流痰、溃疡等的方法。"[30]128

《中国中医药主题词表》："膏药疗法……属敷贴疗法。以膏药敷贴治疗疾病的一种外治疗法。由于膏药方剂的组成不同，功效主治各异，故应辨证施治。常用于疮疖痈肿、流痰、溃疡等。"[31]282

《中医基本名词术语中英文对照国际标准》："膏药疗法 Plaster therapy。"[32]224

《中医大辞典》："膏药疗法……特殊疗法。指用膏药敷贴治疗疮疖痈肿、流痰、溃疡等的方法。"[33]1902

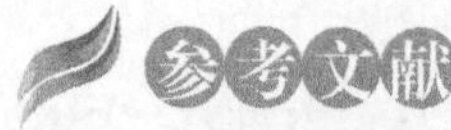

参考文献

[1] [晋] 葛洪. 肘后备急方[M]. 汪剑，邹运国，罗思航整理. 北京：中国中医药出版社，2016：110.

[2] [梁] 陶弘景. 名医别录[M]. 尚志钧辑校. 北京：人民卫生出版社，1986：138.

[3] [南北朝] 陶弘景. 本草经集注[M]. 尚志钧，尚元胜辑校. 北京：人民卫生出版社，1994：39.

[4] [唐] 孙思邈. 备急千金要方[M]. 焦振廉，胡玲，张琳叶，等校注. 北京：中国医药科技出版社，2011：11，12.

[5] [唐] 苏敬. 新修本草[M]. 上海：上海古籍出版社，1985：83，84.

[6] [唐] 王焘. 外台秘要[M]. 北京：人民卫生出版社，1955：882.

[7] [宋] 王怀隐. 太平圣惠方：下[M]. 北京：人民卫生出版社，1958：2899.

[8] [宋] 苏颂. 本草图经[M]. 尚志钧辑校. 合肥：安徽科学技术出版社，1994：279.

[9] [宋] 沈括，苏轼. 苏沈良方[M]. 杨俊杰，王振国校注. 上海：上海科学技术出版社，2003：84.

[10] [宋] 唐慎微. 证类本草[M]. 郭君双校注. 北京：中国医药科技出版社，2011：688.

[11] [宋] 陈直. 养老奉亲书[M]. 北京：北京大学医学出版社，2014：370.

[12] [宋] 太平惠民和剂局. 太平惠民和剂局方[M]. 刘景

源整理.北京：人民卫生出版社，2007：209，210.
[13] [宋]赵佶.圣济总录：下册[M].北京：人民卫生出版社，1962：2251.
[14] [宋]刘昉.幼幼新书[M].白极校注.北京：中国医药科技出版社，2011：814.
[15] [明]杨清叟.仙传外科集验方[M].[明]赵宜真.韦以宗点校.北京：人民卫生出版社，1991：62.
[16] [明]朱橚.普济方：第2册[M].北京：人民卫生出版社，1959：364.
[17] [明]胡濙.卫生易简方[M].北京：人民卫生出版社，1984：223.
[18] [明]兰茂.滇南本草[M].于乃义，于兰馥整理主编.昆明：云南科学技术出版社，2004：355.
[19] [明]徐凤.针灸大全[M].黄幼民，郑魁山点校.北京：人民卫生出版社，1987：160.
[20] [明]董宿.奇效良方[M].可嘉校注.北京：中国中医药出版社，1995：396.
[21] [明]虞抟.医学正传[M].郭瑞华，马湃，王爱华校注.北京：中国古籍出版社，2002：387，388.
[22] [清]潘楫.医灯续焰[M].何源注，闫志安，张黎临校注.北京：中国中医药出版社，1997：222.
[23] [清]王梦兰.秘方集验[M].王玉英，王作林点校.北京：中医古籍出版社，1990：26.
[24] [清]蒋示吉.医宗说约[M].王道瑞，申好真校注.北京：中国中医药出版社，2004：81.
[25] [清]祁坤.外科大成[M].上海：上海科技卫生出版社，1958：27.
[26] [清]陈士铎，[清]文守江.辨证奇闻[M].王树芬，等点校.北京：中医古籍出版社，1993：442.
[27] [清]李用粹.证治汇补[M].竹剑平，江临圳，王英整理.北京：人民卫生出版社，2006：318.
[28] [清]冯兆张.冯氏锦囊秘录[M].田思胜，高萍，戴敬敏，等校注.北京：中国中医药出版社，1996：158.
[29] 国家技术监督局.中医临床诊疗术语：治法部分[M].北京：中国标准出版社，1997：52.
[30] 中医药学名词审定委员会.中医药学名词[M].北京：科学出版社，2004：128.
[31] 吴兰成.中国中医药主题词表[M].北京：中医古籍出版社，2008：282.
[32] 世界中医药学会联合会.中医基本名词术语中英文对照国际标准[M].北京：人民卫生出版社，2008：224.
[33] 李经纬，余瀛鳌，蔡景峰，等.中医大辞典[M].北京：人民卫生出版社，2005：1902.

（崔利宏）

2·124

滴耳疗法

dī ěr liáo fǎ

一、规范名

【汉文名】滴耳疗法。

【英文名】ear-dripping therapy。

【注释】用具有清热解毒、消肿收敛等作用的药物制成水剂、油剂或乳剂，将药液滴入耳道，并适当在耳屏上按压，使药液进入耳道深部，以治疗耳病及异物入耳的方法。

二、定名依据

“滴耳疗法”一词见于现代，此前尚有术语“滴耳”一词，但是概念与本词不完全相同。

现代相关书籍和教材多使用“滴耳疗法”作为规范名。如国标《中医临床诊疗术语·治法部分》《中医药学名词》《中医大辞典》《中医耳鼻咽喉科学》等。其中国标《中医临床诊疗术语·治法部分》也以“药液滴耳疗法”作为全称，而《中国医学百科全书·中医学》则以“滴耳法”作为正名，但使用“滴耳疗法”更多，所以，“滴耳疗法”做规范名已经达成共识，符合名词定名的约定俗成原则。

由全国科学技术名词审定委员会审定公布的《中医药学名词》已以“滴耳疗法”作为规范名，所以“滴耳疗法”作为规范名也符合术语定名的协调一致原则。

全国科学技术名词审定委员会审定公布的相关中医治法名词是“某某疗法”，因此将“滴耳疗法”作为本治法的规范名，符合术语定名的系

统性原则。

三、同义词

【曾称】"滴耳法"(《中国医学百科全书·中医学》);"药液滴耳疗法"(《中医临床诊疗术语·治法部分》)。

四、源流考释

"滴耳疗法"的相关记载最早可见于晋代葛洪的《肘后备急方》卷六:"治耳为百虫杂物所入方第四十五……又方,取蚯蚓,纳葱叶中,并化为水,滴入耳中,蚰蜒亦化为水矣。"[1]138 此处记载了滴耳治疗百虫入耳的方法。

隋唐时期,唐代苏敬的《新修本草》卷六最早提出了"滴耳"一词,并记载了"滴耳疗法"的相关内容:"茺蔚子……〔谨案〕捣茺蔚茎,敷疔肿,服汁使疔肿毒内消。又下子死腹中,主产后血胀闷,诸杂毒肿、丹游等肿。取汁如豆滴耳中,主聤耳。中虺蛇毒敷之良。"[2]154,155 记载了用茺蔚茎取汁如豆滴耳中治疗聤耳的方法。唐代孙思邈的《千金翼方》卷十一也沿用"滴耳"一词,记载了滴耳疗法的相关内容:"耳病第十一……治百虫入耳方:捣韭汁,灌之耳中立出。又方:灌葱涕,须臾虫出瘥。又方:以木叶裹盐炙令热,以掩耳,冷即易之,出。又方:姜汁滴耳中。又灌牛乳,良。又桃叶塞耳。"[3]261 此处记载了用姜汁滴耳治疗百虫入耳的方法。

宋金元时期,宋代王怀隐的《太平圣惠方》沿用"滴耳"一词,在卷三十六曰:"治耳久聋诸方……治久聋二三十年不差者。滴耳鼠脂方:鼠脂(半合),青盐(一钱),地龙(一条系头捻取汁)。上件药,以鼠脂地龙汁,调青盐,温过绵蘸之,即侧卧,捻滴耳中。"[4]1088 此处记载了"滴耳鼠脂方"治疗耳聋的方法。还有很多医籍都使用了"滴耳",如宋代的《证类本草》[5]393《本草衍义》[6]141《圣济总录》[7]1975,1976《鸡峰普济方》[8]363《幼幼新书》[9]759《小儿卫生总微论方》[10]503《是斋百一选方》[11]191《仁斋直指方论》[12]519 等,元代的《卫生宝鉴》[13]115《汤液本草》[14]75《外科精义》[15]79《世医得效方》[16]342 等。

明清时期,仍沿用"滴耳"一词记载滴耳治疗耳疼痛、耳聋等病的方法。如明代《普济方》卷五十四记载:"耳疼痛……白龙散:治耳中卒然大痛,治疮生肌止痛。滑石(一两研),硼砂(三钱),轻粉(一钱),寒水石(四两烧半白研),乌贼鱼骨(一两研)。上为细末。每用掺耳中,又油调如糊,滴耳中,痛立止。"[17]255 清代《外科大成》卷三曰:"耳聋……凤珠丹:耳聋。鸡蛋一个,开一孔,入巴豆一粒,去心膜,用双层纸封之,与鸡抱之,以雏出为度,取蛋清滴耳内,日二次。"[18]230 明清时期,还有很多医家沿用了"滴耳"一词,如明代《卫生易简方》[19]223《滇南本草》[20]852《奇效良方》[21]477《食物本草》[22]48《急救良方》[23]40《古今医统大全》[24]1067《医学纲目》[25]654《本草纲目》[26]541《寿世保元》[27]621《济阳纲目》[28]15,16 等,清代《古今名医汇粹》[29]254《医方集解》[30]277《冯氏锦囊秘录》[31]772《张氏医通》[32]202,203《本经逢原》[33]228,229《慈幼新书》[34]36《奇方类编》[35]5《外科心法要诀》[36]407《本草纲目拾遗》[37]164 等。

现代,相关书籍和教材多使用"滴耳疗法"作为规范名。如国标《中医临床诊疗术语·治法部分》[38]54《中医药学名词》[39]130《中医大辞典》[40]1910《中医耳鼻咽喉科学》[41]28 等,同时《中医临床诊疗术语·治法部分》还以"药液滴耳疗法"作为全称。也有以"滴耳法"作为名称的,如《中国医学百科全书·中医学》:"滴耳法……是用新鲜药物捣烂取汁滴耳的一种外治方法。如用鲜虎杖草,或地锦草,捣烂取汁滴耳,治疗聤耳。"[42]720

总之,"滴耳疗法"的相关内容首见于《肘后备急方》中,而"滴耳"一词最早见于唐代苏敬的《新修本草》。自唐代苏敬的《新修本草》使用"滴耳"之后,后世医家多有沿用。现代相关书籍和教材多使用"滴耳疗法"作为规范名。如国标《中医临床诊疗术语·治法部分》《中医药学名词》《中医大辞典》《中医耳鼻咽喉科学》等，同时国标《中医临床诊疗术语·治法部分》还以“药液滴耳疗法”作为全称，而《中国医学百科全书·中医学》则以“滴耳法”作为正名。

五、文献辑录

《肘后备急方》卷六：“治耳为百虫杂物所入方第四十五……又方，取蚯蚓，纳葱叶中，并化为水，滴入耳中，蚰蜒亦化为水矣。”[1]138

《新修本草》卷六：“茺蔚子……〔谨案〕捣茺蔚茎，敷丁肿，服汁使丁肿毒内消。又下子死腹中，主产后血胀闷，诸杂毒肿、丹游等肿。取汁如豆滴耳中，主聤耳。中虺蛇毒敷之良。”[2]154,155

《千金翼方》卷十一：“耳病第十一……治百虫入耳方：捣韭汁，灌之耳中立出。又方：灌葱涕，须臾虫出瘥。又方：以木叶裹盐炙令热，以掩耳，冷即易之，出。又方：姜汁滴耳中。又灌牛乳，良。又桃叶塞耳。”[3]261

《太平圣惠方》卷三十六：“治耳久聋诸方……治久聋二三十年不差者。滴耳鼠脂方：鼠脂(半合)，青盐(一钱)，地龙(一条系头捻取汁)。上件药，以鼠脂地龙汁，调青盐，温过绵蘸之，即侧卧，捻滴耳中。”[4]1088

《证类本草》十二卷：“木部上品总七二种……牡荆实……《姚和众》：小儿通耳方：取虫食荆子中白粉，和油滴耳中，日再之。”[5]393

《本草衍义》卷十九：“莴苣……今菜中惟此自初生便堪生啖，四方皆有。多食昏人眼，蛇亦畏之。虫入耳，以汁滴耳中，虫出。”[6]141

《圣济总录》卷一百一十五：“治耳内窒塞，如有物点黄芪膏方：黄芪(剉)、升麻、大黄(生剉)、芍药(各一分)，细辛(去苗叶半两)。上五味，捣罗为末，以清麻油五合调匀，慢火煎取二合，稀稠得所，以瓷合盛。每用少许，滴耳中，日三。”[7]1975,1976

《鸡峰普济方》卷二十七：“杂记……治耳痛通耳：上用曲善一条，于帛子上放之，次掺缩砂末，曲善成水，就便裂汁滴耳中，痛即止。”[8]363

《幼幼新书》卷三十三：“耳疮第十四……《圣惠》治小儿因筑榼损耳，耳内有疮汁出不止方。上取胡桃捣肉取油用，滴耳中即止。”[9]759

《小儿卫生总微论方》卷十八：“耳中鸣痛……治耳中痛。以干百合为末，温水调下一钱，乳后。以柳树蚛虫，粪水化取汁，调白矾末少许，滴耳中为妙。以盐二三升，蒸热包裹，以耳枕之，冷即易，亦治洪洪声。”[10]503

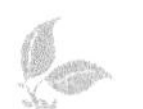

《是斋百一选方》卷十：“治聤耳。华宫使方：添续、鸡肠草撚汁滴耳中。”[11]191

《仁斋直指方论(附补遗)》卷二十一：“虫入耳方：桃叶挼细，塞其耳，自出。或以蓝青研汁，滴入耳。又以川椒为末，法醋浸一宿，滴耳。”[12]519

《卫生宝鉴》卷十：“名方类集……耳中生疮诸方……菖蒲挺子：治耳中痛。菖蒲(一两)，附子(半两，炮，去皮脐)。上为末，每用少许，油调滴耳中，立效。”[13]115

《汤液本草》卷三：“红蓝花……《本草》云：主产后血晕，胎死腹中，并酒煮服。亦主蛊毒下血。其苗，生捣傅游肿。其子，吞数粒，主天行疮子不出。其胭脂，主小儿聤耳，滴耳中。仲景治六十二种风，兼腹中血气刺痛，用红花一大两，分为四分，酒一大升，煎强半，顿服之。”[14]75

《外科精义》卷下：“菖蒲锭子(一名菖蒲散)：治耳中卒痛。菖蒲、附子(炮去皮脐，以上各二两)。上为细末，每用油调，滴耳内。立效。”[15]79

《世医得效方》卷十：“大方脉杂医科……恶虫入耳，桃叶挼细，塞耳自出。或以蓝青研汁滴入耳。又，葱涕灌耳中，虫即出，亦治耳聋。又香油、稻杆灰汁。又以川椒为末，法醋浸一宿滴耳。桃叶为枕，虫自鼻出。”[16]342

《普济方》卷五十四：“耳疼痛……白龙散：治耳中卒然大痛，治疮生肌止痛。滑石(一两研)，硼砂(三钱)，轻粉(一钱)，寒水石(四两烧半白研)，乌贼鱼骨(一两研)。上为细末，每用掺耳中。又油调如糊，滴耳中，痛立止。”[17]255

《卫生易简方》卷七："治耳聋……用雄黄、硫黄等分为末，绵裹塞耳中……又方：用干地龙一条，贮葱尾中，入盐少许，为水，滴耳中。"[19]223

《滇南本草》："蟹……可解鳝鱼毒，治疟疾及黄疸，涂疥疮。滴耳内可医聋。生不可同柿及荆芥食之，发霍乱，动风，惟木香汁可解。"[20]852

《奇效良方》卷五十八："治虫入耳方：上以莴苣汁滴耳中，虫出，或以切熟猪心置耳中，留虫出路，虫自出。"[21]477

《食物本草》卷三："鸊鷉：膏，主耳聋，滴耳中。又主刀剑，令不锈。水鸟也，如鸠鸭脚连尾不能陆行，常在水中，人至即沉，或击之便起。"[22]48

《急救良方》卷二："耳第三十……治百虫入耳：用两刀于耳边相磨，戛作声，即出……又方：用桃叶挼细塞耳自出。或以蓝青研汁，滴耳中。"[23]40

《古今医统大全》卷九十二："奇病续抄……耳内生紫疔：一人耳内生疔，如枣核大，痛不可动，用火酒滴耳内，令仰上半时，以箝取出绝根。(此名耳痔。)"[24]1067

《医学纲目》卷二十九："肾膀胱部……暴聋……〔丹〕治耳暴聋。凌霄花叶，杵自然汁滴耳中，差。(《斗门》云：本草凌霄活闭血淤血。丹溪云：补阴甚捷)。"[25]654

《本草纲目》卷十八："草部……预知子……耳卒聋闭：八、九月取石榴开一孔，留盖，入米醋满中，盖定，面裹煻火中煨熟取出，入少仙沼子、黑李子末，取水滴耳中，脑痛勿惊。如此二夜，又点一耳。"[26]541

《寿世保元》卷九："一治虫入耳，用猫尿滴耳中，即出。取猫尿，以生姜擦鼻，其尿自出。或用麻油滴之，则虫死难出，或用炒芝麻按之，亦出，更不如猫尿之速也。"[27]621

《济阳纲目》卷一百零三："耳病……一方(五十)治耳暴聋。用凌霄花叶，杵自然汁，滴耳中瘥。"[28]15,16

《外科大成》卷三："耳部……耳聋……凤珠丹：耳聋。鸡蛋一个，开一孔，入巴豆一粒，去心膜，用双层纸封之，与鸡抱之，以雏出为度，取蛋清滴耳内，日二次。"[18]230

《古今名医汇粹》卷七："病能集五(杂证十门)……若虫入耳痛，将生姜擦猫鼻，其尿自出，取滴耳内，虫即出。用麻油则虫死难出。或用炒芝麻枕之，虫亦出，但不及猫尿之速也。"[29]254

《医方集解》附一："虫入耳中：用猫尿滴耳中，虫即出(以生姜插猫鼻，猎即尿)。"[30]277

《冯氏锦囊秘录》杂症痘疹药性主治合参卷二："草部中……益母草……更有调气之意，治小儿疳痢，敷疔肿乳痈，汁滴耳中，又治聤耳。"[31]772

《张氏医通》卷八："七窍门下……耳……耳聋多恐者，为肝虚，温胆汤下养正丹。外治，用通神散、蓖麻丸。一方，用地龙三枚，盐少许，同入葱管内，化水滴耳中，三五日效。"[32]202,203

《本经逢原》卷四："龟板……发明：龟禀北方之气而生，乃阴中至阴之物……溺滴耳治聋。点舌下治大人中风、舌喑，小儿惊风不语。摩胸背治龟胸龟背。欲取其溺，用猪鬃刺其鼻即出。"[33]228,229

《慈幼新书》卷二："耳……仇芑轩曰：有耵燥暴聋者，用全蝎去毒为末，酒调滴耳中，闻水声即愈。"[34]36

《奇方类编》卷上："治耳内流脓肿痛：番木鳖一个，磨水滴耳内，即愈。"[35]5

《外科心法要诀》生肌类方："杂证部……百虫入耳：心法：虫偶入耳勿惊慌，烧肉香气近耳旁，独坐夜灯引虫出，麻油滴耳使虫殃。"[36]407

《本草纲目拾遗》卷五："草部下……臭草……耳痛：以臭草叶捣烂，取自然汁，置石榴皮内煅过，滴耳中。"[37]164

《中医临床诊疗术语·治法部分》："(药液)滴耳疗法……将具有清热解毒、消肿收敛等作用的药液滴入耳道，并适当在耳屏上按压，使药液进入耳道深部，从而治疗耳病及异物入耳的一种外治方法。适用于耳道流脓、耳道糜烂、耳部疮痈疔毒、耳痔及耳道赘生物等病症。"[38]54

《中医药学名词》："滴耳疗法……用具有清热解毒、消肿收敛等作用的药物制成水剂、油剂或乳剂，将药液滴入耳道，并适当在耳屏上按压，使药液进入耳道深部，以治疗耳病及异物入耳的方法。"[39]130

《中医大辞典》："滴耳疗法……特殊疗法。指将具有清热解毒、消肿收敛等作用的药物制成水剂、油剂或乳剂，将药液滴入耳道，并适当在耳屏上按压，使药液进入耳道深部，以治疗耳病及异物入耳的方法。"[40]1910

《中医耳鼻咽喉科学》："滴耳疗法……将药物制成滴耳药液，滴入耳内，以达到治疗目的，多用于耳痛、耳内流脓者。"[41]28

《中国医学百科全书·中医学》："滴耳法……是用新鲜药物捣烂取汁滴耳的一种外治方法。如用鲜虎杖草，或地锦草，捣烂取汁滴耳，治疗聤耳。"[42]720

参考文献

[1] [晋]葛洪.肘后备急方[M].汪剑，邹运国，罗思航整理.北京：中国中医药出版社，2016：138.

[2] [唐]苏敬.新修本草[M].胡方林整理.太原：山西科学技术出版社，2013：154，155.

[3] [唐]孙思邈.千金翼方[M].王勤俭，周艳艳主校.上海：第二军医大学出版社，2008：261.

[4] [宋]王怀隐.太平圣惠方：上[M].北京：人民卫生出版社，1958：1088.

[5] [宋]唐慎微.证类本草[M].郭君双校注.北京：中国医药科技出版社，2011：393.

[6] [宋]寇宗奭.本草衍义[M].颜正华，常章富，黄幼群点校.北京：人民卫生出版社，1990：141.

[7] [宋]赵佶.圣济总录：下册[M].北京：人民卫生出版社，1962：1975，1976.

[8] [宋]张锐.鸡峰普济方[M].上海：上海科学技术出版社，1987：363.

[9] [宋]刘昉.幼幼新书[M].白极校注.北京：中国医药科技出版社，2011：759.

[10] [宋]未著撰人.小儿卫生总微论方[M].吴康健点校.北京：人民卫生出版社，1990：503.

[11] [宋]王璆.是斋百一选方[M].刘耀，张世亮，刘磊点校.上海：上海科学技术出版社，2003：191.

[12] [宋]杨士瀛.仁斋直指方论[M].盛维忠，王致谱，傅芳，等校注.福州：福建科学技术出版社，1989：519.

[13] [元]罗天益.卫生宝鉴[M].许敬生校注.北京：中国中医药出版社，2007：115.

[14] [元]王好古.汤液本草[M].崔扫麈，尤荣点校.北京：人民卫生出版社，1987：75.

[15] [元]齐德之.外科精义[M].裘钦豪点校.北京：人民卫生出版社，1990：79.

[16] [元]危亦林.世医得效方[M].王育学点校.北京：人民卫生出版社，1990：342.

[17] [明]朱橚.普济方：第2册[M].北京：人民卫生出版社，1959：255.

[18] [清]祁坤.外科大成[M].上海：上海科技卫生出版社，1958：230.

[19] [明]胡濙.卫生易简方[M].北京：人民卫生出版社，1984：223.

[20] [明]兰茂.滇南本草[M].于乃义，于兰馥整理主编.昆明：云南科学技术出版社，2004：852.

[21] [明]董宿.奇效良方[M].北京：中国中医药出版社，1995：477.

[22] [明]卢和.食物本草[M].晏婷婷，沈健校注.北京：中国中医药出版社，2015：48.

[23] [明]张时彻.急救良方[M].康维点校.北京：中医古籍出版社，1987：40.

[24] [明]徐春甫.古今医统大全：下[M].崔仲平，王耀廷主校.北京：人民卫生出版社，1991：1067.

[25] [明]楼英.医学纲目[M].阿静，闫志安，牛久旺校注.北京：中国中医药出版社，1996：654.

[26] [明]李时珍.本草纲目[M].张守康，张向群，王国辰主校.北京：中国中医药出版社，1998：541.

[27] [明]龚廷贤.寿世保元[M].孙洽熙，徐淑凤，李艳梅校注.北京：中国中医药出版社，1993：621.

[28] [明]武之望.济阳纲目[M].泾阳：宏道书院藏板，1856(清咸丰六年)：15，16.

[29] [清]罗美.古今名医汇粹[M].北京：中医古籍出版社，1999：254.

[30] [清]汪昂.医方集解[M].鲍玉琴，杨德利校注.北京：中国中医药出版社，2007：277.

[31] [清]冯兆张.冯氏锦囊秘录[M].田思胜，高萍，戴敬敏，等校注.北京：中国中医药出版社，1996：772.

[32] [清]张璐.张氏医通[M].李静芳，建一校注.北京：中国中医药出版社，1995：202，203.

[33] [清]张璐.本经逢原[M].赵小青，裴晓峰，杜亚伟校注.北京：中国中医药出版社，2007：228，229.

[34] [明]程云鹏.慈幼新书[M].刘寨华，等校注.北京：人民军医出版社，2012：36.

[35] [清]吴世昌.奇方类编[M].朱定华，曹秀芳点校.北京：中医古籍出版社，2004：5.

[36] [清]吴谦.外科心法要诀[M]//赵晓鱼整理.医宗金鉴临证心法丛书.北京：中国医药科技出版社，2012：

407.

[37] [清]赵学敏.本草纲目拾遗[M].闫志安,肖培新校注.北京:中国中医药出版社,2007:164.

[38] 国家技术监督局.中医临床诊疗术语:治法部分[M].北京:中国标准出版社,1997:54.

[39] 中医药学名词审定委员会.中医药学名词[M].北京:科学出版社,2004:130.

[40] 李经纬,余瀛鳌,蔡景峰,等.中医大辞典[M].北京:人民卫生出版社,2005:1910.

[41] 王士贞.中医耳鼻咽喉科学[M].北京:中国中医药出版社,2006:28.

[42] 《中医学》编辑委员会.中医学[M]//钱信忠.中国医学百科全书.上海:上海科学技术出版社,1997:720.

(崔利宏)

2·125 滴鼻疗法

dī bí liáo fǎ

一、规范名

【汉文名】滴鼻疗法。

【英文名】nose-dripping therapy。

【注释】用具有芳香通窍、收敛止涕、凉血止血等作用的药物制成水剂、油剂或乳剂,将药液滴入鼻内,治疗各种鼻病的方法。

二、定名依据

"滴鼻疗法"一词见于现代,此前有相关术语"注鼻""滴鼻",但是概念同本术语不完全相同。滴鼻法虽然和滴鼻疗法概念相同,但是现在应用较少。"滴药法"一词虽有使用,但是概念与滴鼻疗法不完全相同,滴药法治疗范围更广。

现代,《中医药学名词》《中医大辞典》等均以"滴鼻疗法"作为规范名。而国标《中医临床诊疗术语·治法部分》还根据剂型又细分不同的名称"油剂滴鼻疗法、药液滴鼻疗法"。《中医耳鼻咽喉科学》称为"滴鼻法",《中国医学百科全书·中医学》《中医辞海》有"滴药法",但与滴鼻疗法不完全相同,除了滴鼻还包括了药物滴入其他部位。

全国科学技术名词审定委员会审定公布的《中医药学名词》已以"滴鼻疗法"作为规范名,所以"滴鼻疗法"作为规范名也符合术语定名的协调一致原则。

全国科学技术名词审定委员会审定公布的相关中医治法名词是"某某疗法",因此将"滴鼻疗法"作为本治法的规范名,符合术语定名的系统性原则。

三、同义词

【曾称】"注鼻"(《肘后备急方》);"滴鼻"(《太平圣惠方》);"滴鼻法"(《中医耳鼻咽喉科学》)。

四、源流考释

"滴鼻疗法"的相关记载可见于晋代葛洪的《肘后备急方》卷三:"治中风诸急方第十九……偏头疼方。用生萝卜汁一蚬壳,仰卧,注鼻。左痛注左,右痛注右,左右俱注,亦得神效。"[1]57 此处是用萝卜汁注鼻治疗偏头疼的治疗方法。

唐代,孙思邈的《备急千金要方》卷五"上"也有滴鼻治伤寒的相关记载:"治小儿伤寒发黄方……又方:捣韭根汁,澄清,以滴儿鼻中如大豆许,即出黄水,瘥。"[2]83

宋代,"滴鼻"一词首次出现在《太平圣惠方》卷第三十七,曰:"治鼻久衄诸方……治鼻衄久不止,身面俱黄,宜用滴鼻。赤马通汁方:赤马通(七块以水一盏绞汁),阿胶(三分捣碎炒令黄燥）。上件药，以马通汁调阿胶，令稀稠得所，少少滴入鼻中，须臾即止。”[3]1110 此处记载了用马通汁调阿胶治疗鼻衄的方法。宋代沿用“滴鼻”的古籍很多，如《太平惠民和剂局方》[4]267《证类本草》[5]723《小儿药证直诀》[6]44《幼幼新书》[7]189,190《小儿卫生总微论方》[8]342《杨氏家藏方》[9]337,338《叶氏录验方》[10]120,121《是斋百一选方》[11]104《咽喉脉证通论》[12]60,61 等。

明清时期，医家也多沿用“滴鼻”一词，如明代的《普济方》[13]302《卫生易简方》[14]96,97《急救良方》[15]26,27《古今医统大全》[16]1224《医学纲目》[17]875《本草纲目》[18]234《鲁府禁方》[19]165《本草汇言》[20]282《医学入门》[21]242《得配本草》[22]75《济阳纲目》[23]2 等，清代的《外科大成》[24]376《证治汇补》[25]248《本草备要》[26]187《本经逢原》[27]136《张氏医通》[28]366《经验丹方汇编》[29]20《玉楸药解》[30]24《疡医大全》[31]764《兰台轨范》[32]166《寿世编》[33]178《外科备要》[34]21 等。《普济方》卷五十七记载：“鼻中生疮……矾石煎：治鼻中热气生疮，有脓臭，兼有虫。滴鼻：矾石（一两熬枯），苦参、生地黄（洗令净研绞取汁三合）。上为末，以地黄汁并水二盏，煎至三分，合绵滤去滓，少少滴鼻中，三五度瘥。”[13]302 此处记载了用矾石煎滴鼻治疗鼻中热气生疮的方法。

现代，《中医药学名词》[35]130《中医大辞典》[36]1910 等，均以“滴鼻疗法”作为规范名。而国标《中医临床诊疗术语·治法部分》还根据剂型又细分不同的名称“油剂滴鼻疗法、药液滴鼻疗法”：“药液滴鼻疗法：将具有芳香通窍、收敛止涕、凉血止血等作用的药物制成水剂、乳剂或油剂，将药液滴入鼻内，治疗各种鼻病的方法。常用于伤风鼻塞、鼻室、鼻鼽、鼻渊、鼻槁、鼻衄等。油剂滴鼻疗法：将具有养阴润燥作用的药物制成油剂，滴入鼻窍，以滋养肌膜，治疗鼻槁的一种方法。”[37]55《中国医学百科全书·中医学》[38]722 称为“滴药法”，概念和滴鼻疗法基本相同。《中医辞海》[39]453,454 也称为“滴药法”，但治疗范围更广。《中医耳鼻咽喉科学》称为“滴鼻法”：“滴鼻法……将药物制成滴鼻药液，滴入鼻腔，起到直接的治疗作用。”[40]29

总之，“滴鼻”最早见于宋代的《太平圣惠方》，此前尚有“注鼻”之称，但“注鼻”的概念范围较广。自宋代的《太平圣惠方》使用“滴鼻”以后，后世医家多有沿用。现代，《中医药学名词》《中医大辞典》等均以“滴鼻疗法”作为规范名。也有一些著作使用“油剂滴鼻疗法、药液滴鼻疗法”“滴鼻法”“滴药法”等。

五、文献辑录

《肘后备急方》卷三：“治中风诸急方第十九……偏头疼方。用生萝卜汁一蚬壳，仰卧，注鼻。左痛注左，右痛注右，左右俱注，亦得神效。”[1]57

《备急千金要方》卷五“上”：“治小儿伤寒发黄方……又方：捣韭根汁，澄清，以滴儿鼻中如大豆许，即出黄水，瘥。”[2]83

《太平圣惠方》卷第三十七：“治鼻久衄诸方……治鼻衄久不止，身面俱黄，宜用滴鼻，赤马通汁方：赤马通（七块以水一盏绞汁），阿胶（三分捣碎炒令黄燥）。上件药，以马通汁调阿胶，令稀稠得所，少少滴入鼻中，须臾即止。”[3]1110

《太平惠民和剂局方》卷之十：“至圣丹：治一切惊风天吊，目睛上视，手足搐搦，状候多端。用药一圆，用温水化，滴鼻中令喷嚏三五次，更用薄荷汤下二圆即愈。”[4]267

《证类本草》第二十九卷：“菜部下品总二十二种……苦瓠……今按：《陈藏器本草》云：苦瓠，煎取汁，滴鼻中出黄水，去伤寒，鼻塞，黄疸。又取一枚，开口，以水煮中搅取汁，滴鼻中，主急黄。”[5]723

《小儿药证直诀》卷下：“诸方……麝香丸……惊风发搐，眼上，薄荷汤化下一丸，更水研一丸，滴鼻中。”[6]44

《幼幼新书》卷第十：“一切惊第一……钱乙麝香丸：治小儿一切惊疳等病……惊风发搐，眼上，薄荷汤化下一丸，更水研一丸，滴鼻中。”[7]189

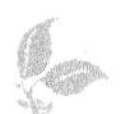

《小儿卫生总微论方》卷十二："治诸疳杂……治小儿脑疳鼻痒，毛发作穗，面黄羸瘦。以鲫鱼胆汁滴鼻中，连三五日效。"[8]342

《杨氏家藏方》卷第十七："嚏惊丸：治小儿急、慢惊风，搐搦不定，头项反折，神志昏塞……每用一丸，以奶汁磨化，滴鼻中，得嚏立差，次用薄荷汤化下五、七丸，不拘时候。"[9]337

《叶氏录验方》下卷："备急诸方……治鼻衄……又葱白一握捣裂汁，入酒少许，抄三两滴鼻中。"[10]120

《是斋百一选方》卷之六："治衄血：灸发际一穴，五七壮，麦粒大；烧头发为末，或龙骨煅过为末，各以鼻吸之；萝卜汁或藕汁，滴鼻中。"[11]104

《咽喉脉证通论》："哑瘴第七：此症因风痰壅滞于咽喉之间，其状口不能言，牙关紧闭，即用蟾酥化水滴鼻内即开。仍以玉屑散吹之，再将鹅翎探入喉中，搅去风痰，即能言矣。"[12]60

《普济方》卷五十七："鼻中生疮……矾石煎：治鼻中热气生疮，有脓臭，兼有虫，滴鼻。矾石(一两熬枯)，苦参、生地黄(洗令净研绞取汁三合)。上为末，以地黄汁并水二盏，煎至三分。合绵滤去滓，少少滴鼻中，三五度瘥。"[13]302

《卫生易简方》卷之四："鼻衄……治鼻衄：用乱发烧灰，研细，水调方寸匕服及吹鼻中……又方：用生姜自然汁磨好墨，滴鼻中。"[14]96

《急救良方》卷之一："诸血第十八：治吐血并鼻中出血：用藕节捣汁饮之……又方：用大蒜涂脚心即止。或以葱白捣汁，入酒少许滴鼻中。"[15]26

《古今医统大全》卷之九十五："《本草集要》(下)……本草虫鱼部……虾蟆：味辛、甘，气寒。有毒……以朱砂、麝香为丸如麻子大，小儿疳瘦者，空心一丸。如脑疳，以乳汁调滴鼻中立效。"[16]1224

《医学纲目》卷之三十八："小儿部……疳……麝香丸：治小儿一切惊疳等病……惊风发搐眼上窜，薄荷汤下一丸，更水研一丸滴鼻中，牙疳、疮，口疮，研贴。"[17]875

《本草纲目》第九卷："石部……石膏……鼻衄头痛：心烦。石膏、牡蛎一两，为末。每新汲水服二钱，并滴鼻内。普济方。"[18]234

《鲁府禁方》卷二："牙齿：立止牙疼方：好雄黄(为末)，蒜一瓣(捣烂，麻布扭汁)。令患人先噙水一口，将布包蒜扭汁滴鼻中，男左女右，弹上雄末一指甲些须，患人提气一口，将药吸上，即吐水，疼止。"[19]165

《本草汇言》卷之四："草部(隰草类下)……鳢肠……《圣济录》：治头风头痛，不拘偏正。用旱莲草捣汁，滴鼻中，或饮汁亦可。"[20]282

《医学入门·内集》卷二："虫鱼部……鲫鱼……胆，主小儿脑疳，鼻痒，毛发作穗，面黄羸瘦，取汁滴鼻中，连三五日甚效。"[21]242

《得配本草》卷二："薄荷……揉叶塞鼻，止衄血(取汁滴鼻中即止)。"[22]75

《济阳纲目》卷一百零六："咽喉喉痹……碧玉散……牙关紧者，用地白根即马蓝头取根洗净，捣汁，入米醋少许，滴鼻孔中，牙关自开。"[23]2

《外科大成》卷四："小儿部……痘里疮疡……火珠疔：生鼻孔内，阗塞喷火，面赤眼红。用钩钩破，用黄连膏加冰片滴鼻内。服泻金散：犀角、牛蒡子、桔梗、芍药、生地、红花、紫苏、甘草。煎服。"[24]376

《证治汇补》卷之五："胸膈门……吐血章……附：衄血……衄后眩晕者，十全大补汤；流而不止者，用百草霜，或人中末，或胎发灰，或莱菔汁，或山栀末，或葱汁吹滴鼻内，再以韭根、葱白，捣如枣核大，塞鼻中。"[25]248

《本草备要》："鳞介鱼虫部……鳝鱼……滴耳治耳痛，滴鼻治鼻衄，点目治痘后生翳(时珍曰：鳝善穿穴，与蛇同性，故能走经络，疗风邪及诸窍之病。风中血脉，用血主之，从其类也)。"[26]187

《本经逢原》卷三："莱菔子……偏头风痛，取近蒂青色者半寸许捣汁滴鼻孔，左痛滴右，右痛滴左，左右俱痛两鼻俱滴，滴后卧少顷，日滴一次，不过六七日，永不复发。"[27]136

《张氏医通》卷十四："头痛门……一滴金：治首风偏正头风。人中白(煅)、地龙(晒干，等分)，上为细末，羊胆汁为丸，芥子大，每用一丸，新汲水一滴化开滴鼻内。"[28]366

《经验丹方汇编》："单方……缢死：切忌刀剪断绳，急令抱住，以膝顶住阴户、谷道解下，鸡冠血滴鼻中，笔管吹耳即活。一切暴死，用半夏水吹鼻活。"[29]20

《玉楸药解》卷一："薄荷：味辛，气凉，入手太阴肺经。发表退热，善泻皮毛。治伤风头痛，瘰疬疥癣，瘾疹瘙痒，滴鼻止衄，涂敷消疮。"[30]24

《兰台轨范》卷六："头痛方……治头痛方(《奇效》)：用大蒜一颗，去皮，研取汁。令病人仰卧，以铜箸点少许滴鼻中，急令搐入脑，眼中泪出，瘥。"[32]166

《寿世编》下卷："杂录门……鳝鱼(补五脏，除风湿。尾血治口眼㖞斜，滴耳治耳痛，滴鼻治鼻痛，血点目治痘后生翳)。"[33]178

《外科备要》卷三："肿疡主治汇方……张字号……一天行瘟疫，沿门传染时，煎桃根汤磨浓汁涂滴鼻中，次服半锭，任入人家，再不传染。"[34]21

《中医药学名词》："滴鼻疗法……用具有芳香通窍、收敛止涕、凉血止血等作用的药物制成水剂、油剂或乳剂，将药液滴入鼻内，治疗各种鼻病的方法。"[35]130

《中医大辞典》："滴鼻疗法……特殊疗法。指将具有芳香通窍、收敛止涕、凉血止血等作用的药物制成水剂、油剂或乳剂，将药物滴入鼻内，治疗各种鼻病的方法。"[36]1910

《中医临床诊疗术语·治法部分》："药液滴鼻疗法……将具有芳香通窍、收敛止涕、凉血止血等作用的药物制成水剂、乳剂或油剂，将药液滴入鼻内，治疗各种鼻病的方法。常用于伤风鼻塞、鼻窒、鼻鼽、鼻渊、鼻槁、鼻衄等。""油剂滴鼻疗法……将具有养阴润燥作用的药物制成油剂，滴入鼻窍，以滋养肌膜，治疗鼻槁的一种方法。"[37]55

《中国医学百科全书·中医学》："滴药法……将药物制成药液，滴入鼻内。"[38]722

《中医辞海》："滴药法……中医治法。外治法。将药物煎成汁液滴入眼、耳等部位以达到治疗疾病的方法。本疗法具有清热解毒、消肿定痛、散结等功效。主要适用外科等疾病的治疗。"[39]453,454

《中医耳鼻咽喉科学》："滴鼻法……将药物制成滴鼻药液，滴入鼻腔，起到直接的治疗作用。"[40]29

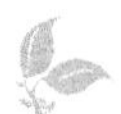

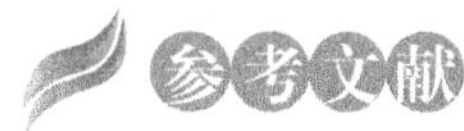

参考文献

[1] [晋] 葛洪. 肘后备急方[M]. 汪剑，邹运国，罗思航整理. 北京：中国中医药出版社，2016：57.

[2] [唐] 孙思邈. 备急千金要方[M]. 焦振廉，胡玲，张琳叶，等校注. 北京：中国医药科技出版社，2011：83.

[3] [宋] 王怀隐，等. 太平圣惠方：上[M]. 北京：人民卫生出版社，1958：1110.

[4] [宋] 太平惠民和剂局. 太平惠民和剂局方[M]. 刘景源整理. 人民卫生出版社，2007：267.

[5] [宋] 唐慎微. 证类本草[M]. 郭君双校注. 北京：中国医药科技出版社，2011：723.

[6] [宋] 钱乙. 小儿药证直诀[M]. 北京：中国医药科技出版社，2011：44.

[7] [宋] 刘昉. 幼幼新书[M]. 白极校注. 北京：中国医药科技出版社，2011：189，190.

[8] [宋] 不著撰者. 小儿卫生总微论方[M]. 吴康健点校. 北京：人民卫生出版社，1990：342.

[9] [宋] 杨倓. 杨氏家藏方[M]. 于文忠，李洪晓，王亚芬点校. 北京：人民卫生出版社，1988：337，338.

[10] [宋] 叶大廉. 叶氏录验方[M]. 李群校注. 上海：上海科学技术出版社，2014：120，121.

[11] [宋] 王璆. 是斋百一选方[M]. 刘耀，张世亮，刘磊点校. 上海：上海科学技术出版社，2003：104.

[12] [宋] 佚名. 咽喉脉证通论[M]. 严道南，姚玉婷，耿晓文校注. 长沙：湖南科学技术出版社，2014：60，61.

[13] [明] 朱橚. 普济方：第2册[M]. 北京：人民卫生出版社，1959：302.

[14] [明] 胡濙. 卫生易简方[M]. 北京：人民卫生出版社，1984：96，97.

[15] [明] 张时彻. 急救良方[M]. 康维点校. 北京：中医古籍出版社，1987：26，27.

[16] [明] 徐春甫. 古今医统大全：下[M]. 崔仲平，王耀廷主校. 北京：人民卫生出版社，1991：1224.

[17] [明] 楼英著. 医学纲目[M]. 阿静,闫志安,牛久旺校注. 北京：中国中医药出版社,1996：875.

[18] [明] 李时珍. 本草纲目[M]. 张守康,张向群,王国辰主校. 北京：中国中医药出版社,1998：234.

[19] [明] 龚廷贤. 种杏仙方 鲁府禁方[M]. 王志洁点校. 北京：中医古籍出版社,1991：165.

[20] [明] 倪朱谟. 本草汇言[M]. 戴慎,陈仁寿,虞舜点校. 上海：上海科学技术出版社,2005：282.

[21] [明] 李梴. 医学入门[M]. 何永,韩文霞校注. 北京：中国医药科技出版社,2011：242.

[22] [清] 严洁,施雯,洪炜. 得配本草[M]. 姜典华,等校注. 北京：中国中医药出版社,1997：75.

[23] [明] 武之望. 济阳纲目[M]. 泾阳：宏道书院藏板,1856(清咸丰六年)：2.

[24] [清] 祁坤. 外科大成[M]. 上海：上海科技卫生出版社,1958：376.

[25] [清] 李用粹. 证治汇补[M]. 竹剑平,江临圳,王英整理. 北京：人民卫生出版社,2006：248.

[26] [清] 汪昂. 本草备要[M]. 陈婷校注. 北京：中国医药科技出版社,2012：187.

[27] [清] 张璐. 本经逢原[M]. 赵小青,裴晓峰,杜亚伟校注. 北京：中国中医药出版社,2007：136.

[28] [清] 张璐. 张氏医通[M]. 李静芳,建一校注. 北京：中国中医药出版社,1995：366.

[29] [清] 钱峻. 经验丹方汇编[M]. 赵宝朋点校. 北京：中医古籍出版社,1988：20.

[30] [清] 黄元御. 玉楸药解[M]. 北京：中国医药科技出版社,2017：24.

[31] [清] 顾世澄. 疡医大全[M]. 叶川,夏之秋校注. 北京：中国中医药出版社,1994：764.

[32] [清] 徐灵胎. 兰台轨范[M]. 北京：中国医药科技出版社,2011：166.

[33] [清] 青甫诸君子. 寿世编[M]. 北京：中医古籍出版社,2004：178.

[34] [清] 易凤翥. 外科备要[M]. 北京：中医古籍出版社,2011：21.

[35] 中医药学名词审定委员会. 中医药学名词[M]. 北京：科学出版社,2004：130.

[36] 李经纬,余瀛鳌,蔡景峰,等. 中医大辞典[M]. 北京：人民卫生出版社,2011：1910.

[37] 国家技术监督局. 中医临床诊疗术语：治法部分[M]. 北京：中国标准出版社,1997：55.

[38] 《中医学》编辑委员会. 中医学[M]//钱信忠. 中国医学百科全书. 上海：上海科学技术出版社：1997：722.

[39] 袁钟,图娅,彭泽邦,等. 中医辞海：下册[M]. 北京：中国医药科技出版社. 1999：453,454.

[40] 王士贞. 中医耳鼻咽喉科学[M]. 北京：中国中医药出版社,2006：29.

（崔利宏）

2・126

敷贴疗法

fū tiē liáo fǎ

一、规范名

【中文名】敷贴疗法。

【英文名】plastering therapy。

【注释】将药物调成糊状，敷于体表的特定部位，以治疗头痛、呕泻、自汗盗汗、脱肛、眩晕、面瘫、风湿痹病、疮痈癣疹、扭挫伤、口腔糜烂、烫伤等的方法。

二、定名依据

"敷贴疗法"一词见于现代，虽此前尚有"傅药""敷贴"等相关词，但是概念并不完全相同。"敷贴法"在不同著作中的概念也不完全相同。有些同"敷贴疗法"概念基本相同，有些则所指范围更广。

现代，一些著作如国标《中医临床诊疗术语・治法部分》《中医药学名词》《中国中医药主题词表》《中医大辞典》等均采用"敷贴疗法"作为正名。因此，"敷贴疗法"作为规范名已被普遍认同，符合中医药名词定名的约定俗成原则。也有使用简称"敷贴法"的，如《中国医学百科全书・中医学》《中医耳鼻咽喉科学》《中医骨伤学》。还有用"敷贴"作为正名，用"敷药"作为同义词的，如《中医辞海》，但"敷贴疗法"更能表达本概念的内涵，符合术语定名的科学性原则。

全国科学技术名词审定委员会审定公布的《中医药学名词》已以“敷贴疗法”作为规范名，所以“敷贴疗法”作为规范名也符合术语定名的协调一致原则。

三、同义词

【曾称】“傅药”（《五十二病方》）；“敷贴”（《备急千金要方》）。

四、源流考释

“敷贴疗法”的有关记载最早见于我国已发现的汉代方书《五十二病方》：“白处方……以旦未食傅药。已【傅】药，即饮善酒，极厌而止，即炙□。已炙□（一二三）之而起，欲食即食，出入饮食自次（恣）。”[1]60 其中的“傅药”即为有关敷贴疗法的相关记载，古代文献中“傅”与“敷”属于通假字。

魏晋南北朝，“敷贴”作为治疗方法首次出现在刘涓子《刘涓子鬼遗方》中，记载了治痈肿坚强不消，用黄芩膏敷之。如《刘涓子鬼遗方》卷五记载：“治痈肿坚强不消，不可用傅贴处，黄芩膏方。黄芪、黄芩、芎䓖、白蔹、防风、茵草、白芷、芍药、大黄、细辛、当归（以上各一两），上十一味㕮咀，以猪脂四升，微火上煎一沸一下，白芷黄即成，膏成傅之，坚硬者，日可十易。”[2]54

隋唐时期，孙思邈的《备急千金要方》[3]259 沿用“敷贴”一词。在《备急千金要方》卷十五记载：“脾脏脉论第一……扁鹊曰：灸肝脾二俞，主治丹毒。四时随病，当依源补泻。虚实之疴，皮肉随热，则须镰破，敷贴方咒促治，疾无逃矣。”[3]259《仙授理伤续断秘方》一书记载了破伤风病用至真散药末直接敷贴创口的治疗方法。曰：“〔至真散〕（一名夺命散）……治打破伤损，破脑伤风头痛，角弓反张。天南星（炮七次），防风（去芦叉），上等分为末。凡破伤风病，以药敷贴创口，即以温酒调一钱服之。如牙关紧急，以童便调二钱服。垂死心头微温，童便调二钱，并进三服。”[4]15

宋金元时期，很多著作沿用“敷贴”一词，记载了鲜药捣敷、干敷或调敷患处治疗疮痈、痔、破伤风、打扑伤损、金疮等病证的方法。如《太平圣惠方》[5]2027《证类本草》[6]200《圣济总录》[7]2326《普济本事方》[8]102《鸡峰普济方》[9]396《幼幼新书》[10]829《孙真人海上方》[11]7《杨氏家藏方》[12]286《是斋百一选方》[13]304《儒门事亲》[14]187 等。

明清时期医家仍多沿用“敷贴”一词，记载了敷贴治疗牙疳宣露、头风热痛、虫蛇伤、中风、疮疡、瘰疬等病证的方法。如明代的《普济方》[15]531《卫生易简方》[16]225《奇效良方》[17]301《医学正传》[18]34《急救良方》[19]16《古今医统大全》[20]516《医学纲目》[21]376《寿世保元》[22]72 等，清代的《医灯续焰》[23]216《医宗说约》[24]224《外科大成》[25]112《本草择要纲目》[26]94《济世神验良方》[27]107《洞天奥旨》[28]70《医学心悟》[29]229《玉楸药解》[30]36,37《杂病源流犀烛》[31]474 等。

现代一些著作，如《中医临床诊疗术语·治法部分》[32]52《中医药学名词》[33]128《中国中医药主题词表》[34]248,249《中医大辞典》[35]1923 等均采用“敷贴疗法”。《中医临床诊疗术语·治法部分》：“敷贴疗法……将药物调成糊状，敷于体表的特定部位，以治疗疾病的一种方法。常用于头痛、呕泻、自汗盗汗、脱肛、眩晕、面瘫、风湿痹病、疮痈癣疹、扭挫伤、口腔糜烂、烫伤等的。”是指把药物调成糊状敷于特定部位治疗疾病的方法。也有使用简称“敷贴法”的，但不同著作中“敷贴法”概念不完全相同。如《中国医学百科全书·中医学》[36]705《中医耳鼻咽喉科学》[37]30《中医骨伤学》[38]35 等。《中国医学百科全书·中医学》：“敷贴法……用捣烂的新鲜植物药或干药碾末，加酒、蜜、醋等汁调和，敷于患处肌肤的治疗方法称敷贴法。一般隔一定时间换药一次，使药物能在较长时间内发挥作用。适用于肿疡初起，跌扑损伤、风湿痹痛等证。”[37]705 与“敷贴疗法”概念基本相同。而《中医骨伤学》：“敷贴法　一般采用中草药外敷于损伤局部，使

药力发挥作用。常用的有药膏、膏药、药散。"[38]35 比"敷贴疗法"使用药物的范围更广，包括了药膏，还有膏药、药散。另外，也用"敷贴"作为正名，用敷药作为同义词的，如《中医辞海》[39]488。但"敷贴疗法"更能表达本概念的内涵。

总之，"敷贴疗法"一词见于现代，虽此前尚有"傅药""敷贴"等相关词，但是概念并不完全相同。"敷贴法"一词虽然同"敷贴疗法"概念相同，但是使用较少。现代，一些著作，如国标《中医临床诊疗术语·治法部分》《中医药学名词》《中国中医药主题词表》《中医大辞典》等一般采用"敷贴疗法"，且"敷贴疗法"更能表达本概念的内涵。因此，"敷贴疗法"作为规范名更符合名词定名的科学性和协调一致性原则。

五、文献辑录

《五十二病方》："白处方……以旦未食傅药。已【傅】药，即饮善酒，极厌而止，即炙□。已炙□(一二三)之而起，欲食即食，出入饮食自次(恣)。"[1]60

《刘涓子鬼遗方》卷五："治痈肿坚强不消，不可用傅贴处，黄芩膏方。黄芪、黄芩、芎䓖、白蔹、防风、茵草、白芷、芍药、大黄、细辛、当归(以上各一两)，上十一味㕮咀，以猪脂四升，微火上煎一沸一下，白芷黄即成，膏成傅之，坚硬者，日可十易。"[2]54

《备急千金要方》卷十五："脾脏脉论第一……扁鹊曰：灸肝脾二俞，主治丹毒。四时随病，当依源补泻。虚实之疴，皮肉随热，则须镰破，敷贴方咒促治，疾无逃矣。"[3]259

《仙授理伤续断秘方》："〔至真散〕(一名夺命散)……治打破伤损，破脑伤风头痛，角弓反张。天南星(炮七次)，防风(去芦叉)，上等分为末。凡破伤风病，以药敷贴创口，即以温酒调一钱服之。如牙关紧急，以童便调二钱服。垂死心头微温，童便调二钱，并进三服。"[4]15

《太平圣惠方》卷六十五："治无名疮诸方……治无名疮立验。蓼叶散方：蓼叶、柏叶、黄丹、胡粉、附子、粟米、石胆、川大黄、白矾、蛇蜕皮、干蟾、晚蚕蛾、密陀僧(以上各一两)，榠楂。上件药，细剉，入瓷瓶中固济，烧令熟，取出捣罗为末，入龙脑麝香各半分，更研令匀细。先以温汤淋洗，后敷贴，日二用之。"[5]2027

《证类本草》卷七："草部上品之下总五三种……络石……背痈：《图经》云：薜荔治背痈。晟顷寓宜兴县，张渚镇有一老举人聚村学，年七十余，忽一日患发背，村中无他医药，急取薜荔叶，烂研绞汁，和蜜饮数升，以其滓傅疮上，后以他药傅贴，遂愈。医者云：其本盖得薜荔之力，乃知《图经》所载不妄。"[6]200

《圣济总录》卷一百四十一："傅贴诸痔，木香散方：木香、槟榔(大者剉)、黄连(各一分)，莽草叶(半两)，上四味，捣罗为散，每用五钱匕，水二碗，煎三二沸。熏洗后，用温水调匀，以纸花子贴之。"[7]2326

《普济本事方》卷六："玉真散：治破伤风及打扑伤损。天南星(汤洗七次)、防风(去钗股，各等分)，上细末。如破伤以药敷贴疮口，然后以温酒调下一钱。如牙关急紧，角弓反张，用药二钱，童子小便调下。或因斗伤相打，内有伤损之人，以药二钱。温酒调下。打伤至死，但心头微温，以童子小便调下二钱，并三服，可救二人性命。"[8]102,103

《鸡峰普济方》卷三十："备急单方……治金疮：上以桑叶新者切碎，捣烂封裹伤处，冬月以桑根白皮封裹之。又方：风化石灰一斤，生刺蓟一斤，上合捣成团，于透风处悬，令干研细，随伤所大小傅贴。"[9]396

《幼幼新书》卷三十七："热毒疮第四……安师传治小儿热毒疮方。生硫黄(一钱)，槟榔(一两)，上同为细末，油调敷之立效。凡欲用药，先烂捣丝瓜儿罨一宿，次日敷贴。"[10]829

《孙真人海上方》："痹癖：大人小儿患痹癖，肠间一块硬如砖，捣将大蒜硝黄共，傅贴患处软如绵。"[11]7

《杨氏家藏方》卷十四："双金散：傅贴金疮。敛疮口，定疼生肌。乳香（半两，别研），槟榔、黄连、黄丹（火飞）、龙骨、诃子（煨，去核。以上五味各一两）。上件为细末，干贴疮口。"[12]286

《是斋百一选方》卷十六："治生疮因入汤成毒，脓出或赤肿者，苏莹中传。淡豆豉不以多少，手内碾为膏子，捏作饼敷贴之，以片帛裹定脓即止。未有头，以用米醋调涂。"[13]304

《儒门事亲》卷五："治病百法二……蛇虫所伤五十七：夫犬咬蛇伤，不可便贴膏药及生肌散之类，谓毒气不出也。《内经》曰：先治内而后治外可也。当先用导水丸、禹功散或通经散，泻十余行，即时痛减肿消。然后用膏药、生肌散敷贴愈。此是先治内而后治外之法也。"[14]187

《普济方》卷六十九："齿龈宣露……治大人小孩牙疳宣露。轻者，枯矾、青黛、铜绿、生朴硝；甚者，绿矾、芦荟、麝香、龙骨、血竭（各少许）。上以虀水温漱，然后用药敷贴。"[15]531

《卫生易简方》卷九："治诸疮，用马勃敷贴甚良。"[16]225

《奇效良方》卷三十九："脚气止痛方：上用蓖麻子七粒，去壳，碾烂如泥，同苏合香丸和匀成膏，敷贴脚心，其痛即止。"[17]301

《医学正传》卷四："祖传方……治头风热，痛不可忍者……又经验敷贴头风热痛。朴硝、大黄（各等分），上为细末，用深井底泥和，捏作饼子，帖两太阳穴，神验。"[18]34

《急救良方》卷一："诸虫蛇伤第六……又方：用蓖麻子五十粒，去壳，井水研成膏。先以盐水洗咬处，敷贴。"[19]16

《古今医统大全》卷八："中风门……通治风证诸剂……追风如圣散：治男子、妇人大小诸般风证。左瘫右痪，半身不遂，口眼歪斜，腰腿疼痛，手足顽麻，语言謇涩，行步艰难，遍身疮癣，上攻头目，耳内蝉鸣，痰涎不利，皮肤瘙痒。偏正头风，无问新旧，及破伤风，角弓反张，蛇犬咬伤，金刀所伤，出血不止，并皆治之……服药后，忌一切热物饮食，一时恐动药力。服药觉有麻是效也。亦可敷贴。"[20]516

《医学纲目》卷十八："心小肠部……肿疡……〔丹〕夫外施敷贴，正与发表之意同。《经》曰：发表不远热。大凡气得热则散，冷则敛。"[21]376

《寿世保元》卷二："一论男妇小儿诸风证，左瘫右痪，半身不遂，口眼歪斜，腰腿疼痛，手足顽麻，语言謇涩，行步艰难，遍身疮癣，上攻头目，耳内蝉鸣，痰涎不利，皮肤瘙痒，偏正头风，无问新旧，及破伤风，角弓反张，蛇犬咬伤，金刀所伤，出血不止，敷贴立效，痔漏脓血，痛楚难禁，服之顿愈。"[22]72

《医灯续焰》卷十三："痈疽杂述……又有敷贴之法。初生之疮，肿似有头而未起，即当贴温热药，引出热毒。火就燥之义。若疮肿初生即高起，四畔焮赤，宜捣生寒药贴之，折伏其热势，驱逐其邪恶，扑火之义。"[23]216

《医宗说约》卷五："外科赋……种种不同，俗以一二种药概治，诸病其能愈乎？丹溪云：敷贴之药，只可应酬轻小热症耳。若不辨其阴阳所由分，妄敷凉药，其祸不小，此诚不易之谕。然即对证调治，只可围疮之四旁，中空疮头，用白降丹点上，以拔其毒，自无倒陷之误。"[24]224

《外科大成》卷二："颈项部……瘰疬……以形而言之，生左耳根名蜂窠疬……以上诸疬，推之动，为无根，属阳，宜兼外治，如后方针灸、敷贴、蚀腐吸脓等法是也。脓稠者易治，脓清者难治，无脓者不治。"[25]112

《本草择要纲目》："温性药品……石蒜（一名一枝箭，蒜以根状名，箭以茎状名，又曰金灯花根），〔气味〕辛甘有小毒，〔主治〕傅贴肿毒，疔疮恶核。可水煎服取汗及捣傅之。及中溪毒者，酒煎半升服，取吐良。"[26]94

《济世神验良方》："外科附录……又方：铅粉三两，血竭、朱砂各一两，银朱五钱，乳汁调敷。外用猪腰子（竹刀切片）贴上，贴上待臭黑去之。如煎，敷贴至不臭不黑而止，并治疔疮恶

毒。"[27]107

《洞天奥旨》卷七:"箕门痈:箕门痈生在大腿股内冲门穴之下、血海穴之上也。此处属足太阴脾经,乃湿热之毒所生。是经多气少血,宜内托黄芪柴胡汤,加苍术、防已等味治之,外宜敷贴,随症施治,无难奏功。"[28]70

《医学心悟·附录》:"外科症治方药……发背……蟾蜍饼:治疗毒、脑疽、乳痈、附骨疽、臀痈,一切患症,或不痛或大痛,或麻木,用此敷贴疮头。"[29]229

《玉楸药解》卷二:"木部……阿魏生西番昆仑地,是木汁坚凝成冰,松脂渍胶,臭恶异常。炒研入碗,磁面崩损,成片而下,其克伐剥蚀之力,无坚不破,化癖磨癥,此为第一,但可入膏药敷贴,不宜汤丸服饵也。"[30]36,37

《杂病源流犀烛》卷二十九:"腿股膝膑踝足病源流……丹溪曰:嵌甲即甲疽,又名陷甲,割甲成疮,久不瘥,用黄柏、乌头尖等分为末,洗净敷贴。"[31]474

《中医临床诊疗术语·治法部分》:"敷贴疗法……将药物调成糊状,敷于体表的特定部位,以治疗疾病的一种方法。常用于头痛、呕泻、自汗盗汗、脱肛、眩晕、面瘫、风湿痹病、疮痈癣疹、扭挫伤、口腔糜烂、烫伤等的。"[32]52

《中医药学名词》:"敷贴疗法……将药物调成糊状,敷于体表的特定部位,以治疗头痛、呕泻、自汗盗汗、脱肛、眩晕、面瘫、风湿痹病、疮痈癣疹、扭挫伤、口腔糜烂、烫伤等的方法。"[33]128

《中国中医药主题词表》:"敷贴疗法……属外治法将药物调成糊状,敷于体表的特定部位,以治疗疾病的一种方法。常用于头痛、呕吐、自汗盗汗、脱肛、眩晕、面瘫、风湿痹病、疮痈癣疹、扭挫伤、口腔糜烂、烫伤等。"[34]248,249

《中医大辞典》:"敷贴疗法……特殊疗法。指将药物调成糊状,敷于体表的特定部位,以治疗头痛、呕泻、自汗盗汗、脱肛、眩晕、面瘫、风湿痹病、疮痈癣疹、扭挫伤、口腔糜烂、烫伤等的方法。"[35]1923

《中国医学百科全书·中医学》:"敷贴法……用捣烂的新鲜植物药或干药碾末,加酒、蜜、醋等汁调和,敷于患处肌肤的治疗方法称敷贴法。一般隔一定时间换药一次,使药物能在较长时间内发挥作用。适用于肿疡初起,跌扑损伤、风湿痹痛等证。"[36]705

《中医耳鼻咽喉科学》:"敷贴法……将药物敷贴于患部或循经所取部位,达到治疗目的。"[37]30

《中医骨伤学》:"敷贴法……一般采用中草药外敷于损伤局部,使药力发挥作用。常用的有药膏、膏药、药散。"[38]35

《中医辞海》:"敷贴……外治法。外科最常用的一种外用药方法。出自太平圣惠方。即敷药。"[39]488

[1] 未著撰者.五十二病方[M].马王堆汉墓帛书整理小组.整理.北京:文物出版社,1979:60.

[2] [晋]刘涓子.刘涓子鬼遗方[M].于文忠点校.北京:人民卫生出版社,1986:54.

[3] [唐]孙思邈.备急千金要方[M].焦振廉,胡玲,张琳叶,等校注.北京:中国医药科技出版社,2011:259.

[4] [唐]蔺道人.仙授理伤续断秘方[M].北京:人民卫生出版社,1957:15.

[5] [宋]王怀隐,等.太平圣惠方:下[M].北京:人民卫生出版社,1958:2027.

[6] [宋]唐慎微.证类本草[M].郭君双,校注.北京:中国医药科技出版社,2011:200.

[7] [宋]赵佶.圣济总录:下册[M].北京:人民卫生出版社,1962:2326.

[8] [宋]许叔微.普济本事方[M].刘景超,李具双校注.北京:中国中医药出版社,2007:102,103.

[9] [宋]张锐.鸡峰普济方[M].上海:上海科学技术出版社,1987:396.

[10] [宋]刘昉.幼幼新书[M].白极校注.北京:中国医药科技出版社,2011:829.

[11] [唐]孙思邈.孙真人海上方[M]// 裘吉生.珍本医书集成:11.上海:上海科学技术出版社,1986:7.

[12] [宋]杨倓.杨氏家藏方[M].于文忠,李洪晓,王亚芬点校.北京:人民卫生出版社,1988:286.

[13] [宋]王璆.是斋百一选方[M].刘耀,张世亮,刘磊点校.上海:上海科学技术出版社,2003:304.

[14] [金] 张子和. 儒门事亲[M]. 张勤俭主校. 上海：第二军医大学出版社，2008：187.
[15] [明] 朱橚. 普济方：第 2 册[M]. 北京：人民卫生出版社，1959：531.
[16] [明] 胡濙. 卫生易简方[M]. 北京：人民卫生出版社，1984：225.
[17] [明] 董宿. 奇效良方[M]. 可嘉校注. 北京：中国中医药出版社，1995：301.
[18] [明] 虞抟. 医学正传[M]. 郭瑞华，马湃，王爱华校注. 北京：中国古籍出版社，2002：34.
[19] [明] 张时彻. 急救良方[M]. 康维点校. 北京：中医古籍出版社，1987：16.
[20] [明] 徐春甫. 古今医统大全：上[M]. 崔仲平，王耀廷主校. 北京：人民卫生出版社，1991：516.
[21] [明] 楼英. 医学纲目[M]. 阿静，闫志安，牛久旺校注. 北京：中国中医药出版社，1996：376.
[22] [明] 龚廷贤. 寿世保元[M]. 孙洽熙，徐淑凤，李艳梅校注. 北京：中国中医药出版社，1993：72.
[23] [清] 潘楫. 医灯续焰[M]. 何源注，闫志安，张黎临校注. 北京：中国中医药出版社，1997：216.
[24] [清] 蒋示吉. 医宗说约[M]. 王道瑞，申好真校注. 北京：中国中医药出版社，2004：224.
[25] [清] 祁坤. 外科大成[M]. 上海：上海科技卫生出版社，1958：112.
[26] [清] 蒋介繁. 本草择要纲目[M]. 上海：上海科学技术出版社，1985：94.
[27] [清] 佚名. 济世神验良方[M]. 广诗，文正点校. 北京：中医古籍出版社，1991：107.
[28] [清] 陈士铎. 洞天奥旨[M]. 柳璇，宋白杨点校. 北京：中国医药科技出版社，2011：70.
[29] [清] 程国彭. 医学心悟[M]. 闫志安，徐文兵校注. 北京：中国中医药出版社，1996：229.
[30] [清] 黄元御. 玉楸药解[M]. 北京：中国医药科技出版社，2017：36，37.
[31] [清] 沈金鳌. 杂病源流犀烛[M]. 李占水，李晓琳校注. 北京：中国中医药出版社，1994：474.
[32] 国家技术监督局. 中医临床诊疗术语：治法部分[M]. 北京：中国标准出版社，1997：52.
[33] 中医药学名词审定委员会. 中医药学名词[M]. 北京：科学出版社，2004：128.
[34] 吴兰成. 中国中医药主题词表[M]. 北京：中医古籍出版社，2008：248，249.
[35] 李经纬，余瀛鳌，蔡景峰，等. 中医大辞典[M]. 北京：人民卫生出版社，2011：1923.
[36] 《中医学》编辑委员会. 中医学[M]//钱信忠. 中国医学百科全书. 上海：上海科学技术出版社：1997：705，706.
[37] 王士贞. 中医耳鼻咽喉科学[M]. 北京：中国中医药出版社，2006：30.
[38] 张安桢. 中医骨伤学[M]. 上海：上海科学技术出版社，1999：35.
[39] 袁钟，图娅，彭泽邦，等. 中医辞海：下册[M]. 北京：中国医药科技出版社，1999：488.

（崔利宏）

2·127

敷脐疗法

fū qí liáo fǎ

一、规范名

【中文名】敷脐疗法。

【英文名】umbilicus stupe。

【注释】将药物敷置于脐眼或脐部，以治疗眩晕、盗汗、便秘、尿闭、遗精、阳痿、阴挺、痛经等病证的方法。

二、定名依据

“敷脐疗法”一词见于王端义《中医敷脐疗法》，此前的中医著作中有的称为“敷脐”“贴脐”“填脐”“涂脐”，它们的含义不完全相同。

我国目前已经出版的《中医临床诊疗术语·治法部分》《中医药学名词》《中医大辞典》均使用“敷脐疗法”作为正名。这说明在中医界将“敷脐疗法”作为正名使用已达成一定共识，符合约定俗成原则。

相关中医规范名均以“某某疗法”为正名，因此将“敷脐疗法”作为规范词符合中医名词定名的系统性原则。

我国2005年出版的由全国科学技术名词审定委员会审定公布的《中医药学名词》已使用“敷脐疗法”一词作为规范名词，所以“敷脐疗法”作为规范名符合术语定名的协调一致原则。

三、同义词

【曾称】“纳脐”（《肘后方》）；“敷脐”（《备急千金要方》）；“贴脐”（《太平圣惠方》）；“涂脐”（《圣济总录》）；“敷脐法”（《寓意草》）。

四、源流考释

“敷脐疗法”的相关记载最早见于东汉张仲景《金匮要略》中：“凡中暍死，不可使得冷，得冷便死，疗之方：屈草带，绕暍人脐，使三两人溺其中，令温。亦可用热泥和屈草，亦可扣瓦碗底，按及车缸，以着暍人，取令溺须得流去，此谓道路穷，卒无汤。当令溺其中，欲使多人溺，取令温。”[1]91 这里的“屈草带，绕暍人脐”即和敷脐疗法相关。

晋唐时期的中医著作中也有关于敷脐疗法的记载。有的著作使用“纳脐”一词，例如晋代葛洪《肘后备急方》卷二曰：“若烦闷凑满者，灸心厌下三寸，七壮，名胃管。又方，以盐纳脐中上，灸二七壮。”[2]39 有的使用“敷脐”一词。例如，唐代孙思邈《备急千金要方》卷五记载：“治小儿脐赤肿方：杏仁（半两），猪颊车髓（十八铢）。上二味先研杏仁如脂，和髓敷脐中肿上。”[3]97 唐代王焘《外台秘要》卷三十六记载：“烧绛灰敷脐中。”[4]1013 这里的以盐“纳脐”中与杏仁和髓“敷脐”中就是敷脐疗法。

宋金元时期，医家重视敷脐疗法的研究，出现“傅脐”“敷脐”“贴脐”“涂脐”等词并存的情况。有的使用“傅脐”一词，例如宋代王怀隐《太平圣惠方》卷八十二：“治小儿脐肿汁出，久不瘥方。甘草（三分锉），蝼蛄（三分微炒用）。上件药，捣细罗为散，以傅脐中。”[5]1786 宋代赵佶《圣济总录》卷一百六十七：“牡蛎散方：牡蛎（一枚），虾蟆（一枚）。上二味，并烧为灰，细研如粉，每以少许，傅脐中甚验。”[6]1877 有的使用“敷脐”一词。如宋代杨士瀛《仁斋直指方论》卷十七记载：“地龙，猪苓，针砂（各等分）。上为末，葱涎调敷脐中寸高，以帛束之。”[7]457 元代危亦林《世医得效方》卷六：“就多研烂敷脐下，亦可。”[8]248 有的使用“贴脐”一词。例如宋代王怀隐《太平圣惠方》卷七十七：“上取蓖麻子四粒，去壳，水研取汁，少涂产妇脚心，才生便洗却。并贴脐中亦良。”[5]1686 宋代赵佶《圣济总录》卷第九十五：“上三味捣烂，摊纸花子上，贴脐良久即通，未通涂阴囊上，立通。”[6]1135 宋代杨倓《杨氏家藏方》卷九：“每用一大匙，先以生姜汁入少面作糊，方调药摊纸上，贴脐并脐下，须臾觉脐腹热为度。”[9]185 宋代杨士瀛《仁斋直指方论》卷十五：“外用冬葵子、滑石、栀子为末，田螺肉和，捣成膏，或用生葱汁调，贴脐中，立通。”[7]413 还有的著作使用“涂脐”一词。例如宋代赵佶《圣济总录》卷九十五：“治小便不通，独蒜涂脐方：独颗大蒜（一枚），栀子仁（三七枚），盐花（少许）。”[6]1135 可见，在这一时期也存在着同一著作中多个词并存的情况。例如《圣济总录》中既使用“傅脐”也使用“贴脐”和“涂脐”。

明清时期，敷脐疗法获得了更大的发展。有的中医著作使用“敷脐法”一词。例如清代喻嘉言《寓意草·治叶茂卿小男奇证效验并详诲门人》：“当脐揉熨，则满脐俱痛，叫喊不绝。利水之药，服数十剂不效。用敷脐法，及单服琥珀末至两许，亦不效。”[10]83 清代戴天章《广瘟疫论》卷三：“当用敷脐法：大田螺一枚，捣烂，入麝香三厘，敷脐上，帛束之即通，一见点滴即受汤药。”[11]47 清代吴师机《理瀹骈文·续增略言》：“痢有桂末填脐，吴萸敷脐法。”[12]120 有的使用“贴脐法”一词。例如清代吴谦《医宗金鉴·湿水肿》：“贴脐法：巴豆（去油四钱），水银粉（二钱），硫黄（一钱）。共研匀成饼，先用新棉一片，包药布脐上，外用帛缚时许，自然泻下恶水，待下三、五次，去药以粥补住。”[13]539 有的沿用“敷脐”一词，例如明代徐春甫《古今医统大全》[14]7、清代冯兆张《冯氏锦囊秘录》[15]392。

有的沿用"贴脐"一词，例如明代龚廷贤《古今医鉴》[16]1242、明代李梴《医学入门》[17]900、清代冯兆张《冯氏锦囊秘录》[15]404、清代程杏轩《医述》[18]365。

"敷脐疗法"一词见于王端义等主编的著作《中医敷脐疗法》："中医敷脐疗法属于外治法的范畴，是从古代药熨、敷贴的基础上发展起来的。"[19]1 近现代的中医相关著作有的使用"敷脐"一词，例如《中医药主题词表》："敷脐……属敷贴疗法属穴位贴敷法。将药物敷置于脐眼或脐部，常用于眩晕、盗汗、便秘、尿闭、遗精、阳痿、阴挺、痛经等病症的一种外治疗法。"[20]248《中国中医药学术语集成·治则治法与针灸学》："敷脐……是选用适当药物，制成一定的剂型填敷脐中，以治疗疾病的方法。"[21]358 有的使用"敷脐疗法"一词作为正名。例如《中医临床诊疗术语·治法部分》："敷脐疗法……将药物敷置于脐眼或脐部，常用于眩晕、盗汗、便秘、尿闭、遗精、阳痿、阴挺、痛经等病症的一种外治疗法。"[22]52《中医大辞典》："敷脐疗法……特殊疗法。指将药物敷置于脐眼或脐部，以治疗眩晕、盗汗、便秘、尿闭、遗精、阳痿、阴挺、痛经等病证的方法。"[23]1923《中医药学名词》："敷脐疗法……将药物敷置于脐眼或脐部，以治疗眩晕、盗汗、便秘、尿闭、遗精、阳痿、阴挺、痛经等病证的方法。"[24]129

总之，敷脐疗法的最早记载见于东汉张仲景《金匮要略》。其后有的著作如《肘后备急方》称为纳脐，有的著作如《备急千金要方》称为敷脐，有的著作如《寓意草》称为敷脐法，有的著作如《医宗金鉴》称为贴脐法。"敷脐疗法"一词见于王端义等主编的著作《中医敷脐疗法》中。

五、文献辑录

《金匮要略·杂疗方》："凡中暍死，不可使得冷，得冷便死，疗之方：屈草带，绕暍人脐，使三两人溺其中，令温。亦可用热泥和屈草，亦可扣瓦碗底，按及车缸，以着暍人，取令溺须得流去，此谓道路穷，卒无汤。当令溺其中，欲使多人溺，取令温。"[1]91

《肘后备急方》卷二："若烦闷凑满者，灸心厌下三寸，七壮，名胃管。又方，以盐纳脐中上，灸二七壮。"[2]39

《备急千金要方》卷五："治小儿脐赤肿方：杏仁（半两），猪颊车髓（十八铢）。上二味先研杏仁如脂，和髓敷脐中肿上。"[3]97

《外台秘要》卷三十六："烧绛灰敷脐中。"[4]1013

《太平圣惠方》卷七十七："上取蓖麻子四粒，去壳，水研取汁，少涂产妇脚心，才生便洗却。并贴脐中亦良。"[5]1686

卷八十二："治小儿脐肿汁出，久不瘥方。甘草（三分锉），蝼蛄（三分微炒用）。上件药，捣细罗为散，以傅脐中。"[5]1786

《圣济总录》卷九十五："上三味捣烂，摊纸花子上，贴脐良久即通，未通涂阴囊上，立通。""治小便不通，独蒜涂脐方：独颗大蒜（一枚），栀子仁（三七枚），盐花（少许）。"[6]1135

卷一百六十七："牡蛎散方：牡蛎（一枚），虾蟆（一枚）。上二味，并烧为灰，细研如粉，每以少许，敷脐中甚验。"[6]1877

《杨氏家藏方》卷九："每用一大匙，先以生姜汁入少面作糊，方调药摊纸上，贴脐并脐下，须臾觉脐腹热为度。"[9]185

《仁斋直指方论》卷十五："外用冬葵子、滑石、栀子为末，田螺肉和，捣成膏，或用生葱汁调，贴脐中，立通。"[7]413

卷十七："地龙、猪苓、针砂（各等分）。上为末，葱涎调敷脐中寸高，以帛束之。"[7]457

《世医得效方》卷六："就多研烂敷脐下，亦可。"[8]248

《古今医统大全》卷五十一："何首为末，唾调敷脐中，即止汗。"[14]7

《古今医鉴》卷七："芥菜子（七钱），干姜（三

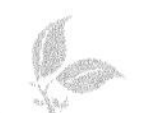

钱)。上为末,水调作一饼贴脐上,以绢帛缚住,上置盐以烫斗烫之数次,汗出为度。"[16]1242

《医学入门》卷六:"掩脐法:用蜗牛三枚,或田螺连壳捣烂,入麝少许贴脐中,以手揉按,立通大小二便。每三钱酒调服,即化下脓血来,或醋调膏贴脐亦好。"[17]900

《寓意草·治叶茂卿小男奇证效验并详诲门人》:"当脐揉熨,则满脐俱痛,叫喊不绝。利水之药,服数十剂不效。用敷脐法,及单服琥珀末至两许,亦不效。"[10]83

《广瘟疫论》卷三:"当用敷脐法:大田螺一枚,捣烂,入麝香三厘,敷脐上,帛束之即通,一见点滴即受汤药。"[11]47

《冯氏锦囊秘录》卷十四:"猪苓、地龙(生)、针砂(醋煮)、甘遂(各等分)为度,葱汁研,成膏,敷脐中一寸厚,以帛缚之,水从小便出为度,日易二次。"[15]392 "大蒜独颗者(一枚),栀子(七枚),盐花(少许)。上捣烂绵纸上贴脐,良久即通,未通涂阴囊上立通。"[15]404

《医宗金鉴·湿水肿》:"贴脐法:巴豆(去油四钱),水银粉(二钱),硫黄(一钱)。共研匀成饼,先用新棉一片,包药布脐上,外用帛缚时许,自然泻下恶水,待下三五次,去药以粥补住。"[13]539

《医述》卷六:"又以口接气,附子作饼,热贴脐间,所谓蒸脐法"[18]365

《理瀹骈文·续增略言》:"痢有桂末填脐,吴萸敷脐法。"[12]120

《中医敷脐疗法》:"中医敷脐疗法属于外治法的范畴,是从古代药熨、敷贴的基础上发展起来的。"[19]1

《中医药主题词表》:"敷脐,属敷贴疗法属穴位贴敷法。将药物敷置于脐眼或脐部,常用于眩晕、盗汗、便秘、尿闭、遗精、阳痿、阴挺、痛经等病症的一种外治疗法。"[20]248

《中国中医药学术语集成·治则治法与针灸学》:"敷脐,是选用适当药物,制成一定的剂型填敷脐中,以治疗疾病的方法。"[21]358

《中医临床诊疗术语·中医治法部分》:"敷脐疗法,将药物敷置于脐眼或脐部,常用于眩晕、盗汗、便秘、尿闭、遗精、阳痿、阴挺、痛经等病症的一种外治疗法。"[22]52

《中医大辞典》:"敷脐疗法,特殊疗法。指将药物敷置于脐眼或脐部,以治疗眩晕、盗汗、便秘、尿闭、遗精、阳痿、阴挺、痛经等病证的方法。"[23]1923

《中医药学名词》:"敷脐疗法,将药物敷置于脐眼或脐部,以治疗眩晕、盗汗、便秘、尿闭、遗精、阳痿、阴挺、痛经等病证的方法。"[24]129

[1] [汉]张仲景.金匮要略[M].北京:人民卫生出版社,2005:91.

[2] [晋]葛洪.肘后备急方[M].汪剑,邹运国,罗思航整理.北京:中国中医药出版社,2016:39.

[3] [唐]孙思邈.备急千金要方[M].北京:人民卫生出版社,1982:97.

[4] [唐]王焘.外台秘要[M].北京:人民卫生出版社,1955:1013.

[5] [宋]王怀隐.太平圣惠方[M].郑金生,汪惟刚,董志珍校点.北京:人民卫生出版社,2016:1686,1786.

[6] [宋]赵佶.圣济总录:下[M].郑金生,汪惟刚,犬卷太一校点.北京:人民卫生出版社,2013:1135,1877.

[7] [宋]杨士瀛.仁斋直指方论[M].盛维忠,王致谱,傅芳,等校注.福州:福建科学技术出版社,1989:413,457.

[8] [元]危亦林.世医得效方[M].北京:中国中医药出版社,2009:248.

[9] [宋]杨倓.杨氏家藏方[M].北京:人民卫生出版社,1988:185.

[10] [清]喻嘉言.寓意草[M].中国医药科技出版社,2011:83.

[11] [清]戴天章.广瘟疫论[M].北京:人民卫生出版社,1992:47.

[12] [清]吴尚先.理瀹骈文 外治医说[M].北京:中国中医药出版社,1995:120.

[13] [清]吴谦.御纂医宗金鉴[M].太原:山西科学技术出版社,2011:539.

[14] [明]徐春甫.古今医统大全:下[M].北京:人民卫生出版社,1991:7.

[15] [清]冯兆张.冯氏锦囊秘录[M].北京:中国中医药出版社,1996:392,404.

[16] [明]龚廷贤.古今医鉴[M]//龚廷贤医学全书.北京：中国中医药出版社，2015：1242.

[17] [明]李梴.医学入门[M].上海：上海科学技术文献出版社，1997：900.

[18] [清]程杏轩.医述[M].合肥：安徽科学技术出版社，1983：365.

[19] 王端义.中医敷脐疗法[M].北京：人民卫生出版社，1991：1.

[20] 吴兰成.中国中医药主题词表[M].北京：中医古籍出版社，2008：248.

[21] 李剑，曾召.治则治法与针灸学[M]//曹洪欣，刘保延.中国中医药学术语集成.北京：中医古籍出版社，2006：358.

[22] 国家技术监督局.中医临床诊疗术语：治法部分[M].北京：中国标准出版社，1997：52.

[23] 李经纬，余瀛鳌，蔡景峰，等.中医大辞典[M].北京：人民卫生出版社，2011：1923.

[24] 中医药学名词审定委员会.中医药学名词[M].北京：科学出版社，2005：129.

（郭凤鹏）

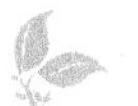

2·128

敷眼疗法

fū yǎn liáo fǎ

一、规范名

【汉文名】敷眼疗法。

【英文名】eye compress therapy。

【注释】用药物或冷水、热水等敷于眼部，以治疗外眼疾病的方法。

二、定名依据

“敷眼疗法”一词在古代文献中尚未发现，但“敷眼”概念最早见于唐代孙思邈的《千金翼方》。自《千金翼方》使用“敷眼”之后，后世医家多有沿用，如唐代《外台秘要》，宋代《圣济总录》《幼幼新书》《仁斋直指方论》等，明代《普济方》《急救良方》《古今医统大全》《本草纲目》《证治准绳》《幼科证治准绳》《景岳全书》《本草单方》《异授眼科》《审视瑶函》等，清代《外科大成》《幼幼集成》《疡医大全》《古方汇精》《验方新编》《春脚集》《类证治裁》《理瀹骈文》《外治寿世方》《奇效简便良方》《疑难急症简方》等。

现代的医家和著作中多使用“敷眼疗法”作为规范名。如国标《中医临床诊疗术语·治法部分》《中国医学百科全书·中医学》《中医大辞典》《中国中医药主题词表》《中医辞海》《中医药学名词》等均使用“敷眼疗法”。也有著作使用“敷眼法”作为正名，如《中国医学百科全书·中医学》《中医大辞典》《中医辞海》等。但是，“敷眼疗法”作为本词的正名更能准确表达本概念的内涵和本质属性，也符合名词定名的约定俗成原则。

三、同义词

【曾称】“敷眼法”（《中国医学百科全书·中医学》）。

四、源流考释

“敷眼疗法”的有关概念术语“敷眼”始见于唐代孙思邈的《千金翼方》，《千金翼方》卷第十一记载：“眼病第三：真珍散。主治：主目翳覆瞳，睛不见物。处方：上光明朱砂半两，贝子（炭火烧，末之）五枚，白鱼（炙）七枚，干姜（末）半分。用法：上四味，研之如粉，以熟帛三筛为散，仰卧。遣人以小指爪挑少许敷眼中，瘥。亦主白肤翳。”[1]244,245 该书首次记载了用药物敷眼治疗眼部疾病的方法。

唐代的另一本重要综合类医书《外台秘要》，辑录了初唐及唐以前的医学著作，该书记载了三个敷眼疗法的案例，其中一个是引用《千金翼方》的敷眼疗法案例。值得一提的是，该书还记载了用药汁而不是药粉"敷眼"的案例，"卷第二十一"记载："眼热碜痛赤肿方三首：删繁疗眼热眦赤，生赤脉息肉，急痛开不得开，如芒在眼碜痛。大枣煎方：大枣(十颗去皮核)，黄连(二两)，淡竹叶(五合)。上三味，以水二升，煎取一升，澄取八合，下枣、黄连煎，取四合，去滓，绵滤。细细点傅眼中，忌猪肉。"[2]569 但此时期的概念均以"敷眼"名之，此后历代医家相关著作中也以"敷眼"作为本概念的记载，分述如下。

宋代相关著作如《圣济总录》卷第一百七曰："治肝虚目风泪出，点眼。真珠散方：真珠末、丹参(研各三分)，贝齿(五枚灰火中烧为末)，干姜末(一分)。上四味，合研匀细，用熟绢帛罗三遍，每仰卧点少许，傅眼中，合眼少时。"[3]1863,1864 大型儿科全书《幼幼新书》卷第三十三记载了用药物敷眼胞部位的方法："胎赤眼第二……《张氏家传》小儿、孩儿赤眼，烂眼羞明方。黄连(半两，末)，轻粉(一钱)，生鸡子壳(一个，末之，又研极细)。上再研令匀，安在大口瓶子内，用布盖，星月下露一宿。来日再研匀，用少许津调，敷眼唇上。"[4]748 同时该书也收录了《千金翼方》用真珠散治疗眼病的敷眼方药和方法。又《仁斋直指方论(附补遗)》记载了傅眼方治疗眼赤肿闭合的药物和方法，如卷之二十云："傅眼方：治患眼赤肿闭合。土朱(二分)，烂石膏(一分)。上末，新水入蜜调，傅眼头尾及太阳处。仍以山栀煎汤，调治眼流气饮服，一泄而愈。(方见前。)"[5]505

明清时期，记载"敷眼"的著作日渐增多，此时期问世的眼科专著中也出现了有关"敷眼"的概念及相关应用。如明初医学方书《普济方》多处有敷眼疗法的方子，如卷七十三曰："目赤烂……胜金散(出德生堂方)治赤眼烂眩，痒痛流泪，此方极验。铜青(二钱)，炉甘石(浸三五次烧红小童便浸妙)，青盐(一钱)，金脚蜈蚣(一条)，全蝎(七个去毒)，轻粉(半钱)，麝香(少许)。上为末，每用少许，温水调敷眼，日三次，三日即愈。"[6]631 明代《本草纲目》作为一部药学专著，也载有其他医籍上的"敷眼疗法"方子，在第十一卷记载："矾石……赤目风肿：甘草水磨明矾傅眼胞上效，或用枯矾频擦眉心。"[7]290 明代方书《证治准绳》以"列证最详、论治最精"而著称，作为十七世纪流传最广的医学著作之一也记载了"敷眼疗法"相关内容，如《证治准绳》第七册曰："散血膏：治赤肿不能开，睛痛，热泪如雨。紫金皮，白芷，大黄，姜黄，南星，大柏皮，赤小豆，寒水石。上为细末，生地黄汁调成膏，敷眼四围。"[8]803 此外，《审视瑶函》作为明代的眼科专著，也记载了"敷眼疗法"，该书卷六记载："敷眼诸药方……搜风散：箍风热眼及肿痛。川黄连、大黄、朴硝、黄丹，上等分为末，以苦参同煎汤，外加炼过白蜜同调，敷眼四弦，甚妙。"[9]287

清代记载有关"敷眼"的著作更为丰富，如清代的外科著作《外科大成》卷三记载："眼胞菌毒……治眼厚翳。将前药用黄连八两煎膏，加牛皮胶二钱溶化，和药成锭，用无根水磨，厚敷眼内，片时用水洗净，其翳自起，以刀剪去之。"[10]221 清代儿科专著《幼幼集成》卷五："黄柏膏。主治：出痘预护其眼，免致痘疮入目。处方：厚川柏一两，粉甘草二两。用法：研为细末，用新绿豆五合，新汲水三碗，浸豆一昼夜，去豆，入红花一两煮之，其水约减二盏，又去红花，然后入前二末，慢火熬成膏。每用敷眼胞上下，厚涂之，则痘疮不入眼矣。"[11]364 清代《验方新编》卷十七记载了治疗红赤烂眼弦的"敷眼"方法："眼部……红赤烂眼弦：雄猪油炼净一两，开口川椒三钱，入油内煎枯去净渣，以研细铜绿五钱入油和成膏，睡时敷眼边周围，次早洗去，连敷数夜即愈。"[12]25 清代《理瀹骈文》作为我国最早的外治法专著，同样记载了作为外治法的"敷眼"内容："清凉散血膏：治赤肿不能开，睛痛，热泪如雨，紫荆皮、大黄、黄连、黄柏、姜黄、当归、赤芍、白芷、羌活、防风、细辛、南星、薄荷、五倍、蓉叶、赤豆、花粉、菖蒲(各五钱),共研末,以生地(二两),浸水绞汁,调药敷眼胞四围。并治撞打眼肿及外症一切热毒。”[13]283

明清时期,有关敷眼疗法的著作还有很多,如明代的《异授眼科》[14]89《急救良方》[15]38《古今医统大全》[16]230《景岳全书》[17]1590《本草单方》[18]215-216,清代的《疡医大全》[19]251《古方汇精》[20]77《春脚集》[21]5《类证治裁》[22]123《外治寿世方》[23]58《奇效简便良方》[24]10《疑难急症简方》[25]43 等。但出现的均是“敷眼”一词及相关疗法的内容。

现代很多著作都使用了“敷眼疗法”作为规范名,如《中医临床诊疗术语·治法部分》[26]54《中国医学百科全书·中医学》[27]738《中医大辞典》[28]1923《中国中医药主题词表》[29]249《中医辞海》[30]488《中医药学名词》[31]130,“敷眼疗法”作为本词的正名符合约定俗成原则。同时,还有以“敷眼法”作为正名的,如《中国医学百科全书·中医学》[27]738《中医大辞典》[28]1923《中医辞海》[30]488。

总之,古籍中虽无“敷眼疗法”的规范名,但却有“敷眼”一词及敷眼疗法的相关内容。“敷眼”最早见于唐代孙思邈的《千金翼方》。现代较多著作使用“敷眼疗法”作为规范名,更能准确表达本概念的内涵和本质属性。

五、文献辑录

《千金翼方》卷第十一:“眼病第三:真珍散。主治:主目翳覆瞳,睛不见物。处方:上光明朱砂半两,贝子(炭火烧,末之)五枚,白鱼(炙)七枚,干姜(末)半分。用法:上四味,研之如粉,以熟帛三筛为散,仰卧。遣人以小指爪挑少许敷眼中,瘥。亦主白肤翳。”[1]244,245

《外台秘要》卷第二十一:“眼热碜痛赤肿方三首:删繁疗眼热眦赤,生赤脉息肉,急痛开不得开,如芒在眼碜痛。大枣煎方。大枣(十颗去皮核),黄连(二两),淡竹叶(五合)。上三味,以水二升,煎取一升,澄取八合,下枣黄连煎,取四合,去滓,绵滤,细细点傅眼中。忌猪肉。”[2]569

《圣济总录》卷第一百七:“治肝虚目风泪出,点眼。真珠散方:真珠末、丹参(研各三分),贝齿(五枚灰火中烧为末),干姜末(一分)。上四味,合研匀细,用熟绢帛罗三遍,每仰卧点少许,傅眼中,合眼少时。”[3]1863

《幼幼新书》卷第三十三:“胎赤眼第二……《张氏家传》小儿、孩儿赤眼,烂眼羞明方。黄连(半两,末),轻粉(一钱),生鸡子壳(一个,末之,又研极细)。上再研令匀,安在大口瓶子内,用布盖,星月下露一宿。来日再研匀,用少许津调,敷眼唇上。”[4]748

《仁斋直指方论(附补遗)》卷之二十:“傅眼方:治患眼赤肿闭合。土朱(二分),烂石膏(一分)。上末,新水入蜜调,傅眼头尾及太阳处。仍以山栀煎汤,调治眼流气饮服,一泄而愈。”[5]505,506

《普济方》卷七十三:“目赤烂……胜金散(出德生堂方)治赤眼烂眩,痒痛流泪,此方极验。铜青(二钱),炉甘石(浸三五次烧红小童便浸妙),青盐(一钱),金脚蜈蚣(一条),全蝎(七个去毒),轻粉(半钱),麝香(少许)。上为末,每用少许,温水调敷眼,日三次,三日即愈。”[6]631

《急救良方》卷之二:“眼第二十九……治赤眼:用甘草水磨明矾,敷眼胞上,痛即止。”[15]38

《古今医统大全》卷之六十一:“眼科……敷眼药……搜风散:箍风热眼及肿痛。黄连、大黄、朴硝、黄丹(各等分)。上为末,以苦参同煎汤,外加炼过白蜜同调,敷眼四弦甚妙。”[16]230

《本草纲目》第十一卷:“石部……矾石……赤目风肿:甘草水磨明矾傅眼胞上效。或用枯矾频擦眉心。”[7]290

《证治准绳》第七册:“散血膏:治赤肿不能开,睛痛,热泪如雨。紫金皮,白芷,大黄,姜黄,南星,大柏皮,赤小豆,寒水石。上为细末,生地黄汁调成膏,敷眼四围。”[8]803

《景岳全书》卷之六十:“搜风散…… 箍风热

眼及肿痛。黄连、大黄、朴硝、黄丹(等分)。上为末,以苦参煎汤,少加炼过白蜜,同调敷眼四弦,甚妙。"[17]1590

《本草单方》卷十:"眼目……赤眼肿痛有数种,皆肝热血凝也……又:甘草水磨明矾,敷眼胞上,效;或用枯矾频擦眉心。"[18]215,216

《审视瑶函》卷六:"敷眼诸药方……搜风散:箍风热眼及肿痛。川黄连、大黄、朴硝、黄丹,上等分为末,以苦参同煎汤,外加炼过白蜜同调,敷眼四弦,甚妙。"[9]287

《外科大成》卷三:"眼部……眼胞菌毒……治眼厚翳。将前药用黄连八两煎膏,加牛皮胶二钱溶化,和药成锭,用无根水磨,厚敷眼内。片时用水洗净,其翳自起,以刀剪去之。"[10]221

《幼幼集成》卷五:"入方……黄柏膏。主治:出痘预护其眼,免致痘疮入目。处方:厚川柏一两,粉甘草二两。用法:研为细末,用新绿豆五合,新汲水三碗,浸豆一昼夜,去豆,入红花一两煮之,其水约减二盏,又去红花,然后入前二末,慢火熬成膏。每用敷眼胞上下,厚涂之,则痘疮不入眼矣。"[11]364,365

《疡医大全》卷十一:"烂弦风眼门主方……红眼边:蛔虫洗净放磁盘内,竹刀劈开,取蛔虫腹内水,点眼边。又方:凤仙花洗净晾干捣烂。临卧敷眼胞上下,不过数次即愈。"[19]251

《古方汇精》卷二:"跌打伤损类……一绿散十二:治打扑伤损眼泡,赤肿疼痛。芙蓉叶、生地(各等分)共捣烂,敷眼泡上。或为末,以鸡蛋清调匀,敷亦可。"[20]77

《异授眼科·眼有七十二症医治》:"第四十二问……清净膏:南星、薄荷、荆芥、白芍各等分,为末,用鸡子清调敷眼眶上。"[14]89

《验方新编》卷十七:"眼部……红赤烂眼弦:雄猪油炼净一两,开口川椒三钱,入油内煎枯去净渣,以研细铜绿五钱入油和成膏,睡时敷眼边周围,次早洗去,连敷数夜即愈。"[12]25

《春脚集》卷之一:"目部……散血膏(治赤肿不能开,睛痛热泪如雨)。紫荆皮、白芷、川柏、川军、赤小豆、南星、寒水石、姜黄各等分,为细末,用水泡小生地捣取汁,合成膏,敷眼四围。"[21]5

《类证治裁》卷之二:"衄血论治……〔眼衄〕血出目眥,属肝火迫络损系。若猝视无睹,滋阴地黄丸去柴胡。常流血泪,驻景丸,外以炒黑槐花末研敷眼角。"[22]123

《理瀹骈文》:"清凉散血膏:治赤肿不能开,睛痛,热泪如雨,紫荆皮、大黄、黄连、黄柏、姜黄、当归、赤芍、白芷、羌活、防风、细辛、南星、薄荷、五倍、蓉叶、赤豆、花粉、菖蒲(各五钱),共研末,以生地(二两),浸水绞汁,调药敷眼胞四围。并治撞打眼肿及外症一切热毒。"[13]283

《外治寿世方》卷二:"拳毛倒睫……五倍子为末,蜜调敷眼皮上其睫自起。又摘去拳毛,以虱子血滴数次愈。"[23]58

《奇效简便良方》卷一:"耳目……拳毛倒睫:木鳖子一个(去壳),为末,绵裹塞鼻中(左眼塞右,右眼塞左),一二夜愈。或五倍子末,蜜调敷眼皮上。"[24]10

《疑难急症简方》卷一:"眼科……眼漏流脓(丁氏奇效良方):热牛粪敷眼皮外。日数次。"[25]43

《中医临床诊疗术语·治法部分》:"敷眼疗法……用药物或冷水、热水等敷于眼部,以治疗眼病的一种方法。分为药物敷法、热敷法(又分湿热敷法、干热敷法)、湿敷法。主要用于外眼疾病。"[26]54

《中国医学百科全书·中医学》:"敷眼法……是将药物敷于眼部的治疗方法。有药物热敷和冷敷之别。选用具有清热凉血、散瘀定痛、舒筋活络、化痰软坚、收敛除湿、祛风止痒等药物,制成膏剂或散剂,调敷患处以治疗胞睑、睑缘、眼眶等部的疾病,如睑弦赤烂、胞肿如桃、针眼、眼丹、胞生痰核、睑硬睛痛、眼睑外伤。"[27]738

《中医大辞典》:"敷眼法……中医眼科外治法。① 药物敷。又名敷药。常用新鲜药物如蒲公英、生大黄等洗净捣烂,敷贴眼睑等患处。切勿入眼！可清热解毒，消肿止痛。② 热敷。常用湿热敷，可行气活血，消肿止痛。③ 冷敷。可除热、定痛、止血。适用于眼部赤热肿痛或心伤之瘀血等。”[28]1923

《中国中医药主题词表》：“敷眼疗法……属敷贴疗法……用药物或冷水、热水等敷于眼部，以治疗眼病的一种方法。分为药物敷法、热敷法（又分为湿热敷法、干热敷法）、湿敷法，主要用于外眼疾病。”[29]249

《中医辞海》：“敷眼法……眼科治法。中医眼科外治方法之一。分为药敷法、热敷法和冷敷法三种。”[30]488

《中医药学名词》：“敷眼疗法……用药物或冷水、热水等敷于眼部，以治疗外眼疾病的方法。”[31]130

参考文献

[1] [唐] 孙思邈. 千金翼方[M]. 王勤俭，周艳艳主校. 上海：第二军医大学出版社，2008：244，245.
[2] [唐] 王焘. 外台秘要[M]. 北京：人民卫生出版社，1955：569.
[3] [宋] 赵佶. 圣济总录：下册[M]. 北京：人民卫生出版社，1962：1863，1864.
[4] [宋] 刘昉. 幼幼新书[M]. 白极校注. 北京：中国医药科技出版社，2011：748.
[5] [宋] 杨士瀛. 仁斋直指方论[M]. 盛维忠，王致谱，傅芳，等校注. 福州：福建科学技术出版社，1989：505，506.
[6] [明] 朱橚. 普济方普济方：第 2 册[M]. 北京：人民卫生出版社，1959：631.
[7] [明] 李时珍. 本草纲目[M]. 张守康，张向群，王国辰主校. 北京：中国中医药出版社，1998：290.
[8] [明] 王肯堂. 证治准绳[M]. 北京：人民卫生出版社，1991：803.
[9] [明] 傅仁宇. 审视瑶函[M]. 郭君双，赵艳整理. 北京：人民卫生出版社，2006：287.
[10] [清] 祁坤. 外科大成[M]. 上海：上海科技卫生出版社，1958：221.
[11] [清] 陈复正. 幼幼集成[M]. 芦锰，姜瑞雪点校. 上海：第二军医大学出版社，2005：364 - 365.
[12] [清] 鲍相璈. 验方新编：下册[M]. [清] 梅启照增辑，周光优，严肃云，禹新初点校. 北京：人民卫生出版社，1990：25.
[13] [清] 吴师机. 理瀹骈文[M]. 赵辉贤注释. 北京：人民卫生出版社，1984：283.
[14] [清] 周赞亭，王伯舆. [明] 李芝鹿. 秘授眼科 · 异授眼科[M]. 许敬生，刘婕校注. 郑州：中原农民出版社，2012：89.
[15] [明] 张时彻. 急救良方[M]. 康维点校. 北京：中医古籍出版社，1987：38.
[16] [明] 徐春甫. 古今医统大全：下[M]. 崔仲平，王耀廷主校. 北京：人民卫生出版社，1991：230.
[17] [明] 张介宾. 景岳全书[M]. 赵立勋校. 北京：人民卫生出版社，1991：1590.
[18] [明] 缪仲淳. 本草单方[M]. 李顺保校注. 北京：学苑出版社，2007：215，216.
[19] [清] 顾世澄. 疡医大全[M]. 叶川，夏之秋校注. 北京：中国中医药出版社，1994：251.
[20] [清] 爱虚老人. 古方汇精[M]. 邢玉瑞，林洁，康兴军校注. 北京：中国中医药出版社，2016：77.
[21] [清] 孟文瑞. 春脚集[M]. 上海：上海科学技术出版社，1986：5.
[22] [清] 林珮琴. 类证治裁[M]. 刘荩文主校. 北京：人民卫生出版社，1988：123.
[23] [清] 邹存淦. 外治寿世方[M]. 刘小平点校. 北京：中国中医药出版社，1992：58.
[24] [清] 丁尧臣. 奇效简便良方[M]. 庆诗，王力点校. 北京：中医古籍出版社，1992：10.
[25] [清] 罗越峰. 疑难急症简方[M]. 上海：上海科学技术出版社，1986：43.
[26] 国家技术监督局. 中医临床诊疗术语：治法部分[M]. 北京：中国标准出版社，1997：54.
[27] 《中医学》编辑委员会. 中医学[M]//钱信忠. 中国医学百科全书. 上海：上海科学技术出版社：1997：738.
[28] 李经纬，余瀛鳌，蔡景峰，等. 中医大辞典[M]. 北京：人民卫生出版社，2011：1923.
[29] 吴兰成. 中国中医药主题词表[M]. 北京：中医古籍出版社，2008：249.
[30] 袁钟，图娅，彭泽邦，等. 中医辞海：下册[M]. 北京：中国医药科技出版社，1999：488.
[31] 中医药学名词审定委员会. 中医药学名词[M]. 北京：科学出版社，2004：130.

（崔利宏）

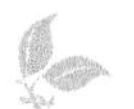

整复疗法

zhěng fù liáo fǎ

一、规范名

【中文名】整复疗法。

【英文名】reduction therapy。

【注释】用手法或以手法为主，并借助于器械，使移位的筋骨恢复其原来的位置，以治疗筋骨损伤的方法。

二、定名依据

“整复疗法”一词见于裘沛然《中国中医独特疗法大全》，此前的中医著作中有的称为“接骨”“整骨”“正骨”，他们的含义不完全相同。

我国目前已经出版的《中医临床诊疗术语・治法部分》《中医药学名词》《中医大辞典》《中国中医药主题词表》《中国中医药学术语集成・治则治法与针灸学》均使用“整复疗法”作为正名。这说明在中医界将“整复疗法”作为正名使用已达成共识，符合名词定名的约定俗成原则。

全国科学技术名词审定委员会审定公布的《中医药学名词》已使用“整复疗法”一词作为规范名词，所以“整复疗法”作为规范名符合术语定名的协调一致原则。

全国科学技术名词审定委员会审定公布的相关中医治法名词均是“某某疗法”，因此将“整复疗法”作为本治法的规范名，符合术语定名的系统性原则。

三、同义词

【俗称】“接骨”(《仙授理伤续断秘方》)；“整骨”(《仙授理伤续断秘方》)；“正骨”《世医得效方》(《医宗金鉴》)。

四、源流考释

“整复疗法”的相关记载最早见于晋代葛洪《肘后备急方》，该书卷六记载：“葛氏治卒失欠，颔车蹉张口不得还方：令人两手牵其颐已，暂推之，急出大指，或咋伤也。”[1]308 这是颞颌关节手法复位的最早记载。

“整复疗法”一词源自“接骨”“整骨”，见于唐代蔺道人《仙授理伤续断秘方》，在该书“医治整理补接次第口诀”中记载：“乳香散，治跌扑伤损，皮肉破绽……大能续筋接骨，卓有奇验。”[2]25 在《仙授理伤续断秘方・又治伤损方论仙正散》中记载：“治男子妇人骨断，用此煎水洗后整骨。”[2]38 书中还记载了具体的拔伸、捺正等整复手法。

宋金元时期，著作多使用“接骨”一词，例如宋代赵佶《圣济总录》[3]1636、元代朱丹溪《丹溪心法》[4]333。有的医家使用“整骨”一词，例如金代刘完素《黄帝素问宣明论方》卷十三：“诸痛门诸痛总论”记载：“如打扑骨损者，先整骨定，用竹夹夹定，然后先用好酒下麻黄三钱，然后服药。”[5]310 有的医家使用“整顿归元”一词，例如元代危亦林《世医得效方》卷第十八：“正骨兼金镞科秘论”记载：“骨节损折，肘，臂，腰、膝出臼蹉跌，须用法整顿归元。先用麻药与服，使不知痛，然后可用手。”[6]728

明清时期，医家多沿用“接骨”一词，例如明代朱橚《普济方》[7]1092、张介宾《类经》[8]347、徐春甫《古今医统大全》[9]540，清代赵学敏《串雅内外编》[10]107、赵竹泉《伤科大成》[11]13、顾世澄《疡医大全》[12]728、陈士铎《辨证录》[13]661、钱秀昌《伤科补要》[14]48。有的使用“整骨”一词，例如明代张介宾《景岳全书》[15]1678、清代赵竹泉《医门补要》[16]46、沈金鳌《杂病源流犀烛》[17]531。有的使用“整顿”一词，例如明代王肯堂《证治准绳·疡医》[18]825、徐春甫《古今医统大全》[9]1677。有的使用“正骨”一词，例如清代吴谦《医宗金鉴》[19]959、钱秀昌《伤科补要》[14]52。

“整复疗法”一词见于裘沛然《中国中医独特疗法大全》：“整复疗法，是指用手法或以手法为主，并借助于器械，使移位的筋骨恢复其原来的位置，以治疗筋骨损伤的一种方法。”[20]568

现代的有关中医著作有的以“理伤手法”为正名，例如《中国医学百科全书·中医学》[21]754。有的以“整复疗法”作为本词正名。例如《中国中医药主题词表》[22]1281《中医临床诊疗术语·治法部分》[23]57《中医大辞典》[24]1950《中国中医药学术语集成·治则治法与针灸学》[25]364《中医药学名词》[26]131。例如《中医药学名词》：“整复疗法，用手法或以手法为主，并借助于器械，使移位的筋骨恢复其原来的位置，以治疗筋骨损伤的方法。”[26]131

须予指出的是，古代本草著作也记载“接骨”一词，在本草著作中“接骨”为中药续断的别称。这是应当注意的。

总之，《肘后救卒方》中就有整复疗法的相关记载，唐代的《仙授理伤续断秘方》中最早使用“接骨”“整骨”。《世医得效方》使用“整顿”一词。明代《景岳全书》使用“整骨”一词。《医宗金鉴》使用“正骨”一词。现代中医相关著作多使用“整复疗法”一词。

五、文献辑录

《肘后备急方》卷六：“葛氏治卒失欠，颔车蹉张口不得还方：令人两手牵其颐已，暂推之，急出大指，或咋伤也。”[1]308

《仙授理伤续断秘方·医治整理补接次第口诀》：“乳香散，治跌扑伤损，皮肉破绽……大能续筋接骨，卓有奇验。”[2]25

“又治伤损方论仙正散”：“治男子妇人骨断，用此煎水洗后整骨。”[2]38

《圣济总录》卷一百四十五：“治筋骨伤折，接骨。知母裹方。”[3]1636

《黄帝素问宣明论方》卷十三：“如打扑骨损者，先整骨定，用竹夹夹定，然后先用好酒下麻黄三钱，然后服药。”[5]310

《世医得效方》卷十八：“骨节损折，肘、臂、腰、膝出臼蹉跌，须用法整顿归元。先用麻药与服，使不知痛，然后可用手。”[6]728

《普济方》卷三百十二：“乌头散，治一切坠马伤折损者，先服此药，然后用手接骨。”[7]1092

《丹溪心法》卷五：“白蜡属金，禀收敛坚凝之气，外科之要药，生肌止血，定痛接骨，续筋补虚，与合欢树皮同入长肌肉膏药，用之神效。”[4]333

《古今医统大全》卷七十九：“接骨：用旧油靴皮，以陈酱抹在皮上，炭火烧化存性，又用蛤薄虫、甜瓜子，一处捣为细末，每用一钱半，热酒一碗，调服立效。”[9]1695“独正骨兼金镞科，惟危氏言其整顿手法，折伤手足，各有六出臼四折骨，背脊骨折法，十不治，并用药法，至矣，尽矣。”[9]1677

《证治准绳·疡医》卷六：“此论治损伤之大纲也，然用药固不可差，而整顿手法，尤不可孟浪。今以人之周身，总三百六十五骨节，开列于后。”[18]825

《类经》卷十二：“按国朝医术十三科：曰大方脉，曰小方脉，曰妇人，曰伤寒，曰疮疾，曰针灸，曰眼，曰口齿，曰咽喉，曰接骨，曰金镞，曰按摩，曰祝由。”[8]347

《景岳全书》卷六十四：“凡损伤骨折者，先须整骨使正，随用川乌、草乌等分为末，以生姜汁调贴之，夹定，然后服药，无有不效。”[15]1678

《辨证录》卷十三：“接骨门……人有跌伤骨折，必须杉木或杉板将已折之骨凑合端正，用绳缚住，不可偏邪歪曲，紧紧又用布扎，无使动摇，万不可因呼号疼痛，心软而少致变动轻松，反为害事。”[13]661

《医宗金鉴·正骨心法要旨》：“盖正骨者，须心明手巧，既知其病情，复善用夫手法，然后治自多效。是则手法者，诚正骨之首务哉。”[19]959

《串雅内外编》卷一：“凡跌损，骨节脱臼，接骨者，用此则能不知痛也。”[10]107

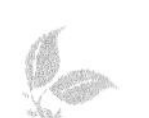

《疡医大全》卷三十六："凡接骨不须二个也，重则二个，此乃绝奇绝异之方；倘骨未损伤，只贴膏药，不必用胜金丹。重者伤筋折骨，此当续筋接骨，非调治三四月不得平复；更甚者气血内停，沮塞真气不得行者必死，急泻其血，通其滞，亦或有可治焉。"[12]728

《杂病源流犀烛》卷三十："整骨麻药〔麻法〕：草乌（三钱），当归、白芷（各二钱半）。每末五分，热酒调下，即麻木不知痛，然后用手整骨。"[17]531

《伤科补要·接骨论治》："接骨者，使已断之骨合拢一处，复归于旧位也。凡骨之断而两分，或折而陷下，或破而散乱，或岐而傍突，相其形势，徐徐接之，使断者复续，陷者复起，碎者复完，突者复平，皆赖乎手法也。"[14]48

"第二十三则胻骨脚踝跗骨"："其骱出者，一手抬住其脚踝骨，一手扳住脚后根拔直，拨筋正骨，令其复位，其骱有声，转动如故，再用布带缚之，木板夹定，服舒筋活血汤。"[14]52

《医门补要》卷中："至于骨断出笋者，须按整骨法施治。"[16]46

《伤科大成·接骨入骱用手巧法》："接骨入骱者，两手捏平其筋骨，复于旧位。或先拽之离而后合，或推之就而复位，或正其斜，或完其缺。且骨有截断、碎断、斜断之分，骱有全脱、半脱之别，筋有弛纵、卷挛、翻转、离合各门，在肉内者用手摸之自知。"[11]13

《中国中医独特疗法大全》："整复疗法，是指用手法或以手法为主，并借助于器械，使移位的筋骨恢复其原来的位置，以治疗筋骨损伤的一种方法。"[20]568

《中国医学百科全书·中医学》："理伤手法：医者运用双手在患伤局部施行揣摩、拔伸等，以对骨折、关节脱位以及筋肉损伤等进行整复、理筋、恢复功能的手法操作，称理伤手法。"[21]754

《中国中医药主题词表》："整复疗法，通过手法或手法为主，并借助于器械，使移位的筋骨恢复原来的位置，以治疗筋骨损伤的一种方法。本法分为诊断和治疗两个部分，即首先通过触摸伤处及x线诊断筋骨损伤的部位与程度，然后运用手法使其复位。适用于骨折、脱位和伤筋。"[22]1281

《中医临床诊疗术语·治法部分》："整复疗法，通过手法或以手法为主，并借助于器械，使移位的筋骨恢复其原来的位置，以治疗筋骨损伤的一种方法。本法分为诊断和治疗两部分，即首先通过触摸伤处及X线诊断筋骨损伤的部位与程度，然后运用手法使其复位。适用于骨折、脱位和伤筋。"[23]57

《中医大辞典》："整复疗法，特殊疗法。用手法或以手法为主，并借助于器械，使移位的筋骨恢复其原来的位置，以治疗筋骨损伤，如骨折、脱位和伤筋的方法。"[24]1950

《中国中医药学术语集成·治则治法与针灸学》："整复疗法，治法。是指用手法或以手法为主，并借助于器械，使移位的筋骨恢复其原来的位置，以治疗筋骨损伤的一种方法。"[25]364

《中医药学名词》："整复疗法，用手法或以手法为主，并借助于器械，使移位的筋骨恢复其原来的位置，以治疗筋骨损伤的方法。"[26]131

［1］［晋］葛洪．补辑肘后方［M］．尚志钧辑校．合肥：安徽科学技术出版社，1996：308．

［2］［唐］蔺道人．仙授理伤续断秘方［M］．胡晓峰整理．北京：人民卫生出版社，2006：25，38．

［3］［宋］赵佶．圣济总录：下［M］．郑金生，汪惟刚，犬卷太一校点．北京：人民卫生出版社，2013：1636．

［4］［元］朱丹溪．丹溪心法［M］．北京：中国医药科技出版社，2012：333．

［5］［金］刘守真．黄帝素问宣明论方［M］//孙恰熙．河间医集．北京：人民卫生出版社，1998：310．

［6］［元］危亦林．世医得效方［M］．北京：中国中医药出版社，2009：728．

［7］［明］朱橚．普济方：第7册［M］．北京：人民卫生出版社，1959：1092．

［8］［明］张景岳．类经［M］．太原：山西科学技术出版社，2013：347．

［9］［明］徐春甫．古今医统大全：中［M］．合肥：安徽科学技术出版社，1995：1677，1695．

[10] [清] 赵学敏. 串雅内外编[M]. 北京：中国医药科技出版社,2011：107.
[11] [清] 赵竹泉. 伤科大成[M]. 上海：上海中医书局,1954：13.
[12] [清] 顾世澄. 疡医大全[M]. 北京：中国中医药出版社,1994：728.
[13] [清] 陈士铎. 辨证录[M]. 太原：山西科学技术出版社,2013：661.
[14] [清] 钱秀昌. 伤科补要[M]. 北京：中国中医药出版社,2003：48,52.
[15] [明] 张介宾. 景岳全书：下[M]. 上海：第二军医大学出版社,2006：1678.
[16] [清] 赵濂. 医门补要[M]. 北京：人民卫生出版社,1994：46.
[17] [清] 沈金鳌. 杂病源流犀烛[M]//高萍,田思胜校注. 沈氏尊生书. 北京：中国医药科技出版社,2011：531.
[18] [明] 王肯堂. 证治准绳[M]. 北京：人民卫生出版社,1993：825.
[19] [清] 吴谦. 医宗金鉴[M]. 北京：中国医药科技出版社,2011：959.
[20] 裘沛然. 中国中医独特疗法大全[M]. 上海：文汇出版社,1991：568.
[21] 《中医学》编辑委员会. 中医学[M]//钱信忠. 中国医学百科全书. 上海：上海科学技术出版社,1997：754.
[22] 吴兰成. 中国中医药主题词表[M]. 北京：中医古籍出版社,2008：1281.
[23] 国家技术监督局. 中医临床诊疗术语：治法部分[M]. 北京：中国标准出版社,1997：57.
[24] 李经纬,余瀛鳌,蔡景峰,等. 中医大辞典[M]. 北京：人民卫生出版社,2011：1950.
[25] 李剑,曾召. 治则治法与针灸学[M]//曹洪欣,刘保延. 中国中医药学术语集成. 北京：中医古籍出版社,2006：364.
[26] 中医药学名词审定委员会. 中医药学名词[M]. 北京：科学出版社,2005：131.

（郭凤鹏）

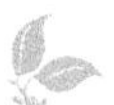

2·130

灌肠疗法

guàn cháng liáo fǎ

一、规范名

【汉文名】灌肠疗法。

【英文名】enema therapy。

【注释】用具有泻毒、化瘀、理气等作用的药液或渗入散剂灌肠，以治疗疾病的方法。

二、定名依据

"灌肠疗法"一词见于现代，此前有相关术语"灌谷道""灌肠"，但是概念同本术语不完全相同。"灌肠法"一词概念同"灌肠疗法"相同，但是现在使用很少。

"灌肠疗法"见于现代，相关著作一般使用"灌肠疗法"作为规范名，如《中医临床诊疗术语·治法部分》《中医药学名词》《中医大辞典》等。说明"灌肠疗法"作为规范名符合约定俗成原则。

全国科学技术名词审定委员会审定公布的《中医药学名词》已以"灌肠疗法"作为规范名，所以"灌肠疗法"作为规范名也符合术语定名的协调一致原则。

全国科学技术名词审定委员会审定公布的相关中医治法名词是"某某疗法"，因此将"灌肠疗法"作为本治法的规范名，符合术语定名的系统性原则。

三、同义词

【又称】"灌肠法"(《医学衷中参西录》)。

四、源流考释

"灌肠疗法"的相关记载最早见于东汉张仲景《伤寒论》："辨阳明病脉证并治……阳明病，自汗出，若发汗，小便自利者，此为津液内竭，虽硬不可攻之，当须自欲大便，宜蜜煎导而通之。

若土瓜根及大猪胆汁，皆可为导……猪胆汁方(附方)：大猪胆一枚，泻汁，和少许法醋，以灌谷道内，如一食顷，当大便出宿食恶物，甚效。”[1]65,66 此处猪胆汁和醋“灌谷道”即为“灌肠疗法”的最早记载。

隋唐时期，《千金翼方》[2]203《外台秘要》[3]72 沿用了《伤寒论》猪胆汁和醋“灌谷道”的治疗方法。如《千金翼方》卷第九：“阳明病状第八……又方，处方：大猪胆(泻汁，和少法醋以灌谷道中)一枚。用法：如一食顷，当大便，出宿食恶物。已试甚良。”[2]203 。唐代孙思邈也沿用了《伤寒论》的记载，用筒灌治疗大便闭涩不通。如《备急千金要方》卷十五记载：“秘涩第六……治大便闭涩不通，神方：猪羊胆无在，以筒灌三合许，令深入即出矣。出不尽，须臾更灌。一方加冬葵子汁和之，亦妙。”[4]264

宋金元时期，“灌肠”一词的首次提出在王怀隐《太平圣惠方》卷第九十七：“食治虚损羸瘦诸方……治虚损羸瘦，阴萎不能饮食，宜吃灌肠方。大羊肠(一条)，雀儿胸前肉(三两细切)，附子末(一钱)，肉苁蓉(半两细切酒浸)，干姜末(一钱)，菟丝子末(二钱)，胡椒末(一钱)，汉椒末(一钱)，糯米(二合)，鸡子白(三枚)。上将肉米并药末和拌令匀，入羊肠内，令实系肠头，煮令熟，稍冷，切作馅子，空心食之。”[5]3119 此处的“灌肠”为把药物灌入动物肠内，煮熟服食治疗疾病的一种治疗方法，和“灌肠疗法”不同。元代忽思慧《饮膳正要》卷第一也是沿用的这种食疗方法：“马肚盘：马肚肠(一副，煮熟，切)，芥末(半斤)。上件，将白血灌肠，刻花样，涩脾，和脂剁心子攒成炒，葱、盐、醋、芥末调和。”[6]26 而《类证活人书》[7]131 和《世医得效方》[8]44 仍沿用了《伤寒论》猪胆汁和醋“灌谷道”的治疗方法，而《圣济总录》[9]1702 则使用土瓜根灌肠。

明清时期，明代《医学正传》[10]341 记载有香油灌肠的治疗方法。而李时珍《本草纲目》第三卷记载：“大便燥结……养血润燥〔草部〕：当归(同白芷末服)，地黄，冬葵子，吴葵华，羊蹄根，紫草(利大肠。痈疽痘疹闭结，煎服。)，土瓜根汁(灌肠)。”[11]100 则沿用了土瓜根灌肠的治疗方法。清代医家也沿用了“灌肠”治疗疾病的方法。如清代《医事启源》[12]17《王仲奇医案》[13]40 等。清代《救生集》[14]128 也沿用“灌肠”一词，但属于食疗灌肠方，而非药液灌肠治法，须予以注意。

“灌肠法”首次出现在清代张锡纯的《医学衷中参西录》，曰：“温病门：温病兼大气下陷……日服药一剂，连服两日，热已全退，精神之明了似将复原，而仍不能言，大便仍未通下，间有努力欲便之象，遂用灌肠法以通其便。再诊其脉，六部皆微弱无力，知其所以不能言者，胸中大气虚陷，不能上达于舌本也。宜于大剂滋补药中，再加升补气分之品。”[15]565 近代，《中西温热串解》[16]116《经方实验录》[17]56 等也使用了“灌肠法”。而《全国名医验案类编》[18]393《本草正义》[19]272《治痢南针》[20]59 则沿用“灌肠”一词。

现代，一些著作一般使用“灌肠疗法”作为规范名，如《中医临床诊疗术语·治法部分》[21]56《中医药学名词》[22]131《中医大辞典》[23]1989 等，也有使用“灌肠法”作为名称的，如《中医辞海》[24]627《中医基本名词术语中英文对照国际标准》[25]225 等。

总之，“灌肠疗法”的相关记载最早见于东汉张仲景的《伤寒论》，隋唐至宋元明清医家有所沿用，清代有“灌肠法”的名称，含义与“灌肠疗法”基本相同。近代，一些医案使用“灌肠法”。现代的一些著作一般使用“灌肠疗法”作为规范名，如《中医临床诊疗术语·治法部分》《中医药学名词》《中医大辞典》等，也有使用“灌肠法”作为名称的，如《中医辞海》《中医基本名词术语中英文对照国际标准》等。

五、文献辑录

《伤寒论》：“辨阳明病脉证并治……阳明病，自汗出，若发汗，小便自利者，此为津液内竭，虽硬不可攻之，当须自欲大便，宜蜜煎导而通之。若土瓜根及大猪胆汁，皆可为导。……猪胆汁方(附方)：大猪胆一枚，泻汁，和少许法醋，以灌谷道内，如一食顷，当大便出宿食恶物，甚效。"[1]65,66

《备急千金要方》卷十五："秘涩第六……治大便闭涩不通，神方：猪羊胆无在，以筒灌三合许，令深入即出矣。出不尽，须臾更灌。一方加冬葵子汁和之，亦妙。"[4]264

《千金翼方》卷第九："阳明病状第八……又方，处方：大猪胆(泻汁，和少法醋以灌谷道中)一枚。用法：如一食顷，当大便，出宿食恶物。已试甚良。"[2]203

《外台秘要》卷第一："崔氏方一十五首……又方，以猪胆灌下部，用亦立通。"[3]72

《太平圣惠方》卷第九十七："食治虚损羸瘦诸方……治虚损羸瘦，阴萎不能饮食，宜吃灌肠方。大羊肠(一条)，雀儿胸前肉(三两细切)，附子末(一钱)，肉苁蓉(半两细切酒浸)，干姜末(一钱)，菟丝子末(二钱)，胡椒末(一钱)，汉椒末(一钱)，糯米(二合)，鸡子白(三枚)。上将肉米并药末，和拌令匀，入羊肠内，令实系肠头，煮令熟，稍冷，切作馅子，空心食之。"[5]3119

《类证活人书》卷第十五："猪胆汁方：用大猪胆一枚，泻汁，和法醋少许，以灌谷道中，如一食顷，当大便。"[7]131

《圣济总录》第九十七大便不通："治大便不通，土瓜根内方：上以生土瓜根，捣汁少许，水解之竹筒中，倾内下部即通。"[9]1702

《饮膳正要》卷第一："马肚盘：马肚肠(一副，煮熟，切)，芥末(半斤)。上件，将白血灌肠，刻花样，涩脾，和脂剁心子攒成炒，葱、盐、醋、芥末调和。"[6]26

《医学正传》卷之六"秘结"："予族侄百一通判之子，因出痘大便闭结不通。儿医云：便实为佳兆。自病至痘疮愈后，不入厕者凡二十五日，肛门连大肠不胜其痛，叫号声达四邻外。医及予二、三人议药调治，用皂角末及蜜煎导法，服以大小承气汤及枳实导滞丸、备急丸皆不效，计无所出。予曰：此痘疮余毒郁热，结滞于大小肠之间而然。以香油一大盏令饮，自朝至暮亦不效。予画一计，令侍婢口含香油，以小竹筒一个套入肛门，以油吹入肛内。过半时许，病者自云：其油入肠内，如蚯蚓渐渐上行。再过片时许，下黑粪一二升止，困睡而安。"[10]341

《本草纲目》第三卷："主治药上……大便燥结……养血润燥〔草部〕：当归(同白芷末服)，地黄，冬葵子，吴葵华，羊蹄根，紫草(利大肠。痈疽痘疹闭结，煎服)，土瓜根汁(灌肠)。"[11]100

《救生集》卷二："便血……又方：生槐米四两(和生地同炒，炒黄去生地不用，再研细末)，大生地二两(切薄片)，猪尾大肠一尺余(水洗净)。将槐米末尽灌肠内，两头用线扎紧，放砂锅内文火漫炖烂，捣如泥，再添余剩槐末为丸。每早开水送下三四钱。"[14]128

《医事启源》："唧筒：蕃医所为灌肠术者，即仲景导屎之法也。凡不论何病，肠内闭塞，污物不下者，宜导而出之。蜜导、土瓜根、猪胆汁皆能润窍滋燥，从其便用之可也。"[12]17

《医学衷中参西录》第六期第三卷："温病门：温病兼大气下陷……日服药一剂，连服两日，热已全退，精神之明了似将复原，而仍不能言，大便仍未通下，间有努力欲便之象，遂用灌肠法以通其便。再诊其脉，六部皆微弱无力，知其所以不能言者，胸中大气虚陷，不能上达于舌本也。宜于大剂滋补药中，再加升补气分之品。"[15]565,566

《王仲奇医案》："肠胃属腑，腑者，通也，其气以下行通降为顺。通便而服药灌肠，非腑气之自然，是以环脐少腹胀痛，有垒块隆起如癖，气泄则愈。"[13]40

《中西温热串解》卷四："叶香岩《温热论》注解……大便秘结，大剂润血，施灌肠法，阴部速以淡石灰酸水洗涤，伤处涂沃度酒等。"[16]116

《全国名医验案类编》第十一卷："急性疫痢案(陈务斋)……据西医实地经验研究所得，谓其病毒非菌则虫，约有二种：一为菌毒赤痢，一为变虫形赤痢。大旨以清热解毒，防腐生肌等法为主治，兼用血清注射，及灌肠法以佐之。”[18]393

《本草正义》卷之六：“草部……王瓜……仲景蜜煎导条下有土瓜根、大猪胆汁皆可谓导一说，即是此物，盖捣取根汁作灌肠用。《肘后方》中亦载之。然今则灌肠通大便之药，别有良法。”[19]272,273

《治痢南针》：“霍乱……若西医诊视此病，谓肠生弯曲形杆菌，分干性与电击性两种，治用消毒灌肠。生理盐液注射，或服多量甘汞阿片等剂。”[20]59

《经方实验录》上卷：“白虎汤证其三……姜佐景按：见其大便不通而用灌肠法，是为西医之对症疗法；辨其脉数口渴而用白虎汤，是为中医之脉证治法。”[17]56

《中医临床诊疗术语·治法部分》：“灌肠疗法……以药液或渗入散剂灌肠，以泻毒、化瘀、理气等，适用于肾绝、大瘕泄、肠痹、肛门病变等的一种治疗方法。”[21]56

《中医药学名词》：“灌肠疗法……用具有泻毒、化瘀、理气等作用的药液或渗入散剂灌肠，以治疗疾病的方法。”[22]131

《中医大辞典》：“灌肠疗法……特殊疗法。即用具有泻毒、化瘀、理气等作用的药液或渗入散剂灌肠，以治疗疾病的方法。”[23]1989

《中医辞海》：“灌肠法……中医治法。是将液体药物从肛门注入大肠，从而达到刺激排便，治疗疾病的一种疗法。”[24]627

《中医基本名词术语中英文对照国际标准》：“灌肠法……Enema。”[25]225

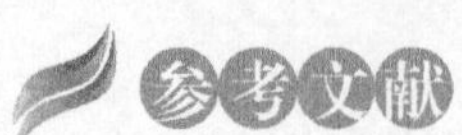

[1] ［汉］张仲景．伤寒论［M］．北京：中国医药科技出版社，2016：65，66．

[2] ［唐］孙思邈．千金翼方［M］．王勤俭，周艳艳主校．上海：第二军医大学出版社，2008：203．

[3] ［唐］王焘．外台秘要［M］．北京：人民卫生出版社，1955：72．

[4] ［唐］孙思邈．备急千金要方［M］．焦振廉，等校注．北京：中国医药科技出版社，2011：264．

[5] ［宋］王怀隐，等．太平圣惠方：下［M］．北京：人民卫生出版社，1958：3119．

[6] ［元］忽思慧．饮膳正要［M］．张工彧校注．北京：中国中医药出版社，2009：26．

[7] ［宋］朱肱．类证活人书［M］．唐迎雪，张成博，欧阳兵点校．天津：天津科学技术出版社，2003：131．

[8] ［元］危亦林．世医得效方［M］．王育学点校．北京：人民卫生出版社，1990：44．

[9] ［宋］赵佶．圣济总录：上册［M］．北京：人民卫生出版社，1962：1702．

[10] ［明］虞抟．医学正传［M］．郭瑞华，马湃，王爱华校注．北京：中国古籍出版社，2002：341．

[11] ［明］李时珍．本草纲目［M］．张守康，张向群，王国辰主校．北京：中国中医药出版社，1998：100．

[12] ［日］今邨亮祇卿．医事启源［M］．北京：人民卫生出版社，1955：17．

[13] ［清］王金杰．王仲奇医案［M］．孙劲松点校．上海：上海科学技术出版社，2004：40．

[14] ［清］虚白主人．救生集［M］．王力，等点校．北京：中医古籍出版社，1994：128．

[15] ［清］张锡纯著．医学衷中参西录［M］．北京：中国医药科技出版社，2011：565，566．

[16] 吴瑞甫．中西温热串解［M］．刘德荣，金丽点校．福州：福建科学技术出版社，2003：116．

[17] 曹颖甫．经方实验录［M］．姜佐景编按，季之恺，林晶点校．北京：中国中医药出版社，2012：56．

[18] 何廉臣．全国名医验案类编［M］．太原：山西科学技术出版社，2011：393．

[19] 张山雷．本草正义［M］．程东旗点校．福州：福建科学技术出版社，2006：272，273．

[20] 罗振湘．治痢南针 附霍乱症治［M］．长沙书局，民国21：59．

[21] 国家技术监督局．中医临床诊疗术语：治法部分［M］．北京：中国标准出版社，1997：56．

[22] 中医药学名词审定委员会．中医药学名词［M］．北京：科学出版社，2004：131．

[23] 李经纬，余瀛鳌，蔡景峰，等．中医大辞典［M］．北京：人民卫生出版社，2005：1989．

[24] 袁钟，图娅，彭泽邦，等．中医辞海：下册［M］．北京：中国医药科技出版社，1999：627．

[25] 世界中医药学会联合会．中医基本名词术语中英文对照国际标准［M］．北京：人民卫生出版社，2008：225．

（崔利宏）

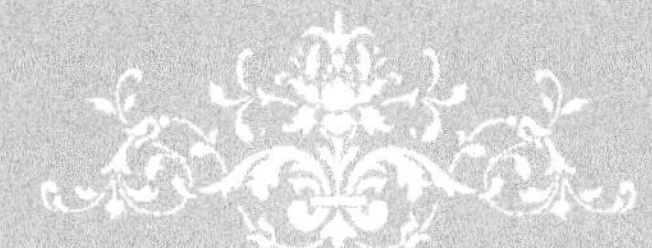

汉语拼音索引

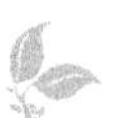

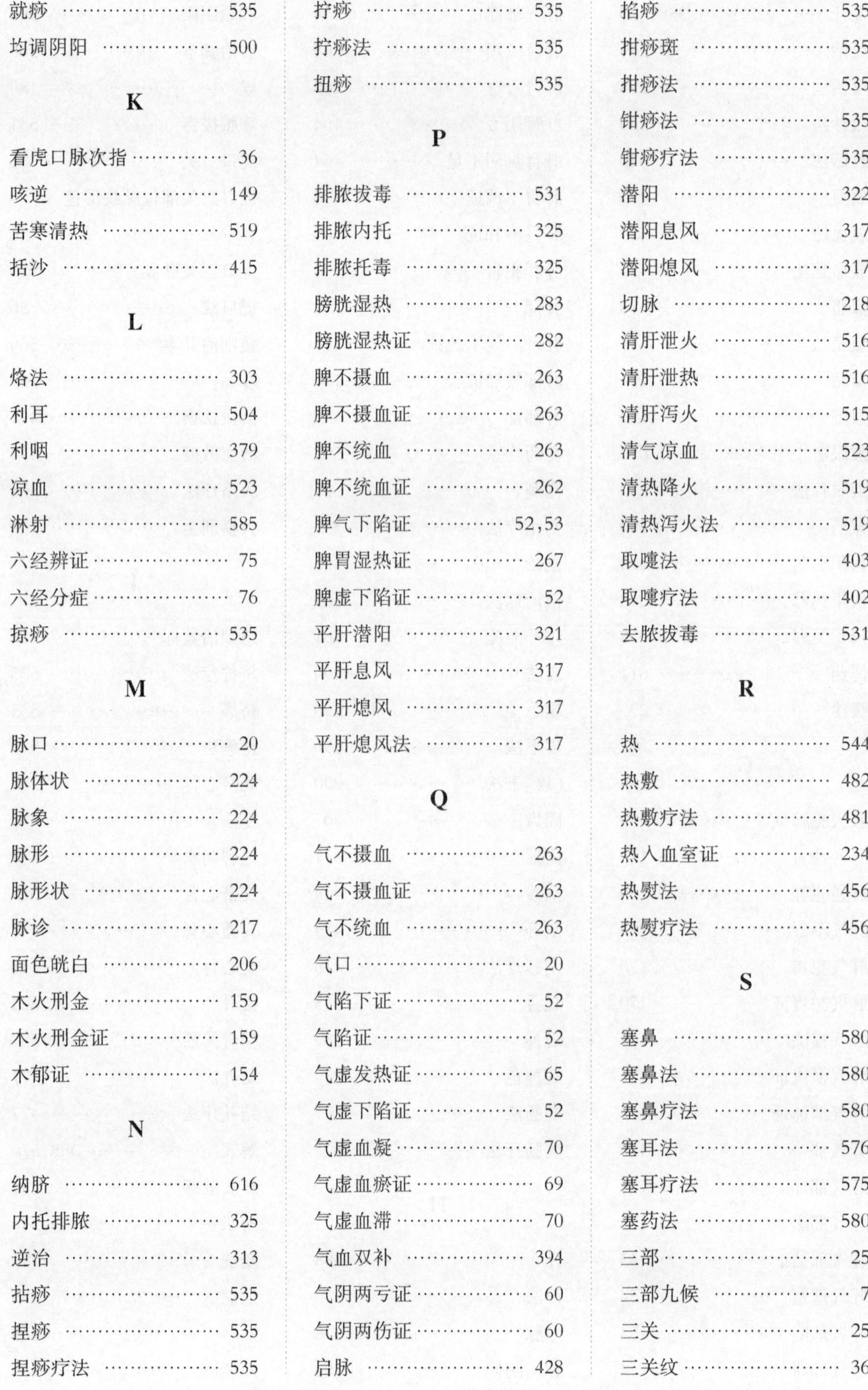

T

W

X

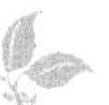

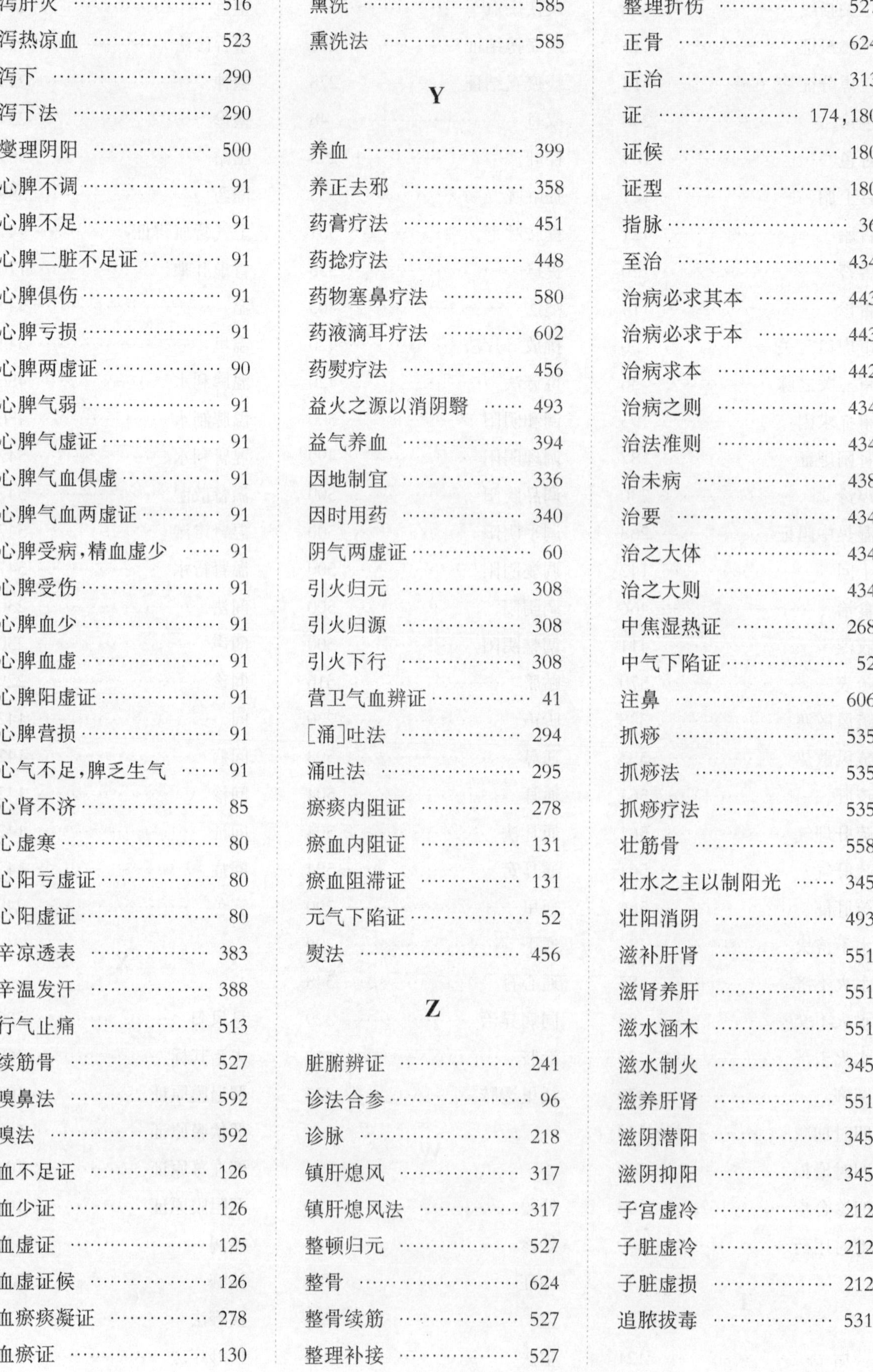

Y

Z